喻嘉言医学全书

YUJIAYAN YIXUE QUANSHU

清·喻昌 著

山西出版传媒集团　山西科学技术出版社

图书在版编目（CIP）数据

喻嘉言医学全书／（清）喻昌著. —太原：山西科学技术出版社,2023.7

ISBN 978 - 7 - 5377 - 6285 - 4

Ⅰ. 喻… Ⅱ. 喻… Ⅲ. 中国医药学—中国—清代 Ⅳ. ①R2 - 52

中国版本图书馆 CIP 数据核字（2023）第 058976 号

校注者：

高海静　陈秋霞　刘文锋　谢香香　温健芳　温巧梅　曾雪利

喻嘉言医学全书

出　版　人　阎文凯
著　　　者　（清）喻　昌
策 划 编 辑　宋　伟
责 任 编 辑　翟　昕　杨兴华
助 理 编 辑　文世虹　赵　鑫
封 面 设 计　吕雁军

出 版 发 行　山西出版传媒集团·山西科学技术出版社
　　　　　　地址　太原市建设南路 21 号　邮编　030012
编辑部电话　0351 - 4922078
发 行 电 话　0351 - 4922121
经　　　销　各地新华书店
印　　　刷　山西海德印务有限公司

开　　　本　787mm×1092mm　　1/16
印　　　张　28.75
字　　　数　682 千字
版　　　次　2023 年 7 月第 1 版
印　　　次　2023 年 7 月第 1 印刷

书　　　号　ISBN 978 - 7 - 5377 - 6285 - 4
定　　　价　145.00 元

校勘说明

《喻嘉言医学全书》 是喻嘉言毕生医理探索与临床经验的总结。

1. 版本选择。本次整理以钦定四库全书本为底本，参考用书有人民卫生出版社《黄帝内经素问》《灵枢》《伤寒论》。

2. 排版格式。钦定四库全书本为繁体字右起竖排版，改为简体字左起横排版，句读遵从国家规范标点符号用法，以顺应读者阅读习惯。

3. 脚注设置。为方便读者的阅读，这次整理为生僻字、词加注释，设为脚注。

4. 讹误改正。钦定四库全书中的讹误之字，均予改正，不在脚注中单独说明。某些当时习用字，已与今日用法有别，顺应今日用字习惯而径改。如"覆盆子"统改为"覆盆子"，"补骨脂"统改为"补骨脂"，"旋复花"改为"旋覆花""栝蒌"改为"瓜蒌""膏粱"统改为"膏粱"等。

5. 字词辨析。原书中属异体字者，径改作正字。繁体字改简体字一般以《现代汉语词典》为准，不使用类推简化的方法造字，超出《现代汉语词典》范畴的繁体字保留原字。通假字径改为现代汉语中相应的正字。古今字改为现代汉语中对应的正字。避讳字改为正字。如"差"改"瘥"，"否"改"痞"，"蚤"改"早"，"班"改"斑"，"锢疾"改"痼疾"等。

6. 方药剂量。文中所涉方药剂量单位，本次整理保持原貌，不予换算更改。读者若用其中方药，药味、剂量皆宜斟酌损益。

7. 原著内容。历代中医古籍所涉及的内容是极其广博的，所跨越的年代也是极其久远的。由于历史条件所限，有些医籍中夹杂一些不当之说，或带有迷信色彩，或包含现代科学尚不能解释的内容，希望读者以辩证唯物主义的观点加以分析，正确对待，认真研究，从中吸取精华，推动中医学术的进一步发展。

内容提要

喻嘉言，原名喻昌，别号西昌老人，明末清初，江西新建县人，生于1585年，卒于1664年。当时与吴谦、张璐并称为清初三大名医。江西省著名医学家喻嘉言，生平著作甚多，而流传后世影响较深的有《寓意草》《尚论篇》《医方法律》（后称＜喻氏医学三书＞），由于他学问渊博，经验丰富，胆识超人，敢于创新，因而受到了中医界后世名医家的无限景仰。他的学术思想主要有"三纲鼎立说'大气论'""秋燥论""温病三焦论治""逆流挽再法""先议病后用药""议病式"等。

本书收录了喻氏编撰的《尚论篇》4卷，《尚论后篇》4卷，《医门法律》6卷，《寓意草》4卷，以及流传甚少的《（痘疹）生民切要》2卷。本书主要内容包括喻氏研究《伤寒论》的心得体会，对中医辨证论治法则的发凡起例、治疗痘疹的证治经验，以及其所厘定的病案规范与精湛的临床验案。

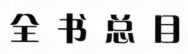

全书总目

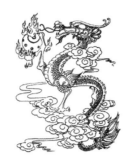

尚 论 篇

尚论后篇

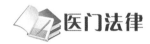

医门法律

寓意草

（痘疹）生民切要

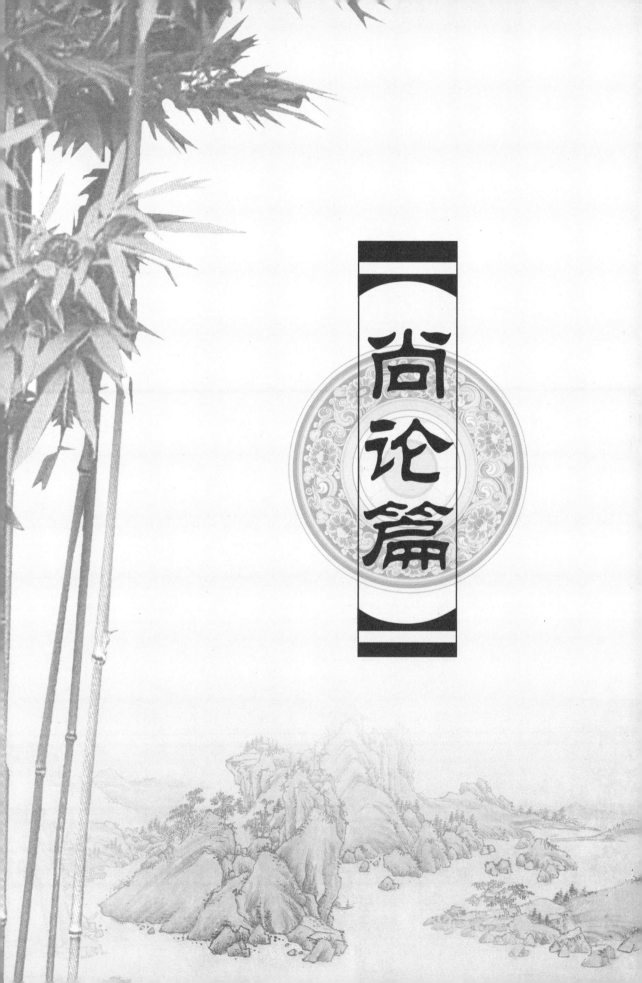

尚论篇

《尚论篇》提要

臣等谨案尚论篇八卷

国朝喻昌撰，昌，字嘉言，南昌人。是书本名《尚论》，张仲景《伤寒论》重编三百九十七法，其文过繁难举，世称《尚论篇》者，省文也。首为《尚论大意》一篇，谓张仲景著《卒病伤寒论》十六卷，其《卒病论》六卷已不可复睹，即《伤寒论》十卷亦劫火之余，仅得之口授，其篇目先后差错。赖有三百九十七法、一百一十三方之名目，可为校正。晋太医令王叔和附以己意，编集成书，共二十二篇。今世所传，乃宋直秘阁林亿所校正、宋人成无己所诠注（案成无己乃金人，此云宋误，谨附订于此）。二家过于尊信叔和，往往先传后经以叔和纬翼之词混编为仲景之书，如一卷之《平脉法》、二卷之《序例》，其文原不雅驯，反首列之，则所为校正诠注，乃仲景之不幸也。程德斋因之作《伤寒钤》，既多不经，王履又以伤寒例居前，六经病次之，类伤寒病又次之，至若杂病杂脉，与伤寒无预者皆略去之，定为二百八十三法，亦无足取。惟方有执作《伤寒条辨》，削去叔和序例，大得尊经之旨。太阳三篇改叔和之旧，以风寒之伤荣卫者分属，尤为卓识，而不达立言之旨者，尚多于是。重定此书，以冬伤于寒、春伤于温、夏秋伤于暑为主病之大纲，四序之中以冬月伤寒为大纲，伤寒六经之中以太阳为大纲，太阳经中又以风伤卫、寒伤荣、风寒两伤荣卫为大纲。盖诸家所注，至昌而始变其例矣，次为辨叔和编次之失一篇，次为辨林亿、成无己校注之失一篇，次为驳正王叔和序例一篇，皆不入卷数。其于《伤寒论》原文，则六经各自为篇，而以合病、并病、坏病、痰病四类附三阳经末，以过经不解、瘥后劳复病、阴阳易病三类附三阴经末，每经文各冠以大意，纲举目析，颇有条理，故医家称善本焉。康熙甲寅，顺天林起龙重刻方有执之书，以昌此书附后，各施评点，极论昌之所注，全出于剽窃方氏，丑词毒詈无所不加。夫儒者著书尚相祖述医家融会，旧论何可遽非，况起龙所，评方氏则有言皆是，喻氏则落笔即非，亦未免先存成见，有意吹毛，殆门户之见，别有所在，未可据为定论。故今仍与方氏之书并著于录焉。

乾隆四十四年三月恭校上

总纂官　臣纪昀　臣陆锡熊　臣孙士毅

总校官　臣陆费墀

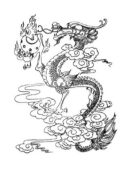

尚论篇　卷首

尚论张仲景《伤寒论》大意

后汉张仲景著《卒病伤寒论》十六卷，当世兆民，赖以生全。传之后世，如日月之光华，旦而复旦，万古常明可也。斯民不幸，至晋代不过两朝相隔，其《卒病论》六卷已不可复睹。即《伤寒论》十卷，想亦劫火之余，仅得之读者之口授，故其篇目，先后差错。赖有三百九十七法，一百一十三方之名目，可为校正。太医令王叔和，附以己意，编集成书，共二十二篇。后人德之，称为仲景之徒。究竟述者之明，不及作者之圣，只令学者童而习之，白首不得其解。虽有英贤辈出，卒莫能舍叔和疆畛，追溯仲景渊源。于是偶窥一斑者，各鸣一得。如庞安常、朱肱、许叔微、韩祗和、王寔之流，非不互有阐发，然不过为叔和之功臣止耳，未见为仲景之功臣也。今世传仲景《伤寒论》，乃宋秘阁臣林亿所校正，宋人成无己所诠注之书也。林亿不辨朱紫菽粟，谓自仲景于今八百余年，惟王叔和能学之。其间如葛洪、陶弘景、胡洽、徐之才、孙思邈辈，皆不及也。又传称成无己注《伤寒论》十卷，深得长沙公之秘旨。殊不知林、成二家，过于尊信叔和，往往先传后经，将叔和纬翼仲景之辞，且混编

为仲景之书，况其他乎！如一卷之《平脉法》，二卷之《序例》，其文原不雅驯，反首列之，以错乱圣言，则其所为校正，所为诠注者，乃仲景之不幸，斯道之大厄也。元泰定间，程德斋作《伤寒钤法》，尤多不经。国朝王履并三百九十七法，一百一十三方，亦窃疑之。谓仲景书甚平易明白，本无深僻，但王叔和杂以己意，遂使客反胜主，而仲景所以创法之意，沦晦不明。今欲以伤寒例居前，六经病次之，类伤寒病又次之。至若杂病、杂脉、杂论与伤寒无预者，皆略去。计得二百八十三条，并以“治”字易“法”字，而曰二百八十三治。虽有深心，漫无卓识，亦何足取？万历间，方有执著《伤寒条辨》，始先即削去叔和《序例》，大得尊经之旨。然未免失之过激，不若爱礼存羊，取而驳正之。是非既定，功罪自明也。其于太阳三篇，改叔和之旧，以风寒之伤荣卫者分属，卓识超越前人。此外不达立言之旨者尚多，大率千有余年，若明若昧之书，欲取而尚论之，如日月之光昭宇宙，必先振举其大纲，然后详明其节目，始为至当不易之规。诚以冬春夏秋，时之四序也。冬伤于寒，春伤于温，夏秋伤于暑热者，四序中主病之大纲也。举三百九十七法，分隶于大纲之下，然后仲景之书，始为全书。其冬伤于寒一门，仲景立法

独详于春夏秋三时者，盖以春、夏、秋时令虽有不同，其受外感则一，自可取治伤寒之法，错综用之耳。仲景《自序》云：学者若能寻余所集，思过半矣！可见引伸触类，治百病有余能，况同一外感乎！是春夏秋之伤温、伤热，明以冬月伤寒为大纲矣。至伤寒六经中，又以太阳一经为大纲，而太阳经中，又以风伤卫、寒伤营、风寒两伤荣卫为大纲。向也，大纲混于节目之中，无可寻绎，只觉其书之残缺难读。今大纲既定，然后详求其节目，始知仲景书中，矩则森森。毋论法之中更有法，即方之中亦更有法。通身手眼，始得一一点出，读之而心开识朗，不复为从前之师说所熏浸。假由其道而升堂入室，仲景弥光，而吾生大慰矣！知我罪我，亦何计哉！

尚论仲景《伤寒论》，先辨叔和编次之失

尝观王叔和汇集扁鹊、仲景、华元化先哲脉法为一书，名曰《脉经》。其于仲景《伤寒论》，尤加探讨。宜乎显微毕贯，曲畅创法，制方之本旨，以启后人之信从可也。乃于汇脉之中，间一汇证，不该不贯，犹曰汇书之常也。至于编述伤寒全书，苟简粗率，仍非作者本意，则吾不知之矣。如始先序例一篇，蔓引赘辞；其后可与不可诸篇，独遗精髓；平脉一篇，妄入己见。总之，碎剪美锦，缀以败絮，盲瞽①后世，无由复睹黼黻②之华。泥于编述大意，私淑原委，自首至尾，不叙一语。明是贾人居奇之术，致令黄岐一脉，斩绝无遗。悠悠忽忽，沿袭至今，所谓千古疑城，莫此难破。兹欲直溯仲景全神，不得不先勘破叔和。如太阳经中，证绪分头，后学已难入手，乃更插入温病、合病、并病、少阳病、过经不解病，坐令读者茫然。譬诸

五谷，虽为食宝，设不各为区别，一概混种混收，鲜不贻耕者、食者之困矣。如阳明经中，漫次仲景偶举问答一端，隶于篇首，纲领倒置，先后差错，且无扼要。至于春温夏热之证，当另立大纲，专自名篇者，乃懵然不识。此等大关一差，则冬伤于寒，春伤于温，夏秋伤于暑热之旨尽晦。致后人误以冬月之方，施于春夏，而归咎古方之不可以治今病者，谁之过欤？至于霍乱病、阴阳易、瘥后劳复等证，不过条目中事耳。乃另立篇名，与六经并峙，又何轻所重，而重所轻耶？仲景之道，人但知得叔和而明，孰知其因叔和而坠也哉！

尚论仲景《伤寒论》，先辨林亿、成无己校注之失

王叔和于仲景书，不察大意，妄行编次补缀，尚存缺疑一线。观其篇首之辞，谓痉、湿、暍虽同为太阳经病，以为宜应别论者，其一征也。观其篇中，谓疾病至急，仓卒寻按，要旨难得，故重集可与不可方治者，其一征也。观其篇末，补缀脉法，分为二篇，上篇仍仲景之旧，下篇托仲景以传，犹未至于颠倒大乱者，其一征也。第其不露补缀之痕，反以平脉本名易为辨脉，而阴行一字之颠倒，此吾所为讥其僭窃耳。若夫林亿之校正，成无己之诠注，则以脉法为第一卷矣。按仲景自叙云："平脉辨证，为《伤寒卒病论》合十六卷。"则脉法洵当隶于篇首。但晋承汉统，仲景遗书未湮，叔和补缀之言不敢混入，姑附于后，不为无见。二家不察，竟

---

① 瞽（gǔ）：指眼睛瞎。
② 黼黻（fǔ fú）：泛指礼服上所绣的华美花纹，借指辞藻华美的文辞。

移编篇首。此后羚羊挂角，无迹可求，讵能辨其孰为仲景，孰为叔和乎？然犹隐而难识也，其序例一篇，明系叔和所撰，何乃列于第二卷？岂以仲景之书非序例不能明耶？即使言之无弊，亦无先传后经之理；况其蔓引赘辞，横插异气，寸瑜尺瑕，何所见而崇信若是？致令后学画蛇添足，买椟还珠，煌煌圣言，千古无色。是二家羽翼叔和以成名，比以长君逢君，无所逃矣。至其注释之差，十居六七。夫先已视神髓为糟粕矣，更安望阐发精理乎！

驳正王叔和《序例》

王叔和《序例》，传习已久，中人已深，欲削去之，而坊刻盛行，难掩众目。姑存原文，驳正其失，以定所宗。非故攻击前贤，实不得已之思耳！

《阴阳大论》云：春气温和，夏气暑热，秋气清凉，冬气冷冽，此则四时正气之序也。冬时严寒，万类深藏，君子固密，则不伤于寒。触冒之者，乃名伤寒耳。其伤于四时之气，皆能为病。以伤寒为毒者，以其最成杀厉之气也。

引用《内经》，足见大意。然入一毒字，便开过端。

中而即病者，名曰伤寒；不即病者，寒毒藏于肌肤。

寒邪由肌肤而入，辛苦之人，邪藏肌肤则有之；若膏粱辈，冬不藏精者，其寒邪且有藏于骨髓者矣。是未可以一端定也。

至春变为温病。

变字下得怪诞骇人。设谓春气既转为温，则病发不当名伤寒，当变其名为温病则正矣。

至夏变为暑病。

此一语尤为无据。盖暑病乃夏月新受之病，岂有冬月伏寒，春时不发，至夏始发之理乎？设谓夏气既转为热，外邪当变名为热病则正矣。

暑病者，热极重于温也。

此一语更添蛇足。设有冬时伏寒，至春不发，其邪本轻可知，岂有反重于温之理乎？其误始于杨操。

是以辛苦之人，春夏多温热病，皆由冬时触寒所致，非时行之气也。

《内经》但言冬伤于寒，春必病温，未尝言夏必病暑也。但言夏伤于暑，秋必痎疟，未尝牵引冬春也。其意盖谓春月之病始于冬，秋月之病始于夏耳。此等关头不彻，故以温热病并举，故谓暑重于温。

凡时行者，春时应暖，而反大寒；夏时应热，而反大凉；秋时应凉，而反大热；冬时应寒，而反大温。此非其时而有其气。是以一岁之中，长幼之病多相似者，此则时行之气也。

未明伤寒，先明异气，借客形主，似无不可。但伤寒要领，全不挈出，通篇有客无主，殊不可耳。

夫欲候知四时正气为病，及时行疫气之法，皆当按斗历占之。九月霜降后，宜渐寒，向冬大寒，至正月雨水节后，宜解也。所以谓之雨水者，以冰雪解而为雨水故也。至惊蛰二月节后，气渐和暖，向夏大热，至秋便凉。从霜降以后至春分以前，凡有触冒霜露，体中寒即病者，谓之伤寒也。其冬有非节之暖者，名曰冬温。冬温之毒与伤寒大异，冬温复有先后，更相重沓，亦有轻重，为治不同，证如后章。

漫衍己意，明异气之轻重不同，于仲景之文无涉，况复所言纰缪。证如后章，其意指篇后温疟、风温、温毒、温疫为言。此无识之最者也。然后来诸家，偏奉之为祖，讵非得所讬而传信耶？真紫之夺朱，郑声之乱雅乐矣！详辨附序例后。

从立春节后，其中无暴大寒，又不冰雪，而有人壮热为病者，此属春时阳气，发于冬时伏寒，变为温病。

于字费解。到底说变为温病，直是诐①淫生心。

从春分以后至秋分节前，天有暴寒者，皆为时行寒疫也。

此正春温、夏暑、秋热三气主病之时，何乃全不序及，反重衍夏秋之异气，搅乱经常，岂以三时原无正气主病乎？抑仲景论中原无纲领可求乎？可见医事自晋代已失所宗，何况今日哉！

三月、四月或有暴寒，其时阳气尚弱，为寒所折，病热犹轻；五月、六月阳气已盛，为寒所折，病热则重；七月、八月阳气已衰，为寒所折，病热亦微。其病与温及暑病相似，但治有殊耳。

以阳气为暴寒所折，而分病热之轻重。前云暑病重于温，以此左见耳。叔和未尝序明温暑病也，兹云异气病与温暑病相似，但治有殊。然则温暑病将何似耶？将何治耶？疏漏多矣！

十五日得一气，于四时之中，一时有六气，四六名为二十四气也。然气候亦有应至而不至，或有未应至而至者，或有至而太过者，皆成病气也。但天地动静，阴阳鼓击者，各正一气耳，是以彼春之暖为夏之暑；彼秋之忿，为冬之怒。

漫衍《内经》，不见大意。

是故冬至之后，一阳爻升，一阴爻降也。夏至之后，一阳气下，一阴气上也。

此复姤二卦之义，引入序例不切。

斯则冬夏二至，阴阳合也；春秋二分，阴阳离也。

此分至之义。《内经》谓至则气同，分则气异。何等明显！才换合、离二字，便自骇观。

阴阳交易，人变病焉。

《内经》谓②阴阳相错，而变由生也。何等圆活！才换交易变病等字便费解。此变温、变暑所自来乎！

此君子春夏养阳，秋冬养阴，顺天之刚柔也。

《内经》谓养阳以凉、以寒，养阴以温、以热。所以然者，从其根故也。妙义合为疏出。

小人触冒，必婴暴疹。须知毒烈之气，留在何经而发何病，详而取之。

前云寒毒藏于肌肤，此云须知留在何经而发何病，非故自相矛盾，其意实为温疟、风温、温毒、温疫作开山祖师也，后人孰辨其为一场懵懂乎？

是以春伤于风，夏必飧泄；夏伤于暑，秋必病疟；秋伤于湿，冬必咳嗽；冬伤于寒，春必病温。此必然之道，可不审明之？

此伤于四时之正气而为病者。但《内经》先言冬伤于寒，春必病温，乃至伤风、伤暑，以次递及。见春、夏、秋三时之病，多始于冬。秋冬二时之病，多始于夏耳。然飧泄与咳嗽兼涉内因，惟伤寒、伤温、伤暑方是外感之正。仲景会此意，故以伤寒立论，而包举温暑在内。如丝入扣，始非不知而作。若叔和引经，只以春夏秋冬为序，浑与流俗之见无别矣。此歧路之纷趋，所由来者远也。

伤寒之病，逐日浅深，以施方治。今世人伤寒，或始不早治，或治不对病，或日数

---

① 诐（bì）：偏颇，邪僻。
② 《内经》谓：非《内经》原文，为王冰注释内容。下同。

久淹，困乃告医。医人又不依次第而治之，则不中病。皆宜临时消息制方，无不效也。今搜采仲景旧论，录其证候诊脉声色，对病真方有神验者，拟防世急也。

仲景之书，叔和但言搜采，其非瘤痹神游可知。所以不窥作者之原，漫无表章之实，孰谓叔和为仲景之徒耶？

又土地温凉，高下不同，物性刚柔，餐居亦异。是故黄帝兴四方之问，岐伯举四治之能，以训后贤，开其未悟者。临病之工，宜须两审也。

仲景于黄岐之道，以述为作，另辟手眼。叔和凡引《内经》之文，皆非典要，安能发明其什一！

凡伤于寒，则为病热，热虽甚，不死。若两感于寒而病者，必死。尺寸俱浮者，太阳之病也，当一二日发。以其脉上连风府，故头项痛，腰脊强。尺寸俱长者，阳明受病也，当二三日发。以其脉挟鼻、络于目，故身热、目疼、鼻干、不得卧。尺寸俱弦者，少阳受病也，当三四日发。以其脉循胁，络于耳，故胸胁痛而耳聋。此三经皆受病，未入于腑者，可汗而已。尺寸俱沉细者，太阴受病也，当四五日发。以其脉布胃中，络于嗌，故腹满而嗌干。尺寸俱沉者，少阴受病也，当五六日发。以其脉贯肾，络于肺，系舌本，故口燥舌干而渴。尺寸俱微缓者，厥阴受病也，当六七日发。以其脉循阴器，络于肝，故烦满而囊缩。此三经皆受病，已入于腑，可下而已。

入腑未入腑，少变《内经》入脏原文，此处却精。

若两感于寒者，一日太阳受之，即与少阴俱病，则头痛、口干、烦满而渴；二日阳明受之，即与太阴俱病，则腹满、身热、不欲食、谵语；三日少阳受之，即与厥阴俱病，

则耳聋，囊缩而厥；水浆不入，不知人者，六日死。若三阴三阳、五脏六腑皆受病，则荣卫不行，腑脏不通则死矣。

其得病，阴阳两证俱见；其传经，亦阴阳两经俱传，则邪气弥满充斥，法当三日主死。然必水浆不入，不知人者，方为荣卫不行，腑脏不通，更越三日，而阳明之经脉始绝也。引《内经》微旨，序两感病甚精。

其不两感于寒，更不传经，不加异气者，至七日太阳病衰，头痛少愈也；八日阳明病衰，身热少歇也；九日少阳病衰，耳聋微闻也；十日太阳病衰，腹减如故，则思饮食；十一日少阴病衰，渴止舌干（干当作润）。已而嚏也；十二日厥阴病衰，囊纵，少腹微下，大气皆去，病人精神爽慧也。

自凡伤于寒则为病热至此，皆《内经·热论》篇原文。叔和但增更不传经八个字，便有许多牵强。

若过十三日以上不间，尺寸陷者，大危。

尺寸之脉深陷，正气衰微，莫能载邪外出，既已通经，其病不间，诚为危候。

若更感异气，变为他病者，当依旧坏证病而治之。

仲景于坏证全不立法，其太阳经之坏证，知犯何逆，原用太阳经本法治之；其少阳经之坏证，知犯何逆，原用少阳经本法治之，岂有更加异气，可杂用太少二经诸法治之之理？观此，则叔和漫不知坏证作何解，乃教后人遵用其法，所谓一盲引众盲，相将入火坑也，悲哉！

若脉阴阳俱盛，重感于寒者，变为温疟；阳脉浮滑，阴脉濡弱者，更遇于风，变为风温；阳脉洪数，阴脉实大者，更遇温热，变为温毒，温毒为病最重也；阳脉濡弱，阴脉弦紧者，更遇温气，变为温疫。以此冬伤于寒，发为温病，脉之变证，方治如法。

叔和每序伤寒，必插入异气，欲鸣已得也。及序异气，则借意《难经》，自作聪明，漫拟四变，疑鬼疑神，浸成妖妄。《难经》虽云伤寒有五，其脉有变否？变者，辨也，辨脉定证也。设使叔和稍为平易，但云冬伤于寒，至春重感于寒，其脉阴阳俱盛者，名为温疟；冬伤于寒，至春更遇于风，其脉阳浮滑阴濡弱者，名为风温；乃至温毒、温疫，俱顺理立说，则虽拟病失伦，而大关不害为正。其如叔和未肯平易何？后世但知叔和为《伤寒论》作序例，不识其草泽奸雄，称孤道寡。故有晋以后之谈医者，皆伪统也。今移论春温大意，并论温疫大意，二篇附序例后，其详载在春温卷中。

凡人有疾，不时即治，隐忍冀瘥，以成痼疾。小儿女子，益以滋甚。时气不和，便当早言，寻其邪由，及在腠理，以时治之，罕有不愈者。患人忍之数日乃说，邪气入脏，则难可制，此为家有患，备虑之要。

凡作汤药，不可避晨夜，觉病须臾，即宜便治，不等早晚，则易愈矣。如或瘥迟，病即传变，虽欲除治，必难为力。服药不如方法，纵意违师，不须治之。

此巴人下里之音，通国所为和之者乎！

凡伤寒之病，多从风寒得之。始表中风寒，入里则不消矣。未有温覆而当不消散者。不在证治，拟欲攻之，犹当先解表，乃可下之。若表已解，而内不消，非大满，犹生寒热，则病不除。若表已解，而内不消，大满大实，坚有燥屎，自可除下之，虽四五日，不能为祸也。若不宜下而便攻之，内虚热入，协热遂利，烦躁诸变，不可胜数，轻者困笃，重者必死矣！

叔和笔力软弱缠扰，如此一段，入理深谈，正未可及。后人不善读者，每遇阳明二三日下证，藉为口实，延至六七日方下，而

枯槁无救者多矣。此则于叔和何尤！

夫阳盛阴虚，汗之则死，下之则愈。

引《难经》，词不达意，最足惑人。其意谓阳邪不解，下入阴中，以阳乘阴，则为阳盛阴虚，故可下而不可汗。然前云此三阴邪入于里，可下而已，于理甚精，此但云阳盛阴虚，则阳邪或在本位而未入于腑，尚不可知，安见其可下乎？若然，所云大满犹生寒热，不可攻下之说，自相矛盾矣。

阳虚阴盛，汗之则愈，下之则死。

阳虚阴盛，多有直中阴经之候。汗之则愈，谈何容易！其意谓阴乘阳位，则为阳虚阴盛，故可汗而不可下。然外邪初入阳分，终非阴盛可拟。《难经》有问有答，即表病里曷不绎明引之？

夫如是，则神丹安可以误发？甘遂何可以妄攻？虚盛之治，相背千里，吉凶之机，应若影响，岂容易哉？况桂枝下咽，阳盛则毙。

风邪入卫，则为阳邪炽盛于表，仲景用桂枝汤以解散肌表之邪，正天然不易之良法也。何反构此危词，岂误以寒邪入营为阳盛耶？夫寒邪入荣，但为阴邪炽盛于表，所以仲景于脉浮紧无汗者，有桂枝之禁，谓当用麻黄汤也。即误用桂枝亦未必遂成死证，况于下咽即毙，视等砒霜，妄为郑重。叔和全不达仲景之旨，毋怪后人之吠声矣！

承气入胃，阴盛以亡。

即《难经》阳虚阴盛，下之则死之说，衍入承气，务以惑人。

直中阴经之证，大势阴盛阳虚；传经伤寒之证，大势阳盛阴虚；疟证，大势阴阳更盛更虚；内伤证，大势阴阳偏盛偏虚。不可同语，亦不必语。

死生之要，在乎须臾，视身之尽，不暇计日。此阴阳虚实之交错，其候至微；发汗

吐下之相反，其祸至速。而医术浅狭，懵然不知病源，为治乃误，使病者殒没，自谓其分，至今冤魂塞于冥路，死尸盈于旷野。仁者鉴此，岂不痛欤！

凡两感病俱作，治有先后，发表攻里，本自不同。而执迷妄意者，乃云神丹、甘遂，合而饮之，且解其表，又除其里，言巧似是，其理实违。夫智者之举措也，尝审以慎；愚者之动作也，必果而速。安危之变，岂可诡哉？世上之士，但务彼翕习之荣，而莫见此倾危之败，惟明者居然能护其本，近取诸身，夫何远之有焉？

两感病，治有先后，发表攻里，本自不同，持说甚正，惜其不致详耳。

凡发汗温服汤药，其方虽言日三服，若病剧不解，当促其间，可半日中进三服。若与病相阻，即便有所觉。病重者，一日一夜，当晬时观之，若服一剂，病证犹在，故当复作本汤服之。至有不肯汗出，服三剂乃解；若汗不出者，死病也。

凡得时气病，至五六日，而渴欲饮水，饮不能多，不当与也，何者？以腹中热尚少，不能消之，便更与人作病也。至七八日，大渴欲饮水者，犹当依证而与之。与之常令不足，勿极意也。言能饮一斗，与五升。若饮而腹满，小便不利，若喘，若哕，不可与之也。忽然大汗出，是为自愈也。

凡得病，反能饮水，此为欲愈之病。其不晓病者，但闻病饮水自愈，小渴者，乃强与饮之，因成其祸，不可复数也。

时气病，饮水，能消不能消；当与，勿强与，有次第。

凡得病厥，脉动数，服汤药更迟，脉浮大减小，初躁后静，此皆愈证也。

凡治温病，可刺五十九穴。又身之穴，三百六十有五，三十六穴，灸之有害；七十

九穴，刺之为灾，并中髓也。

引用《内经》五十九刺之法，治温中款。

凡脉四损，三日死。平人四息，病人脉一至，名曰四损。脉五损，一日死。平人五息，病人脉一至，名曰五损。脉六损，一时死。平人六息，病人脉一至，名曰六损。脉盛身寒，得之伤寒；脉虚身热，得之伤暑。脉阴阳俱盛，大汗出，不解者死；脉阴阳俱虚，热不止者死。脉至乍疏乍数者死。脉至如转索者，其日死。谵言妄语，身微热，脉浮大，手足温者生；逆冷，脉沉细者，不过一日死矣。此以前是伤寒热病证候也。

引损脉入伤寒，大谬。

按：仲景遵《内经》热病之旨，作《伤寒论》，明以《内经》为例，叔和可无序也。即欲附赘，引《内经》原文，发明切要，以便后学足矣。其插入异气，蔓衍繁文，诚何心哉！岂以仲景所无，炼石足补天缺耶！则自勒一家言，另纬其后，听人之从违可耳。乃造不经之说，混乱经常，至经常大义，不挈一语，以此网罗英贤，悉入彀中，其授受之途，盖已千年长夜矣！有志跻仲景之堂者，能无大剖叔和之藩也哉！

论春温大意，并辨叔和四变之妄

喻昌曰：春温之证；《内经》云：冬伤于寒，春必病温。又云：冬不藏精，春必病温。此论温起之大原也。《伤寒论》云：太阳病，发热而渴，不恶寒者为温病。若发汗已，身灼热者，名曰风温。风温为病，脉阴阳俱浮，自汗出，身重，多眠睡，鼻息必鼾，语言难出。若被下者，小便不利，直视失溲。若被火者，微发黄色，剧则如惊痫，时瘛疭，若火熏之。一逆尚引日，再逆促命期，此论温

成之大势也。仲景以冬不藏精之温，名曰风温。其脉阴阳俱浮，正谓少阴肾与太阳膀胱一脏一腑同时病发，所以其脉俱浮也。发汗后，身反灼热，自汗出，身重，多眠睡，鼻息必鼾，语言难出，一一尽显少阴本证，则不可复从太阳为治。况脉浮自汗，更加汗之，医杀之也。所以风温证断不可汗，即误下、误火，亦经气伤，而阴精尽，皆为医促其亡，而一逆再逆，促命期矣。于此见东海西海，心同理同，先圣后圣，其揆一也。后人不察，惜其有论无方，讵知森森治法，全具于太阳少阴诸经乎？晋王叔和不究仲景精微之蕴，栽风种电，为不根之谈。妄立温疟、风温、温毒、温疫四变，不思时发时止为疟，疟非外感之正病也。春木主风而气温，风温即是温证之本名也。久病不解，其热邪炽盛，是为温毒，温毒亦病中之病也。至温疫则另加一气，乃温气而兼瘟气，又非温证之常矣。今且先辨温疟，温疟正冬不藏精之候。但其感邪本轻，故只成疟耳。黄帝问：温疟舍于何脏？岐伯对曰：温疟得之冬中于风，寒气藏于骨髓之中，至春则阳气大发，邪气不能自出，因遇大暑，脑髓烁，肌肉消，腠理发泄，或有所用力，邪气与汗皆出，此病藏于肾，其气先从内出之于外也。如是者，阴虚而阳盛则热矣。衰则气复反入，入则阳虚，阳虚则寒矣。故先热而后寒，名曰温疟。此可见温疟为冬不藏精，故寒邪得以入肾。又可见温疟遇温，尚不易发，必大暑大汗始发之也。叔和反以重感于寒立说，岂其不读《内经》乎？抑何不思之甚耶？今且再辨风温，春月时令本温，且值风木用事，风温二字，自不得分之为两，凡病温者，悉为风温。即如初春，地气未升，无湿温之可言也；天气微寒，无温热之可言也；时令和煦，无温疫之可言也；其所以主病之故，全系于风。

试观仲景于冬月正病，以寒统之，则春月正病，定当以风统之矣。夫风无定体，在八方则从八方；在四时则从四时。春之风温，夏之风热，秋之风凉，冬之风寒，自然之道也。叔和因仲景论温条中，重挈风温，故谓另是一病，不知仲景于温证中，特出手眼，致其叮咛。见冬不藏精之人，两肾间先已习习风生，得外风相召而病发，必全具少阴之证，故于温字上加一风字，以别太阳之温耳。叔和妄拟重感、重变，乃至后人作赋云：风温湿温兮，发正汗，则危恶难医。又云：因知风温汗不休，当用汉防己。隔靴搔痒于本来之面目安在哉？今且再辨温毒，夫温证中之有温毒，一如伤寒证中之有阳毒、阴毒也。伤寒不以寒毒另为一证，则温病何得以温毒更立一名耶？况温毒复有阴阳之辨：太阳温证，病久不解，结成阳毒；少阴温证，病久不解，结成阴毒。叔和不知风温为阴邪，故但指温毒为阳毒，以致后人袭用黑膏、紫雪。阴毒当之，惨于锋刃，其阶厉亦至今未已耳。其温疫一证，另辨致详。

详论温疫，以破大惑

喻昌曰：圣王御世，春无愆阳，夏无伏阴，秋无凄风，冬无苦雨，乃至民无夭札，物无疵疠，太和之气，弥满乾坤，安有所谓温疫哉？然而《周礼》傩以逐疫，方相氏掌之，则温疫之由来，古有之矣。乡人傩，孔子朝服而致其诚敬，盖以装演巨像为傩神，不过仿佛其形；圣人以正气充塞其间，俾疫气潜消，乃位育之实功耳。古人元旦汲清泉，以饮芳香之药；上巳采兰草，以袭芳香之气，重涤秽也。后汉张仲景著《伤寒论》，欲明冬寒、春温、夏秋暑热之正，自不能并入疫病，以混常法。然至理已毕具于脉法中，叔和不为细绎，乃谓重感于寒，变为温疫。又谓春时应暖，而复大寒；夏时应大热，而反大凉；秋时应凉，而反大热；冬时应寒，而反大温；此非其时，而有其气。是以一岁之中，长幼之病多相似者，此则时行之气也。又谓冬温之毒，与伤寒大异，冬温复有先后，更相重沓，亦有轻重，为治不同也。又谓从春分节以后，至秋分节前，天有暴寒者，皆为时行寒疫也。盖以春夏秋为寒疫，冬月为温疫。所以又云：三月四月或有暴寒，其时阳气尚弱，为寒所折，病热犹轻；五月六月，阳气已盛，为寒所折，病热则重；七月八月，阳气已衰，为寒所折，病热亦微。后人奉此而广其义，谓春感清邪在肝，夏感寒邪在心，秋感热邪在肺，冬感温邪在肾。埙①篪递奏，举世若狂矣。嗟嗟！疫邪之来，果寒折阳气，乘其所胜，而直入精神魂魄之藏，人无噍类久矣。更有谓疫邪无形象、声臭、定时、定方可言，是以一岁之中，长幼莫不病此，至病伤寒者，百无一二。治法非疏里，则表不透；非战汗，则病不解。愈鹜愈远，究竟所指之疫，仍为伤寒、伤温、伤暑热之正病。疏里则下早可知；战汗则失表可知；只足自呈败缺耳！夫四时不正之气，感之者因而致病，初不名疫也。因病致死，病气、尸气，混合不正之气，斯为疫矣。以故鸡瘟，死鸡；猪瘟，死猪；牛马瘟，死牛马。推之于人，何独不然？所以饥馑兵凶之际，疫病盛行，大率春夏之交为甚。盖温暑热湿之气交结互蒸，人在其中，无隙可避。病者当之，大汗淋漓。一人病气，足充一室，况于连床并榻，沿门阖境，共酿之气，益以出户尸虫，载道腐殣②，燔柴掩席，委壑投崖，种种恶秽，上混苍天清净之气，下败水土物产之气，人受之者，亲上亲下，病从其类，有必然之势。如世俗所称大头瘟者，头面腮颐肿如瓜瓠者

是也；所称蛤蟆瘟者，喉痹失音，颈筋胀大者是也；所称瓜瓤瘟者，胸高胁起，呕汁如血者是也；所称疙瘩瘟者，遍身红肿，发块如瘤者是也；所称绞肠瘟者，腹鸣干呕，水泄不通者是也；所称软脚瘟者，便清泄白，足重难移者是也。小儿痘疮尤多。以上疫证不明治法，咸委劫运，良可伤悼！大率瘟疫、痘疹，古昔无传，不得圣言折衷，是以堕落叔和坑堑，曾不若俗见摸索病状，反可顾名思义也。昌幸微窥仲景一斑，其平脉篇中云：寸口脉阴阳俱紧者，法当清邪中于上焦，浊邪中于下焦。清邪中上，名曰洁也；浊邪中下，名曰浑也。阴中于邪，必内栗也。凡二百六十九字，阐发奥理，全非伤寒中所有事，乃论疫邪从入之门，变病之总，所谓赤文绿字，开天辟地之宝符，人自不识耳。篇中大意，谓人之鼻气通于天，故阳中雾露之邪者为清邪，从鼻息而上入于阳。入则发热、头痛、项强颈挛，正与俗称大头瘟、蛤蟆瘟之说符也。人之口气通于地，故阴中水土之邪者为饮食浊味，从口舌而下入于阴。入则其人必先内栗、足膝逆冷、便尿妄出、清便下重、脐筑湫痛，正与俗称绞肠瘟、软脚瘟之说符也。然从鼻、从口所入之邪，必先注中焦，以次分布上下，故中焦受邪，因而不治，中焦不治，则胃中为浊，荣卫不通，血凝不流，其酿变即现中焦，俗称瓜瓤温、疙瘩瘟等证，则又阳毒痈脓，阴毒遍身青紫之类也。此三焦定位之邪也。若三焦邪混为一，内外不通，脏气熏蒸，上焦怫郁，则口烂蚀龈；卫气前通者，因热作使，游行经络脏腑，则为痈脓；荣气前通者，因召客邪，嚏出、声咽、咽塞，热拥不行，则下血如豚肝；然以

---

① 埙（xūn）篪（hǔ）：竹制的一种乐器。

② 殣（jìn）：掩埋。

荣卫渐通，故非危候。若上焦之阳，下焦之阴，两不相接，则脾气于中，难以独运，斯五液注下，下焦不阖，而命难全矣。伤寒之邪，先行身之背，次行身之前，次行身之侧，由外廓而入；温疫之邪，则直行中道，流布三焦。上焦为清阳，故清邪从之上入；下焦为浊阴，故浊邪从之下入；中焦为阴阳交界，凡清浊之邪，必从此区分。甚者三焦相混，上行极而下，下行极而上，故声咽、咽塞、口烂、蚀龈者，亦复下血如豚肝，非定中上不及下，中下不及上也。伤寒邪中外廓，故一表即散；疫邪行在中道，故表之不散。伤寒邪入胃府，则腹满便坚，故可攻下；疫邪在三焦，散漫不收，下之复合。此与治伤寒表里诸法，有何干涉，奈何千年愦愦？试折衷以圣言，从前谬迷，宁不涣然冰释哉？治法，未病前，预饮芳香正气药，则邪不能入，此为上也。邪既入，急以逐秽为第一义。上焦如雾，升而逐之，兼以解毒；中焦如沤，疏而逐之，兼以解毒；下焦如渎，决而逐之，兼以解毒。荣卫既通，乘势追拔，勿使潜滋。详订诸方，载春温方后。

有问：春夏秋蒸气成疫，岂冬温独非疫耶？余曰：冬月过温，肾气不藏，感而成病，正与不藏精之春温无异，计此时有春无冬，三气即得交蒸成疫。然遇朔风骤发，则蒸气化乌有矣！是以东南冬月患正伤寒者少，患冬温及痘疮者最多；西北则秋冬春皆患正伤寒，殊无温疫痘疮之患矣。此何以故？西北土高地燥，即春夏气难上升，何况冬月之凝冱；东南土地卑湿，为雾露之区，蛇龙之窟，其温热之气，得风以播之，尚有可耐；设旦暮无风，水中之鱼，衣中之虱，且为飞扬，况于人乎！蒸气中，原杂诸秽，益以病气、死气，无分老少，触之即同一病状矣。此时朔风了不可得，故其气转积转暴，虽有熏风，但能送热，不能解凉。盛世所谓解愠阜财者，在兵荒反有注邪布秽之事矣。叔和以夏应大热而反大寒为疫，讵知大寒正疫气消殚之候乎？故疫邪炽盛，惟北方始能消受，诗恶潜人，思欲投畀有北，以熄其焰，析义精矣！乡绅万吉人，营葬五雷惊蛇之地，触动土瘟；壮者病疫，少者病痘，一夕暴死五人。余令于营北，掘井二丈，投猪首、馒首、蒸饭，促引土气下收，旋封其井，即得安全无损。此余偶试杨、曾之秘，非心得也。范文正公守饶，冬温，吏请祷雪。公取薄冰置座，默坐良久，瑞雪满空，顷深三尺，螷贼疫鬼，何地潜踪耶！可见先儒退藏于密，借凝冰为影草，已摄大地于清冷之渊矣，讵非法王手眼乎？

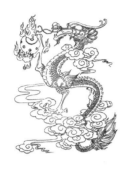

尚论篇　卷一

尚论仲景《伤寒论》重编三百九十七法

论太阳经伤寒症治大意

王叔和当日编次仲景《伤寒论》，以辨痉湿暍脉证为第一，以辨太阳病脉证为第二。谓痉、湿、暍虽太阳经之见证，然宜应别论，故列之篇首。此等处最不妥当，岂有别论反在正论之前者！况既应别论，即当明言所指，而故虚悬其篇，此叔和不究心之弊也。至于太阳经中，一概混编，合病、并病、温病、坏病、过经不解病，以及少阳诸病，如理棼①丝，不清其脉，寸寸补接，所以不适于用，徒令观者叹息，此更叔和不究心之弊也。宋林亿、成无己辈，以脉法及伤寒例居前，次痉、湿、暍，次太阳病，分上、中、下三篇。其意以桂枝证、麻黄证汇上篇；大青龙证及汗后、下后诸证汇中篇；结胸及痞证汇下篇；究竟上篇混中下，下篇混上中，不能清也。更可笑者，下篇结胸例中，凡系结字，一概收入。如阳微结、阴微结、脉代结之类，悉与结胸同汇。尤可笑者，上篇第六条，伤寒大义，未及什一，何所见即汇温病？中篇、下篇、太阳本证，未及什七，何所见即汇少阳证及合病、并病、过经不解诸病？如此割裂原文，后人纵思研究，无门可入矣！夫足太阳膀胱病，主表也。而表有荣卫之不同，

病有风寒之各异。风则伤卫，寒则伤营，风寒兼受，则荣卫两伤，三者之病，各分疆界。仲景立桂枝汤、麻黄汤、大青龙汤，鼎足大纲，三法分治三证。风伤卫，则用桂枝汤；寒伤营，则用麻黄汤；风寒两伤荣卫，则用大青龙汤。用之得当，风寒立时解散，不劳余力矣。乃有病在卫，而治营；病在营，而治卫；病在荣卫，而治其一，遗其一。与夫病已去荣卫而复汗，病未去荣卫而误下，以致经传错乱，辗转不已，源头一瘥，末流百出，于是更出种种节目，辅三法而行。正如八卦之有六十四卦，八阵之有六十四阵，分统于乾、坤、震、巽、坎、离、艮、兑，天、地、风、云、龙、虎、鸟、蛇之下，始得井井不紊。仲景参五错综，以尽病之变态，其统于桂枝、麻黄、青龙三法，夫复何疑？第文辞奥约，义例互陈，虽颖敏之士，读之不解其意，实由当时编次潦草糊涂，不察来意。仲景一手一目，现为千手千目，编者反将千手千目，掩为一手一目，悠悠忽忽，沿习至今，昌不得已而僭为尚论。太阳经中仍分三篇，以风伤卫为上篇，寒伤营为中篇，风寒两伤荣卫为下篇，一一以肤浅之语，括大义于前，明奥旨于后。其温病、合病等名，逐

---

① 棼（fén）：纷乱。

段清出，另立篇目，俾读者了无疑惑于心，庶随所施而恰当矣。

太阳经上篇

凡风伤卫之证，列于此篇，法五十三条

太阳经受病之初，有定脉定证一法

①太阳之为病，脉浮，头项强痛而恶寒。（原文）

先挈太阳病之总脉、总证，统中风、伤寒为言也。太阳膀胱经乃六经之首，主皮肤而统荣卫，所以为受病之始。

太阳受病，有风寒不同，宜辨阴阳而定愈日（通计五法）

②病有发热恶寒者，发于阳也；无热恶寒者，发于阴也。发于阳者，七日愈；发于阴者，六日愈，以阳数七，阴数六也。（原文）

风为阳，卫亦阳，故病起于阳。寒为阴，营亦阴，故病起于阴。无热恶寒，指寒邪初受，未郁为热而言也。少顷，郁勃于营间，则仍发热矣。太阳中篇第一条云：或已发热，或未发热，正互明其义也。病发于阳，其愈宜速，乃六日传经已尽，必至七日方愈者，阳数七，主进故也；病发于阴，其愈宜迟，乃至六日经尽即愈者，阴数六，主退故也。得病之始，各从阴阳之类而起；得病之终，各从阴阳之类而愈。此道之所以本乎自然，而人身与天地同撰也。

③太阳病，头痛至七日以上自愈者，以行其经尽故也；若欲再作经者，针足阳明，使经不传则愈。（原文）

七日而云以上者，该六日而言也。六日传至厥阴，六经尽矣。至七日当再传太阳，病若自愈，则邪已去尽，不再传矣。设不愈，则七日再传太阳，八日再传阳明，故针足阳明以竭其邪，乃得不传也。在他经则不然，

盖阳明中土，万物所归，无所复传之地，邪易解散故耳。然必针以竭其邪，始得归并阳明，不犯他界也。旧谓夺其传路而过之，则经经皆可遏矣，何独取阳明也哉？

④太阳病，欲解时，从巳至未上。（原文）

凡病欲解之时，必从其经气之旺。太阳者，盛阳也，故从巳、午、未之旺时而病解。

⑤欲自解者，必当先烦，乃有汗而解，何以知之？脉浮，故知汗出解也。（原文）

天地郁蒸而雨作，人身烦闷而汗作，气机之动也。气机一动，其脉必与其症相应，故脉浮而邪还于表，才得有汗，而外邪尽从外解。设脉不以浮应，则不能作汗，其烦即为内入之候，又在言外矣。

以上四条，先挈太阳经始病、终愈、风寒之总法。

太阳受病，风寒不同，先辨中风定脉定证一法

⑥太阳病，发热，汗出，恶风，脉缓者，名为中风。（原文）

既有第一条脉浮，头项强痛，恶寒之总证，更加发热、汗出、恶风、脉缓，则其病乃是触冒于风所致，即名中风。中字与伤字无别，即谓伤风亦可。风性属阳，从卫而入，以卫为阳气所行之道，从其类也。

此一条又中风病之总称。以后凡言中风病三字，而发热、汗出、恶风、脉缓，即括在内。

中风病主用桂枝汤解肌大纲一法

⑦太阳中风，阳浮而阴弱，阳浮者热自发，阴弱者汗自出，啬啬恶寒，淅淅恶风，翕翕发热，鼻鸣干呕者，桂枝汤主之。（原文）

"阳浮阴弱"与下文"卫强营弱"同义。阳浮者，阳邪入卫，脉必外浮。阳性本热，风又善行，所以发热快捷，不待闭郁自发也。阴弱者，营无邪助，比卫不足，脉必内弱。

阴弱不能内守，阳强不为外固，所以致汗直易，不待覆盖自出也。啬啬恶寒，内气馁也；淅淅恶风，外体疏也。虽寒与风并举，义重恶风，恶风未有不恶寒者，所以中篇伤寒证中亦互云恶风，又见恶寒未有不恶风者。后人相传谓伤风恶风，伤寒恶寒，苟简辨证，误人多矣。翕翕发热，乃气蒸湿润之热，比伤寒之干热不同。鼻鸣者，阳邪上壅也；干呕者，阳邪上逆也。故取用桂枝汤解散肌表之阳邪，而与发汗驱出阴寒之法，迥乎角立也。

服已，须臾啜热稀粥一升余，以助药力。温覆令一时许，遍身絷絷，微似有汗者益佳，不可令如水流漓，病必不除。若一服汗出病瘥，停后服，不必尽剂；若不汗，重服依前法；又不汗，后服小促其间，半日许令三服尽。若病重者，一昼一夜服，周时观之。服一剂尽，病证犹在者，更作服。若汗不出者，乃服至二三剂。禁生冷、黏滑、肉面、五辛、酒酪、臭恶等物。

桂枝气味俱薄，服过片顷，其力即尽，所以能解肌者，妙用全在啜稀热粥以助药力。谷气内充，则邪不能入，而热啜以继药之后，则邪不能留，法中之法若此。世传方书无此四字，骎失初意。更有肌肤已透微似之汗，盖覆强逼，至令大汗流漓者，总由不识解肌为何义耳。

按：卫行脉外，风伤卫之证，皆伤其外。外者，肌肤也。故但取解肌以散外，不取发汗以内动血脉，更不取攻下以内动脏腑，所以服桂枝时，要使周身絷絷然似乎有汗者，无非欲其皮间毛窍暂开而邪散也。然恐药力易过，又藉热稀粥以助其缓，如此一时之久，肌窍不致速闭，则外受之邪尽从外解，允为合法矣。不识此意者，汗时非失之太过，即失之不及。太过，则邪未入而先扰其营，甚

则汗不止而亡阳；不及，则邪欲出而早闭其门，必致病不除而生变。仲景言之谆谆，后人转加忽略，兹特详发其义。

桂枝汤有禁用三法

⑧桂枝本为解肌，若其人脉浮紧，发热汗不出者，不可与也。常须识此，勿令误也。（原文）

已见寒伤营之脉证，即不可误用风伤卫之治法。用之则寒邪漫无出路，留连肉腠，贻患无穷，故为首禁。

⑨凡服桂枝汤吐者，其后必吐脓血也。（原文）

桂枝辛甘，本胃所爱，服之反吐，其人湿热素盛可知矣。湿热素盛，更服桂枝，则两热相合，满而不行，势必上逆而吐。吐逆则其热愈淫溢于上焦，蒸为败浊，故必吐脓血，此一大禁也。其误服未至于吐者，上焦清气未伤，热虽渐消，亦陷险矣。

⑩酒客病不可与桂枝，得汤则呕，以酒客不喜甘故也。（原文）

酒为湿热之最，故即于上条文意，重引酒客，以示戒呕吐，乃互词，勿泥。

按：辛甘发散为阳，《内经》之旨也。仲景遵之制方，重申辛甘之戒，可谓虑周千变矣。如酒客平素湿与热搏结胸中，才挟外邪必增满逆，所以辛甘之法，遇此辈即不可用。辛甘不可用，则用辛凉以撤其热，辛苦以消其满，自不待言矣。后人不察，偏诋桂枝为难用，即不遇酒客，无端变乱《内经》定法，可胜诛哉！葛根虽酒客所宜，然犯太阳经禁，又不可用。

汗后水气上逆，有禁更汗增满一法

⑪发汗后，水药不得入口，为逆；若更发汗，必吐下不止。（原文）

此一条从来诸家错会，扯入桂枝四禁，谓已用桂枝致逆，若更用桂枝，则其变愈大，

粗疏极矣！盖为逆，是言水逆，未尝说到其变愈大为凶逆也。且原文不云更与桂枝，而云更发汗者，见水药俱不得入，则中满已极，更发汗以动其满。凡是表药皆可令吐下不止，不独是桂枝当禁。所以仲景于太阳水逆之证，全不用表药，惟用五苓散以导水，服后随溉热汤以取汗，正与此条互相发明也。设只单禁桂枝，将麻黄、葛根、柴胡等类在所不禁而误用，以致吐下不止，恬不知为犯禁矣。噫！斯道之不明，小者且然，况其大乎！

中风病，主用枝桂汤解肌和荣卫七法

⑫太阳病，头痛，发热，汗出，恶风者，桂枝汤主之。（原文）

头痛见第一条，发热、汗出、恶风见第六条，重互其文，以叮咛辨证用法，首宜识此也。

⑬太阳病，外证未解，脉浮弱者，当以汗解，宜桂枝汤。（原文）

浮弱即阳浮阴弱之谓。外证未解，脉见浮弱，即日久必当以汗解。然汗解要当遵桂枝汤之法，见不可误行发汗之法也。至于不可误下，更不待言矣。

⑭太阳病，发热汗出者，此为营弱卫强，故使汗出，欲救邪风者，宜桂枝汤主之。（原文）

卫得邪助而强，营无邪助故为弱也。即前阳浮阴弱之义，而重挈明之耳。须知营弱与血虚无涉，邪风即风邪，勿凿看。

⑮病人脏无他病，时发热自汗出而不愈者，此为卫气不和也。先其时发汗则愈，宜桂枝汤主之。（原文）

脏无他病四字，隐括人身宿病，即动气不可发汗，亦在内。见里无病而但表中风邪，乃有汗出不愈者，必是卫气不和也。设入于营，则里已近灾，未可宴然称无病矣。时发热者，有时发热，有时不热也。故先于未发热时，主用解肌之法，邪自不留也。

⑯病尝自汗出者，此为营气和。营气和者，外不谐，以卫气不共营气和谐故尔，以营行脉中，卫行脉外，复发其汗，荣卫和则愈，宜桂枝汤。（原文）

此明中风病所以卫受邪风，营反出汗之理。见营气本和，但卫强不与营和，复发其汗，俾风邪从肌窍外出，斯卫不强而与营和。正如中酒发狂，酒去其人帖然矣。营受寒邪，不与卫和，宜麻黄汤亦然。

⑰太阳病，初服桂枝汤，反烦不解者，先刺风池、风府，却与桂枝汤则愈。（原文）

中风之证，凡未传变者，当从解肌，舍解肌无别法也。然服桂枝汤以解肌，而反加热闷者，乃服药时不如法也。其法维何？即啜稀热粥以助药力，不使其不及；但取周身絷絷，微似有汗，不使其太过之谓也。此云服汤反烦者，必微似汗亦未得，肌窍未开，徒用药力，引动风邪，漫无出路，势必内入而生烦也。刺风池、风府，以泻风热之暴甚，后风不继，庶前风可熄，更与桂枝汤，引之外出则愈矣，可见解肌当如法也。因服桂枝生烦，竖此妙义，不可不讲，故特详其意，俾用药者知所当务焉。

⑱风家表解而不了了者，十二日愈。（原文）

风家表解，已用桂枝汤之互词也。用桂枝汤表解，已胜其任矣。而不了了者，风为阳邪，卫为阳气，风邪虽去，而阳气之扰攘未得遽宁，即欲治之，无可治也。七日不愈，俟十二日，则余邪尽出，正气复理，必自愈矣。见当静养以需，不可喜功生事也。

以上七条，曲尽用桂枝汤妙义。一条辨用桂枝之证；二条辨用桂枝之脉；三条辨卫强营弱，宜用桂枝两和荣卫；四条辨卫气不和，宜在未发热前用桂枝和卫；五条辨营气不和，宜仍用桂枝和卫；六条辨阳邪炽盛，服桂枝转烦者，先刺风穴，再行桂枝；七条辨用桂枝表已解，宜俟勿药。似此深切著明，可惜从前混编，兹特挈出。

不解肌或误汗，病邪入里，用五苓两解表里二法

⑲中风发热，六七日不解而烦，有表里证，渴欲饮水，水入则吐者，名曰水逆，五苓散主之。多服暖水，汗出愈。（原文）

伤风证原有汗，以其有汗也，延至日久，不行解肌之法，汗出虽多，徒伤津液，表终不解。转增烦渴，邪入于腑，饮水则吐者，名曰水逆，乃热邪挟积饮上逆，以故外水格而不入也。服五苓散后，频溉热汤，得汗则表里俱解。盖表者，阳也；里之属腑者，亦阳也，所以一举两得也。然亦以未经误治，邪不内陷，故易为力耳。膀胱为津液之腑，用五苓散通调水道，则火热自化，而津液得全矣。

⑳太阳病，发汗后，大汗出，胃中干，烦躁不得眠，欲得饮水者，少少与饮之，令胃气和则愈；若脉浮，小便不利，微热消渴者，与五苓散主之。（原文）

不行解肌，反行发汗，致津液内耗，烦躁不眠，求救于水，若水入不解，脉转单浮，则无他变，而邪还于表矣。脉浮本当用桂枝，何以变用五苓耶？盖热邪得水，虽不全解，势必衰其大半，所以邪既还表，其热亦微，兼以小便不利，证成消渴，则腑热全具，故不从单解，而从两解也。凡饮水多而小便少者，谓之消渴，里热炽盛，何可复用桂枝之热？故导湿、滋干、清热，惟五苓有全功耳。

不解肌，而误发大汗，其变逆有救亡阳漏风二法

㉑太阳病，发汗，汗出不解，其人仍发热，心下悸，头眩，身瞤动，振振欲擗地者，真武汤主之。（原文）

此本为误服大青龙汤，因而致变者立法。

然阳虚之人，才发其汗，便出不止，即用麻黄、火劫等法，多有见此证者。所以仲景于桂枝汤中垂戒不可令如水流漓，益见解肌中且有逼汗亡阳之事矣。太阳下篇大青龙证中垂戒云：若脉微弱，汗出恶风者，不可服，服之则厥逆，筋惕肉瞤，正与此段互发。振振欲擗地五字，形容亡阳之状如绘，诸家竟不加细绎，妄取《诗经》注，擗，拊心貌为解。噫！是何言欤！仲景论中，心下悸，欲得人按，与夫叉手自冒心间，且与拊心之义不协，何得妄指擗地为拊心耶？盖擗者，闭也，避也。汗出过多，卫气解散，其人似乎全无外廓，故振振然四顾徬徨，无可置身，思欲擗地，而避处其内也。阴证似阳者，欲坐井中，避热就冷也。汗多亡阳者，欲入土中，避虚就实也。试观婴孩出汗过多，神虚畏怯，尝合面偎入母怀者，岂非振振欲擗地之一验乎？从来皆以为惊风误治，实由未透伤寒证中之大关耳。

㉒太阳病，发汗，遂漏不止，其人恶风，小便难，四肢微急，难以屈伸者，桂枝加附子汤主之。（原文）

大发其汗，致阳气不能卫外为固，而汗漏不止，即如水流漓之互词也。恶风者，腠理大开，为风所袭也。小便难者，津液外泄而不下渗，兼以卫气外脱，而膀胱之化不行也。四肢微急，难以屈伸者，筋脉无津液以养，兼以风入而增其劲也。此阳气与阴津两亡，更加外风复入，与前条亡阳一证，微细有别，故用桂枝加附子，以固表驱风，而复阳敛液也。

不解肌，而以火劫汗，伤阴致变四法

一法，辨阴未尽亡。

一法，辨邪所由解。

一法，不得汗，反躁，必圊血。

一法，辨脉微而数者，不可灸。

㉓太阳病中风，以火劫发汗，邪风被火热，血气流溢，失其常度。两阳相熏灼，其身发黄，阳盛则欲衄，阴虚则小便难，阴阳俱虚竭，身体则枯燥，但头汗出，剂颈而还，腹满而喘，口干咽烂，或不大便。久则谵语，甚者至哕，手足躁扰，捻衣摸床，小便利者，其人可治。（原文）

风，阳也；火，亦阳也。邪风更被火热助之，则血气沸腾，所以失其常度。热势弥漫，所以蒸身为黄。然阳邪盛于阳位者，尚或可从衄解，可从汗解。至于阳邪深入阴分，势必劫尽精津，所以剂颈以下不能得汗，口干、咽烂、肺焦喘促，身体枯燥，小便难，大便秘，手足扰动，谵妄哕逆，乃是一团邪火内炽，真阴倾刻立尽之象，有非药力所能胜者。必其人小便尚利，阴未尽伤，始得以行驱阳救阴之治也。噫！亦危矣。

仲景以小便利一端，辨真阴之亡与未亡最细。盖水出高源，小便利，则津液不枯，肺气不逆可知也。肾以膀胱为腑，小便利，则膀胱之气化行，肾水不枯可知也。

按：此证阳邪挟火，扰乱阴分而亡其阴，与前二条亡阳证，天渊悬绝。观阳盛欲衄，身体枯燥等语，明是失汗所致，失汗则阳必内入，何反外亡耶？注家泥阴阳俱虚竭一语，遂谓小便利者，阴未甚虚，则阳犹可回，是认可治，为回其阳，大失经旨。不知此证，急驱其阳，以存阴气之一线，尚恐不得，况可回阳以更劫其阴乎？且头汗乃阳邪上壅，不下通于阴，所以剂颈以下，不能得汗。设见衄血，则邪从衄解，头间且无汗矣。设有汗，则邪从汗解，又不衄矣。后条火邪深入，必圉血一证，亦谓身体枯燥而不得汗者，必致圉血，设有汗更不圉血矣。读古人书，全要会意，岂有得汗而加衄血、圉血之理哉！又岂有遍身无汗，而头汗为亡阳之理哉！

㉔太阳病二日，反躁，反熨其背而大汗出，火热入胃，胃中水竭，躁烦，必发谵语，十余日，振栗，自下利者，此为欲解也。故其汗从腰以下不得汗，欲小便不得，反呕欲失溲，足下恶风，大便硬，小便当数而反不数，及多，大便已，头卓然而痛，其人足心必热，谷气下流故也。（原文）

此段文义隐奥，从来注释不得其解，谨明之以畅尚论之怀。盖火邪入胃中，十余日不解，忽振栗自下利者，火邪从大肠下奔，其候本为欲解，然而不解者，以从腰以下不得汗，邪虽下走，终不外走，故不解也。上条从颈以下不得汗，其势重；此从腰以下不得汗，其势较轻。足下恶风，见阳邪但在下也。小便不得，见阳邪闭拒阴窍也，与不得汗正同，所以大便亦硬。益见前之下利为火热急奔，火势衰减则仍硬也。反呕者，邪欲从上越也；欲失溲者，邪欲从前阴出也，皆余邪欲散之征也。胃火既减，小便当数，复不数，则津液可回。及至津之下润，则久积之大便必尽出矣。大便出多，则小便之当数者始数矣。肠胃之间，邪热既散而不持，则腰以下之得汗并可知矣。得汗，则阴分之阳邪尽从外解，然后身半以下之阴气得上，而反头痛；身半以上之阳气得下，而反足心热。欲愈之状，尚类病状，火邪助虚，为何如哉？

㉕太阳病，以火熏之，不得汗，其人必躁。到经不解，必清血，名为火邪。（原文）

火邪入胃，胃中水液多者，必奔迫下利，其渐解悉如上条矣。若胃中津液素泛之人，复受火邪，则漫无可御，必加躁扰不宁，由是深入血室而圉血也。盖阳邪不从汗解，得以袭入阴中，动其阴血。倘阳邪不尽，其圉血必无止期。故申之曰名为火邪，示人以治火邪，而不治其血也。

㉖微数之脉，慎不可灸。因火为邪，则

为烦逆，追虚逐实，血散脉中，火气虽微，内攻有力，焦骨伤筋，血难复也。（原文）

脉微而数，阴虚多热之征也。此而灸之，则虚者益虚，热者益热，不至伤残不止矣。凡病皆然，不独伤寒宜戒也。针灸家亦识此义否？

不解肌，而用烧针取汗，寒入核起，灸核止变一法

㉗烧针令其汗，针处被寒，核起而赤者，必发奔豚，气从少腹上冲心者，灸其核上各一壮，与桂枝加桂汤，更加桂。（原文）

奔豚者，肾邪也。肾邪一动，势必自少腹上逆而冲心，状若豕突，以北方亥位属猪故也。北方肾邪，惟桂能伐之，所以用桂三倍加入桂枝汤中，外解风邪，内泄阴气也。尝即此例推之，凡发表误入寒药，服后反加壮热，肌肤起赤块，畏寒腹痛，气逆而喘者；或汗时盖覆未周，被风寒复侵，红肿喘逆，其证同者，用此法良验。一妇病外感，服表药后，忽面若妆朱，散发叫喘，双手上扬，余知其腹作奔豚也，用此方顷之即定。

不解肌，而用吐药，虽得汗，内伤脾胃，名为小逆二法

㉘太阳病，当恶寒发热，今自汗出，不恶寒发热，关上脉细数者，以医吐之过也。一二日吐之者，腹中饥，口不能食；三四日吐之者，不喜糜粥，欲食冷食，朝食暮吐，以医吐之所致，此为小逆。（原文）

解肌之法，解散肌表风邪，全不伤动脾胃，乃天然不易之法也。若舍此而妄用吐法，吐中亦有发散之义，故不恶寒发热。一二日病在太阳，吐之则腹中肌，口不能食；三四日病在阳明，吐之则不喜糜粥，欲食冷食，皆胃气受伤之故也。然且朝食暮吐，脾中之真阳亦伤，而不能消谷。是则外感虽除，脾胃内伤，卒未易复，故为小逆也。

㉙太阳病吐之，但太阳病当恶寒，今反不恶寒，不欲近衣，此为吐之内烦也。（原文）

此以吐而伤胃中之阴，较上条两伤脾胃之阴阳者稍轻，故内烦不欲近衣。虽显虚热之证，比关上脉细数，已成虚热之脉者，亦自不同。然以吐而伤其津液，虽幸病不致逆，医者能无过乎？可见用吐法时，亦当相人之津液矣。

中风肌未解，不可下，宜用桂枝汤解外一法

㉚太阳病，外证未解者，不可下也，下之为逆；欲解外者，宜桂枝汤主之。（原文）

下之为逆，即指结胸等证而言。欲解外者，必无出桂枝一法，叮咛无已之辞也。外邪未解，下必为逆，然则欲下未下之时，亟解其肌，俾下之而不为逆也，不亦可乎？

中风肌未解，误汗下，无他变者，仍当用桂枝汤一法

㉛太阳病，先发汗，不解，而复下之，脉浮者不愈。浮为在外，而反下之，故令不愈。今脉浮，故知在外，当须解外则愈，宜桂枝汤主之。（原文）

见已下其脉仍浮，证未增变者，仍当亟解其外也。

不解肌，反误下，邪不服者，于前下药内，更加桂枝一法

㉜太阳病下之，其气上冲者，可与桂枝汤，方用前法；若不上冲者，不可与之。（原文）

误下而阳邪下陷，然无他变，但仍上冲阳位，则可从表里两解之法，故以桂枝汤加于前所误用下药之内，则表邪外出，里邪内出，即用桂枝大黄汤之互词也。若不上冲，则表里两解之法，漫无取义，其不可与明矣。

不解肌，反误下，心痞，用桂枝加温补药，两解表里一法

㉝太阳病，外证未除，而数下之，遂协

热而利，利下不止，心下痞硬，表里不解者，桂枝人参汤主之。（原文）

误下则致里虚，里虚则外热乘之，变而为利，不止者，里虚不守也。痞硬者，正虚邪实，中成滞碍，痞塞而坚满也。以表未除，故用桂枝以解之；以里适虚，故用理中以和之。此方即理中加桂枝而易其名，亦治虚痞下利之圣法也。

不解肌，反误下，邪入阳明，变用太阳两解一法

㉞太阳病，桂枝证，医反下之，利遂不止，脉促者，表未解也；喘而汗出者，葛根黄连黄芩汤主之。（原文）

太阳病，原无里证，但当用桂枝解外。若当用不用而反下之，利遂不止，则热邪之在太阳者，未传阳明之经，已入阳明之府。所以其脉促急，其汗外越，其气上奔则喘，下奔则泄，故舍桂枝而用葛根，专主阳明之表，加芩、连以清里热，则不治喘而喘自止，不治利而利自止，又太阳两解表里之变法也。

不解肌，反误下，宜辨阳实阳虚，加减桂枝汤一法

㉟太阳病，下之后，脉促胸满者，桂枝去芍药汤主之；若微恶寒者，去芍药方中加附子汤主之。（原文）

误下脉促与上条同，以无下利不止、汗出等证，但见胸满，则阳邪仍盛于阳位，几与结胸同变。然满而不痛，且诸证未具，胸未结也。故取用桂枝之芳甘，以亟散太阳之邪。其去芍药之意，酸收二字不足尽之，以误下故不敢用，恐其复领阳邪下入腹中也。设微见恶寒，则阳虚已著，而非阳邪上盛之比，去芍药方中即当加附子，以回其阳。是虽不言汗出，然由此条之微恶寒，合上条观之，则脉促、胸满、喘而汗出之内，原伏有虚阳欲脱之机，故仲景于此条，特以微恶寒

三字发其义，可见阳虚则恶寒矣；又可见汗不出之恶寒，即非阳虚矣。伤寒证中，多有下后魄汗不止，而酿亡阳之变者，必于此等处，参合以求神髓，庶几可进于道耳。

不解肌，反误下，阳邪作喘，有用桂枝加行气药一法

㊱太阳病，下之微喘者，表未解故也，桂枝加厚朴杏仁汤主之。喘家作桂枝汤，加厚朴杏子仁。（原文）

凡下后利不止，而加上气喘急者，乃是上争下夺之象，危候也。但骤病之人，中气足供上下之用，邪尽而喘与利自止。若中气素馁，加以上下交征，立尽之数矣。此证不云下利，但云微喘、表未解，则是表邪因误下上逆，与虚证不同，故仍用桂枝以解表，加厚朴、杏仁以利下其气，亦微里之意也。

此诀风邪误下作喘治法之大要。其寒邪误下作喘，当用麻黄、石膏，即此可推，故中篇不复赘也。

不解肌，反误下，有凭脉定变一法

㊲太阳病下之，其脉促，不结胸者，此为欲解也；脉浮者，必结胸也；脉紧者，必咽痛；脉弦者，必两胁拘急；脉细数者，头痛未止；脉沉紧者，必欲呕；脉沉滑者，协热利；脉浮滑者，必下血。（原文）

脉促为阳邪上盛，反不结聚于胸，则阳邪未陷，可勃勃从表出矣，故为欲解也。脉浮者必结胸，即指促脉而申之，见脉促而加之以浮，邪气弥满于阳位，故必结胸也。浮字贯下四句，见浮而促，必结胸，浮而紧，必咽痛；浮而弦，必两胁拘急；浮而细数，必头痛未止。皆太阳本病之脉，故主病亦在太阳之本位。设脉见沉紧，则阳邪已入阴分，但入而未深，仍欲上冲作呕，其无结胸、咽痛等证，从可知矣。只因论中省用一个促字，三个浮字，后之读者遂眩，谓紧为下焦，属

在少阴，惑之甚矣！观本文下句，即指出沉紧者必呕吐一语，正见前紧字，指浮紧言也。沉紧方是阳邪入阴，上逆作呕，岂有浮紧、咽痛，反为少阴寒邪上冲之理！明明太阳误下之脉证，何缘插入少阴，爚①乱后人耶！至于滑脉，居浮沉之间，亦与紧脉同推。故沉滑则阳邪入阴，而主下利；浮滑则阳邪正在营分，扰动其血，而主下血也。夫太阳误下之脉，主病皆在阳、在表，即有沉紧，沉滑之殊，亦不得以里阴名之。仲景辨析之精，讵可杂以赘庞哉？

中风病不解，热结膀胱，下血，有宜先表后里一法

㊳太阳病不解，热结膀胱，其人如狂，血自下，下者愈。其外不解者，尚未可攻，当先解外。外解已，但少腹急结者，乃可攻之，宜桃核承气汤。（原文）

邪热搏血，结于膀胱。膀胱者，太阳寒水之经也。水得热邪，必沸腾而上侮心火，故其人如狂。见心虽未狂，有似乎狂也。血自下者，邪热不留，故愈。若少腹急结，则膀胱之血，蓄而不行，先解外，乃可攻。其攻法亦自不同，必用桃仁增入承气，以达血所。仍加桂枝分解外邪，正恐余邪少有未解，其血得以留恋不下耳。

桃仁承气汤中用桂枝解外，与大柴胡汤中用柴胡解外相仿，益见太阳随经之热，非桂枝不解耳。

中风病不解，热瘀下焦蓄血，明辨脉证，用抵当汤二法

㊴太阳病六七日，表证仍在，脉微而沉，反不结胸，其人发狂者，以热在下焦，少腹当硬满；小便自利者，下血乃愈。所以然者，以太阳随经，瘀热在里故也，抵当汤主之。（原文）

此条之证较前条更重，且六七日表证仍

在，曷为不先解其外耶？又曷为攻药中不兼加桂枝耶？以脉微而沉，反不结胸，知邪不在上焦，而在下焦也。若少腹硬满，小便自利，则其人之发狂者，为血蓄下焦无疑矣，故下其血自愈。然蓄血而至于发狂，则热势攻心，桃仁承气不足以动其血，桂枝不足以散其邪，非用单刀直入之将，必不能斩关取胜，故名其汤为抵当。抵者，至也，乃至当不易之良法也。奈何圣人以为至当，愚人以为非常，讵知邪结于胸，则用陷胸以涤饮，邪结少腹，则用抵当以逐血。设非此一法，少腹中所结之血，既不附气而行，更有何药可破其坚垒哉。所以一峻攻，斯血去而邪不留，并无藉桂枝分解之力耳。噫！非优入圣域之大贤，乌足共论此哉！

㊵太阳病，身黄，脉沉结，少腹硬，小便不利者，为无血也；小便自利，其人如狂者，血证谛也，抵当汤主之。（原文）

此一条乃法中之法也，见血证为重证，抵当为重药。恐后人辨认不清，不当用而误用，与夫当用而不敢用，故重申其义。言身黄、脉沉结、少腹满，三者本为下焦蓄血之证，然只现此，尚与发黄相邻，必如前条之其人如狂，小便自利，则血证无疑，而舍抵当一法，别无他药可代之矣。小便不利，何以见其非血证耶？盖小便不利，乃热瘀膀胱，无形之气病，为发黄之候。小便自利，则膀胱之气化行，然后少腹满者，允为有形之蓄血矣。庸工不能辨证，实于此等处未着眼耳。

中风病，以小便利否定里证一法

㊶太阳病，小便利者，以饮水多，必心下悸；小便少者，必苦里急也。（原文）

小便清利，本为邪不在里，若因饮水过

---

① 爚（yuè）乱：炫惑扰乱。

多，致小便之利，则水未入腹，先与邪争，必主心下悸也。小便少者，即小便短赤，里证已具之意。但本文云必苦里急，明是谓饮水多而小便少者，邪热足以消水，故直指为里证已急也。以饮水多三字贯下，其旨跃然。

中风病，汗吐下后，小便不利，宜俟津回自愈一法

㊷大下之后，复发汗，小便不利者，亡津液故也，勿治之，得小便利，必自愈。凡病，若发汗，若吐，若下，若亡血，亡津液，阴阳自和者，必自愈。（原文）

泉之竭矣！不云自中，古今通弊。医事中之操霸术者，其人已亡津液，复强责其小便，究令膀胱之气化不行，转增满、硬、胀、喘者甚多，故宜以不治治之。俟其津液回，小便利，必自愈也。于此见汗下恰当，津液不伤，为措于不倾，藏于不竭之良图矣。

中风病，下后复汗，因虚致冒，先汗解。后议下一法

㊸太阳病，下之而不愈，因复发汗，以此表里俱虚，其人因致冒，冒家汗出自愈。所以然者，汗出表和故也；得里未和，然后下之。（原文）

冒者，神识不清，似有物蒙蔽其外也。所以必须得汗，俾外邪先从外彻，然后辨其二便之和否，再一分解其邪也。然而表里俱虚之证，其两解之法，宜轻而且活，所以说汗出自愈，未尝指定服药也。又说得里未和，然后下之。但示其意。并不出方，后人孰察其遵《内经》虚者责之之义乎？若论用药，表无过桂枝，里无过大柴、五苓矣。

中风病，表里已虚，余邪未解，辨脉用治，迥异初病一法

㊹太阳病未解，脉阴阳俱停，必先振栗，汗出而解，但阳脉微者，先汗出而解；但阴脉微者，下之而解。若欲下之，宜调胃承气汤主之。（原文）

病久而外邪不解，不过是入阳、入阴之二途。既阴阳两停，初无偏胜，可以解矣。犹必先振栗，始得汗出而解，虚可知也。其有不为振汗，邪无出机者，辨脉用法，要与初病不同。盖初病，皆邪气胜则实之脉，病后皆正气夺则虚之脉，所以最虚之处，便是容邪之处。故阳脉微者，邪乘其阳，汗之而解；阴脉微者，邪乘其阴，下之而解。必须透此一关，始得用药与邪相当，邪去则正自复，不补虚而自补耳。至于虚者责之之意，前条已露一斑，此云若欲下之，宜调胃承气汤，意更轻活，其无取于大汗、大下，具在言外矣。

中风病，呕利痞满，表解可攻，与攻胃实迥异一法

㊺太阳中风，下利呕逆，表解者，乃可攻之。其人絷絷汗出，发作有时，头痛，心下痞硬满，引胁下痛，干呕短气，汗出不恶寒者，此表解里未和也，十枣汤主之。（原文）

此证与结胸颇同。但结胸者，邪结于胸，其位高；此在心下及胁，其位卑。然必表解乃可攻之，亦与攻结胸之戒不殊也。其人絷絷汗出，发作有时，而非昼夜俱笃，即此便是表解之征。虽有头痛、心下痞硬满、引胁下痛、干呕、短气诸证，乃邪结之本证，不得以表证名之。若待本证尽除后，乃攻之，不坐误时日乎？故复申其义。见汗出不恶寒，便是表解可攻之候，虑何深哉！盖外邪挟饮，两相搏结，设外邪不解，何缘而得汗出津津乎？攻药取十枣汤者，正与结胸之陷胸汤相仿，因伤寒门中，种种下法，多为胃实而设。胃实者，邪热烁干津液，肠胃俱结，不得不用苦寒以荡涤之。今证在胸胁而不在胃，则胃中津液未经热耗，而荡涤肠胃之药无所取矣。故取蠲饮逐水于胸胁之间，以为下法也。

中风病，本痰标热，误下有结胸及协热利之变一法

㊻太阳病二三日，不能卧，但欲起，心下必结，脉微弱者，此本有寒分也。反下之，若利止，必作结胸；未止者，四日复下之，此作协热利也。（原文）

二三日不能卧，但欲起，阳邪炽盛，逼处心胸，扰乱不宁，所以知其心下必结，然但显欲结之象，尚未至于结也。若其人脉微弱者，此平日素有痰饮积于心膈之分，适与外邪相召，外邪方炽，其不可不明矣。反下之，若利止，则邪势乘虚欲结者，愈益上结。利未止，因复下之，俾阳邪不复上结，亦将差就错，因势利导之法。但热邪从表解极易，从里解极难，协热下利，热不尽，其利漫无止期，亦危道也。合上条外邪搏饮之证，反复提诲，深切著明，从来疑是缺文，可为叹息。

中风病误下，热邪内陷而成结胸六法

一法，论结胸及痞之源。

一法，论脉证所以结胸之故。

一法，论结胸兼涉阳明。

一法，论结胸似涉柔痓。

一法，论脉浮大下之死。

一法，论证加烦躁，不下亦死。

㊼病发于阳而反下之，热入因作结胸；病发于阴而反下之，因作痞。所以成结胸者，以下之太早故也。（原文）

风为阳邪，病发于中风，阳邪未从外解而反下之，其热势乘虚陷入，必硬结于胸上。寒为阴邪，病发于伤寒，阴邪未从外解而反下之，其热势乘虚陷入，必痞塞于心间。二证皆由下早，皆是热入，省文以见意也。太早则邪方炽盛，既未外解，又未传经，此而下之，其变安得不大耶？

㊽太阳病，脉浮而动数，浮则为风，数则为热，动则为痛，数则为虚，头痛发热，微盗汗出，而反恶寒者，表未解也。医反下之，动数变迟，膈内拒痛，胃中空虚，客气动膈，短气躁烦，心中懊恼，阳气内陷，心下因硬，则为结胸，大陷胸汤主之。若不结胸，但头汗出，余无汗，剂颈而还，小便不利，身必发黄也。（原文）

中风病，见浮、动、数之三脉，主风、主热、主痛、更主虚。虚，故邪持日久，头痛、发热、恶寒，表终不解。医不知其邪持太阳，未传他经，反误下之，于是动数之脉变迟，而在表之证变结胸矣。动数变迟三十六字，形容结胸之状殆尽。盖动数为欲传之脉，而变迟则力绵势缓而不能传，且有结而难开之象，膈中之气与外入之邪两相格斗，故为拒痛。胃中水谷所生之精悍，因误下而致空虚，则不能藉之以冲开外邪，反为外邪冲动其膈，于是正气往返邪逼之界，觉短气不足以息，更躁烦有加。于是神明不安，方寸之地，觉剥肤近灾，无端而生懊恼，凡此皆阳邪内陷所致。阳本亲上，故据高位，而心下硬痛为结胸也。非化工之笔，安然点缀病情若此哉！

㊾太阳病，重发汗而复下之，不大便五六日，舌上燥而渴，日晡所小有潮热，从心上至少腹硬满而痛不可近者，大陷胸汤主之。（原文）

不大便、燥渴、日晡潮热、少腹硬满，证与阳明颇同。但小有潮热，则不似阳明大热；从心上至少腹，手不可近，则阳明又不似此大痛，因是辨其为太阳结胸兼阳明内实也。缘误汗复误下，重伤津液。不大便而燥渴、潮热，虽太阳阳明，亦属下证。但太阳痰饮内结，必用陷胸汤，由胸胁以及胃肠，荡涤始无余。若但下肠胃结热，反遗胸上痰饮，则非法矣。其析义之精为如何哉？

(50)结胸者，项亦强，如柔痉状，下之则和，宜大陷胸丸。(原文)

结胸而至颈项亦强，证愈笃矣。盖胸间邪结紧实，项势尝昂，有似柔痉之状，然痉病身手俱张，此但项强，原非痉也，借此以验胸邪十分紧逼耳。胸邪紧逼，以大陷胸汤下之，恐过而不留，即以大陷胸丸下之，又恐滞而不行，故煮而连滓服之，然后与邪相当，而可施战胜攻取之略。观方中用大黄、芒硝、甘遂，可谓峻矣。乃更加葶苈、杏仁，以射肺邪，而上行其急。煮时又倍加白蜜，以留恋而润导之，而下行其缓，必识此意，始得用法之妙。

(51)结胸证，其脉浮大者，不可下，下之则死。(原文)

胸既结矣，本当下，以开其结。然脉浮大，则表邪未尽，下之是令其结而又结也，所以主死，此见一病不堪再误也。

(52)结胸证具，烦躁者亦死。(原文)

亦字承上，见结胸证全具，更加烦躁，即不下亦主死也。烦躁曷为主死耶？盖邪结于胸，虽藉药力以开之，而所以载药力上行者，胃气也。胃气充溢于津液之内，汗之，津液一伤；下之，津液再伤；至热邪搏饮，结于当膺，而津液又急奔以应上征，有不尽不已之势。烦躁者，津液已竭，胃气垂绝之征也。坚敌在前，营中士卒化为乌有，能无败乎！此陷胸诸法见几于早，兢兢以涤饮为先务，饮涤则津液自安，如寇退而百姓复为良民也。噫，微矣！

不解肌，误汗下成痞，复误烧针。合色脉以定死生一法

(53)太阳病，医发汗，遂发热恶寒，因复下之，心下痞。表里俱虚，阴阳气并竭，无阳则阴独，复加烧针，因胸烦，面色青黄，肤瞤者，难治；今色微黄，手足温者，易愈。(原文)

凡表里差误，证变危笃，有阴已亡而阳邪尚不尽者；有阳邪尽，而阳气亦随亡者；有外邪将尽未尽，而阴阳未至全亏者，此可愈不可愈所由分也。大率心下痞与胸间结，虽有上下之分，究竟皆是阳气所治之位。观"无阳则阴独"一语，正见所以成痞之故。虽曰阴阳气俱竭，实由心下无阳，故阴独痞塞也。无阳阴独，早已括伤寒误下成痞大义，安得草草读过？无阳亦与亡阳有别，无阳不过阳气不治，复加烧针，以逼劫其阴阳，乃成危候。其用药逼劫，即可同推。中风误下结胸，伤寒误下成痞者，证之常也。然中风误下，间有痞证；伤寒误下，间有结胸证，不可不明。故次此条于结胸证后，至太阳中篇，亦次结胸于痞证后，以求合作者之圆神也。

太阳经中篇

凡寒伤营之证，列于此篇，法五十八条。

按：上篇风伤卫之证，用桂枝汤解肌者，乃是不欲发汗以扰动其营也。不扰其营，但治其卫，常有不及之弊。不及则邪不尽去，势必传入于里，故篇中两解表里之法居多。此篇寒伤营之证，用麻黄汤发汗者，乃亟驱其邪，尽从表出，不使停留之法，常有太过之弊。太过则未免因邪伤正，而虚候易生。设有余邪不尽者，多未敢再汗，但可和其荣卫，或俟其津回，自然得汗，故两解表里之法差少。其误下之证，亦不比上篇之阳邪多变。但发汗之后，其人津液已虚，更加误下，则津液重虚，所以或邪少虚多而伤其阳，或邪盛热炽而伤其阴，源同流异，各造其偏，以故治法亦错出不一，必先会大意，然后一展卷而了然于心目也。

辨寒伤营，有定脉定证，总称伤寒一法

①太阳病，或已发热，或未发热，必恶寒，体重，呕逆，脉阴阳俱紧者，名曰伤寒。（原文）

发热、恶寒、体重、呕逆、脉阴阳俱紧，凡是伤寒病，必具此五者，故以为总称。或未发热者，寒邪初入，尚未郁而为热，顷之即热矣。多有服表药后，反增发热者，病必易解。盖热郁未久，药即领邪外出，无里证故也。仲景恐见恶寒、体重、呕逆，又未发热，认为直中阴经之证，操刀杀人，早于辨证之先，揭此一语，虑何周耶！

辨伤寒证，用麻黄汤大纲一法

②太阳病，头痛发热，身疼腰痛，骨节疼痛，恶风，无汗而喘者，麻黄汤主之。（原文）

上条已言伤寒之脉证矣。此复以头痛、发热、身疼、腰痛、骨节疼痛、恶风、无汗而喘，互发其义。盖恶寒未有不恶风者，头身腰节疼痛即体重之应，无汗而喘亦即呕逆、脉阴阳俱紧之应也。汗乃血之液，血为营，营强则腠理闭密，虽热，汗不出也。麻黄发汗散邪，其力最猛，故以桂枝监之，甘草和之，而用杏仁润下，以止喘逆。然亦但取微似汗，不须啜热稀粥，正如驭六马，执辔惟谨，恒虞其泛轶耳。

辨伤寒传经、不传经一法

③伤寒一日，太阳受之，脉若静者，为不传；颇欲吐，若燥烦，脉数急者，为传也。伤寒二三日，阳明、少阳证不见者，为不传也。（原文）

脉静者，邪在本经，且不能遍，故不传经。颇欲吐，外邪内搏，身烦、脉数，寒邪变热，必传经也。二三日阳明、少阳证不见，即误治亦只留连于太阳耳。

辨伤寒欲传不传，心悸而烦，宜用建中一法

④伤寒二三日，心中悸而烦者，小建中汤主之。呕家不可用建中汤，以甜故也。（原文）

欲传未传之证，其入内实，差可无虑。若阳气内虚而心悸，阴气内虚而心烦，将来邪与虚搏，必至危困。建立其中气，则邪不易入，即入亦足以御之也。

辨寒伤营之证。当汗不汗，反行针灸致变二法

⑤太阳伤寒者，加温针，必惊也。（原文）

温针欲以攻寒，孰知针用火温，营血得之，反增其热。营气通于心，引热邪以内逼神明，必致惊惶而神乱也。

⑥脉浮，宜以汗解，用火灸之，邪无从出，因火而盛，病从腰以下，必重而痹，名火逆也。（原文）

外邪挟火势上炎，必不下通阴分，故重而痹也。

辨脉浮及浮数，宜用麻黄汤发汗一法

⑦脉浮者，病在表，可发汗，宜麻黄汤。脉浮而数者，可发汗，宜麻黄汤。（原文）

伤寒之脉，阴阳俱紧，其脉但浮及浮数而不兼紧，似可不用麻黄汤。然寒既入营，舍麻黄汤定法，别非他药可代，故重申其意。见脉紧固当用麻黄汤，而脉浮不紧者，乘其邪方在表，当用麻黄汤托出其邪，不使得入。即脉浮数而不紧者，乘其势正欲传，当用麻黄汤击其半渡而驱之使出。参看中风证脉浮宜用桂枝汤。可见天然一定之法，不因邪势之浅深辄可变易也。

服麻黄汤，得汗后，察脉辨证，有次第不同三法

一法，汗解后，复感、复烦、脉浮数者，宜更药解散。

一法，脉浮数而烦，加渴者，宜两解表里。

一法，具两解证，不渴者，用药宜里少

表多。

⑧伤寒发汗解，半日许复烦，脉浮数者，可更发汗，宜桂枝汤。（原文）

发汗后病解，半日许复烦，脉复浮数，明系汗后表疏，邪风袭人所致，即不可再用麻黄汤，宜更变发汗之法，改用桂枝可耳。用桂枝者，一以邪重犯卫，一以营虚不能复任麻黄也。

⑨发汗已，脉浮数，烦渴者，五苓散主之。（原文）

脉浮数而烦，与上同也，加之以渴，则津液为热所耗而内燥，里证具矣。津液内耗，即非细故，宜用四苓以滋其内，而加桂以解其外，比上更用桂枝之法，又大不同者，以无复感故也。然既云两解表里之邪热，则五苓散中，术用苍，桂用枝，从可推矣。

按：五苓两解表里之法，风伤卫、寒伤营俱用之。

⑩伤寒，汗出而渴者，五苓散主之；不渴者，茯苓甘草汤主之。（原文）

伤寒以无汗故烦，汗出则不烦可知矣。但汗出而渴，则上条五苓两解表里之法，在所必用。若汗出而并不渴，则里证本轻，故用桂枝汤中之三，五苓汤中之一，少示三表一里之意，名曰茯苓甘草汤，以消息病情而分解微邪，如璋判圭合，允为宝符。

辨脉浮紧、浮数，尺脉反迟、反微，不可发汗二法

一法，脉浮紧，身疼痛，宜以汗解，但尺迟则不可汗。

一法，脉浮数，即误下仍当发汗，但尺微则不可汗。

⑪脉浮紧者，法当身疼痛，宜以汗解之。假令尺中迟者，不可发汗。何以知之？盖以营气不足，血少故也。（原文）

脉浮而紧，遍身疼痛，乃伤寒正病，亟

当发汗以驱逐外邪者也。设其人元气素薄，尺中脉迟，则城郭不完，兵甲不坚，米粟不多，根本先欲动摇，尚可背城借一乎！此所以必先建中而后发汗也。

⑫脉浮数者，法当汗出而愈；若下之，身重，心悸者，不可发汗，当自汗出乃解。所以然者，尺中脉微，此里虚，须表里实，津液自和，便自汗出愈。（原文）

脉浮数者，法当从乎汗解，故有更药发汗及两解表里之法。设经误下而身重心悸，纵脉仍浮数，亦不可复发其汗，但宜静调，俟其汗自出乃解耳。所以然者，以尺脉微，里阴素虚故也。必须津液自和，即为表里俱实，便自汗出而愈，此亦先建中而后发汗之变法。要知仲景云，尺脉微者不可发汗，又云，尺微者不可下，无非相人津液之奥旨，所以误下之脉虽浮数不改，亟宜发汗者，亦必审谛其尺脉，不当率意径情，有如此矣。

凡用发汗药，宜审病人有无宿疾，不可径汗六法

⑬咽喉干燥者，不可发汗。（原文）

咽中干燥，其人平日津液素亏可知，故不可发汗，以重夺其津液也。叔和重集不可发汗篇，有咽中闭塞不可发汗，发汗则吐血，气欲绝，手足厥冷，欲得蜷卧，不能自温一条，与此似同而实大异。此戒发汗以夺阳明之津液，彼戒发汗以夺少阴之血也。又咽中闭塞不可下一条，亦指少阴立说。成注俱以咽门为胃之系，混释则谬矣。

⑭淋家，不可发汗，发汗则便血。（原文）

小便淋者，膀胱为热所闭，气化不行也。更发其汗，则膀胱愈扰，而血从小便出矣。

⑮疮家，虽身疼痛，不可发汗，发汗则痉。（原文）

身疼痛为寒伤营之证，本当发汗，然疮疡之人，肌表素虚，营血暗耗，更发其汗，则外风袭虚，内血不荣，必致颈项强，身手张而成痉，痉亦膀胱之病也。

⑯衄家，不可发汗，汗出，必额上陷脉紧急，目直视不能眴，不得眠。（原文）

目得血而能视，汗为血液。衄血之人，清阳之气素伤，更发其汗，则额上必陷，乃上焦枯竭之应也。诸脉者，皆属于目，筋脉紧急，则目上瞪而不能合，目不合则不得眠也。伤寒发烦目瞑者必衄，宜用麻黄汤发汗。此言素惯衄血之人，戒发汗以虚其虚，宜两谛之也。

⑰亡血家，不可发汗，发汗则寒栗而振。（原文）

亡血，即亡阴也。亡阴发汗本当生热，乃反寒栗而振者何耶？盖阴亡则阳气孤而无偶，才一发汗，其阳必从汗尽越，所以寒栗有加，阴阳两竭也。

⑱汗家重发汗，必恍惚心乱，小便已，阴疼，与禹余粮丸。（原文）

心主血，汗者心之液，平素多汗，更发其汗，则心脏之血伤，而心神恍惚，小肠之腑血亦伤，而便已阴疼。禹余粮丸原方缺。然生心血，通水道，可意会也。

服麻黄汤，汗后病不解，有恶寒、恶热不同治一法

⑲发汗，病不解，反恶寒者，虚故也。芍药甘草附子汤主之。发汗后，恶寒者，虚故也；不恶寒，但恶热者，实也，当和胃气，与调胃承气汤。（原文）

恶寒者汗出，荣卫新虚，故用法以收阴固阳而和其荣卫。不恶寒者汗出，表气未虚，反加恶热，则津干胃实可知，故用法以泄实而和中。然曰与，似大有酌量，其不当径行攻下，以重虚津液，从可识矣。

服麻黄汤，汗后，身痛脉迟者，宜行补散一法

⑳发汗后，身疼痛，脉沉迟者，桂枝加芍药生姜各一两人参三两新加汤主之。（原文）

伤寒发汗后，身反疼痛者，乃阳气暴虚，寒邪不能尽出所致。若脉见沉迟，更无疑矣。脉沉迟者，六部皆然，与尺迟大异。尺迟乃素虚，此为发汗新虚，故于桂枝方中倍加芍药、生姜各一两以去邪，用人参三两以辅正，名曰新加汤者，明非桂枝汤中之旧法也。

门人问：相传仲景全方只得一百一十二道，因有新加一汤，故名为一百一十三方，其说然欤？答曰：此后人之呓语也。仲景意中，明明桂枝汤不欲与人参并用，以桂枝能解肌表之邪，人参反固肌表之邪故也。然在误汗、误下以后，表里参错，正气虚微，余邪不解，则有不得不并用之证。如上篇太阳病，外证未除而数下之，遂协热而利下、痞硬，表里不解，用桂枝理中汤，乃革去理中之名，但曰桂枝人参汤者，即此意也。人参尚主半表，故曰新加；理中则全不主表，故革其名，凡此皆仲景精微之蕴也。然桂枝人参汤中去芍药者，以误下而邪入于阴，芍药主阴，不能散阳邪也。桂枝新加汤中倍芍药者，以误汗而阳虚邪凑，恐阳孤无偶，用芍药以和之，俾不至散乱也。故用法必识立法之意，斯用之各当矣。

服麻黄汤后，不可误用桂枝，及饮水、灌水过多一法

㉑发汗后，不可更行桂枝汤。汗出而喘，无大热者，可与麻黄杏仁甘草石膏汤主之。发汗后，饮水多者，必喘；以水灌之，亦喘。（原文）

误用桂枝固卫，寒不得泄，气逆变喘，本当用大青龙汤，此于汤中除去桂枝、姜、枣者，以已经一误，不可再误，驭药之严也。然有大热者，恐兼里证，若无大热，其为表邪实盛可知。故变青龙之制，为麻杏甘石，乃为的对也。饮水多者，内有大热则能消之，汗后里证未具，内无大热，故饮水多者，水气上逆，必为喘也；以水灌其外，冷气侵肤，与内邪相搏，亦主喘也，即形寒饮冷伤肺之意。但伤肺乃积渐所致，此不过偶伤耳，治法要不出麻杏甘石之外。见内饮水多，外行水灌，皆足以敛邪闭汗，不独误行桂枝汤为然矣。

本麻黄汤证，误下，表邪未尽，气逆变喘一法

㉒下后，不可更行桂枝汤，若汗出而喘，无大热者，可与麻黄杏仁甘草石膏汤。（原文）

易桂枝以石膏，少变麻黄之法，以治误汗而喘，当矣！乃误下而喘，亦以桂枝为戒，而不越此方者何耶？盖太阳中风与太阳伤寒，一从桂枝，一从麻黄，分途异治。由中风之误下而喘者，用厚朴、杏仁加入桂枝汤中观之，则伤寒之误下而喘者，用石膏加入麻黄汤中，乃天造地设、两不移易之定法。仲景所以谆谆告戒者，正恐人以伤寒已得汗之证，认为伤风有汗，而误用桂枝，故特出误汗、误下两条，示以同归麻黄一治之要，益见荣卫分途，而成法不可混施矣。

服麻黄汤后，有阳气暴虚，叉手冒心二法

一法，心下悸，欲得按。

一法，耳聋无闻。

㉓发汗过多，其人叉手自冒心，心下悸，欲得按者，桂枝甘草汤主之。（原文）

发汗过多，阳气虚衰。阳本受气于胸中，胸中阳气不足，故叉手冒心，不说到阴血上；方用桂枝、甘草固表缓中，亦未说到养血上。方注谓汗多则血伤，血伤则心虚，反置阳虚不理，所谓迂阔而远于事情也。

㉔未持脉时，病人叉手自冒心，师因教试令咳而不咳者，此必两耳聋无闻也。所以

然者，以重发汗，虚，故如此。（原文）

此示人推测阳虚之一端也。阳虚耳聋，宜亟固其阳，与少阳传经邪盛之耳聋迥别矣。

服麻黄汤后，有阳气暴虚，阴邪上逆，脐下悸、腹胀满二法

一法，欲作奔豚，预伐其邪。

一法，行气补益，以除其满。

㉕发汗后，其人脐下悸者，欲作奔豚，茯苓桂枝甘草大枣汤主之。（原文）

汗本心之液，发汗后脐下悸者，心气虚而肾气发动也。肾邪欲上凌心，故脐下先悸。取用茯苓、桂枝直趋肾界，预伐其邪，所谓上兵伐谋也。

㉖发汗后，腹胀满者，厚朴生姜甘草半夏人参汤主之。（原文）

吐后腹胀与下后腹胀多为实，以邪气乘虚入里为实也。若发汗后，外已解而腹胀满，知非里实之证，由脾胃气虚，津液搏结，阴气内动，壅而为满也。故以益胃和脾，降气涤饮为治也。

服麻黄汤，汗后，不由误下，津干饮结，胃中变痞一法

㉗伤寒汗出，解之后，胃中不知，心下痞硬，干噫食臭，胁下有水气，腹中雷鸣，下利者，生姜泻心汤主之。（原文）

汗后外邪虽解，然必胃气安和，始得脱然无恙，以胃主津液故也。津液因邪入而内结，因发汗而外亡，两伤告匮，其人心下必痞硬，以伏饮搏聚，胃气不足以开之也。胃病，故干噫食臭，食入而噫馊酸也。胃病，故胁下有水气，水入而旁渗胁肋也。胃中水谷不行，腹中必雷鸣，而搏击有声，下利而清浊不分也。虽不由误下而且成痞，设误下，其痞结又当何似耶？上篇论结胸及痞之源，云胃中空虚，此云胃中不和互意，以其未经误下而致空虚。但言不和，然不和已足成痞，

胃气所关之巨，固若此哉！

误下成痞，用泻心汤诸方次第不同四法

一法，误下后，再误下，客热虚痞，用甘草泻心汤。

一法，误下后，复发汗，恶寒，先解表后用大黄黄连泻心汤。

一法，阴气协热邪作痞，用大黄黄连泻心汤；阴气乘阳虚作痞，用附子泻心汤。

一法，心下满而不痛者，用半夏泻心汤。

㉘作寒中风，医反下之，其人下利日数十行，谷不化，腹中雷鸣，心下痞硬而满，干呕，心烦不得安。医见心下痞，谓病不尽，复下之，其痞益甚，此非结热，但以胃中虚，客气上逆，故使硬也，甘草泻心汤主之。（原文）

此条痞证，伤寒与中风互言。大意具见下利完谷、腹鸣、呕、烦，皆误下而胃中空虚之互词也。设不知此义，以为结热而复下之，其痞必益甚，故重以胃中虚，客气上逆，昭揭病因。方用甘草泻心汤者，即生姜泻心汤除生姜、人参不用，而倍甘草、干姜也。客邪乘虚结于心下，本当用人参，以误而再误，其痞已极，人参仁柔，无刚决之力，故不用也。生姜辛温，最宜用者，然以气薄主散，恐其领津液上升，客邪从之犯上，故倍用干姜代之以开痞。而用甘草为君，坐镇中州，庶心下与腹中渐至太宁耳。今人但知以生姜代干姜之僭，孰知以干姜代生姜之散哉？但知甘草能增满，孰知甘草能去满哉？

㉙伤寒大下后，复发汗，心下痞，恶寒者，表未解也，不可攻痞，当先解表，表解乃可攻痞。解表，宜桂枝汤；攻痞，宜大黄黄连泻心汤。（原文）

大下之后复发汗，先里后表，颠倒差误。究竟已陷之邪痞结心下，证兼恶寒，表邪不为汗衰，即不可更攻其痞，当用桂枝解肌之法，先解其外。外解以后，乃以大黄黄连泻心汤攻去其心下之痞也。

㉚脉浮而紧，而复下之，紧反入里，则作痞。按之自濡，但气痞耳。心下痞，按之濡，其脉关上浮者，大黄黄连泻心汤主之。心下痞，而复恶寒汗出者，附子泻心汤主之。（原文）

伤寒脉浮而紧，即不可下，误下而紧反入里，则寒邪转入转深矣，故作痞。外邪与内饮搏结，故心下满硬。若按之自濡而不满硬，则证不挟饮。其所挟者，乃身中之阴气，上逆而痞聚于心下也。阴气上逆，惟苦寒可泻之，上条大黄黄连泻心之法即为定药。若恶寒汗出，前方必加入附子，以救阳虚。盖痞者，乾往居内，坤往居外，所以宜切阴盛阳微之虑。今恶寒汗出，其事著矣，故三黄汤内另煎附子汁和服，以各行其事，而共成倾痞之功。即一泻心方中，其法度森森若此。

㉛伤寒五六日，呕而发热者，柴胡汤证具，而以他药下之，柴胡证仍在者，复与柴胡汤。此虽已下之，不为逆，必蒸蒸而振，却发热汗出而解。若心下满而硬痛者，此为结胸也，大陷胸汤主之；但满而不痛者，此为痞，柴胡汤不中与之，宜半夏泻心汤。（原文）

半段当节入《少阳篇》中，因有半夏泻心汤之法，不便分析，故录全文。

上篇论结胸有阳明之兼证矣，此复论结胸及痞有少阳之兼证。见五六日呕而发热为少阳之本证，然太阳未罢亦间有之，所以阳明致戒云：呕多虽有阳明证，不可攻，以呕属太阳故也。且发热而非往来之寒热，尤难辨识。果系少阳证，则太阳证将罢，不似阳明之不可攻。若系太阳迁延未罢，误下即成痞结，其为逆更大矣。方用半夏泻心汤者，即生姜泻心汤去生姜而君半夏也。去生姜者，恶其辛散引津液上奔也。君半夏者，泻心诸方原用以涤饮，此因证起于呕，故推之为主君耳。

服泻心汤，痞不解，烦渴，小便不利，用五苓两解表里一法

㉜本以下之，故心下痞，与泻心汤痞不解，其人渴而口燥，烦，小便不利者，五苓散主之。（原文）

泻心诸方开结、荡热、益虚，可谓具备。乃服之而痞不解，更加渴而口燥、烦、小便不利者，前第八条①五苓两解表里之法正当主用。盖其功擅润津滋燥，导饮荡热，所以亦得为消痞满之良治也。

服泻心汤后，复误下，利不止，宜治下焦一法

㉝伤寒，服汤药，下利不止，心下痞硬。服泻心汤已，复以他药下之，利不止。医以理中与之，利益甚。理中者，理中焦，此利在下焦，赤石脂禹余粮汤主之，复利不止者，当利其小便。（原文）

汤药者，荡涤肠胃之药，即下药也。误下而下利不止，心下痞硬，服泻心汤为合法矣。乃复以他药下之，他药则皆荡涤下焦之药，与心下之痞，全不相涉，纵痞硬微除，而关闸尽撤，利无休止，反取危困。用理中以开痞止利，原不为过。其利益甚者，明是以邻国为壑，徒重其奔迫也。故用赤石脂禹余粮固下焦之脱，而重修其关闸。倘更不止，复通支河水道，以杀急奔之势，庶水谷分而下利自止耳。

痞证汗出，呕吐，下利，用大柴胡汤两解表里一法

㉞伤寒发热，汗出不解，心下痞硬，呕吐而下利者，大柴胡汤主之。（原文）

外邪不解，转入于里，心下痞硬，呕吐下利，攻之则碍表，不攻则里证已迫，计惟主大柴胡一汤，合表里而两解之耳。

汗吐下解后，余邪挟饮作痞，用旋覆代赭石汤一法

㉟伤寒发汗，若吐若下，解后，心下痞硬，噫气不除，旋覆代赭石汤主之。（原文）

此亦伏饮为逆，但因胃气亏损，故用法以养正而兼散余邪，大意重在噫气不除上。既心下痞硬，更加噫气不除，则胃气上逆，全不下行，有升无降。所谓弦绝者，其声嘶；土败者，其声哕也。故用代赭领人参下行，以镇安其逆气，微加散邪涤饮，而痞自开耳。

病人素有痞，连脐胁，更加痛引阴筋，名为脏结一法

㊱病胁下素有痞，连在脐旁，痛引少腹入阴筋者，此名脏结，死。脏结无阳证，不往来寒热，其人反静，舌上苔滑者，不可攻也。（原文）

伤寒有脏结之证，乃阴邪结于阴也。若加痛引少腹入阴筋，则悖乱极矣，故主死也。无阳证者，无表证也。不往来寒热者，无半表半里之证也。其人反静者，并无里证也。既无表里之证，而舌上仍有苔滑，此为何故？则以丹田有热，胸中有寒耳。夫丹田，阴也，反有热；胸中，阳也，反有寒；则是其病不在表里，而在上下。上下之邪相悖而不相入，所以不可攻也。

按：病人素有动气，在当脐上下左右，则不可发汗。素有痞气在胁下连脐旁，则不可攻下。医工不细询，病家不明告，因而贻误者多矣。甚有明知故犯者，其操术可胜诛哉！

脏结之所以不可攻者，从来置之不讲，以为仲景未尝明言，后人无从知之；不知仲景言之甚明，人第不参讨耳。夫所谓不可攻者，乃垂戒之辞，正欲人详审其攻之之次第

---

① 第八条：据前文内容，应为第九条。

也。试思脏已结矣，非攻而结，胡由开耶？前篇谓其外不解者，尚未可攻，又谓下利、呕逆不可攻，又谓表解乃可攻痞，言之已悉。于此特出一诀，谓脏结无阳证，不往来寒热，其人反静，则证不在六经之表里，而在下焦、上焦之两途。欲知其候，但观舌上有苔滑与否。有之，则外感之阳热挟痞气而反在下，素痞之阴寒挟热势而反在上，此与里证已具，表证未除者，相去不远。但其阴阳悖逆，格拒而不入，证转凶危耳。岂结胸者，膈内拒痛；而脏结者，腹内不拒痛耶！此而攻之，是速其痛引阴筋而死也。不攻则病不除，攻之则死，所以以攻为戒。是则调其阴阳，使之相入，而苔滑既退，然后攻之，则热邪外散，寒气内消，其脏结将自愈矣，此持危扶颠之真手眼也。

凡腹痛之证，得药而痛愈急者，要当识此。

设问借结胸以明脏结之脉证一法

㊲问曰：病有结胸，有脏结，其状何如？答曰：按之痛，寸脉浮，关脉沉，名曰结胸也。何谓脏结？答曰：如结胸状，饮食如故，时时下利，寸脉浮，关脉小细沉紧，名曰脏结，舌上白苔滑者，难治。（原文）

脏结一证，最难辨识，复设问答，借结胸以详其脉证，而明外邪炽盛者为难治。结胸者，阳邪结于阳也；脏结者，阴邪结于阴也。然胸位高，脏位卑，其脉之寸浮关沉，两俱无异，乃脏结之关脉更加小细紧者，以关脉居上下二焦之界，外邪由此下结，积气由此上干，实往来之要冲，所以病在下，而脉反困于中也。此证全以外受之邪定轻重，若舌上有白苔滑，则所感深重，其互结之势方炽。单表、单里，及两解表里之法，俱不可用，所以难治。然温中散邪，俾阴气渐下而内消，客邪渐上而外散，两相开解，则良工之为，其所难乎？

伤寒下早，亦成结胸之证四法

一法，辨大结胸，用大陷胸汤。

一法，辨小结胸，用小陷胸汤。

一法，辨热结在里与结胸异。

一法，辨邪热在表，心下支结，单治其表。

太阳结胸证有少阳附篇第三十一条后。

㊳伤寒六七日，结胸热实，脉沉紧，心下痛，按之石硬者，大陷胸汤主之。（原文）

伤寒误下，虽成痞，亦时有结胸之候。痞者，十之八九；结胸者，十之一二也。故次伤寒结胸于痞证之后。

此条热实二字，形容结胸之状甚明，见邪热填实于胸间不散漫也。上条言寸脉浮、关脉沉，此言脉沉紧更明。盖紧脉有浮沉之别，浮紧主伤寒无汗，沉紧主伤寒结胸，与中风之阳邪结胸迥殊。此所以不言浮也，精矣精矣！

㊴小结胸病，正在心下，按之则痛，脉浮滑者，小陷胸汤主之。（原文）

小结胸病正在心下，则不似大结胸之高在心上也。按之则痛，比手不可近则较轻也。而脉之浮，又浅于沉，滑又缓于紧，可见其人外邪陷入原微，但痰饮素盛，挟势邪而内结，所以脉见浮滑也。黄连、半夏、瓜蒌实，药味虽平，而泄热散结亦是突围而入，所以名为小陷胸汤也。

㊵伤寒十余日，热结在里，复往来寒热者，与大柴胡汤；但结胸，无大热者，此为水结在胸胁也，但头微汗出者，大陷胸汤主之。（原文）

治结胸之证，取用陷胸之法者，以外邪挟内饮搏结胸间，未全入于里也。若十余日，热结在里，则是无形之邪热蕴结，必不定在胸上。加以往来寒热，仍兼半表，当用大柴胡汤以两解表里之热邪，于陷胸之义无取矣。无大热，与上文热实互意，内陷之邪但结胸间，而表里之热反不炽盛，是为水饮结在胸胁。其人头有微汗，乃邪结在高，而阳气不能下达之明征。此则主用大陷胸汤，允为的对也。仲景辨证明彻若此，后人反谓结胸之外，复有水结胸一证，又谓下文支结，乃支饮结聚，亦另是一证，可笑极矣！

㊶伤寒六七日，发热，微恶寒，支节烦疼，微呕，心下支结，外证未去者，柴胡桂枝汤主之。（原文）

妙哉，仲景之文！此一条又足纬上三条而明其意。心下支结者，邪结于心下之偏旁不正中也，比小结胸之正在心下又较轻矣。伤寒至六七日，宜经传已遍，乃发热，微恶寒，肢节烦疼，微呕，其邪尚在三阳之界，未入于里。虽心下支结，而外证未除，即不可用大陷胸汤，以大陷胸汤主里，而不主表也；亦不可用小陷胸汤，以小陷胸汤主饮，而不主表也。夫支结之邪，其在外者方盛，其陷入者原少，故但合用柴胡、桂枝和解二法，以治其表。表邪去，而支结自开矣。后人谓支结乃支饮结于心下，梦语喃喃，吾不识支饮为何物也！

辨下后胸满烦惊，身重困笃一法

㊷伤寒八九日，下之，胸满烦惊，小便不利，谵语，一身尽重，不可转侧者，柴胡加龙骨牡蛎汤主之。（原文）

此伏饮素积为变之最巨者。盖积饮之人，津液素结，原不足以充灌周身，及遇外感，一切汗、吐、下定法，漫难轻试，其误下之变，更有进于结胸者。似此一证，八九日过经乃下之，可谓慎矣。孰知外邪未尽，乘虚而陷，积饮挟之，填满胸中。胸中既满，则膻中之气不能四布而使道绝，使道绝则君主孤危，所以心惊而神乱也。烦与谵语本属胃，

此则兼心。小便不利，本属津液内竭，此亦兼小肠火燔。一身尽重，不可转侧者，又神明内乱，治节不行，百骸无主之明征也。夫邪方在表里，其患已及神明，于此而补天浴日，宁复寻常表里所辨？故用人参、茯苓之补，以益心虚；丹铅之重，以镇心惊；龙骨、牡蛎之涩，以为载神之舟楫，一方而批郤导窾，全收安内攘外之功。后人不察，谓是总三阳而和之之法，岂其然哉！

按：伤寒虽云传足不传手，其实原无界限。此证手少阴心主为邪所逼，神明内乱，因致谵语无伦，较他症谵语之属胃实者，相去悬绝，若复以治足经之法治之，必无幸矣。方中药只九味，用入心药五种，不以为复。且用非常药三种，不以为猛。盖都城震动，势必悉力入援，非孤注可图侥幸也。至于痰饮搏膈，最为剥床者，但用半夏一味。表邪内袭，首发难端者，但从太、少之例，用桂枝、柴胡二味。阳邪入阴，最宜急驱者，但用大黄一味。是则治伤寒吃紧之处，咸落第二义，只从治心诸药之后，一案共结其局，此等手眼，岂凡近可识耶！

病久脉代结，心动悸，宜补胃生津兼散邪一法

㊸伤寒，脉结代，心动悸者，炙甘草汤主之，一名复脉汤。脉按之来缓，而时一止复来者，名曰结。又脉来动而中止，更来小数，中有还者反动，名曰结阴也。脉来动而中止，不能自还，因而复动，名曰代阴也。得此脉者必难治。（原文）

伤寒病而至脉结代、心动悸，真阴已亡。微邪搏聚者，欲散不散，故立炙甘草汤，补胃、生津、润燥以复其脉。少加桂枝以和荣卫，少加清酒以助药力，内充胃气，外达肌表，不驱邪而邪自无可容矣。

后段本为结代二脉下注脚，后人不解，

疑为缺文，但以虚多实少混说，殊不知脉者气血之先，仲景于津液内亡之脉，名之为结阴、代阴，又名无阳，原有至理，何得懵然不识？聊为四言俚句，以明其义：胃藏津液，水谷之海；内充脏腑，外灌形骸。津多脉盛，津少脉衰；津结病至，津竭祸来。脉见微弱，宜先建中；汗则津越，下则津空。津耗脉和，不可妄攻；小便渐减，大便自通。阳明内实，急下救焚；少缓须臾，津液无存。阳明似实，少用调承；驱热存津，此法若神。肾中真阳，阴精所栽；胃中真阳，津液所胎。津枯精盛，冽泉可溉；阴精衰薄，瓶罄罍哀。何谓结阴？无阳脉阖；何谓代阴？无阳脉夺。经揭无阳，津液所恬；较彼亡阳，天地悬阔。

误下，下利不止，身疼痛，宜先救里，后救表一法

㊹伤寒，医下之，续得下利清谷不止，身疼痛者，急当救里；后身疼痛，清便自调者，急当救表。救里，宜四逆汤；救表，宜桂枝汤。（原文）

下利清谷者，脾中之阳气微，而饮食不能腐化也。身体疼痛者，在里之阴邪盛，而筋脉为其阻滞也。阳微阴盛，凶危立至，当急救其在里之微阳，俾利与痛而俱止。救后，小便清，大便调，则在里之阳已复，而身痛不止，明是表邪未尽，荣卫不和所致，又当急救其表，俾外邪仍从外解，而表里之辨，始为明且尽耳。救里与攻里天渊，若攻里，必须先表后里，必无倒行逆施之法。惟在里之阴寒极盛，恐阳气暴脱，不得不急救其里，俟里证少定，仍救其表。初不敢以一时之权宜，更一定之正法也。厥阴篇下利、腹胀、身体疼痛者，先温其里，乃攻其表。曰先温，曰乃攻，形容不得已之次第，足互此意。

辨误下，引邪内入，用栀子汤取吐三法

一法，下后烦懑不安，用栀子厚朴汤。

一法，误用丸药大下，身热微烦，用栀子干姜汤。

一法，大下后，身热，心下结痛，用栀子豉汤。

㊺伤寒下后，心烦腹满，卧起不安者，栀子厚朴汤主之。（原文）

满而不烦，即里症已具之实满；烦而不满，即表症未罢之虚烦。合而有之，且卧起不安，明是邪凑胸表腹里之间，无可奈何之象。故取栀子以快涌其邪，而合厚朴、枳实以泄腹中之满，亦表里两解之法也。

㊻伤寒，医以丸药大下之，身热不去，微烦者，栀子干姜汤主之。（原文）

丸药大下，徒伤其中，而不能荡涤其邪，故栀子合干姜用之，亦温中散邪之法也。

㊼伤寒五六日，大下之后，身热不去，心中结痛者，未欲解也，栀子豉汤主之。发汗，若下之，而烦热，胸中窒者，栀子豉汤主之。发汗、吐下后，虚烦不得眠，若剧者，必反覆颠倒，心中懊憹者，栀子豉汤主之；若少气者，栀子甘草豉汤主之；若呕者，栀子生姜豉汤主之。凡用栀子汤，病人旧微溏，不可与服之。（原文）

香豉主寒热恶毒，烦躁满闷。下后身热不去，心中结痛，则表邪昭著，与前条之微烦不同，故以栀子合香豉解散余邪，又主表而不主里之法也。然此栀豉一法，诸凡汗下后症显实烦、虚烦之不同，要皆可用。以其胸中窒塞，即名实烦，窒比心中结痛则较轻也。以其身外热除，心中不窒，只是虚热内壅，即名虚烦。虚烦不得眠，亦即卧起不得安之互词。反复颠倒，心中懊憹，热邪逼处，无法可除，故用栀豉汤以涌其余热。乃因汗、吐、下后，胸中阳气不足，最虚之处，便是容邪之处，正宜因其高而越之耳。若虑津液内竭，正气暴虚，余邪不尽，则仲景原有炙甘草汤一法，宁敢妄涌，以犯虚虚之戒耶！执一而妄注，只令作者之意尽失。可恼可恼！

旧微溏则大腑易动，服此汤不能上涌，反为下泄矣。缘《内经》有先泄而后生他病者，治其本，必先调之，后乃治其他病，故此示戒。

辨下后，复发汗之脉症及昼夜静躁二法

㊽下之后，复发汗，必振寒，脉微细，所以然者，以内外俱虚故也。（原文）

治伤寒，有先汗后下之次第，原不得已之法。设下之后，外邪不尽，复不得已而发其汗，其人身必振寒，脉必微细，邪虽去而内外俱虚，所伤滋大矣。良工于汗下之际，已不可无集木临谷之惧，况以误治致虚，更可再误，而犯虚虚之戒乎！注以振寒属误汗，脉微细属误下，且牵入亡阳、亡阴谵语，殊失仲景叮咛之意。

㊾下之后，复发汗，昼日烦躁不得眠，夜而安静，不呕，不渴，无表证，脉沉微，身无大热者，干姜附子汤主之。（原文）

上条但言振寒及微细之脉，未定所主之病，以虚症不一也。然振寒，脉微细，阳虚之故已露一斑。设昼日烦躁、不得眠，其为阳虚扰乱可知矣。其人夜反安静，不呕，不渴，则虚阳扰乱，不兼外邪可知矣。乃复以脉沉微，身无大热，重加辨别者，仲景意中恐新邪乘虚暗袭耳。外无邪袭，则烦躁为亡阳之候，而干姜、附子在所必用矣。即此而推，其人日中安静，夜多烦躁，则阳不病，而阴病可知矣。然阴病乃伤寒后之本症，自有阳邪入阴，及阴气内亏，津液未复之条，故不复互言之也。

辨吐下后复汗，身为振摇，动惕，久成痿废二法

一法，胸高头眩，脉沉紧，加误汗动经，宜亟通津液。

一法，饮搏胸胁，经脉动惕，久成痿废。

㊿伤寒，若吐，若下后，心下逆满，气上冲胸，起则头眩，脉沉紧，发汗则动经，身为振振摇者，茯苓桂枝白术甘草汤主之。（原文）

心下逆满，气上冲胸，寒邪搏饮，塞涌于膈，所以起则头眩，脉见沉紧，明是饮中留结外邪。若但发汗，以强解其外，外虽解，而津液内竭，反足伤动经脉，有身为振摇之患矣。盖人身经脉，赖津液以滋养，吐下而津液一伤，更发其汗，津液再伤，坐令经脉失养，身为振摇，贻害深矣。所以遇此等症，必一方之中，涤饮与散邪并施，乃克有济。太阳第三篇中，用小青龙汤全是此意，但彼症风寒两受，不得不重在表。此症外邪已散，只存饮中之邪，故以桂枝加入制饮药内，俾饮中之邪尽散，津液得以四布而滋养其经脉。千百来年，孰解其批郄导窾之微旨乎！

(51)伤寒吐下后，发汗，虚烦，脉甚微，八九日心下痞硬，胁下痛，气上冲咽喉，眩冒，经脉动惕者，久而成痿。（原文）

此即上条之症，而明其增重者，必致废也。曰虚烦，曰脉甚微，则津液内亡，求上条之脉沉紧为不可得矣。曰心下痞硬，曰胁下痛，较上条之心下逆满更甚矣。曰气上冲咽喉，较上条之冲胸更高矣。外症痰饮搏结有加，而脉反甚微，不与病情相协，为日既久，则四属失其滋养。此后非不有饮食渐生之津液，然久不共经脉同行，其旁渗他溢，与饮同事可知，其不能复荣经脉可知，所以竟成痿也。

按：汗、下、吐三法差误，阴阳并竭，变症蜂起，如心悸，头眩、身瞤动、面色青黄、四肢难以屈伸等症。本篇言之不一，皆是教人对症急治，不可因循以贻祸患。如此一症，心下痞硬，太阳之邪挟饮上逆也。胁下痛，少阳之邪挟饮上逆也。逆而不已，上冲咽喉。逆而不已，过颈项而上冲头目，因而眩冒有加，则不但身为振摇，其颈项间且阳虚而阴凑之矣。阴气剂颈反不得还，乃至上入高巅，则头愈重而益振摇矣。夫人身之筋脉，全赖元气与津液为充养，元气以动而渐消，津液以结而不布，上盛下虚，两足必先痿废。此仲景茯苓桂枝白术甘草汤，于心下逆满，气上冲胸之日，早已用力乎！

辨伤寒热瘀，小便反利，为蓄血，用抵当丸一法

(52)伤寒有热，少腹满，应小便不利，今反利者，为有血也，当下之，不可余药，宜抵当丸。（原文）

伤寒蓄血较中风蓄血更为凝滞，故变上篇之抵当汤为丸，煮而连滓服之，与结胸项强似柔痉用大陷胸丸同意。盖汤者荡也，阳邪入阴，一荡涤之即散。丸者缓也，阴邪入阴，恐荡涤之而不尽，故缓而攻之，所以求功于必胜也。其曰不可余药者，即本汤不变为丸，不可得矣。

辨伤寒风湿相搏，身体烦痛，脉症二法

(53)伤寒八九日，风湿相搏，身体烦疼，不能自转侧，不呕不渴，脉浮虚而涩者，与桂枝附子汤主之；若其人大便硬，小便自利者，去桂枝加白术汤主之。（原文）

风木湿土，虽天运六气中之二气，然而湿土实地之气也。经云：地气之中人也，下先受之。其与风相搏结，只是流入关节，身疼极重，而无头疼及呕渴等症，故虽浸淫于周身躯壳，而难犯高巅脏腑之界耳。不呕者，上无表邪也。不渴者，内非热炽也。加以脉浮虚而涩，则为风湿搏于躯壳无疑，故用桂枝附子，疾驰经络水道，以迅扫而分竭之也。

(54)风湿相搏，骨节烦疼，掣痛，不得屈伸，近之则痛剧，汗出短气，小便不利，恶风不欲去衣，或身微肿者，甘草附子汤主之。（原文）

此条复互上条之意，而辨其症之较重者。痛不可近，汗出短气，恶风不欲去衣，小便不利，或身微肿，正相搏之最剧处。故于前方加白术以理脾，而下渗其湿；减姜、枣之和中，以外泄其风要皆藉附子之大力者，负之而走耳。

辨伤寒发黄，有寒湿相搏四法

(55)伤寒发汗已，身目为黄，所以然者，以寒湿在里不解故也，以为不可下也，于寒湿中求之。（原文）

伤寒发汗已，热邪解矣，何由反蒸身目为黄？所以然者，寒湿搏聚，适在躯壳之里，故尔发黄也。里者，在内之通称，非谓寒湿深入在里。盖身目正属躯壳，与脏腑无关也。于寒湿中求之，即下文三法也。

(56)伤寒瘀热在里，身必发黄，麻黄连翘赤小豆汤主之。（原文）

伤寒之邪，得湿而不行，所以热瘀身中而发黄，故用外解之法。设泥里字，岂有邪在里而反治其表之理哉！

(57)伤寒七八日，身黄如橘子色，小便不利，腹微满者，茵陈蒿汤主之。（原文）

黄色鲜明，其为三阳之热邪无疑。小便不利，腹微满，乃湿家之本症，不得因此指为伤寒之里症也。方中用大黄者，取佐茵陈、栀子，建驱湿除热之功，以利小便，非用下也。

(58)伤寒身黄，发热者，栀子柏皮汤主之。（原文）

热已发出于外，自与内瘀不同，正当随热势清解其黄，俾不留于肌表间也。前条热瘀，故用麻黄。此条发热，反不用麻黄者，盖寒湿之证难于得热，热则其势外出而不内入矣。所谓于寒湿中求之，不尽泥伤寒定法，此非一征欤！

用三法以驱伤寒发黄，于寒湿中求之，能事毕矣。设不知此，妄行攻下，其邪乘虚陷入阳明中土，日与水谷相蒸，身目之黄有加无已，渐致沉痼不反者多矣。此仲景所为叮咛不可下之意乎！

同一湿也，与风相抟则为掣痛，与寒相结则发黄，以俱太阳表邪，故戒不可下。叔和不察，将寒湿编入阳明之末，未免与不可下之旨相悖。今悉归太阳，求不违先圣矩镬云。

太阳经下篇

凡风寒两伤荣卫之证，列于此篇，法二十四条

按：上篇太阳中风，乃卫病而荣不病之证；中篇太阳伤寒，乃荣病而卫不病之证。然天气之风寒每相因，人身之荣卫非两截，病则俱病者恒多。迨俱病则邪势孔炽，其人必增烦躁，非发汗不解，故仲景取用青龙之法，乃《内经》阳之汗，以天地之雨名之之义也。但青龙为神物，最难驾驭，必审其人无少阴脉证，乃可用之，以少阴亦主烦躁故也。因是更立真武一汤，以救青龙之误；投白虎一汤，以匡青龙之不逮，神方毕用，所谓神乎其神者矣！有志精义入神之学者，请自兹篇证入。

用大青龙汤，详辨脉证大纲二法

①太阳中风，脉浮紧，发热恶寒，身疼痛，不汗出而烦躁者，大青龙汤主之。若脉微弱，汗出恶风者，不可服；服之则厥逆，筋惕肉瞤，此为逆也。（原文）

天地郁蒸，得雨则和；人身烦躁，得汗则解。大青龙汤证，为太阳无汗而设，与麻黄汤证何异？因有烦躁一证兼见，则非此法不解。盖风为烦，寒为躁，故用之发汗，以解其烦躁也。究竟本方原于无汗者，取微似汗，若有汗者之烦躁，全非郁蒸之比，其不藉汗解甚明。加以恶风、脉微弱，则是少阴亡阳之证；若脉浮弱、汗出、恶风，而不烦躁，即是太阳中风之证，皆与此汤不相涉也。误服此汤，宁不致厥逆、惕瞤，而速其阳之亡耶！仲景不能必用法者，尽如其法，更立真武一汤，以救其误。学者能识其郑重之意，即百用不致一误矣。特为剖析疑义，相与明之。

按：解肌兼发汗，而取义于青龙者，龙升而云兴，云兴而雨降，郁热顿除，烦躁乃解，非龙之为灵，何以得此乎？观仲景制方之意，本是桂枝、麻黄二汤合用，但因芍药酸收，为兴龙致雨所不宜，故易以石膏之辛甘大寒。辛以散风，甘以散寒，寒以胜热，一药而三善具备，且能助青龙升腾之势，所以为至当至神之法也。然而去芍药之酸收，增石膏之辛散，外攻之力，猛而难制，在寒多风少，及风寒两停之证，则用当而通神；其有风无寒之证，及微弱之脉，若不知辨而概用之，有厥逆、惕瞤而亡阳耳，此疏庸之辈所为望而畏之乎！讵知仲景于风多寒少之证，而见微弱之脉，有用桂枝二越婢一之法。桂枝全方不去芍药，取用其二，全是不欲发汗之意。复改麻黄一汤为越婢一者，略用麻黄、石膏二物，示微发于不发之中耳。夫婢，女子之卑者也。女子固以顺为正，况于婢，则惟所指使，更无专擅矣。以大青龙之升腾变化，不可驾驭之物，约略用之，乃至性同女婢之卑柔，此仲景通天手眼也。只一方中，忽焉去芍药为大青龙，而升天兴云雨；忽焉存芍药为小青龙，而蟠泥润江海；忽焉用桂枝二越婢一，而细雨湿泥沙，精义入神之道，比仙经较著矣。后人不窥作者之藩，安望其能用之也哉！

再按：误服大青龙汤，厥逆、筋惕肉瞤者，既有亡阳之逆矣。亡阳即当用四逆汤以回阳，乃置而不用，更推重真武一汤以救之者，其义何居？盖真武乃北方司水之神，龙惟藉水可能变化，而水者，真武之所司也。设真武不与之以水，青龙之不能奋然升天可知矣。故方中用茯苓、白术、芍药、附子，行水收阴，醒脾崇土之功，多于回阳，名之曰真武汤。乃收拾分驰离绝之阴阳，互镇于少阴北方之位，其所收拾者，全在收拾其水，使龙潜而不能见也。设有一毫水气上逆，龙即得遂其升腾变化，纵独用附子、干姜以回阳，其如魄汗不止何哉？厥后晋旌阳祖师，以仙斩蛟，捕至蛟龙遁迹之所，戒其家勿蓄勺水，乃至从砚水中逸去。可见水怪原有尺水丈波之能，向非真武坐镇北方，天壤间久为龙蛇之窟矣。即此推之，人身阳根于阴，其亡阳之证，乃少阴肾中之真阳飞越耳。真阳飞越，亟须镇摄归根，阳既归根，阴必翕然从之，阴从则水不逆矣，阴从则阳不孤矣，岂更能飞越乎？故舍天人一致之理以谈医者，非其至也。后贤用附子为末，以止阴燥，名曰霹雳散，药虽善，而名则可笑。夫阴燥正厥逆、瞤惕之候，而霹雳又青龙行雨之符，以是名方，其违圣悖理，可胜道哉！

②伤寒，脉浮缓，身不疼，但重，乍有轻时，无少阴证者，大青龙汤发之。（原文）

前条太阳中风四字，括上篇而言；此条伤寒二字，括中篇而言。风寒之脉证错见，则桂枝汤与麻黄汤为不可用，不待言矣。故二条反复互明，大青龙汤允为风寒两兼的对之药也。无少阴证，成注谓不久厥吐利，无少阴里证，梦语喃喃，误人最大。仲景来文，但重乍有轻时六字，早已挈明，言但身重而无少阴之欲寐，其为寒因可审。况乍有轻时，不似少阴之昼夜俱重，又兼风因可审。所以

敢恣行无忌，力驱其在表之风寒。若脉微弱，身重欲寐，则内顾少阴且不遑矣，敢发之乎！

细玩二条文意，伤风脉本浮缓，反见浮紧；伤寒脉本浮紧，反见浮缓，是为伤风见寒，伤寒见风，两无疑矣。既无可疑，又当辨无少阴证相杂，则用青龙万举万当矣。故脉见微弱，即不可用大青龙汤，以少阴病脉必微细也。方注泥弱字，牵入中风之脉，阳浮阴弱为解，大失仲景叮咛垂戒之意。不思中风之脉，以及误汗等证，太阳上篇已悉，此处但归重分别少阴，以太阳膀胱经与少阴肾经合为表里，膀胱邪胜，肾切震邻，其在阴精素虚之人，表邪不俟传经，早从膀胱之腑袭入肾脏者有之。况两感夹阴等证，临病尤当细察，设少阴不亏，表邪安能飞渡而见身重、欲寐等证耶？故有少阴证者，不得已而行表散，自有温经散邪，两相绾炤之法，岂可径用青龙之猛，立铲孤阳之根乎！仲景竖此一义，用法之妙已竭尽无余。后人颠倒无传，妄行注释，致令察脉辨证之际，懵然不识要妙，只觉仲景之堂，无阶可升。其治虚劳发热、骨蒸多汗，每轻用升、柴，恣行表散，遵依东垣升阳散火，乃至百不救一。今与英贤商榷仲景法，岂非民生之一幸钦！

青龙项中，脉见浮紧，日久致衄。用麻黄汤次第三法

③太阳病，脉浮紧，无汗，发热，身疼痛，八九日不解，表证仍在，此当发其汗。服药已微除，其人发烦热，目瞑，剧者必衄，衄乃解。所以然者，阳气重故也。麻黄汤主之。（原文）

此风多寒少之证，服药已微除，则药不胜病可知。发烦者，热蒸而郁烦也。目瞑者，热转荣血，肝气不治也。剧则热甚于经，必迫血妄行而为衄，衄则热随血散而解也。阳气重者，风属阳而入卫，气为寒所持，故重

也。所以虽得衄解，仍主麻黄汤以发其未尽之沉滞，而大变乎中风之例也。

④太阳病，脉浮紧，发热，身无汗，自衄者，愈。（原文）

此即前条风多寒少之证，但无身疼痛，则寒证较轻。又无发烦、目瞑，则阳气亦不重。自衄即愈，比前衄乃解亦易安，所以既衄则不更主麻黄汤也。

⑤伤寒，脉浮紧，不发汗，因致衄者，麻黄汤主之。（原文）

此寒多风少之证也。寒多不发汗，所以致衄。既衄则风邪得解，所以惟用麻黄汤以发其未散之寒，而但从伤寒之例也。

青龙项中，状如疟，表里虚，禁汗、吐、下，用各半汤一法

⑥太阳病，得之八九日，如疟状，发热恶寒，热多寒少，其人不呕，清便欲自可，一日二三度发。脉微缓者，为欲愈也；脉微而恶寒者，此阴阳俱虚，不可更发汗、更下、更吐也；面色反有热色者，未欲解也，以其不能得小汗出，身必痒，宜桂枝麻黄各半汤。（原文）

此亦风多寒少之证，以其风虽外迫，为寒所持而不能散，所以面显怫郁之热色，宜总风寒而两解之也。

青龙项中，脉微弱为无阳，用桂枝二越婢一汤一法

⑦太阳病，发热恶寒，热多寒少，脉微弱者，此无阳也，不可更汗，宜桂枝二越婢一汤。（原文）

此亦风多寒少之证。无阳二字，仲景言之不一，后人不解，皆置为缺疑，不知乃亡津液之通称也，故以不可更汗为戒。然非汗则风寒终不解，惟取桂枝之二以治风，越婢之一以治寒，乃为合法。越婢者，石膏之辛凉也。胃得之则热化津生，以此兼解其寒，

柔缓之性比女婢犹为过之，可用之无恐矣。

青龙项中，汗出不解，用桂枝二麻黄一汤一法

⑧服桂枝汤，大汗出，脉洪大者，与桂枝汤，如前法；若形如疟，日再发者，汗出必解，宜桂枝二麻黄一汤。（原文）

此亦风多寒少之证。服桂枝汤治风而遗其寒，汗反大出，脉反洪大，似乎风邪再袭，故重以桂枝汤探之，若果风邪之故，立解矣。若形如疟，日再发，则邪本欲散，又且浅而易散，其所以不散者，终为微寒所持，故略兼治寒，而汗出必解也。

青龙项中，辨表里，用桂枝汤单解风邪一法

⑨伤寒，不大便六七日，头痛有热者，与承气汤；其小便清者，知不在里，仍在表也，当须发汗，若头痛者，必衄，宜桂枝汤。（原文）

六七日不大便，明系里热，况有热以证之，更可无疑，故虽头痛，可用承气下之。若小便清者，邪未入里，即不可下，仍当发汗，以散表邪。然头疼有热，多是风邪上壅，势必致衄。若兼寒邪，则必如第二类之身疼痛、目瞑，何以但头痛而无身目之证耶？故惟用桂枝汤以解风邪，与用麻黄汤之法各别也。

青龙项中，风寒挟饮微结，桂枝合五苓加减一法

⑩服桂枝汤，或下之，仍头项强痛，翕翕发热，无汗，心下满微痛，小便不利者，桂枝汤去桂加茯苓白术汤主之。（原文）

服桂枝汤治风而遗其寒，所以不解而证变。设更下之，则邪势乘虚入里，益误矣。在表之风寒未除，而在里之水饮上逆，故变五苓两解表里之法，而用茯苓、白术为主治。去桂枝者，以已误不可复用也。然桂枝虽不

可用，其部下诸属，皆所必需，倘并不用芍药以收阴，甘草、姜、枣以益虚而和脾胃，其何以定误汗、误下之变耶？故更一主将，而一军用命，甚矣仲景立方之神也。

青龙项中，火迫亡阳，用桂枝汤加减救逆一法

⑪伤寒脉浮，医以火迫劫之，亡阳，必惊狂，起卧不安者，桂枝去芍药加蜀漆龙骨牡蛎救逆汤主之。（原文）

此条文义甚明，后人不识作者之意，虽有良法而不能用，兹特阐之。篇首误服大青龙汤，厥逆、筋惕、肉瞤而亡阳者，乃汗多所致，故用真武汤救之。此以火迫劫而亡阳者，乃方寸元阳之神，被火迫劫而飞腾散乱，故惊狂、起卧不安，有如此者。少缓须臾，驷马莫追，神丹莫挽矣，故用此汤救之。桂枝汤中除去芍药，人皆不知其故，或谓恶其酸收，非也。夫神散正欲其收，何为见恶耶？设不宜于芍药之酸，又何宜于龙骨、牡蛎之涩耶？学者于此等处当猛下一参，透此一关，胜读方书千卷。盖阳神散乱，当求之于阳。桂枝汤，阳药也。然必去芍药之阴重，始得疾趋以达于阳位。既达阳位矣，其神之惊狂者，漫难安定，更加蜀漆为之主，统则神可赖之以攸宁矣。缘蜀漆之性最急，丹溪谓其能飞补是也。更加龙骨、牡蛎有形之骨属为之舟楫，以载神而反其宅，亦于重以镇怯、涩以固脱之外，行其妙用。如是而后，天君复辟，聿追晋重耳、越勾践返国之良图矣。仲景制方，岂易识哉！

青龙项中，火逆烦躁，用桂枝甘草龙骨牡蛎汤一法

⑫火逆下之，因烧针烦躁者，桂枝甘草龙骨牡蛎汤主之。（原文）

此证误而又误，虽无惊狂等变，然烦躁则外邪未尽之候，亦真阳欲亡之机，故但用桂枝以解其外，龙骨、牡蛎以安其内。不用蜀漆者，以元神未致飞越，无取急追以滋扰也。

青龙项中，误用桂枝，治风遗寒，治表遗里，救变一法

⑬伤寒，脉浮，自汗出，小便数，心烦，微恶寒，脚挛急。反与桂枝汤，欲攻其表，此误也。得之便厥，咽中干，烦躁吐逆者，作甘草干姜汤与之，以复其阳；若厥愈足温者，更作芍药甘草汤与之，其脚即伸；若胃气不和谵语者，少与调胃承气汤；若重发汗，复加烧针者，四逆汤主之。（原文）

此段辨证用法最精、最详，从前不详其解，今特明之。脉浮、自汗固是在表之风邪，而小便数、心烦则邪又在里，加以微恶寒，则在里为寒邪，更加脚挛急，则寒邪颇重矣。乃用桂枝汤独治其表，则阳愈虚，阴愈无制，故得之便厥也。桂枝且误，麻黄更可知矣，大青龙更可知矣。阴寒内凝，总无攻表之理也。甘草干姜汤复其阳者，即所以散其寒也。厥愈足温，不但不必治寒，且虑前之辛热有伤其阴，而足挛转锢，故随用芍药、甘草以和阴，而伸其脚。设胃气不和而谵语，则胃中津液亦为辛热所耗，故少与调胃承气汤以和胃，而止其谵，多与则为下，而非和矣。若不知此证之不可汗，而重发其汗，复加烧针，则阳之虚者必造于亡，阴之无制者，必至犯上无等。此则用四逆汤以回其阳，尚恐不胜，况可兼阴为治乎！

问曰：证象阳旦，按法治之而增剧，厥逆，咽中干，两胫拘急而谵语。师言：夜半手足当温，两脚当伸。后如师言。何以知此？

答曰：寸口脉浮而大，浮则为风，大则为虚，风则生微热，虚则两胫挛，病证象桂枝，因加附子参其间，增桂令汗出，附子温经，亡阳故也。厥逆，咽中干，烦躁，阳明内结，谵语烦乱，更饮甘草干姜汤。夜半阳气还，两足当热，胫尚微拘急，重与芍药甘草汤，尔乃胫伸。以承气汤微溏，则止其谵语，故知病可愈。（原文）

附答门人问辞，求正四方道契

门人问曰：证象阳旦，成注谓是桂枝之别名；方注谓阳以风言，旦，晓也，似中风分晓，以不啻中风，故设难详申其义。一主药，一主证，二家未知孰是？答曰：主药则既名桂枝，云何别名阳旦？是必一百一十三方，方方皆有别名，然后可。主证则既似中风，复云不啻中风，果为何证？且训旦为晓，尤为牵强不通。二家于此等大关系处，尚且昏昏，后学安得不面墙耶！夫仲景之圆机活法，妙在阳旦、阴旦二汤。阳旦者，天日晴暖，以及春夏温热之称也；阴旦者，风雨晦冥，以及秋冬凉寒之称也。只一桂枝汤，遇时令温热，则加黄芩，名阳旦汤；遇时令凉寒，则加桂，名阴旦汤。后世失传，纷纷谓桂枝不宜于春夏者，皆由不识此义耳。即如此证，既象阳旦，又云按法用之，即是按用桂枝加黄芩之法也。所以病人得之便厥，明明误在黄芩，助其阴寒，若单服桂枝汤，何至是耶！故仲景即行阴旦之法，以救其失。观增桂令汗出一语，岂不昭昭耶！阴旦不足，更加附子温经，即咽中干，阳明内结，谵语烦乱，浑不为意，且重饮甘草干姜汤，以俟夜半阳回足热，后果如其言，岂非先有所试乎？惟黄芩入口而便厥，未几即以桂、附、干姜尾其后，固知其厥必不久，所以可断云夜半手足当温。况咽干、谵语，热证相错，其非重阴沍寒可知，故才得足温，即便以和阴为务，何其审哉！今与二三同调，抵掌谈仲景当年治病机宜，愧无旨酒，满浮大白耳！

青龙项中，汗下后，烦躁，将欲亡阳，宜补虚回阳一法

⑭发汗，若下之，病仍不解，烦躁者，茯苓四逆汤主之。（原文）

烦躁，本大青龙汤证，然脉弱、汗出、恶风者，误服之则厥逆、筋惕、肉瞤，首条已谆谆致戒矣。此条复申其辨，见汗下不解，转增烦躁，则真阳有欲亡之机，而风寒之邪在所不计，当用茯苓、人参、干姜、附子，温补兼行，以安和其欲越之阳，俾虚热自退，烦躁自止，乃为合法。若因烦躁，更加散邪，则立毙矣。夫不汗出之烦躁，与发汗后之烦躁，毫厘千里。不汗出之烦躁，不辨脉而误投大青龙，尚有亡阳之变，是则发汗后之烦躁，即不误在药，已误在汗矣。此仲景所为，见微知著，仿真武之例，更加人参之补，以默杜其危哉！下后烦躁，较未下之烦躁亦殊。

青龙项中，风寒兼见，寒热两壅，宜分解阴阳一法

⑮伤寒，胸中有热，胃中有邪气，腹中痛，欲呕吐者，黄连汤主之。（原文）

胸中有热，风邪在上也；胃中有邪气，寒邪在中也。腹中痛，阳邪欲下而不得下也；欲呕吐，阴邪欲上而不得上也。此所以知其热邪中上，寒邪中下，阴阳各不相入，失其升降之恒，故用黄连汤以分理阴阳，而和解之也。尝因此法而推及脏结之证，舌上有苔者，又为寒反在上，热反在下，阴阳悖逆。既成危候，仲景但戒以不可攻，未言治法，然非先之以和解，将立视其死乎！学者请于黄连汤着眼详见太阳中篇脏结条。

青龙项中，辨脉证之纵横，而刺其经穴二法

⑯伤寒腹满谵语，寸口脉浮而紧，此肝乘脾也，名曰纵，刺期门。（原文）

期门二穴，在不容两旁，各去同身寸之一寸五分，肝之募也。

肝木乘脾土，名曰纵。其证腹满谵语，

其脉寸口浮而紧。寸口即气口，脾胃脉之所主也。浮而且紧，即弦脉也。肝木过盛，所以脾胃之土受制也。

⑰伤寒发热，啬啬恶寒，大渴欲饮水，其腹必满，自汗出，小便利，其病欲解，此肝乘肺也，名曰横，刺期门。（原文）

肝脉乘肺金，名曰横。发热、啬啬恶寒者，太阳之本证也。大渴饮水者，木盛则热炽，而求水以润之也。木得水助，其势益横，反侮所不胜，而上乘乎肺。水势泛滥，其腹必满，然肺金素无他病者，必能暗为运布，或自汗而水得外渗，或小便利而水得下行。其病欲解也，亦由但腹满而不谵语，故易解耳。

直贯上下曰纵，眠亘两旁曰横。木本克土而乘乎土，其事直，故为纵；木受制于金而反乘金，其事不直，故曰横。直则难愈，不直则易安，理之常也。然纵、横之证不同，而同刺期门穴者，以贼土侮金，皆由木盛。腹满谵语，证涉危疑，故亟以泻木为主治也。

用小青龙汤外散风寒，内涤水饮二法

⑱伤寒表不解，心下有水气，干呕，发热而咳，或渴，或利，或噎，或小便不利、少腹满，或喘者，小青龙汤主之。（原文）

风寒不解，心下有水气，水即饮也。水寒相搏，必伤其肺。或为多证者，人身所积之饮，或上，或下，或中，或热，或冷，各不相同，而肺同为总司。但有一二证见，即水逆之应也。于散风寒、涤水饮药中，加五味子之酸，以收肺气之逆；干姜之辛，以泻肺气之满，名曰小青龙汤。盖取其翻波逐浪，以归江海，不欲其兴云升天，而为淫雨之意也。后人谓小青龙汤为发汗之轻剂，毋乃昧其旨乎！

⑲伤寒，心下有水气，咳而微喘，发热不渴，服汤已渴者，此寒去欲解也，小青龙

汤主之。（原文）

风寒挟水饮上逆，津液不下行，故不渴。渴则可知津液不逆，为寒去欲解之征也。寒去欲解，仍用小青龙汤。与上篇脉见单浮用桂枝汤，中篇脉见单浮用麻黄汤同意，大率以轻剂助其欲解之势耳。

按：桂枝、麻黄汤无大小，而青龙汤有大小者，以桂枝、麻黄之变法多，大青龙之变法，不过于麻、桂二汤内施其化裁。或增或去，或饶或减，其中神化，莫可端倪。又立小青龙一法，散邪之功兼乎涤饮，取义山泽小龙，养成头角，乘雷雨而翻江搅海，直奔龙门之意，用以代大青龙而擅江河行水之力，立法成大备也。因经叔和之编次，漫无统纪，昌于分篇之际，特以大青龙为纲，于中桂、麻诸法，悉统于青龙项下，拟为龙背、龙腰、龙腹，然后以小青龙尾之，或飞或潜，可弭可伏，用大用小，曲畅无遗，居然仲景通天手眼，驭龙心法矣。更复顾名思义，清其血脉，于青龙尾后，方缀白虎为之对待，俾观者知神用无方，爽然有会，表章之余，聊资启发云。

或问：青龙自为一队，即白虎且剔出另峙其后，然则脉证之纵横，何与青龙事耶？答曰：此等奥义，惟作者知之。伤寒多有忽然自汗，突尔亡阳之候，虽不用青龙之药，早已犯青龙之逆者矣。况腹满则阴盛可知，谵语则阳虚可虑，仲景特挈纵、横以名之者，岂无说耶？盖屈蠖者，龙之所以伏也；纵横者，龙之所以飞也。纵横之脉证不同，刺穴同用期门，期门乃肝木所主，东方青龙之位也。刺其穴者，正所以制龙木而预弭亡阳之变耳。故一青龙方中，张大其施，则升行而为霖雨；狭小其制，则鼓浪而奔江海；驯其性能，则逾越女婢之卑柔；刺其经穴，则销弭灵幻于寂若。仲景于其奋髯升天，万难把

捉之时，尚以真武一法，坐镇北方之水，俾地气不上，天气不下，所谓其雨，其雨杲杲出日。龙之既升于天者，且不得不复返于渊，况未及升腾，可驯可抚，顾无法以制伏之耶！此余所为有会于纵、横之义也。傥不其然，非但无与青龙之事，亦并无与伤寒之事矣！昔有善画龙者，举笔凝思，而青天忽生风雨。吾不知仲景制方之时，其为龙乎，其为仲景乎？必有候焉雷雨满盈，候焉密云不雨，候焉波浪奔腾，候焉天日开朗，以应其生心之经纶者。神哉，青龙等方！即拟为九天龙经可矣。

娄东胡卣臣先生，昌所为贤士大夫也。夙苦痰饮为恙，夏月地气上升，痰即内动，设小有外感，膈间痰即不行。两三日瘥后，当膺尚结小痤，无医不询，无方不考，乃至梦寐恳求大士救疗。因尔闻疾思苦，深入三摩，地位荞分，治病手眼，今且仁智兼成矣。昌昔谓膀胱之气化大行，地气不升，则天气常朗，其偶受外感，则仲景之小青龙一方，与大士水月光中、大圆镜智无以异也。盖无形之感，挟有形之痰，互为胶漆，其当胸窟宅，适在太阳经位，惟于麻桂方中，倍加半夏、五味，以涤饮而收阴，加干姜、细辛以散结而分邪，合而用之，令药力适在痰邪绾结之处，攻击片时，则无形之感从肌肤出，有形之痰从水道出，顷刻分解无余，而膺胸空旷，不复丛生小痤矣。若泥麻、桂甘温，减去不用，则不成其为龙矣，将恃何物为翻波鼓浪之具乎？

变青龙汤经制，改用白虎汤，权宜五法

⑳服桂枝汤，大汗出后，大烦渴不解，脉洪大者，白虎加人参汤主之。（原文）

大汗出，则津液外亡；大烦渴，则燥热内极；脉转洪大，则凶变将起，青龙汤为不对矣。计惟白虎汤可两解表里之热，加人参

可润燥止渴也。

㉑伤寒，脉浮滑，此表有热，里有寒，白虎汤主之。（原文）

伤寒之脉，阴阳俱紧。此云浮滑，则兼风可知。滑为里热，浮滑则表亦热矣。里有寒者，伤寒传入于里，更增里热，但因起于寒，故推本而曰里有寒，实则表里俱为热极也。

㉒伤寒，脉浮，发热无汗，其表不解者，不可与白虎汤；渴欲饮水无表证者，白虎加人参汤主之。（原文）

白虎汤但能解热，不能解表，必恶寒、头身疼痛之表证皆除，但热、渴而求救于水者，方可与之。

㉓伤寒，无大热，口燥渴，心烦，背微恶寒者，白虎加人参汤主之。（原文）

表里热极，燥渴心烦，全无恶寒、头疼、身痛诸表证者，固当行白虎矣。若脉浮滑，背微恶寒，此为表热少，里热多之证，仍可与之。盖以脉滑，明系里热，而背为至阴之地，虽表退尚有余寒，不当牵泥也。设脉但浮而不滑，证兼头疼、身痛，则虽表里俱热，而在表之邪浑未退，白虎汤即不可用，以白虎辛凉，不能解表故也。

此条辨证最细。脉滑而带浮，浑身无大热，又不恶寒，但背间微觉恶寒，是表邪已将罢。其人口燥渴，心烦，是里热已大炽，更不可姑待，而当急为清解，恐迟则热深津竭，无救于事耳。

门人问：用白虎则表热不解，用青龙则里热转增，试拟议于二者之间，不识当用何法？答曰：惟于大青龙汤中倍增石膏，少减麻、桂。或见寒多风少，则用麻杏甘石汤，亦倍增石膏，少减麻黄。斯固圆机，然亦即可为定法矣。

㉔伤寒病，若吐，若下后，七八日不解，

热结在里，表里俱热，时时恶风，大渴，舌上干燥而烦，欲饮水数升者，白虎加人参汤主之。（原文）

玩此条，表证比前较重，何以亦用白虎耶？本文热结在里，表里俱热二句，已自酌量，惟热结在里，所以表热不除，况加大渴饮水，安得不以清里为急耶？白虎五证得隶青龙后者，以风寒俱有故也。

寒与风俱伤，宜从辛甘发散矣。而表与里又俱热，则温热为不可用，欲并风寒表里之热而俱解之，不其难乎？故立白虎汤一法，以辅青龙之不逮，其药乃石膏、知母辛凉之二物也。辛者，西方金也；凉者，秋令也。酷热之时，欲求金风荐爽，万不可得，计惟虎啸则山谷间习习风生，风生则热解耳。所以取辛凉二物，偶而成方，以象白虎之阴也。夫青龙变化莫测，方无定体，故各用制伏之法。若白虎则地兽之灵，得风从而其威愈震，亦不易制伏之物。况里热已极，津液垂亡，元气所存无几，而领西方之肃杀以入胃中，能无虑乎？于是以甘草之甘缓，和其猛性，而入米同煎，以助胃中水谷之气。虚者更加人参，以助胃中天真之气，乃可用之而无患，制法早具于一方之内矣。世传孙思邈有降龙伏虎之能，岂非以仲景之心法为道法耶！

夫以石膏一物之微，入甘温队中，则为青龙；从清凉同气，则为白虎。惟文武圣神之哲，乃能用之恰当，此龙虎所为庆风云之会也。设在表之风寒未除，当用青龙而反用白虎；设在里之热渴已逼，当用白虎而反用青龙，则用者之误，竟与倒行逆施者同类，宁不败乃事乎？伤心哉，千古兴亡之际，同一医辙矣！

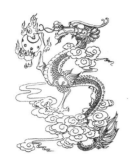

尚论篇 卷二

新建 喻昌 撰

尚论阳明经证治大意

伤寒之证，无如太阳一经，风寒参错，表里差殊，难于辨认。昌分三篇，先列鄙语，以引其端，后随仲景原文，阐其立言精意，俾业医者得其门而入，庶足以窥其富美也。而阳明一经之病，治之尤难，盖胃为水谷之海，五脏六腑之大源，多气多血之术，乃吉凶死生所攸关。仲景著论精详，后人读之愦愦，今僭为《尚论》，请得而要言之也。夫阳明者，胃也。阳明以胃实为正，胃实则皆下证也。然阳明之邪，其来路则由太阳，凡阳明证见八九，而太阳证有一二未罢，即从太阳而不从阳明，可汗而不可下也。其去路则趋少阳，凡阳明证纵见八九，而少阳证略见一二，即从少阳而不从阳明，汗下两不可用也。惟风寒之邪已离太阳，未接少阳，恰好在阳明界内之时，用药亟为攻下，则涣然冰释，而不再传他经，津液、元气两无亏损，何快如之！此等机会，间不容发，庸愚无识，妄守专门，必俟七日传经已尽，方敢言下，纵不危殆，而津液、元气所丧滋多矣。况太阳一经，早有十余日不解者，若不辨经而但计日，其误下仍在太阳。至阳明二三日内，即显下证，反以计日，当面错过。及阳明已趋少阳，又以计日妄行攻下，乃至少阳复转阳明，更全不识其证，以至热邪在胃，烁尽津液，轻者重而重者死矣，所关顾不钜耶！谨将阳明之证，亦比太阳之例，分为三篇，俾观者了无疑惑，斯临病不致瘥误耳。

阳明经上篇

凡外邪初入阳明地界，未离太阳净尽者，谓之太阳阳明，列于此篇。

太阳与阳明两经各半，谓之合病；两经连串，谓之并病，另自名篇于三阳经后，不在此例。此乃邪入阳明，而太阳将尽未尽之证也。

①阳明病，脉迟，汗出多，微恶寒者，表未解也，可发汗，宜桂枝汤。（原文）

②阳明病，脉浮，无汗而喘者，发汗则愈，宜麻黄汤。（原文）

仲景此二条之文，前条云风未解，后条即不云寒未解者，互文也。前条云宜发汗，后条云发汗则愈者，亦互文也。盖外邪初入阳明，用桂枝汤解肌，则风邪仍从卫分出矣；用麻黄汤发汗，则寒邪仍从营分出矣。营分之邪深于卫分，且从外出而愈，则卫分更不待言矣。论中每用互文处，其妙义大率若此。

③阳明病，能食者，为中风；不能食者，为中寒。（原文）

风则伤卫，寒则伤营，一定之理。是则

足三阳经，太阳行身之背，阳明行身之前，少阳行身之侧，皆可言荣卫受邪，何仲景于阳明经，但以能食不能食分风寒，而不以荣卫分风寒耶？盖荣卫交会于中焦，论其分出之名，则营为水谷之精气，卫为水谷之悍气；论其同出之源，混然一气，何由分其孰为营，孰为卫哉？惟风为阳，阳能消谷，故能食；寒为阴，阴不能消谷，故不能食。以此而辨风寒之邪，庶几确然有据耳。仲景析义之精若此，如习矣不察者何？

④脉阳微而汗出少者，为自和也；汗出多者，为太过。阳脉实，因发其汗，出多者，亦为太过。太过为阳绝于里，亡津液，大便因硬也。（原文）

阳微者，中风之脉，阳微缓也；阳实者，伤寒之脉，阳紧实也。阳绝，即亡津液之互辞。仲景每于亡津液者，悉名无阳。本文阳绝于里，亡津液，大便因硬，甚明。注家认作汗多而阳亡于外，大谬。

伤寒发太阳膀胱经之汗，即当顾虑阳气，以膀胱主气化故也；发阳明胃经之汗，即当顾虑阴津，以胃中藏津液故也。所以阳明多有热越之证，谓胃中津液随热而尽越于外，汗出不止耳。然则阳明证，不论中风、伤寒、脉微、脉实，汗出少而邪将自解，汗出多则阴津易致竭绝，业医者可不谨持其柄，而用重剂发汗，以劫人之津液耶！观仲景于太阳发汗之重剂，以青龙名之，可见亢旱得之，则为甘霖，若淫雨用之，则沉灶产蛙，伤禾害稼，有载胥及溺已耳。此阳明所以有桂枝、麻黄汤证，而无大青龙汤证也。噫，微矣哉！

⑤问曰：阳明病外证云何？答曰：身热，汗自出，不恶寒，反恶热也。（原文）

以此辨阳明中风之外证，正兼太阳也。

⑥问曰：何缘得阳明病？答曰：太阳病，若发汗，若下，若利小便，此亡津液，胃中干燥，因转属阳明；不更衣，内实，大便难者，此名阳明也。（原文）

以此辨阳明中风之里证。此属正阳阳明，可下，当置中篇，以全文不便分割，读者识之可也。

⑦问曰：病有一日得之，不发热而恶寒者，何也？答曰：虽得之一日，恶寒将自罢，即自汗出而恶热也。（原文）

以此辨阳明伤寒之外证，正兼太阳也。

⑧问曰：恶寒何故自罢？答曰：阳明居中土也，万物所归，无所复传，始虽恶寒，二日自止，此为阳明病也。（原文）

以此辨阳明伤寒之里证。此属正阳阳明，可下。

以上八条，见仲景于太阳传入阳明之证，其辨认之法，即少变太阳之定例矣。盖太阳有荣卫之两路，风则伤卫，寒则伤营；而阳明则荣卫难以辨别，辨之全藉于脉与证。风邪之脉，传至阳明，则缓去而迟在；寒邪之脉，传至阳明，则紧去而浮在。风邪之脉，轻高而上，前者风邪本微，殊无内向之意，虽汗出少，而不为过也；寒邪之脉，已至于实，则将去太阳，而成可下之证，故发其汗太多，反为过也。如此辨别，读者犹不心花开朗耶！至其辨证，则以能食不能食为谛，盖阳邪能化谷，阴邪不能化谷之义也。又设四问，以辨风寒之在表在里，而定汗下之权衡，何其明且尽耶！由是推之，病已传经，而太阳邪有未尽，其用桂枝、麻黄二汤，即当狭小其制，不可使太过明矣！太阳邪已尽，其用承气诸汤，即当竭蹶从事，不可使不及，又明矣！

问：经言一脉分为二病，谓荣卫不同也。是则十二经脉中，以荣卫之故，分为二十四病矣。乃仲景于阳明一经，独以能食不能食分荣卫，至于少阳以后，更不申荣卫之辨，其义何居？答曰：明哉，问也！道之原也。

叔和以后，诸贤俱有未彻，果识各经皆有荣卫，曷为将仲景少阳经之文，编入太阳经中乎？后人更添蛇足，谓邪至阳明则已，过荣卫无复可言。果尔，则邪至少阳与三阴，其过荣卫，不更远乎？《灵枢》谓营气起于中焦，卫气起于下焦，而行至中焦。是则中焦胃中，正是荣卫所起之源，混然未分，而外入之风寒，自难辨别也。至于少阳以下诸经，《内经》明有一脉分为二病之旨，仲景可以不赘。况始先中卫，其传经必不转中于营；始先中营，其传经必不转中于卫。然则能食为中风，不能食为中寒，自可由阳明而类推三阴各经矣。此等处须细心体会，略一卤莽，谬迷多矣。

⑨本太阳病，初得时，发其汗，汗先出不彻，因转属阳明也。（原文）

发其汗，兼解肌、发汗二义。汗出不彻，则未得如法，故邪不服而转入阳明也。

若汗多，微发热恶寒者，外未解也。其热不潮，未可与承气汤；若腹大满不通者，可与小承气汤，微和胃气，勿令大泄下。（节文）全文见《阳明中篇》。

表未解而腹大满，则里亦急，故用小承气汤。

⑩太阳病，若吐，若下，若发汗，微烦，小便数，大便因硬者，与小承气汤和之，愈。（原文）

微烦、小便数、大便因硬，皆是邪渐入里之机，故用小承气汤和之，是变不可下之例。然曰和，则与用下之意不同矣。

⑪伤寒吐后，腹胀满者，与调胃承气汤。（原文）

吐后而腹胀满，则邪不在胸，其为里实可知。然但胀满而不痛，自不宜用急下之法，少与调胃承气可耳，此亦和法，非下法也。观正阳阳明篇中，腹满不减，减不足言，如

是之急者，只言当下，自可类推。

⑫阳明病，心下硬满者，不可攻之，攻之利遂不止者死，利止者愈。（原文）

心下硬满，邪聚阳明之隔，正兼太阳也，故不可攻。攻之利不止，则邪气未尽，真气先脱，故主死也。利止则邪去，而真气犹存，故自愈也。

⑬伤寒呕多，即有阳明证，不可攻之。（原文）

呕属太阳，呕多则太阳未除，纵有阳明诸症，在所不计，故戒攻下。

⑭食谷欲呕者，属阳明也，吴茱萸汤主之；得汤反剧者，属上焦也。（原文）

此条复辨呕有太阳，亦有阳明，本自不同。若食谷欲呕，则属胃寒，与太阳之恶寒呕逆，原为热症者相远，正恐误以寒药治寒呕也。然服吴茱萸汤转剧者，仍属太阳热邪，而非胃寒明矣。

⑮阳明中风，口苦，咽干，腹满微喘，发热恶寒，脉浮而紧。若下之，则腹满，小便难也。（原文）

此条阳明中风，俱该伤寒而言，俱太阳未除之候，但以腹满一端，知为热入阳明，然终与大实、大满不同。若误下，则外邪乘虚内陷，而腹愈满矣。小便难者，亡津液也。

⑯阳明病，脉浮而紧，咽燥口苦，腹满而喘，发热汗出，不恶寒，反恶热，身重。若发汗则躁，心愦愦，反谵语。若加烧针，必怵惕，烦躁不得眠。若下之，则胃中空虚，客气动膈，心中懊憹，舌上苔者，栀子豉汤主之；若渴欲饮水，口干舌燥者，白虎加人参汤主之；若脉浮发热，渴欲饮水，小便不利者，猪苓汤主之。（原文）

发热以上与前条同。而汗出、不恶寒、反恶热、身重四端，则皆阳明之见症，所以汗、下、烧针俱不可用。而舌上苔，则膈热

甚，故涌以栀子豉而彻去其膈热，则治太阳而无碍阳明矣。若前症更加口干舌燥，则宜用白虎汤以解热生津。更加小便不利，则宜用猪苓汤，以导热滋干也。

⑰阳明病，汗出多而渴者，不可与猪苓汤，以汗多胃中燥，猪苓汤复利其小便故也。（原文）

太阳症中，有用五苓散两解表里一法矣。而太阳入阳明症中，复有猪苓汤导热滋干一法。然汗出多而渴者不可服，盖阳明胃经主津液者也，津液充则不渴，津液少则渴矣。故热邪传入阳明，必先耗其津液，加以汗多而夺之于外，复利其小便而夺之于下，则津液有立亡而已，故示戒也。

⑱太阳病，寸缓关浮尺弱，其人发热汗出，复恶寒，不呕，但心下痞者，此以医下之也。若其不下者，病人不恶寒而渴者，此转属阳明也。小便数者，大便必硬，不更衣。十日无所苦也。渴欲饮水者，少少与之，但以法救之。渴者宜五苓散。（原文）

寸缓关浮尺弱，发热汗出，复恶寒，纯是太阳未罢之症也。设非误下，何得心下痞结耶！如不误下，则心下亦不痞，而太阳症必渐传经，乃至不恶寒而渴，邪入阳明审矣。然阳明津液既偏渗于小便，则大肠失其润，而大便之硬与肠中热结，自是不同，所以旬日不更衣亦无苦也。以法救之，救其津液也，与水及用五苓，即其法也。

五苓，利水者也。其能止渴而救津液者何也？盖胃中之邪热，既随小水而渗下，则利其小水，而邪热自消矣。邪热消，则津回而渴止，大便且自行矣，正《内经》通因通用之法也。前段汗出多而渴者，不宜用猪苓汤重驱津液；此段仍有汗、仍渴，但汗出不至于多，而渴亦因热炽，其津液方在欲耗未耗之界，故与水而用五苓为合法也。今世之

用五苓者，但知水谷偏注于大肠，用之利水而止泄；至于津液偏渗于小便，用之消热而回津者则罕，故详及之。

⑲阳明病，脉浮而紧者，必潮热，发作有时；但浮者，必盗汗出。（原文）

阳明脉之浮紧，即太阳寒伤营之脉也；单浮，即太阳风伤卫之脉也。但传至阳明，仲景不欲以荣卫辨症，而姑变其文耳。至于太阳症，有未罢，各条虽悉，尚恐未明，再举潮热及盗汗，阳明之必至者辨之，确然无疑矣。从前注解，皆是断章取义，而不会其大意，不知脉紧与潮热，脉浮与盗汗，非的对之症也，不过藉以辨阳明八九，太阳一二之候耳。至谓浮为阳盛，阳盛则阴虚，阴虚则盗汗出，节外生枝，几于说梦矣。

⑳阳明中风，脉弦浮大，而短气，腹都满，胁下及心痛，久按之气不通，鼻干，不得汗，嗜卧，一身及面目悉黄。小便难，有潮热，时时哕，耳前后肿。刺之小瘥，外不解。病过十日，脉续浮者，与小柴胡汤；脉但浮，无余证者，与麻黄汤；若不尿，腹满加哕者不治。（原文）

此条阳明中风之症居七八，而中寒之症亦居二三。观本文不得汗反用麻黄汤，其义自见也。然此一症，为阳明第一重症，何以知之？太阳症既未罢，而少阳症亦兼见，是阳明所主之位，前后皆邪，而本经之弥满流连，更不待言矣。盖阳明脉本大，兼以少阳之弦，太阳之浮，则阳明之大，正未易衰也。腹满、鼻干、嗜卧、一身面目悉黄、潮热，阳明之症既尽见，兼以少阳之胁痛，太阳之膀胱不利，乃至时时哕，耳前后肿，则阳明之诸症，正未易除也。所以病过十日，外症不解，必审其脉症，或可引阳明之邪从少阳出，则用小柴胡汤；或可引阳明之邪从太阳出，则用麻黄汤方合法。若不尿，腹满加哕，

则真气垂尽，更无力可送其邪，故知药不能治也。

㉑阳明病，脉迟，食难用饱，饱则微烦头眩，必小便难，此欲作谷瘅。虽下之，腹满如故，所以然者，脉迟故也。（原文）

脉迟则表症将除，似乎可下，然得食而微烦，仍是外邪助其内热也。热蒸食而上攻，故头眩。小便必难者，湿热上攻，水道必不顺也。欲作谷瘅者，水谷之湿得热蒸而四迄，遍身发黄，势所必至。下之腹满如故，病既未除，其脉之迟者，愈益难复，故以为戒。注谓下之则外邪内陷，殊不切要。盖腹满已是邪陷，宁俟下之始陷耶！所以然者，脉迟则胃不实，徒下其糟粕，不惟无益，而反害之耳。然则脉复其常，然后膀胱之气化行，湿热自除，谷瘅自退，又不言可知矣。

㉒阳明病，若中寒，不能食，小便不利，手足濈然汗出，此欲作固瘕，必大便初硬后溏。所以然者，以胃中冷，水谷不别故也。（原文）

注谓固为坚固，瘕为积聚，大谬。盖大便初硬后溏，因成瘕泄。瘕泄即溏泄，久而不止，则曰固瘕也。

㉓阳明病，初欲食，小便反不利，大便自调，其人骨节疼，翕然如有热状，奄然发狂，濈然汗出而解者，此水不胜谷气，与汗共并，脉紧则愈。（原文）

此段文义本明，注谓得汗则外邪尽解，脉紧且愈，全非本文来意。观上二条，一以小便少而成谷瘅，是湿热由胃上攻胸脑，则头眩而身发黄；一以小便不利而成固瘕，是湿热由胃下渗大肠，则手足汗出而成溏泄。此条小便反不利，本当成谷瘅及瘕泄之症，况其人骨节疼，湿胜也。翕然如有热状，热胜也。湿热交胜，乃忽然发狂，濈然汗出而解者，何以得此哉？此是胃气有权，能驱阳

明之水与热，故水热不能胜，与汗共并而出也。脉紧则愈，言不迟也。脉紧疾，则胃气强盛，所以肌肉开而濈然大汗。若脉迟，则胃中虚冷，偏渗之水不能透而为汗，即手足多汗，而周身之湿与热又未能共并而出。此胃强能食脉健之人，所以得病易愈耶。

㉔阳明病，不能食，攻其热必哕，所以然者，胃中虚冷故也。以其人本虚，故攻其热必哕。（原文）攻热谓寒下之药也。

㉕脉浮而迟，表热里寒，下利清谷者，四逆汤主之。若胃中虚冷，不能食者，饮水则哕。（原文）

表热里寒，法当先救其里，太阳经中，下利不止，身疼痛者，已用四逆汤不为过；其在阳明之表热，不当牵制，更可知矣。此病比前一条虚寒更甚，故不但攻其热必哕，即饮以水而亦哕矣。

前云能食者为中风，不能食者为中寒矣。此上五条，一云食难用饱；一云欲食，似乎指中风为言；一云中寒不能食；及后二条之不能食又明指中寒为言，所以后人拘执其说，而误为注释也。不知此五条重举风寒症中之能食、不能食，辨胃气之强弱，非辨外邪也。故五症中，惟水不胜谷气，脉紧则愈一症，为胃气胜。其四条俱是脉迟胃冷，反为水热所胜之症。夫伤寒之症，皆热症也。而其人胃中虚冷者，又未可一例而推。盖胃既虚冷，则水谷混然无别，热邪传入，必不能遽变为实也。胃不实则不可下，而热邪既入，转蒸水谷之气，蕴祟为病，即下之而水热不去，徒令胃气垂绝而作哕耳。仲景一一挈出，而于后条下利清谷一症，主之以四逆汤，则前条之较轻者，宜主之以温胃，更不待言。惟合五条而总会其立言之意，始不至于传讹耳。

门人问：濈然汗出而病解，乃手足濈然汗出者反作固瘕，何手足不宜于汗耶？答曰：

前代之业医者，皆极大聪明学问之人，故仲景书为中人以上，举一隅能以三隅反者设也。胃气虚寒之人，外邪入之，必转增其热。胃热，故膀胱亦热，气化不行，小便因之不利。小便不利，而尽注于大肠，则为洞泄，即末条之下利清谷者是也。小便不利，乘胃热而渗于脾，则四肢先见色黄，乃至遍身发黄而成谷瘅者是也。今手足濈然得汗，则脾中之湿热行而色黄，谷瘅之患可免。但汗从手足而出，水热之气未得遍泄于周身，不过少分大肠奔迫之势，故不为洞泄，而为痿泄耳。无病之人，小便不行，尚渍为他病，况伤寒症，极赤极热之小便停蓄不行，能无此三种之变耶！一溯其源，而轻重自分矣。

㉖阳明病，但头眩，不恶寒，故能食而咳，其人必咽痛；若不咳者，咽不痛。（原文）

此胃热协风邪而上攻之症也。

㉗阳明病，法多汗，反无汗，其身如虫行皮中状者，此以久虚故也。（原文）

此胃热协寒邪而郁于肌肤之症也。言久虚者，明所以不能透出于肌表之故也，非谓当用补也。

㉘阳明病，反无汗，而小便利，二三日呕而咳，手足厥者，必苦头痛；若不咳，不呕，手足不厥者，头不痛。（原文）

阳明症，本不头痛，若无汗、呕咳、手足厥者，得之寒因，而邪热深也。然小便利，则邪热不在内而在外，不在下而在上，故知必苦头痛也。若不咳、不呕、不厥，而小便利者，邪热必顺水道而出，岂有逆攻巅顶之理哉！

㉙阳明病下之，其外有热，手足温，不结胸，心中懊侬，饥不能食，但头汗出者，栀子豉汤主之。（原文）

下之而外有热，心中懊侬，饥不能食，几成结胸矣。然手足温，则阳气未至伤陷；

不结胸，则外邪原属轻微。若其人头汗出者，亦是膈中郁热上蒸所致，宜因其高而扬之，用栀子豉汤以彻其热，则阳得下通于阴，而周身濈然汗解，并可知矣。此二条皆湿热上攻之症。

㉚阳明病，口燥，但欲漱水，不欲咽，此必衄。（原文）

口中干燥与渴异，漱水不欲咽，知不渴也。阳明气血俱多，以漱水不欲咽，知邪入血分。阳明之脉起于鼻，故知血得热而妄行，必由鼻而出也。

㉛脉浮发热，口干鼻燥，能食者则衄。（原文）

脉浮发热，口干鼻燥，阳明邪热炽矣。能食为风邪，风性上行，所以衄也。

㉜阳明病，发热汗出者，此为热越，不能发黄也；但头汗出，身无汗，剂颈而还，小便不利，渴引水浆者，此为瘀热在里，身必发黄，茵陈蒿汤主之。（原文）

㉝阳明病，面合赤色，不可攻之，必发热，色黄，小便不利也。（原文）

㉞阳明病，无汗，小便不利，心下懊侬者，身必发黄。（原文）

㉟阳明病被火，额上微汗出，小便不利者，必发黄。（原文）

合四条观之，阳明病湿停热郁，而烦渴有加，势必发黄。然汗出，热从外越，则黄可免；小便多，热从下泄，则黄可免。若误攻之，其热邪愈陷，津液愈伤，而汗与小便愈不可得矣；误火之，则热邪愈炽，津液上奔，额虽微汗，而周身之汗与小便愈不可得矣，发黄之变，安能免乎？发黄与前谷瘅，本同一症，但彼因脉迟胃冷而得，则与固瘕及哕同源，而与此异派。

㊱阳明病，下血谵语者，此为热入血室，但头汗出者，刺期门，随其热而泻之，濈然

汗出则愈。（原文）

妇人病伤寒，经水适来、适断，则邪热乘之而入于血室，谵语如见鬼状，当刺期门。乃男子阳明经病，下血而谵语者，亦为热入血室，亦刺期门。详后少阳篇末。

㊲阳明症，其人喜忘者，必有蓄血。所以然者，本有久瘀血，故令喜忘，屎虽硬，大便反易，其色必黑，宜抵当汤下之。（原文）

太阳经热结膀胱之症，轻者如狂，重者发狂。如狂者血自下，但用桃核、桂枝加入承气汤，因势利导，血去则愈；发狂者血不下，须用抵当汤亟下其血乃愈，详太阳上篇。此条阳明喜忘之症，本瘥减于如狂，乃用药反循发狂之例者何耶？盖太阳少血，阳明多血，阳明之血一结，则较太阳更为难动，所以宜用抵当汤峻攻之法耳。但太阳云主之，则确乎不易；此云宜用，则症有轻重不等，在于临时酌量矣。

㊳病人无表里症，发热七八日，虽脉浮数者，可下之。假令已下，脉数不解，合热则消谷善饥，至六七日不大便者，有瘀血也，宜抵当汤。若脉数不解，而下利不止，必协热而便脓血也。（原文）

虽云无表里症，然发热则浮数，表症尚在也。其所以可下者，以七八日为时既久，而发热、脉数，则胃中热炽，津液尽亡，势不得不用下法，如大柴胡汤之类是也。若下后脉数不解，可知果胃中热炽，其候当消谷善饥。然谷食既多，则大便必多，乃至六七日竟不大便，其症非气结，而为血结明矣，所以亦宜于抵当汤也。若数不解，而下利不止，注谓用抵当汤下之，数仍不解，大谬。此乃对假令已下，脉数不解五句之文。见已下脉数不解，反六七日不大便，则宜抵当以下其血；若已下脉数不解，而下利不止，则不宜抵当之峻，但当消悉以清其血分热邪，

若血分之邪不除，必协热而便脓血矣。

合三条，总是热入血室，故随下血与不下血而异治也。然要知阳明尚兼太阳，则不但胃中热炽，而膀胱随经之热，亦未尽解，此所以宜于抵当汤乎！

㊴病人烦热，汗出则解，又如疟状，日晡所发热者，属阳明也。脉实者，宜下之；脉浮虚者，宜发汗。下之，与大承气汤；发汗，宜桂枝汤。（原文）

病人得汗后，烦热解，太阳经之邪，将尽未尽，其人复如疟状，日晡时发热，则邪入阳明审矣。盖日晡者，申酉时，乃阳明之旺时也。发热即潮热，乃阳明之本候也。然虽已入阳明，尚恐未离太阳，故必重辨其脉。脉实者，方为正阳阳明，宜下之；若脉浮虚者，仍是阳明而兼太阳，更宜汗，而不宜下矣。发汗宜桂枝汤，宜字最妙。见前既得汗而烦热解，此番只宜用桂枝和荣卫，以尽阳明兼带之邪，断不可误用麻黄汤矣。

阳明经中篇

凡外邪已离太阳，未接少阳，谓之正阳阳明，列于此篇。

凡外感之邪，全入阳明所辖地界，已离太阳，未接少阳，此际当用下法，确无疑矣。然其邪复有在经、在腑之不同：在经者，与太少为邻，仍是传经之邪；在腑者，则入于胃，而不传经。但在经者之用下，常恐胃有未实，篇中无限消息迟徊。若在腑，则胃已大实，惟有急下，以存津液而已。

①阳明之为病，胃家实是也。（原文）

以胃家实揭正阳阳明之总，见邪到本经，遂入胃而成胃实之症也。不然，阳明病，其胃不实者多矣，于义安取乎！

②伤寒三日，阳明脉大。（原文）

伤寒一日太阳，二日阳明，三日少阳，乃传经之次第，其实不以日拘也。此云三日阳明脉大，正见二日之阳明传自太阳，必兼乎浮紧、浮缓，未定是正阳阳明也。若正阳阳明，气血俱多，其脉必大，而与太阳别矣。言外见三日症兼少阳，则其脉必大而弦，又不得为正阳阳明也。噫，微矣哉！

③伤寒发热无汗，呕不能食，而反汗出濈濈然者，是转属阳明也。（原文）

④伤寒转系阳明者，其人濈濈然微汗出也。（原文）

濈濈者，肌肉开而微汗不干之貌；发热无汗，呕不能食，皆伤寒之症也。伤寒无汗，何以反濈濈汗出耶？可见症已转属正阳阳明矣。既濈然汗出，则热除呕止可知矣。

⑤太阳病三日，发汗不解，蒸蒸发热者，属胃也，谓胃承气汤主之。（原文）

蒸蒸者，热势自内腾达于外，如蒸炊然，胃实之验也。其热蒸蒸，势必其汗濈濈矣。妙哉，形容乎！惟热在胃，故用承气以调其胃，胃调则病涣然除矣。

⑥阳明病，本自汗出，医更重发汗，病已瘥，尚微烦不了了者，此必大便硬故也。以亡津液，胃中干燥，故令大便硬。当问其小便日几行，若本小便日三四行，今日再行，故知大便不久出。今为小便数少，以津液当还入胃中，故知不久必大便也。（原文）

⑦阳明病，自汗出，若发汗，小便自利者，此为津液内竭，虽硬不可攻之，当须自欲大便，宜蜜煎导而通之，若土瓜根及与大猪胆汁，皆可为导。（原文）

⑧阳明病，脉迟，虽汗出，不恶寒者，其身必重，短气，腹满而喘。有潮热者，此外欲解，可攻里也。手足濈然而汗出者，此大便已硬也，大承气汤主之；若汗多，微发热恶寒者，外未解也，其热不潮，未可与承

气汤；若腹大满不通者，可与小承气汤微和胃气，勿令大泄下。（原文）后半节入阳明上篇。

脉迟、汗出、不恶寒、身重、短气、腹满、喘、潮热八者，乃阳明之外邪欲解，可以攻里，而不为大误之候也。然曰欲解、曰可攻，不过用小承气及调胃承气之法耳。必手足濈然汗出，方可验胃实便硬，外邪尽解，而当从大承气急下之法也。申酉戌间独热，余时不热者为潮热。若汗多、微发热恶寒，是阳明证尚兼太阳，纵腹大满，胃终不实，只可微和胃气，以从权而已。

⑨病人不大便五六日，绕脐痛，烦躁，发作有时者，此有燥屎，故使不大便也。（原文）

⑩大下后，六七日不大便，烦不解，腹满痛者，此有燥屎也。所以然者，本有宿食故也，宜大承气汤。（原文）

⑪病人小便不利，大便乍难乍易，时有微热，喘冒不能卧者，有燥屎也，宜大承气汤。（原文）

⑫阳明病，潮热，大便微硬者，可与大承气汤；不硬者，不可与之。若不大便六七日，恐有燥屎，欲知之法，少与小承气汤，汤入腹中，转矢气者，此有燥屎，乃可攻之；若不转矢气，此但初头硬，后必溏，不可攻之，攻之必胀满不能食也。欲饮水者，与水则哕。其后发热者，必大便硬而少也，以小承气汤和之。不转矢气者，慎不可攻也。（原文）

转矢气者，屁出也。腹中之气，得攻药不为转动，则属虚寒，所以误攻而症变胀满、不能食及哕也。攻后重复发热，又是胃热至此方炽，大便因可得硬，但为时未久必少耳，仍以小承气汤和之。若腹中气仍不转，则不但用大承气汤大瘥，即用小承气亦小瘥矣。

⑬阳明病，下之，心中懊憹而烦，胃中

有燥屎者，可攻。腹微满，初头硬，后必溏，不可攻之。若有燥屎者，宜大承气汤。（原文）

以小承气汤试其可下，而用大承气汤下之矣。设下后心中懊𢙳而烦，又属热重药轻，当再进大承气，以协济前药，呕驱热邪，则闷烦自解也。一云胃中有燥屎者，一云若有燥屎者，俱指试其转矢气及绕脐痛、腹满痛、小便不利、烦躁、时有微热、喘冒不能卧七证言也。

⑭得病二三日，脉弱，无太阳柴胡证，烦躁，心下硬，至四五日，虽能食，以小承气汤少少与微和之，令小安，至六日，与承气汤一升。若不大便六七日，小便少者，虽不能食，但初头硬，后必溏，未定成硬，攻之必溏，须小便利，屎定硬，乃可攻之，宜大承气汤。（原文）

无太阳、少阳之证，则烦躁、心下硬属正阳阳明之可下无疑矣。乃其人脉弱，虽是能食，亦只可少用小承气，微和胃气。和之而当，必觉小安。俟隔日再以小承气，稍稍多进，总因脉弱，故尔迟徊也。至六七日竟不大便，似乎胃实，乃小便复少，正恐胃弱而膀胱气化之源窒，转渗大肠，初硬后溏耳。所以小便利，屎定硬，乃可攻之。

此段之虽能食，虽不能食，全与辨风寒无涉。另有二义：见虽能食者，不可以为胃强而轻下也；虽不能食者，不可以为胃中有燥屎而轻下也。后九条云谵语、有潮热、反不能食者，胃中必有燥屎五六枚，与此互发，前后注释俱差。

⑮阳明病，不吐，不下，心烦者，可与调胃承气汤。（原文）

胃气及津液既不由吐下而伤，则心烦明系胃中热炽，故可与调胃承气以安胃气，而全津液也。

合九条，总是以外证之解与不解，气之

转与不转，脐腹之痛与不痛，脉之弱与不弱，汗出之多与不多，小便之利与不利，邪热之炽与不炽，津液之干与不干，而辨腹中之燥屎多与不多，溏与不溏，以消息微下之法。故惟手足濈然汗出，大便已硬者，主之以大承气汤。其他诸证，一则曰宜用导法，再则曰不可攻之，再则曰宜小承气汤，再则曰少与小承气汤，再则曰明日更与一升，再则曰宜大承气汤，全是商量治法，听人临时斟酌，以祈无误，所以不用主之二字。此等处关系安危最大。盖热邪入胃，不以寒药治之则胃伤，然寒药本以救胃也，不及则药不胜邪，太过则药反伤正。况乎不胜其邪，势必尽伤其正，徒伤其正，又未必尽去其邪，此仲景所为谆复于二者之间耶！

⑯阳明病，谵语，发潮热，脉滑而疾者，小承气汤主之。因与承气汤一升，腹中转矢气者，更服一升；若不转矢气，勿更与之。明日不大便，脉反微涩者，里虚也，为难治，不可更与承气汤也。（原文）

谵语而发潮热，阳明之下证审矣。更兼其脉滑疾，复与脉弱者不伦，故主之以小承气汤，一定之法也。然尚未知其里证若何？必转矢气方可再服。若服后不转矢气，并不大便，脉反微而且涩，又是里气虚寒之证。盖阳明居于中土，其表虚、表实来自太阳，至此已明；其里虚、里实茫然未卜，故用法不可令虚者益虚，有如此之郑重也。

⑰夫实则谵语，虚则郑声。郑声重语也。（原文）

郑声者，郑重之声，正气不足，声出重浊也，亦辨里实里虚之一端也。

⑱直视谵语，喘满者死，下利者亦死。（原文）

此条当会意读，谓谵语之人，直视者死，喘满者死，下利者死，其义始明。盖谵语者，心火亢极也，加以直视，则肾水垂绝，心火愈无制，故主死也。喘满者，邪聚阳位而上争，正不胜邪，气从上脱，故主死也。下利者，邪聚阴位而下夺，正不胜邪，气从下脱，故主死也。

⑲发汗多，若重发汗者，亡其阳，谵语，脉短者死，脉自和者不死。（原文）

注拟此为太阳经脱简，不知太阳经无谵语之例，必日久而兼阳明少阳，方有谵语。故此言太阳经得病时，发汗过多，及传阳明时，重发其汗，亡阳而谵语之一证也。亡阳之人，所存者，阴气耳，故神魂无主而妄见妄闻，与热邪乘心之候不同。况汗多则大邪必从汗解，只虑阳神飞越难返，故脉短则阴阳不附，脉和则阴阳未离，其生死但从脉定耳。其脉既短，安问药之长哉？

门人问：亡阳而谵语，四逆汤可用乎？答曰：仲景不言方，而子欲言之，曷不详之仲景耶？盖亡阳固必急回其阳，然邪传阳明，胃热之炽否，津液之竭否，里证之实否，俱不可知。设不辨悉，欲回其阳，先竭其阴，竟何益哉？此仲景不言药，乃其所以圣也。然得子此问，而仲景之妙义愈彰矣。

⑳阳明病，其人多汗，以津液外出，胃中燥，大便必硬，硬则谵语，小承气汤主之。若一服谵语止，更莫复服。（原文）

此条举谵语之因，汗多津越者为言。

㉑伤寒四五日，脉沉而喘满，沉为在里，而反发其汗，津液越出，大便为难，表虚里实，久则谵语。（原文）

此举谵语，因误汗而致者，其曰里实，亦即上文胃中燥，大便必硬之互辞。其不出方者，亦即上文小承气汤之互意也。

㉒伤寒，若吐、若下后不解，不大便五六日，上至十余日，日晡所发潮热，不恶寒，独语如见鬼状。若剧者，发则不识人，循衣摸床，惕而不安，微喘直视，脉弦者生，涩者死；微者，但发热谵语者，大承气汤主之。若一服利，止后服。（原文）

此条举谵语之势重者为言。而势重之中，复分二等：剧者生死仍凭乎脉，微者则主以大承气汤。比上条之小承气为更进矣。前云谵语脉短者死，此云脉弦者生；前云谵语脉滑疾者，用小承气，此云脉涩者死，更互一字，而大意跃然。

㉓汗出谵语者，以有燥屎在胃中，此为风也。须下之，过经乃可下之。下之若早，语言必乱，以表虚里实故也。下之则愈，宜大承气汤。（原文）

此条之文似浅而实深，仲景惧人不解，已自为注脚，不识后人何故茫然！胃有燥屎，本当用下，以谵语而兼汗出，知其风邪在胸，必俟过经下之，始不增扰。所以然者，风性善行数变，下之若早，徒引之走空窍，乱神明耳。然胃有燥屎，下之不为大误，其小误只在未辨证兼乎风。若此者，必再一大下，庶大肠空，而风邪得以并出，故自愈。此通因通用之法，亦将差就错之法也。

㉔阳有病，谵语，有潮热，反不能食者，胃中必有燥屎五六枚也。若能食者，但硬耳，宜大承气汤下之。（原文）

有燥屎，则肠胃热结，故不能食。若能食，则肠胃未结，故但硬耳。前条云其后发热者，必大便硬而少也；此云但硬耳，不更言其少，乃于胃中有燥屎者，言其五六枚之多，亦互举以辨微细之意，不可忽也。俱宜大承气汤者，已结者，开其结；未结者，涤其热，不令更结。同一谵语、潮热，故同一治，至于药制之大小，必有分矣。

合九条观之，既云实则谵语矣，乃其用治，迟徊审谛。始以和法为攻法，俟服药后重辨脉证，不敢径情急攻，即攻之，又一服利，止后服，何其郑重耶！可见所谓实者，乃邪气实也。邪气实，正气未有不虚，况津液为邪所耗；而至于谵语，方寸几于无主，其虚为何如哉？邪实不可不下，正虚不可太下，斟酌于邪正之间，以权宜而善其治，良工苦心，要当三复于圣言矣。

㉕阳明病，发热汗多者，急下之，宜大承气汤。（原文）

胃中只一津液，汗多则津液外渗，加以发热，则津液尽随热势，蒸蒸腾达于外，更无他法可止其汗。惟有急下一法，引热势从大肠而出，庶津液不致尽越于外耳。前条云，发汗不解，蒸蒸发热者，属胃也，调胃承气汤主之。可见调胃之义，乃和缓其胃中之热，以存津液也。此证发热而至于汗多，明是始先未行调胃所致，故宜急下，无取缓调。

㉖发汗不解，腹满痛者，急下之，宜大承气汤。（原文）

㉗腹满不减，减不足言，当下之，宜大承气汤。（原文）

发汗不解，而反腹中满痛，则邪不在表而在里，亦惟有急下一法，庶满痛去，而病自解也。减不足言四字，形容腹满如绘，见满至十分，即减去一二分，不足杀其势也。此所以纵有外邪未解，而当下无疑耳。

㉘伤寒六七日，目中不了了，睛不和，无表里证，大便难，身微热者，此为实也，急下之，宜大承气汤。（原文）

此一条，辨证最微细。大便难，则非久秘，里证不急也；身微热，则非大热，表证不急也，故曰无表里证，只可因是而验其热邪在中耳。热邪在中，亦不为急，但其人目中不了了，睛不和则急矣。以阳明之脉络于目，络中之邪且盛，则在经之盛更可知，故惟有急下之而已。

按：少阴经有急下三法，以救肾水：一

本经水竭，一木邪涌水，一土邪凌水。而阳明经亦有急下三法，以救津液：一汗多津越于外，一腹满津结于内，一目睛不慧，津枯于中。合两经下法，以观病情生理，恍觉身在冰壶，腹饮上池矣。

㉙阳明病，欲解时，从申至戌上。（原文）

㉚脉浮而芤，浮为阳，芤为阴，浮芤相搏，胃气生热，其阳则绝。（原文）

其阳则绝，即无阳之互辞，谓津液内亡也。当下不下，故致此耳。

㉛趺阳脉浮而涩，浮则胃气强，涩则小便数，浮涩相搏，大便则难，其脾为约，麻仁丸主之。（原文）

脾约之证，在太阳阳明已当用麻仁丸润下。失此不用，延至正阳阳明，胃中津液，瓮干杯罄，下无及矣。然则浮涩之脉，转为浮芤，不可类推乎？详见本卷末答门人脾约问。

阳明经下篇

凡外邪已趋少阳，未离阳明，谓之少阳阳明，列于此篇。

凡属正阳阳明之证，病已入于胃腑，故下之则愈。其有胃不实，而下证不具者，病仍在经。在经之邪不解，必随经而传少阳，口苦、咽干、目眩、耳聋、胸胁满痛之证，必兼见一二，故谓之少阳阳明，其实乃是阳明少阳也。

少阳主半表半里，阳明证中才兼少阳，即表里皆不可攻，故例中只用和法。

少阳阳明合病，另有专条，附三阳经后。

①阳明病，发潮热，大便溏，小便自可，胸胁满不去者，小柴胡汤主之。（原文）

潮热本阳明胃实之候，若大便溏，小便自可，则胃全不实，更加胸胁满不去，则证已传入少阳矣。才兼少阳，即有汗下二禁，惟小柴胡一方，合表里中而总和之，乃少阳一经之正法，故阳明少阳亦取用之，无别法也。

②阳明病，胁下硬满，不大便而呕，舌上白苔者，可与小柴胡汤。上焦得通，津液得下，胃气因和，身濈然而汗出解也。（原文）

不但大便溏为胃未实，即使不大便，而见胁下硬满、呕与舌苔之证，则少阳为多，亦当从小柴胡汤分解阴阳，则上下通和，濈然汗出，而苔、呕、胁满之外证一时俱解矣。既云津液得下，则大便自行，亦可知矣。此一和而表里俱彻，所以为贵也。

上焦得通，津液得下八字，关系病机最切。风寒之邪，协津液而上，聚于膈中，为喘、为呕、为水逆、为结胸，常十居六七。是风寒不解，则津液必不得下。倘误行发散，不惟津液不下，且转增上逆之势，愈无退息之期矣。此所以和之于中，而上焦反通也。至于杂病项中，如痰火、哮喘、咳嗽、瘰疬等证，又皆火势熏蒸日久，顽痰胶结经隧，所以火不内熄，则津液必不能下灌灵根，而精华尽化为败浊耳。夫人之得以长享者，惟赖后天水谷之气，生此津液，津液结则病，津液竭则死矣。故治病而不知救人之津液者，真庸工也。

论太阳阳明、少阳阳明，原有可下之证

③问曰：病有太阳阳明，有正阳阳明，有少阳阳明，何谓也？答曰：太阳阳明者，脾约是也；正阳阳明者，胃家实是也；少阳阳明者，发汗利小便已，胃中燥烦实，大便难是也。（原文）

注谓脾约乃太阳之邪，径趋入胃，而成胃实，贻误千古。详后答门人问脾约论。

附少阳转阳明二证

此与阳明兼带少阳之症迥殊，故另揭出。

少阳阳明者，发汗利小便已，胃中燥烦实，大便难是也。（阳明原文）

病已传少阳经，而去阳明经远矣。乃从少阳经治法，发汗利小便已，其人方才胃中燥烦实。大便难者，是少阳重转阳明，而成可下之一证也。

服柴胡汤已，渴者属阳明也，以法治之。（少阳原文）此条亦互上条之意，解见少阳。

附太阴转阳明一证

伤寒脉浮而缓，手足自温者，是为系在太阴。太阴者，身当发黄；若小便自利者，不能发黄，至七八日，大便硬者，为阳明病也。（太阴原文）

脉浮而缓，本为表证，然无发热、恶寒外候，而手足自温者，是邪已去表而入里。其脉之浮缓，又是邪在太阴，以脾脉主缓故也。邪入太阴，势必蒸湿为黄，若小便自利，则湿行而发黄之患可免。但脾湿既行，胃益干燥，胃燥则大便必硬，因复转为阳明内实，而成可下之证也。

附少阴转阳明一证

少阴病六七日，腹胀不大便者，急下之，宜大承气汤。（少阴原文）

少阴之证，自利者最多。虚寒则下利清谷，滑脱则下利脓血，故多用温法。此以六七日不大便而腹胀，可见热邪转归阳明，而为胃实之证，所以宜于急下也。

附厥阴转阳明之证

下利，谵语者，有燥屎也，宜小承气汤。（厥阴原文）

下利则热不结，胃不实，何得谵语耶？此必邪返于胃，内有燥屎，故虽下利而结者自若也。半利半结，所以不宜大承气，而宜于小承气，微动其结耳。

附答客难大意

客有熟仲景之书者，难昌曰：所分阳明三篇，将仲景阳明证中七十四条收尽无遗，大开后人眼目，可谓智矣。只是过矜其智，而掩昔贤之长，鄙见微有不满耳。昌曰：余何敢哉！客曰：王叔和当日编次阳明一经，首列问有太阳阳明，有正阳阳明，有少阳阳明者何也？仲景答曰：太阳阳明者，脾约是也；正阳阳明者，胃家实是也；少阳阳明者，发汗利小便已，胃中燥，大便难是也。圣言煌煌，子既遵其例，何反后其文耶？昌曰：三段揭首，叔和已误，曷可再误？昌分三篇，不从兹起见也。三篇举以统括七十余条之义，若叔和所列，不过是绝无仅有之一证，以冠篇首，则阳明一经之大旨尽失。此无难辨者，盖当日之问，乃问三阳经中可下之证，所以答云，太阳阳明之可下者，除是脾约；少阳阳明之可下者，除是发汗、利小便已，胃中燥，大便难。舍此二证，则太阳、少阳必无一定之下法矣。今分三篇，以明太少二阳之不可下，乃以可下之条，混引其端，昌之所不敢出也。又况少阳阳明，所谓发汗利小便已，胃中燥，大便难者，乃是病邪已去阳明，全入少阳，及发汗利小便后，少阳症亦尽罢，其邪不入三阴，重复转到阳明，所以名为少阳阳明，与始先病在阳明，略兼少阳一二者，有何干涉哉？客始为之心折。

附答门人奇问

门人问：治伤寒之法，轨则虽多，必有精一之理可以贯彻终始者，请吾师试举一言以蔽之，可乎？余曰：伤寒之变，千蹊万径，如之何其可以一言括耶？门人曰：如痘疹秘诀，谓起先开盘时，要有根脚，有根脚则浆成；及至灌脓时，要无根脚，无根脚则毒化。此亦片言居要者，吾师曷不仿而言之？余笑曰：若是则姑拟一言，以答子之奇问，亦无难者。凡治伤寒之诀，起先惟恐传经，传经则变生；其后惟恐不传经，不传经则势笃。此二语不识可括其义否？门人踌躇曰：起先惟恐传经趣矣，其后惟恐不传经之说太奇且

太创，未之前闻也。余曰：仲景言之再四，但子辈双眸未炯，见同未见耳，何奇创之有耶？仲景云：阳明居中土也，万物所归，无所复传。盖阳明之脉行身之前，邪入其经，则有前经、后经相传之次第；而阳明之府，乃中州之胃，为水谷之海，脏腑经脉之总司，邪入其中，则无复传次之可言，所以惟有下夺一法，夺其土而邪自不留耳。此仲景于阳明经内，特挈不传之妙理也。又云阳明中风，脉弦浮大而短气，腹都满，胁下及心痛，久按之气不通，鼻干，不得汗，嗜卧，一身及面目悉黄，小便难，有潮热，时时哕，耳前后肿，刺之小瘥，外不解，过经十日，脉续浮者，与小柴胡汤；脉但浮，无余证者，与麻黄汤；若不尿，腹满加哕者不治。此一段至理，千古无人看出，总不识其所言者何事。讵知脉弦浮大而气反短，连腹都满者，邪不传也；胁下及心痛，乃至久按之气不通者，邪不传也；鼻干，不得汗，嗜卧，表里俱困，乃至一身及面目悉蒸为黄者，邪不传也；小便难，有潮热，时时哕者，胃热炽盛，上下道穷，邪不传也；耳前后肿，刺之小瘥者，内邪不传，乃至外抉其血亦不散，但其肿小瘥也；外不解，过经十日，留连极矣。所谓万物所归，无所复传者，原为美事，孰知病邪归之而不传，反成如此之危候耶！要知阳明之邪，来自太阳，去自少阳，所以脉续浮者，与小柴胡汤推其邪，使速往少阳去路也；脉但浮，无余症者，与麻黄汤推其邪，使速还太阳来路也。若不尿，腹满，则胃邪内壅，不下行矣；而更加哕，则胃气将竭，愈上逆矣，再有何法可以驱其邪而使之传哉？又云太阳病十日已去，脉浮细而嗜卧者，外已解也。设胸满胁痛者，与小柴胡汤；脉但浮者，与麻黄汤；见脉浮细而嗜卧，邪已尽传于外而解散者，方可无虑。设胸满胁痛，则当与

小柴胡汤推之，速往少阳而出；设脉但浮，无余症，则当与麻黄汤推之，速往太阳而出，是皆惟恐其邪之不传，暗伏危机也。必识此意，然后始识仲景用药之故。不然，岂有十余日后而无故张皇，反用麻黄汤之理哉！凡此皆因太少二阳与阳明连贯，故用表法，所谓从外入者，驱而出之于外也。复有表里阴阳之间，正已虚而邪不尽，无可速传之候，仲景用法，悉从外邪不能传出起见。如太阳病未解，脉阴阳俱停，必先振栗汗出而解。设不振栗，则邪不能传之于表，而无从得汗可知也。然既云阴阳两停，其传表传里未可预定，所以惟阳脉微者，方是邪不能传表，当从汗之而解；惟阴脉微者，方是邪不能传里，当从下之而解，此其故，甚可思也。若非邪住不传之候，则阳脉微者，当补其阳；阴脉微者，当补其阴矣。岂有反汗之而伤其阳，下之而伤其阴之理哉！又如太阳病，过经十余日，反二三下之，后四五日，柴胡症仍在者，先与小柴胡汤。服之本当蒸蒸而振，却发热汗出而解矣。乃反加呕不止，心下急，郁郁微烦者，此邪因屡下而入里已深，非一柴胡汤可以尽提之，传出于表，必再与大柴胡汤分提表里之邪。阳邪传阳，阴邪传阴，一举而分解之，始为合法。不然，岂有呕急、郁烦，表症转增，反行兼解其里之理哉！又如伤寒五六日，头汗出，微恶寒，手足冷，心下满，口不欲食，大便硬，脉细者，此为阳微结。乃是说阳分之邪微微结聚，不能传出于表里，故本文即继之曰必有表，复有里也，其旨甚明也。末云可与小柴胡汤，设不了了者，得屎而解，即前证过经十余日，用大小柴胡分提使传之法也。乃知舍此更无可使其传矣。又如发汗吐下后，虚烦不得眠，若剧者，必反覆颠倒，心中懊憹。此邪退正虚，而余邪阻滞，不能传散，以致无可奈何

也。此时将汗之乎？下之乎？和之乎？温之乎？仲景巧用栀子豉汤，涌载其余邪于上，俾一吐而尽传无余。设非此一法从高而越，有殆而已矣。又如云食谷则哕；不能食，攻其热则哕；欲饮水者，与水则哕；不能食者，与水则哕，何其言之不一耶？皆是为胃气虚寒，余邪不能传散者，致其叮咛也。更有谷瘅一证，邪热在胃，不能传出，反蒸食而发黄；固瘕一证，胃气虚寒，水停不行，反渗大肠而瘕泄。此三证者，仲景但言证，而不言治，学者倘不透此一关，果何从而施治耶？是则邪之传与不传，所关如此甚巨。乃治伤寒家，初不量邪势之浅深，胃气之厚薄，而贸贸以从事也，实由先圣法则，未经昔贤阐绎，后学漫无入路耳。夫足太阳膀胱、足阳明胃、足少阳胆，皆腑也，何必独归阳明始不传耶？盖膀胱主出，胃主纳，胆不主出纳，所以惟阳明胃为藏纳之地，具载物之体，传经之邪，必归阳明始能消之。若夫胃土告困，不能消邪，则在腑之邪，漫无出路，久之必渐渍于本经，其脉必仍转为浮。所以仲景云脉续浮者，与柴胡汤。此中复有奥义，其义维何？即必有表，复有里之说也。故用柴胡汤提出少阳，俾循经次而传太阴、少阴、厥阴，以尽其邪，乃始得以无患耳。若但浮，无余证，则是有表无里，只用麻黄汤提出太阳，其邪立解，不劳余力矣。得仲景之神者，目击道存，即如天以四时成岁，中土各旺于季月之末，然后木庇其根，火收其焰，金销其肃，水藏其澜，使非传之中土，则木火金水不相连贯，何以化机盈眸不息乎？人之饮食入胃，清气升而浊气降，渣滓不留者，其妙惟在于传。设一日不传，则积滞而不能化矣。至于仙家攒簇五行，东三南二，木火相恋，归于中土；西四北一，金水相亲，归于中土。其妙更在于不传，设传则流散而不能

造矣。然则中土之传与不传，足尽天人之蕴，又何疑于医事哉？门人爽然曰：似此剔出伤寒神髓以立言，数之可千，推之可万，恍疑身陟天汉星津，炯炯光芒，流射肺腑矣，请名之曰伐髓迪光论。

门人问：脾约一症，胃强脾弱，脾不为胃行其津液，如懦夫受悍妻之约束，宁不为家之索乎？余曰：何以见之？曰：仲景云，跌阳脉浮而涩，浮则胃气强，涩则小便数，浮涩相搏，大便为难，其脾为约，麻仁丸主之，以是知胃强脾弱也。余曰：脾弱即当补矣，何为麻仁丸中反用大黄、枳实、厚朴乎？子辈日聆师说，而腹笥从前相仍之陋，甚非所望也。仲景说胃强，原未说脾弱，况其所谓胃强者，正是因脾之强而强。盖约者，省约也。脾气过强，将三五日胃中所受之谷，省约为一二弹丸而出，全是脾土过燥，致令肠胃中之津液日渐干枯，所以大便为难也。设脾气弱，即当便泄矣，岂有反难之理乎？相传谓脾弱不能约束胃中之水，何以反能约束胃中之谷耶？在阳明例中，凡宜攻下者，惟恐邪未入胃，大便弗硬，又恐初硬后溏，不可妄攻；若欲攻之，先与小承气，试其转矢气，方可攻，皆是虑夫脾气之弱，故尔踌躇也。若夫脾约之症，在太阳已即当下矣，更何待阳明耶？子辈传会前人，以脾约为脾弱，将指吴起之杀妻者为懦夫乎？有悖圣言矣。

门人又问曰：今乃知脾约之解矣。触类而推，太阳阳明之脾约，与少阳阳明之胃中燥烦实、大便难者，同是一症，此其所以俱可攻下耶！余曰：是未可言触类也。因难之曰：邪热自太阳而阳明而少阳，为日既久，烁其津液，大便固当难矣。其在太阳，方病之始，邪未入胃，何得津液？即便消耗，而大肠燥结耶？且太阳表邪未尽，又何不俟传经即亟亟润下，而自犯太阳之禁耶？门人不

能对。因诲之曰：脾约一症，乃是未病外感之先，其人素惯脾约，三五日一次大便者，乃至感受风寒，即邪未入胃，而胃已先实，所以邪至阳明，不患胃之不实，但患无津液以奉其邪，立至枯槁耳。仲景大变太阳禁下之例，而另立麻仁丸一法以润下之，不比一时暂结者，可用汤药荡涤之耳。此义从前瞆瞆，凡遇素成脾约之人，亦必俟经尽方下，百无一生矣！故因子问而畅发之。

附问难门人大意

暇日门人聚谈仲景制方之妙，主伯亚旅，天然一定。因问曰：仲景于太阳经中，有兼带阳明经者，其风伤卫，则桂枝汤中加葛根；其寒伤营，则麻黄汤中加葛根。有兼带少阳经者，其风伤卫，则桂枝汤中加柴胡；其寒伤营，则麻黄汤中加柴胡，合、并之病亦然。是则阳明经以葛根为主药，少阳经以柴胡为主药矣。乃少阳经专用小柴胡汤，而阳明一经全不用葛根汤者何耶？门人不能对。因诲之曰：此有二义：太阳而略兼阳明，则以方来之阳明为重，故加葛根；阳明而尚兼太阳，则以未罢之太阳为重，故不用葛根。且阳明主肌肉者也，而用葛根大开其肌肉，则津液尽从外泄，恐胃愈燥而阴立亡，故不用者，所以存津液耳。本经前条有云，阳脉实，因发其汗出多者，亦为太过。太过为阳绝于里，亡津液，大便因硬也。是阳脉实者，且不可过汗，其阳脉微者，又当何如耶？仲景所以阳明诸症，全不用葛根之意，益彰彰矣。小儿布痘见点之时，第一戒用葛根，用之则肌窍尽开，一齐拥出。昔贤云见点之后，忌用升麻汤，以升麻汤中有葛根耳。后人误谓见点后忌用升麻，至于葛根反恣用无忌。只遗一汤字，而葛根等兔脱，升麻等雉罹，儿命遭枉，等恒河沙数矣。因与治伤寒，滥用葛根，劫人津液者，并举示戒焉。

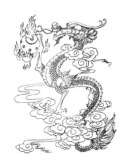

尚论篇　卷三

新建　喻昌　撰

尚论少阳经证治大意

仲景少阳经之原文，叔和大半编入太阳经中，昌殊不得其解。岂以太阳行身之背，少阳行身之侧，其荣卫显然易辨，非如阳明与三阴之属腑脏者，荣卫难窥，故将少阳之文，汇入太阳耶？此等处窃不敢仍叔和之旧。盖六经各有专司，乃引少阳之文，与三阳合病、并病、过经不解及坏病诸条，悉入太阳篇中，适足以乱太阳之正也。在太阳一经之病，已倍他经，辨之倍难，而无端蔓引混收，此后人所为多歧亡羊乎！兹将治少阳之法，悉归本篇，其合病、并病、坏病、痰病，另隶于三阳经后，庶太阳之脉清，而少阳之脉亦清耳。

少阳证用小柴胡汤和解加减一法

①伤寒五六日，中风，往来寒热，胸胁苦满，默默不欲饮食，心烦喜呕，或胸中烦而不呕，或渴，或腹中痛，或胁下痞硬，或心下悸、小便不利，或不渴、身有微热，或咳者，小柴胡汤主之。伤寒中风，有柴胡证，但见一证便是，不必悉具。若胸中烦而不呕，去半夏、人参，加瓜蒌实；若渴者，去半夏，加人参、瓜蒌根；若腹中痛，去黄芩，加芍药；若胁下痞硬，去大枣，加牡蛎；若心下悸、小便不利者，去黄芩，加茯苓；若不渴、

外有微热者，去人参，加桂枝，温覆取微似汗，愈；若咳者，去人参、大枣、生姜，加五味子、干姜。（原文）

躯壳之表，阳也；躯壳之里，阴也。少阳主半表半里之间。其邪入而并于阴则寒，出而并于阳则热，往来寒热，无常期也。风寒之外邪挟身中有形之痰饮，结聚于少阳之本位，所以胸胁苦满也。胸胁既满，胃中之水谷亦不消，所以默默不欲食，即昏昏之意，非静默也。心烦者，邪在胸胁，逼处心间也。或呕、不呕，或渴、不渴，诸多见证，各随人之气体，不尽同也。然总以小柴胡之和法为主治，而各随见证以加减之耳。

少阳病有辨证一法

②少阳之为病，口苦，咽干，目眩也。（原文）

口苦、咽干者，热聚于胆也。目眩者，木盛生风而眩晕也。

少阳病有汗、吐、下三禁二法

③伤寒，脉弦细，头痛发热者，属少阳。少阳不可发汗，发汗则谵语。此属胃，胃和则愈；胃不和，则烦而悸。（原文）

少阳伤寒禁发汗，少阳中风禁吐、下，二义互举，其旨益严。盖伤寒之头痛、发热，宜于发汗者，尚不可汗，则伤风之不可汗，更不待言矣。伤风之胸满而烦，痰饮上逆，似可吐、下者，尚不可吐、下，则伤寒之不

可吐、下，更不待言矣。

脉弦细者，邪欲入里，其在胃之津液，必为热耗，重复发汗而驱其津液外出，安得不谵语乎！胃和者，邪散而津回也；不和者，津枯而饮结，所以烦而悸也。

④少阳中风，两耳无所闻，目赤，胸中满而烦者，不可吐下，吐下则悸而惊。（原文）

风热上壅则耳无闻，目赤。无形风热与有质痰饮搏结，则胸满而烦，此但从和解中行分利法可也。若误汗下，则胸中正气大伤，而邪得以逼乱神明，此时即为城下之盟，所丧不滋多乎！

辨少阳经病，有欲解、不解四法

⑤伤寒三日，三阳为尽，三阴当受邪，其人反能食不呕，此为三阴不受邪也。（原文）

能食不呕，与胃和则愈之义互发。

⑥伤寒三日，少阳脉小者，欲已也。（原文）

脉不弦大，邪微欲解之先征也。

⑦少阳病，欲解时，从寅至辰上。（原文）

受病之经，正气虚衰，每藉力于时令之旺，此趋三避五所由来乎。

⑧伤寒六七日，无大热，其人躁烦者，此为阳去入阴故也。（原文）

阳去入阴，则邪势得以留连，转致危困者多矣。有治伤寒之责者，线索在手，于邪在阳经之日，亟从外夺，不亦善乎？

少阳证具，将欲入里，而太阳、阳明小有未罢，但用小柴胡汤一法

⑨伤寒四五日，身热恶风，颈项强，胁下满，手足温而渴者，小柴胡汤主之。（原文）

身热恶风，太阳证也；头项强，太阳兼阳明证也；胁下满，少阳证也。本当从三阳合、并病之例而用表法，但其手足温而加渴，外邪辐辏于少阳，而向里之机已著，倘更用辛甘发散之法，是重增其热，而大耗其津也。

故从小柴胡之和法，则阳邪自罢，而阴津不伤，一举而两得矣。此用小柴胡汤，当从加减法，不呕而渴者，去半夏加瓜蒌根为是。

少阳证，脉弦涩，加腹痛，先用建中，后用小柴胡一法

⑩伤寒，阳脉涩，阴脉弦，法当腹中急痛者，先与小建中汤；不瘥者，与小柴胡汤主之。（原文）

阳脉涩，阴脉弦，浑似在里之阴寒，所以法当腹中急痛，故以小建中之缓而和其急，腹痛止而脉不弦涩矣。若不瘥，则弦为少阳之本脉，而涩乃汗出不彻，腹痛乃邪欲传太阴也，则用小柴胡以和阴阳，为的当无疑矣。

少阳证具，已经汗下，而太阳未罢，胸有微结者，宜用柴胡桂枝干姜汤一法

⑪伤寒五六日，已发汗而复下之，胸胁满微结，小便不利，渴而不呕，但头汗出，往来寒热，心烦者，此为未解也，柴胡桂枝干姜汤主之。（原文）

少阳证尚兼太阳，所以误下而胸间微结也。太阳中篇结胸条内，头微汗出，用大陷胸汤，以其热结在里，故从下夺之法也。此头汗出，而胸微结，用柴胡桂枝干姜汤，以里证未具，故从和解之法也。小柴胡方中减半夏、人参，而加桂枝以行太阳，加干姜以散满，瓜蒌根以滋干，牡蛎以软结，一一皆从本例也。

少阳证，服小柴胡汤，加渴者，宜救津液一法

⑫服柴胡汤已，渴者属阳明也，以法治之。（原文）

风寒之邪从阳明而转少阳，起先不渴，里证未具。及服小柴胡汤已，重加口渴，则邪还阳明，而当调胃以存津液矣。然不曰攻下，而曰以法治之，意味无穷。盖少阳之寒热往来，间有渴证，倘少阳未罢，而恣言攻下，不自犯少阳之禁乎？故见少阳重转阳明之证，但云以法治之。其法维何？即发汗、利小便已，胃中燥烦实，大便难之说也。若未利其小便，则有猪苓、五苓之法；若津干热炽，又有人参白虎之法，仲景圆机活泼，人存政举，未易言矣。

少阳证具，误下而证尚未变者，仍用小柴胡汤二法

⑬凡柴胡汤病证而下之，若柴胡证不罢者，复与柴胡汤，必蒸蒸而振，却发热汗出而解。（原文）

⑭伤寒五六日，呕而发热者，柴胡汤证具，而以他药下之，柴胡证仍在者，复与柴胡汤。此虽已下之，不为逆，必蒸蒸而振，却发热汗出而解。若心下满而硬痛者，此为结胸也，大陷胸汤主之；但满而不痛者，此为痞，柴胡汤不中与之，宜半夏泻心汤。（原文）

二条互发，前略后详。误下虽证未变，然正气先虚，胡服柴胡汤必蒸蒸而振，始得发热汗出，而邪从表解也。若误下而成结胸与痞，则邪尚在太阳，而柴胡非所宜矣。结胸及痞，太阳经各有专条。

重以汗下，为逆，不为逆，申上文而广其义

⑮本发汗而复下之，此为逆也；若先发汗，治不为逆。本先下之，而反汗之，此为逆也；若先下之，治不为逆。（原文）

少阳虽有汗、下二禁，然而当汗、当下，正自不同。本当发汗，而反下之，则为逆，若先汗后下，则不为逆。本当下之，而反发汗，则为逆，若先下后汗，则不为逆。全在辨其表里，痞多痞少之间矣。

少阳病有疑似少阴者，当细辨脉证用药一法

⑯伤寒五六日，头汗出，微恶寒，手足冷，心下满，口不欲食，大便硬，脉细者，此为阳微结，必有表，复有里也。脉沉，亦在里也。汗出，为阳微。假令纯阴结，不得复有外证，悉入在里，此为半在里半在外也。脉虽沉紧，不得为少阴病，所以然者，阴不得有汗，今头汗出，故知非少阴也。可与小柴胡汤，设不了了者，得屎而解。（原文）

阳微结者，阳邪微结，未尽散也。注作阳气衰微，故邪气结聚，大瘥。果尔，则头汗出为亡阳之证，非半表半里之证矣。果尔则阴结，又是阴气衰微矣。玩本文，假令纯阴结等语，谓阳邪若不微结，纯是阴邪内结，则不得复有外证，其义甚明。得屎而解，即取大柴胡为和法之意也。

用汗、吐、下后，有辨脉证而识其必愈一法

⑰凡病，若发汗，若吐，若下，若亡津液，阴阳自和者，必自愈。（原文）

汗、吐、下三法难于恰当，若误用之，则病未去而胃中之津液已先亡。凡见此者，诊视其脉与证，阴阳自和，则津液复生，必自愈也。

辨妇人伤寒传少阳，有热入血室之证四法

⑱妇人中风，发热恶寒，经水适来，得之七八日，热除而脉迟身凉，胸胁下满如结胸状，谵语者，此为热入血室也。当刺期门，随其实而泻之。（原文）

⑲妇人中风七八日，续得寒热，发作有时，经水适断者，此为热入血室，其血必结，故使如疟状，发作有时，小柴胡汤主之。（原文）

⑳妇人伤寒，发热，经水适来，昼日明了，暮则谵语如见鬼状者，此为热入血室，无犯胃气及上二焦，必自愈。（原文）

㉑血弱气尽，腠理开，邪气因入，与正气相搏，结于胁下，正邪分争，往来寒热

休作有时，默默不欲饮食，脏腑相连，其痛必下，邪高痛下，故使呕也，小柴胡汤主之。（原文）

四条皆互文见意也。一云经水适来；一云经水适断。一云七八日热除，而脉迟身凉；一云七八日续得寒热，发作有时。一云胸胁下满；一云邪气因入，与正气相搏，结于胁下。一云如结胸状；一云邪高痛下。一云谵语；一云昼日明了，暮则谵语如见鬼状。一云如疟状；一云往来寒热，休作有时。一云刺期门；一云用小柴胡汤；一云毋犯胃气及上二焦。皆互文以明大义，而自为注脚也。学者试因此而绅绎全书，思过半矣！

又"如结胸状"四字，仲景尚恐形容不尽，重以脏腑相连，邪高痛下之语，畅发病情。盖血室者，冲脉也。下居腹内，厥阴肝之所主也。而少阳之胆与肝相连，腑邪在上，脏邪在下，胃口逼处二邪之界，所以默默不欲饮食，而但喜呕耳。期门者，肝之募也，随其实而泻之，泻肝之实也，又刺期门之注脚也。小柴胡汤治少阳之正法也。毋犯胃气及上二焦，则舍期门、小柴胡，更无他法矣。必自愈，见腑邪可用小柴胡汤，而脏邪必俟经水再行，其邪热乃随血去，又非药之所能胜耳。少阳止此。

重编合病、并病、坏病、痰病，附三阳经后，其过经不解，附三阴经后。

上症叔和俱编入太阳经中，不知何意。或谓伤寒只分六经，舍太阳一经，别无可入诸项也。然则霍乱证及阴阳易等证，曷不尽入太阳耶？况乎既重六经，则少阳亦六经之一，曷为不重耶？兹一一清出，以六经等六国，以合、并诸病等附庸，俾业伤寒者，一展玩而了然于心目耳。

合 病

合病者，两经之证各见一半，如日月之合朔，如王者之合圭璧，界限中分，不偏多偏少之谓也。

①太阳病，项背强几几，反汗出恶风者，桂枝加葛根汤主之。（原文）

②太阳病，项背强几几，无汗，恶风者，葛根汤主之。（原文）

二条以有汗、无汗定伤风、伤寒之别。盖太阳初交阳明，未至两经各半，故仲景原文不用合病二字。然虽不名合病，其实乃合病之初证也。几几者，颈不舒也。颈属阳明，既于太阳风伤卫证中，才见阳明一证，即于桂枝汤内，加葛根一药；太阳寒伤营证中，才见阳明一证，即于麻黄汤内，加葛根一药，此大匠天然不易之彀率也。然第二条不用麻黄全方加葛根，反用桂枝全方加麻黄、葛根者，则并其巧而传之矣。见寒邪既欲传于阳明，则胸间之喘必自止，自可不用杏仁。况颈项背俱是阳位，易于得汗之处。设以麻黄本汤加葛根，大发其汗，将毋项背强几几者，变为经脉振摇动惕乎！此仲景之所为精义入神也。

桂枝汤、麻黄汤分主太阳之表；葛根汤总主阳明之表；小柴胡汤总主少阳之表，三阳经合、并受病，即随表邪见证多寡定方，丝丝入扣。

③太阳与阳明合病，不下利，但呕者，葛根加半夏汤主之。（原文）

④太阳与阳明合病者，必自下利，葛根汤主之。（原文）

二条又以下利、不下利辨别合病主风、主寒之不同也。风者阳也，阳性上行，故合阳明胃中之水饮而上逆；寒者阴也，阴性下行，故合阳明胃中之水谷而下奔。然上逆则必加半夏入葛根汤，以涤饮止呕；若下利，则但用葛根汤，以解两经之邪，不治利而利自止耳。葛根汤即第一条桂枝汤加葛根，不用麻黄者是也。

⑤太阳与阳明合病，喘而胸满者，不可下，麻黄汤主之。（原文）

两经合病，当合用两经之药，何得偏用麻黄汤耶？此见仲景析义之精。盖太阳邪在胸，阳明邪在胃，两邪相合，必上攻其肺，所以喘而胸满。麻黄、杏仁治肺气喘逆之专药，用之恰当，正所谓内举不避亲也，何偏之有？

⑥太阳与少阳合病，自下利者，与黄芩汤；若呕者，黄芩加半夏生姜汤。（原文）

太阳阳明合病下利，表证为多；阳明少阳合病下利，里证为多；太阳少阳合病下利，半表半里之证为多，故用黄芩、甘草、芍药、大枣为和法也。

⑦阳明少阳合病，必下利。其脉不负者，顺也。负者，失也，互相克贼，名为负也。脉滑而数者，有宿食也，当下之，宜大承气汤。（原文）

土木之邪交动，则水谷不停而急奔，故下利可必也。阳明脉大，少阳脉弦，两无相负，乃为顺候。然两经合病，阳明气衰，则弦脉独见，少阳胜而阳明负矣。下之，固是通因通用之法，而土受克贼之邪，势必藉大力之药，急从下夺，乃为解围之善着。然亦必其脉滑而且数，有宿食者，始为当下无疑也。设脉不滑数而迟软，方虑土败垂亡，尚敢下之乎！

按：太阳与阳明合病，阳明与少阳合病，俱半兼阳明，所以胃中之水谷不安，而必自下利。其有不下利者，亦必水饮上越而呕，与少阳一经之证，干呕者大不同也。或利、或呕，胃中之真气与津液俱伤，所以亟须散邪以安其胃。更虑少阳胜而阳明负，即当急下以救阳明，其取用大承气汤，正迅扫外邪，而承领元气之义也。设稍牵泥，则脉之滑数

必转为迟软，下之无及矣，微哉危哉！

⑧三阳合病，脉浮大，上关上，但欲眠睡，目合则汗。（原文）

⑨三阳合病，腹满身重，难以转侧，口不仁而面垢，谵语、遗尿。发汗则谵语；下之则额上生汗，手足逆冷。若自汗者，白虎汤主之。（原文）

三阳合病，五合之表里俱伤，故其脉浮大，其证欲眠，而目合则汗，中州之扰乱可知矣。此时发汗则偏于阳，而阳明之津液倍竭，故谵语益甚，将成无阳之证也。下之则偏于阴，而真阳以无偶而益孤，故手足逆冷而额上生汗，将成亡阳之证也。既不宜于汗下，惟有白虎一汤，主解热而不碍表里，在所急用。然非自汗出，则表犹未解，尚未可用。此证夏月最多，当与痉湿暍篇参看。

按：三阳经之受外邪，太阳头疼，腰脊痛；阳明目痛，鼻干，不眠；少阳寒热往来，口苦呕渴，各有专司。合病者，即兼司二阳、三阳之证也。仲景但以合之一字括其义，而归重在下利与呕喘、胸满之内症。盖以邪既相合，其人腹内必有相合之征验故也。后人于此等处，漫不加察，是以不知合病为何病耳！

再按：少阳篇第九条云，伤寒六七日，发热，微恶寒，支节烦疼，微呕，心下支结，外证未去者，柴胡桂枝汤主之一条，其证全是太阳与少阳合、并之病，但内无下利，其呕复微，即不谓之合病。心下支结，又与心下痞硬，时如结胸者不同，即不谓之并病。乃知合、并之病，重在内有合、并之微验，非昌之臆说矣。后人谓三阳合病，宜从中治，此等议论，似得仲景表邪未散用小柴胡汤，里热已极用白虎汤之旨，然未可向痴人说梦也。设泥此，则仲景所用麻黄汤、大承气汤之妙法，万不敢从矣。噫！吾安得尽辟捷径

为周行也哉！

并 病

并病者，两经之证连串为一，如贯索然，即兼并之义也。并则不论多寡，一经见三五证，一经见一二证，即可言并病也。然太阳证多，阳明、少阳证少，如秦之并六国者，乃病之常。若阳明、少阳证多，太阳证少，则太阳必将自罢，又不得拟之为六国并秦矣。

①二阳并病，太阳初得病时，发其汗，汗先出不彻，因转属阳明，续自微汗出，不恶寒。若太阳病证不罢者，不可下，下之为逆，如此可小发汗。设面色缘缘正赤者，阳气怫郁在表，当解之熏之。若发汗不彻，不足言，阳气怫郁不得越，当汗不汗，其人躁烦，不知痛处，乍在腹中，乍在四肢，按之不可得，其人短气但坐，以汗出不彻故也，更发汗则愈，何以知汗出不彻？以脉涩故知也。（原文）

②二阳并病，太阳证罢，但发潮热，手足漐漐汗出，大便难而谵语者，下之则愈，宜大承气汤。（原文）

按：二阳并病二条，皆是太阳与阳明并也。上条证初入阳明，而太阳仍未罢，宜小汗。此条证已入阳明，而太阳亦随罢，宜大下。所以宜小汗大下之故，昌言之已悉，可以无赘。但上条之文，从前未有注释，兹特明之。太阳初得寒伤营之病，以麻黄汤发其汗，汗出而邪去，病不传矣。因汗出不彻，故传阳明，续自微汗出，不恶寒，阳明热炽，似乎当用下法，以太阳之邪未彻，故下之为逆，谓其必成结胸等症也。如此者，可小发汗，然后下之。设面色缘缘正赤者，寒邪深重，阳气怫郁在表，必始先未用麻黄汤，或已用麻黄汤而未得汗，所以重当解之、熏之，又非小发汗所能胜矣。若是发汗不彻，不足

言，阳气怫郁不得越也，毕竟当汗不汗。其人躁烦，不知痛处，乍在腹中，乍在四肢，按之不可得，方是阳气不得越耳。短气者，因汗而气伤也；脉涩者，因汗而血伤也。汗虽未彻，其已得汗可知，其不怫郁又可知，所以宜更他药，以小发其汗。更字读平声，与太阳中篇伤寒发汗解，半日许复烦，脉浮数者，可更发汗互发。然则彼更桂枝汤，此更桂枝加葛根汤，并可推矣。

③太阳与少阳并病，头项强痛，或眩冒，时如结胸，心下痞硬者，当刺大椎第一间、肺俞、肝俞，慎不可发汗，发汗则谵语，脉弦，五六日谵语不止，当刺期门。（原文）

少阳之脉络胁胁间，并入太阳之邪，则与结胸证似是而实非也。肝与胆合，刺肝俞，所以泻胆也。膀胱不与肺合，然肺主气，刺肺俞以通其气，斯膀胱之气化行，而邪自不能留矣。发汗则谵语，与合病木盛克土之意同，注谓木盛则生心火，节外生枝，反失正意。脉弦亦即合病内，少阳胜而阳明负之互词，此所以刺期门，随木邪之实而泻之也。仲景通身手眼，后人只泥于一手一目，可乎！

④太阳少阳并病，心下硬，颈项强而眩者，当刺大椎、肺俞、肝俞，慎勿下之。（原文）

重申不可下之禁，与上条不可汗互发。

⑤太阳少阳并病，而反下之，成结胸，心下硬，下利不止，水浆不下，其人心烦。（原文）

误下之变，乃至结胸、下利，上下交征，而阳明之居中者，水浆不入，心烦待毙，伤寒顾可易言哉！并病即不误用汗、下，已如结胸，心下痞硬矣，况加误下乎！此比太阳一经误下之结胸，殆有甚焉！其人心烦，似不了之语，然仲景太阳经谓结胸证悉具，烦躁者亦死，意者，此谓其人心烦者死乎！

坏 病

坏病者，已汗、已吐、已下、已温针，病犹不解，治法多端，无一定可拟，故名之为坏病也。坏病与过经不解大异：过经不解者，连三阴经俱已传过，故其治但在表里，痊多瘥少，宜先宜后之间；若坏病则在三阳，未入于阴，故其治但在阳经，其证有结胸、下利、眩冒、振惕、惊悸、谵妄、呕哕、躁烦之不同，其脉有弦促、细数、紧滑、沉微、涩弱、结代之不同，故必辨其脉证犯何逆，然后得以法而治其逆也。

①太阳病三日，已发汗，若吐，若下，若温针，仍不解者，此为坏病，桂枝不中与也。观其脉证，知犯何逆，随证治之。（原文）

相传伤寒过经日久，二三十日不痊者，谓之坏病，遂与过经不解之病无辨，此古今大误也。仲景只说病三日，即五六日亦未说到；且此条只说太阳病，连少阳亦未说到，故谓桂枝偏表之法不可用。观下条太阳转入少阳之坏证，有柴胡证罢四字，可见此为桂枝证罢，故不可复用也。设桂枝证仍在，即不得谓之坏病，与少阳篇内柴胡证仍在者，此虽已下之，不为逆，复与柴胡汤，必蒸蒸而振，却发热，汗出而解之文，又互相绻照也。岂有桂枝、柴胡之证尚未罢，而得指为坏病之理哉！故必细察其脉为何脉，证为何证，从前所误，今犯何逆，然后随其证而治之，始为当耳。

②本太阳病不解，转入少阳者，胁下硬满，干呕不能食，往来寒热，尚未吐下，脉沉紧者，与小柴胡汤。若已吐下、发汗、温针、谵语，柴胡证罢，此为坏病。知犯何逆，以法治之。（原文）

按：上条太阳经之坏病也，此条少阳经之坏病也，两条文意互发，其旨甚明。叔和分汇，致滋疑惑。兹合而观之，乃知上条云桂枝汤不中与，则其所犯，要不离于太阳一经之误吐、误下、误发汗、误烧针之诸逆也。此条云柴胡汤不中与，则其所犯，要不离于少阳一经之误吐、误下、误发汗、误烧针之诸逆也。后人拟议何逆，四治见为创获；由兹观之，真呓语矣。

痰 病

概自伤寒失传，后人乃以食积、虚烦、痰饮、脚气，牵合为类伤寒四证。此等名目一出，凡习伤寒之家，苟简粗疏，已自不识要妙。况复加冬温、温病、寒疫、热病、湿温、风温、霍乱、痓、内痈、蓄血，为类伤寒十四证。头上安头，愈求愈失，兹欲直溯渊源，不得不尽辟歧派。盖仲景于春、夏、秋三时之病，既以冬月之伤寒统之，则十四证亦皆伤寒中之所有也。若诿之局外，漫不加察，至临证模糊，其何以应无穷之变哉？昌于春夏病中，逐段拈出，兹于三阳经后，特立痰病一门。凡痰饮素积之人，有挟外感而动者，有不由外感而自动者，仲景分别甚明。挟外感之邪，搏结胸胁，三阳篇中已致详矣。此但举不由外感之痰病，昭揭其旨，俾学者辨证以施治焉耳。

①病如桂枝证，头不痛，项不强，寸脉微浮，胸中痞硬，气上冲咽喉，不得息者，此为胸有寒也，当吐之，宜瓜蒂散。诸亡血虚家不可与。（原文）

寒者，痰也。痰饮内动，身必有汗，加以发热恶寒，全似中风。但头不痛，项不强，此非外入之风，乃内蕴之痰，窒塞胸间，宜用瓜蒂散以涌出其痰也。

②病人有寒，复发汗，胃中冷，必吐蛔。（原文）

寒亦痰也，此即上条之互文。上条辨非

桂枝之证，此条辨不可发汗。盖痰从内动，无外感与俱，误发其汗，必至迷塞经络，留连不返，故示戒也。设兼外感，如三阳证中诸条，则无形之感，挟有形之痰，结于一处，非汗则外邪必不解，即强吐之，其痰饮亦必不出，所以小青龙一法，卓擅奇功耳。此言有痰无感，误发其汗，重亡津液，即大损阳气，其人胃冷而吐蛔，有必至也。

③病人手足厥冷，脉乍紧者，邪结在胸中，心中满而烦，饥不能食者，病在胸中，当须吐之，宜瓜蒂散。（原文）

手足厥冷，与厥阴之热深、厥深相似，其脉乍紧，则有时不紧，殊不似矣。可见痰结在胸，故满烦而不能食，亦宜瓜蒂散为吐法也。

合三条，总见痰症可吐不可汗。合食积、虚烦、脚气四证论之，勿指为类伤寒，但指为不可发汗，则其理甚精。盖食积胸中，阳气不布，更发汗则阳气外越，一团阴气用事，愈成危候。虚烦则胃中津液已竭，更发汗则津液尽亡矣。脚气即地气之湿邪，从足先受者，正湿家不可发汗之义耳，奈何舍正路而趋曲径耶？

门人问曰：吾师于三阳证中，挈出合病、并病、坏病、痰病之条，可谓暗室一灯，炯然达旦矣，但不识阳明何以无坏病耶？答曰：阳明之误治最多，其脉证固当辨别，但不得以坏病名之也。盖阳明原有可汗、可下之条，汗下原不为大逆，且误在汗，当不误在下矣；误在下，当不误在汗矣。即使汗下、烧针屡误，其病亦只在胃中，原有定法可施，与坏证无定法之例，微有不协，此坏病所以不入阳明耳。

门人又问曰：救阳明误治之定法，可得闻乎？答曰：仲景云阳明病，脉浮而紧，咽燥口苦，腹满而喘，发热汗出，不恶寒，反恶热，身重；若发汗则躁，心愦愦，反谵语；若加烧针，必怵惕，烦躁不得眠；若下之，则胃中空虚，客气动膈，心中懊侬，舌上苔者，栀子豉汤主之。观其误汗、误烧针之变，烦躁、怵惕、谵语、不眠，只是邪在胃中，扰其津液，与亡阳之证不同也。观其误下之变，客气动膈，心中懊侬，只是热邪上膈，心逼不安，与结胸之证不同也。故遵《内经》高者越之之旨，以栀子豉汤涌出其邪耳，此非无定中之定法乎！

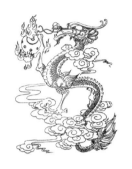

尚论篇　卷四

新建　喻昌　撰

尚论篇卷四上
尚论太阴经证治大意

仲景《伤寒论》六经中，惟太阴经，文只九条，方只二道，后人致惜其非全书，昌细绎其所以约略之意。言中风即不言伤寒，言桂枝即不言麻黄，言当温者则曰宜四逆辈，全是引伸触类之妙。可见治法总不出三阳外，但清其风寒之原，以定发汗解肌，更于腹之或满或痛间，辨其虚实，以定当下当温而已，了无余义矣。是非深入阃①奥者，孰能会其为全书也哉！

太阴经全篇法九条

①太阴之为病，腹满而吐，食不下，自利益甚，时腹自痛，若下之，必胸下结硬。（原文）

腹满自利，太阴之本证也。吐而食不下，则邪迫于上；利甚而腹痛，则邪迫于下，上下交乱，胃中空虚，此但可行温散。设不知而误下之，其在下之邪可去，而在上之邪陷矣，故胸下结硬，与结胸之变颇同。胃中津液上结，胸中阳气不布，卒难开也。

②太阴中风，四肢烦疼，阳微阴涩而长者，为欲愈。（原文）

四肢烦疼者，脾主四肢，亦风淫末疾之验也。阳脉微，阴脉涩，则风邪已去，而显不足之象。但脉见不足，正恐元气已漓，暗伏危机，故必微涩之中更察其脉之长而不短，知元气未漓，其病为自愈也。注不审来意，谓涩为血凝气滞，大谬，岂有血凝气滞反为欲愈之理耶？

③太阴病，脉浮者，可发汗，宜桂枝汤。（原文）

太阴脉尺寸俱沉细，今脉浮，则邪还于表可知矣，故仍用桂枝解肌之法也。太阳经中，以浮缓为中风，浮紧为伤寒，故此不重赘，但揭一浮字，其义即全该。风邪用桂枝汤，其脉之浮缓，不待言矣。然则寒邪之脉浮紧，其当用麻黄汤，更不待言矣。况少阳篇中云：设胸满胁痛者，与小柴胡汤；脉但浮者，用麻黄汤。早已挈明用麻黄汤之义。故于太阴证中，但以桂枝互之，乃称全现全彰也。不然同一浮脉，何所见而少阳当用麻黄，太阴当用桂枝也哉！

④自利不渴者，属太阴，以其脏有寒故也，当温之，宜服四逆辈。（原文）

注谓自利不渴，湿邪也，故用四逆辈以燠②土燥湿，此老生腐谈，非切要也。仲景大

---

① 阃（kǔn）：门槛、门限。

② 燠（yù）：暖，热。

意，以自利不渴者属太阴，以自利而渴者属少阴，分经辨证，所关甚巨。盖太阴属湿土，热邪入而蒸动其湿，则显有余，故不渴而多发黄；少阴属肾水，热邪入而消耗其水，则显不足，故口渴而多烦躁。若不全篇体会，徒博注释之名，其精微之蕴不能阐发者多矣。

⑤伤寒脉浮而缓，手足自温者，系在太阴，太阴当发身黄；若小便自利者，不能发黄，至七八日，虽暴烦，下利日十余行，必自止，以脾家实，秽腐当去故也。（原文）

太阴脉本缓，故浮缓虽类太阳中风，然手足自温，则不似太阳之发热，并不似少阴、厥阴之四逆与厥，所以系在太阴，允为恰当也。太阴脉见浮缓，其湿热交盛，势必蒸身为黄；若小便自利者，湿热从水道暗泄，不能发黄也。前阳明篇中不能发黄，以上语句皆同，但彼以胃实而便硬，其证复转阳明；此以脾实而下秽腐，其证正属太阴耳。至七八日暴烦下利日十余行，其证又与少阴无别，而利尽秽腐当自止，则不似少阴之烦躁有加，下利漫无止期也。况少阴之烦而下利，手足反温，脉紧反去者，仍为欲愈之候，若不辨晰而误以四逆之法治之，几何不反增危困耶！虽阳明与太阴腑脏相连，其便硬与下利自有阳分阴分之别，注家归重于脾，谓脾为胃行津液则如此，不为胃行津液则如彼，似是而非，全失仲景三阴互发之旨。

⑥本太阳病，医反下之，因尔腹满时痛者，属太阴也，桂枝加芍药汤主之。（原文）

太阳病之误下，其变皆在胸胁以上。此之误下而腹满时痛，无胸胁等证，则其邪已入阴位，所以属在太阴也。仍用桂枝解肌之法，以升举阳邪，但倍芍药，以收太阴之逆气。本方不增一药，斯为神耳！

⑦大实痛者，桂枝加大黄汤主之。（原文）

大实大满，宜从急下。然阳分之邪，初陷太阴，未可峻攻，但于桂枝汤中少加大黄，七表三里以分杀其邪可也。

⑧太阴为病，脉弱，其人续自便利，设当行大黄、芍药者，宜减之，以其人胃气弱，易动故也。（原文）

此段叮咛，与阳明篇中互发。阳明曰不转矢气，曰先硬后溏，曰未定成硬，皆是恐伤太阴脾气。此太阴证而脉弱便利，减用大黄、芍药，又是恐伤阳明胃气也。

尚论篇卷四中
尚论少阴经证治大意

传经热邪，先伤经中之阴，甚者，邪未除而阴已竭。独是传入少阴，其急下之证，反十之三；急温之证，反十之七，而宜温之中，复有次第不同，毫厘千里。粗工不解，必于曾犯房劳之证，始敢用温，及遇一切当温之证，反不能用。讵知未病先劳其肾水者，不可因是遂认为当温也。必其人肾中之真阳素亏，复因汗、吐、下，扰之外出而不能内返势必藉温药以回其阳，方可得生，所以伤寒门中，亡阳之证最多。即在太阳已有种种危候，至传少阴，其辨证之际，仲景多少迟徊顾惜，不得从正治之法，清热夺邪，以存阴为先务也。今以从权温经之法，疏为前篇；正治存阴之法，疏为后篇，俾业医者免临歧之惑云。

少阴经前篇

凡本经宜温之证，悉列此篇。

①少阴病，始得之，反发热，脉沉者，麻黄附子细辛汤主之。（原文）

脉沉为在里，证见少阴，不当复有外热，若发热者，乃是少阴之表邪，即当行表散之法者也。但三阴之表法与三阳迥异，三阴必以温经之药为表，而少阴尤为紧关，故麻黄与附子合用，俾外邪出而真阳不出，才是少阴表法之正也。

②少阴病，得之一二日，口中和，其背恶寒者，当灸之，附子汤主之。（原文）

得之一二日，即上条始得之之互文。口中和者，不渴不燥，全无里热，其背恶寒，则阳微阴盛之机，已露一斑，故灸之以火，助阳而消阴；主之以附子汤，温经而散寒也。

③少阴病，得之二三日，麻黄附子甘草汤微发汗，以二三日无里证，故微发汗也。（原文）

不吐利，烦躁呕渴，为无里证。即无里证，病尚在表可知，故以甘草易细辛而微发汗，又温散之缓法也。

④少阴病，欲吐不吐，心烦，但欲寐，五六日自利而渴者，属少阴也，虚故引水自救；若小便色白者，少阴病形悉具，小便白者，以下焦虚有寒，不能制水，故令色白也。（原文）

欲吐不吐，心烦，肾气上逆之征也。自利而渴，加以口燥舌干，引水自救，似乎传经热病之形悉具。然肾热则水道黄赤，若小便色白，又非肾热证，乃下焦虚寒，不能制水，仍当从事温法，不可误认为热，而轻用寒下也。

⑤病人脉阴阳俱紧，反汗出者，亡阳也，此属少阴，法当咽痛而复吐利。（原文）

阴阳俱紧，伤寒之脉也。伤寒无汗，反汗出者，无阳以固护其外，所以邪不出，而汗先出也。少阴之邪不出，则咽痛、吐利，一一显少阴之本证，即当用少阴温经散邪之法，不言可知矣。

⑥少阴病，脉微，不可发汗，亡阳故也；阳已虚，尺脉弱涩者，复不可下之。（原文）

亡阳不可发汗，与上条互发。亡与无同，无阳则其邪为阴邪。阴邪本宜下，然其人阳已虚，尺脉弱涩者，复不可下，其当亟行温法，又可见矣。

⑦少阴病，下利，若利自止，恶寒而踡卧，手足温者，可治。（原文）

恶寒踡卧，证本虚寒；利止、手足温，则阳气未亏，其阴寒亦易散，故可用温法也。

⑧少阴病，恶寒而踡，时自烦，欲去衣被者，可治。（原文）

自烦欲去衣被，真阳扰乱不宁，然尚未至出亡在外，故可用温法也。

⑨少阴病，脉紧，至七八日，自下利，脉暴微，手足反温，脉紧反去者，为欲解也，虽烦，下利必自愈。（原文）

三条互见。此则邪解阳回，可勿药自愈之证，即紧去自安之互词也。

⑩少阴病，身体痛，手足寒，骨节痛，脉沉者，附子汤主之。（原文）

身体痛，手足寒，骨节痛，脉沉，皆寒邪入少阴之本证，即当用附子汤行温经散寒之定法也。

⑪少阴病，吐利，手足厥冷，烦躁欲死者，吴茱萸汤主之。（原文）

吐利厥冷，而至于烦躁欲死，肾中之阴气上逆，将成危候，故用吴茱萸以下其逆气，而用人参、姜、枣以厚土，则阴气不复上干，此之温经兼用温中矣。

⑫少阴病，下利，白通汤主之。（原文）

下利无阳证者，纯阴之象，恐阴盛而隔绝其阳，故用白通汤以通其阳，而消其阴也。

⑬少阴病，下利，脉微者，与白通汤。利不止，厥逆无脉，干呕烦者，白通加猪胆汁汤主之。服汤，脉暴出者死，微续者生。（原文）

与白通汤反至厥逆、无脉、干呕而烦，

此非药之不胜病也，以无向导之力，宜其不入耳。故复加人尿、猪胆汁之阴，以引阳药深入。然脉暴出者死，微续者生，亦危矣哉！故上条才见下利，早用白通，图功于未著，真良法也。

⑭少阴病，二三日不已，至四五日，腹痛，小便不利，四肢沉重疼痛，自下利者，此为有水气，其人或咳，或小便利，或下利，或呕者，真武汤主之。（原文）

阴寒内持，湿胜而水不行，因而内渗外薄，甚至水谷不分，或咳或利，泛溢无所不之，非赖真武坐镇北方之水，宁有底哉！太阳篇中，厥逆、筋惕、肉瞤而亡阳者，用真武汤之法，已表明之矣。兹少阴之水湿上逆，仍用真武一法以镇摄之。可见太阳膀胱与少阴肾，一脏一腑，同居北方寒水之位。腑邪为阳邪，藉用麻、桂为青龙；脏邪为阴邪，藉用附子为真武。得此二汤，以涤痰导水，消阴摄阳，其神功妙济，真有不可思议者矣。

⑮少阴病，下利清谷，里寒外热，手足厥逆，脉微欲绝，身反不恶寒，其人面赤色，或腹痛，或干呕，或咽痛，或利止脉不出者，通脉四逆汤主之。其脉即出者愈。（原文）

下利里寒，种种危殆，其外反热，其面反赤，其身反不恶寒，而手足厥逆，脉微欲绝，明系群阴隔阳于外，不能内返也。故仿白通之法，加葱入四逆汤中，以入阴迎阳而复其脉也。前条云脉暴出者死，此条云脉即出者愈，其辨最细。盖暴出则脉已离根，即出则阳已返舍，由其外反发热，反不恶寒，真阳尚在躯壳。然必通其脉而脉即出，始为休征，设脉出艰迟，其阳已随热势外散，又主死矣。

⑯少阴病，脉沉者，急温之，宜四逆汤。（原文）

外邪入少阴，宜与肾气两相搏击，乃脉见沉而不鼓，即《内经》所谓肾脉独沉之义，其人阳气衰微可知，故当急温之，以助其阳也。

⑰少阴病，饮食入口即吐，心下温温欲吐，复不能吐，始得之，手足寒，脉弦迟者，此胸中实，不可下也，当吐之；若膈上有寒饮，干呕者，不可吐也，急温之，宜四逆汤。（原文）

饮食入口即吐，犹曰胃中不能纳谷也。若不饮食之时，复欲吐而不能吐，明系阴邪上逆矣。此等处必加细察，若始得之，便手足寒，而脉弦迟，即非传经热邪，其为阴邪上逆无疑，当从事乎温经之法也。若胸中实者，是为阳邪在胸，而不在腹，即不可用下，而当吐以提之也。然必果系阳邪，方可用吐。设膈上有寒饮，干呕即是阴邪用事，吐必转增其逆，计惟有急温一法，可助阳而胜阴矣。

⑱少阴病，下利，脉微涩，呕而汗出，必数更衣，反少者，当温其上，灸之。（原文）

下利而脉见阳微阴涩，为真阴真阳两伤之候矣。呕者，阴邪上逆也。汗出者，阳虚不能外固，阴弱不能内守也。数更衣，反少者，阳虚则气下坠，阴弱则勤弩责也。是证阳虚，本当用温，然阴弱复不宜于温。一药之中，即欲救阳，又欲护阴，漫难区别，故于顶之上百会穴中灸之，以温其上而升其阳，庶阳不致下陷以逼迫其阴，然后阴得安静不扰，而下利自止耳。此证误用药以温其下，必逼迫转加，下利不止而阴立亡，故不用温药，但用灸法，有如此之回护也。前条用吴茱萸汤，兼温其中；此条用灸法，独温其上，妙义天开，令人舞蹈。

⑲少阴病，吐利，手足不逆冷，反发热者，不死；脉不至者，灸少阴七壮。（原文）

既吐且利，手足逆冷者，其常也。若反发热，则阳气似非衰惫，然正恐真阳越出躯壳之外，故反发热耳。设脉不至，则当急温无疑。但温药必至伤阴，故于少阴本穴，用灸法以引其阳内返，斯脉至而吐利亦将自止矣。前条背恶寒之证，灸后用附子汤者，阴寒内凝，定非一灸所能胜。此条手足反热，只是阴内阳外，故但灸本经，以招之内入，不必更用温药也，*丝丝入扣*。

⑳少阴病，恶寒，身踡而利，手足逆冷者，不治。（原文）

阴盛无阳，即用四逆等法，回阳气于无何有之乡，其不能回者多矣，故曰不治。

㉑少阴病，吐利，烦躁四逆者，死。（原文）

上吐下利，因至烦躁，则阴阳扰乱而竭绝可虞。更加四肢逆冷，是中州之土先败，上下交征，中气立断，故主死也。使早用温中之法，宁至此乎？

㉒少阴病，下利止而头眩，时时自冒者，死。（原文）

下利既止，其人似可得生，乃头眩，时时自冒者，复为死候，盖人身阴阳相为依附者也。阴亡于下，则诸阳之上聚于头者，纷然而动，所以头眩，时时自冒，阳脱于上而主死也。可见阳回利止则生，阴尽利止则死矣。

㉓少阴病，四逆，恶寒而身踡，脉不至，不烦而躁者，死。（原文）

四逆、恶寒身踡，更加脉不至，阳已去矣。阳去故不烦，然尚可施种种回阳之法。若其人复加躁扰，则阴亦垂绝，即欲回阳，而基址已坏，不能回也。

㉔少阴病六七日，息高者，死。（原文）

诸阳主气，息高则真气上迸于胸中，本实先拨，而不能复归于气海，故主死也。六七日三字，辨证最细，见六七日经传少阴而息高，与二三日太阳作喘之表证迥殊也。

㉕少阴病，脉微沉细，但欲卧，汗不烦，自欲吐。至五六日，自利，复烦躁，不得卧寐者，死。（原文）

脉微沉细、但欲卧，少阴之本证也。汗出不烦，则阳证悉罢，而当顾虑其阴矣。乃于中兼带欲吐一证，欲吐明系阴邪上逆，正当急温之时，失此不图，至五六日，自利有加，复烦躁不得卧寐，非外邪至此转增，正少阴肾中之真阳扰乱，顷刻奔散，即温之亦无及，故主死也。

少阴经后篇

凡少阴传经热邪，正治之法，悉列此篇。

①少阴之为病，脉微细，但欲寐也。（原文）

阳脉滑大，阴脉微细，外邪传入少阴，其脉必微细，而与三阳之滑大迥殊。卫气行阳则寤，行阴则寐，邪入少阴则气行于阴，不行于阳，故但欲寐也，此少阴之总脉总证也。

②少阴病，脉细沉数，病为在里，不可发汗。（原文）

沉细之中加之以数，正热邪入里之征。热邪入里，即不可发汗，发汗则动其经气，而有夺血亡阳之变，故示戒也。

③少阴病，咳而下利，谵语者，被火气劫故也，小便必难，以强责少阴汗也。（原文）

少阴之脉，从足入腹，上循喉咙，萦绕舌根，故多咽痛之证。其支别出肺，故间有咳证。今以火气强劫其汗，则热邪挟火力上攻，必为咳，以肺金恶火故也。下攻必为利，以火势逼迫而走空窍故也。内攻必谵语，以火势燔炳①而乱神识故也。小便必难者，见三证皆妨小便，盖肺为火热所伤，则膀胱气化不行；大肠奔迫无度，则水谷并趋一路；心

---

① 炳：据前后文，应为"灼"。

包燔灼不已，则小肠枯涸必至耳，少阴可强责其汗乎？

④少阴中风，阳微阴浮者，为欲愈。（原文）

风邪传入少阴，仍见阳浮阴弱之脉，则其势方炽。必阳脉反微，阴脉反浮，乃为欲愈。盖阳微则外邪不复内入，阴浮则内邪尽从外出，故欲愈也。少阴伤寒之愈脉，自可类推。

⑤少阴病，欲解时，从子至寅上。（原文）

各经皆解于所旺之时，而少阴独解于阳生之时，阳进则阴退，阳长则阴消，正所谓阴得阳则解也。即是推之，而少阴所主在真阳，不可识乎？

⑥少阴病八九日，一身手足尽热者，以热在膀胱，必便血也。（原文）

少阴病难于得热，热则阴病见阳，故前篇谓手足不逆冷、反发热者不死。然病至八九日，阴邪内解之时，反一身手足尽热，则少阴必无此候，当是脏邪传腑，肾移热于膀胱之证也。以膀胱主表，一身及手足正躯壳之表，故尔尽热也。膀胱之血为少阴之热所逼，其出必趋二阴之窍，以阴主降故也。

⑦少阴病，但厥无汗，而强发之，必动其血，未知从何道出，或从口鼻，或从目出，是名下厥上竭，为难治。（原文）

强发少阴汗而动其血，势必逆行而上出阳窍，以诸发汗药皆阳经药也。或口鼻，或耳目，较前证血从阴窍出者，则倍甚矣。下厥者，少阴居下，不得汗，而热深也；上竭者，少阴之血，尽从上而越竭也。少阴本少血，且从上逆，故为难治。然则上条不言难治者，岂非以膀胱多血，且从便出为顺乎！

⑧少阴病，得之二三日以上，心中烦，不得卧，黄连阿胶汤主之。（原文）

心烦不得卧而无躁证，则与真阳发动迥别。盖真阳发动，必先阴气四布，为呕，为

下利，为四逆，乃至烦而且躁，魄汗不止耳。今但心烦不卧，而无呕利、四逆等证，是其烦为阳烦，乃真阴为邪热煎熬，如日中纤云，顷刻消散，安能霾蔽青天也哉！故以解热生阴为主治，始克有济，少缓则无及矣。

⑨少阴病，二三日至四五日，腹痛，小便不利，下利不止，便脓血者，桃花汤主之。（原文）

腹痛，小便不利，少阴热邪也；而下利不止，便脓血，则下焦滑脱矣。滑脱即不可用寒药，故取干姜、石脂之辛涩以散邪固脱，而加糯米之甘以益中虚。盖治下必先中，中气不下坠，则滑脱无源而自止也。注家见用干姜，谓是寒邪伤胃欠清。盖热邪挟少阴之气填塞胃中，故用干姜之辛以散之，若混指热邪为寒邪，宁不贻误后人耶！

⑩少阴病，下利，便脓血者，桃花汤主之。少阴病，便脓血者，可刺。（原文）

证兼下利、便脓血，则用桃花汤；若不下利，而但便脓血，则可刺经穴，以散其热。即上文之互意也。

⑪少阴病，下利，咽痛，胸满，心烦者，猪肤汤主之。（原文）

下利咽痛，胸满心烦，少阴热邪充斥上下中间，无所不到，寒下之药不可用矣。又立猪肤汤一法，以润少阴之燥，与用黑驴皮之意颇同。若以为焊猪皮外毛根薄肤，则苦劣无力，且与熬香之说不符，但用外皮，去其内层之肥白为是。此药大不可忽。阳微者，用附子温经；阴竭者，用猪肤润燥。温经、润燥中，同具散邪之义，比而观之，思过半矣！

⑫少阴病二三日，咽痛者，可与甘草汤；不瘥者，与桔梗汤。（原文）

邪热客于少阴，故咽痛，用甘草汤者，和缓其势也；用桔梗汤者，开提其邪也。此

在二三日，他证未具，故可用之；若五六日，则少阴之下利、呕逆诸证蜂起，此法又未可用矣。

⑬少阴病，咽中痛，半夏散及汤主之。少阴病，咽中伤，生疮，不能语言，声不出者，苦酒汤主之。（原文）

热邪挟痰攻咽，当用半夏涤饮，桂枝散邪；若剧者，咽伤生疮，音声不出，桂枝之热既不可用，而阴邪上结，复与寒下不宜，故用半夏、鸡子以涤饮润咽，更有藉于苦酒之消肿敛疮，以胜阴热也。

⑭少阴病，四逆，其人或咳，或悸，或小便不利，或腹中痛，或泄利下重者，四逆散主之。（原文）

传经热邪至于手足四逆，最当辨悉。若见咳利种种之证，其为热证无疑矣。然虽四逆而不至于厥，其热未深，故主此方为和解，亦如少阳经之用小柴胡汤，为一定之法矣。读者详之。

⑮少阴病，下利六七日，咳而呕渴，心烦不得眠者，猪苓汤主之。（原文）

下利六七日，本热去寒起之时，其人尚兼咳、渴、心烦不眠等证，则是热邪搏结水饮，以故羁留不去，用猪苓汤以利水润燥，不治利而利自止也。

⑯少阴病，得之二三日，口燥咽干者，急下之，宜大承气汤。（原文）

得病才二三日，即口燥咽干，则肾水之不足上供可知。延至五六日始下，必枯槁难回矣，故宜急下以救肾水也。

⑰少阴病，自利清水，色纯青，心下必痛，口干燥者，急下之，宜大承气汤。（原文）

热邪传入少阴，逼迫津水，注为自利，质清而无渣滓相杂，色青而无黄赤相间，可见阳邪暴虐之极，反与阴邪无异。但阳邪传自上焦，其人心下必痛，口必干燥；设系阴邪，必心下满而不痛，口中和而不燥。必无此枯槁之象，故宜急下；以救其阴也。

⑱少阴病六七日，腹胀不大便者，急下之，宜大承气汤。（原文）

六七日腹胀不大便，则胃土过实，肾水不足以上供，有立尽之势，又非少阴负趺阳反为顺候之比，此时下之已迟，安得不急！

⑲少阴负趺阳者为顺也。（此条叔和编入厥阴，今移附少阴。）

少阴水也，趺阳土也。诸病恶土克水，而伤寒少阴见证，惟恐土不能制水，其水反得以泛溢。水一泛溢，则呕吐下利，无所不至，究令中州土败，而真阳外越，神丹莫救矣。故予其权于土，则平成可几；予其权于水，则昏垫立至，此脉法中消息病情之奥旨也。

按：少阴水脏也，水居北方，原自坎止，惟挟外邪而动，则波翻浪涌，横流逆射，无所不到，为呕，为咳，为下利，为四肢沉重。仲景不顾外邪，惟以真武一法，坐镇北方之水，水不横溢，则诸证自止，而人之命根，赖以攸固。命根者何？即父母构精时，一点真阳伏藏于肾水之中者是也。水中火发，所以其证虽阴，其人反烦躁、多汗而似阳。仲景每用干姜、附子、白通之法，以收摄其阳，初不虑夫外感。盖阳出则腠理大开，外感先出。所以一回阳，而了无余义也。若用寒凉以助水，则真阳不返，而命根斯断矣。其有肾水衰薄，邪入不能横溢，转而内挟真阳，蕴崇为患，外显心烦、舌燥、咽痛、不眠证，即不敢擅用汗下诸法，以重伤其阴，但用黄连阿胶汤、苦酒汤、猪苓汤、猪肤汤、四逆散之类，以分解其热，而润泽其枯。于中虽有急下三证，反无当下一证，所以前方俱用重剂润下，一日三服，始胜其任。设热邪不能尽解，传入厥阴，则热深者，其厥亦深；而咽痛者，转为喉痹；呕咳者，转吐痈脓；下利者，转便脓血；甚者发热厥逆，躁不得卧，仍是肾气先绝而死也。必识此意，然后知仲景温经散邪之法与清热润燥之法，微细直折，与九转还丹不异。后人窥见一斑者，遇阴邪便亟温，遇阳邪便亟下，其卤莽灭裂，尚不可胜言，况于聋瞆之辈乎！兹分前后二篇，畅发其义，有知我者，谅不以为僭也。

尚论篇卷四下
尚论厥阴经证治大意

厥阴虽两经交尽之名，然厥者，逆也，肾居极下，逆行而上，以传于肝，故名曰厥阴也。邪传厥阴，其热深矣，热深多发厥，厥证皆属于阳，以阳与阴不相承接，因致厥也。厥后发热，阳邪出表则易愈，厥多热少则病进，热多厥少则病退。所以仲景杂用三阳经治法，即谵语之当下者，但用小承气汤微和胃气，他证皆不用下，正欲其热多，而邪从外出耳。然厥证多兼下利，则阳热变为阴寒者，十居其七。盖木盛则胃土受克，水谷奔迫，胃阳发露，能食则为除中；木盛则肾水暗亏，汲取无休，肾阳发露，面赤则为戴阳。由是阳微则厥愈甚，阳绝则厥不返矣。所以温之、灸之，以回其阳，仍不出少阴之成法也。但厥而下利，阴阳之辨甚微，不便分为二篇，故发其奥于篇首，俾读者先会其意云。

厥阴经全篇 法五十五

①厥阴之为病，消渴，气上撞心，心中疼热，饥而不欲食，食则吐蛔，下之，利不止。（原文）

消渴者，饮水多而小便少也。厥阴属木，厥阴邪甚则肾水为之消，肾消则引水以自救，故消而且渴，其渴不为水止也。气上撞心，心中疼热者，肝气通于心也。饥不能食者，木邪横肆，胃土受制也，食则吐蛔者，胃中饥，蛔嗅食则出也。下之利不止者，邪属厥阴，下则徒虚阳明，阳明虚，木益乘其所胜也。此条文义，形容厥阴经之病情最著。盖子盛则母虚，故肾水消而生渴，母盛则子实，故气撞心而疼热。然足经之邪，终与手经有别，虽仰关而攻，究不能入心之郭廓也。至胃则受俯凌之势，无可逃避，食则吐，而下则利不止矣。亦由邪自阳明传入，胃气早空，故易动耳。

②厥阴中风，脉微浮为欲愈，不浮为未愈。（原文）

厥阴之脉，微缓不浮，中风病传厥阴，脉转微浮，则邪还于表而为欲愈。

③厥阴病，欲解时，从丑至卯上。（原文）
丑、寅、卯，厥阴风木之旺时，故病解。
④厥阴病，欲饮水者，少少与之愈。（原文）
⑤诸四逆厥者，不可下之，虚家亦然。凡厥者，阴阳气不相顺接，便为厥。厥者，手足逆冷者是也。（原文）

厥即四逆之极，阴阳既不相顺接，下则必至于脱绝也。

厥阴证，仲景总不欲下，无非欲邪还于表，而阴从阳解也。此但举最不可下之二端，以严其戒耳。

手之三阴与手之三阳相接于手，足之三阴与足之三阳相接于足。阴主寒，阳主热，故阳气内陷，不与阴气相顺接，则手足厥冷也。然四肢属脾，脾为阴，与胃之阳不相顺接，亦主逆冷，所以厥证虽传经，热邪复有不尽然者，最难消息。

⑥伤寒脉迟，六七日，而反与黄芩汤彻

其热，脉迟为寒，今与黄芩汤复除其热，腹中应冷，当不能食，今反能食，此名除中，必死。（原文）

脉迟为寒，寒则胃中之阳气已薄，不可更用寒药矣。腹中即胃中，胃暖乃能纳食，今胃冷而反能食，则是胃气发露无余，其阳亦必渐去而不能久存，故为必死。除者，去也，与除夕之义同。又除者，授也，与授鐾带之义同。

⑦伤寒始发热六日，厥反九日而利。凡厥利者，当不能食。今反能食者，恐为除中。食以索饼，不发热者，如胃气尚在，必愈。恐暴热来出而复去也，后三日脉之，其热续在者，期之旦日夜半愈。所以然者，本发热六日，厥反九日，复发热三日，并前六日，亦为九日，与厥相应，故期之旦日夜半愈。后三日脉之而脉数，其热不罢者，此为热气有余，必发痈脓也。（原文）

少阴经中，内藏真阳，最患四逆，故云吐利，手足不逆冷，反发热者不死。厥阴经中，内无真阳，不患其厥，但患不能发热，与夫热少厥多耳。论中恐暴热来出而复去，后三日脉之，其热尚在，形容厥证重热之意，匠心满志，读者不可草草。然得热与厥相应，尤无后患，若热气有余，病势虽退，其后必发痈脓，以厥阴主血，热与血久持不散，必至壅败也。

⑧伤寒先厥，后发热而利者，必自止，见厥复利。伤寒先厥后发热，下利必自止，而反汗出，咽中痛者，其喉为痹。发热无汗，而利必自止；若不止，必便脓血，便脓血者，其喉不痹。（原文）

先厥后热，下利止，其病为欲愈矣。乃反汗出、咽中痛，是热邪有余，上攻咽喉，挟湿痰而为痹也。然既发热，即无汗而邪亦外出，所以利必自止。若不止，则无汗，明

系邪不外出，仍在于里，必主便脓血也。便脓血者，其喉不痹，见热邪在里，即不复在表；在下，即不复在上也。

⑨伤寒，一二日至四五日，厥者必发热，前热者后必厥，厥深者热亦深，厥微者热亦微。厥应下之，而反发汗者，必口伤烂赤。（原文）

前云诸四逆厥者，不可下矣，此云厥应下之者，其辨甚微。盖先四逆而后厥，与先发热而后厥者，其来迥异。故彼云不可下，此云应下之也。以其热深厥深，当用苦寒之药，清解其在里之热，即名为下。如下利谵语，但用小承气汤止耳。从未闻有峻下之法也。若不用苦寒，反用辛甘发汗，宁不引热势上攻乎？口伤烂赤与喉痹互意。

⑩伤寒病，厥五日，热亦五日。设六日，当复厥，不厥者自愈。厥终不过五日，以热五日，故知自愈。（原文）

厥终不过五日，即上句之注脚。见热与厥相应，阴阳一胜一复，恰恰相当，故可勿药自愈。

⑪伤寒，脉微而厥，至七八日肤冷，其人躁无暂安时者，此为脏厥，非蛔厥也。蛔厥者，其人当吐蛔。今病者静而复时烦者，此为脏寒，蛔上入其膈，故烦，须臾复止，得食而呕又烦者，蛔闻食臭出，其人当自吐蛔。蛔厥者，乌梅丸①主之。又主久利。（原文）

此条微旨，千百年来，全无识者。昌于篇首，总括大意，挈出肾阳、胃阳二端，原有所自。脏厥者，正指肾而言也；蛔厥者，正指胃而言也。曰脉微而厥，则阳气衰微可知，然未定其为脏厥、蛔厥也。惟肤冷而躁无暂安，乃为脏厥。脏厥用四逆及灸法，其

---

① 乌梅丸：原文作乌梅圆，据文意改，下同。

厥不回者主死。若蛔厥则时烦时止，未为死候，但因此而驯至胃中无阳则死也。乌梅丸中，酸苦辛温互用，以安蛔、温胃、益虚，久利而便脓血亦主此者，能解阴阳错杂之邪故也。

⑫伤寒热少厥微，指头寒，默默不欲食，烦躁。数日，小便利，色白者，此热除也，欲得食，其病为愈；若厥而呕，胸胁烦懑者，其后必便血。（原文）

热少厥微，指头微寒，其候原不重，然默默不欲食，烦躁，数日胃中津液伤而坐困矣。若小便利，色白，则胃热暗除，故欲得食。若厥而呕，胸胁满不去，则邪聚中焦，其后阴邪必走下窍而便血，以厥阴主血也。

⑬伤寒发热四日，厥反三日，复热四日，厥少热多，其病当愈；四至七日，热不除者，必便脓血。伤寒厥四日，热反三日，复厥五日，其病为进。寒多热少，阳气退，故为进也。（原文）

以阴阳进退之义互举，其旨跃然。

⑭伤寒六七日，脉微，手足厥冷，烦躁，灸厥阴，厥不还者，死。（原文）

脉微而厥，更加烦躁，则是阳微阴盛，用灸法以通其阳，而阳不回则死也。

⑮伤寒发热，下利厥逆，躁不得卧者，死。（原文）

⑯伤寒发热，下利至甚，厥不止者，死。（原文）

厥证，但发热则不死，以发热则邪出于表，而里证自除，下利自止也。若反下利、厥逆，烦躁有加，则其发热又为阳气外散之候，阴阳两绝，亦主死也。

⑰发热而厥，七日下利者，为难治。（原文）

厥利与热不两存之势也。发热而厥，七日是热者，自热；厥利者，自厥利，两造其偏，漫无相协之期，故虽未现烦躁等证，而

已为难治。盖治其热则愈厥、愈利；治其厥利则愈热不至，阴阳两绝不止矣。

⑱伤寒六七日不利，便发热而利，其人汗出不止者，死，有阴无阳故也。（原文）

六七日不利，忽发热而利，浑是外阳内阴之象，此中伏有亡阳危机，所以仲景早为回护，用温、用灸，以安其阳。若俟汗出不止乃始图之，则无及矣。可见邪乱厥阴，其死生全关乎少阴也。不然厥阴之热深厥深，何反谓之有阴无阳哉！

⑲病者手足厥冷，言我不结胸，小腹满，按之痛者，此冷结在膀胱关元也。（原文）

阳邪必结于阳，阴邪必结于阴，故手足逆冷、腹满、按之痛者，邪不上结于胸，其非阳邪可知，其为阴邪下结可知，则其当用温、用灸，更可知矣。关元在脐下三寸，为极阴之位也。

⑳伤寒五六日，不结胸，腹濡脉虚，复厥者，不可下，此为亡血，下之，死。（原文　濡音软。）

伤寒五六日，邪入厥阴，其热深矣。乃阳邪不上结于胸，阴邪不下结于腹，其脉虚而复厥，则非热深当下之比。由其阴血素亏，若误下之，以重亡其阴，必主死也。此厥阴所以无大下之法，而血虚之人，尤以下为大戒矣。

㉑手足厥寒，脉细欲绝者，当归四逆汤主之。若其人内有久寒者，宜当归四逆加吴茱萸生姜汤主之。（原文）

前条之脉虚，此条之脉细，互见其义。虚细总为无血，不但不可用下，并不可用温。盖脉之虚细，本是阳气衰微，然阴血更为不足，故药中宜用归芍以济其阴，不宜用姜、附以劫其阴也。即其人素有久寒者，但增吴茱萸、生姜观之，是则干姜、附子，宁不在所禁乎？此而推之，妙义天开矣。

㉒大汗出，热不去，内拘急，四肢疼，又下利厥逆而恶寒者，四逆汤主之。（原文）

大汗出而热反不去，正恐阳气越出躯壳之外。若内拘急，四肢疼，更加下利、厥逆、恶寒，则在里纯是阴寒，宜亟用四逆汤以回其阳，而阴邪自散耳。

㉓大汗，若大下利而厥冷者，四逆汤主之。（原文）

此证较上条无外热相错，其为阴寒易明。然既云大汗、大下利，则阴津亦亡。但此际不得不以救阳为急，俟阳回尚可徐救其阴，所以不当牵制也。

㉔伤寒脉促，手足厥逆者，可灸之。（原文）

伤寒脉促，则阳气跼蹐可知，更加手足厥逆，其阳必为阴所格拒而不能返，故宜灸，以通其阳也。

㉕伤寒，脉滑而厥者，里有热也，白虎汤主之。（原文）

滑为阳脉，其里热炽盛可知，故宜行白虎汤以解其热，与三阳之治不殊也。

㉖病人手足厥冷，脉乍紧者，邪结在胸中；心下满而烦，饥不能食者，病在胸中，当须吐之，宜瓜蒂散。（原文）

手足厥冷，疑似阴邪，其脉有时乍紧，则是阳邪而见阳脉也。阳邪必结于阳，所以邪结在胸中，心下烦懑，饥不能食也，此与太阳之结胸迥殊。其脉乍紧，其邪亦必乍结，故用瓜蒂散涌载其邪而出，斯阳邪仍从阳解耳。

㉗伤寒厥而心下悸者，宜先治水，当服茯苓甘草汤，却治其厥，不尔，水渍入胃，必作利也。（原文）

太阳篇中饮水多者，心下必悸，故此厥而必悸者，明系饮水所致，所以乘其水未渍胃，先用茯苓甘草汤治水以清下利之源，后乃治厥，庶不致厥与利相因耳。

㉘伤寒六七日，大下后，寸脉沉而迟，手足厥逆，下部脉不至，咽喉不利，唾脓血，泄利不止者，为难治，麻黄升麻汤主之。（原文）

此表里错杂之邪，最为难治，然非死证也。大下后，寸脉沉而迟，手足厥逆，则阳气陷入阴中；下部脉不至，则阴气亦复衰竭；咽喉不利，唾脓血，又因大下伤其津液而成肺痿。《金匮》曰：肺痿得之被快药下利，重亡津液者是也。泄利不止，未是下焦虚脱，但因阳气下陷所致，故必升举药中兼调肝肺，乃克有济，此麻黄升麻所以名汤，而谓汗出愈也。

按：寸脉沉而迟，明是阳去入阴之故，非阳气衰微可拟，故虽手足厥逆，下部脉不至，泄利不止，其不得为纯阴无阳可知。况咽喉不利，唾脓血，又阳邪搏阴上逆之征验，所以仲景特于阴中提出其阳，得汗出，而错杂之邪尽解也。

㉙伤寒四五日，腹中痛，若转气下趋少腹者，此欲自利也。（原文）

腹中痛多属虚寒，与腹中实满不同，若便转气下趋少腹，则必因腹寒而致下利，明眼见此，自当图功于未著矣。

㉚伤寒本自寒下，医复吐下之，寒格，更逆吐下，若食入口即吐，干姜黄连黄芩人参汤主之。（原文）

本自寒下，是其人之平素胃寒下利也，较上条之转气下趋少腹者，更为已然之事矣。所以才病伤寒，即不可妄行吐下，与病人旧微溏，不可服栀子汤互意。旧微溏而用栀子，则易涌易泄；本自寒下，而施吐下，则吐下更逆，其理甚明，注家不会其意。寒格者，因误施吐下之寒药，致成格拒也。若食入口即吐，格拒极矣，故用干姜、人参以温补其胃，用黄连、黄芩之苦以下逆气，而解入里之热邪也。

㉛下利，脉沉而迟，其人面少赤，身有微热，下利清谷者，必郁冒汗出而解，病人必微厥。所以然者，其面戴阳，下虚故也。（原文）

下利、脉沉迟，里寒也。面少赤，有微热，则仍兼外邪，必从汗解。但戴阳之证，必见微厥，汗中大伏危机，其用法即迥异常法，下条正其法也。

㉜下利清谷，里寒外热，汗出而厥者，通脉四逆汤主之。（原文）

上条辨证，此条用药，两相互发，然不但此也。少阴病，下利清谷，面色赤者，已用其法矣。要知通之正所以收之也，不然岂有汗出而反加葱之理哉？

㉝下利，手足厥冷，无脉者，灸之，不温，若脉不还，反微喘者死。（原文）

灸之不温，脉不还，已为死证，然或根柢未绝，亦未可知。设阳气随火气上逆，胸有微喘，则孤阳上脱而必死矣。与少阴病六七日，息高者死正同。

㉞下利后，脉绝，手足厥冷，晬时脉还，手足温者，生；脉不还者，死。（原文）

厥利无脉，阳去而难于返矣。然在根本坚固者，生机尚存一线，经一周时脉还、手足复温则生，否则死矣。此即互上条用灸之意，所以不重赘灸法也。少阴下利，厥逆无脉，服白通汤，脉暴出者死，微续者生；厥阴下利，厥逆脉绝，用灸法，晬时脉还者生，不还者死。可见求阳气者，非泛然求之无何有之乡也。根深宁极之中，必有几微可续，然后借温灸为鸾胶耳。

㉟下利，腹胀满，身体疼痛者，先温其里，乃攻其表。温里，宜四逆汤；攻表，宜桂枝汤。（原文）

此与太阳中篇下利、身疼用先里后表之法大同。彼因误下而致下利，此因下利而致腹胀，总以温里为急者，见晛曰消之义也。身疼痛，有里有表，必清便已调，其痛仍不减，方属于表。太阳条中已悉，故此不赘。

㊱下利清谷，不可攻表，汗出必胀满。（原文）

此条重举下利清谷，不可攻表以示戒，正互明上条所以必先温里，然后攻表之义也。见误攻其汗，则阳出而阴气弥塞，胸腹必致胀满而酿变耳。

㊲伤寒下利，日十余行，脉反实者，死。（原文）

实为邪盛，邪盛必正脱也。

㊳下利，有微热而渴，脉弱者，今自愈。下利，脉数而渴者，今自愈；设不瘥，必清脓血，以有热故也。下利脉数，有微热汗出，今自愈；设复紧，为未解。（原文）

微热而渴，证已转阳，然正恐阳邪未尽也。若脉弱，则阳邪已退可知，故不治自愈。脉数与微热互意，汗出与脉弱互意，脉紧则不弱矣。邪方炽盛，其不能得汗，又可知矣。

㊴下利，寸脉反浮数，尺中自涩者，必圊脓血。（原文）

清、圊同义。脉见浮数，若是邪还于表，则尺脉自和。今尺中自涩，乃热邪抟结于阴分，虽寸口得阳脉，究竟邪必走下窍而便脓血也。

㊵下利，脉沉弦者，下重也；脉大者，为未止；脉微弱数者，为欲自止，虽发热，不死。（原文）

下利而脉沉弦，主里急后重，成滞下之证，即所称痢证也。脉大者，即沉弦中之大；脉微弱数者，即沉弦中之微弱数也。脉微弱数，虽发热不死，则脉大身热者，其死可知矣。

㊶热利，下重者，白头翁汤主之。（原文）

热利下重互上文，即伤寒转痢之谓也。

㊷下利，欲饮水者，以有热故也，白头翁汤主之。（原文）

此从上条另申一义，见凡下利欲饮水者，与脏寒利而不渴自殊，乃热邪内耗津液，纵未显下重之候，亦当以前汤胜其热矣。

㊸下利，谵语，以有燥屎也，宜小承气汤。（原文）

此与阳明经谵语、胃中有燥屎正同。乃不用大承气，而用小承气者，以下利肠虚，兼之厥阴脏寒，所以但用小承气，微攻其胃，全无大下之条耳。

㊹下利后，更烦，按之心下濡者，为虚烦也，宜栀子豉汤。（原文）

已下利而更烦，似乎邪未尽解，然心下濡而不满，则为虚烦，与阳明误下，胃虚膈热之证颇同，故俱用涌法也。

㊺呕而发热者，小柴胡汤主之。（原文）

厥阴之邪上逆而兼发热，乃肝胆脏腑相连之证也，故用小柴胡汤分散其阴脏阳腑之呕热也。

㊻呕而脉弱，小便复利，身有微热，见厥者难治，四逆汤主之。（原文）

呕而脉弱，小便利，里虚且寒；身有微热，证兼表里；其人见厥，则阴阳互错，故为难治。然不难于外热，而难于内寒。内寒则阳微阴盛，天日易霾，故当用四逆汤以回阳，而微热在所不计也。况干姜配附子，补中有发，微热得之自除耶。

㊼干呕，吐涎沫者，吴茱萸汤主之。呕家有痈脓者，不可治呕，脓尽自愈。（原文）

厥阴之邪上逆而干呕、吐涎沫，可用吴茱萸汤以下其逆气。若阴邪上逆，结而为痈，溃出脓血，即不可复治其呕，正恐人误以吴茱萸汤治之耳。识此意者，用辛凉以开提其脓，亦何不可耶！

按：厥阴篇中次第不一，有纯阳无阴之证；有阴阳差多差少之证。有阳进欲愈，阴进未愈之证；复有阴居八九，阳居一二之证。厥而发热，热深厥深，上攻而成喉痹，下攻而便脓血，此纯阳无阴之证也。脉微细欲绝、厥冷，灸之不温，恶寒、大汗、大利、躁不得卧，与夫冷结关元，此纯阴无阳之证也。厥三日，热亦三日，厥五日，热亦五日，手足厥冷，而邪热在胸，水热在胃，此阴阳差多差少之证也。渴欲饮水，饥欲得食，脉滑而数，手足自温，此阳进欲愈之证也。默默不欲食，寸脉虽浮数，尺脉自涩，呕吐涎沫，腹胀身疼，此阴进未愈之证也。下利清谷，里寒外热，呕而脉弱，小便复利，本自寒下，复误吐下，脉沉微厥，面反戴阳，此阴居八九，阳居一二之证也。大率阳脉阳证，当取用三阳经治法；阴脉阴证，当合用少阴经治法。厥阴病见阳为易愈，见阴证为难痊。其表里杂错不分，又必先温其里，后攻其表。设见咽喉不利，咳唾脓血，则温法不可用，仍宜先解其表矣。世医遇厥阴诸证，如涉大洋，茫无边际可测，是以动手即错。兹不厌繁复，阐其要旨，俾后学奉为指南云。

再按：厥阴经原无下法，首条即先示戒云，下之利不止矣。盖厥阴多至下利，下利中复有死证。《金匮》云：五脏气绝于内，则下利不禁。此所以致戒不可下耶！中间虽有用小承气汤一法，因胃有燥屎，微攻其胃，非攻其肠也。虽有厥应下之一语，乃对发汗而言，谓厥应内解其热，不应外发其汗耳。岂可泥应下二字，遂犯厥阴之大戒耶？自晋迄今，伤寒失传，遇阳明二三日内当下之证，及少阴二三日急下之证，总不能下。至厥阴六七日不当下之时，反行下之。在热深厥深之阳证，下之已迟，万一侥幸，不过为焦头烂额之客；在亡血脏虚之人，下之百无一生矣。几千年来，孰任杀人之辜耶？

过经不解 法四条　附三阴经后。

过经不解者，由七八日以后，至十三日以后，病过一候、二候犹不痊解也。然邪在身中日久，势必结聚于三阳：太阳为多，少阳次之，阳明又次之。及至三阴，则生死反掌，不若此之久持矣。

辨阳症用大小柴胡两解一法

①太阳病，过经十余日，反二三下之，后四五日，柴胡证仍在者，先与小柴胡汤；呕不止，心下急，郁郁微烦者，为未解也，与大柴胡汤下之则愈。（原文）

过经十余日，而不知太阳证有未罢，反二三下之，因而致变者多矣。后四五日，柴胡证仍在，未有他变，本当行大柴胡两解表里，但其人之邪，屡因误下而深入，即非大柴胡下法所能服，故必先用小柴胡，提其邪出半表，然后乃用大柴胡，始合法也。

辨过经不解，心下欲吐，微烦，微满，用药宜审一法

②太阳病，过经十余日，心下温温欲吐，而胸中痛，大便反溏，腹微满，郁郁微烦，先此时自极吐下者，与调胃承气汤；若不尔者，不可与。但欲呕，胸中痛，微溏者，此非柴胡证，以呕，故知极吐下也。（原文）

此条注解不得仲景叮咛之意，兹特明之。太阳病过经十余日，心下温温欲吐而不吐，其人胸中痛、大便反溏、腹微满、郁郁微烦者，此有二辨；若曾经大吐、大下者，邪从吐解，且已入里，可用调胃承气之法；若未极吐、下，但欲呕不呕，胸中痛，微溏者，是痛非吐所伤，溏非下所致，调胃之法，不可用矣。岂但调胃不可用，即柴胡亦不可用！以邪尚在太阳高位，徒治阳明、少阳而邪不

服耳。解太阳之邪，仲景言之已悉，故此但示其意也。若其人能呕，则是为吐下所伤，而所主又不在太阳矣。

过经证属可下。误用丸药增利，辨内实、内虚二法

③伤寒十三日，胸胁满而呕，日晡所发潮热。已而微利，此本柴胡证，下之而不得利，今反利者，知医以丸药下之，非其治也。潮热者，实也。先宜小柴胡以解外，后以柴胡加芒硝汤主之。（原文）

胸胁满而呕，邪在少阳表里之间也。发潮热，里可攻也。微下利，便未硬也。以大柴胡分解表邪，荡涤里热，则邪去而微利亦自止矣。若误用丸药，则徒引热邪内陷而下利，表里俱不解也。故先用小柴胡分提以解外邪，后加芒硝，以涤胃中之热也。

④伤寒十三日，不解，过经谵语者，以有热也，当以汤下之。若小便利者，大便当硬，而反下利，脉调和者，知医以丸药下之，非其治也。若自下利者，脉当微厥；今反和者，此为内实也，调胃承气汤主之。（原文）

二条俱见微利之证，难辨其内虚内实。上条胸胁满而呕，邪凑少阳之表，故欲下之，必用柴胡汤为合法。若以他药下之，表邪内入，即是内虚。此条原无表证，虽丸药误下，其脉仍和，即为内实也。

按：仲景下法，屡以用丸药为戒，惟治太阳之脾约，乃用麻仁丸。因其人平素津枯肠结，必俟邪入阳明下之，恐无救于津液，故虽邪在太阳，即用丸药之缓下润其肠，俾外邪不因峻攻而内陷，乃批郄导窾，游刃空虚之妙也。此等处亦须互察。

再按：伤寒证以七日为一候，其有二候、三候不解者，病邪多在三阳经留恋，不但七日传之不尽，即十日、十三日、二十余日，尚有传之不尽者。若不辨证，徒屈指数经、

数候，汗下辗转差误，正虚邪凑，愈久愈难为力，与《内经》至七日，太阳病衰，头痛少愈；八日阳明病衰，身热少歇；九日少阳病衰，耳聋微闻，十日太阳①病衰，腹减如故，则思饮食；十一日少阴病衰，渴止，舌润而嚏；十二日厥阴病衰，囊纵，少腹微下，大气皆去，病人精神爽慧之恒期迥异矣。所以过经不解，当辨其邪在何经而取之。仲景云：太阳病，头痛至七日以上自愈者，以行其经尽故也，即《内经》七日太阳病衰、头痛少愈之旨也。可见太阳一经，有行之七日以上者矣。其欲作再经者，针足阳明，使经不传则愈。以太阳既羁留多日，则阳明、少阳亦可羁留，过经漫无解期矣。所以早从阳明中土而夺之，俾其不传，此捷法也。若谓六经传尽，复传太阳，必无是理，后人堕落成无己阱中耳。岂有厥阴两阴交尽于里，复从皮毛外再入太阳之事耶？请破此大惑。

瘥后劳复阴阳易病

①大病瘥后，劳复者，枳实栀子豉汤主之。若有宿食者，加大黄如博棋子大五六枚。（原文）

劳复乃起居作劳复生余热之病，方②注作女劳复，大谬。女劳复者，自犯伤寒后之大戒，多死少生，岂有反用上涌下泄之理耶？太阳中篇下后身热，或汗、吐、下后虚烦无奈，用本汤之苦，以吐彻其邪，此非取吐法也，乃用苦以发其微汗，正《内经》火淫所胜，以苦发之之义。观方中用清浆水七升，空煮至四升，然后入药同煮，全是欲其水之熟而趋下，不至上涌耳。所以覆令微似汗精绝。

②伤寒瘥以后，更发热者，小柴胡汤主之。脉浮者，以汗解之；脉沉实者，以下解

之。（原文）

瘥以后，更发热，乃余热在内，以热召热也。然余热要当辨其何在，不可泛然施治，以虚其虚。如在半表半里，则仍用小柴胡汤和解之法；如在表，则仍用汗法，如在里，则仍用下法。然汗下之法即互上条，汗，用枳实栀豉微汗；下，用枳实栀豉加大黄微下也。

③大病瘥后，从腰以下有水气者，牡蛎泽泻散主之。（原文）

腰以下有水气者，水渍为肿也。《金匮》曰：腰以下肿，当利小便。此定法矣。乃大病后脾土告困，不能摄水，以致水气泛溢，用牡蛎泽泻散峻攻，何反不顾其虚耶？正因水势未犯身半以上，急驱其水，所全甚大。设用轻剂，则阴水必袭入阳界，驱之无及，城不没者，三版亦云幸矣。可见活人之事，迂疏辈必不能动中机宜；庸工遇大病后，悉行温补，自以为善，孰知其为卤莽灭裂哉！

④大病瘥后，喜唾，久不了了者，胸上有寒，当以丸药温之，宜理中丸。（原文）

身中津液，因胃寒凝结而成浊唾，久而不清，其人必消瘦索泽，故不用汤药荡涤，而用丸药缓图也。理中丸乃区分阴阳，温补脾胃之善药。然仲景瘥后病，外邪已尽，才用其方，在太阳邪炽之日，不得已合桂枝用之，即更其名曰桂枝人参汤。又云医以理中与之，利益甚。理中者，理中焦，此利在下焦，非其治也，于此见用法之权衡矣。

⑤伤寒解后，虚羸少气，气逆欲吐者，竹叶石膏汤主之。（原文）

身中津液为热邪所耗，余热不清，必致虚羸少气，难于康复。若更气逆欲吐，是余

---

① 太阳：底本原作"太阴"，据文意应为太阳。
② 方：医家方有执。

邪复挟津液滋扰，故用竹叶石膏汤以益虚、清热、散逆气也。

⑥病人脉已解，而日暮微烦，以病新瘥，人强与谷，脾胃气尚弱，不能消谷，故令微烦，损谷则愈。（原文）

脉已解者，阴阳和适，其无表里之邪可知也；日暮微烦者，日中卫气行阳，其不烦可知也，乃因脾胃气弱，不能消谷所致。损谷则脾胃渐趋于旺而自愈矣。注家牵扯日暮为阳明之旺时，故以损谷为当小下，不知此论瘥后之证，非论六经转阳明之证也。日暮即《内经》日西而阳气已衰之意，所以不能消谷也。损谷当是减损谷食，以休养脾胃，不可因前条宿食例，轻用大黄，重伤脾胃也。

合六条观之，瘥后病，凡用汗、下、和、温之法，但师其意，不泥其方，恐元气、精、津久耗，不能胜药耳。岂但不能胜药，抑且不能胜谷！若损谷则病愈，而用药当思减损，并可识矣。其腰以下有水气，峻攻其水，亦以病后体虚，膀胱气化不行，若不一朝迅扫，则久困之脾土，必不能堤防水逆不至滔天不止。所以仲景云，少阴负趺阳者为顺，故急夺少阴之水，以解趺阳之围。夫岂寻常所能测识耶！

⑦伤寒阴阳易之为病，其人身体重，少气，少腹里急，或引阴中拘挛，热上冲胸，头重不欲举，眼中生花，膝胫拘急者，烧裈散主之。（原文）

阴阳易之病，注家不明言，乃至后人指为女劳复，大谬。若然，则妇人病新瘥，与男子交为男劳复乎？盖病伤寒之人，热毒藏于气血中者，渐从表里解散。惟热毒藏于精髓之中者，无由发泄，故瘥后与不病之体交接，男病传不病之女，女病传不病之男，所以名为阴阳易，即交易之义也。其证眼中生花，身重拘急，少腹痛引阴筋，暴受阴毒，又非姜、桂、附子辛热所能驱，故烧裈裆为散，以其人平昔所出之败浊，同气相求，服之小便得利，阴头微肿，阴毒仍从阴窍出耳。

此条叔和汇于瘥后劳复之前，因起后人女劳复之疑。今移附劳复后，益见热病之为大病。瘥后贻毒他人，其恶而可畏，有如此也。

尚论张仲景《伤寒论》凡八卷，前四卷详论六经证治，以尽伤寒之义矣。后四卷推广春月温病、夏秋暑湿热病，以及脉法、诸方，聊与二三及门，扬确千古。稿藏笥中，欲俟百年身尽名灭，然后梓行。以其刻意求明，令天下业医之子，从前师说，漫无着落，必反嫉为欺世盗名耳。不谓四方来学日众，手编不便抄录，姑将前四卷授梓，求正大方。倘坊间购刻全本，人书具在，宁致贻憾于续貂乎！

庚寅初夏喻昌识

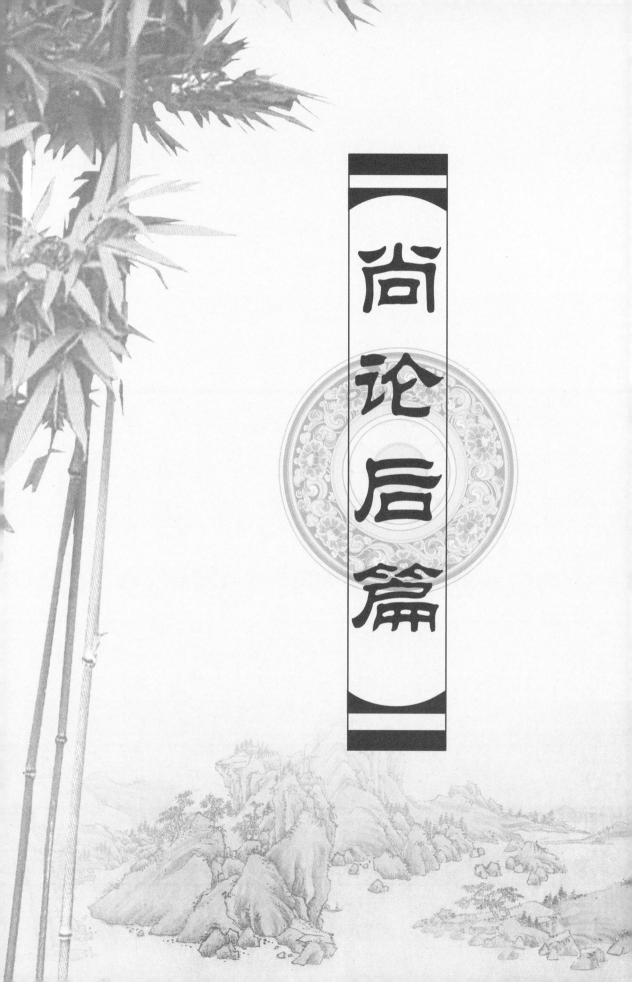

尚论后篇

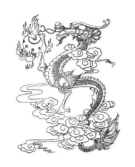

尚论后篇　卷一

新建　喻昌　撰

尚论春三月温症大意

仲景书详于治伤寒，略于治温，以法度俱错出于治伤寒中耳。后人未解义例，故春温一症，漫无成法可师，而况触冒寒邪之病少，感发温气之病多，寒病之伤人十之三，温病之伤人十之七，古今缺典，莫此为大。昌特会《内经》之旨，以畅发仲景不宣之奥，然僭窃无似矣。厥旨维何？《内经》云：冬伤于寒，春必病温，此一大例也；又云：冬不藏精，春必病温，此一大例也；既冬伤于寒，又冬不藏精，至春月同时病发，此一大例也。举此三例以论温症而详其治，然后与三阳、三阴之例，先后同符。盖冬伤于寒，邪藏肌肤，即邪中三阳之谓也。冬不藏精，邪入阴脏，即邪中三阴之谓也。阳分之邪浅而易疗，阴分之邪深而难愈。所以病温之人，有发表三五次而外症不除者，攻里三五次，而内症不除者，源远流长。少减复剧。以为在表也，又似在里；以为在里也，又似在表，用温热则阴立亡，用寒凉则阳随绝。凡伤寒之种种危候，温症皆得有之，亦以正虚邪盛，不能胜其任耳。至于热症，尤为十中八九，缘真阴为热邪久耗，无以制亢阳，而燎原不息也。以故病温之人，邪退而阴气犹存一线者，方可得生。然多骨瘦皮干，津枯肉烁，经年善

调，始复未病之体，实缘医者于此一症，茫然不识病之所在，用药不当，邪无从解，留连辗转，莫必其命。昌之目击心伤者久之，兹特出手眼以印正先人之法则，祈以永登斯人于寿域。后有作者，谅必不以为狂诞也。

温症上篇

谨将冬伤于寒，春必病温定为一大例。

冬伤于寒，藏于肌肤，感春月之温气而始发。肌肤者，阳明胃经之所主也。阳明经中久郁之热，一旦发出而外达于太阳：有略恶寒而即发热者，有大热而全不恶寒者，有表未除而里已先实者，有邪久住太阳一经者，有从阳明而外达于太阳者，有从太阳复传阳明不传他经者，有自三阴传入胃腑者，有从太阳循经遍传三阴，如冬月伤寒之例者。大率太阳、阳明二经，是邪所蟠据之地。在太阳则寒伤营之症，十不一见；在阳明则谵语、发斑、衄血、蓄血、发黄、脾约等热症每每兼见。而凡发表不远热之法，适以增温病之困陑耳，况于治太阳经之症，其法度不与冬月相同。盖春月风伤卫之症或有之，而寒伤营之症则无矣。且由阳明而达太阳者，多不尽由太阳而阳明、少阳也。似此则温症之分经用法，比之伤寒大有不同。而世方屈指云，某日某经。某日传经已尽，究竟于受病之经

不能摸索，以求良治。所谓一盲而引众盲，相将入火坑也。冤哉生命，古今诚一莫控矣！

按：温热病，亦有先见表症，而后传里者。盖温热自内达外，热郁腠里，不得外泄，遂复还里而成可攻之症，非如伤寒从表而始也。伤寒从表而始，故误攻而生变者多。温症未必从表始，故攻之亦不为大变。然郁热必从外泄为易，误攻而引邪深入，终非法也。

按：温热病，表症间见，而里病为多，故少有不渴者，法当以治里为主，而解肌兼之。亦有治里而表自解者，其间有误攻里而致害者，乃春夏暴寒所中之疫症，邪纯在表，未入于里故也，不可与温热病同论。

①太阳病，发热而渴，不恶寒者，为温病。（仲景原文）

昌按：温者，春令之气也。冬夏秋虽有气温之日，不如春令之正且久也。不恶寒三字，内有奥义。盖时令至春，则为厥阴风木主事，而与太阳之寒水不相涉矣。故经虽从太阳，而症则从春令而不恶寒也。

再按：温病或有新中风寒者，或有表气虚不禁风寒者。卫虚则恶风，营虚则恶寒，又不可因是遂指为非温病也。然即有之，亦必微而不甚，除太阳一经，则必无之矣。

②形作似也。伤寒，其脉不弦紧而弱，非伤寒矣。弱者必渴。被火者必谵语，弱者发热所以渴也。脉浮，解之当汗出愈。（原文）

风性弱缓，故脉亦弱。弱者发热，即《内经》诸弱发热之义也。脉既浮，当以汗解之，使汗出而愈。取解肌，不取发汗之意。

按：温热病原无风伤卫、寒伤营之例，原无取于桂枝、麻黄二方也。表药中，即败毒散、参苏饮等方，亦只可用于春气未热之时。若过时而发之，温病、暑病，尚嫌其药性之带温，况于桂、麻之辛热乎！然仲景不言桂、麻为不可用者有二说焉：一者，以剔出桂、麻，则三阴绝无表药也；一者，以桂、麻用之不当，在冬月已屡致戒，春月更无可赘也。后之纷纷訾议桂麻之热者，未尝计及于冬不藏精之治耳，惟知春夏有不得不用也。庶知仲景立方之神哉！

③脉浮热甚，反灸之，此为实。实以虚治，因火而动，必咽燥吐血。（原文）

脉浮热甚，邪气胜也。邪气胜则实，反灸之，是实以虚治也。血随火炎而妄逆，在所必至矣。咽燥者，火势上逼，枯涸之应耳。若是少阴见症，当不只此一端，故不入冬不藏精一例。

④病如桂枝症，似乎中风。头不痛，项不强，则太阳无外入之邪而非中风。寸脉微浮，则邪自内出而不当过表。胸中痞硬，痰涎塞膈。气上冲咽喉不得息者，胸中有寒也。当吐之，宜瓜蒂散。病人有寒，复发汗，胃中冷，必吐蛔。（原文）

昌按：仲景不曰病似中风症，而曰病如桂枝症者，恐后人误以治温一例，混入太阳中风之例而滋扰，故更换其名也。吐法多用栀豉汤，此用瓜蒂散者，取其吐顽痰而快膈，涌风涎而逐水也。有痰而误发汗，徒亡津液，胃中空虚，蛔失所养，故悖逆而上出也。

⑤病人手足厥冷，似涉厥阴。脉乍紧者，邪结在胸中，非厥阴也。心中满而烦，饥不能食者，病在胸中，当须吐之，宜瓜蒂散。（原文）

按：此症乃痰邪自内而作，即四症类伤寒之疟症也。仲景云：病人身大热反欲得近衣者，热在皮肤，寒在骨髓也。表实里虚。身大寒反不欲近衣者，寒在皮肤，热在骨髓也。表虚里实。此以互合之表里言，设合脏腑而统言之，则皆谓之表矣。

⑥病在阳，表未罢，热未除。应以汗解之，反以冷水潠之，若灌之，其热被劫不得去，

弥更益烦，肉上粟起，意欲饮水，反不渴者，热邪为水寒所制。服文蛤散；咸寒利水。若不瘥者，与五苓散。寒实结胸，无热症者，两寒相搏。与三物小陷胸汤，白散亦可服。寒结重者。（原文）

按：病在阳则不兼阴可知，正合第一例也。

⑦病人脏无他病，里气和也。时发热，或然或不然。自汗出而不愈者，此胃气不和也，先其时未发热之时。发汗则愈，宜桂枝汤主之。（原文）

⑧病常自汗出，无时不然。此为营气和。营气和者，外不谐，以卫气不共营气和谐故尔，以营行脉中，卫行脉外，复发其汗，荣卫和则愈，宜桂枝汤。（原文）

按：脏无他病，但卫气不和，亦阳病而阴不病之例也。

再按：春温之症，由肌肉而外达于皮肤，则太阳膀胱经之邪传自阳明胃经，与冬月外受之风寒，始先便中太阳，而伤其荣卫者，迥乎不同。故此但言卫气不与营和，其无太过可知也。既卫不与营和，当用麻黄。乃但用桂枝者，可见温症中发汗之法，皆用解肌。盖久郁之邪，一解肌则自散，若大汗而重伤津液，反变起矣，此先圣用法之大门也。

⑨病人脉数，数为热，当消谷引食而反吐者，此以发汗令阳气微，膈气虚，脉乃数也。数为客热，不能消谷，以胃中虚冷故吐也。（原文）

昌按：发汗而令阳微，误之甚也。阳微则胃中虚冷，而脉反数者，不过客热之微，温其胃而客热不留，斯脉不数矣。

再按：此但言胃中之阳微，与不藏精之真阳微弱者不同。

⑩病人烦热，太阳也。汗出则解，又如疟状，日晡所发热者，属阳明也。脉实者，阳

明。宜下之；脉浮虚者，太阳。宜发汗。下之，与大承气；若发汗，宜桂枝汤。（原文）

⑪微数之脉，慎不可灸。因火为邪，则为烦逆，追虚逐实，血散脉中，火气虽微，内攻有力，焦骨伤筋，血难复也。（原文）

昌按：此一条，垂戒虽在温症项下，然不专为温症而设，所以不言症，而但言脉也。脉见微数，则是阴虚而阳炽，重以火力追逐其血，有筋骨焦伤已耳。今世之灼艾者，不识亦辨脉之微数否耶？其为阴虚火胜之人，漫用灸法者何耶？

⑫病人耳聋无闻者，以重发汗，虚故也。（原文）

此与伤寒耳聋为少阳邪盛者迥异，益见温症禁过汗也。

⑬病人不大便五六日，绕脐痛，烦躁，发作有时者，此有燥屎，故使大便硬也。（原文）

⑭病人小便不利，大便乍难乍易，时有微热，喘冒不能卧者，有燥屎也，宜大承气汤。（原文）

⑮大下后，六七日不大便，烦不解，腹满痛者，此有燥屎也，宜大承气汤。（原文）

昌按：仲景治温症，凡用表法，皆用桂枝汤，以示微发于不发之意也。凡用下法，皆用大承气汤，以示急下无所疑之意也。不知者，鲜不以为表在所轻，而里在所重，殊大不然，盖表里无可轩轾。所以然者，只虑热邪久据阳明，胃中津液先伤，故当汗而惟恐过于汗，反重伤其津液。当下而惟恐不急于下，以亟存其津液也。

⑯本发汗而复下之，此为逆也，若先发汗，治不为逆。本先下之而反汗之，此为逆也，若先下之，治不为逆。（原文）

观此，则温症比伤寒太阳经之变症为差减，而汗下之次第，亦为不同矣。

⑰凡病，若发汗、若吐、若下、若亡津液，阴阳和者，必自愈。（原文）

观此，则病温之人素无内伤及不藏精之类者，为易愈也。

春温上篇诸方

《伤寒论》共三百九十七法，前四卷已载明三百六十七法，兹篇得三法。

解肌法

桂枝汤

桂枝加葛根汤

升麻葛根汤

葛根柴胡汤

葛根葱白汤

葛根黄连黄芩汤

附方

人参败毒散

参苏饮

海藏大羌活汤

解肌后，病不去，反恶寒者，虚也。

芍药甘草附子汤脉细身倦者方可服。

解肌后，身疼痛，脉沉者。

桂枝加芍药人参新加汤

解肌后，汗出过多，心下悸，欲得按者。

桂枝甘草汤

脐下悸，欲作奔豚者。

茯苓桂枝甘草大枣汤

解肌后，烦渴脉洪大。

白虎加人参汤

解肌后，腹胀满。

厚朴生姜人参汤

解肌后，不恶寒但恶热者。

调胃承气汤

解肌后，恶热无下症。

知母石膏汤

解肌后，脉微数，小便不利，微热烦渴。

五苓散

解肌后，胃干，烦不得眠，欲饮水，少少与之。

吐法

瓜蒂散

栀豉汤伤寒内著有专论。

清热诸方

白虎汤

白虎加人参汤

白虎加苍术汤

白虎加桂枝汤

玄参升麻汤

升麻栀子汤

竹叶石膏汤

竹叶汤

和解诸方

小柴胡汤

小柴胡加桂枝汤

小柴胡去半夏加人参瓜蒌汤

小柴胡去人参加五味子汤

小柴胡加芒硝汤

疏风诸方

荆芥散

独活汤

金匮风引汤

续命汤减麻黄、附子

分利诸方

五苓散脉浮而大是表，其人发渴，小便赤，却当下用此。

猪苓汤汗多者不可与。阳明脉浮，发热，渴欲饮水，小便不利者，与之。

天水散

辰砂天水散分利兼清镇。

牡蛎泽泻散治腰以下有水气。

开结诸方

三物小陷胸汤

三物白散

下法

大承气汤

调胃承气汤

大柴胡汤脉浮大是表，其人心下痞，却当下，若烦渴，燥热，小便赤色，哕呕不止，心下微烦者，俱当两解。

下后脉促，胸满。

桂枝去芍药汤

若微寒。

去芍药加附子汤

误以丸药下之，身热不去，微烦。

栀子干姜汤三汤取其温以散表。

下后利不止，脉促，表未解，喘而汗出者。

葛根黄连黄芩汤取其凉以解表。

下后身热不去，心中结痛，未欲解者。

栀豉汤

下后心烦腹痛，卧起不安者。

栀子厚朴汤取其吐以彻邪。

下后心中懊侬而烦，有燥屎者。

大承气汤取其仍从下解。

下后寸脉沉而迟，手足厥逆，下利，脉不至，咽喉不利，吐脓血泻利不止，为难治。

麻黄升麻汤取其解错杂之邪。

下后伤血，脉涩。

葶苈苦酒汤取其壮阴。大汗，使阳气微；又大下，使阴气弱。其人亡血，病恶寒，后乃发热，无休止时，阴阳既虚，气血俱弱，故其热不可止息。

葶苈栀子汤二方取其酸苦涌泄以助阴。

解毒诸方

黄连解毒汤

黄连汤

黄连阿胶汤

黄连泻心汤

黄连龙骨汤

黄连犀角汤

黄连橘皮汤

黑膏

养血生津

酸枣仁汤

芍药甘草汤

阿胶散

大青龙汤

炙甘草汤

五味子汤

补中

黄芪建中汤

小建中汤

理中汤

温中汤

治中汤

凉血滋阴

犀角地黄汤

搐鼻出水

瓜蒂散

刺鼻出血

干栗干蒌叶

温症中篇

谨将冬不藏精，春必病温，分为一大例。

人身至冬月，阳气潜藏于至阴之中。《内经》教人于此时，若伏若匿，若已有得，重藏精也。若伏者，若抱雏养蛰，不遑食息也；若匿者，若遁逃隐避，不露踪迹也；若已有得者，韬光匿采，绝无触望也，此何如郑重耶！故谓冬不藏精，春必病温。见病所由来，为一定之理，必然之事。其辞甚决，盖以精动则关开而气泄。冬月关开气泄，则寒风得入之矣。关屡开，气屡泄，则寒风屡入之矣。而肾主闭藏者，因是认贼作子，贼亦无门可出，弥甚相安，及至春月，地气上升，肝木用事，肝主疏泄，木主风，于是吸引肾邪，勃勃内动，而劫其家宝矣。然邪入既深，不能遽出，但觉愦愦无奈。其发热也，全在骨髓之间，自觉极热，而扪之反不烙手，任行表散，汗出而邪不出，徒伤津液，以取危困，其候比之冬伤于寒一例，则倍重矣。

按：冬不藏精之例，乃《内经》之例，非仲景之例也。非仲景之例，言之未免为悖，然观仲景之论温症第一条，始不胜庆幸。而仲景已起发其端，昌可言之无罪矣。其曰：发汗已，身灼热者，名曰风温。风温为病，脉阴阳俱浮，自汗出，身重，多眠睡，鼻息必鼾，语言难出。若被下者，小便不利，直视失溲；若被火者，微发黄色，剧如惊痫状，时瘛疭；若火熏之，一逆尚引日，再逆促命期。此一段至理，千古若明若昧，未经剖析，全不思。既名温病即是时行外感，何又汗之、下之、火之，俱为逆耶？盖热邪久蓄少阴，肾中精水既为素伤，重加汗下火劫阴之法，乃为逆耳。其自汗出，身重多眠睡，鼻息鼾，语言难者，一一皆少阴之本症也。膀胱为肾之府，故少阴症具。若被下，则膀胱之阴亦伤，而直视失溲者，肾精不上荣，肾气欲外夺也；若被火劫，则阴愈亏，而邪愈无制，甚则如惊痫状，而时为瘛疭也。一逆再逆，言汗下火之误，可一不可二，非汗而又下，而又汗之，为再误也。由此观之，冬不藏精之温症，显然昭著矣。昌之比例，以分其治，而仲景之道，愈明矣，奚罪耶？

再按：仲景之论误下，有结胸及痞，挟热鹜溏，脏寒不禁等症，从未说到小便不利、直视失溲。于此言之者，谓肾以膀胱为府，素不藏精之人，误下则膀胱益亏，以故小便不利、直视失溲，其变亦倍重于膀胱也。况于风邪内炽，津液干燥，大便难，通之未必通，徒令膀胱受累，而小便自遗。试观好色之人，多成癃淋，可类推矣。今之医者，亦讲于误下而绝膀胱之化源，立取危困之理耶！

再按：发汗已身灼热者，名曰风温。此语将冬不藏精之温症，形容殆尽。盖凡外感之邪，发汗已则身热自退，乃风温之症。发汗已身始灼热者，明明始先热在骨髓，发汗已然后透出肌表也。至于风温二字，取义更微，与《内经》劳风之义颇同。劳风者，劳其肾而生风也。然则冬不藏精之人，讵非劳其肾而风先内炽欤？故才一发汗即带出自汗、身重、多眠、鼻鼾、语难，诸多肾经之症。设不发，则诸症尚隐伏不尽透出也。夫肾中之风邪内炽，而以外感汗下及火攻之法治之，宁不促其亡耶？后人不知风温为何病，反谓温症之外，更有风温、湿温、温毒、温疫四症。观其言，曰重感于风，变为风温。则是外受之邪，与身重、鼻鼾、多眠、少语之故，绝不相涉，可知是梦中说梦也。《尚论》及此，聊自慊耳。客有难昌者，曰《内经》论冬伤于寒，寒毒藏于肌肤，感春月之温气始发，故名曰温病，未尝言寒毒感藏于骨髓。今谓冬不藏精者，寒邪藏于骨髓，或未尽然耶。昌应之曰：此正《内经》之言，非余之臆说也。黄帝问：温疟舍于何脏？岐伯曰：温疟得之冬中于风，寒气藏于骨髓之中，至春则阳气大发，邪气不能自出，因遇大暑，脑髓烁，肌肉消，腠理发泄，或有所用力，邪气与汗皆出，此病藏于肾，其气先从内出之于外也。如是者，阴虚而阳盛则热矣；衰则邪气复反入，入则阳虚，虚则寒矣。故先热而后寒，名曰温疟。由是观之，温疟且然，而况于温病乎！客始唯唯。

昌按：热邪久伏肾中，其症与第一例自

不相同。其发热也，皆从骨内郁蒸而出，皮间未热，而耳轮上下已先热矣。始发之时，多兼微寒，不似第一例之全不恶寒，以少阴居北方寒水之位也。及至大热灼肌，多不甚渴，不似第一例之大渴，以热邪初动，而阴精尚足持之也。其后则不恶寒而甚渴，与第一例之症浑无别矣。然虽无别，究竟表里不同，标本互异，始先用药，深入肾中，领邪外出，则重者轻，而轻者即愈矣，奈何其义隐而不彰？即以叔和之明，未尝抽引其绪，为后人旁通一线。昌何人斯，顾敢恣谈无忌！然而远嚣三十余载，驱逐睡魔，昼夜不敢倒身，因是冥悟一斑。即取仲景少阴伤寒之例，推演为治温之例，未尝以己意混入一字也。引例如下：

①少阴病，始得之，反发热，脉沉者，麻黄附子细辛汤主之。（仲景原文）

昌按：脉沉，病在里也。而表反发热，则邪虽在表，而其根源实在里。在里之邪，欲其尽透于表，则非专经之药不可，故取附子、细辛以匡麻黄，为温经散邪，千古不易之正法。奈何后人全不知用？明明见脉沉、身重、嗜卧、倦语之症，即知为风温，又知为冬不藏精。尚且漫用三阳经之表药，屡表不应，十中不能活一。复诿之伤寒偏死肾虚人，是则是矣。但不知果行温经散邪而人死耶，抑未行温经散邪而人死也？噫！业伤寒者之诧专门，直是操刃之凶人，宁但为芄兰之童子已矣！

②少阴病，得之二三日，麻黄附子甘草汤微发汗，以二三日无里症，故微发汗也。（原文）

昌按：麻黄主散邪，附子主温经，二者皆大力之药也。前症发热脉沉，则表里俱急，惟恐二物不胜其任，更加细辛之辛温，取其为少阴引经之药，而又有辛散之能，以协赞二物，共建奇功也。此云无里症，非是并脉沉、嗜卧等症俱无也，但无吐利、躁烦、呕渴之症耳。似此则表里俱不见其急，而麻黄、附子二物尚恐其力之太过，故不用细辛以助之，而反用甘草以和之也。谨并制方之意，呕心相告。凡治冬不藏精之温症，始发二三日间，请决择于斯二方焉。

③病发热头疼，脉反沉，若不瘥，身体疼痛，当救其里，宜四逆汤。（原文）

昌按：此一段文义，可得仲景治冬不藏精之奥旨。病发热头疼，症见于表矣。而脉反沉，则病又在里矣，两有可疑也。既发热头疼，势必先治其表，若不瘥，则治表无益矣。凡治表者，皆治其阳也，阴病治阳，岂惟无益？将见阴中之真阳因之外越，而身体反加疼痛，一团阴寒用事矣，此所以当用四逆汤，而急回其在经之阳也。

再按：若不瘥三字甚活，盖发热头疼，表之，原不为误。但一切三阳经表药，俱不对症，惟麻黄附子细辛汤与麻黄附子甘草汤二方，始为少阴经对症之表药。而又不敢必人之能用，所以不说误表，而但说若不瘥，正见表药中原有瘥法也。

④少阴病，脉沉细而数，病为在里，不可发汗。（原文）

按：脉细而数，里热也。发汗则虚其表，且亡其津液，内热愈炽。

⑤少阴病，脉微，不可发汗，亡阳故也；阳已虚，尺脉弱涩者，复不可下之。（原文）

昌按：前段云脉沉细数则为热，此云脉微则为虚，热而发汗则阴易亡，虚而发汗则阳易亡，故两戒之也。然则脉不微数者，一概禁汗，不为惩噎废食耶，况于不藏精之症！邪发之初，未必即见微数之脉，惟可用麻黄、附子二方而不知用；驯至脉微且数，则汗下温三法皆不可行，而阴绝阳离有立而待毙耳！

⑥少阴病，咳而下利、谵语者，被火气劫故也，小便必难，以强责少阴汗也。（原文）

昌按：少阴少血，强责其汗，是劫夺其血也。小便难者，源先竭也。

再按：少阴病，强汗则小便必难，误下则小便不利，直视失溲，可见肾以膀胱为腑，脏病而腑未有不病，脏伤则腑先告绝也。伤寒症中云：直视、谵语、循衣撮空，小便利者，其人可治。则是少阴之脏气绝与不绝，全于小便之利与不利，窥其中脏，孰谓冽彼之下泉，非回枯泽槁之善物哉？

⑦少阴病，脉紧，至七八日，自下利，脉暴微，手足反温，脉紧反去者，为欲解也，虽烦、下利，必自愈。（原文）

昌按：邪在阴者多自利，自利则邪气涌正气而脱者多矣。其候必脉紧数而四肢逆冷。今脉紧去而但微，则阴邪已散；手足温，则真阳未伤。虽有心烦、下利之危急，而可直决为必愈，盖阴阳不相乖乱，则别无死法也。然非肾气素旺，受邪原轻者，不易得之数矣。

再按：此与邪在阳，脉数而热，得汗而脉和身凉数去为欲愈之意同。然阳病轻，而从汗解则易；阴病重，而从利解则难。所以仲景于阳邪内陷下利不止之症，惟用逆流挽舟之法，挈里邪还之于表，则利不治而自止也。此段见阴邪从阴分解散，原属顺便，但少阴脏气，堪为主人送出客邪，尚恢乎有余地，则善也。而不藏精者，日为床褥作主人，安望重关设险以待暴客乎？

⑧少阴病八九日，一身手足尽热者，以热在膀胱，必便血也。（原文）

按：膀胱为肾之府，肾邪传膀胱，则里热达表，故一身手足尽热也。太阳多血，为热所乱，则血出于二便。然比之少阴少血，误动其血，而从口鼻耳目出者，则天渊矣。

再按：热邪虽从便血而解，经年调理，阴气难复。况既开血一窦，漫无止期。何如一身手足方热之顷，预识势所必至，而亟图之于早邪！夺膀胱热，用桂枝大黄入四苓散。

⑨少阴病，欲吐不吐，心烦，但欲寐，五六日自利而渴者，虚故引水自救。口燥舌干症具，小便色反白者，下焦虚，有寒也，勿认为热，以致误。（原文）

此一段，因仲景原文难解，昌会其意而言之也。

按：冬不藏精之症，此一段最肖，仲景早已欲人辨识之矣。

⑩病人脉阴阳俱紧，反汗出者，亡无也。阳也。无阳以为之外护也。此属少阴，法当咽痛，而复吐利。（原文）

按：冬不藏精之症，此一段更肖。少阴为水脏，吐利者，阴盛而水无制也。

春温中篇诸方 兹篇得十二法

温经散邪一法

麻黄附子细辛汤

麻黄附子甘草汤二方之意前已论明。

温经一法

附子汤

治得病一二日，口中和，背恶寒者。

治身体痛，手足寒，骨节痛，脉沉者。

附子温经散寒，人参补气回阳，芍药救阴，茯苓及术制水燠土。

急温一法

四逆汤

治寒邪深入于里者。

治膈上有寒饮干呕者。

阴邪深入，则微阳必遭埋没。阴邪上干，则微阳必致飞腾。故宜急温，恐少迟则不及也。

急温则无取于回护矣。然以甘草为君，

以干姜、附子为臣，正长驾远驭，俾不至于犯上无等，无回护中之回护也。

通阳一法

白通汤

治阴寒下利，葱白为君，干姜、附子为臣。以在经之阴极盛，格拒其阳于外而不纳，故取用于葱白，以通阳气，而使阳气自敛，见睍曰消之义也。

白通加猪胆汁汤

治下利脉微，及厥逆无脉，干呕烦者。呼吸存亡之际，恐阳药不能直达，故加人尿、猪胆法之阴，以为向导。服汤，脉暴出者死，微续者生。

通脉四逆汤

治下利清谷，里虚外热，手足厥逆，脉微欲绝，身反不恶寒，其人面赤色，或腹痛，或干呕、咽痛，或利止脉不出者。即前四逆汤而倍干姜加葱白也。

不恶寒，面色赤而外热者，加葱白以通阳气。腹中痛者，真阴不足，去葱，加芍药；呕者，加生姜；咽痛者，去芍药少加桔梗。

利止脉不出者，阳气未复，去桔梗加人参。

温胃一法

吴茱萸汤

治吐利，手足厥冷，烦躁欲死者。

桃花汤

治二三日至四五日，腹痛小便不利，下利不止，便脓血者。胃虚土寒，不能制水，而下焦滑脱，故用干姜、粳米之辛甘，以佐赤石脂也。

灼艾助阳一法

一二日，口中和，背恶寒者，即宜服附子汤，并用灸法以助阳。

吐利手足不逆冷者，不死。脉不至者，灸少阴七壮；下利脉微涩，呕而汗出，数更

衣反少者，阳虚而气下坠，血少而勤努责也，宜灸顶门之百会穴，以升举其阳也。

温经镇水一法

真武汤

治腹痛小便不利，四肢沉重疼痛，自下利者，或咳、或小便利、或呕者，真武，北方司水之神也。阴邪炽盛，水泉泛溢，得真武则可以镇摄而安其位也。

和阴一法

黄连阿胶汤

治心烦不寐者。少阴本欲寐，反心烦不寐，热甚而里不和也。芩、连除热，鸡子黄、阿胶少佐芍药以和血而生不足之真阴也。

急下一法

大承气汤

治二三日口燥咽干者。二三日病始发，便有肾水枯竭之象，不急下，将何救耶？

治自利清水，色纯青，心下痛，口干燥者。肾中之邪搏水而变青，热之极也。心下痛者，水气上逆也。水气上逆而口反干燥，则枯涸有立至矣。故当急下。

治六七日腹胀不大便者，腹胀不大便，胃实可知，水脏受病，加以土实，则水必竭，故当急下。

清解一法

四逆散

治四肢微逆，或咳、或悸、或小便不利、或腹中痛、或泄利下重者。四肢微冷则热未深，故用柴胡解之，枳实泄之，甘草和之，而最要加芍药以收其阴也；咳者，加五味子、干姜，并主下利；悸者，加桂枝；小便不利者，加茯苓；腹中痛者，加附子；泄利下重者，加薤白煮汁煎散。

分利一法

猪苓散

治下利不止，咳而呕渴，心烦不得眠者。

取其水谷分则利自止，利止则呕渴，心烦不待治而自愈。然不藏精，而膀胱之气不化者，又在所禁。

清咽一法

甘草汤、桔梗汤、半夏汤治风挟痰热者。

苦酒汤

治咽中生疮，语声不出者。

温症下篇

谨将冬伤于寒，又兼冬不藏精，春月同时病发，定为一大例。

昌按：冬既伤于寒，冬又不藏精，至春月两邪同发，则冬伤于寒者，阳分受邪，太阳膀胱经主之。冬不藏精者，阴分受邪，少阴肾经主之。与两感伤寒症中，一日太阳受之，即与少阴俱病，则头痛、口干、烦懑而渴之例，纤毫不瘥。但伤寒症自外入内，转入转深，故三日传遍六经；温症自内达外，既从太阳之户牖而出，势不能传遍他经；表里只在此二经者，为恒也。若更挟外邪，从太阳少阴经中，二日传阳明、太阴，三日传少阳、厥阴，则脏腑之邪交炽，不俟六日即死矣。盖太阳、少阴邪发之日，正已先伤，外邪复入，正气又伤，即与再传无异。脏腑之气几何，决无可供三传之理也！但既是温症，表里横发，重复感受外邪者，十中无一。所以温症两感之例，原有可生之理。昌治金鉴一则，先以麻黄附子细辛汤汗之，次以附子泻心汤下之，两剂而愈。可见仲景法度，森森具列，在人之善用也。今人见热烦、枯燥之症，而不敢用附子者，恶其以热助热也。孰知不藏精之人，肾中阳气不鼓，精液不得上升，故枯燥外见，才用附子助阳，则阴气上交于阳位。如釜底加火，则釜中之气水上腾，而润泽有立至者。仲景方中辄用附子一

枚，今人一钱亦不敢用，总由其识之未充耳。昌亦非偏重温也，以少阴经之汗下与他经不同。如治金鉴，先以温法及汗法，一药同用，次以温法及下法，一药同用，而收功反掌。盖舍二法，别无他法也。设汗药中可不用温，下药中可不用温，是与治伤寒阳邪之法，全无瘥等矣。昌之分温症为三例者，道本自然，其不以牵强穿凿，取后人之訾议也明矣！

再按：冬伤于寒，又不藏精，春月病发，全似半表半里之症，乃以半表半里药用之，病不除而反增，所以者何？此症乃太阳少阴互为标本，与少阳之半表半里绝不相涉也。然随经用药，个中之妙，难以言传。盖两经俱病，从太阳汗之，则动少阴之血；从少阴温之，则助太阳之邪。仲景且谓其两感于寒者，必不免于死，况经粗工之手，尚有活命之理耶！所云治有先后，发表攻里，本自不同，此十二字秘诀，乃两感传心之要，即治温万全之规，圣言煌煌，学者苟能参透此关，其治两感之温症，十全八九矣。

表热里寒者，脉虽沉而迟，手足微厥，下利清谷，此里寒也，所以阴症亦有发热者，此表解也。表寒里热者，脉必滑，身厥、舌干，所以少阴恶寒而踡，此表寒也；时时自烦，不欲厚衣，此里热也。（仲景原文）

按：此段文义，论温症，全以少阴肾与太阳膀胱分表里。昌所谓太阳与少阴互为标本者，得此而为有据矣。其云：所以阴症亦有发热者，此表解也。言当先从表解也，即麻黄附子细辛汤之例。脉滑，表寒也；身厥舌干，里热也。恶寒而踡，宜行温散。时时自烦，不欲厚衣，又宜凉解。用药如此繁难，正与两感症中，治有先后，发表攻里，本自不同之义互见，正欲学者之以三隅反也。又云少阴病，恶寒而踡，时自烦，欲去衣被者，可治。又云手足温者，可治。虽不出方，

大段见阴阳不甚乖离，尚可调其偏，以协于和之意。设恶寒而踡，更加下利，手足逆冷，则无阳而偏于阴矣。更加脉不至，不烦而躁，则阳去而阴亦不存矣。所以用药全在临时较量：果其阴盛阳微，即以温为主；果其阳盛阴微，即以下为主；果其阴阳错杂，温下两有所碍，则参伍以调其偏胜为主也。当从表解之义，前已申明，然亦必邪势正炽，阴阳尚未全亏，方可温经散邪。若夫滋蔓难图，任行背水之阵，必无侥幸矣。此等处皆是危疑关头，虽仲景之圣，不敢轻出一方，以胶治法之圆机，所贵明理之彦，师其意而自为深造耳。

少阴中风，脉阳微阴浮者，为欲愈。（原文）

观此一条，而认脉辨症之机，亦甚昭著矣。阳微阴浮为欲愈，则病发之时，阳盛阴紧可知也；阳盛则治先腑，阴紧则治先脏，又可知也；既盛且紧，则参之外症，以分缓急，又可知也；倘阳已微，而阴不浮者，更当治其阴，亦可知也；倘阴已浮而阳不微者，更当治其阳，亦可知也。此昌之尚论，每于仲景言外，透出神髓，以自慊也。

仲景用桂枝以和荣卫而解肌，此定例也。不但为太阳经中风之本药，即少阴经之宜汗者，亦取用之。其最妙处，在用芍药以益阴而和阳，太阳经之荣卫，得芍药之酸收，则不为甘温之发散所逼，而安其位也。至若少阴，则更为阴脏而少血，所以强逼少阴汗者，重则血从耳、目、口、鼻出，而厥竭可虞，轻亦小便不利，而枯涸可待。用药自当比芍药之例而倍加阴以益阳。昌每用桂枝，必加生地，以佐芍药之不逮。三十年来，功效历历可纪，盖得比例之法也。仲景于冬月太阳中风之症，而用桂枝为例，不为春月之病温者设也。春月病温用桂枝，势必佐之以辛凉。而不藏精之温，属在少阴，不得不用桂枝之

温解之，以少阴本阴标寒，邪入其界，非温不散也。岂惟桂枝，甚则麻黄、附子在所必用。所贵倍加阴药以辅之，如芍药、地黄、猪胆汁之类是也。今人未达此理，但知恶药性之温，概以羌活、柴、葛为表，则治太阳而遗少阴，屡表而病不除，究竟莫可奈何，而病者无幸矣！纷纷为仲景解嘲之说，然乎否耶！

谨定拟冬伤于寒，冬不藏精之症，名曰两感温症。

按：伤寒少阴症，乃从三阳经传入者。此症乃少阴与膀胱经，一脏一腑，自受之邪，故三阳传入之例多不合，惟两感之例，一日太阳受之，即与少阴俱病，其例吻合。然仲景又不立治法，但曰治有先后，发表攻里，本自不同，是则一药之中，决无兼治两经，笼统不清之法矣。而治有先后，于义何居？昌尝思之，传经之邪，先表后里；直中之邪，但先其里；温症之邪，里重于表；两感之邪，表里不可预拟，惟先其偏重处。假如其人，阴水将竭，真阳发露，外见种种躁扰之症，加以再治太阳之邪，顷刻亡阳而死矣。是必先温其在经之阳，兼益其阴，以培阳之基，然后乃治其太阳之邪，犹为庶几也。此则与少阴宜温之例合也。又如其人平素消瘦，兼以内郁之邪，灼其肾水，外现鼻煤、舌黑，种种枯槁之象，加以再治太阳，顷刻亡阴而死矣。是必急下以救将绝之水，水液既回，然后乃治太阳之邪，犹为庶几也。此则与少阴宜下之例合也。又如其人邪发于太阳经者，极其势迫，大热、恶寒、头疼如劈，腰脊颈项强痛莫移，胸高气喘，种种危急，温之则发斑、发狂。下之则结胸、谵语。计惟有先从太阳经桂枝之法解之，解已，然后或温、或下，以去春在阴之邪也。此则当用太阳经之表例，而与少阴可汗之例略同也。讵非先

后攻发之可预拟者耶？但两感伤寒之攻里，单取攻下，原不兼温，而两感温症之里，亡阳之候颇多，不得不兼温与下，而并拟之也。此又变例而从病情者也。

按：太阳、少阴两感之温症，其例虽与两感伤寒，一日太阳与少阴俱病相合，其实比传经之邪，大有不同。盖伤寒之邪，三日传遍六经，故为必死之症；而温病乃内郁之邪，始终只在太阳、少阴二经，不传他经者为多，是则非必死之症也。惟治之不善，乃必死耳。倘用汗下温法，先后不紊，则邪去而正未伤，其生固可必也。又有邪未去而正先亡，惟藉他经，供其绝乏，久之本脏复荣，亦以得生者，总宜分别视也。

按：亡阳一症，在伤寒，则误发太阳经汗，与误发少阴经汗者多见之，他经汗误则不然。可见两感之温症，为太阳、少阴双受之邪，设舍温经散邪，而单用汗药者，其亡阳直在顷刻间耳。盖阳根于阴，深藏北方肾水之底，素不藏精之人，真阴既耗，则真阳之根浅而易露。若不以温经之法，默护其根，而但用甘温发散之药，是以阳召阳，随感即赴，不待盖复，而淋漓不止矣，可不惧哉！

按：亡阴一症，在伤寒则邪传阳明，当下而不下，致津液暗枯；邪传少阴，当下而又不下，致肾水暗枯。其亡也以渐，尚有急下一法可救。若在不藏精之温症，则肾水已竭之于先，而邪发之日，阴邪必从下走，势自下利奔追，是下多尤足亡阴，而又绝无补法可以生阴。《金匮》云：六腑气绝于外者，其人恶寒；五脏气绝于内者，则下利不禁。脏者，阴也。阴气欲绝，讵非亡阳之别名乎！

神哉！仲景之书既详不藏精之症，又出不藏精之治，特未显然揭示，后人不维其义耳。即如桂枝一汤，本为太阳中风设也。而汗、下、和、温已具于一方之内，至于温法，尤为独详。如加附子，加人参、白术、干姜、甘草，加桂心、茯苓、蜀漆、红花等类，岂太阳表症中所宜有乎！惟病有不得不先温经，又不得不兼散邪者，故以诸多温经之法，隶于桂枝项下。一方而两擅其用，与麻黄附子细辛汤同意。凡遇冬不藏精之症，表里之邪交炽，阴阳之气素亏者，按法用之裕如也。

春温下篇诸方

兹篇得十五法，连前共三十法，合前四卷，共足三百九十七法。

桂枝领邪一法
桂枝加生地汤

清表温中一法
桂枝加人参汤

清阳泻火一法
桂枝加大黄汤

脉浮先表一法
桂枝汤

先温后表一法
治下利清谷不止，身疼痛者。先用四逆汤，急救其里。救后清便自调，但身痛者，随用桂枝汤，急救其表。此见下多，则阴邪亦从阴解，故温后但解其阳邪，不必兼阴为治。

温经止汗一法
桂枝加附子汤

汗后恶寒一法
芍药甘草附子汤收阴固阳表虚。

下后恶寒一法
桂枝汤去芍药加附子汤阳虚。

汗后恶热一法
调胃承气汤胃中干实。

汗后里虚一法
桂枝新加汤汗后身疼痛，脉沉迟。

汗后发悸二法

桂枝甘草汤治心下悸，欲得人按。

茯苓桂枝甘草大枣汤治脐下悸。

汗后腹胀一法

厚朴生姜甘草半夏人参汤

昼夜静躁一法

汗下后，表虚恶寒，里虚脉微细，日轻夜重者，以救阴为主，宜桂枝加红花汤。

日重夜轻，身无大热者，以救阳为主，宜干姜附子汤。

误汗变逆一法

本脉浮而症见汗出、心烦、微寒、脚挛之候，才服桂枝汤，即便厥冷、咽干、烦躁、吐逆者，乃阳虚而阴独盛也。先与甘草干姜汤，以复其阳，俟厥愈足温，更与芍药甘草汤，行阴寒凝滞之血，以伸其脚。若阳虚阴盛，其变愈大者，但用四逆汤，以温经回阳，而不兼阴为治也。

附辨温症合偶感之客邪，以明理而辟谬

诸家方书，谓温症之外，复有四症：一曰脉阴阳俱盛，重感于寒者，变为温疟；一曰阳脉浮滑，阴脉濡弱者，更遇于风，变为风温；一曰阳脉濡弱，阴脉实大者，更遇温热，变为温毒；一曰阳脉濡弱，阴脉弦紧者，更遇温气，变为温疫。据其援脉以辨症而为治温者，推广其端，似乎新奇可喜，讵知辞不达意，徒足炫人。所以后人一得之长，迥不及于古人，此等处关系病机最巨，昌不得不并明其理焉。盖春温夏热秋凉冬寒，各主一气者，其常也。然天气不可以长拘，所以夏气亦有清凉之时，冬气亦有燠热之时，凡此皆谓之客气也。本温症而重感于寒，其病即兼冬气而为温疟；本温疟而重感于热，其病即兼夏气而为温毒；本温症而重感于时行不正之气，其病即兼不正之气而为温疫。原无所变也，乃谓某病忽变某病，不令人炫，而且骇乎！又且长夏之湿气，春分后早已先动，最能与温气相合，而为湿温之症，何以四症内反不并举？又且温疟一症，《内经》明说是冬月邪入骨髓，至春夏始发，何得妄说春月重感于寒？又且更遇于风，变为风温一症，头上安头，梦中说梦，尤为无识。盖春月厥阴风木主事，与时令之温不得分之为两，凡感而病者，皆为风温之病也。即如初春之时，地气未上升，无湿之可言也；天气尚微寒，无毒之可言也；时令正清和，无疫之可言也。而所以主病者，全系于风。倘除风温另为一症，则所以病温之故为何故耶？试观仲景于冬月之病，悉以为寒之名统之，其觱发[①]之风寒，栗烈之寒气，总为一寒。则春月之风寒、风热、风湿总为一风，并可知也。夫风无定体者也，在八方则从八方，在四时则从四时。春之风温，夏之风热，秋之风凉，冬之风寒，此自然之事也。仲景于温症篇首即特揭风温之名，以纲众目，其晰义之精，为何如耶！显明道理，一经后人之手，便将风与温分之为二，况与精微之奥乎！兹特辨之，以见治温之法，原为切近平易，而非有奇特也。

温疟主治

温疟病，脉尺寸俱盛，先热后寒者，宜小柴胡汤。

先寒后热者，宜小柴胡加桂汤。

但寒不热者，宜柴胡加桂、姜汤。

但热不寒者，宜白虎加桂汤。

有汗，多烦渴，小便赤涩，素有瘴气及不服水土，呕吐甚者，宜五苓散。

---

① 觱发：风寒冷。

温毒主治

温毒为病最重，温毒必发斑，宜人参白虎汤。竹叶石膏汤、玄参升麻汤、黑膏。清气凉血。

温疫主治　　人参败毒散

温疫病，阳脉濡弱，正虚也；阴脉弦紧，邪实也。正虚邪实，则一团外邪内炽，莫能解散，病固缠身为累，而目前不藏精之人，触其气者，染之尤易。所以表药中宜用人参，以领出其邪，《寓意草》中论之已悉，兹不复赘。

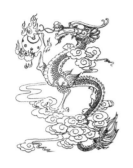

尚论后篇　卷二

新建　喻昌　撰

尚论四时

冬

天干始于甲，地支始于子，故《尚论》四时，以冬为首。凡春、夏、秋三时之病，皆始于冬故也。先王以至日闭关，商旅不行，后不省方者，法天之闭藏，与民休息，俾无夭札也。然而高人蹤蹤，音ㄏ雪空山，而内藏愈固，渔父垂钓寒江，而外邪不侵，以藏精为御寒，乃称真御寒矣。《内经》谓，冬不藏精，春必病温，谆谆垂诫。后世红炉暖阁，醉而入房，反使孔窍尽开，内藏发露，以致外寒乘间窃入，所以伤寒一症最凶、最多。仲景于春、夏、秋三时之温热病，悉以伤寒统之者，盖以此也。吾人一日之劳，设不得夜寝，则来日必加困顿。农夫一岁之劳，设不为冬藏，则来年必至缺乏。况乎万物以春夏秋为昼，以冬为夜，至冬而归根伏气，莫不皆然，岂以人为万物之灵，顾可贸贸耶！特首揭之，且以动良士之瞿瞿也。

春

天地之大德曰生，德流化溥而人物生焉者也。春秋首揭，春旺正月，虽重旺道，而天德人理统括无余。春于时为仁，仁者人之心也。故生而勿杀，予而勿夺，赏而勿罚，心上先有一段太和之意。然后与和风甘雨，丽日芳时，百昌庶类，同其欣赏。一切乖戾之气，不驱自远，更何病之有哉？乃纵肆辈日饮食于天地之阳和，而不禁其暴戾恣睢之习，此其心先与凶恶为伍，凡八风之邪，四时之毒，咸得中之。及至病极无奈，乃始忍性，以冀全生，终属勉强，而非自然。如石压草，逢春即芽；如木藏火，逢钻即出。惟廓然委顺，嗒然丧我者，病魔潜消，而精气渐长，犹为近之，故法天地之生以养生者，为知道也。风者，善行易入之物，为百病之长。大率风之伤人，先从皮毛而入，以次传入筋骨、脏腑。内虚之人与外风相召，如空谷之应响，大块之噫风，未动而已先觉，若星摇灯闪可预征者。故体虚之人，避风如避箭者，偶不及避，当睁弩以捍其外，热汤以溅其内，使皮毛间津津润透，则风邪随感即出，不为害矣。然外虽避风，而内食引风之物而招致，尤为不浅。善治风者，必权衡于风入之浅深，逐节推引而出。然亦须兼治痰，痰不堵塞窍隧，则风易出也。至于痰热积盛，有自内生风之候，则与外感之风迥隔天渊。若以外感法治之，如羌、防之属，则内愈虚，风愈炽，每至不起，与内伤病以外感药治，其误同也。

夏

热者，天时之气也；暑者，日之毒也；湿者，地之气也。夏月天时本热，加以地湿上腾，是以庶类莫不繁茂。然而三气相合，感病之人为独多，百计避之不免，亦惟有藏精一法可恃耳。昌谓夏月藏精，则热邪不能侵，与冬月之藏精，而寒邪不能入者，无异也。故春夏秋三时之病，皆起于冬，而秋冬二时之病，皆起于夏，夏月独宿，兢兢堤防金、水二脏，允为摄身仪式矣。每见贵介髫龄之子，夏月出帷纳凉，暗中多开欲窦，以致热邪乘之，伤风咳嗽，渐成虚怯、尪瘦等病者甚多。有贤父兄者，自宜防之于早矣。

人之居卑隰，触山岚，冒雨旸，着汗衣，卧冰簟，饮凉水，食瓜果，受内郁，皆能使湿土受伤。若以秋疟，但为受暑，遗却太阴，湿土受伤一半，至冬月咳嗽，反以为受于湿，而以燥治之，不为千古一大误耶！夏月汗多，真阳易散；津少，真阴易消，为内伤诸病之始。

秋

金继长夏湿土而生，其气清肃，天香遍野，地宝垂成，月华露湛，星润渊澄。酷热之后，得此高秋荐赏，与严寒之后，而得阳春敷和，同为一岁不可多得之日。盖金性刚，金令严，繁茂转而为萧疏矣，燠热转而为清冷矣。以故为时未几，而木萎草枯，水落石出。时愈冷，则愈燥，以火令退气已久，金无所畏，而得以自为也。故燥金之令不可伤，伤之则水竭液干，筋急爪枯，肝木暗摧，去生滋远。故凡肝病之人，宜无扰无伐，以应木气之归藏。木气归藏，燥金即能萎其枝叶，而不能伤其根本，及秋金才生冬水，早已庇木之根，以故木至春而复荣者，荣于冬月之胎养也。夫生中有杀，杀中有生，亦自然而然之理。人在气交之中，能随天地自然之运，

而为节宣，则不但无病，而且难老，岂舍此而更有延年之术哉！若夫燥金自受之邪，为病最大，以夏火之克秋金为贼邪，故暑热湿之令，金独伤之，暑热湿之病，金独受之。古人于夏月早已淡泊滋味，恶其湿热伤肺，且不欲以浊滞碍清道也。然形寒饮冷，尤为伤肺，虽夏月之乘凉，亦不可过，况入伏已深，尚啖生冷，冒风露而无忌，宁不致肺之病耶！故夏三月所受之热，至秋欲其散，不欲其收。若以时令之收，兼收其热，则金不生水而转增燥，安得不为筋脉短劲、浊渴枯损之导，为冬月咳嗽之根耶！

论治病必本于四时

飧泄病。既谓春伤于风，夏生飧泄矣；又曰长夏兼病洞泄寒中；又曰逆秋气者，冬必飧泄。其言错出无定，人不易会，不知病名虽同，而其因湿、因寒则各不相同。故治病不本于四时，无能治也。

春伤于风，夏生飧泄解

春伤于风，夏生飧泄，从来解说不明。昌谓风邪伤人，必入空窍，惟肠胃为最。所餐之食，由胃入肠，胃空而风居之。少顷糟粕传去，肠空而风亦居之。风既居于肠胃，则其导引之机，如顺风扬帆，不俟脾之运化，食入即出，以故餐已即泄也。不知者以为脾虚完谷不化，用长夏洞泄寒中及冬月飧泄之法，反以补脾刚燥之药，助风性之劲，有泄无已，每至束手无策。倘知从春令治之，仍以桂枝领风从解肌而出，一二剂可愈也。识此意者，虽三时之伤于风者，亦可会而通之。

夏伤于暑，长夏伤于湿，秋必痎疟解

自二月以至七月，地气动则湿用事。自八月以至正月，地气静则燥用事。所以春夏多病疟者，可知伤热、伤暑未有不伤湿者也；所以秋冬多有咳嗽者，伤风、伤寒未有不兼伤燥者也。

秋伤于燥，冬生咳嗽解

秋月之金，生冬月之水。然金必寒始能生水，水必冷始不为痰，故冬月之咳嗽，必由于秋令之燥也。然而夏月化土之气不先伤于肺，则秋月何燥之有？昌故谓秋冬二时之病皆始于夏，夏月藏精，则热邪不能侵也。夫池沼之间，暑且不到，岂有内藏之泓然真水，而暑热之邪得伤其肺者哉！故火邪不能烁金，而金始冷也。金寒则气清，而不上逆；水冷则质清，而不成痰，更何咳嗽之有哉？

论《内经》四时主病之脱误

《内经》云：春伤于风，夏生飧泄；夏伤于暑，秋必痎疟；秋伤于湿，冬生咳嗽；冬伤于寒，春必病温。春冬二季，风寒之病可无疑矣。其夏伤于暑，秋必痎疟一语，释云：暑汗不出，至秋凉气相迫而为寒热往来之疟。盖以经文原有当暑汗不出者，秋风成疟之说，故引之而为注，不知于理欠通也。夫夏月之暑，合于长夏之湿，始为秋时之疟，所以疟症名曰脾寒，由伤于长夏之湿土为多。若谓专属伤暑，则人之深居静摄，未尝伤暑；秋亦病疟者，又谓何所伤耶！至秋伤于湿，冬生咳嗽一语，释云：秋伤于湿，湿蒸为热，热者，火也。至冬寒与热搏，当为咳嗽之症，则牵强不通之极矣。夫湿无定体者也，春夏曰风热之湿，秋冬曰凉寒之湿，惟夏月之暑热湿三气相合，始可名之为热。岂有至秋之凉，而反蒸为热之理！况乎湿者水类，所以水流湿也；燥者火类，所以火就燥也。指燥为湿，是指火为水矣，颠倒不已甚乎！今为正经文之脱简，增入一语，曰春伤于风，夏生飧泄；夏伤于暑，长夏伤于湿，秋必痎疟；秋伤于燥，冬生咳嗽，则六气配四时之旨，灿然中天矣。加长夏之湿，而秋病之源始清。易秋月为燥，而诸家指为热火之训，亦不谬，请再以《素问》之旨明之。《素问》云：天有

春夏秋冬之四时，金木水火土之五行，于生长化收藏，而寒暑燥湿风火之六气，从兹而生焉。盖春属风木，主生；夏属热火，主长；长夏属湿土，主化；秋属燥金，主收；冬属寒水，主藏。可见造物全赖湿土生化之一气，而木火金水始得相生于不息。虽土无正位，四季之中各分旺一十八日，然无长夏十八日之土，则相生之机息矣。故长夏之土，为生秋金之正土。春秋冬之分隶者，不得与之较量也。此义既明，则秋月燥金主收之义始明。而冬月之咳嗽，为伤秋金之燥，不为伤秋之湿也，亦自明矣。再观《素问》云，逆春气则伤肝木，不能生夏时之心火，至夏有寒变之病；逆夏气则伤心火，心火不能生长夏之脾土，脾土不能生秋时之肺金，至秋有痎疟之病；逆秋气则伤肺金，肺金不能生冬时之肾水，至冬有飧泄之病；逆冬气则伤肾水，肾水不能生春时之肝木，至春有痿厥之病。是则三时之病，当更互言之。而秋之病疟，未尝更也。其必以心火脾土并言，则长夏之伤于湿，诚为经文当日必有之言，而非昌之臆说也明矣。

论春秋冬各主一气，夏月兼主三气之理，原为天时自然之运

《内经》云：彼春之温，为夏之暑；彼秋之忿，为冬之怒。明乎温热寒凉，循序渐进，自然而然者，乃天运之常也。后之俗子，辄以风寒暑湿分隶四时，此缘经文脱误秋伤于燥一段，传习至今不察耳。曷不曰风寒暑燥，犹为近耶！盖湿土无定位，寄旺于四季各一十八日，风寒暑燥之内，不言湿，而湿自在也。然亦但仿洛书，五数居中，纵横各得之理以立言。若论天时自然之运，如环无端，岂有甫终一运，重转土运十八日，五运而为八转者乎！此其道惟以六气之配而始明，盖三百六十日，五分之，各得七十二日，则为

五运；六分之，各得六十日，则为六气。自小雪至大寒六十日，属太阳寒水之气；自大寒至春分六十日，属厥阴风木之气；自春分至小满六十日，属少阴君火之气；自小满至大暑六十日，属少阳相火之气；自大暑至秋分六十日，属太阴湿土之气；自秋分至小雪六十日，属阳明燥金之气。此则水木火土金相生不息之义也。可见冬季大寒后十八日之土，即从太阳寒水之气为用，故能生厥阴之风木。而春季谷雨后十八日之土，早已属少阴君火之所生，而不从木风为同类。又加仲夏少阳相火，重生其土，至长夏大暑后，其土之盛为始极，而为生金之正土矣。未立夏之前，气已从火。既立秋之后，气上从土。火土之气，共管一百八十日，分岁之半。昌所谓夏月三气相合，与冬春秋之各主一气迥乎不同者，正以天时自然之运而知之也，岂故为牵强其说，以欺人哉！但君相二火之分，即与湿土合司其化，所以夏月暑热中有湿，湿中有暑热。自春分至秋分，有极湿之时，有极热之时，又有湿热交蒸之时，虽云长夏建未之月，湿土主事，其实已行半年之久矣。夫春分后，土膏地潆，湿行半年不谓之湿，直至秋后，土干地燥反谓之湿，昔贤以讹传讹，其因仍苟简为不少矣，可无论欤！

热湿暑三气，同于夏月见之，直所谓同气相求也。盖热而益之以暑，则热为甚酷，烁石流金，亦云仅矣。然但为干热已也，得阴凉尚可避之。若加以湿，而与炎威相会，尽大地为蒸笼，础礎流膏，虮虱悉出衣表，无可避也。必俟金风动，而暑始退，惟风动胜湿故也。三气相兼之义，益可见。夏日较他时独永，而南方正明之位，天星独密，造化活泼之妙，非圆机之圣人，曷足以知之！

论逆四时之病为自取其殃

四序之中，当温而温，当热而热，当凉而凉，当寒而寒，以生、以长、以化、以收、以藏，四时极正之气。民物原无疴疹，乃有违天而召戾，不可救药者甚多。《内经》云：逆冬气则伤肾，奉生者少；逆春气则伤肝，奉长者少；逆夏气则伤心，奉收者少；逆秋气则伤肺，奉藏者少；其逆四季土旺之气则伤脾，奉化者少，言外自寓造物不与人忤，而人自逆之也。逆之之情，久而弥锢，如暴戾忿恨之人，始焉但觉肝气有余，终岁扰乱，一旦不足，则尪羸无似，更有何气可奉他藏耶！所谓违天者不祥，人不可以不知也。

四序之中，有与病相邻者，善保生者，宜默杜其机。如春气在头，头间之气倍旺于他部，气旺则血充，血充则易至于溢出，故春病善衄，其所损也多矣。《内经》云：上者下之，诚知春气之在头也。每日引而归诸丹田气海之内，且气机虽发扬，而吾心不可无萧瑟之应，否则微用苦降之药以通其气，凡此皆所谓默杜其机者也。若俟衄血淋漓尚不知其所来，则无具甚矣！衄音求，鼻间窒塞也。衄音恆，鼻间出血也。

论四时制胜之道

《素问》云：风胜则动，热胜则肿，燥胜则干，寒胜则浮，湿胜则濡泻。可见凡人感受四时偏胜之气而成病者，原各不同。感风气胜者，则体从之而动焉，如振掉摇动之类是也。感热气胜者，则体从之而肿焉，凡痈肿之类是也。此与寒伤形、形伤肿之肿不同。与热伤气、气伤痛之意直互见。感燥气胜者，则体从之而干焉，如津液枯涸，皮毛燥湿之类是也。感寒气胜者，则体从之而浮焉，即所谓寒伤形，形伤肿者是焉。感湿气胜者，则体从之而濡泻焉，脾恶湿喜燥，湿气太过，则土不胜水，而濡泻之病作也。《六元正经》又谓，甚则水闭跗肿，亦见土不胜水，则不能外输膀胱，而内则为水闭，及水气泛溢四肢，而外则为跗肿。所以较之濡泻为尤甚也。然而风与燥相邻，风燥又未有不热者也。湿不与燥为邻，其或为寒湿，或为热湿，则各随其体之积累所造焉。但春夏秋三时俱属风燥热，惟冬时方属寒，则受病者之热湿多，而寒湿少，又属可推矣。

春属东方木，木太过以西方金制之，始得其平。故怒多则伤肝，惟悲始能胜怒，以肺金主悲也；风多则伤筋，惟燥始能胜风，以肺金惟燥也；酸多则伤筋，惟辛始能胜酸，以肺金味辛也。夏属南方火，火太过以北方水制之，始得其平。故喜多则伤心，惟恐始能胜喜，以肾水主恐也；热多则伤气，惟寒始能胜热，以肾水性寒也；苦多则伤气，惟咸始能胜苦，以肾水惟咸也。长夏属中央土，土太过以东方木制之，则得其平。故思伤脾，惟怒胜思，肝主怒也；湿①伤肉，惟风胜湿，木主风也；甘伤肉，惟酸胜甘，木味酸也。秋属西方金，金太过以南方火制之，则得其平。故忧伤肺，惟喜胜忧，心主喜也；燥伤皮毛，惟热胜燥，心主热也；辛伤皮毛，惟苦胜辛，火味苦也。冬属北方水，水太过以中央土制之，则得其平。故恐伤肾，惟思胜恐，脾主思也；寒伤血，惟燥胜寒，火胜水也；咸伤血，惟甘胜咸，土味甘也。夫四时一有太过，即以所胜制之，内而七情，外而六气五味，皆可用之，调其偏以协于和。可见道本自然而然，推之无穷无极，总不出其范围。虽有智者，莫加毫末也。后世识不及古，反舍正路，不由者何耶！

问形不足者，温之以气；精不足者，补之以味，此何解也？曰二语者，药之权衡也。形充于血，阴之属也。阴不足者，本当益阴，然益阴而阴未能生，必温以气之阳，而阴始生，以阳为阴之主也。精丽于气，阳之属也。精不足者，本当益阳，而阳未能生，必补以

阴之味，而阳始生，以阴为阳之基也。二者皆药石之权宜，亦阴阳互根之妙理也。

真　中　篇

论伤寒真中阴经

人之阳气素弱，加以房室过损，腠理久疏，胃气久薄，泻利无度者，一旦感受风寒之邪，正如怯懦之夫，盗至全不争斗，开门任其深入，拱手以听命而已，所以其候全不发热者为多。盖发热则尚有争斗之象，邪不得直入无忌也。然岂是从天而下，大都从胃口而入。胃为五脏六腑之源，邪入其中，可以径奔三阴而从其类，以故吐呕、四逆、唇青等候，亦从胃而先见也。失此不治，势必腹痛下利不止，渐至卷舌、囊缩而死矣。有魄汗淋漓而死者，孤阳从外脱，亦风邪为多也。有全不透汗，浑身青紫而死者，微阳为阴所灭，亦寒邪深重也。此症阴霾已极，以故一切猛烈之药在所急用，不可一毫回互，设用药而加踌躇，转眄天崩地裂矣。

论真中风伤寒症

太阳经之中风者，乃风寒暑湿之风自外而入者也。真中风之风，乃人身自有之风，平素蕴蓄，而一旦内出者也。《素问》云：阳之气以天地之疾风名之。可见真中风之病，乃人之数扰其阳所致。数扰其阳，惟房室一事为最。房室过勤，纵阴不走，而阳气则已动，动而不已，必渐积于空隙之所。而手微麻，足或微痹，舌或微謇，风信已至。而扰其阳者方未已，一旦乘虚横发，与大块噫气，林木振响，黄沙蔽天，白浪翻海者，初无少异矣，其人安得不卒倒乎！迨至卒倒，而世医方引风寒暑湿之风为治，一误再误，外风

---

①　温：底本为温，据意思改为"湿"。

入而与内风交煽，任凭躯伟体坚，经年不能少减，而成废人者比比，甚有不数日而告毙者矣，可胜叹哉！

论真中风大法

风既自内而生，还须自内而熄。欲自内而熄，何物是熄风之药？养血乎，风亦与之俱养；补气乎，风亦与之俱补；实腠理乎，风亦与俱实，将何所取耶？养血、补气自不可少，而实腠理之药断不可用，进而求之于法，然后不患于无药也。盖天地间之风，得雨则熄。所以《素问》又曰：阳之汗以天地之雨名之。以雨治风，不言治，而治在其中。以故内风之人，腠理断不可实，实则汗不能出也。气血不可不补，虚则不足供汗之用也。要使元气足以拒风于腠理之间，务如大病退后之人，饮汤则汗，食粥则汗，如此旬日，以听风之自熄，然后为当。其妙全在助阳而通血脉，不取驱风散邪为义，与荆、防、柴、葛之轻药绝不相干。世传以羌、防等药发散，一食顷者，此但可治偶感之风耳。以治内风，不去百分之一，岂有经年积累之风，而取办一药，且仅攻皮肤之理哉！中风病多见于富贵之人，而贫贱绝少。少贫贱之人非无房室也，以其劳苦奔走，身中之气时为蒸动，才有微风，便从汗解。而富贵之人，身既安逸，内风已炽，尚图乘风纳凉，沐泉饮水，以解其热，致阳气愈遏不舒，加以浓酒厚味之热，挟郁阳而为顽痰，阻塞经络，一旦卒然而中，漫不知病所由来。古今成方虽多，辨症全不清切，盍观平人饮醇食煿，积至无算，全不见其热者，阳气有权，默为运出耳！阳气逼郁无权，势必转蒸饮食之物为痰，与风相结，迫发之时，其体盛之人，病反加重。盖体盛则阳多，阳多则风与痰俱多也，孰知其风为本，而痰为标耶！孰知其阳气为本，而风痰为标耶！风痰为标，可汗、可吐，而或者见

其昏迷舌謇，以为邪入心脏，用牛黄清心之类驱风散痰，致阳气愈遏，而成不治甚多。夫阳遏在内之人，脏腑有如火烙，平素喜生冷，临病又投金石，覆辙相寻，明哲罔悟，亦独何耶！阳气为本，势必绝欲而不更扰其阳，病根始拔。然而阳气素动，习惯渐近自然，多不乐于安养，风痰才得少息，往往思及欲事，略一举动，复从本及末，蔓而难图矣。古今无人深论及此。惟善保生者，见体中痰多风炽，无俟病发，预为绝欲可矣。甚哉，人于天地自然之气机日用不知也！天时蒸动之时欲求凉风而不可得；风气干燥之时，欲求微雨而不可得。是以多湿之人恶蒸动，多风之人恶干燥者，内邪感之而益动也。故湿病喜燥药而忌汗药，风病喜汗药而忌燥药，充其义以为调摄，则居四达之衢，而披襟向风，起呼吸即通帝座之想者，即治湿之良方也。处奥隩之室而整冠振衣，凛天威不违咫尺之惧者，即治风之良方也。人苟知此，不诚可以却痰而延年耶！

小 儿 篇

辟小儿惊风论

小儿初生以及童幼，肌肉筋骨脏腑血脉俱未充长，阴则不足，阳实有余。不比七尺之躯，阴阳交盛，惟阴不足，阳有余也。故身内易于生热，热盛则生痰、生风、生惊亦所时有。彼当日若以四字立名，曰热、痰、风、惊，则后人不眩，乃以四字难呼，节去二字，曰惊风。遂贻后人以多论，以其头摇手劲也，而曰抽掣；以其卒口禁、脚挛急、目斜、心乱也，而曰搐搦；以其脊强背反也，而曰角弓反张。不知小儿之腠理未密，易于感冒风寒。凡寒中人，必先入太阳经。太阳经之脉起于目内眦，上额交巅入脑，还出别

下项，夹脊抵腰中，是以病则筋脉牵强，乃生出抽掣等不通各名，而用金石重药镇坠，以致外邪深入难痊。间有体坚症轻而愈者，遂以为奇方可传，误矣！又方书有云，小儿八岁以前无伤寒，以助惊风之说。不思小儿不耐伤寒，初传太阳经，早已身强多汗，筋脉牵动，人事昏沉，势已极于本经，药又乱投，不能待于传经解散耳，岂为无伤寒乎？况小儿易于外感，易于发热，伤寒为更多耶，是即世所云惊风也！所以小儿伤寒，要在三日内即愈为贵，若待其经尽而解，必不能矣。又刚痓无汗，柔痓有汗，小儿刚痓少，柔痓多。人见其汗出不止，神昏不醒，遂名之曰慢惊风症，而以参、芪、术、附药闭其腠理，以致邪热不得外越，以为大害。所以凡治小儿之热，但当攻其出表，不当固其入内，仲景原有桂枝法，若舍而不用，从事东垣内伤为治，又误矣。又新产妇人去血过多，阴虚阳盛，故感冒与小儿无别，乃遂相传为产后惊风，尤可笑也。然小儿亦实有惊病，以小儿气怯、神弱，凡卒遇怪异形声，及骤然跌仆，皆生惊怖。其候面青、粪青、多烦、多哭，其神识昏迷，对面撞钟放镜，全然不闻，不比热邪塞窍也。

谨论小儿治法大纲

小儿冬月深居房帏，犯寒邪者恒少，而知识未开，天癸未动，又无不藏精之事，然亦有温症三例可互推者。经云：水谷之气感，则害人六腑。小儿或因啖乳而传母热，或亦饮食而中外邪，皆从阳明胃经先受，由阳明而外达太阳，即与温症之第一例颇同。而平素脾气受伤者，邪气入胃，复乘其脾虚，而客之，即与温症之第二例颇同。既阳明胃与太阴脾相连之一脏一腑，交合为病，正伤寒两感症中二日阳明与太阴受之，则有腹满、身热、不欲食、谵语之症，与温症之第三例

分经虽不同，而两感则颇同也。后人造为小儿八岁已前无伤寒之说，不思小儿冬月登山入水者尚有之，岂遂谓无寒可伤耶？即冬月不令受寒，岂遂谓无寒可伤耶？即冬月不令受寒，岂春月并不受时行外袭之气耶？其后又因无伤寒之说，凡一切外感，俱妄立惊风之名，擅用金石重坠，反领外邪深入，以成不痊之症。昌《寓意草》中已略辨其端，但未详其治也。试观中风卒倒之人，邪中脾之大络，则昏迷不醒。然则邪炽太阴脾经，势必传于大络，其谵妄而不知人者，夫岂惊风之谓耶！只有慢脾风一说，似乎近理，然不以外感之名统之，则用药茫无措手。兹特比入春温之例，庶推之以及四时，而治悉无忒，后之赤子可登春台。昌所以乞灵于越人，而大畅仲景之旨乎！

小儿温症第一例

由阳明而太阳，自内达外，皆表症。但表法原取解肌，而不取发汗，况于小儿肌肤嫩薄，腠理空虚，断无发汗之理。仲景于太阳之项背强几几，反汗出，恶风者，用桂枝加葛根汤，极得分经之妙，桂枝汤主太阳，葛根汤主阳明。以类推之，太阳症多，阳明症少，则用桂枝汤加葛根；阳明症多，太阳症少，则用葛根汤加桂枝。圆机在乎临症，然颈项肩背正二阳所辖之地，不明经络者，见其几几然牵强不舒，加以目睛上窜，手足反张，诸多太阳见症，而惊风之名自此始矣。讵知仲景曰：身热、足寒、头项强急，恶寒，时头热面赤，目脉赤，浊头面摇，卒口禁，背反张者，痓病也。发热，无汗，反恶寒者，名刚痓；发热，汗出，不恶寒者，名柔痓。又曰：太阳病，发汗过多因致痓。可见不解肌而误发汗者，必有此变；当解肌而不当发汗之说又显矣。然则小儿之解肌，不更当从乎轻剂耶！小儿服桂枝，不必啜热稀粥，并

不可急灌，逼其大汗也。

凡小儿发热呕吐者，倘未布痘，须审谛，不可误用温胃之药。里中一宗侯，高年一子，恣啖不禁，每服香砂平胃散极效。一夕痘发作呕，误服前药，满头红筋错出，斑点密攒筋路，所谓瓜藤斑也。上饶某公一侄，病发作呕，乃父投以藿香正气散，一夕舌上生三黑疔，如尖栗形，舌下四黄疔，如牛奶形。盖痘邪正出，阻截其路，故生变若此，因述以垂戒。

解肌清热三法

桂枝加葛根汤　葛根汤　桂枝加瓜蒌汤

攻里救胃一法

调胃承气汤　大承气汤

治痉胸满，卧不着席，脚挛急，断齿者。

昌变调胃误攻邪陷一法

桂枝加芍药汤。

小儿温症第二例

由阳明而太阴，自表入里。仲景云：太阴之为病，腹满而吐，食不下，自利益甚，时腹自痛，若下之，必胸中结硬。可见脾气虚衰，不能为胃行津液，必致吐利兼见，此俗子藉口慢惊之源也。讵知外感之邪，入乘其虚，上吐下利者，即霍乱之意。正气既虚，儿因畏怯则有之，岂是心虚发惊，肝木生风之候耶！此等认症一瘥，用药不合，万无生理。盖脾经之症，自有脾经之专药，况于属在外感，仍以散邪为先，所以误下则心下结硬，正谓邪虽已入太阴，而阳明未尽除者，恐有表症相碍也。

解肌之法

桂枝汤

脉浮者用之。太阴之脉，尺寸俱沉细，今见浮，则邪还于表，仍用解肌之法，送出其邪为当也。

四逆汤

自利不渴者用之，燠土燥湿。

理中汤

浊气上干于胃，腹胀满者用之。

桂枝加大黄汤

大实痛者用之。然芍药、大黄亦当倍减，以小儿胃薄易动也。

小儿两感温症第三例

胃与脾一腑一脏，表里双受，则在表者为阳邪。然既已入于胃，即当爱惜津液，即不得已而解肌清热，不可轻动其汗。所最难者，要在急温、急下审谛不瘥。盖胃实兼以脾实，则二火交炽，水谷之阴立尽，其口燥咽干鼻煤。

此后，先生原稿遗失，俟查，接刊。

会 讲 篇

会讲《刺热篇》温论述
上古经文一段

上堂师嘉言老人第一会语录

上古医旨，其时首春，其证首温，先师祖僦贷季所传，先师岐伯述之者也。首引太阳之脉色，荣颧骨，荣未交，曰今且得汗，待时而已，与厥阴脉争见者，死期不过三日，其热病内连肾。少阳之脉色，荣颊前，热病也。荣未交，曰今且得汗，待时而已，与少阴脉争见者，死。凡十五句七十字，岐黄之庭，宗旨晓然，至后世则《内经》且缺，况上古乎！所以释者极悖理。吾徒会讲，首析其义焉。凡人有病，其色必征于面，而热病尤彰。《内经》本传谓：肝热病者，左颊先赤；心热病者，颜先赤；脾热病者，鼻先赤；肺热病者，右颊先赤；肾热病者，颐先赤。是五脏热病色且先征矣。然五脏隐深，其色不宜外见，才见微色，随刺俞穴，早泻其热，名曰治未病。待病治之，迟矣。《灵枢》谓：赤黑色，忽见，天庭大如拇指者，不病而卒死，剧则刺，非能挽矣。惟太阳经脉色显而易见，初起热征于面，此时漫无凶咎。太阳脉色荣饰于颧，乃久邪内伏，其春发温，必始太阳经脉，红赤热色，先见两颧，如以采饰，热之先征也。荣饰之色止颧骨一处，不交他处，病之浅者也。古经荣未交，曰今且得汗，待时而已，少需听其自解，此真诀也。大凡温病，热自内出，经气先虚，虽汗之多未汗解，故云今且得汗，待时而已。太阳经气虚者，必待午未，正阳杲日当空，群阴见睨，太阳经邪不留而尽出也。少阳经气虚者，必待寅卯初旭，出震继离，焕然一新，少阳经邪不留而尽出也。注谓肝病待甲乙解，心病待丙丁解，此五脏经文与三阳经全不相涉。至于与厥阴脉争见者死，咸谓外见太阳赤色，内应厥阴弦脉，此则如隔千山矣。秦汉以后，始分二十四脉，弦谓少阳可也，厥阴亦可也。大浮滑数入阳弦可，沉涩弱微入阴弦亦可也。弦脉阴阳两属，安得指为死脉，且三日之促耶？古义断不其然，上古理脉色而通神明，谓上帝之所贵也，先师之所传也。色以应日，脉以应月，常求其要，则其要也。色以应日者，举头见日，随处长安，晶光万道，人身之色，无幽不烛，同也；脉以应月者，千江有水，千江月，地脉潜通，人身之脉，环会贯通，同也。脉荣颧骨，即色荣颧骨，才一见之，表里两符，岂非日月合璧耶？如太阳颧骨色脉同时解散，并不成温热病矣，病则色脉同时俱见矣。太阳荣颧骨，少阳荣颊前，厥阴荣颊后，少阴荣两颐，乃至十二经脉色，大络、小络随病彰灼，一疮一痤，色脉不相离也。道在下合五行休王，上副四时往来，何吾人自小之耶！所以太阳厥阴，阴阳同时

并交荣饰，此才名为争见。若只面呈一部，岂争见乎！争见赤紫滞晦，传经热重，已为主死；争见青黑克贼，十死不救矣。盖太阳水而生厥阴木，则发荣滋长，光华毕达，固有善无恶也。厥阴木而孕太阳水，则子藏母腹，勾萌尽敛，亦默庇其根也。今外邪入而真藏逼见于面，夫是以死耳。其热病内连肾，身内百司庶职，惟肾独为政府，安则宅神根本，危则颠覆浊乱，生死出入，莫不由之。太阴厥阴，只禀其成，难干之矣。然不曰少阴而曰肾者，少阴传走经脉，肾则专主内藏，经谓过在少阴，甚则入肾，同一义也。太阳厥阴争见，主死。牵连肾气在内，以少阴为厥阴母，木势垂危，求救肾水，肾水足供，尚可母子两全。肾水源流并竭，不母子俱毙乎！可见神去则脏败，脏败则争见鳌黑，岂脉色不出根心也哉！释谓木之生数三，故死期不过三日，以生数定死期，谬甚。果尔，水数一，土数五，其死主一日，五日耶？《内经》明谓死阴之属，不过三日而死，故以生数妄解乎？下文无期不满三日，反误古脱，增入五字骇观。总因死阴之属，不审其义，故擅复之耳。少阳之脉色也六字，亦擅增入。少阳之脉色，荣颊前，热病也。荣未交，曰今且得汗，待时而已，与少阴脉争见者死。谓右颊前见赤色，未交他处，待汗自已。若两颐黑色，与少阳赤色争见，则死也。少阴经败甚，必入肾，肾脏发露，泉之竭矣，无阴以守之矣。少阳相火，少阴真火，上下交焚，顷刻俱为灰烬，诚劫灾也。传经势重，间有回天之手，至于肾内枯槁无救。颊颐紫黑已见恶痕，缕缕不散，此独阳无阴，如大火聚，安得紫府、丹台，授以太阴神水乎？吾徒同志，濬洌彼之泉自固，庆古经之法传心，无负此番提命可矣！

会讲《素问·评热论》
病温经文一段

上堂师嘉言老人第二会语录

岐伯先师论温，胜义微妙，今始深解之也。黄帝问曰：有病温者，汗出辄复热，而脉躁疾，不为汗衰，狂言，不能食；病名为何？岐伯对曰：病名阴阳交，交者，死也。帝曰：愿闻其说。岐伯曰：人所以汗出者，皆生于谷，谷生于精。今邪气交争于骨肉而得汗者，是邪却而精胜也。精胜则当能食，而不复热。复热者，邪气也。汗者，精气也。今汗出而辄复热者，是邪胜也。不能食者，精无俾也。病而留者，其寿可立而倾也。且夫《热论》曰：汗出而脉尚躁盛者死。今脉不与汗相应，此不胜其病也，其死明矣。狂言者，是失志，失志者死。今见三死，不见一生，虽愈必死也。此段论温，独创谷气之旨。谷气化为精，精气胜乃为汗，身中之至宝至宝者也。谷气为疾病之总途，生死之分界，萃万理为一言，谁能外之？《内经》谓精者，身之本也。故藏于精者，春不病温。是则藏精之人，外邪不入，身如药树，百病不生矣。即不然者，冬藏已敌，春温积贮为命，主张早计在是，胡乃泥沙掷之耶？泥沙掷之，兹后则肾虚甚，而温死矣，尺热甚，而温死矣。谷气既馁，转输不给，关门闭而水谷难通，大事去矣。况肾虚尺热，外感传经而入三阴，热上加热。一呼脉三动，一吸脉三动而躁，准平人十二时脉，更增四时，三日促为二朝，再促则脱而不续矣。所以狂言、失志、脱精则死，以此故也。上古、中古两大圣神，如出一手，倒说竖说，变化生心，万理渊源，烂然生色，千代以后，乃至传为土苴，不论不议，奈之何哉？吾徒七十有五，始知理障稍尽，矩则昭然，兹时不言，更待

何年耶！岐伯先师问阴阳交，交者死。黄帝愿闻其说。岐伯但发谷气之妙，至阴阳交，一言而终，不更再举。向者胸为疑府，今乃知谷气之旨既明，即阴阳交与不交了然定矣。吾徒嚼舌多年，今转饶舌，而且细举之矣。上古荣未交，证之轻者；荣交阴，重且死者。中古冬伤于寒，春必病温，证半轻者；冬不藏精，肾虚尺热，重且死者。圣神心印，妙义天开，变化错纵，愈出愈奇。上古太阳与厥阴为偶，少阳与少阴为偶，而阳明太阴虽不言之，而其相偶更定位也。中古太阳与少阴一腑一脏，独主其重，盖太阳主外，少阴主内，太阳司阳经之温，少阴司阴经之温，太阳交少阴，少阴交太阳，阴阳交而死矣。然掌上意珠，不叙其文，若隐若显，俟之后人，何乃竟成绝学耶！岐伯先师，妙翻千古变证，若相忤而实相成，贤智不识其旨，况庸人乎！谓二阳搏，其病温死不治，不过十日死。乃阳经荣未交之轻证，而举为死不治，必有其说。言二阳搏，虽未入阴，病温至极，必死不治，稍延不过十日死。较三日死阴之属，少饶其期耳。二阳者，手大肠足胃。手经、足经并主阳明，金土燥刚，亢爆阴绝，胃谷肠津，水谷将绝，乃至肠胃如焚矣。纵延多日，究竟不得不死矣。至上古，足阳明胃、足太阴脾，一阳、一阴虽不相错而相偶。然吾徒荣未交，待时汗已，经气虚者，辰巳经旺，汗乃尽解，必然之理也。门人有蓄疑义，脾胃以膜相连耳。脾胃荣交相连，直是易易，所以上古故不言之也。予不然，伤寒传经，如胆藏肝叶，岂不直入相合。然必少阳胆乃传太阴，再传少阴，乃传厥阴，绕经而走，不能直截合胆也。今阳明胃乃传少胆，少阳始传太阴，绕经传次亦然。固知阳明、太阴交与不交，各分疆界矣。两颧颊后，荣交相争，部位不远，颊前与颐，荣交相争，

部位不远，额中鼻准，荣交相争，部位不远，必至荣交不分，乃为死也。至于太阳、少阴，阴阳正交，吾徒更深言之。《内经》两感证，一日太阳、少阴，二日阳明、太阴，三日少阳、厥阴，三日死。由是论之，温症微不相同矣。温症一日，太阳而交少阴，有十分交者，有五分交者，有一二分交者。所以温症，太阳、少阴本经与病相持，即十日半月总为一日之期，不传二日三日之促而骤死者。盖以谷气平时觉不相同，荣卫平时觉不相等，病之精津不枯，谷气不尽，热势少衰，肌肤渐渍微汗，两交忽为两解，病医相成者多有之矣。半月一月，待毙无医，谷气不得不尽者，非天也，人也。然医之手眼，审几决择，一日见前，图而又图，邀非幸邀，生机可待，此为超医。至一日以后，二日阳明、太阴，三日少阳、厥阴，谷气精血，传经立尽，尽则死矣。岐伯先师曰：病而留者，其寿可立而倾也。又曰：今见三死，不见一生，虽愈必死也。然则阴阳交，交者死。予向以为一言而终，随病随死之候，几误一生，墙面惶汗，常栗然之矣。立志奇男子，冬至闭关，储蓄内富，岂非第一义乎！

会讲《伤寒论》中论温证一段

上堂师嘉言老人第三会语录

上古、中古首重温证，民生最赖之矣。周秦以降，如扁鹊越人起家数辈，各树伟义，经纬裁成，后代宗匠，至于温证绝不言之。由是论温骎传骎失，乃至人去书存，几千百年黯然无色矣。汉末张仲景，前圣后圣同符一揆，其著《伤寒论》，虽述实为创也。三百九十七法，一百一十三方，其功远绍轩岐，于中温证一法，划然天开，步步著实，绎伤寒家，成、朱十余辈，义例多获，独温证从不知为何事，予步趋仲景先师，至老不辍。

诸公会讲，大举温症，以建当世赤帜，俾仲景寒灰火传。盖太阳病发热而渴、不恶寒者，为温病。玩《内经》冬伤于寒，春必病温之说，知冬寒久郁，太阳经受，肌表荣卫主之，与冬月骤病，发热、恶寒、且不渴者，证则不同。故春月寒郁既久，发热而渴，不恶寒，自内出外矣。与上古荣未交，待汗自解同义。其证不过十之一二耳。若发汗已，身灼热者，名曰风温。风温证，少阴冬不藏精，与太阳病随时忽至，势则病之八九分矣。风温与风伤卫又不同。中风其脉浮弱，独主太阳。风温其脉尺寸俱浮，兼主太阳少阴。肾水木当沉也，风温载之，从太阳上入，根本拨而枝叶繁矣。春月木长势强，吸汲肾水，已为母虚，加以风温之病，俄顷少阳相火、厥阴风木，风火炽然，能无殆乎！故若发汗已四字，包括错误，见医未病之先，及得病之顷，须诊足太阳、足少阴一腑一脏，此千古独传妙诀也。诊之辨其有无伏气。有伏气者，冬寒太少二经久伏身中，时当二月，其脉先见露矣。发则表热太阳，与里热少阴，将同用事，恣汗无忌，灼热反倍，是为风温。风温表里俱见浮脉，其证自汗身重，肾本病也：多眠睡，鼻息鼾、语言难，肾本病也。肾中之候同时荟至，危且殆矣。古律垂戒云：风温治在少阴，不可发汗，发汗死者，医杀之也。讵意发热之初，不及脉理，轻易发汗，早已犯此大戒，生命可轻试手乎！既肾中风邪外出，以阳从阳，热无休止矣。被下者，小便不利，伤其膀胱气化，直视失溲，太阳脏腑同时绝矣。被火，微发黄色，剧如惊痫，时瘛疭，火热乱其神明，扰其筋脉也。伤寒燔针灼艾，仲景屡戒，至温证尤当戒之。被火微发黄色一段，乱其神明，扰其筋脉，重证莫重于此。稍轻误火，少阴脉系咽喉，干痛乃至唾血，亦多死者，如之何？一逆发汗，已是引日待毙，再促，圣神莫挽矣！故治温病，吃紧在未发汗前，辨其脉证，补救备至，防危可也。发汗以后，凶咎卒至，又何所措其手足哉！上古论温，荣交以后，其病内连肾。中古论温，专论谷气，肾中精胜乃汗则生，肾中虚甚，更热则死。其旨至矣，尽矣！仲景先师，出其不尽之藏，论肾更视膀胱以纬之，小便伤膀胱气化，甚则直视失溲，谓太阳入络膀胱命门穴中者，藏精光照，两目直视则光绝矣。瞳子高者，太阳不足；戴眼者，太阳已绝。太阳气绝者，其足不可屈伸，是则太阳之脉，其终也有五大证：戴眼、反折、瘈疭、色白、绝汗。太阳关系，岂不最操其重哉！所以中风暴证，多绝膀胱，人不识者。故风温扼要膀胱，若肾脏将绝，宁不膀胱先绝乎！因是吾徒敢论太阳春温，受证虽不类，夫风温，然阳热势极，肾吸真阴上逆，地道不通，亦成太阳死证。盖由误发其汗，致少阴随之上入，大类《内经》风厥同也。《内经》巨阳主气，故先受邪，少阴与其为表里也。得热则从之，从之则厥也。泻阳补阴，是则能治风厥，多不死者。然而中风、风温、风厥，太阳才涉三风见症，总当回护阴之根底。勿使阴不内守，勿使阳不上厥，百凡封蛰不露，乃可需其正汗，风始熄也。必能若此，乃为泻阳补阴之妙。若阳邪狂逞，少水不能胜火，虚风洞然，果何为哉？谛思一方，其方苟非设诚通神，孰能定此？吾徒尚论温证于后四卷之一内，取裁其方，然未刻也。又十余年，诸公大举会讲温证，当为之刻之矣。阅末语，则老人之欲刻此书，以仁天下也久矣！其同心者，其能已耶！

会讲温证自晋至今千年绝学一段

上堂师嘉言老人第四会语录

仲景先师，叔季天生圣人，其道如日月之明，无斁①之矣。叔和何如人也？以为得统而学圣人之徒，今且谈从前之英贤，过信叔和之弊。叔和为晋太医令，一时医流，既以浅陋，更甚荒唐。如西晋崔文行，所传解散温法，用桔梗、细辛、白术、乌头四味，后世奉为灵宝，更增附子，名老君神明散。更增荧火，名务成子荧火丸。托老君务成子售欺，妖妄极矣。后代朱肱《活人书》具载其方，确信以为有。见时疫为寒疫，故用阴毒伤寒，所以久宗之耳。及以毒攻毒，受劫必死。朱肱复改圣散子，仍用附子，而表里香燥同之。东坡学士在黄州，见其随施辄效，载之集中，后世又以过信坡公，杀人多误。讵知坡公集中，朱肱已三改其方，始用败毒散，不用热药，厥功少减前罪，然虽改易其方，不识圣神心法，竟无益矣。朱肱论伤寒注释，颇合圣矩，但其论温，传派不清，违悖圣言，未可枚举。如仲景谓太阳病发热、不恶寒而渴者，为温病。朱肱谓夏至以前，发热、恶寒、头疼、身体痛，其脉浮紧者，温病也。仲景所言者，冬月感寒，至春始发之温病。朱肱所言者，春月病温，重感于寒之变病。苟朱肱立百法以治正病，外立一法以治变病，于理甚融，乃千百年从未论温正病，所以其法、其方或入室操戈也。叔和云，更遇温热变为温毒；朱肱即云，初春发斑、咳嗽为温毒；吴绥谓，伤寒坏证，更遇温热变为温毒，乃以温毒为坏证，亦宗叔和序例，依旧坏证而治之也。朱肱、吴绥埙篪②迭奏于叔和之庭，正乎，邪乎？洁古伤寒名家，惑叔和变法，则亦不为正矣。赵嗣真谓仲景所云，重感异病变为他病者，即索矩所谓二气、

---

① 无斁（yì）：不厌恶，不厌倦。

② 篪（chí）：古代的竹管乐器，像笛子，有八孔。

三气杂合为病也。朱肱谓仲景云，冬温之毒，与伤寒大异。汪机谓仲景云，遇温气为温病，遇温热为温毒，不知仲景几曾有是言哉！巢氏《病源》宗序例四变，用崔文行解散去，庞安常亦然，治法初用摩膏火灸。二日法针，解散取汗。不解，三日复汗之。更不解，四日用藜芦丸，微吐愈。不愈，改用瓜蒂散吐之。解尚未了了者，复一法针之。七日热已入胃，乃以鸡子汤下之，巢庞比匪极矣。后安常自撰微言，有和解因时法，于春分、夏至前后，一以和解为主，增一味减一味，即名一方，岂始崔文行蜂螫蛰手耶！然只定不移，移则蹶矣！李思训亦用和解，海藏谓二公当宋全盛，其法明哲莫逾，然欲汗不敢，欲下不敢，迁延渺法，无可奈何矣！大率委置圣言传会多日，几千年来，祖孙父子一脉相承，盈庭聚讼，各逞其端，而未已也！丹溪究心杂症，不事仲景，遇外感，宗东垣补中益气，兼行解散，终非正法，况惑异气之说，抉择不精。然既外感不习，独主杂症，何由登峰造极耶！东垣不解伤寒正治，盖一生精神在内伤也。乃从《内经》深入至理，发出冬温、春温二义，真千百年之一人也。云：冬伤于寒者，冬行秋令也，当寒而温，火盛而水亏矣。水既已亏，则所胜妄行。土有余也，所生受病；金不足也，所不胜者侮之；火太过也，火土合德，湿热相助，故为温病。又云：春月木当发生，阳以外泄，孰为鼓舞，肾水内竭，孰为滋养，生化之源既竭，尚何赖以生乎？身之所存者，热也。时强木长，故为温病。此二则温症，从《内经》立说，入理深谈。不辟叔和。叔和自妄，盖时强木长肾水不足供其吸取，故为温病。较叔和三月四月不为寒折，病热犹轻，五月六月为寒所折，病热则重，盛夏寒折倒见，不成事理。东垣一则冬温妙义，一则春温妙义，

几千年来独步悟入，伟哉伟哉！贤关首肯此老矣！

会讲温证正名辨脉之要一段

上堂师嘉言老人第五会语录　论湿温

仲景先师，祖《素问·热病》作《伤寒论》，以伤寒皆为热病也。然于冬月正病独详之矣，而春温夏热则但述大意，比类一二，惟风温、湿温二症，春司风温，夏司湿温，独主其重，千古不易也。前第三会已论风温之戒矣，今举湿温言之。伤寒湿温，其人常伤于湿，因而中暍，湿热相迫则发湿温。若两胫逆冷，腹满义胸，头目痛，若妄言，治在足太阴，不可发汗。汗出必不能言，耳聋，不知痛所在，身青面色变，名曰重暍。如此者，医杀之也。然风温二律，指为医杀，叔和当时凛斧钺不敢干也，何乃插入重感异气，变出四症，诳惑后人！谓脉阴阳俱盛，重感于寒者，变为温疟；阳脉浮滑，阴脉濡弱，更遇于风，变为风温；阳脉洪数，阴脉实大，更遇温热，变为温毒；阳脉濡弱，阴脉弦紧，更遇温气，变为湿疫，予既自任仲景之徒，当再析其妄，盖温疟、风温、温毒、温疫四变，总由不识仲景风温、湿温二大症耳。风温为少阴症，微分太阳。厥阴即温疟，亦该少阴统属。《素问》谓冬感于寒，藏之骨髓，遇大暑内灼，髓空而发温疟，此正理也。若重感于寒而变疟，无是事也。至于湿温一大证，从不言及，是则夏月竟无着落矣。讵知湿温包疫证在内，湿温至盛，长幼相似则疫矣，疫亦暑湿之正法也。其外感发疟，症之轻者也。今脉反加重，而症变轻，何以得此耶？至温毒，则症之重者，三阴更重砌出，脉状洪数实大有之，其人元气实盛，可堪大汗大下，外邪立解，何至发为温毒乎？且阳毒若此，其阴毒又何脉耶？谓阳脉濡弱，阴

脉弦紧，变为温疫。濡弱本名湿温，而弦紧乃伤寒定脉，一湿一寒，何从主之？叔和至夏暑为病最重，《内经》原无其说。杨上善云：轻者夏至前温病，甚至夏至后暑病，不知何见？予谓初春寒芽，或谓柔折可也；至盛夏，时强木长，谓之疫寒，断不其然。第四会东垣老人片言而折矣。盖春月风温多死在三日，夏月湿温多有可愈者，安得反重之耶！至于脉法微妙，显然易征；伤寒之脉，浮大而紧；中风之脉，浮缓而弱，春温浮而且弱；风温弗举，风温尺寸俱浮，风火洞然；中暍弦细芤迟，暑伤其气；湿温沉弱濡缓，湿流其经。至于痎疟，仍是脉合火土主之，脉之应病，步步著实，自然之理也。叔和左更遇，右更遇，左变为，右变为，馈喉结舌，面厚三寸。韩氏《微旨》，本欲惩艾，而见醒骽，和解因时，听病自愈，正如用小柴胡汤，诚亦一法，第守此将三百九十六法尽为赘庞，其可乎哉！风温、湿温，天大二证，乃风温之治。朱肱用五方：葳蕤汤、知母干葛汤、防己汤、瓜蒌根汤、龙胆汤，其风火相炽，顷刻危亡，全不知矣。至于湿温，君火心，太阴脾，从不识正法若何，但施邪术而已，真见则安在哉？吾徒品骘①温症，列眉如炬，诸公目击胜义，千里同风，是所望矣。

会讲论温古今粹美同堂悦乐一条

上堂师嘉言老人第六会语录

人无古今，性有完缺，吾生所赋，一隙微明而已。然静里索照，觉无极、太极以来，虽未生人，先具人理。人理者，天地之心也。向著阴病论，少摹开辟一斑，而劫初上帝以为之君，其臣以为之教，创著《上经》《中经》《下经》三卷。中古辽邈，全书未睹。而岐伯先师，私淑先师祖，时与黄帝相授一堂。《内经》以后，十不彻一，况古经论温哉！然

上古荣未交，前及荣交后，生死燎然。但温旨莫能几及，绝世知识，明明见莫问，问莫究，岂不世界空掷人理乎？吾徒神酣上古，志观玉京，绘为空中楼阁之想，步虚陟降，游焉息焉，自觉目光心朗，温症开先，即使拱璧以先驷马，不若晤言一室，求志千古矣。此吾徒一大畅也！岐伯先师论运气曰：尺寸交者死，阴阳交者死。各有其义。惟论温曰：阴阳交，交者死也。一言而终，更不再举，吾徒何从得之？然溯上古前圣，徐觉荣交、未交两端，而生死定之也。仲景后圣，徐觉温与风温两端，而生死定之也。今始阴阳交，交者死。论温比类列眉，岐伯先师从前大呼疾声，向不悟则不闻耳，悟则岂论岐伯先师，即吾徒交与未交，自炯两目，胃为肾关，同一机轴，温症才一见之，而意中已先觉矣。此吾徒一大畅也。先师仲景宫墙，吾徒步趋，垂老弥在，忽发未刊之旨，意谓冬寒、春温、夏热，分之三时，觉三大纲，建鼎足焉。冬月太阳寒水，继以厥阴风木，则统伤寒、中风两症为一大纲，以伤寒该中风，天然不易也。春月厥阴风木，继以少阳相火，则出温症、风温两症为一大纲，以温病该风温天然不易也。夏月少阴君火，继以太阴湿土，则出温症、湿两症为一大纲，以温病该湿温，天然不易也。精微之蕴，声臭尽泯。叔和以后，歧路羊肠，蓁披鸟道，多少沉沦，天意未丧，乃至吾世，履视昭然，此吾徒一大畅也。仲景先师，以前无方，以后其方充栋，大率禁方失传，浸成邪僻，所以有晋温疫，疑鬼疑神，相沿未已，亦以后人莫得仲景之方耳。吾徒《伤寒论》方，取裁温症诸方，《尚论篇》未刻，后四卷之一载之，逐一发明其义，无方乃有定方，此吾徒一大畅也。晋、

---

① 骘（zhì）：安排，定。

唐、宋、元以后，贤者和解因时，铢铢两两，无可奈何，犹可言也；不肖者，荡检逾闲，妄行汗下，生命施手，不可言也。几千年来，独东垣老人二则，谈言微中，域外伟观，异时同调，此吾徒一大畅也。嗣后诸君精参，各出一则、二则，竖义警切，蕴理新硎①，应接不暇，吾徒一大畅大畅矣！

答问篇

答杭州程云来书十六问

一问： 凡阴病见阳脉者生，阳病见阴脉者死。而有曰：病人若发热、身体疼，病人自卧，其脉沉而迟者，知其瘥也。曰沉曰迟非阴脉乎，岂亦有阳病见阴脉而愈耶？

答： 凡阴病见阳脉者生，阳病见阴脉者死，此二语乃伤寒脉法，吃紧大纲，至其比例详情，自非一端可尽。如厥阴中风，脉微浮为欲愈，不浮为未愈，是阴病贵得阳脉也。如谵言妄语，脉沉细者死，脉短者死，脉涩者死，是阳病恶见阴脉也。又如太阳蓄血病，六七日表症仍在，脉微而沉，反不结胸，其人发狂者，下血乃愈，此亦阳病见阴脉。仲景复推出可生之路，见六七日太阳之表证仍在，自当现大、浮、数、动、滑之脉，设其人脉微而沉，自当比动数变迟之条，而证成结胸。今乃反不结胸者，明是阳邪不结于太阳之经，而结于太阳之府也。膀胱之府，果真蓄血，势必发狂而成死症，计惟急下其血，庶结邪解而乃可愈耳。今人但疑抵当汤为杀人之药，而孰知亟夺其血正所以再生其人乎？又如厥阴下利，寸脉反浮数，此阴病得阳脉，本当愈者，设其人尺中自涩，则是阳邪陷入阴中，其浮散之脉为血所持，而不露也。然阳邪即陷入阴，寸脉不加浮数，则阳邪亦属有限。今寸脉反浮数，其在里之热，炽盛难

除，更可类推。故知其必圊脓血，而成半死半生之症也。合两条论之，上条可愈之故，全在阴脉见，脉既转阴，阳邪原有限也。下条难愈之故，全在阳脉见，阳邪既从血下出，阳邪不尽，血必不止，万一血尽，而阳邪未尽，能免脱阴而死乎！可见阴病、阳病二语，特举其大纲，至微细听人自会耳。大纲云者，谓症属于阴，其脉反阳，必能鼓勇以却敌。症属于阳，其脉反阴，必难婴城以固守。故得涩、弱、弦、微之脉者，其人气血精津未病先亏，小病且难胜，况能胜传经之热病哉！尊问疑阳病见阴脉亦有愈者，兹正大彻之关，但所引病人苦发热一段，此不过验病之法耳。谓病人苦发热、身体疼，到诊脉时，其人安卧，则不见有发热身疼之苦矣，加以脉沉而迟，表邪又未入里，其从外解无疑，所以知其瘥耳。

二问： 从霜降以后，至春分以前，凡有触冒者，名曰伤寒，余时则非伤寒也。其有曰：立夏得洪大脉，是其本位，其人身体苦疼重者，须发其汗，非伤寒如何？

答： 冬月伤时令之寒，春月伤时令之温，夏秋伤时令之暑湿热，此四时之正病也。然夏秋亦有伤寒，冬春亦有伤暑伤湿，乃四时之客病，所谓异气也。此段叮咛，仲景特于湿家不可发汗之外，另竖一义，盖以夏月得洪大脉，是心火之本脉，其人身体苦疼重，又似湿土之本病，恐后学误遵湿家不可发汗之条，故以此辨析之耳。见湿病，虽夏月脉必濡弱，不能洪大，且额上有汗，非如伤寒病。腠理闭密，即在夏月亦必无汗之比也。又见洪大，既是夏月本脉，断无当暑汗不出，而身体疼重之理也。两相比炤，则其疼重仍系太阳经伤寒无疑。但在夏月受邪原微，见

---

① 硎（xíng）：磨制。

证亦稍轻，令人难辨，故于脉法中析此大疑，以昭成法。可见不但冬春正病，有汗为伤风，无汗为伤寒，即夏秋正病，有汗为伤暑、伤湿，无汗仍为伤寒。参脉辨证，了然明矣！

三问：阳病从寅而解于戌，阴病从亥而解于寅，是阳得阳解，阴得阴解。而有曰：阳病解于夜半，阴病解于日中，何也？

答：阳得阳解，阴得阴解者，此从其经气之旺也。如少阳旺于寅、卯、辰，太阳旺于巳、午、未，阳明旺于申、酉、戌，太阴旺于亥、子、丑，少阴旺于子、丑、寅，厥阴旺于丑、寅、卯是也，各经皆从其旺。少阴独从其生者，少阴肾中，内藏真阳，子时一阳生，葭管灰飞，早已春回旸谷。丑时二阳，寅时三阳，阳进阴必退，阳长阴必消也。且天一生水，子水生地，即是旺地，故少阴欲解，独从之也。然三阳之解，从寅卯而始。三阴之解，从寅卯而终。寅为生人之首，卯为天地之门户，亦阴阳如环之理也。但三阳之旺时九，各不相袭；三阴之旺时五，逐位相连。可见阳行健，其道长，故不相及；阴行钝，其道促，故皆相蹙也。于此见仲景析义之精，以述为作矣。至阳病解于夜半，阴病解于日中者，《内经》之旨，取阳见阴，阴见阳，两相和协之义也。然而阴阳之和协与否，恶从知之？故阳病必于阳旺之时先现欲解之机，然后夜半而轻安也；阴病必于阴旺之时先现欲解之机，然后日中而轻安也。先圣后圣宁非一揆也哉？

四问：汗多则热愈，凡桂枝、麻黄二汤，俱取微似有汗，不令汗多，汗少则便难，少则津液未竭，何为便难也？

答：太阳病非汗不解，然汗法中每伏亡阳、漏风种种危候，所以服桂枝、麻黄汤，但取微似汗，虑夫阳气素薄之人，得药而汗出不止也。至于阳明胃经，为津液之府，邪热内入，津液随即外越者最多，不但阳气虚不可过汗，即阳气素实，亦不可过汗。所以阳明致戒云：阳明实，因发其汗出多者，亦为太过。太过为阳绝于里，亡津液，大便因硬也。从前不解阳绝为何事，不知正指津液内竭而言，即无阳之互文也。所云汗多则热愈，汗少则便难，乃脉法后段推原所以当下之故。谓服药得汗，腠理既开，两三日内仍觉絷絷微汗，则邪服而热除。不传里矣。若汗才得，而腠理随闭，则热邪不服而传里，热既传里，津液内耗而便难，故宜攻下，以存津液。观下文复云：脉迟尚未可攻，又戒其勿误攻，以重伤津液也。要知此三语，总顶属府者，不令溲数，而为阳明病下注脚耳。

五问：太阳病发热恶寒，热多寒少一节内云：脉微弱者，此无阳也，不可发汗，宜桂枝二越婢一汤。既曰无阳不可发汗，方中桂枝、麻黄、石膏、生姜能不发汗耶？

答：太阳病，风伤卫，则用桂枝汤解肌；寒伤荣，则用麻黄汤发汗；风寒两伤荣卫，而加烦躁，则用大青龙汤峻发其汗，此定法也。于中复有最难用法一症，如太阳病，发热恶寒，热多寒少，谓风多寒少也。风多则麻黄汤为不可用，寒少则桂枝汤必不能去寒，加以脉见微弱，其人胃中复无津液，是汗之固，万万不可，欲不汗，其微寒终不外散，虽有桂枝二麻黄一之法施于此症，尚不中窍，何者？桂枝二麻黄一，但可治热多寒少，而不可治脉微弱故耳。于是更改麻黄一为越婢一，示微发于不发之中。越婢者，不过麻黄、石膏二物，形容其发散之柔缓，较女婢尤为过之，正可胜微寒之任耳。所以然者，以石膏能解阳明之热，热解则津液复生，而不名无阳，适得天然妙合之法也，此仲景之精义乎！

六问：伤寒心下有水气，咳而微喘，发

热不渴，服汤已渴者，此寒去欲解也，小青龙汤主之。既寒去欲解，不用药可矣，必用小青龙汤何也？

答：伤寒心下有水气，咳而微喘，此水寒相搏，而伤其肺也。伤寒故发热，水停心下故不渴，内水与外寒相得益彰矣。今服汤已而渴，明是表药之甘温，克胜其外袭之寒，所以知其证为欲解，然尚未解也。何以故？外寒为内水所持，开解最难，故必更用小青龙汤，逐其寒从外出，水从下出，斯一举两得而开解无余耳！倘不其然，纵外寒渐散，其水气之射肺中者，无由得出，异日宁不为喘渴之人乎！

七问：太阳病，脉浮紧，无汗，发热，身疼痛云云，剧者必衄，衄乃解，所以然者，阳气重故也，麻黄汤主之。衄家不可发汗，衄而已解，不用麻黄可也，复何用耶？

答：衄家不可发汗者，乃不病伤寒之人。平素惯衄，及病伤寒，不可发汗，所谓夺血者无汗，强发其汗，徒动其血，如下厥上竭之类也。伤寒之人，寒气深重，其热亦重，热迫血行，因而致衄。衄乃解者，不过少解其烦瞑，未能解深重之寒也。故必再用麻黄汤以发其未尽之沉滞，一以尽彻其邪，一以免其再衄，此定法也。仲景复出二法：其一云，太阳病，脉浮紧，发热，身无汗，自衄者愈，此则不用麻黄汤也。曰身无汗，必系已用麻黄汤，而未得汗，然亦足以推发其势，而致自衄也。以其人既无发烦、目瞑之症，则一衄而邪从外解矣，何苦复用麻黄汤耶？其一云，伤寒，脉浮紧，不发汗，因致衄者，麻黄汤主之。此因全不发其汗，因而致衄，是一衄不能尽彻其邪，仍当用麻黄汤以发之，邪始彻也。参二条以会，用法之意，了无疑惑矣。至于审邪势之微甚，以分用剂之大小，更不待言已！

八问：发汗后不可更行桂枝汤；汗出而喘，无大热者，可与麻黄杏仁甘草石膏汤。发汗后桂枝既不可行，麻黄可行耶！无大热，石膏可行耶，义不可知也！

答：治伤寒先分荣卫受邪，桂枝汤与麻黄汤一彼一此，划然中分，果真为麻黄汤症，断无混用桂枝之理。故发汗以后，得汗而热少除，但喘尚未除者，更与麻杏甘石汤，治之则愈，此中颇有奥义。盖太阳之邪，虽从汗解，其热邪袭入肺中者，无由得解。所以热虽少止，喘仍不止，故用麻黄发肺邪，杏仁下肺气，甘草缓肺急，石膏清肺热，即以治足太阳膀胱经药，通治手太阴肺经，亦为天造地设之良法也。倘更误行桂枝，宁不壅塞肺气，而吐痛脓乎！必识此意，然后不可更行桂枝之戒，愈觉深切著明耳。

九问：血弱气尽一节，有脏腑相连，其痛必下，邪高痛下，故使呕也。高指表耶？下指胁耶？

答：高不指表，下不指胁，要知此乃为妇人经水适来适断之词。经水适断之后，宁非血弱气尽乎！因少阳热邪尽入血室，逼其经血妄行，致成此症。盖少阳胆，藏于厥阴肝叶之内，脏腑相连，与太阳、阳明两阳各为一区，不与少阴、太阴相连者迥殊。所以太阳，阳明之府邪，不能袭入于脏，而少阳之腑邪，与脏相连，漫无界限。其热邪之在胁者，迫血妄行，必痛连腹中，见经血虽止，而腹痛犹不止耳。高指胁也，下止腹也。邪在两胁，已搏欲上逆，痛在腹中。又浊气上干，所以其症呕逆特甚，但不可因其痛在腹中，遂指为厥阴见症，误用吴茱萸等汤治呕，桂枝、大黄等汤治痛，仍用小柴胡汤治其腑，不治其脏，乃为不误。此是吃紧叮咛，言外见脏腑同治，必领腑邪入脏而成两感，水浆不入，形体不仁，有必至矣。仲景不能尽所欲言，但以小柴胡汤主之一语，砥柱狂澜也。

十问：小柴胡汤法，去滓复煎，必有其义。

答：用小柴胡汤必去滓复煎，此仲景法中之法，原有奥义。盖少阳经用药，有汗、吐、下三禁，故但取小柴胡汤以和之。然一药之中，柴胡欲出表，黄芩欲入里，半夏欲驱痰，纷纭而动，不和甚矣。故云滓复煎，使其药性合而为一，漫无异同，俾其不至偾事耳！又和非和于表，亦非和于里，乃和于中也。是必煎至最热，令药气并停胃中，少顷随胃气以敷布表里，而表里之邪不觉潜消默夺。所以方中既用人参、甘草，复加生姜、大枣，不厌其复，全藉胃中天真之气为斡旋。所谓大力者，负之而走耳。试即以仲景印仲景，三黄附子汤中，以其人阳邪入阴而热炽，非三黄不能除热。其人复真阳内微而阴盛，非附子不能回阳。然必各煎，后乃得以各行其事，而复煎以共行其事之义，不亦彰彰乎！

十一问：太阳病，外症未解而复下之，协热而利，利下不止，心下痞硬，表里不解者，桂枝人参汤主之，此理中加桂枝也。设遇此症，解表用桂枝可也。协热利而用理中，人所不敢，仲景神明，必有妙义欤？

答：太阳经表邪未解而误下，以致协热而利，心下痞硬。设腹中利止，则里邪可从里解，乃利下不止，是里邪漫无解期也。设胸中结开，则表邪可从表解，乃心下痞硬，是表邪漫无解期也。此际欲解表里之邪，全藉中气为敷布。夫既上下交征不已，中气且有立断之势，其能解邪开结乎？故舍桂枝人参汤一法，更无他法可用者。若以协热之故，更清其热，斯殆矣。愚每用此法，病者得药，腹中即响若雷奔，顷之痞硬开，下利止，捷于反掌。可见握枢而运，真无为之上理矣。

按泻心汤中，治痞硬下利，用甘草、干

姜、人参，各有其义，从未有用术之法也。此因下利不止，恐其人五脏气绝于内，不得已而用术，故不曰桂枝理中汤，而更其名曰桂枝人参汤。岂非谓表邪未尽，不可以用术立法耶？后来陶节庵制疏邪实表汤，以代桂枝汤，竟推重白术为君主，坐令外感内伤混同用药，此等微细关头，不可不辨。

十二问：伤寒脉浮滑，此表有热，里有寒，白虎汤主之。寒字误耶，浮滑之脉不应有寒也！

答：脉滑为里热，脉浮则表亦热。所以仲景白虎汤症又云：热结在里，表里俱热，可为互症矣。寒字勿泥，即谓外感之寒入里，而生其在里之热亦可。

十三问：阳明病心下硬满者，不可攻之；阳明病不吐、不下，心烦者，与调胃承气汤。硬满似重于心烦，何心烦可下，而硬满不可下也？

答：心下正胸膈之间而兼太阳，故硬满为太阳、阳明之候，不可攻之，攻之利遂不止者死。至于心烦一症，乃津液内耗，大率当调其胃，然尚有重伤津液之虑。若不由吐下所致，是津液未亏。反见心烦者，其为邪热灼胃审矣，当用调胃承气，未复何疑。然曰与，亦是少少和胃以安津液之法，非下法也。

十四问：少阴病得之二三日，口燥咽干者，急下之，宜大承气汤。观急字，似不宜缓，其症不过口干燥，而且病属少阴，少阴又不过二三日，非十余日之大满大实。有此神见，而便用承气耶？

答：少阴病得之才二三日，即口燥、咽干，其人肾水素竭可知，故宜急下以救肾水，少缓须臾，瓮干杯罄，救无及矣。所以阳明有急下三法，以救津液；少阴有急下三法，以救肾水，皆动关性命。所谓如救头燃，何商量等待之有耶？此与大满、大实之条，天渊悬绝，所当辨之于早矣。

十五问：脉濡而弱，弱反在关，濡反在巅，此一节有缺文否？

答：叔和以濡、弱、微、涩之脉见，为阳气与阴血两虚，分类于不可发汗、不可下二篇之首。推其所以，不可汗下之故，岂非以阳症阴脉乎？而阳症阴脉，大率归重在阳微一边。观下文云：阳微发汗，躁不得眠。又云，阳微不可下，下之则心下痞硬，瘥可睹矣。其中风汗出而反躁烦一语，最为扼要，见无汗之躁烦用大青龙汤。不对且有亡阳之变，况于有汗之躁烦。其亡阳直在转盼间，此即用真武汤尚恐不及，奈何可更汗更下乎？本非缺文，但叔和未会仲景之意：类此不一而足，反觉重复缠扰，而令读者茫然耳！

十六问：脉双弦而迟者，必心下硬，脉大而紧者，阳中有阴，可下之，宜大承气汤，设遇此证，果可下否？

答：脉双弦而迟，谓左右皆然，乃阴寒内凝，所以心下必硬，其脉其证，必因误下，邪未尽退而反致其虚寒也。仲景《金匮》方论云：脉双弦者，寒也。皆大下后虚脉。所以于结胸条论脉，谓太阳病脉浮而动数，医反下之，动数变迟。一以误下，而脉变双弦。一以误下，而脉变迟，可互证也。结胸条以其人邪结在胸，不得已用大陷胸汤，涤去胸间之邪，则与用大承气汤，峻攻肠中之结者悬矣。然且谓脉浮大者不可下，下之则死，是并陷胸汤亦不可用也，垂戒甚明也。双弦脉即欲用下，当仿用温药下之之例，今反谓宜大承气汤下之者，何耶？至于脉大而紧者，阳中有阴，明谓伤风有寒，属大青龙汤证，其不可下更明矣。两段之文迥不相蒙，叔和汇凑一处，指为可下之症，贻误千载，诚斯道之厄也！尊问不敢行其所疑，具过人之识矣，敬服！

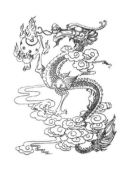

尚论后篇 卷三

尚论张仲景《伤寒论》太阳本经诸方脉症

尚论诸方大意

仲景一百一十三方，用本草九十一种耳。仲景上溯《神农本草经》药三百六十五种，效法周天三百六十五度之数，应三才而合四时，妙义开天也。仲景取述《神农本草经》药品总九十一种入《伤寒论》中，辅相裁成，有合六经之大纲者，有合六经之一目者。盖神农百病兼收，而仲景则由六经以例百病，所以于上古《本经》取裁九十一种，用之不尽，万世而后，星日炳然，圣之又圣者矣。梁陶隐君《别录》倍之为七百三十种，迨唐本《图经》《证类》，宋嘉佑《政和》，旁搜编录，于是旁门捷径，各自成名者多矣。而仲景宫墙生色，间出英贤数十辈，尤为不孤，识大识小，总计一千七百四十六种。病虽百疢，药无纤漏，天下后世永赖焉。然一千七百四十六种，显现亿兆，如同一日昭式，乃至渐推渐广，观察尽矣。何独仲景九十一种，贤哲挺生，莫识厥旨。昌也晚进无识，手集《神农本草经》，窃以《伤寒论》中药品为主，其晋、唐以后诸贤，发挥《伤寒论》全方有得者，亦一一录出。而昌亦少步《尚论》诸方之后，总欲门下好学，随证问药，一目了然，无检书之苦难，是慰耳。

太阳经风伤卫方

辨中风证用桂枝汤解肌大纲总法
桂枝汤方

桂枝三两，去皮 味辛热 芍药三两 味苦酸微寒 甘草二两 味甘 生姜三两，切 味辛温 大枣十二枚 味甘温

上五味，㕮咀，以水七升，微火煮取三升，去滓，适寒温，服一升。服已须臾，啜热稀粥一升余，以助药力。温覆令一时许，遍身染染微似有汗者益佳，不可令如水流漓，病必不除。若一服汗出病瘥，停后服，不必尽剂。若不汗，更服依前法。又不汗，后服小促役其间，半日许令三服尽。若病重者，一日一夜服，周时观之。服一剂尽，病证犹在者，更作服。若汗不出者，乃服至二三剂。禁生冷、黏滑、肉面、五辛、酒酪、臭恶等物。

太阳中风，阳浮而阴弱，阳浮者热自发，阴弱者汗自出，啬啬恶寒，淅淅恶风，翕翕发热，宜桂枝汤。（仲景原文）

风之伤人也，头先受之，故令头痛。风在表则表实，故令发热。风为阳，气亦为阳。同类相从，则伤卫外之气。卫伤则无以固卫津液，故令汗出。其恶风者，卫气不能卫也。其脉缓者，卫气不能鼓也。上件皆太阳症，

故曰太阳中风。桂枝辛甘,辛则能解肌,甘则能实表。《内经》曰:辛甘发散为阳。故用之以治风。然恐其走泄阴气,故用芍药之酸以收之,佐以生姜、甘草、大枣,此发散而兼和里之意。是方也,惟表邪乃可用之。若阳邪去表入里,里作燥渴、二便秘结,此宜承气之时也,而误用之则反矣。昌按:承气之误,庸者固然,而工者误在微细。仲景谆切,不似此项逐条本文详玩始获。

凡桂枝汤病症者,常自汗出,小便不数,手足温和,或手足指稍露之则微冷,覆之则温,浑身热,微烦而又憎寒,始可行之。若病者无汗,小便不数,手足温和,或手足逆冷,身冷,不恶寒反恶热,或饮酒后,慎不可行桂枝汤也。脉紧必无汗,有汗不可误作桂枝症,此脉与症,仲景说得甚明,后人看不透,所以不敢用此方。假令寸口脉微,名曰阳不足,阴气上入阳中,则洒淅恶寒也;尺脉弱,名曰阴不足,阳气下陷入阴中,则发热也。此谓元气受病而然也。又曰:阳微则恶寒,阴微则发热。医既汗之使阳气微,又大下之令阴气弱,此谓医所使也。大抵阴不足,阳往从之,故阳内陷而发热;阳不足,阴往乘之,故阴上入阳中则恶寒。举此二端,明白易晓,何惮而不用桂枝汤哉!

仲景治表虚制此汤,桂枝味辛热,发散助阳,体轻本乎天者亲上,故桂枝为君,芍药、甘草佐之。如阳脉涩,阴脉弦,腹中急痛,乃制小建中汤,以芍药为君,桂枝、甘草佐之。一则治其表虚,一则治其里虚,故各有主用也。

以桂枝易肉桂,治伤寒腹痛神品药也。如夏中热腹疼,少加黄芩,去桂,痛立止,桂于春夏二是为禁药。

按:经云,桂枝入咽,阳盛则毙,春夏发者为禁药也。桂能动血,血热者,为禁药也。木得桂而死,肝不足者为禁药也。

桂枝汤上禁用三法 仲景本文并昌论。

汗后水气且逆有禁更汗增满一法 本文并昌论。

中风病主用桂枝汤解肌和荣卫七法 本文并昌论。

或问:桂枝汤发字之义,曰一桂枝耳。或云发汗,或云当得汗解,或云当发汗、更发汗宜桂枝汤者数方,是用桂枝发汗也。复云:无汗不得用桂枝,又曰汗家不得重发汗,又曰发汗过多者,都用桂枝甘草汤,是闭汗也。一药二用,如何说得仲景发汗与本草出汗之义相通为一?答曰:本草云,桂味辛甘热,无毒,能为百药之长,通血脉,止烦出汗者,是调血而汗自出也。仲景云:脏无他病,发热自汗者,此卫气不和也。又曰:自汗出,为营气和。营气和则外不谐,以卫气不与营气和谐也。营气和则愈,故皆用桂枝汤调和荣卫,荣卫既和则汗自出矣,风邪由此而解。非桂枝能于腠理发出汗也,以其固闭营血,卫气自和,邪无容地而出矣,其实则闭汗孔也。昧者不解闭汗之意,凡是病者俱用桂枝汤发汗,若与中风自汗者合,效如桴鼓,因见其取效而病愈,则曰此桂枝发出汗也,遂不问伤寒无汗者亦与桂枝汤,误之甚矣!故仲景言无汗不得服桂枝,是闭汗孔也。又曰:发汗多,叉手冒心,心悸欲得按者,用桂枝甘草汤,是亦闭汗孔也。又曰:汗家不得重发汗,若桂枝汤发汗,是重发汗也。凡曰桂条下言发字,当认作出字,是汗自然出也,非若麻黄能开腠理而发出汗也。本草出汗二字,上文通血脉一句,是非三焦、卫气、皮毛中药,是为营血中药也。如是则出汗二字,当认作荣卫和,自然汗出,非桂开腠理而发出汗也。故后人用桂治虚汗,读者当逆察其意则可矣。噫!神农作于前,仲景述于后，前圣后圣，其揆一矣。

不解肌，或误汗，病邪入里，用五苓两解表里二法

一法，水逆用之，多服暖水，汗出愈。

一法，脉浮、小便不利、微热、消渴者用之。

五苓散方

猪苓十八铢　去皮　茯苓十八铢　泽泻一两六铢　白术十八铢　桂枝半两

上五味，为散，以白饮和服，方寸匕，日三。多服暖水，汗出愈。

不解肌而误发大汗，其变逆有救亡阳、漏风二法

一法真武。

一法桂枝加附子汤。

真武汤方

此本少阴经之神方，并加减法，而太阳上篇先录之，至太阳下篇尤宜紧要，先同录此。

茯苓三两　芍药三两　生姜三两，切　白术二两　附子一枚，炮去皮，破八片

上五味，以水八升，煮取三升，去滓，温服七合，日三服。

桂枝加附子汤

于桂汤内加附子一枚，余依桂枝汤法。

不解肌，而用烧针取汗，寒入核起，灸核止，变一法

桂枝加桂汤更加桂

于桂枝汤方内，更加桂枝二两。

中风肌未解，不可下。宜用桂枝汤解外一法

桂枝汤　方见前。

不解肌，反误下，邪不服者，于前下药内更加桂枝汤一法

即桂枝大黄汤之互词，因上冲阳位，故两解之也。不上冲者，不用此方。

不解肌，反误下，心痞，用温补药。两解表里一法

桂枝人参汤即理中加桂枝而易其名也。

桂枝四两，去皮　甘草四两，炙　白术三两　人参三两　干姜三两

上五味，以水九升，先煮四味，取五升，纳桂枝，更煮取三升，去滓，温服一升，日再服，夜一服。

或问：大柴胡，泻也；桂枝人参汤，补也，何为皆治下利，心下痞硬？曰：此非里热，乃下之早，因作痞。里虚协热而利，表又不解，故与桂枝人参汤和里解表。若夫伤寒发热，汗出不解，心下痞硬，呕吐而下利者，表和而里病也。以心下痞硬，故为实，当以大柴胡下之。二者心下痞硬虽同，而虚实之症有别，故用药有攻补之异。

不解肌，反误下，邪入阳明，变用太阳两解一法

葛根黄连黄芩汤方

葛根半斤　黄连二两　黄芩三两　甘草二两，炙

上四味，以水八升，先煮葛根减二升，纳诸药，煮取二升，去滓，分温再服。

不解肌，反误下，宜辨阳实阳虚，加减桂枝汤一法

桂枝去芍药汤

下之后，脉促胸满，于桂枝汤内去芍药一味，余依桂枝汤法。

去芍药方中加附子汤

下之微恶寒，于桂枝汤内去芍药，加附子一枚。

不解肌，反误下，阳邪作喘，有用桂枝加行气药一法

桂枝加厚朴杏仁汤

于桂枝汤方内加厚朴二两，杏仁五十个，余依桂枝汤法。

中风病不解，热结膀胱，下血，有宜先表后里一法。

桃核承气汤

外不解者，尚未可攻，宜桂枝汤。外解已，少腹急结，可用此攻。

桃仁五十个，去皮尖　桂枝二两　大黄四两　芒硝二两　甘草二两，炙

上五味，以水五升，煮取二升半，去滓，纳芒硝，更上火，微沸，下火，方食温服五合，日三服。当微利。

中风病不解，热瘀蓄血，明辨脉症，用抵当汤二法

一法，发狂蓄血重证。

一法，再辨脉证法中之法。

抵当汤方

水蛭三十个，熬　虻虫三十个，去翅足熬　大黄三两　桃仁三十个，去皮尖

上四味，为散，以水五升，煮取三升，去滓，温服一升。不下，再服。

中风病，下后复汗，因虚致冒，先汗解，后议下一法。

遵《内经》虚者责之之义，汗法、下法并不出方。若论用药，表无过桂枝，里无过大柴、五苓矣。

中风病，表里已虚，余邪未解，辨脉用治迥异初病一法

桂枝汤　阳脉微者用此。方见前。

调胃承气汤　阴脉微者宜此。方见后。

中风病，呕利痞满，表解可攻，与攻胃实迥异一法

十枣汤方

芫花熬　甘遂　大戟　大枣十枚，擘

上三味，等分，各别捣为散。以水一升半，先煮大枣肥者十枚，取八合去滓，纳药末。强人服一钱匕，羸人服半钱，温服之，平旦服。若服少病不除者，明日更服加半钱，

得快下利后，糜粥自养。

太阳中风，下利呕逆，表解者，乃可攻之。其人漐漐汗出，发作有时，头痛，心下痞硬满，引胁下痛，干呕短气，汗出不恶寒，此表解里未和也，十枣汤主之。漐音蛰。

按：大枣纯得土之中气，兼感天之微阳以生，故味甘气平又温。气味俱厚，阳也，入足太阴、阳明经。经曰：里不足者，以甘补之。又曰：形不足者，温之以气。甘能补中，温能益气，甘温能补脾胃，故主治安中补脾，补中益气。此方三药皆峻利，故用肥枣十枚，盖戎衣一着，大发钜桥之意，所以题之曰十枣汤，表其用之重也。

按《神农本草经》云：荛花味苦寒，主伤寒、温疟，下十二经水，破积聚大坚癥瘕，荡涤肠中留癖、饮食寒热邪气，利水道。仲景本方取用，正取此义。后人乃遂改芫花，何也？即曰芫花《别录》亦云能消胸中痰水，五脏五水。然《本经》云，味辛温，全与荛花不同，且亦并不云，主伤寒、温疟等症也。权移通用，殊非仲景立方本旨，不可不辨。

仲景《伤寒论》以荛花治利者，取其行水也。水去则利止，用当斟酌，不可过使，须有是症乃用。

或问：干呕胁痛，小柴胡、十枣汤皆有之，一和一解，攻伐，何也？盖小柴胡症：邪在半表半里间，外有寒热往来，内有干呕诸病，所以不可攻下，宜和解以散表里之邪。十枣汤症：外无寒热，其人漐漐汗出，此表已解也，但头痛、心下痞硬，满引胁下痛，干呕短气者，邪热内蓄，而有伏饮，是里未和也，与十枣汤以下热逐饮。有表症而干呕胁痛者，乃柴胡汤症；无表症而干呕胁痛者，即十枣汤症也。上文所言头痛者，乃饮家有此症，不可以常法拘。仲景所以述此者，恐后学见其头痛以为表不解不敢用也。

或问：同是心下有水气，干呕咳喘，一用小青龙汤主之，一用十枣汤主之，何也？盖小青龙治未发散表邪，使水气自毛窍而出，乃《内经》所谓开鬼门法也。十枣汤驱逐里邪，使水气自大小便而泄，乃《内经》所谓洁净府、去陈莝法也。夫饮有五，皆内啜水浆，外受湿气，郁蓄而为留饮；流于膈则为支饮；令人咳喘、寒吐沫、背寒，流于肺则为悬饮；令人咳唾、痛引缺盆，流于心下则为伏饮；令人胸满、呕吐、寒热、眩晕，流于肠胃则为痰饮；令人腹鸣、吐水、胸胁支满，或作泄泻、或肥或瘦，流于经络则为溢饮。令人沉重注痛，或作水气跗肿，芫花、大戟、甘遂之性，逐水泄湿，能直达水饮窠囊隐僻之处，但可徐徐用之，取效甚捷，不可过剂，泄人真元也。陈言《三因方》以十枣汤药为末，用枣肉和丸，以治水气、喘急、浮肿之症，盖善变通者也。昔杜任问孙兆曰：十枣汤究竟治甚病？孙曰：治太阳中风，表解里未和也。杜曰：何以知里未和？孙曰：头痛、心下痞满、胁下痛、干呕、汗出，此知里未和也。杜曰：公但言病证，而所以里未和之故，要紧处总未言也。孙曰：某尝于此未决，愿听开谕。杜曰：里未和者，盖痰与燥气壅于中焦，故头痛、干呕、短气、汗出，是痰膈也，非十枣不治。但此汤不宜轻用，恐损人于倏忽，用者慎之。

大抵痰亦水湿之病耳。盖痰涎之为物，随气升降，无处不到，入于心，则迷窍而成癫痫，妄言妄见；入于肺，则塞窍而成咳唾稠黏、喘急背冷；入于肝，则留伏蓄聚而成胁痛、干呕、寒热往来；入于经络，麻木头痛；入于筋骨，则头项、胸背、胁腰、手足牵引隐痛。然治痰须治其本，痰之本水也，湿也，得气与火则凝滞而为痰、为饮、为涎、为涕、为癖，故十枣汤逐水去湿，正所以治

痰膈耳。

中风病，误下，热邪内陷而成结胸诸法
大陷胸汤方

大黄六两，去皮　芒硝一升　甘遂一钱，为末

上三味，以水六升，先煎大黄，取二升，去滓，纳芒硝，一两沸，纳甘遂末，温服一升。得快利，止后服。结胸兼涉阳明，仍用本汤。

大陷胸丸

结胸似涉柔痉。丸成煮汤连滓服。

大陷胸丸方

大黄半斤，去皮　葶苈半斤，熬　芒硝半斤　杏仁半斤，去皮尖，熬黑

上四味，捣筛二味，纳杏仁、芒硝，合研如脂，和散，取如弹丸一枚；别捣甘遂末一钱匕，白蜜二合，水二升，煮取一升。温，顿服之。一宿乃下；如不下，更服，取下为效。禁如药法。

结胸项强者，胸满硬痛，能仰而不能俯也，有汗项强为柔痉，此虽有汗，其项强乃胸中满实而不能俯，非是中风痉急，故曰如柔痉。不用汤液而用丸剂何？汤主荡涤，用大陷胸汤，以其从心下至少腹皆硬痛，三焦皆实，故用汤以荡之。此惟上焦满实，用汤液恐伤中下二焦之阴，故用丸以攻之。

按：痓，音痴，恶也。当作痉，音径，风强病也。

太阳经寒伤营方

辨伤寒证用麻黄发汗大纲总法
麻黄汤方

麻黄三两，去节　桂枝三两，去皮　甘草一两，炙　杏仁七十个，汤浸，去皮尖

上四味，以水九升，先煮麻黄，减二升，

去上沫，纳诸药，煮取二升半，去滓，温服八合。覆取微似汗，不须啜粥。余如桂枝法将息。

太阳病，头痛发热，身疼腰痛，骨节疼痛，恶风，无汗而喘，麻黄汤主之。

按：太阴、少阴有身热而无头痛，盖二经皆不上头故也。厥阴有头痛而无身热。若身热而又头痛，属太阳经也。

伤寒头痛属三阳，乃邪气上攻也。太阳专主头痛，阳明、少阳亦有之。三阴无头痛，盖太阴、少阴二经至胸而还，惟厥阴循喉咙，上入颃颡、出额、会于巅、故亦有头痛。伤寒头痛，太阳经居多，头角痛属少阳经，头额痛及鼻属阳明经，头顶痛属厥阴经。足太阳经，起目内眦，循头、背、腰、腘，故所过疼痛不利；寒邪外束人身之阳，不得宣越，故令发热；寒邪在表，不能任寒，故令恶寒；寒主闭藏，故令无汗；人身之阳既能得宣越于外，则必壅塞于内，故令作喘；寒气刚劲，故令脉紧。

仲景治伤寒无汗用麻黄，有汗用桂枝。历代名医未有究其精微，尝绎思之，似有一得。云津液为汗，汗即血也。在营则为血，在卫则为汗，夫寒伤营，营血内涩，不能外通于卫，卫气闭固，津液不行，故无汗、发热而憎寒。夫风伤卫，卫气外泄，不能内护于营，营气虚弱，津液不固，故有汗、发热而恶风。然风寒之邪由于皮毛而入，皮毛者，肺之合也。肺主卫气，包罗一身，天之象也。是证虽属乎太阳，而肺实受邪气，其证时兼面赤、怫郁、咳嗽，以及痰喘而胸满者，非肺病乎？盖皮毛外闭，则邪热内攻，而肺气膹郁，故用麻黄、甘草同桂枝引出营气之邪，达之肌表。佐以杏仁，泄肺而利气，是则麻黄汤虽太阳发汗重剂，实为发散肺经火郁之药也。

辨脉浮宜用麻黄汤发汗一法

辨脉浮数宜用麻黄汤发汗一法

即脉不紧，但浮及浮数，俱必用此。

辨伤寒欲传不传，心悸而烦，宜用建中一法。

太阳中篇连大纲止此三法。

变法用桂枝汤加减七法。

小建中汤

桂枝三两，去皮　芍药六两　甘草二两，炙　生姜三两，切　胶饴一升　大枣十二枚，擘

上六味，以水七升，煮取三升，去滓，纳胶饴，更上微火消解，温服一升，日三服。呕者不可用建中汤，以甜故也。

按：山僻绝无医药之区，每遇头痛发热用蛮法，山椒炒鸡炊饭，一饱津津发汗，岂非得建中意乎？

服麻黄汤得汗后，察脉辨证有次第不同三法

一法，伤寒发汗解，半日许复烦，脉浮者，可更发汗，宜桂枝汤。方见上篇。

再按：发汗已解，因表疏外邪内袭，可更发汗，宜桂枝汤。仲景意中早已虑其正虚，桂枝解肌诚正法也。昌欲表虚之体，少和人参，助正驱邪，免致再袭三袭，留连而至殆耳。略加人参，托出其邪，岂不善乎？粗医不行微汗，辄至表疏邪入，汗而又汗，辗转增变，卒至莫救，可为寒心。

一法，发汗已，脉浮数，烦渴者，宜表里两解，五苓汤。方见上篇。

一法，汗出而渴，五苓散。不渴者，茯苓甘草汤。

茯苓甘草汤方

茯苓三两　桂枝二两，去皮　生姜三两，切　甘草一两

上四味，以水四升，煮取二升，分温三服。

辨脉浮紧、浮数、尺脉反迟反微、不可发汗二法

再按：二条但论其法，然无药也，宜用建中汤生其津液。津液充，则谷气传肾而生精血，所以自致表里俱实，便自出汗而愈。可见津液、精血，人身之至宝也。

服麻黄汤汗后病不解，有恶寒、恶热不同治一法

芍药甘草附子汤方

恶寒者，虚也。

芍药三两　甘草二两，炙　附子一枚，炮，去皮，切八片

以上三味，以水五升，煮取一升五合，去滓，分温服。

调胃承气汤方

不恶寒但热者，实也，当和胃气，与此方。

大黄四两，去皮，清酒浸　芒硝半斤　甘草二两，炙

上三味，㕮咀，以水三升，煮取一升，去滓，纳芒硝，更上微火，煮令沸，少少温服。

服麻黄汤后，身痛、脉沉迟者，宜行补散一法

桂枝加芍药生姜人参新加汤方①

桂枝三两，去皮　芍药四两　甘草二两，炙　人参三两　生姜四两，切　大枣十二枚，擘

上六味，以水一斗一升，微火煮取三升，去滓，分温服。如桂枝法。

或问：经言表邪盛，脉浮而紧，法当身疼痛，宜以汗解之，况身疼皆系表邪未尽，此又加人参、芍药、生姜以益血，何也？曰：表邪盛则身疼，血虚则身亦疼。其脉浮紧者，邪盛也；其脉沉微者，血虚也。盛者，损之则安；虚者，益之则愈。仲景凡言发汗后，以外无表症，内无热证，止余身疼而已，若脉稍浮盛，则为表邪未尽解。今言脉沉迟，此血虚而致然也，故加人参、生姜、芍药以养血。

服麻黄汤后，不可误用桂枝，及饮水、灌水过多一法

麻杏石甘汤方　治喘饮水灌水。

麻黄四两，去节　杏仁五十个，去皮尖　甘草二两，炙　石膏半斤，碎，绵裹

上四味，以水七升，先煮麻黄，减一升，去上沫，纳诸药，煮取二升，去滓，温服一升。

本麻黄汤证，误下，表邪未尽，气逆变喘一法

麻黄杏仁甘草石膏汤　误下变喘。方同前。

服麻黄汤后，有阳气暴虚，又手自冒心悸，及耳聋无闻二法

桂枝甘草汤方

桂枝四两，去皮　甘草二两，炙

上二味，以水三升，煮取一升，去滓，顿服。

按：心下悸及耳聋无闻，皆阳气暴虚，仲景只用桂枝、甘草二味，补虚之义显明易见。如二证大虚，又多用人参矣。

服麻黄汤后，有阳气暴虚阴邪上逆。脐下悸，腹胀满二法

茯苓桂枝甘草大枣汤方　欲作奔豚，预伐其邪。

茯苓半斤　桂枝四两，去皮　甘草二两，炙　大枣十二枚，擘

上四味，以甘澜一斗，先煮茯苓减二升，纳诸药，煮取三升，去滓，温服一升，日三服。

作甘澜法：取水三斗，置大盆内，以勺扬之，水上有珠子五六千颗相逐，取用之。

---

① 据《伤寒论》加方名。

厚朴生姜甘草半夏人参汤方　汗后腹胀满。

厚朴半斤，去皮，炙　生姜半斤，切　半夏半斤洗　人参一两　甘草二两，炙

上五味，以水一斗，煮取三升，去滓，温服一升，日三服。

服麻黄汤后，不由误下、津干、饮结、胃困、变痞一法

生姜泻心汤方

生姜四两，切　甘草三两，炙　人参三两　干姜一两　黄芩三两　半夏半斤，洗　黄连一两　大枣十二枚，擘

上八味，以水一斗，煮取六升，去滓，再煎取三升，温服一升，日三服。

误下成痞。用泻心汤方，次第不同四法

一法，误下后，再误下，客热虚痞，用甘草泻心汤。

一法，误下后，复发汗、恶寒，先解表，用大黄黄连泻心汤。

一法，上用阴气协热邪作痞，用大黄黄连泻心汤矣。而阴气乘阳虚作痞，用附子泻心汤。

一法，心下满而不痛者，用半夏泻心汤。

甘草泻心汤方

甘草四两　黄芩三两　半夏半斤洗　大枣十二枚，擘　干姜一两　黄连一两

上六味，以水一斗，煮取六升，去滓，再煎取三升，温服一升，日三服。

病在表而反下之，则逆矣。下而虚其中气，则表邪乘之而入，虚不任邪，今人谓之挟热利也。火性急速，谷虽入而未及化，故谷不化；虚阳上迫，故令腹中雷鸣；中虚不能化气，故令痞硬而满；胃虚客气上逆，故令干呕、心烦不得安。人参、甘草、大枣，胃虚之圣药也；半夏、干姜，呕逆之圣药也；黄连、黄芩，痞热之圣药也。

相传伊尹《汤液》，原有甘草泻心汤，治证同上。仲景本此方，而但去人参，可见先哲皆有祖述，不似后人一味臆骋。此云去人参未是。海云伊尹《汤液》，此汤七味，今监本无人参，脱之也，此为定衡。

大黄黄连泻心汤方

大黄二两　黄连一两

上二味，以麻沸汤二升渍之，须臾，绞去滓，分温再服。

按：结胸之脉沉实，其病谓之实邪，故下之也急；痞气之脉，关脉必浮，其病谓之虚邪，故下之也缓。彼用大黄则煎之，乃取其气味厚；此用大黄则渍之，取其气味薄也。

大黄乃足太阴、手足阳明、手足厥阴五经血分之药，凡病在五经之血分者宜用之。若在气分用之，是谓诛伐无过矣。故仲景言治心下痞满，按之软者，用大黄黄连泻心汤主之。此正泻脾胃之湿热，非泻心也。病发于阴而反下之，则作痞满，乃寒伤营血，邪气乘虚结于上焦，胃之上脘在于心，故曰泻心，实泻脾也。《素问》云：太阴所至为痞满。又云，浊气在上，则生䐜胀是矣。病发于阳而反下之，则成结胸。乃热邪陷入血分，亦在上脘分野，大陷胸汤丸皆用大黄，亦泻脾胃血分之邪，而降其浊气也。若结胸在气分，则只用小陷胸汤；痞满在气分，则用泻心汤矣。䐜音嗔，肉胀起也。

麻沸汤，即热汤。一名百沸汤，一名太和汤，味甘平，无毒，主治助阳气，通经络。

附子泻心汤方

大黄二两　黄连一两　黄芩一两　附子一枚，炮，去皮，别煮取汁

上四味，初三味以麻沸汤二升渍之，绞去滓，纳附子汁，分温再服。

按：心下满硬而痛者，为实，为结胸；硬满不痛者，为虚，为痞气；不满不痛，但

烦闷者，为支结。

《保命集》云：脾不能行气于四脏，结而不散则为痞。大抵诸痞皆热也，故攻痞之药皆寒剂。其一加附子，是以辛热佐其寒凉，欲令开发痞之怫郁结滞，非攻寒也。先发汗，或下后阳气虚，故恶寒汗出。太阳证云：发汗后，恶寒者，虚也。此加附子，恐大黄、黄连损其阳也，非补虚也。

半夏泻心汤方

半夏半升，洗　黄芩三两　干姜三两　甘草三两　人参三两　黄连一两　大枣十二枚，擘

上七味，以水一斗，煮取六升，去滓，再煎取三升，温服一升，日三服。

按：至下下后，邪气传里，亦有阴阳之异。若下后阳邪传里者，则结于胸中，为结胸。以胸中为阳受气之分，与大陷胸汤，以下其结。阴邪传里者，则留于心下，为痞。以心下为阴受气之分，与半夏泻心汤，以通其痞。

服泻心汤，痞不解，烦渴，小便不利，用五苓两解表里一法

上第九条五苓汤方，两解表里，于此更治痞满。

服泻心汤，复误下，利不止，宜治下焦一法

赤石脂禹余粮方

赤石脂一斤，碎　禹余粮一斤，碎

以上二味，以水六升，煮取二升，去滓，分三服。

下之利不止者，下之虚其里，邪热乘其虚，故利；虚而不能禁固，故不止。更无中焦之症，故曰病在下焦。涩可以固脱，故用赤石脂；重可以镇固，故用禹余粮。然惟病在下焦者可以用，若病在中焦而误以为虚者，则二物之气益坏于中，气实者固而涩之，则邪无自而泄，必增腹胀且痛矣。慎之慎之！

再按：《难经》曰：中焦者，在胃中脘，主腐熟水谷；下焦者，当膀胱上口，主分别清浊，主出而不内，以传道也。《灵枢》曰：水谷者，常居于胃中，成糟粕而俱下于小肠而成下焦，渗而俱下，济泌别汁，循下焦而渗入膀胱焉。然则利在下焦者，膀胱不渗，而大汤滑脱也。禹余粮甘平，消痞硬，而镇定其脏腑，赤石脂甘温，固肠虚而收其滑脱也。膀胱不渗，水谷不分，更当导利小便，令分清之，使府司各行其事，始无余治而愈也。

汗吐下解后，余邪挟饮作痞，用旋覆代赭石汤一法

旋覆代赭石汤方　　赭音者，赤色。

旋覆花三两　人参二两　生姜五两，切　代赭石一两　半夏半斤，洗　甘草三两，炙　大枣十二枚，擘

上七味，以水一斗，煮取六升，去滓，再煎取三升，温服一升，日三服。

汗吐下而解，则中气必虚，虚则浊气不降而上逆，故作痞硬。逆气上干于心，心不受邪，故噫气不除。《内经·宣明五气篇》曰：五气所病，心为噫是也。旋覆之咸，能软痞硬而下气；代赭之重，能镇心君而止噫；姜、夏之辛，所以散逆；参、甘、大枣之甘，所以补虚。或曰：汗吐中虚，肺金失令，肝气乘脾，而作上逆。逆气干心，心病为噫。此方用代赭石，所以镇心，亦所以平肝也，亦为究理之论。噫音隘。

昌用此方治反胃多痰，气逆并哕者，愈千人矣。

伤寒下早亦成结胸之证四法

一法，辨大结胸用大陷胸汤。

热实脉沉紧，心下痛，按之不硬，水饮结在胸胁，主大陷胸汤。（原文）

一法，辨小结胸用小陷胸汤。

正在心下，按之则痛，脉浮微滑，发热、微恶寒、烦疼、微呕、心下支结，用柴胡桂枝汤。（原文）

一法，热结在里与结胸异治。

一法，辨邪热在表，心下支结，但治其表。

小陷胸汤方

黄连一两　半夏半升，洗　瓜蒌实一枚大者

上三味，以水六升，先煮瓜蒌，去滓，纳诸药，煮取二升，去滓，分温三服。

大陷胸汤方

水饮结在胸胁，仍用此方。方见前。

柴胡桂枝汤方　不宜大小陷胸之法用此方

柴胡四两　黄芩一两半　人参一两半　桂枝一两半　甘草一两　半夏二合半　生姜一两半，切　芍药一两半　大枣六枚，擘

上九味，以水七升，煮取三升，去滓，分温服。

辨伤寒太阳兼少阳连上共五法

小柴胡汤方

柴胡半斤　黄芩三两　半夏半升，洗　人参三两　甘草三两　生姜三两，切　大枣十二枚，擘

上七味，以水一斗二升，煮取六升，去滓，再煎取三升，温服一升，日三服。

伤寒四五日，身热恶风，头项强，胁下满，手足温而渴者，小柴胡汤主之。（原文）

伤寒五六日，中风，往来寒热，胸胁苦满，默默不欲饮食，心烦喜呕，或胸中烦而不呕，或渴，或腹中痛，或胁下痞硬，或心下悸，小便不利，或不渴，身有微热，或咳者，小柴胡汤主之。（原文）后加减法。

若胸中烦懑而不呕，去半夏、人参，加瓜蒌实一枚。

若渴者，去半夏，加人参，合前成四两半，瓜蒌根四两。

若腹中痛，去黄芩，加茯苓四两。

若不渴，外有微热者，去人参，加桂枝三两，温覆，取微汗愈。

若咳者，去人参、大枣、生姜，加五味子半升，干姜二两。

经曰：伤寒中风，有柴胡证，但见一证便是，不必悉具。邪在表则寒，邪在里则热，今邪在半表半里之间，未有定处，是以寒热往来也。邪在表，则心腹不满，邪在里，则心腹胀满。今只言胸胁苦满，知邪气在表里也。经曰：阳入之阴则静，默默者，邪方自表之里，在表里之间也。能食不能食、烦不烦、呕不呕皆然，邪初入里，未有定处，则所处不一，故有或为之证。柴胡证但见一证便是，不必悉具。正指此或为之证也。

伤寒，阳脉涩，阴脉弦，法当腹中急痛者，先与小建中汤；不瘥者，与小柴胡汤主之。（原文）

小建中汤方　方见前。

服小建中汤不瘥者，盖少阳属木，其脉弦，木盛则土受克，故涩而急痛也，故伐木以救土也。

柴胡桂枝干姜汤方

柴胡半斤　桂枝三两，去皮　干姜三两　黄芩三两　瓜蒌根四两　牡蛎三两，熬　甘草二两，炙

上七味，以水一斗二升，煮取六升，去滓，再煎取三升，温服一升，日三服。初服微烦，后服，汗出便愈。

按：已发汗而复下之，虽不失先发后攻之序，及当汗而反下之宜，然既汗之，邪当自散。若不待其全解后内实而复下之，是犹伤于早也，乌得不结！然已发汗，则邪势已衰，虽或失之下早，故结亦当微也。

伤寒五六日，已发汗而复下之，胸胁满微结，小便不利，渴而不呕，但头汗出，往

来寒热，心烦者，此为未解也，柴胡桂枝干姜汤主之。(原文)

太阳病，十日以去，脉浮细而嗜卧者，外解已也。设胸满胁痛者，与小柴胡汤；脉浮者，用麻黄汤。(原文)

脉微细而嗜卧者，大邪已退，血气乍虚而肢体倦怠也。胸满胁痛则少阳未除，故与小柴胡以和之；脉但浮，则邪还表，故与麻黄以发之。

柴胡加龙骨牡蛎汤方

柴胡四两　半夏二合，洗　龙骨一两半　人参一两半　茯苓一两半　铅丹一两半　桂枝一两半，去皮　生姜一两半　大黄二两　牡蛎一两半　大枣六枚，擘

上十一味，以水八升，煮取四升，纳大黄切如棋子，更煮一二沸，去滓，温服一升。

辨下后胸满、烦惊、身重困笃，用此汤。原文自明。

病久，脉代结，心动悸，宜补胃生津，兼散邪，用炙甘草汤一法。

炙甘草汤方

甘草四两，炙　生姜三两，切　桂枝三两，去皮　麦门冬半斤　麻子仁半斤　大枣十二枚，擘　人参二两　生地一斤　阿胶二两

上九味，以清酒七升、水八升，先煮前药八味，取三升，去滓，纳胶烊消尽，温服一升，日三服。一名复脉汤。

误下，下利不止，身疼痛，宜先救里一法

先救里，用四逆汤。

四逆汤方

甘草二两，炙　干姜一两半　附子一枚

上三味，㕮咀，以水三升，煮取一升二合，去滓，分温再服。强人可大附子一枚、干姜三两。

服后身疼痛、便清自调者，急救表，用桂枝。方见上篇。

辨误下引邪内入，用栀子汤取吐三法，病人旧微溏者，不可服。

一法，下后烦憹不安，用栀子厚朴汤。

栀子厚朴汤方

栀子十四枚，擘　厚朴四两，姜炙　枳实四两，汤浸去穰，炒

以上三味，以水三升半，煮取一升半，去滓，分三服，温进一服。得吐止后服。

一法，误用丸药大下，身热微烦，用栀子干姜汤。

栀子干姜汤方

栀子十四枚，擘　干姜二两

上二味，以水三升半，煮取一升半，去滓，分二服，温进一服。得吐止后服。

一法，大下后，身热，心下结痛，用栀子豉汤。

栀子豉汤方

栀子十四枚，擘　香豉四合，绵裹

上二味，以水四升，先煮栀子，得二升半，纳豉，煮取一升半，去滓，分为二服，温进二服，得吐止后服。

又本方二法

发汗，若下，烦热，胸中窒者，用此方。(原文)

发汗吐下后，虚烦不眠，反复颠倒懊憹者，用此方。(原文)

又加味二法

若少气者，栀子甘草豉汤，于前方内加倍甘草。

若呕者，栀子生姜豉汤，于前方内加倍生姜、甘草。

辨下后复发汗之脉证，昼夜静躁一法
干姜附子汤方

昼日烦躁，夜而安静，脉沉微，身无大热者。

干姜一两　附子一枚，生用，破八片

上二味，以水三升，煮取一升，去滓，顿服。

按：用姜、附二味偏于辛热者，恢复重虚之阳，而求以协和于偏胜之阴也。

辨吐下后复汗，身为振摇动惕，久成痿废二法

茯苓桂枝白术甘草汤方

茯苓四两　桂枝三两，去皮　白术二两　甘草二两，炙

上四味，以水六升，煮取三升，去滓，分温三服。

辨伤寒热瘀，小便反利，为蓄血，用抵当丸一法

抵当丸方上篇用抵当汤。

水蛭二十个，熬　虻虫二十五个，熬，去翅　桃仁二十个，去皮尖　大黄二两

上四味，杵，分为四丸。以水一升，煮一丸，取七合服。晬时当自下血，若不下，更服。

辨伤寒风湿相搏，身体烦疼，脉证二法
桂枝附子汤方

桂枝四两，去皮　附子三枚，炮，去皮，破八片　生姜三两，切　甘草三两，炙　大枣十二枚，擘

上五味，以水六升，煮取三升，去滓，分温三服。

去桂枝加白术汤方　大便硬小便利者用此。

于桂枝附子汤方内，去桂枝，加术三两，余依前法。

甘草附子汤

甘草二两，炙　附子九枚，炮，去皮脐　白术二两　桂枝四两，去皮

上四味，以水六升，煮取三升，去滓，温服一升，日三服。初服得微汗则解。能食、

汗出、复烦者，服五合。恐一升多者，宜服六七合为妙。

按：上条顶伤寒，此条顶中风无疑。本文痛不可近，汗出短气，小便不利，恶风不欲去衣，或身微肿语，皆是中风。可见风寒与温相搏，冬月若此；而风与温湿、热湿相搏，夏月又若彼。王叔和云：伤寒所致，太阳痉、湿、暍三种，宜应别论。以为与伤寒相似，由此观之，果何说耶？太阳经证，痉、暍居先，伤寒证居后，眩眩无定，乃后代咸为取宗焉，伤寒书诚疑而难读之矣。

辨伤寒发黄，有寒湿相搏三法
麻黄连轺赤小豆方

麻黄二两　赤小豆一升　杏仁四十枚，去皮尖　连轺二两，连翘根也　大枣十二枚，擘　生姜二两，切　甘草一两，炙　生梓白皮

以上八味，以潦水一斗，先煮麻黄，再沸，去上沫，纳诸药，煮取三升，分温三服，半日则尽。

瘀血在里，身必发黄，用前方。（原文）

茵陈蒿汤方

茵陈蒿六两　栀子十四枚，擘　大黄三两

上三味，以水一斗，先煮茵陈，减六升，纳二味，煮取三升，去滓，分温三服，小便当利。尿如皂角汁状，色正赤，一宿腹减，黄从小便去也。

身黄如橘子色，小便不利，腹微满者，用前方。（原文）

栀子柏皮汤方

栀子十五枚，擘　甘草一两，炙　黄柏一两

上三味，以水四升，煮取一升半，分温再服。

身黄，发热者，用前方。

按：热已发出于外，则与瘀热不同。正当随热势而亟散其黄，俾不留于肌表也。前条热瘀，故用麻黄；此条发热，反不用麻黄，

正所谓寒湿中求之，不尽泥伤寒之定法矣。此隶太阳中篇，惟仲景乃识其旨，所谓者何？盖四条已发于痉、湿、暍三种瘀热蒸黄之先，凡近岂能窥乎？至于总入阳明发黄，尤为肤浅矣。

附越婢汤方

麻黄六两　石膏八两　生姜二两　甘草二两　大枣十二枚

太阳经风伤卫、寒伤营方

大青龙汤风寒两伤大纲总法
大青龙汤方

麻黄六两，去节　桂枝二两，去皮　甘草二两，炙　杏仁四十枚，去皮尖　生姜三两，切　石膏如鸡子大，绵裹碎　大枣十二枚，擘

上七味，以水九升，先煮麻黄，减二升，去上沫，纳诸药，煮取三升，去滓，温服一升。取微似汗。汗出多者，温粉扑之。一服汗者，停后服。汗多亡阳遂虚，恶寒、烦躁、不得眠也。

服青龙汤，厥逆，筋惕肉瞤，此为逆也，用真武汤救之。（仲景原文）

真武汤方

茯苓三两　芍药三两　生姜二两，切白术二两　附子一枚，炮，去皮，破八片

上五味，以水八升，煮取三升，去滓，温服七合，日三服。

此乃少阴经之方，先录于此。

按：成注谓，不久厥吐利，无少阴里证，大谬。无少阴证者，但欲寐，尚不只少阴疑似，况敢言不久厥吐利等耶！

麻黄味甘温，桂枝味辛热，寒则伤营，必以甘缓之，风则伤卫，必以辛散之。此风寒两伤，荣卫俱病，故以甘辛相合而为发散之剂。甘草味甘平，杏仁味甘苦，苦甘为助，佐麻黄以发表；大枣味甘温，生姜味辛温，辛甘相合，佐桂枝以解肌；石膏味甘微寒，而使，石膏为重剂，而又专达肌表者也。

大青龙汤，发汗之重剂，非桂枝所同，用之稍逆，则又有亡阳之失。若脉微弱，汗出恶风者，不可服，服之则厥逆、筋惕肉瞤，此为逆也。

伤寒发热、恶寒、烦躁、身心无奈者，发汗则愈。譬若亢热已极，一雨而凉，其理可见也。若见其燥热，投以寒凉，其害岂胜言哉！

中风脉浮紧，伤寒脉浮缓，仲景以青龙对之，证候与脉相对，无不应手而愈。

风伤卫。卫，气也。寒伤营。营，血也。营行脉中，卫行脉外。寒邪居脉中，非特营受病，邪自内作，则并与卫气犯之，久则浸淫入骨，亦自有浅深也。

太阳中风，脉浮紧，发热恶寒，身疼痛，不汗出而烦躁者，大青龙汤主之。（原文）

伤寒，脉浮缓，身不疼但重，乍有轻时，无少阴证者，前汤发之。（原文）

大青龙汤，仲景治伤寒发热、恶寒、烦躁者则用之。夫伤寒邪气在表，不得汗出，其人烦躁不安，身心无如之奈何，如脉浮紧或浮数者，急用此汤发汗则愈。若不浮紧而数，无恶寒、身疼者，亦不可用。所以脉证不明者，多不敢用也。

仲景治伤寒，一则桂枝，二则麻黄，三则青龙。桂枝治中风，麻黄治伤寒，青龙中风见寒脉。伤寒见风脉，三者如鼎立，人皆能言之，而不晓前人处方用药之意，故医遂多不用。昌谓脉缓而浮者，中风也，故啬啬恶风、淅淅恶寒、翕翕发热，仲景以桂枝对之。脉浮紧而涩者，伤寒也，故头痛、发热、身疼、腰痛、骨节疼痛、恶寒、无汗而喘，仲景以麻黄对之。至于中风脉浮紧，伤

寒脉浮缓，仲景皆以青龙对之。昌为究之，风伤卫，则风邪干阳，阳气不固，发越而为汗，是以自汗，是表虚，故仲景用桂枝以发其邪，芍药以和其血。盖中风，则病在脉之外，其病稍轻，虽曰同发汗，实解肌之药耳。所以仲景于桂枝症云：令半身漐漐，微似有汗，不可如水淋漓，病必不除。可知中风不可大发汗，汗过则反动营血，邪气乘虚袭之，故病不除也。寒伤营，则寒邪入阴血，而营行脉中者也。寒邪居脉中，非特营受病，邪自内作则并与卫气犯之，久则浸淫入骨，是以汗不出而热，齿齼而烦冤。仲景以麻黄发其汗，又以桂枝助其发散，欲涤除内外之邪，荣卫之病耳。大抵①二药皆发汗，以桂枝发其卫之邪，麻黄开荣卫之病，治自有浅深也。何以验之？观仲景第十九症云：病当自汗出者，此为营气和。营气和者，外不谐，以卫气不共营气和谐故也。以营行脉中，卫行脉外，复发其汗，荣卫和则愈，宜桂枝汤。又四十七症云：发热汗出，此为营弱卫强，故使汗出，欲救邪风者，宜桂枝汤。是知中风汗出者，营和而卫不和。又第一卷云：脉浮而紧，浮则为风，紧则为寒，风则伤卫，寒则伤营，俱病者，即烦疼，当发其汗。是知伤寒浮紧者，荣卫俱病也，此麻黄汤中并用桂枝，此仲景之言也。至于青龙，虽治伤风见寒脉，伤寒见风脉之病，然仲景又云：阳微恶风者，不可服。服之厥逆，便有筋惕肉瞤之症。故青龙一症，尤难用药，须是形症谛当，然后可行。

热盛而烦，手足自温，脉浮而紧，此伤风见寒脉也；不烦少热，四肢微厥，脉浮而缓，此伤寒见风脉也。二者为荣卫俱病，法宜大青龙汤。

小青龙汤方

麻黄去节　桂枝　芍药酒炒　细辛　甘草

炙　干姜各三两　半夏　五味半升

伤寒表不解，心下有水气，干呕，发热而咳，或渴，或利，或噎，或小便不利，少腹满，或喘者，小青龙汤主之。（原文）

伤寒，心下有水气，咳而微喘，发热不渴，服汤已渴者，此寒去欲解也，小青龙汤主之。（原文）噎音谒，食滞②气不通也。（原文）

或问：小青龙与小柴胡证，皆呕而发汗，表里之证大概仿佛，何故二方用药之不同？曰：夫伤寒表不解，里热未甚，而渴欲饮水不能多，不当与之。以腹中热尚少，而不能消水饮停蓄，故作消症。然水寒作病，非温热之剂不能解，故用小青龙发汗散水，原其理，初无里症，因水寒以致然也。若小柴胡症，则系伤寒发热之邪传里，在于半表半里之间，热气内攻，故生诸症。是二症虽曰表里俱病，至其中之寒热则全不同，故用药有姜、桂、柴、芩之异耳。

干姜附子汤

干姜　附子

下之后，复发汗，烦躁不得眠者，干姜附子汤主之。（原文）

此当与栀子豉汤症参看，盖下后烦不得眠一也，而用药有寒热不同乃尔。

服姜附汤有二法：一法当热服。手少阴心也，水包火，热服以接心火。身表寒盛，外火少也，寒从外生，热从内消，譬如冻死，寒在外也。一法当寒服，足少阴肾也，寒邪入水，令冷服以类肾水。身发微热，内水多也，热从外生，寒从内消，譬如饮冷，寒在内也。

麻黄杏仁甘草石膏汤方　方见前。

发汗后，汗出而喘，无大热者，麻黄杏

---

① 抵：原作"牴"，据文意改为"抵"。

② 滞：原书为"质"，根据句意改为"滞"。

仁甘草石膏汤主之。（原文）

予观仲景常言，发汗后乃表邪悉解，止余一症而已，故言不可更行桂枝汤。今汗出而喘，无大热，乃上焦余邪未解，当用此方以散之。夫桂枝加厚朴杏仁汤，乃桂枝症悉俱而加喘者用之，注言汗出而喘，以为邪气壅甚，非桂枝所能发散，此误也。况身无大热，更无证，何故复言表邪必盛？其后章下后不可更行桂枝汤，条下注曰：汗下虽殊，其不当损正气则一，其言有至理有焉。可见汗后所注之误矣。大抵当时因事发机，前后失于照应，故有此等之弊也。

桂枝甘草汤方

桂枝　甘草　大枣

发汗过多，其人又手自冒心，心下悸，欲得按者，桂枝甘草汤主之。（原文）

悸，心动也，怔怔松松不能自安也。有气虚而悸，气内弱，心下空虚也；有停水饮而悸，心为火而恶水，水既内停，心不自安也；有汗下后而悸，汗为心液，汗去心虚，如鱼离水也，故悸与惊不同。

茯苓甘草大枣汤方

茯苓　桂枝　甘草　大枣

发汗后，其人脐下悸者，欲作奔豚，茯苓甘草大枣汤主之。（原文自明）

厚朴生姜半夏甘草人参汤方

厚朴　生姜　半夏　甘草　人参

汗后，腹胀满者，前汤主之。（原文自明）

或问：太阳篇中发汗后诸症，不言太阳病，固所当然，亦合列于伤寒之上，何故止言发汗后腹胀者，厚朴半夏甘草人参汤主之？曰：凡言发汗后者，以外无表症，里无别邪，只有腹痛一事而已，除此之外，即护全安。夫伤寒二字，岂可易言哉？其传变吉凶，犹反掌耳，可与所余一症而并例哉！其诸汗后不殊此意。

芍药甘草附子汤方

芍药　甘草　附子

发汗，病不解，反恶寒者，虚故也。芍药甘草附子汤主之。（原文自明）

四逆汤方　方见前。

发汗，若下之，病仍不解，烦躁者，茯苓四逆汤主之。（原文）

五苓散方　方见前。

太阳病，发汗后，大汗出，胃中干，烦躁不得眠，欲得饮水者，少少与饮之，令胃气和则愈；若脉浮，小便不利，微热消渴者，与五苓散主之。（原文下同）

水道为热所蔽，故令小便不利。小便不利，则不能运化津液，故令渴水无当于五味，故用淡以治水。茯苓、猪苓、泽泻、白术，虽有或润或燥之殊，然其为淡则一也，故功足以利水。桂性辛热，辛热则能化气。《内经》曰：膀胱者，州都之官，津液藏焉，气化则能出矣。此用桂之意也。浊阴既出下窍，则清阳自出上窍，又热随尿而泄，则渴不治，可以自除。虽然小便不利，亦有因汗下之后，内亡津液而致者，不可强以五苓散利之。强利之则重亡津液，益亏其阴。故曰大下之后，复发汗，小便不利者，亡津液故也，勿治之，得小便利，必自愈。师又曰：太阳随经之邪直达膀胱，小便不利，其人如狂者，此太阳之邪不传他经，自入其府也，五苓散主之。是使阳邪由尿而泄耳。

发汗，见脉浮数，烦渴者，五苓散主之。（原文）

按：太阳标病，传入标之本，发渴、尿不利，以此散导之，邪自膀胱而出也。若未渴，妄用五苓散，反引邪气入里而不能解也。故易老云：即太阳经之下药也。若伤寒太阳脉紧而渴者，不宜用此。

中风发热，六七日不解而烦，有表里症，

欲饮水，水入则吐者，名曰水逆，五苓散主之。（原文）

本以下之，故心下痞，与泻心汤，痞不解，其人渴而口燥，烦，小便不利者，五苓散主之。（原文）

太阳病，寸缓关浮尺弱，其人发热汗出，复恶寒，不呕，但心下痞者，此以医下之也。如其不下者，病人不恶寒而渴者，此转属阳明也。小便数者，大便必硬，不更衣十日，无所苦也。渴欲饮水，少少与之，但以法救之，宜五苓散。（原文）

或问：上条云，小便数者，大便必硬，不更衣十日无所苦也，尝有四五日、六七日不大便者，即为攻之。今言十日不更衣，而不用攻伐，何也？曰：此非结热，乃津液不足，虽十日不更衣，亦无所苦也。经曰：阳明病，本自汗出，医更重发汗，病已瘥，尚微烦不了了者，此大便必硬故也。以亡津液，胃中干燥，故令大便硬，当问其小便日几行，本小便日三四行，今日再行，即知大便不久出。为小便数少，以津液足胃中，故知不久大便也。夫不便者，若有潮热、谵语，可下之症者，然后可以攻之；其人大便硬，而无诸下症者，此津液不足，当须自审慎，勿以日数久而辄为攻下也。

五苓散为太阳里之下药也。太阳高则汗发之，下则引而竭之。渴者，邪入太阳里也，当下之，使从膀胱出也。

肾燥、膀胱热，小便不利，此药主之。小便利者，不宜用。然太阳病热而渴，小便虽利，亦宜五苓散下之。当服不服，则生何症？答曰：当服不服，则谷消水去，必致阳明燥火郁胃发黄，故有调胃汤症，此太阳入本失下也，由不曾服五苓散故也。

不当服服之，则生何症？答曰：不当服而服之，是为犯本。小便强利，津液重亡，

侵阳之极则侵阴，而成血症也。轻则桃仁承气汤，重则抵当汤。故五苓散调和阴阳者也，乃太阳阳明之间，故为调和之剂。酒毒，小便赤涩，宜五苓散。但热在中焦，未入太阳之本，小便自利而清，乃津液已行者。若与五苓散利之，则重涸肾水，不惟重涸肾水，而酒毒之热亦不能去，以故上下不通而尿涩，则为发黄症也。若入血室，则为蓄血，用五苓散以泻湿热。

太阳症，伤寒自外入，其标本有二说：以主言之，膀胱为本，经络为标；以邪言之，先得者为本，后得者为标。此乃客邪之标本也，治当从客之标本。

又小肠火为本，膀胱水为本，乃寒毒之气，从标入本邪，与手经相合，而下至膀胱，五苓主之。以方内桂枝，阳中之阳，茯苓阳中之阴，相引而下于本，导出邪气。

丙火	手经	自上之下	壬水	足经
	小肠	自下之上		膀胱

火邪之气从下之上，以内为本，水中有火，火为客气，当再责其本。两肾相通，又在下部，责在下焦。下焦如渎，相火明也，生地黄、黄柏主之。邪从本受，下焦火邪，遗于小肠，是热在下焦，填塞不便，自内而之外也，盖生地、黄柏、黄连乃阴中之阳，为里之表药。若五苓之桂、术、泽泻、猪苓、茯苓乃阳中之阴，为表之里药也。

治酒病宜发汗，若只以五苓利小便，炎焰不肯下行，故曰火郁则发之，辛温则散之，是从其火体也。乃知利小便，湿去热不去，动大便尤为疏远。大便者，有形质之物；酒者，无形水也。从发而汗之，最为之近，以使湿热俱去。盖治以辛温，发其火也；佐以苦寒，除其湿也。

茯苓甘草汤方

茯苓二两①　桂枝二两　甘草一两　生姜一两

伤寒，汗出而渴者，五苓散主之；不渴者，茯苓甘草汤主之。（原文下同）

伤寒厥而心下悸者，宜先治水，当服茯苓甘草汤，却治其厥，不尔，水渍入胃，必作利也。

《金匮要略》曰：水停心下，甚者则悸。厥虽寒胜，然以心下悸为水饮内甚，先与此汤治其水，而后治其厥。若先治厥，则先饮浸渍入胃，必作下利。

凡治悸，其法或镇固之；或化散之。惟饮之为悸，甚于他邪。虽有余邪，必先治悸，何者？以水停心下，无所不入，侵于肺为喘嗽，传于胃为哕噎，溢于皮肤为肿，渍于肠间为利。其厥之病甚重，犹先治水，况病之浅者乎！

白虎汤方

石膏一斤　知母六两　甘草二两　粳米六升

伤寒，脉浮滑，此表有实，里有寒，白虎汤主之。（原文）

按：前篇云，热诸在里，表里俱热者，白虎汤主之。又曰：其表不解，不可与白虎汤。此云脉浮滑，表有实，里有寒者，必表里字讹耳。又阳明一症云，脉浮迟，表虚里寒，四逆汤主之。又少阴一症云：里寒外热，通脉四逆汤主之。以此相参，其讹益明矣。又阳明篇曰：脉浮而疾者，小承气汤，既用承气汤，是里热也。又厥阴篇曰：脉滑而厥者，里有热也，白虎汤主之，是谓滑为里热也明矣。况知母、石膏岂应以水济水，成氏随文释之，谬也。

海云：此表有热，里有寒，非寒冷之寒，寒邪之寒亦自有理可思。

伤寒，脉浮而厥者，里有热也，白虎汤

主之。（厥阴原文）

粳米，本草诸家共言益脾胃，如何白虎汤用之入肺？以其阳明为胃之经，色为西方之白，故入肺也。然治阳阳之经，即在胃也，色白、味甘寒，入手太阳。又少阴症桃花汤用此，甘以补正气；竹叶石膏用此，甘以补不足。垣云：身以前，胃之经也；胸胃，肺之室也。邪在阳明，肺受火制，故用辛寒以清肺，所以号为白虎汤也。

《活人》云：谓白虎汤治中喝，汗后一解表药耳，非正伤寒药也，而夏日阴气在内，白虎尤宜戒之。夫白虎汤，具载仲景之书，症治昭然明白，何为非正伤寒之药也？况《伤寒论》言，无表症者，可与白虎汤。今云汗后一解药耳，于法既无表症，何解之有？又曰：夏月阴气在内，白虎尤宜戒之。而《明理论》又云：立秋后不可服，秋则阴气半矣，白虎大寒，若不能禁，服之而为哕逆、不能食，或虚羸者有矣。夫伤寒之法，有是症则投是药，安可拘于时而为治哉！假如秋冬之间患伤寒，身无表症，而大烦渴，于法合用白虎汤，苟拘其时，何以措手！若以白虎为大寒，其承气又何有于冬月耶！既以夏宜戒，秋不可行，然则宜乎何时也？虽然经云：必先岁气，无伐天和，此言常也。假如贼邪变出，阴阳寒暑亦当舍时而从症，岂可以时令拘哉！

三阳合病，腹满身重，难以转侧，口不仁而面垢，谵语、遗尿，发汗则谵语；下之则额上生汗，手足逆冷。自汗出者，白虎汤主之。（原文）

垣云：入足阳明、手太阳，味苦寒润，治有汗骨蒸，肾经气劳，泻心，仲景用此治不得眠者，烦躁也。烦者，肺也；躁者，肾

---

① 原文无剂量，据《伤寒论》加。

也。以石膏为君主，佐以知母之苦寒，以清肾之源，缓以甘草、粳米之甘，而使不速下也。经云：胸中有寒者，瓜蒂散吐之。又云：表热、里寒者，白虎汤主之。瓜蒂、知母味皆苦寒，而治胸中寒及里寒何也？答曰：成无己注云：即伤寒寒邪之毒为热病也。读者要逆识之，如《论语》言：乱臣十人。书曰，惟以乱民其能而乱四方，乱皆治也，乃治寒者也。故云乱民，乱四方也。仲景所言寒之一字，举其初而言之，热病在其中矣。若以寒为寒冷之寒，无复苦寒之剂，兼言白虎症脉尺寸俱长，则热可知矣。

白虎加人参汤五法

药即汤见。

许云：有人初病呕吐，俄为医者下之，已七八日，而内外发热。予诊之曰：当用白虎加人参汤。或曰：既吐复下，且重虚矣，白虎何用乎？予曰：仲景云若吐下后，七八日不解，热结在里，表里俱热者，白虎加人参汤，正相当也。盖呕吐者，热留胃脘，而致令虚火上逆，三投汤而愈。仲景既云伤寒若吐若下后，七八日不解，表里俱热者，白虎加人参汤主之。又云：伤寒脉浮，发热无汗，其表不解，不可与白虎。又云脉浮滑，此以表有热，里有寒，白虎加人参汤主之。尝见林亿校正，谓仲景于此表里自瘥矣。余谓不然，大抵白虎能除伤寒中暍，表里发热，故前后二症，或云表里俱热，或云表热里寒，皆可服之。一种脉浮无汗，其表不解，全是

麻黄与葛根症，安可行白虎也！林亿见所称表里不同，便谓之瘥，是亦不思之过也。

张云：用药有迟速之弊，故设法以关防法；有关防不尽者，则著方以拯治也。便如上二条，前条乃仲景设法以关防；后条及伤寒病，若吐、若下后，七八日不解，热结在里，表里俱热，时时恶风，大渴，口舌干燥而烦，饮水数升者，以白虎加人参汤主之，此二条乃著方以拯治也。夫白虎汤，专治大烦、大渴，古人设法之意，惟恐表症未罢而辄用之，治有太速之弊。若背微恶寒，及时时恶风二症，其中烦渴已甚，非白虎不能遏也。必候表邪俱尽，未免有太迟之愆。此乃法之关防不尽者，故著方以拯治也。苟不著方，必然违法，此方法之妙，所以不可偏废也。或问：白虎汤，仲景以表不解者，不可与。又时时恶风，背上恶寒者，此有表也，以白虎主之，何也？盖石膏辛凉，解足阳明本经热，蒸蒸发热、潮热，表里皆热，舌燥，烦渴之圣药也。且时时者，时或恶风而不常也；背上恶者，但觉微恶而不甚也，所以于盛热燥渴而用则无疑矣。若夫表症恶寒常在背上，恶寒而加燥渴者，切不可用也。又太阳经发热而渴，无汗者，不可与之。但汗后脉洪大而渴者，则可与之。如阴伤寒、面赤、烦躁、身热，与夫胃虚恶心、大便不实、脉弱、食少、无大热者，切不可用也。如误用之，则倾危可立而待矣。

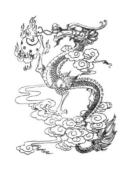

尚论后篇　卷四

尚论张仲景《伤寒论》阴阳六诸方脉证

太阳合阳明方

桂枝加葛根汤

桂枝汤加葛根

太阳病，项背强几几，反汗出恶风者，主之。（仲景原文）

几几，项拘强之状。

按：后症葛根汤，乃桂枝汤中加麻黄、葛根也。其症无汗，故以麻黄发之；此症有汗，故去麻黄，而曰桂枝加葛根汤也。若有麻黄，则亦葛根汤矣。

葛根汤

桂枝汤加麻黄、葛根。

太阳病，项背强几几，无汗，恶风，葛根汤主之。（原文）

风寒伤经络之经，则所过但痛而已，未至于强；风寒伤筋骨之筋，则所过筋急强直，而成刚痓。痓，痉字之讹也。曰刚痓，无汗之名也。《本草》云：轻可去实，葛根、麻黄，形气之轻者也。此以风寒表实，故加二物于桂枝汤中。

太阳与阳明合病者，必自下利，葛根汤主之。（原文）

太阳与阳明合病，不下利，但呕者，葛根加半夏汤主之。（原文）

葛根加半夏汤　方见本汤。

凡合病，必自下利。下利，里症也。今之庸医皆曰：漏底伤寒，不治，仲景则以前方主之。盖以邪气并于阳，则阳实而阴虚，阴虚故下利也。以此汤散经中表邪，则阳不实而阴气平，利不治而自止也。惟明者知之，其脉必弦而长。

张云：凡合病，皆下利，各从外症以别焉。夫太阳病，头项痛、腰脊强；阳明病，目疼、鼻干，不得卧；少阳病，胸胁痛，耳聋。凡遇两经病症齐见而下利者，合病也。然但见一症便是，不必悉具也。仲景不言脉症，只言太阳与阳明合病者，以前章所论包含以上之症，即此理也。况各经之症，所见不一，难为定论乎！

按：合病者，三阳合病也。谓二阳经或三阳经同俱受邪，相合而病，故曰合病。此病之不传者也。并病者，亦指三阳而言，并者，催并、督并之谓，前病未解，后病已至，有逼相并之义，此病之传者也。且如太阳、阳明并病一症，若并而未尽，是传未过，尚有表症，仲景所谓太阳病不罢，面色赤，阳气怫郁，在表不得越，烦躁气短是也，犹当汗之，以各半汤。若并之已尽，是谓传过，仲景所谓太阳症罢，潮热，手足汗出，大便硬而谵语者是也，法当下之以承气汤。是知传则入腑，不传则不入腑也。所以仲景论太阳、阳明合病，止出三症，加前太阳、阳明并病，则言其有传变如此也。然此皆三阳病耳，与三阴无干。若与三阴合病，即是两感矣，所以三阴无合病例也。

栀豉汤 方见太阳中篇。

发汗吐下后，虚烦不得眠者主之。（原文）下六条同。

懊者，懊恼；憹者，郁闷貌。心中懊懊恼恼，烦烦憹憹，郁郁不舒，愦愦无奈，此又烦闷而甚者也。由下后表之阳邪乘虚内陷，郁而不发，结伏于心胸之间，故如是。按：栀子色赤，味苦，入心而治烦；香豉色黑，味咸，入肾而治燥。

发汗，若下之，而烦热，胸中窒者主之。

伤寒五六日，大下之后，身热不去，心中结痛者，未欲解也，宜主。

阳明病，脉浮而紧，咽燥口苦，腹满而喘，发热汗出，不恶寒，反恶热，身重。若发汗则燥，心愦愦，反谵语者主之。

烦者，气也；躁者，血也。气主肺，血主肾，烦躁俱在上者，肾子通于肺母也，故用栀子以治肺烦，用香豉以治肾躁。烦躁者，懊恼不得眠也。

或曰：烦者，心为之烦；躁者，心为之躁，何烦为肺躁为肾耶？夫心者，君火也，与邪热相接，上下通热，金以之而躁，水以之而亏，独存火耳，故肺肾与之合而烦躁焉。此烦虽肺，躁虽肾，其实心火为之也。

阳明病下之，其外有热，手足温，不结胸，心中懊恼，饥不能食，但烦汗出者主之。

下利后，更烦，按之心下濡者，为虚烦也，宜此汤。

下利后不烦，为欲解。若更烦而心下坚者，为谷烦，此烦是心下濡者，是邪热乘里，客于胸中为烦也，与此汤吐之则愈。

按：此汤惟吐无形之虚烦则可，若用之

以去实，则非豉子所能宣矣。宣实者，须瓜蒂散主之。

凡服栀子汤，病人旧微溏者，不可与服之。

仲景用栀子汤治烦胸，为高之分也。故易老云：轻飘而像肺，色赤而像火，故能泻肺之火也。《本草》不言吐，仲景用此为吐者，栀子本非吐药，为邪气在上，拒而不纳，故令人上吐，邪因得以出。《经》曰：高者，因而越之，此之谓也。或用栀子利小便，实非利小便，清肺也。肺气清而化，膀胱为津液之府，小便得以出也。《本经》云：治大小肠热，辛与庚合，又与丙合，又能泄戊，其先入中州故也。去皮，泄心火；连皮，泄肺火，入手太阴、少阴经。

麻仁丸

大黄　枳实　厚朴　芍药　麻仁　杏仁

趺阳脉浮而涩，浮则胃气强，涩则小便数，浮涩相搏，大便则难，其脾为约，麻仁丸主之。（原文）

成无己曰：约者，结约之约，胃强脾弱，约束津液不得四布，但输膀胱，故小便数而大便硬，故曰脾约。与此丸以下脾之结燥，肠润结化，津液入胃，大便利，小便少而愈矣。愚切有疑焉，既曰约，脾弱不能运也，脾弱，则土亏矣，必脾气之散，脾血之耗也。原其所由，必久病大汗、大下之后，阴血枯槁，内火燔灼，热伤元气，必伤于脾，而成此症。伤元气者，肺金受火，气无所摄；伤脾者，肺为脾之子，肺耗则液竭，必窃母气以自救。金耗则木寡于畏，土欲不伤不可得也。脾失转输之令，肺失传送之官，宜大便秘而难下，小便数而无藏蓄也。理宜滋阴血，使孤阳之火不炽，而金行清化，木邪有制，脾土清健而运行，精液乃能入肾，则肠润而通矣。今以大黄为君，枳实、厚朴为臣，虽有芍药之养血，麻仁、杏仁之温润为之佐使，用之热盛而气实者，无有不安。若与热虽盛而气不实者，虽得暂通，保无有脾愈弱而肠愈燥者乎！后之用此方者，慎勿胶柱而调瑟。

茵陈蒿汤

茵陈六两　大黄二两　栀子十四枚

阳明病，发热汗出，此为热越，不能发黄也；但头汗出，身无汗，剂颈而还，小便不利，渴饮水浆者，此为瘀热在里，身必发黄，茵陈蒿汤主之。（原文）下三条同

伤寒八九日，身黄如橘子色，小便不利，腹微满者，茵陈蒿汤主之。

栀子柏皮汤

栀子　柏皮

伤寒身黄，发热者，栀子柏皮汤主之。

茵陈蒿汤，治热湿也；栀子柏皮汤，治燥热也。如苗涝则湿黄，旱则燥黄，湿则泄之，燥则润之也。此二药治阳黄也。

麻黄连轺赤小豆汤方见三卷。

伤寒瘀热在里，身必发黄，麻黄连轺赤小豆汤主之。

连轺，用连翘根也，气寒味苦，主下热气。梓白皮气寒味苦，主热毒，去三虫，时气瘀热之剂，必以苦为主。又曰：大热之气，寒以取之是也。

潦水，即霖雨后行潦之水，亦取其发纵之极，流而不滞，不助湿也。

上三汤，其茵陈汤是欲泄涤其热也；栀子与麻黄二汤是欲解散其实也。为治不同，总之皆折火彻热之剂耳。色如烟熏黄，乃湿病也；一身尽痛，色如橘子黄，乃黄病也；一身不痛，间发黄，《活人》云：病人寒湿在里不散，热蓄于脾胃，腠理不开，瘀热与宿谷相搏，郁蒸不消化，故发黄。与瘀血外症及脉俱相似，但小便不利为黄；小便自利为瘀血。要之发黄之人，心脾蕴积，发热引饮，脉必浮滑而紧数。若瘀血症，即如狂，大便必黑，此为异耳。

或问：白虎症亦身热，烦渴引饮，小便不利，何以不发黄？答曰：白虎与发黄症相近，遍身汗出，此为热越，白虎症也；头面汗出，颈以下都无汗，发黄症也。又问：太阳病，一身尽痛，发热，身如熏黄者，何曰太阳中湿也？仲景云，伤寒发汗已，身目为黄。所以然者，以寒湿在里，不解故也。以为不可下也。于寒湿中求之。

或谓伤寒发黄，惟阳明与太阴有之，俱言小便利者，不能发黄，何也？盖黄者，土之正色，以太阴与阳明俱属土，故发黄也。其黄之理，外不能汗，里不得小便，脾胃之土为热所蒸，故色见于外而发黄也。若小便利者，热不内蓄，故不能变黄也。其有别经之发黄者，亦由脾胃之土受邪故也。

抵当汤　抵当丸二方俱见太阳篇。

血流下焦而瘀者，蓄血也。大抵伤寒先看面目，次看口舌，次看心下至少腹。以手揣之，若少腹硬满，若小便不利者，是津液留结，可利小便；若小便自利者，是蓄血症，可下瘀血。

伤寒失汗，热蓄在里，热化为血，其人善忘而如狂。血善逸则善忘，血下蓄则内急，用药以取尽黑物为效。大抵看伤寒病人，心下两胁少腹但有硬满处，以手按则痛者，便当问其小便何如，若小便不利，乃是水与气；若小便自利者，为有血也。

太阳病六七日，表症仍在，脉微而沉，反不结胸，其人发狂者，以热在下焦，少腹当硬满；小便自利者，下血乃愈，抵当汤主之。（原文）下三条同。

仲景凡称太阳症脉沉者，皆谓发热恶寒，头项强痛，而脉反沉也。其症兼发狂，小腹痛者，为蓄血，此条抵当汤是其例也。

自经而言，则曰太阳；自腑而言，则曰膀胱。阳邪由经而入结于膀胱，故曰随经瘀热在里。

太阳病，身黄，脉沉结，少腹硬，小便不利者，为无血也；阳明症，其人喜忘者，必有蓄血。所以然者，本有久瘀血，故令喜忘，屎虽硬，大便反易，其色必黑，宜抵当汤下之。

病人无表里症，发热六七日，虽脉浮数者，可少下之。假令已下，脉数不解，而下不止，必协热而便脓血也。或问：攻下之法，须外无表症，里有下症，然后可攻。上言无表里症，况脉更浮数，何故言可以下之？曰：此非风寒之所病，是由内伤而致然也。若外不恶寒，里无谵语，但七八日发热，有烁津液，乃阳盛阴虚之时，苟不攻之，其热不已，必变生焉。故云：虽脉浮数可下，不待沉实而攻之。夫内伤者，《经》曰：趺阳脉浮而数，浮则伤胃，数则伤脾，此非本病，医特下所为也，仲景之意不外是理。凡伤寒当下之症，皆从太阳、阳明在经之邪而入于腑，故下之。今不言阳明病，而但曰病人无表里症，此非自表之里而病也。但为可下，故编于阳明篇中，学者宜详玩焉。

伤寒有热，少腹痛，应小便不利，今反利者，为有血也。当下之，不可余药，宜抵当丸。

按：成注身黄、屎黑、喜忘、发狂，亦是推广之词，若依上文，只是满而不硬耳。

抵当汤、丸，药味同剂，如何是二法？盖喜忘、发狂、身黄、屎黑者，疾之甚也；但小腹满硬、小便利者，轻也，故有汤、丸之别。桃仁、大黄等分，水蛭、虻虫多者作汤，三分之二者作丸，作丸之名，取其数少而缓也。故汤用煎服一升，丸只服七合也。

《活人》云：若用抵当汤、丸，更宜详慎

审其有无表症，若有蓄血而外不解，亦未可便用，宜先用桂枝汤以解外，缘热客膀胱太阳经也。

大陷胸汤　方见前。

太阳病，脉浮而动数，浮则为风，数则为热，动则为痛，数则为虚，头痛发热，微盗汗出，而反恶寒者，表未解也。医又下之，动数变迟，宜大陷胸汤。

按：太阳病，在表未曾解，在表而攻里，可谓虚矣。而况所得之脉，皆浮而动数乎！今得误下，动数变迟矣。而又曰胃中空虚。又曰短气、躁烦，虚之甚矣。借曰阳气内陷，心下同硬，而可迅攻乎！岂大陷胸之力缓于承气。况已下者，不可再下，宁不畏其虚乎！且《经》明曰：结胸脉浮大者，不可下，下者死。又曰结胸症悉具，烦躁者死。今曰脉浮，又曰烦躁，大陷胸果可用乎？彼阳病实下结，胃中空虚，客气动膈，心下懊憹者，以栀子豉汤，吐胸中之邪。况太阳失下后，明有虚症乎！

伤寒六七日，结胸热实，脉沉而紧，心下痛，按之石硬者，大陷胸汤主之。（原文）下三条同。

《经》言所以成结胸者，以下之太早故也。此不云下后，但云伤寒六七日，结胸热实，此亦不因下早而结胸者，何也？夫下早结胸，事之常；热实结胸，事之变。其热实传里为结胸，乃法之关防不尽者，故仲景述其症，以注方于其下也，于此可见古人用心曲尽其妙。且如下章以水结胸胁，但头汗出者，以大陷胸汤主之，亦在常法之外，故条列其症以彰其理也。亦或其人本虚，或曾吐下，而里气弱，外邪因入，故自为结胸者也。然所入之因不同，其症治则一理而已。

伤寒十余日，热结在里，后往来寒热者，与大柴胡汤；但结胸，无大热者，此为水结在胸胁也，但头微汗出者，大陷胸汤主之。

太阳病，重发汗而复下之，不大便五六日，舌上燥而渴，日晡所小有潮热，从心下至少腹硬满而不可近者，大陷胸汤主之。

按：太阳病，已重发汗，表则虚矣。若复下之，更又虚矣。不大便五六日，可见津液之耗矣，非若前章之未曾发汗，而但下之伤于早尔。今虽有硬痛，而可以迅攻之乎？若曰潮热于申酉系阳明，属调胃承气症。既又曰少有潮热，犹可疑待之间，将无他法以缓取之乎！

按：潮热本属阳明也，太阳潮热惟此一症耳，杂病。太阳潮热则在巳午，更玩一小字，则知邪于太阳为多，阳明为少。

伤寒五六日，呕而发热者，柴胡汤症具，而以他药下之，柴胡症仍在者。若上下满而硬痛者，此为结胸也，大陷胸汤主之。

小陷胸汤 方见前。

文蛤散 药即方见。

白通散

葱白四茎　干姜一两　附子一枚　人尿五合
猪胆汁三合

小结胸病，正在心下，按之则痛，脉浮滑者，小陷胸汤主之。（原文下同）

上文云硬满而不可近者，是不待按而亦痛也。此云按之则痛，是手按之然后作痛耳。上文云至少腹，是通一腹而言之。此云正在心下，则少腹不硬痛可知矣。热微于前，故云小结胸也。且结胸脉沉紧，或寸浮关沉，今脉浮滑，知热气犹浅，尚未深结，所以用此汤除胸膈上结热也。

病在阳，应以汗解之，反以冷水潠之，若灌之，其热被劫，服文蛤散；不瘥者，与五苓散。寒实结胸，无热证者，与三物小陷胸汤，白通散亦可服。

大陷胸汤，太阳本药也；大陷胸丸，阳明药也；小陷胸汤，少阳药也。大陷胸汤治热实，大陷胸丸兼喘，小陷胸治痞。

按：《经》云结胸脉浮大，不可下，下之则死。张云用药如用兵，知可而进，知难而退，此理势之必然也。夫寸浮关沉，乃结胸可下之脉，今脉浮大，心下虽结，其表邪尚未全结也。若辄下之，重虚其里，外邪复聚而必死矣。仲景所以言此为箴戒，使无踵其弊也。其脉既不可攻，当候其变，而待其实，假如小结胸症，其脉浮滑，按之则痛，故知邪非深结，亦不敢下无过，解除心下之热耳，小陷胸汤主之。或又曰：结胸倘有外症，大陷胸可用否？予曰：结胸无外症，或有微热，或有小潮热，仲景已明言之，其余别无表症。若有外症，其邪亦未结实，不可以结胸论也。《经》曰：伤寒六七日，发热恶寒，肢节烦疼，微呕，心下支结，外症未去，柴胡加桂枝汤主之。又伤寒六七日，已发汗而复下，胸胁微结，小便不利，渴而不呕，但头汗出，往来寒热，心烦者，此为未解也，柴胡桂枝干姜汤主之。以上之症，虽云心下支结，及言胸胁满微结，二条俱有外症，所以柴胡加桂枝及加干姜以和解之。如无外症，止有胸腹结实而痛者，方为结胸病也。

阳明少阳各方

大承气汤方

厚朴去痞　枳实泄满　芒硝软坚　大黄荡实
必痞、满、燥、实四症全者方可用

小承气汤方

厚朴　枳实　大黄

调胃承气汤方

芒硝　大黄　甘草

发汗后，恶寒者，虚故也；不恶寒，但热者，实也，当和胃气，与调胃承气汤。（原文）下三十四条同。

太阳病未解，脉阴阳俱停，必先振栗汗出而解，若欲下之，宜调胃承气汤。

伤寒十三日，过经不解，谵语者，以有热，当以调胃承气汤下之。

太阳病，过经十余日，心下温温欲吐，而胸中痛，大便反溏，腹微满，郁郁微烦，先此时自极吐下者，可与调胃承气汤。

阳明潮热，大便微硬者，可与大承气汤。恐有燥屎，欲和之法，与小承气汤。

伤寒，若吐、若下后，不解，不大便五六日，上至十余日，大承气汤主之。若一服利，止后服。

此段分作三截看。自伤寒若吐、若下后不解，不大便五六日，上至十余日，日晡所发潮热，不恶寒，独语如见鬼状止，为上一截。是将潮热、谵语、不恶寒、不大便、对为现证。下文又分作一截，以辨剧者、微者之殊。微者但发热、谵语，但字为义，以发热、谵语之外，别无他症，其用承气汤一方，利止后服，见其热轻，犹恐下之太过也。至于剧者，发则不识人，循衣摸床，惕而不安，微喘直视，如此热极证危，不可不决死生以断，断以脉弦者生，涩者死。此阳热已极，若脉弦为阴未绝，犹可下之，以复其阴；若弦涩为阴绝，不可救药而必死矣。

潮热者，若潮汐之来，不失其时，一日一发，按时而发者，谓之潮热。若日三五发者，即是发热，非潮热也。潮热属阳明，阳明旺于未申，必于日晡时发，乃为潮热。

谵语者，谓乱言无次，数数更端也。郑声者，语郑重频烦也，只将一字内言重叠频言之，终日愠愠不换他声也。盖神有余则能机变，而乱语数数更端，神不足则无变声，而只守一声也，此虚实之分也。谵语属阳，郑声属阴。《经》云：实则谵语，虚则郑声。

谵语者，颠倒错乱，言出无伦，常对空独语，如见鬼状。郑声者，郑重频烦，语虽谬，而郑重频烦，谆谆不已。老年人遇事则谆语不休，以阳气虚故也。此谵语、郑声虚实之所以不同也。二者本不难辨，但阳盛、里实与阴甚隔阳，皆能错语，须以他症别之。大便秘，小便赤，身热烦渴而妄语者，乃里实之谵语也；小便如常，大便洞下，或发躁，或反发热而妄言者，乃阴隔阳之谵语也。

阳明病，谵语，发潮热，脉滑而疾者，小承气汤主之，因与承气一升，腹中转矢气者，更服一升。

阳明病，其人多汗，以津液外出，胃中燥，大便必硬，硬则谵语，小承气汤主之。

阳明病，谵语，有潮热，及不能食者，胃中必有燥屎五六枚也，若能食，但硬耳，宜大承气汤下之。

汗出谵语者，以有燥屎在胃中，此为风也。须下之，虽经久可下之。下之若早，语言必乱，以表虚里实故也，宜大承气汤。

或问：《经》言胃中有燥屎五六枚，何如？答曰：夫胃为受纳，大肠为传导之府，燥屎岂有在胃中哉？故《经》言谷消水去，形亡也，以是知在大肠而不在胃也明矣。

按：胃实者，非有物也，地道塞而不通也。故使胃实，是以腹如仰瓦，注曰：胃上口为贲门，胃下口为幽门，幽门按小肠上口，即大肠上口也，大小二肠相会为阑门。水渗泄入于膀胱，粗滓入于大肠，结于广肠。广肠者，地道也。地道不通，土壅塞也，则逆上行至胃，名曰胃实。所以言阳明当下者，言上下阳明经不通也；言胃中有燥屎五六枚者，非在胃中，通言阳明也。言胃，是连及大肠也，以其胃为足经，故从下而言之也；从下而言，是在大肠也，若胃中实有燥屎，则小肠乃传导之府，非受盛之府也。启玄子云：小肠承奉胃，司受盛糟粕，受已复化，传入大肠。是知燥屎在小肠之下，即非胃中有也。

二阳并病，太阳症罢，旦发潮热，手足漐漐汗出，大便难而谵语者，下之则愈，宜大承气汤。

阳明病，下之，心中懊憹而烦，胃中有燥屎者，可攻。腹微满，初头硬，后必溏，不可攻之。若有燥屎者，宜大承气汤。

病人烦热，汗出则解，又如疟状，日晡所发热者，属阳明也。脉实者，宜下之；脉浮虚者，宜发汗。下之，与大承气汤。大下后，六七日不大便，烦不解，腹满痛者，此有燥屎也，所以然者，本有宿食故也，宜大承气汤。

病人小便不利，大便乍难乍易，时有微热，喘冒不能卧者，有燥屎也，宜大承气汤。

太阳病三日，发汗不解，蒸蒸发热者，属胃也，调胃承气汤主之。

伤寒吐后，腹胀满者，与调胃承气汤。

太阳病，若吐、若下、若发汗、微烦，小便数，大便因硬者，与小承气汤和之愈。

得病二三日，脉弱，无太阳柴胡症，烦躁，心下硬，至四五日，虽能食，与小承气汤少少与微和之，令小安；至六日，与承气汤一升。若不大便六七日，小便少者，虽不能食，但初头硬，后必溏，未定成硬，攻之必溏，须小便利，屎定硬，乃可攻之，宜大承气汤。

阳明病，发热汗多者，急下之，宜大承气汤。

发汗不解，腹满痛者，急下之，宜大承气汤。

腹满不减，减不足言，当下之，宜大承气汤。

或谓减不足言，复曰当下之何也？此古之文法如是也。言腹满不减，当下之，宜大承气汤，此满而不减之谓也。若时满、时减者，不可以当下而论，假如太阳篇中云伤寒不大便六七日，头痛有热者，与承气汤。其小便清者，知不在里，仍在表，当须发汗，若头痛必衄，宜桂枝汤，缘桂枝为当发汗而设，非为治衄也。其减不足言之说，亦不外乎是理。

阳明少阳合病，必下利。其脉不负者，顺也。负者，失也，互相克贼，名为负也。脉滑而数者，有宿食也，当下之，宜大承气汤。

少阴病，得之二三日，口燥咽干者，急下之，宜大承气汤。

少阴病，自利清水，色纯青，心下必痛，口干燥者，急下之，宜大承气汤。

少阴病六七日，腹胀不大便者，急下之，宜大承气汤。

或问：承气汤，阳明当下之症宜用，今少阴病亦用，何也？盖胃为水谷之海，主养四旁，四旁有病，皆能传之入胃，其胃土燥，则肾水干，以二三日则口燥咽干，是热之深传之速也，故曰急下以全肾水。夫土实则水清，谓水谷不相混，故自利清水而口干燥，此胃土湿热而致然也。下利色青，青，肝也，乃肝邪传肾。缘肾之经脉从肺出络心，注胸中，由是而心下痛，故急下以去实热，逐肾邪。其六七日腹胀，不大便，以入腑之邪壅甚，胃土胜则肾涸，故急下以逐胃热，滋肾水。盖阳明与少阴皆有急下之条，然而症虽不同，其入腑之理则一，是以皆用大承气也。

下利，谵语者，有燥屎也，宜小承气汤。

大法秋宜下。

凡服下药，用汤胜丸，中病即止，不必尽剂。

下利，三部脉皆平，按之心下硬者，急

下之，大承气汤。

下利，脉迟而滑者，内实也。利未欲止，当下之，大承气汤。

问曰：人病宿食，何以别之？师曰：寸口脉浮而大，按之又涩，尺中亦微而涩，故知有宿食，当下，宜大承气汤。

下利不欲食者，以为宿食故也。当下之，宜大承气汤。

下利瘥后，至其年月日复发，以病不尽故也。当下之，宜大承气汤。

下利，脉反滑，当有所去，下之乃愈，宜大承气汤。

病腹中满痛者，此为实也。当下之，宜大承气汤。

脉双弦而迟者，必心下硬；脉大而紧者，阳中有阴也。可以下之，宜大承气汤。

或问：承气汤仲景有大小调胃之名，何也？然。伤寒邪热，传受入里，谓之入腑。腑者，聚也。盖邪热与糟粕蕴而为实也。实则潮热、谵语、手心濈濈汗出者，此燥屎所为也。如人壮大热、大实者，宜大承气汤下之。又热结不坚满者，故减去厚朴、枳实，加甘草而和缓之，故曰调胃承气也。若病大而以小承气攻之，则邪气不伏；病小而以大承气攻之，则过伤正气。且不及还可再攻过，则不能复救，可不谨哉！仲景曰：凡欲行大承气，先与小承气一钟，腹中转矢气，乃有燥屎也，可以大承气攻之。若不转矢气，其不可攻，攻之则腹胀，不能食而难治。又曰，服承气汤得利，慎勿再服，此谆谆告戒也。凡用攻法，必先妙算，料量合宜，则应手而效。若不料量，孟浪攻之，必至杀人。

按阳明一症，分为太阳、正阳、少阳三等，而以大小调胃承气下之者。按《本草》曰：大黄酒浸入太阳经，酒洗入阳明经，浸久于洗，得酒气为多，故能引之于至高之分。

若物在山巅，人迹不及，必射以取之也，故仲景以调胃承气收入太阳门。而大黄下注曰：酒浸。及详其用本汤，一则曰少少温服，二则曰当和胃气，与调胃承气汤。又详本汤之症，则曰不吐、不下、心烦者；又发汗不解，蒸蒸发热；又吐后腹胀满，是太阳、阳明去表未远，其病在上，不当攻之，故宜缓剂以调和之也。及至正阳、阳明则皆曰急下之，与大承气汤。而大黄下注曰：酒洗，是洗轻于浸，微升其趋下之性，以治其中也。至于少阳、阳明，则去正阳而逼太阴，其分为下，故小承气汤中大黄不用酒制，少阳不宜下，故又曰少与；曰微溏之，勿令大泄，此仲景之妙法也。东垣不审胃之云者，乃仲景置调胃承气于太阳篇，太阳不宜下，故又称胃以别之，却踵成氏之谬，以小承气治太阳脾约之症，以调胃承气治正阳、阳明大承气之症，余故不能无辨。

海云：大、小、调胃三承气之汤，必须脉浮、头痛、恶风、恶寒，表症尽罢，而反发热、恶热、谵语、不大便方可用之。若脉浮紧，下之必结胸；若脉浮缓，下之必痞气。以上三法，不可瘥也，若有所瘥，则无形者有遗害。假令调胃承气症用大承气下之，则愈后元气不复，以其气药犯之也。大承气症用调胃承气下之，则愈后神痴不清，以其气药无力也；小承气症若用芒硝下之，则或下利不止，变而成疟矣。三承气岂可瘥乎！

陶云：大凡伤寒邪热传里结实，须看热气浅深用药。今之庸医不分当急下与宜微和胃气之论，一概用大黄、芒硝，乱投汤剂下之，因兹而毙者多矣。余谓伤寒之邪，传害非一，治之则殊。病有三焦俱伤者，则痞满燥实兼全，俱宜大承气汤。盖厚朴苦温以去痞，枳实苦寒以泄满，芒硝咸以润燥软坚，大黄苦寒以泄实去热，病斯愈矣。若邪在中焦，则有燥、实、坚三症，故用调胃承气汤，以甘草和中，芒硝润燥，大黄泄实，不用枳、朴，恐伤上焦虚无氤氲之元气，调胃之名，自此始矣。若上焦受伤，则痞而实，用小承气汤，而以枳实、厚朴除痞，大黄泄实去热，去芒硝，不伤下焦血分之真阴，谓不伐其根本也。若夫大柴胡汤，则有表症尚未除，而里症又急，不得不下者，只得以此汤通表里而缓治之。又有老弱及血气两虚之人，亦宜用此。故《经》云，转药孰紧？有芒硝者，紧也。大承气最紧，小承气次之，调胃承气又次之。其大柴胡加大黄，小柴胡加芒硝，方为转药。盖为病轻者设也。仲景又云：荡涤伤寒热积，皆用汤液，切禁丸药，不可不知。

猪苓汤方

猪苓　泽泻　茯苓　滑石　阿胶各一两

阳明病，若脉浮发热，渴欲饮水，小便不利者，猪苓汤主之。（仲景原文）

按：此浮字，误也。《活人》云：脉浮者，五苓散；脉沉者，猪苓汤。则知此症脉字下脱一不字也，据太阳篇内，五苓散乃猪苓、泽泻、茯苓、三味中加桂、白术也。阳明篇内猪苓汤，乃猪苓、泽泻、茯苓、三味中加阿胶、滑石也。桂与白术，味甘辛为阳，主外；阿胶、滑石，味甘寒为阴，主内。奉议之言，亦可谓不失仲景之旨矣。第奉议欲区别二药分晓，不觉笔下以沉对浮，遂使后人致疑，三阳症中不当言脉沉，更不复致疑经文之有缺也。更详太阳症，固常脉浮，而阳明为表之里，故其脉不曰浮而曰长，盖长者，不浮不沉，中之脉也。成氏直以脉浮释之，而朱氏却以脉沉言之，胥失之矣。若曰脉浮者五苓散，不浮者猪苓汤，则得仲景之意矣。又详少阴篇，病下利六七日，咳而呕渴，心烦不得眠者，猪苓汤一条。虽不言脉

沉，然少阴之脉必沉也，岂《活人》以少阴对太阳一症而言欤？以此推之，成氏随文误释明矣。

阳明病，汗出多而渴者，不可与猪苓汤，以汗多胃中燥，猪苓汤利其小便故也。（原文）

《针经》曰：水谷入于口，输于肠胃，其液别为伍，天寒衣薄则为尿，天热衣厚则为汗，是汗尿一液也。汗多为津液外泄，胃中干燥，故不可以猪苓汤利小便也。

小柴胡汤 方见太阳中篇

伤寒五六日，中风，往来寒热，胸胁苦满，默默不欲饮食，心烦喜呕，或胸中烦而不呕，或渴，或腹中痛，或胁下痞硬，或心下悸、小便不利，或不满，身有微热，或咳者，与小柴胡主之。（仲景原文）下二十条同。

或问：少阳胆经，紫纸盘屈，皆多于各经，及观少阳篇中，治病至简，又不闻何药为本经之正法，何也？夫经络所据，身之后属太阳，太阳为阳中之阳，阳分也；身之前属阳明，阳明为阳中之阴，阴分也。阳为在表，阴为在里，少阳在身之侧，夹于表里之间，故曰半表半里。太阳膀胱水，寒也；阳明大肠金，燥也。邪在阴阳二分之中，近后膀胱水，则恶寒；近前阳明金，则发热，故往来寒热也。治法，太阳在标，可汗而解，麻黄汤是也；在本，可渗而解，五苓散是也；阳明在标，可以解肌，葛根是也；在本，可下而解之，承气汤是也。独少阳居中，不表不里，开窍于胆，有入无出，故禁发汗，禁利大便，禁利小便，惟宜和之，以小柴胡汤，故名三禁汤。冷热均平，从于中治，乃和解之剂。若犯之，则各随上下前后，本变、中变与诸变，不可胜数，医者宜详之。

本方加减法

血弱气尽，腠理开，邪气因入，与正气相搏，结于胁下。正邪分争，往来寒热，发

作有时，默默不欲饮食，脏腑相连，其痛必下，邪高痛下，故使呕也，小柴胡汤主之。（原文）

按：血弱气尽，至结于胁下，是释胸胁苦满句；正邪分争，是释往来寒热句，此是倒装法也；至默默不欲饮食，兼上文满痛而言也；脏腑相连四句，乃释心烦喜呕也。

服柴胡汤已，渴者属阳明也，以法治之。

得病六七日，脉迟浮弱，恶风寒，手足温，医二三下之，不能食，而胁下满痛，面目及身黄，头项强，小便难者，与柴胡汤，后必下重；口渴而饮水呕者，柴胡汤不中与也。食谷者哕。（原文）

呕哕而烦渴者，小柴胡汤主之。

伤寒四五日，身热恶风，头项强，胁下满，手足温而渴者，小柴胡汤主之。

伤寒，阳脉涩，阴脉弦，法当腹中急痛者，先与小建中；不瘥者，与小柴胡汤主之。

伤寒中风，有柴胡证，但见一证便是，不必悉具。

凡柴胡汤症而下之，若柴胡症不罢者，复与柴胡汤，必蒸蒸而振，却发热汗出而解。

太阳病，过经十余日，及二三下之，后四五日，柴胡症仍在者，先与小柴胡汤；呕不止，心下急，郁郁微烦者，为未解也，与大柴胡下之则愈。

伤寒十三日，不解，胸胁满而呕，日晡所发潮热。已而微利，此本柴胡症，先服小柴胡汤以解外，后宜芒硝主之。

伤寒五六日，头汗出，微恶寒，手足冷，心下满，口不欲食，大便硬，脉细者，此为阳微结，必有表，复有里也，可与小柴胡汤。设不了了者，得屎而解。

阳明病，发潮热，大便溏，小便自可，胸胁满不结者，小柴胡汤主之。

阳明病，胁下硬满，不大便而呕，舌上白苔者，可与小柴胡汤。上焦得通，津液得下，胃气因和，身濈然而汗出解也。

阳明中风，脉弦浮大而短气者，小柴胡汤主之。

本太阳病，不解，转入少阳者，胁下硬满，干呕不能食，往来寒热。尚未吐下，脉沉紧者，与小柴胡汤。

呕而发热者，小柴胡汤主之。

伤寒瘥已后，更发热者，小柴胡汤主之。脉浮者，以汗解之；脉沉实者，以下解之。

妇人中风，发热恶寒，经水适来，得之七八日者主之。

妇人伤寒，发热，经水适来，昼日明了，夜则谵语者主之。

仲景《伤寒论》中言妇人者，只此二条耳。

《活人书》言，妇人伤寒治法，与男子不同，男子先调气，女子先调血，此大略之辞耳。要之脉紧无汗为伤寒，脉缓有汗为中风，热病脉洪大，中暑细弱，其症一也。当汗当下，岂必调血而后行津液耶！仲景《伤寒论》不分男女，良以此欤！此论固当，犹为未也。仲景，亚圣也，世医所知，仲景不知有是理乎？圣人创物，贤者述之事，可以为天下，则圣人已先据之矣，何待世人明之乎！圣人不言，以其同诊也，后人不知汤液之源，故立为妇人法则，异于男子，常人少具聪明眼者，肯以此为是乎！然以药考之，则可知也。假令桂枝、芍药固营而开卫，非血药而何？麻黄、防风虽为之发汗，本治女子余疾，非血药而何？白虎小柴胡中知母则治热，柴胡则调经，皆气中之血虚也。当归、地黄不言可知为血药。白术人皆以为气剂，《本草》言能利腰脐间血，非血药乎？大抵用之在阳，便是气药；用之在阴，便是血药。若男子与女人伤寒，皆荣卫受病，其症一也，何以云男先调气，女先调血也？此二句云岐子以为治杂病法之常体，非为伤寒设也。其所以然者，以其任、冲盛而有子，月事行有期，有热入血室一症，不得不异也。在妊孕不得不保，在经血不得不调，表里汗下何尝有异也，于汗下药中增损，自有调保之义。《活人》云：妊娠不用桂枝、半夏、桃仁，柴胡汤减半夏为黄龙汤，是则是矣。必竟蓄血极而邻于死，须抵当汤、丸，则安得不用，只是减剂从轻可也。故黄帝云：妇人身重，毒之何如？岐伯曰：有故无殒，亦无殒也。大聚大积，其可犯也，衰其大半而止，过者死。此所以有从轻之义，盖由诸此，以知桂枝、半夏、桃仁可用处必用，不可全无，但当从轻则可耳。保安丸中有桂、附、牛膝，皆堕胎之剂，以其数多之中些少，是亦从轻而无妨也。又为引用，必须少，而不可无也，大意如此。后之君子，更宜详定，保剂多，破剂少，破者从其保；破剂多，安剂少，安者从其破，此理不可不知。又寒热多少例，寒者多，热者少，热不为之热；热者多，寒者少，寒不为之寒。

按：岐伯之论，谓妊妇之用毒药，可用而不可过也。妇人怀孕，谓之重身，然用毒药以治其病者，正以内有病之故。则有病以当毒药，其子必无殒也，不惟子全，而母亦无殒也。但大积大聚，或病甚不堪，不得不用此以犯之，只宜衰其大半而止，药行彼病自渐去。若过用其药，则败损真气死矣。

按：男子亦有热入血室症。《经》云：阳明病，下血谵语，此热入血室。但头汗者，刺期门，盖冲脉为血海，即血室也，男女均有之。男子下血谵语，妇人寒热似疟，皆为热入血室。迫血下行，则为协热而利。挟血之脉乍涩乍数，或沉伏，血热交并则脉洪盛，大抵男子多在左手，女多在右手见之也。

或问：小柴胡近世治伤寒发热，不分阴阳而用之何也？曰：柴胡之苦平，乃足少阳经伤寒发热之药，除半表半里之热，及往来寒热，小有日晡潮热也。佐以黄芩之苦寒以退热，半夏、生姜之辛以退寒，人参、大枣之甘温以助正气，解渴，生津液，则阴阳和而邪气解矣。但太阳经之表热，阳明经之标热，皆不能解也，如用之岂曰无害？若夹阴伤寒，面赤发热，脉沉，足冷者，服之立至危殆，可不慎哉！及内虚有寒，大便不实，脉息小弱，与妇人新产发热，皆不可用也。

《夷坚志》云：朱肱，吴兴人，尤深于伤寒。在南阳，太守盛次仲疾作，召视之。曰：小柴胡汤症也。请并进三服，至晚乃觉满。又视之，问所服药安在？取视乃小柴胡散也。肱曰：古人制咬咀，剉如麻豆大，煮清汁饮之，名曰汤，所以入经络攻病取快。令乃为散，滞在膈上，所以胸满而病自如也。因旋制，自煮以进，两服遂安。

小建中汤 方见三卷。

伤寒，阳脉涩，阴脉弦，法当腹中急痛者，先与小建中汤；不瘥者，与小柴胡汤主之。

垣云：芍药味酸，于土中泻木为君。饴糖、甘草甘温，补脾养胃为臣。水挟木势，亦来侮土，故脉弦而腹痛。肉桂大辛热，佐芍药以退水。姜、枣甘辛温，发散阳气，行于经络、皮毛为使，故名建中。

大柴胡汤

柴胡八两　大黄二两　枳实四枚　半夏半升　黄芩三两　芍药三两　生姜五两　大枣十二枚

太阳病，过经十余日，及二三下之，后四五日，柴胡症仍在者，先与小柴胡汤；呕不止，心下急，郁郁微烦者，为未解也，与大柴胡汤，下之则愈。（仲景原文）下四条同。

伤寒十余日，热结在里，复往来寒热者，

与大柴胡汤。

有人病伤寒，心烦喜呕，往来寒热，医以小柴胡与之，不除。予曰：脉洪大而实，热结在里，小柴胡安能去之？仲景云伤寒十余日，热结在里，复往来寒热者，大柴胡汤，三服而病除。盖大黄荡涤蕴热，伤寒中要药。大柴胡酒洗生用。

按：柴胡、大黄之药，升降同剂，正见仲景处方之妙。柴胡升而散外邪，大黄降而泄内实，使病者热退气和而自愈。

伤寒发热，汗出不解，心下痞硬，呕吐而下利者，大柴胡汤主之。

伤寒后，脉沉沉者，内实也。下解之，宜柴胡汤。

或问：大柴胡若内烦里实者，固宜用也，其呕而下利者，亦用之何也？夫治病节目，虚实二者而已。里虚者，虽便难而勿攻；里实者，虽吐利而可下。经曰：汗多则便难脉迟，尚未可攻，以迟为不足，即里气未实故也，此以大柴胡主之。凡吐利，心腹濡软为里虚；呕吐而下利，心下痞硬者，为里实也，下之当然。况太阳病，过经十余日，及二三下之，后四五日，柴胡症仍在者，先与小柴胡汤。呕不止，心下急，郁郁微烦者，为未解也，与大柴胡汤下之则愈。二节病症，虽有参差，其里实同一机也，皆与大柴胡者宜也。

病若二十余日以上有下症者，只宜大柴胡汤，恐承气太峻，盖伤寒过经，则正气多虚故也。

有人患病伤寒，目痛、鼻干、不得卧，大便不通，尺寸脉俱大已数日，一夕汗出，予谓速以大柴胡汤下之。医骇曰：阳明自汗，津液已涸，法当用蜜煎，何须苦用下药？余谓曰：子虽知蜜煎稳当，还用大柴胡汤，此仲景不传之妙，公安能知之？余力争，竟投大柴胡二帖愈。仲景论阳明之病多汗者，急下之。人多谓已是自汗，若又下之，岂不表里俱虚！又如论少阴云：少阴病一二日，口干、咽燥者，急下之。人多谓症发于阴，得之日浅，但见干燥，若更宜下，岂不阴气愈甚！举此二端，则其可疑者不可胜数，此仲景之书，人罕能读也！余谓仲景言急下之者，亦犹急当救表，急当救里之说，凡称急者，为立变谓。才觉汗，未至津液干燥，便速下之，则为精捷，免至用蜜煎也。

三阴及各症方

桂枝加芍药汤 即于桂枝汤内倍加芍药。
桂枝加大黄汤 即于桂枝汤内加大黄。

本太阳病，医反下之，因尔腹满时痛者，属太阴也，桂枝加芍药汤主之。（仲景原文）下二条同。

表症未罢而医下之，邪乘里虚，当作结胸。今不作结胸，而作腹满时痛，是属于太阴里气不和，故腹满时痛耳。时痛者，有时而痛，非大实之痛也，故但与桂枝汤以解表，加芍药以和里。

大实痛者，桂枝加大黄汤主之。

大凡表症未罢，仍当解表，若误下以虚其里，则余邪乘虚而入，内作大实痛。曰大实痛，则非时而痛者可例矣，故前方但倍芍药，而此则加大黄。加大黄者，取其苦寒能荡实也。

或问：太阴有可下者乎？曰：有经云，及太阳症，医反下之，因尔腹满时痛，桂枝加芍药汤。大实痛，桂枝加大黄汤。易老云：此非本有是症，以其错下，脾传于胃，故为误下传也。

治病必求其本。假令腹痛，桂枝加芍药，桂枝加大黄，何为不只用芍药、大黄之属，却于桂枝汤内加之？盖以病从太阳中来，当以太阳为本也。又如结胸症，自高而下，脉浮者不可下，故先用麻黄汤，解表已，然后以陷胸汤下之，是亦求其本也。至于蓄血下焦，血结膀胱，是亦从太阳中来，侵尽无形之气，乃侵膀胱中有形之血。

太阴为病，脉弱，其人续自便利，设当用大黄、芍药者，宜减之，以其人胃气弱易动故也。

当归四逆汤

当归　桂枝　芍药　细辛各三两　甘草炙
木通各二两　大枣二十五枚

当归四逆加吴茱萸生姜汤　药即方见。

手足厥，脉细欲绝者，当归四逆汤主之。（原文）

若其人内有久寒者，宜当归四逆加吴茱萸生姜汤主之。（仲景原文）下同

按：此承上文言，虽有手足厥，脉细欲绝症候，若其人内有久寒，则加吴茱萸、生姜，以散久寒而行阳气。曰久寒者，陈久之寒，对下直中寒也。明矣。

下利脉大者，虚也，以其强下之故也。设脉浮革，因尔肠鸣者，属当归四逆汤主之。

四逆汤　方见太阳中篇。

伤寒，医下之，续得下利，清谷不止者，当救里，宜四逆汤。（原文）下十条同。

病发热，头痛，脉反沉者，若不瘥，身体疼痛，当救其里，宜四逆汤。

发热头痛，表病也。脉反沉者，里脉也。《经》曰：表有病者，脉当洪大。今脉反沉迟，故知愈也。见表病而得里脉，则当瘥；若不瘥，为内虚寒甚，与此汤救其里。

自利不渴者，属太阴，以其脏有寒故也，当温之，宜四逆辈。

《经》言辈字者，为药性同类，惟轻重、优劣不同耳。凡太阴自利不渴，师言有用理中而愈者，甚则理中加附子而获安者，凡言辈者，盖如此。夫四逆汤，甘辛相合，乃大热之剂。苟轻用之，恐有过度之失，所以仲景不为定拟也。莫若以理中循循而用之，至为平稳；如不得已者，四逆方为用也。

少阴病，脉沉者，急温之，宜四逆汤。

少阴病，饮食入口则即吐，心中温温欲吐，复不能吐，始得之手足寒，脉弦迟者，此胸中实，不可下也，当吐之；若膈上有寒饮，干呕者，不可吐也，急温之，宜四逆汤。

大汗出，热不去，内拘急，四肢疼，又下利，厥逆而恶寒，四逆汤主之。

大汗，若大下①利而厥冷者，四逆汤主之。

呕而脉弱，小便复利，身有微热，见厥者难治，四逆汤主之。

吐利汗出，发热恶寒，四肢拘急，手足厥冷者，四逆汤主之。

既吐且利，小便复利，而大汗出，下利清谷，内寒外热，脉微欲绝者，四逆汤主之。属霍乱

麻黄附子细辛汤

麻黄　细辛各二两　附子一枚

少阴病，始得之，反发热，脉沉者，前汤主之。原文下三条同

或问：论传经之邪，自三阳传至太阴，太阴则传少阴，此不言传经而言始得之何也？曰：传经者，古人明理之法之意如此，安可执一而论哉！夫三阳伤寒，多自太阳入，次第而传，至厥阴者，固有也；其三阴伤寒，亦有自利不渴，始自太阴而入者。今少阴病始得之，反发热，正由自入，故云始得之。缘少阴无身热，而今有热，故言反发热，以不当发热而热也。为初病邪浅，故与麻黄附

————————

①　原文无"下"字，据《伤寒论》加。

子细辛汤以发散之。按六经中但少阴症难辨，此条要看一反字，是以阴症虽云不用麻黄，今既始得之，反发热，脉沉，所以用麻黄附子细辛以温散之耳。

少阴病，得之二三日，麻黄附子甘草汤微发汗，以二三日无里症，故微发汗也。

详仲景发汗汤剂，各分轻重不同，如麻黄桂枝汤，青龙各半，越婢等汤各有瘥等；至于少阴发汗二汤，虽同用麻黄、附子，亦有加减轻重之别，故以加细辛为重，加甘草为轻，辛散甘缓之义也。其第一症，以少阴本无热，今发热，故云反也。盖发热为邪在表而当汗，又兼脉沉，属阴而当温，故以附子温经，麻黄散寒，而热须汗解，故加细辛，是汗剂之重者。第二症既无里寒之可温，又无里热之可下，求其所以用麻黄、附子之义，则是脉亦沉，方可名曰少阴病。身亦发热，方行发汗药，又得之二三日，病尚浅，比之前症亦稍轻，故不重脉症，而但曰微发汗，所以去细辛加甘草，是汗剂之轻者。

黄连阿胶汤

黄连四两　黄芩一两　芍药二两　阿胶三两　鸡子黄二枚，生用

少阴病，得之二三日以上，心中烦，不得卧，前汤主之。（原文）

附子汤

附子一枚，炮　白术二两　茯苓　白芍　人参

少阴病，得之一二日，口中和，其背恶寒者，当灸之，附子汤主之。（原文下同）

按：背者，胸中之腑，诸阳受气于胸中，而转行于背。《内经》曰：人身之阴阳者，背为阳，腹为阴。阳气不足，阴寒气盛，则背为之恶寒。若风寒在表而恶寒者，则一身尽寒矣。但背恶寒者，阴寒气盛可知，如此条是也。又或者阴气不足，阳气内陷，入于阴中，表阳新虚，有背微恶寒者，经所谓伤寒无大热，口燥渴，心烦，背微恶寒，白虎加人参汤主之是也。一为阴寒盛，气一为阳气内陷，何以明之？盖阴寒为病，则不能消耗津液，故于少阴病则曰口中和。及阳气内陷，则热烁津液为干，故于太阳病则口燥、舌干而渴也。要辨阴阳、寒热不同者，当于口中润燥详之。

按：伤寒以阳为主，上件病皆阴胜，几于无阳矣。辛甘皆阳也，故用附、术、参、苓，所以散寒而养阳。辛湿之药过多，则恐有偏阳之弊，故又用芍药之酸以扶阴。《经》曰，火欲实，木当平之，此用芍药之意也。

少阴病，身体痛，手足寒，骨节痛，脉沉者，附子汤主之。

桃花汤

干姜一两　赤石脂一斤　粳米一升

少阴病，下利，便脓血者，桃花汤主之。（原文）下同。

少阴病，二三日至四五日，腹痛，小便不利，下利不止，便脓血者，桃花汤主之。

此症自三阳传来者，纯是热症。成无己因其下利而曰协热，因其用干姜而曰里寒。余谓不然。盖少阴肾水也，主禁固二便，肾水为火所灼，不能济火，火热克伐大肠金，故下利且便脓血。此方用赤石脂，以其性寒而涩，寒可以济热，涩可以固脱。用干姜者，假其热以从治，犹之白通汤加人尿、猪胆。干姜黄连黄芩人参汤用芩、连，彼假其寒，此假其热，均之假以从治尔。《经》曰：寒者热之，热者寒之，微者逆之，甚者从之，逆者正治，从者反治。从少从多，观其事也，正此之谓。用粳米恐石脂性寒损胃，故用以和之。向使少阴有寒，则干姜一两之寡，岂足以温赤石脂一斤之多，适足以济寒而杀人矣，岂仲景之方乎！

猪肤汤

猪黑皮　白米粉

少阴病，下利，咽痛，胸满心烦者主之。（原文）

肤，乃是焊猪刮下黑皮。《礼运》疏云，革，肤内厚皮；肤，革外薄皮。语云肤浅，义取诸此。

按：白粉，乃白米粉也，其铅粉亦名曰粉，又名定粉，又名胡粉，主治积聚、疳、利，与白米粉不同。

甘草汤

即甘草一味

桔梗汤

甘草　桔梗　连翘　薄荷　竹叶　栀子
黄芩

少阴病二三日，咽痛者，可与甘草汤；不瘥者，与桔梗汤。（原文）

苦酒汤 药即方见。

少阴病，咽中生疮，不能语言，声不出者，苦酒汤主之。（原文）

半夏汤 药即方见。

半夏散 药即方见。

少阴病，咽中痛，半夏散及汤主之。（原文）

或问：六经伤寒，皆不言咽痛，惟少阴篇中有咽痛、咽伤之症，何也？夫少阴咽痛，乃经络所系。盖少阴之脉，上贯肝膈，入肺循喉咙，系舌本，故有咽伤痛之患。《内经》曰：所生病者，咽肿、上气、嗌干及痛，此经脉所系，邪气循行而致然也。

白通汤

葱白四茎　干姜　附子一枚

白通加猪胆汁汤 药即方见。

少阴病，下利，白通汤主之。（原文下同）

少阴病，下利，脉微者，与白通汤。利不止，厥逆无脉，干呕烦者，白通加猪胆汁

汤主之。服汤，脉暴出者死，微续者生。

按：少阴属肾，水脏也，得天地闭藏之令，主禁固二便。客寒居之，则痛而失其体，不能制水，故下利。葱白之辛，所以通阳气；姜、附之辛，所以散阴寒，故即葱白而名之曰白通。

或谓：白通汤及白通加猪胆汤、真武汤与通脉四逆汤皆为少阴下利而设，除用姜、附相同，其余之药，俱各殊异，何也？曰病殊则药异，少阴下利，寒气已甚，非姜不能治，此下利之理无殊，至兼有之症不一，则用药当各从其宜。如白通汤用姜、附以散寒止利，则加葱白以通调阳气。若利而干呕烦者，寒气太甚，内为格拒，而姜、附非烦者之所宜，必呕而不纳，故加人尿、猪胆汁，候温冷而服之。以人尿、猪胆汁皆咸苦性寒之物，自纳而不阻，至其所则冷体皆消，热性便发。又真武汤治少阴病二三日不已，至四五日腹痛，小便不利，四肢沉重疼痛，自下利者，为有水气，故多或为之症。夫水气者，则寒湿也，肾主之，肾病不能制水，水饮停蓄为水气。腹痛，寒湿内甚也，四肢沉重疼痛，寒湿外甚也。小便不利，自下利者，湿甚而水谷不能别也。《经》曰：脾恶湿，甘先入脾，茯苓、白术之甘以益脾逐水，寒湿所胜，平以辛热；湿淫所胜，佐以酸辛，故用附子、芍药、生姜之酸辛以温经散湿。太阳篇中小青龙汤症，亦为有水气，故多或为之症。如真武汤者，不殊此理也。通脉四逆治少阴下利清谷，里寒外热，手足厥逆，脉微欲绝者，为里寒。身热恶寒，而面色赤为外热。此阴甚于内，格阳于外，不相通，与通脉四逆汤以散阴通阳，其或为之症，依法加减而治之。已主四症，俱云下利，而兼有或为之症不一，是以用药大同而小异也。

或云：白通汤用附子，凡四症惟真武汤

一症熟附，余皆生用何也？凡附子生用则温经散寒，非干姜佐之则不可；炮熟则益阳除湿，用生姜相辅，允为宜矣。干姜辛热，故佐生附而用；生姜辛温，少资熟附之功，原佐使之妙，无出此理。然白通等汤，以下利为重，其真武汤症，以寒湿相搏，附子亦用炮熟，仍用生姜以佐之，其生熟之用，轻重之分，无过此理也。

真武汤 方见三卷内。

太阳病发汗，汗出不解，其人仍发热，心下悸，头眩，身瞤动，振振欲擗地者，真武汤主之。（原文）

少阴病，二三日不已，至四五日，腹痛，小便不利，四肢沉重头痛，自下利者，此为有水气。其人或咳，或小便利，或下利，或呕者主之。（原文）

通脉四逆汤

四逆加葱四茎，除甘草。

少阴病，下利清谷，里寒外热者主之。（原文）下同。

下利清谷，里寒外热，汗出而厥者主之。

四逆散

甘草　柴胡　枳实炒　芍药生用，各一两

少阴病，四逆，其人或咳，或悸，或小便不利，或腹中痛，或泄利下重者，四逆散主之。（原文）

此寒邪传至少阴，里有结热，则阳气不能交接于四末，故四逆而不温。用枳实，所以破结气而除里热；用柴胡，所以升发真阳而回四逆；甘草和其不调之气；芍药收其失位之阴。是症也，虽曰阳邪在里，甚不可下，盖伤寒以阳为主，四逆有阴进之象，若复用苦寒之药下之，则阳益亏矣，是在所忌。论曰诸四逆者，不可下之，盖为此也。

大凡初服药时无是症，服药后而生新症者，故《经》曰：若吐、若汗、若下后之症

是也，即坏病也，当以何逆而治之？若初服药有是症，服药后只是原症如故，不见新有症候者，只是病未退。仲景所谓服汤一剂尽，病症犹在者，更作服也。汗下同法，清碧杜先生曰：阳热病难疗，阴寒病易治。盖热者，传经变态不一；阴寒不传，治之亦一定法耳。仁庵严先生云：凡医他人治过伤寒，须究前症曾服何药？倘症交杂，先以重者为主，次论轻者。假如传经之邪，治有三法：在皮肤者，汗之；在表里两间者，和解之；在里者，下之。此自外入内之治也。至若体虚之人，交接阴阳，饮食不节，则里虚中邪，又非在表可汗之法，必用大热之剂温散。《经》曰：阴中于邪必内慄也，表气微虚，里气失守，故使邪中于阴也。方其里气不守而为邪中，正气怯弱故成慄。故《经》言寒则伤营，营者，血也。血寒则凝而不行，致四肢血气不接而厥。身体冷而恶风寒，附子、干姜适得其当。若寒退而热毒内攻，目中不了了，下利清水，腹满，又有急下之法，此论少阴经之治法也。若寒退而手足厥，其厥乍凛，腹中痛，而小便不利，又有四逆散之治法，所谓少阴传变，与太阳相同者此也。

猪苓汤

猪苓　茯苓　泽泻　滑石　阿胶

少阴病，下利六七日，咳而呕渴，心烦不得眠者主之。（原文）

少阴病下利而主此方者，分其小便而下利自止也；渴欲饮水，小便不利而主此方者，导其阳邪由尿而泄，则津液运化而渴自愈也。然猪苓质苦轻清之象也，能渗上焦之热；茯苓味甘，中宫之性也，能渗中焦之湿；泽泻味咸，润下之性也，能渗下焦之湿；滑石性寒，清肃之令也，能渗湿中之热。四物皆渗利，则又有利多亡阴之惧，故用阿胶佐之，以存津液于决渎耳。

乌梅丸

乌梅三百个　细辛　桂枝　人参　附子炮黄柏各六两　黄连一斤　干姜十两　当归四两川椒去汗　苦酒醋也。

浸乌梅一宿，去核蒸熟，和药蜜

凡厥者，阴阳气不相顺接，便为厥。厥者，手足逆冷是也。（原文）

伤寒，脉微而厥，至七八日肤冷，其人躁无暂安时者，此为脏厥，非为蛔厥也。蛔厥者，其人当吐蛔。今病者静，而复时烦，此为脏寒，蛔上入膈，故烦，须臾复止，乌梅丸主之。（原文）

蛔者，为人腹中长虫，俗曰食虫是也。

胃中冷，必吐蛔，吐蛔人皆知为阴也，然亦有阳症。吐蛔者，盖胃中空虚，既无谷气，故蛔上而求食，至咽而吐。又看别症何如？不可专以胃冷为说。曾记一人，阳黄吐蛔，又大发斑，阳毒症，口疮，咽吐蛔，皆以冷剂取效，是亦有阳症矣。

麻黄升麻汤①

麻黄　升麻　干姜　官桂　芍药　甘草黄芩

伤寒六七日，大下后，寸脉沉而迟，手足厥逆，下部脉不至，咽喉不利，吐脓血，泄利不止者，为难治，麻黄升麻汤主之。（原文）

仲景麻黄升麻汤为下坏之剂，而寸脉沉迟，或厥，或咽喉不利、咳嗽脓血，或下利不止，断作难治，此药有桂枝汤，有麻黄汤，有干姜芍药甘草汤，有白虎汤，内更有少阳药黄芩是也。此是三阳合而标病，不应下而下之，坏而成肺痿也。若脉不迟者，去干姜、官桂；不下利者，亦去之；寸口脉小者，去黄芩，此宜随症而加减之也。前人全用药，以其前症悉备，故用三阳标药治之。《经》曰：治病必求其本是也。

干姜黄连黄芩人参汤方见本汤。

伤寒本自寒下，医复吐下之，寒格，更逆吐下者主之。（原文）

白头翁汤

白头翁二两　秦皮　黄连　黄柏三两

热利，下重者，白头翁汤主之。（原文下同）

下利，欲饮水者，以有热故也，白头翁汤主之。

四逆加人参汤

本方加人参一两。

问曰：病发热，头痛，身疼，恶寒，吐利者，此属何病？答曰：此为霍乱。自吐下，又利止，复更发热也。

恶寒脉微而复利，利止亡血也，四逆加人参汤主之。（原文）

理中丸

本方等分蜜丸。

霍乱，头疼发热，身疼痛，热多欲饮水者，五苓散主之；寒多不用水者，理中丸主之。（原文）

大病瘥后，喜唾，久不了了者，胃上有寒，当以丸药温之，宜理中丸。（原文）

通脉四逆加猪胆汁汤

以白通汤加人尿猪胆汁。

吐已下断，汗出而厥，四肢拘急不解，脉微欲绝者主之。（原文）

烧裈散

即裈裆烧灰也。

伤寒阴阳易，之为病，其人身体重，少气，少腹里急，或引阴中拘挛，热上冲胸，头重不欲举，眼中生花，膝胫拘急者，烧裈散主之。（原文）

---

① 麻黄升麻汤：汤中尚缺当归、知母、玉竹、石膏、白术、天冬、茯苓七药。

取此物者，亦以病因于阴阳感召而得，故亦以阴阳之理治之。又且五味入口，咸入肾，腐入肾，秽入肾，乃浊阴归地之意也。裈裆味咸而腐，故能入少阴；烧之则温，故足以化气；化之则浊，故足以入膀胱。《经》曰：浊阴归六腑是也。药物虽陋，而用意微。

枳实栀子豉汤

枳实　栀子各十四枚　淡豉四合

大病瘥后，劳复者，枳实栀子豉汤主之。

若有宿食者，如大黄如棋子大五六枚。（原文）

浆水汤

浆水味甘酸而性凉善走，故解烦渴，化滞物。其法以炊粟水，热投冷水中五六日，味酸，生白花，色类浆故名。若浸至败者害人。

牡蛎泽泻散

大病瘥后，从腰以下有水者主之。原文自明。

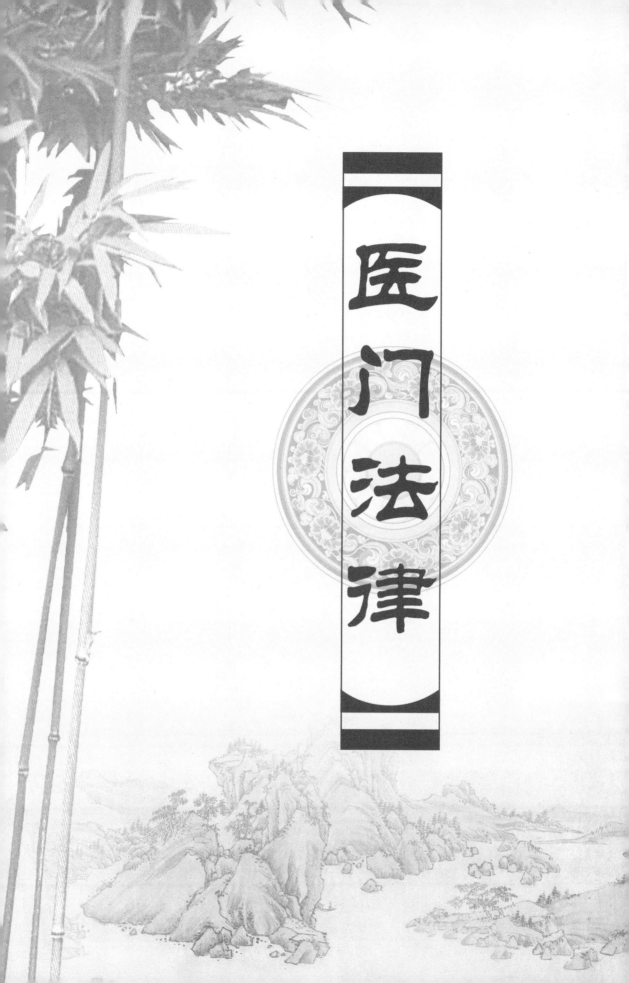

医门法律

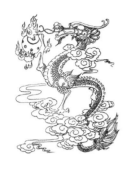

医门法律 卷一

西昌喻昌嘉言甫著
黎川陈守诚伯希重梓

一明望色之法

望色论 附律一条

喻昌曰：人之五官百骸，赅而存者，神居之耳。色者，神之旗也。神旺则色旺，神衰则色衰，神藏则色藏，神露则色露。帝王之色，龙文凤彩；神仙之色，岳翠山光；荣华之色，珠明玉润；寿耇之色，柏古松苍；乃至贫夭之色，重浊晦滞，枯索黧黯，莫不显呈于面。而病成于内者，其色之著见，又当何如？《内经》举面目为望色之要，谓面黄目青，面黄目赤，面黄目白，面黄目黑者，皆不死；面青目赤，面赤目白，面青目黑，面黑目白，面赤目青，皆死。盖以黄为中土之色，病人面目显黄色，而不受他色所侵则吉；面目无黄色，而惟受他色所侵则凶。虽目色之黄，湿深热炽，要未可论于死生之际也。然五脏善恶之色见于面者，额、颊、鼻、颐，各有分部。《刺热篇》谓：肝热病者，左颊先赤；心热病者，额先赤；脾热病者，鼻先赤；肺热病者，右颊先赤；肾热病者，颐先赤。病虽未发，见赤色者，刺之，名曰治未病。是则五脏分部，见于面者，在所加察，不独热病为然矣。然更有进焉，则目下之精明，鼻间之明堂是也。《经》谓精明五色者，

气之华也。是五脏之精华，上见为五色，变化于精明之间，某色为善，某色为恶，可先知也。谓容色见上下左右，各在其要，是明堂上下左右，可分别其色之逆从，并可分别男女色之逆从，故为要也。察色之妙，无以加矣。仲景更出精微一法，其要则在中央鼻准。毋亦以鼻准，在天为镇星，在地为中岳。木、金、水、火四脏，病气必归并于中土耶。其谓鼻头色青，腹中苦冷痛者死。此一语，独刊千古。后人每恨《卒病论》亡，莫由仰溯渊源，不知此语，正其大旨也。盖厥阴肝木之青色，挟肾水之寒威，上征于鼻，下征于腹，是为暴病，顷之亡阳而卒死耳。其谓鼻头色微黑者有水气，又互上句之意。见黑虽为肾阴之色，微黑且无腹痛，但主水气，而非暴病也。谓色黄者胸上有寒，寒字《伤寒论》中，多指为痰，言胸有积痰也。谓色白者亡血，白者肺之色。肺主上焦，以行荣卫，营不充，则鼻色白，故知亡血也。谓设微赤非时者死。火之色归于土，何遽主死？然非其时，而有其气，则火非生土之火，乃克金之火，又主脏燥而死矣。次补察目一法，谓其目正圆者痉，不治。次补察面五法，谓色青为痛，色黑为劳，色赤为风，色黄者便难，色鲜明者有留饮。黄色鲜明为留饮，又即色黄者胸上有寒之互辞。语语皆表章《内

经》，补其未备，故可法可传也。色之善者，青如翠羽，赤如鸡冠，黄如蟹腹，白如豕膏，黑如乌羽。色之恶者，青如草兹，赤如衃血，黄如枳实，黑如炲，白如枯骨。五脏有精华则色善，无精华则色恶，初非以青黑为大忌也。未病先见恶色，病必恶。《灵枢》谓赤色出于两颧，大如拇指，病虽小愈，必卒死；黑色出于天庭，大如拇指，必不病而卒死。义与容色见明堂上下左右同，而此为暴病耳。若夫久病之色，必有受病之应。肺热病者，色白而毛败应之；心热病者，色赤而络脉溢应之；肝热病者，色苍而爪枯应之；脾热病者，色黄而肉蠕动应之；肾热病者，色黑而齿槁应之。夫病应其色，庸工亦多见之。然冀嘘枯泽槁于无益之日，较之治未病者，不啻倍蓰无算矣。更有久见病色，其人原不病者，庸工且心炫而窃疑之，殊不知此络脉之色，不足畏也。盖阴络之色，随其经而不变，色之变动无常者，皆阳络之色也。寒多则凝泣，凝泣则青黑；热多则淖泽，淖泽则黄赤。《内经》谓此皆无病，何反怪之耶？然而察色之法，亦有其传。岐伯谓：生于心，如以缟裹朱；生于肺，如以缟裹红；生于肝，如以缟裹绀；生于脾，如以缟裹瓜蒌实；生于肾，如以缟裹紫。缟，素白也。加于朱、红、绀、黄、紫之上，其内色耀映于外，若隐若见，面色由肌内而透于外，何以异此？所以察色之妙，全在察神。血以养气，气以养神，病则交病。失睡之人，神有饥色；丧亡之子，神有呆色，气索自神失所养耳。小儿布痘，壮火内动，两目先现水晶光，不俟痘发，大剂壮水以制阳光，俾毒火一线而出，不致燎原，可免劫厄，古今罕及此者，因并志之。

〔律一条〕

凡诊病不知察色之要，如舟子不识风汛，动罹覆溺，卤莽粗疏，医之过也。

一明闻声之法

闻声论 附律二条

喻昌曰：声者，气之从喉舌而宣于口者也。新病之人，声不变；小病之人，声不变；惟久病苛病，其声乃变。迨声变，其病机显呈而莫逃，所可闻而知之者矣。《经》云闻而知之谓之神，果何修而若是？古人闻隔垣之呻吟叫哀，未见其形，先得其情，若精心体验，积久诚通。如瞽者之耳偏聪，岂非不分其心于目耶？然必问津于《内经》《金匮》，以求生心变化，乃始称为神耳。《内经》本宫、商、角、徵、羽五音，呼、笑、歌、哭、呻五声，以参求五脏表里虚实之病，五气之邪。其谓肝木在音为角，在声为呼，在变动为握；心火在音为徵，在声为笑，在变动为忧；脾土在音为宫，在声为歌，在变动为哕；肺金在音为商，在声为哭，在变动为咳；肾水在音为羽，在声为呻，在变动为栗。变动者，迁改其常志也。以一声之微，分别五脏，并及五脏变动，以求病之善恶，法非不详。然人之所以主持一身者，尤在于气与神焉。《经》谓中盛脏满，气胜伤恐者，声如从室中言，是中气之湿也。谓言而微，终日乃复言者，此夺气也。谓言语善恶不避亲疏者，此神明之乱也。是听声中，并可得其神气之变动，义更精矣。《金匮》复以病声内合病情，谓病人语声寂寂然喜惊呼者，骨节间病；语声喑喑然不彻者，心膈间病；语声啾啾然细而长者，头中病。只此三语，而下、中、上三焦受病，莫不有变动可征，妙义天开，直可隔垣洞晰。语声寂寂然者，不欲语而欲默也。静默统属三阴，此则专系厥阴所主，何以知之？厥阴在志为惊，在声为呼，病本缄默，而有时惊呼，故知之耳。惟在厥阴，病必深入下焦骨属筋节间也。暗暗然声出不彻者，声出不扬也。胸中大气不转，出入升降之机，艰而且退，是可知其病在中焦胸膈间也。啾啾然细而长者，谓其声自下焦阴分而上。缘足太阳主气，与足少阴为表里，所以肾邪不剂颈而还，得从太阳部分达于巅顶。肾之声本为呻，今肾气从太阳经脉直攻于上，则肾之呻并从太阳变动，而啾唧细长，为头中病也。得仲景此段，更张其说，而听声察病，愈推愈广，所以书不尽言，学者当自求无尽之藏矣。

〔律二条〕

凡闻声不能分呼、笑、歌、哭、呻，以求五脏善恶，五邪所干，及神气所主之病者，医之过也。

凡闻声不别雌雄长短，出于三焦何部者，医之过也。

一明辨息之法

辨息论 附律一条

喻昌曰：息出于鼻，其气布于膻中。膻中宗气，主上焦息道，恒与肺胃关通，或清而徐，或短而促，咸足以占宗气之盛衰。所以《经》云：乳之下，其动应衣，宗气泄也。人顾可奔迫无度，令宗气盛喘数急，有余反成不足耶？此指呼出为息之一端也。其谓起居如故而息有音，此肺之络脉逆也；不得卧而息有音者，是阳明之逆也。益见布息之气关通肺胃，又指呼出为息之一端也。呼出心肺主之，吸入肾肝主之，呼吸之中，脾胃主之，故惟脾胃所主中焦。为呼吸之总持。设气积贲门不散，两阻其出入，则危急存亡，非常之候。善养生者，俾贲门之气，传入幽门，幽门之气，传二阴之窍而出，乃不为害。其上焦下焦，各分呼出吸入，未可以息之一

字，统言其病矣。此义惟仲景知之，谓息摇肩者，心中坚；息引胸中上气者，咳；息张口短气者，肺痿唾沫。分其息专主乎呼，而不与吸并言，似乎创说，不知仲景以述为作，无不本之《内经》。昌前所拟呼出为息二端，不足尽之。善心火乘肺，呼气奔促，势有必至，呼出为心肺之阳，自不得以肝肾之阴混之耳。息摇肩者，肩随息动，惟火故动也。息引胸中上气咳者，肺金收降之令不行，上逆而咳，惟火故咳也。张口短气，肺痿唾沫，又金受火形，不治之证，均以出气之粗，名为息耳。然则曷不径以呼名之耶？曰呼中有吸，吸中有呼，剖而中分，圣神所不出也。但以息之出者，主呼之病；而息之入者，主吸之病，不待言矣。《经》谓乳子中风热，喘鸣肩息，以及息有音者，不一而足。惟其不与吸并言，而吸之病，转易辨识。然尚恐后人未悉，复补其义云：吸而微数，其病在中焦，实也，当下之即愈，虚者不治。在上焦者其吸促，在下焦者其吸迟，此皆难治。呼吸动摇振振者不治。见吸微且数，吸气之往返于中焦者速，此必实者下之，通其中焦之壅而即愈。若虚则肝肾之本不固，其气轻浮，脱之于阳，不可治矣。昌前所指贲门、幽门不下通，为危急存亡非常之候者此也。在上焦者其吸促，以心肺之道近，其真阴之虚者，则从阳火而升，不入于下，故吸促，是上焦未尝不可候其吸也。下焦者其吸迟，肝肾之道远，其元阳之衰者，则困于阴邪所伏，卒难升上，故吸迟。此真阴元阳受病，故皆难治。若呼吸往来，振振动摇，则荣卫往返之气已索，所存呼吸一线耳，尚可为哉？学者先分息之出入，以求病情，既得其情，合之愈益不爽，若但统论呼吸，其何以分上、中、下三焦所主乎？噫，微矣！

〔律一条〕

凡辨息不分呼出吸入，以求病情，毫厘千里，医之过也。

一明胸中大气之法

大气论 附律一条

喻昌曰：天积气耳，地积形耳，人气以成形耳。惟气以成形，气聚则形存，气散则形亡，气之关于形也，岂不钜哉？然而身形之中，有营气、有卫气、有宗气、有脏腑之气、有经络之气，各为区分。其所以统摄荣卫、脏腑、经络而令充周无间，环流不息，通体节节皆灵者，全赖胸中大气为之主持。大气之说，《内经》尝一言之。黄帝问：地之为下否乎？岐伯曰：地为人之下，太虚之中者也。曰：冯乎？曰：大气举之也。可见太虚寥廓，而其气充周磅礴，足以包举地之积形，而四虚无著，然后寒暑燥湿风火之气六，人地中而生其化。设非大气足以苞地于无外，地之震崩坠陷，且不可言，胡以巍然中处而永生其化耶？人身亦然，五脏六腑，大经小络，昼夜循环不息，必赖胸中大气斡旋其间。大气一衰，则出入废，升降息，神机化灭，气立孤危矣。如之何其可哉？《金匮》亦常一言之曰：荣卫相得，其气乃行，大气一转，其气乃散。见荣卫两不和谐，气即痹而难通，必先令荣卫相得，其气并行不悖，后乃俟胸中大气一转，其久病驳劣之气始散。然则大气之关于病机若此，后人不一表章，非缺典乎？或谓大气即膻中之气，所以膻中为心主，宣布政令，臣使之官。然而参之天运，膻中臣使，但可尽寒、暑、燥、湿、风、火六人之职，必如太虚中空洞沏穆，无可名象，苞举地形，永奠厥中，始为大气。膻中既为臣使之官，有其职位矣，是未可言大气也。或

谓大气即宗气之别名，宗者尊也，主也，十二经脉奉之为尊主也。讵知宗气，与营气、卫气分为三隧，既有隧之可言，即同六入地中之气，而非空洞无著之比矣。膻中之诊即心包络，宗气之诊在左乳下，原不与大气混诊也。然则大气于何而诊之？《内经》明明指出，而读者不察耳。其谓上附上，右外以候肺，内以候胸中者，正其诊也。肺主一身之气，而治节行焉，胸中苞举肺气于无外，故分其诊于右寸，主气之天部耳。《金匮》独窥其微，举胸痹、心痛、短气，总发其义于一门，有谓气分心下坚大如盘，边如旋杯，水饮所作。形容水饮久积胸中不散，伤其氤氲之气，乃至心下坚大如盘，遮蔽大气不得透过，只从旁边辐转，如旋杯之状，正举空洞之位，水饮占据为言。其用桂枝去芍药加麻黄、附子，以通胸中阳气者，阳主开，阳盛则有开无塞，而水饮之阴可见晛耳。其治胸痹心痛诸方，率以薤白、白酒为君，亦通阳之义也。若胸中之阳不亏，可损其有余，则用枳术汤足矣。用枳必与术各半，可过损乎？识此以治胸中之病，宁不思过半乎？人身神藏五、形藏四，合为九藏，而胸中居一焉。胸中虽不藏神，反为五神之主。孟子之善养浩然，原思之歌声若出金石，其得全于天，不受人损为何如。今人多暴其气而不顾，迨病成，复损其气以求理。如《本草》云：枳壳损胸中至高之气，亦有明言，何乃恣行无忌耶？总由未识胸中为生死第一关耳，特于辨息之余，补大气论以明之。

〔律一条〕

凡治病伤其胸中正气，致令痞塞痹痛者，此为医咎，虽自昔通弊，限于不知，今特著为戒律，不可获罪于冥冥矣。

一明问病之法

问病论 附律一条

喻昌曰：医，仁术也。仁人君子必笃于情，笃于情，则视人犹己，问其所苦，自无不到之处。古人闭户塞牖，系之病者，数问其情，以从其意，诚以得其欢心，则问者不觉烦，病者不觉厌，庶可详求本末，而治无误也。如尝贵后贱，病名脱营；尝富后贫，病名失精。以及形志苦乐，病同治异。饮食起居，失时过节；忧愁恐惧，荡志离魂；所喜所恶，气味偏殊；所宜所忌，禀性迥异，不问何以相体裁方耶？所以入国问俗，入家问讳，上堂问礼，临病人问所便。便者，问其居处动静，阴阳寒热，性情之宜。如问其为病热，则便于用寒；问其为病寒，则便于用热之类，所谓顺而施之也。人多偏执己见，逆之则拂其意，顺之则加其病，莫如之何？然苟设诚致问，明告以如此则善，如彼则败，谁甘死亡，而不降心以从耶？至于受病情形，百端难尽。如初病口大渴，久病口中和，若不问而概以常法治之，宁不伤人乎？如未病素脾约，才病忽便利，若不问而计日以施治，宁不伤人乎？如未病先有痼疾，已病重添新患，若不问而概守成法治之，宁不伤人乎？如疑难证，着意对问，不得其情，他事间言，反呈真面，若不细问而急遽妄投，宁不伤人乎？《病形篇》谓问其病，知其处，命曰工。今之称为工者，问非所问，谀佞其间，病者欣然乐从。及病增更医，亦复如是。乃至彷徨医药，偶遇明者，仍复不投，此宜委曲开导，如对君父，未可飘然自外也。更可怪者，无知戚友探问，忘其愚陋，强逞明能，言虚道实，指火称痰，抑孰知其无责而易言耶？坐令依傍迎合，酿成末流，无所底止，良足

悼矣。吾徒其明以律己，诚以动人，共砥狂澜乎？

[律一条]

凡治病，不问病人所便。不得其情，草草诊过，用药无据，多所伤残，医之过也。

一明切脉之法

切脉论 附律一条

喻昌曰：脉者，开天辟地，生人之总司，有常而不间断者也。是故天有三垣九道，而七政并行于其间，若运璇玑者，天之脉也。地有九州四海，而经脉会通于其间，若施八索者，地之脉也。人有五脏六腑、十二经、十五络，而荣卫充灌于其间，若环转者，人之脉也。上古圣神，首重切脉，虽精微要渺，莫不显传。然以其精微要渺也，后人转摹转失，竟成不传之绝学。有志于切脉者，必先凝神不分，如学射者，先学不瞬，自为深造，庶乎得心应手，通于神明，夫岂一蹴可几？然必下指部位分明，尽破纷纭，坦然由之无疑，乃有豁然贯通之日。否则童而习之，白首不得，徒以三指一按，虚应故事，可鄙孰甚。且如心与小肠同诊，肺与大肠同诊，有识者咸共非之，只以指授无人，未免姑仍其陋。毋亦谓心之脉络小肠，小肠之脉络心，肺之脉络大肠，大肠之脉络肺，较他腑之不相络者，此为近之耶？不知此可以论病机，如心移热于小肠，肺移热于大肠之类，不可以定部位也。部位之分，当求详于《素问》，而参合于《灵枢》。部位一定，胸中茅塞顿开，指下精微毕透，何快如之！《素问》谓：尺内两傍，则季胁也。尺外以候肾，尺里以候腹，中附上，左外以候肝，内以候膈，右外以候胃，内以候脾；上附上，右外以候肺，内以候胸中，左外以候心，内以候膻中，前

以候前，后以候后。上竟上者，胸喉中事也；下竟下者，少腹、腰、股、膝、胫、足中事也。又谓下部之天以候肝，地以候胃，人以候脾胃之气；中部之天以候肺，地以候胸中之气，人以候心；上部之天以候头角之气，地以候口齿之气，人以候耳目之气。后人谁不读之，只以六腑茫无所属，不如叔和之《脉经》显明。是以有晋至今，几千年江河不返也。不知尺外以候肾，尺里以候腹，二语已尽其义，何自昔相传之误耶？参之《灵枢》，面部所主，五脏六腑，兼统无遗，更何疑哉？黄帝授雷公察色之诀，谓庭者，首面也。庭者，颜也；额也，天庭也。位最高，色见于此者，上应首面之疾。阙上者，咽喉也。阙在眉心，眉心之上，其位亦高，故应咽喉。阙中者，肺也。眉心中部之最高者，故应肺。下极者，心也。山根也，两目之间。心居肺之下，故下极应心。直下者，肝也。下极之下为鼻柱，即年寿也。肝在心之下，故直下应肝。肝左者，胆也。胆附于肝之短叶，故肝左应胆，在年寿左右。下者，脾也。年寿之下准头，是为面王，亦曰明堂。准头属土，居面之中央，故以应脾。方上者，胃也。准头两傍，迎香之上，鼻隧是也。脾与胃为表里，脾居中而胃居外，故方上应胃。中央者，大肠也。面肉之中央，迎香之外，颧骨之下，大肠之应也。挟大肠者，肾也。挟大肠者，颊之上也。四脏皆一，惟肾有两，四脏居腹，惟肾附脊，故四脏次于中央，而肾独应于两颊。当肾者，脐也。肾与脐对，故当肾之下应脐。面王以上者，小肠也。面王，鼻准也。小肠为腑，应挟两颧，故面王之上，两颧之内，小肠之应也。面王以下者，膀胱、子处也。面王以下者，人中也。是为膀胱、子处之应。观面色，五脏六腑之应，迎香外颧骨下，为大肠之应；面王以上，为小肠之应；面王以下，为膀胱、子处之应。合之尺外以候肾，尺里以候腹中，推论其位置，一一可得指明之矣。左尺为天一所生之

水，水生肝木，木生君火。君火生右尺相火，相火生脾土，脾土生肺金。五脏定位原不殊，但小肠当候之于右尺，以火从火也。大肠当候之于左尺，以金从水也。三焦属火，亦于右肾；膀胱属水，亦候于左肾。一尺而水火两分，一脏而四腑兼属，乃天然不易之至道。盖胸中属阳，腹中属阴，大肠、小肠、膀胱、三焦，所传渣滓水液浊气皆阴。惟腹中可以位置，非若胃为水谷之海，清气在上，胆为决断之官，静藏于肝，可得位于中焦也。至于上焦，重重膈①膜，遮蔽清虚之宇，莲花之藏，惟心肺得以居之，而诸府不预焉。所谓膈肓之上，中有父母者是也。心为阳，父也；肺为阴，母也。心主血，肺主气，共荣卫于周身，非父母而何？然心君无为而治，肺为相傅，华盖而覆于心上，以布胸中之气，而燮理其阴阳。膻中为臣使，包裹而络于心下，以寄喉舌之司，而宣布其政令，是心包为包裹心君之膜，而非府矣。第心火寂然不动，动而传之心包，即合相火，设君火不动，不过为相火之虚位而已。三焦之火，传入心包，即为相火，设三焦之火不上，亦不过相火之虚位而已。《素问》谓手少阳与心主为表里。《灵枢》谓手厥阴之脉出属心包络，下膈历络三焦。手少阳之脉，散络心包合心主，正见心包相火与手少阳相火为表里，故历络于上下而两相输应也。心君泰宁，则相火安然不动，而膻中喜乐出焉。心君扰乱，则相火翕然从之，而百度改其常焉。心包所主二火之出入关系之重如此，是以亦得分手经之一，而可称为腑耳。夫岂六腑之外，更添一腑哉？至若大肠、小肠，浊阴之最者，乃与心肺同列，混地狱于天堂，安乎不安乎？岂有浊气上干，三焦交乱，尚可称为平人乎？

---

① 膈：原文作"鬲"，据文意改为"膈"。

敢著之为法，一洗从前之陋。

〔律一条〕

凡诊脉，不求明师传授，徒遵往法，图一弋获，以病试手，医之过也。

一明合色脉之法

合色脉论 附律一条 附辨脉十法

喻昌曰：合色脉之法，圣神所首重，治病之权舆也。色者，目之所见；脉者，手之所持。而合之于非目非手之间，总以灵心为质。《内经》云：上古使僦贷季，理色脉而通神明，合之金、木、水、火、土、四时、八风、六合，不离其常，是则脉色之要，可通神明。直以之下合五行休旺，上副四时往来，六合之间，八风鼓坼，不离常候，咸可推其变化而前知，况人身病机乎？又云色之变化，以应四时之脉，此上帝之所贵，以合于神明也。所以远死而近生，是色之变化于精明之间者，合之四时之脉，辨其臧否，早已得生死之征兆，故能常远于死而近于生也。常远于死而近于生，宁不足贵乎？其谓善诊者，察色按脉，先别阴阳；审清浊而知部分；视喘息，听音声，而知所苦；观权衡规矩，按尺寸，观浮沉滑涩，而知病所生。是由色脉以参合于视息听声，相时而求病所生之高下中外矣。精矣微矣！要未可为中人以下者道也。是以有取于上工、中工、下工三等。上工十全九、中工十全七、下工十全六。故云：善调尺者，不待于寸，善调脉者，不待于色、又根本枝叶之分矣。然必能参合三者而兼行之，更为本末皆得之上工也。合之维何？五脏下之色在旺时见者，春苍、夏赤、长夏黄、秋白、冬黑。五脏所主外荣之常，白当肺当皮，赤当心当脉，黄当脾当肉，青当肝当筋，黑当肾当骨。五脏之脉，春弦、夏钩、秋毛、冬石，强则为太过，弱则为不及。四时有胃曰平，胃少曰病，无胃曰死。有胃而反见所胜之脉。甚者今病，微者至其所胜之时而病。合其色脉而互推之，此非显明易遵者乎？仲景亦出方便法门，谓寸口脉动者，因其旺时而动。假令肝色青而反[①]白，非其时色脉见，皆当病。盖两手太阴经之脉，总称寸口，因其旺时而动者，肝旺色青，其脉之动当微弦，设反见赤色，反得毛脉，至其所不胜之时而死矣。惟木旺之色脉青而且弦，为得春令之正。此外不但白色毛脉为鬼贼，即见赤、黄、黑之色，得钩、代、石之脉，皆当主病，特有轻重之分耳。《内经》言法已详，仲景复以金针度之，学者可不明哉？

〔律一条〕

凡治病不合色脉，参互考验，得此失彼，得偏遗全，只名粗工。临证模糊，未具手眼，医之罪也。

一明荣卫之法

荣卫论 附律二条

喻昌曰：荣卫之义，圣神所首重也。《灵枢》谓宗气积于上焦，营气出于中焦，卫气出于下焦，谓其所从出之根柢也。卫气根于下焦，阴中之微阳，行至中焦，从中焦之有阴有阳者，升于上焦，以独升阳气，是卫气本清阳之气，以其出于下焦之浊阴，故谓浊者为卫也。人身至平旦，阴尽而阳独治，目开则其气上行于头，出于足太阳膀胱经之睛明穴，故卫气昼日外行于足手六阳经。所谓阳气者，一日而主外，循太阳之经穴，上出为行次，又谓太阳主外也。卫气剽悍，不随上焦之宗气同行经隧，而自行各经皮肤分肉

---

① 反：原文作"返"，据文意改为"反"。

之间。故卫行脉外，温分肉而充皮肤，肥腠理而司开阖也。营气根于中焦，阳中之阴，行至上焦，随上焦之宗气降于下焦，以生阴气。是营气本浊阴之气，以其出于上焦之清阳，故谓清者为营也。营气静专，必随上焦之宗气同行经隧，始于手太阴肺经太渊穴，而行手阳明大肠经，足太阳膀胱经，足少阴肾经，手厥阴心包络，手少阳三焦经，足少阳胆经，足厥阴肝经，而又始于手太阴肺经，故谓太阴主内，营行脉中也。卫气昼行于阳二十五度，当其旺，即自外而入交于营；营气夜行于阴二十五度，当其旺，即自内而出交于卫。其往来贯注，并行不悖，无时或息，营中有卫，卫中有营。设分之为二，安所语同条共贯之妙耶？荣卫一有偏胜，其患即不可胜言。卫偏胜则身热，热则腠理闭，喘粗为之俯仰，汗不出，齿干烦冤；营偏胜则身寒，寒则汗出，身常清，数栗而厥。卫偏衰则身寒，营偏衰则身热，虽亦如之，然必有间矣。若夫荣卫之气不行，则水浆不入，形体不仁；荣卫之气泣除，则精气弛坏，神去而不可复收。是以圣人陈阴阳，筋脉和同，骨髓坚固，气血皆从，如是则内外调和，邪不能害，耳目聪明，气立如故。可见调荣卫之义，为人身之先务矣。深维其机，觉卫气尤在所先焉。经谓阳气破散，阴气乃消亡。是卫气者，保护营气之金汤也。谓审察卫气，为百病母，是卫气者，出纳病邪之喉舌也。《易》云：一阴一阳之谓道。乃其扶阳抑阴，无所不至，仙道亦然。噫嘻！鼻气通于天者也，口气通于地者也。人但知以口之气养营，惟知道者，以鼻之气养卫。养营者，不免纵口伤生；养卫者，服天气而通神明，两者之月异而岁不同也，岂顾问哉？

附答荣卫五问

问：卫气昼行阳二十五度，岂至夜而伏耶？营气夜行阴二十五度，岂至昼而伏耶？曰：人身昼夜循环不息，只一气耳。从阴阳而分言二气，昼为阳，则卫气主之；夜为阴，则营气主之。卫气夜行于阴，营气昼行于阳，不当其旺，则不得而主之耳。譬如日月之行，原无分于昼夜，而其经天之度，则各有分矣。

问：营行脉中，卫行脉外，果孰为之分限耶？曰：此义前论中已明之矣。更推其说，天包地，阳包阴，气包血，自然之理也。荣卫同行经脉中，阴自在内，为阳之守，阳自在外，为阴之护，所谓并行不悖也。兵家安营，将帅自然居中，士卒自然卫外；男女居室，男自正位乎外，女自正位乎内，圣神亦只道其常耳。

问：二十二难谓，《经》言脉有是动，有所生病。一脉变为二病，其义至今未解。曰：此正论荣卫主病先后也。一脉变为二病者，同一经脉，病则变为二，浅深不同也。邪入之浅，气流而不行，所以卫先病也。及邪入渐深，而血壅不濡，其营乃病，则营病在卫病后矣。使卫不先为是动，而营何自后所生耶？至仲景《伤寒论》太阳经，一日而主外，分风伤卫，寒伤营，风寒两伤荣卫，而出脉证，及治百种之变，精义入神，功在轩岐之上。

问：居常调卫之法若何？曰：每至日西，身中阳气之门乃闭，即当加意谨护，勿反开之。《经》谓：暮而收拒，毋扰筋骨，毋见雾露，隐括调卫之义已悉。收者，收藏神气于内也；拒者，捍拒邪气于外也。如晨门者，昏闭明启，尚何暴客之虞哉？即使逢年之虚，遇月之空，身中之气自固，虚邪亦何能中人耶？

问：奇经之病，亦关荣卫否？曰：奇经所主，虽不同正经之病，其关于荣卫，则一也。其阴不能维于阴，怅然自失志者，营气弱也；阳不能维于阳，溶溶不能自收持者，卫气衰也。阳维为病，苦寒热者，邪入卫而主气也；阴维为病，苦心痛者，邪入营而主血也。《经》所谓肺卫心营者是也。阴跷为病，阳缓而阴急，阳病而阴不病也；阳跷为病，阴缓而阳急，阴病而阳不病也。此等病，多于正病中兼见之，惟识其为荣卫之所受也，则了无疑惑矣。盖人身一气周流，无往不贯，十二经脉有荣卫，奇经八脉亦有荣卫，奇经附属于正经界中者，得以同时并注也。由阳维、阴维、阳跷、阴跷推之，冲脉之纵行也，带脉之横行也，任脉之前行也，督脉之后行也，孰非一气所流行耶？一气流行，即得分阴分阳矣，荣卫之义，亦何往而不贯哉？

〔律二条〕

凡营病治卫，卫病治营，与夫真邪不别，轻病重治，重病轻治，颠倒误人，医之罪也。

凡医不能察识荣卫，受病浅深，虚实寒热，先后之变，白首有如童稚，不足数也。

一明络脉之法

络脉论　附律一条

喻昌曰：十二经脉，前贤论之详矣，而络脉则未之及，亦缺典也。经有十二，络亦有十二。络者，兜络之义，即十二经之外城也。复有胃之大络，脾之大络，及奇经之大络，则又外城之通界，皇华出入之总途也，故又曰络有十五焉。十二经生十二络，十二络生一百八十系络，系络生一百八十缠络，缠络生三万四千孙络。自内而生出者，愈多则愈小，稍大者在俞穴肌肉间，营气所主，外廓由是出诸皮毛，方为小络，方为卫气所主。故外邪从卫而入，不遽入于营，亦以络脉缠绊之也。至络中邪盛，则入于营矣。故曰络盛则入于经，以营行经脉之中故也。然

风寒六淫外邪，无形易入，络脉不能禁止，而盛则入于经矣。若营气自内所生诸病，为血、为气、为痰饮、为积聚，种种有形，势不能出于络外。故经盛入络，络盛返经，留连不已，是以有取之于砭射，以决出其络中之邪。今医不用砭射，已不足与言至巧，而用药之际，不加引经透络，功效羁迟，安得称为良工耶？至若三部九候，《内经》原有定位，王叔和以相络之故，大小二肠，候之于上。心主之脉，候之于下，而不知络脉所主者外，所关者小。虽是系络，表里相通，未可定其诊象。况水谷变化浊秽之腑，去膈上父母清阳之脏，重重脂膜遮蔽，其气迥不相通，岂可因外络连属，反谓右寸之清阳上浮者为大肠脉，沉者为肺脉？《经》所谓脏真高于肺者，乃脏真高于大肠矣。周身之治节，浑是大肠主之矣。左寸之浮者为小肠脉，沉者为心脉，水中污泥，反浮于莲花之上，有是理乎？夫心包之脉，里撷乎心，代君主行事，正如宰相统摄政府，即当从左寸候之。若分属右尺，与三焦同位，忽焉入阁办事，忽焉远窜遐荒，一日万几，舍樽俎而从事道路乎？切脉论中，已定其诊，今再论及，恐安常者不加深察耳。唯是经有十二，络有十五，《难经》以阳跷、阴跷，脾之大络，共为十五络，遂为后世定名。反遗《内经》胃之大络，名曰虚里，贯膈络肺，吃紧一段。后人不敢翻越人之案，遂谓当增为十六络，是十二经有四大络矣，岂不冤乎？昌谓阳跷、阴跷二络之名原误，当是共指奇经，为一大络也。盖十二经各有一络，共十二络矣。此外有胃之一大络，由胃下直贯膈肓，统络诸络脉于上。复有脾之一大络，由脾外横贯胁腹，统络诸络脉于中。复有奇经之一大络，由奇经环贯诸经之络于周身上下。盖十二络以络其经，三大络以络其络也。《难经》原有

络脉满溢，诸经不能复拘之文，是则八奇经出于十二经脉之外，经脉不能拘之，不待言矣。昌尝推奇经之义，督脉督诸阳而行于背，任脉任诸阴而行于前，不相络也。冲脉直冲于胸中，带脉横束于腰际，不相络也。阳跷、阴跷，同起于足跟，一循外踝，一循内踝，并行而斗其捷，全无相络之意。阳维、阴维，一起于诸阳之会，一起于诸阴之交，名虽曰维，乃是阳自维其阳，阴自维其阴，非交相维络也。设阳跷、阴跷，可言二络矣；则阳维、阴维，更可言二络矣。督、任、冲、带，俱可共言八络矣。《难经》又云奇经之脉如沟渠满溢，流于深湖。故圣人不能图，是则奇经明等之络。夫岂有江河大经之水，拟诸沟渠者哉？《难经》又云人脉隆盛，入于八脉而不环周，故十二经亦不能拘之，溢蓄不能环流灌溉诸经者也。全是经盛入络，故溢蓄止在于络，不能环溉诸经也。然则奇经共为一大络，夫复何疑？

〔律一条〕

凡治病，不明脏腑经络，开口动手便错，不学无术，急于求售，医之过也。甚有文过饰非，欺人欺天，甘与下鬼同趣者，此宵人之尤，不足罪也。

附答《内经》十问

问：逆春气则伤肝，夏为寒变，此何病也？曰：寒变者，夏月得病之总名也。缘肝木弗荣，不能生其心火，至夏心火当旺反衰，北方肾水得以上凌。其候掩抑而不光明，收引而不发露，得食则饱闷，遇事则狐疑，下利奔迫，惨然不乐，甚者战栗如丧神守，证与启玄子益火之源，以消阴翳，似同而实大异。盖彼所谓益火之源者，主君相二火而言，非用黄连，即用桂、附。而此所谓益火之源者，全在发舒肝木之郁遏，与黄连、桂、附绝不相干也。

问：逆秋气则伤肺，冬为飧泄，与春伤于风，夏生飧泄，有别否？曰：伤风而飧泄，以风为主，风者东方木也；伤肺而飧泄，以肺为主，肺者西方金也，其候各异，安得比而同之。风邪伤人，必入空窍，而空窍惟肠胃为最。风既居于肠胃，其导引之机，如顺风扬帆，不俟脾之运化，食入即出，以故飧已即泄也。不知者，以为脾虚，完谷不化，如长夏洞泄寒中，及冬月飧泄之泄，反以补脾刚燥之药，助风性之劲，有泄无已，每至束手无策。倘知从春令治之，用桂枝领风，从肌表而出，一二剂而可愈也。而秋月之伤肺，伤于肺之燥也，与秋伤于燥，冬生咳嗽，同是一病。但在肺则为咳嗽，在大肠则为飧泄，所谓肺移热于大肠，久为肠澼者，即此病也。但使肺热不传于大肠，则飧泄自止，不知者惟务止泄，以燥益燥，吾目中所见诸大老之误，历历可指也，冤哉！

问：逆冬气则伤肾，春为痿厥，同一病乎？曰：痿自痿，厥自厥，本是二病。然痿者必至于厥，厥者必至于痿，究竟是一病也。但肝气可持，则痿病先见；筋脉未损，则厥病先见耳。肝主筋，肝病则筋失所养，加以夙有筋患，不觉忽然而痿矣。肝气以条达为顺，素多郁怒，其气不条达而横格，渐至下虚上盛，气高不返，眩晕不知人而厥矣，厥必气通始苏也。此皆冬时失养藏之道，正气不足之病，与治痰治风，绝不相干。治痰与风，虚者益虚矣。一味培补肾水、生津养血，听其筋自柔和，肝自条达可也。若精枯气削，亦难为矣。

问：秋伤于湿，上逆而咳，发为痿厥，与逆冬气则伤肾，春为痿厥有别否？曰：此痿厥与春月之痿厥大异。秋伤于湿，吾已力辨其为伤燥矣。伤于燥则肺先病也。咳者肺之本病，其候不一，上逆而咳，燥之征也。

至发而为痿，则肺金摧乎肝木；发而为厥，则肺气逆而不行，燥之极矣。此盖燥火内燔，金不寒，水不冷，秋冬不能收藏，与春月不能发生之故，相去不亦远乎？

问：逆春气则少阳不生，肝气内变；逆夏气则太阳不长，心气内洞；逆秋气则太阴不收，肺气焦满，逆冬气则少阴不藏，肾气独沉。与前寒变等病，又不同者何也？曰：前言逆春气而夏始病，此言逆春气而春即病也。春气属少阳木，主生；夏气属太阳火，主长；秋气属太阴金，主收；冬气属少阴水，主藏。春未至而木生芽，夏未至而火先朗，此为休征；春已至而木不生，夏已至而火不长，此为咎征。若春已过而不生，夏已过而不长，则死期迫矣，收藏亦然。肝气内变，即所谓不条达而横格也。心气内洞，洞开也，心虚则洞然而开。有人觉心大于身，大于室，少顷方定者，正此病也。惟心洞开，北方寒水得乘机窃入，为寒变之病，非心气内洞，别为一病也。

问：寒变与煎厥，皆属夏月之病，究竟何别？曰：寒变者，南方心火无权，为北方寒水所变也。煎厥者，北方肾水无权，而南方心火亢甚无制也。两者天渊，不可同论。煎者，火性之内燔；厥者，火气之上逆。即《经》文阳气者，烦劳则张，精绝，辟积于夏之说。可见阳根于阴，深藏肾水之中，惟烦劳无度，则阳张于外，精绝于内，延至夏月火旺而煎厥之病生矣。

问：逆冬气则少阴不藏，肾气独沉。又云味过于甘，心气喘满，色黑，肾气不衡，此何解也？曰：此未经阐发之义。盖少阴主藏者也，冬月水旺，肾脏甚富，源泉混混，盈科而进。若冬无所藏，新旧不相承接，有独沉而已。《太素》不解其指，至谓独沉为沉浊，何况后人耶？味过于甘，肾气不衡，注

作不平，亦属肤浅，盖人身心肾相交，水火相济者，其恒也。味过于甘，肾气为土掩，而不上交于心，则心气亦不得下交于肾，所以郁抑而为喘满也。肾气不衡，即肾气独沉之变文，见心肾交，则肾脉一高一下，犹权衡然，知独沉为有权无衡也，则不衡二字恍然矣。夫肾间之气，升灌于上，则为荣华；独沉于下，则为枯谢。《难经》谓五脏脉平而死者，生气独绝于内，不满五十动一止者，肾气先尽，故知肾气独沉，非细故也。

问：味过于酸，肝气以津，脾气乃绝，此何解也？曰：此人身消息之所在，王注牵强不合乎道。夫人天真之气，全在于胃。津液之多寡，即关真气之盛衰。而胃复赖脾以运行其津液，一脏一腑，相得益彰，所以胃不至于过湿，脾不至于过燥也。观下文味过于苦，脾气不濡，胃气乃厚，其为脾过燥，胃过湿可知。然终是相连脏腑，默相灌渗，所以脾气但言不濡，病反在胃，且未甚也。至以过酸之故，助其曲直，将胃中津液，日渐吸引，注之于肝，转觉肝气津润有余矣。肝木有余，势必克土，其脾气坐困，不至于绝不已耳。若胃中津液尚充，纵脾气不濡，有濡之者在也，亦安得坐毙哉？

问：味过于苦，胃气乃厚，味过于辛，精神乃央。注谓：厚为强厚，央为久长。岂五味中酸、咸、甘多所损，苦与辛多所益乎？曰：二义原不作此解，王注与《经》文全相背谬。观于胃气乃厚，由于脾气不濡，明系脾困，不为胃行津液，胃气积而至厚也。胃气一厚，容纳遂少，反以有余，成其不足，更难施治。今人守东垣一家之学，遇胃病者，咸用补法，其有愈补愈胀者，正坐此弊。如西北之人，喜食生硬面酪，迨至受病，投以牵牛、巴豆，乃始畅适，即香、砂、橘、半，用且不应，况用参术之补乎？《内经》有言，

胃气实则胀，虚则泄，盖可知矣。至精神乃央，上文既云筋脉沮弛，明是筋脉得辛，而缓散不收也。况人之精神，全贵收藏，不当耗散，宁有辛散既久，而不为殃害者耶？曰央则其为病，且有卒暴之虞矣。相传多食辛令人夭，岂不然哉？

问：味过于咸，大骨气劳。从前无解，请一明之。曰：身中消息，有谓心未有不正，肾未有不邪者，以心为情欲之府也。大骨气劳，心肾两有所涉，而实有不尽然者。尝见高僧高道，栖真习定，忽焉气动精倾，乃知味过于咸，大骨气劳之说，不尽关于情欲耳。盖食咸过多，峻补其肾，腰骨高大之所，其气忽积，喜于作劳，气既勃勃内动，则精关勃勃欲开，虽不见可欲，而不觉关开莫制矣。《经》谓强力入房，肾气乃伤，高骨乃坏。此固嗜欲无节者之本病，奈何清修卓练之士，每于蔬菜间，多食咸藏厚味，以亏道体，无有以《内经》之理，一陈其前者。及病已成，而食淡斋，长年累月自苦，亦足补偏救弊①，然不如当日味勿过咸之超矣，因并及之。

申明《内经》法律

一申治病不明标本之律

律一条　发明《内经》二条

凡病有标本，更有似标之本，似本之标。若不明辨阴阳逆从，指标为本，指本为标，指似标者为标，似本者为本，迷乱经常，倒施针药，医之罪也。

治病必求其本

万事万变，皆本阴阳，而病机药性，脉息论治，则最切于此。故凡治病者，在必求于本。或本于阴，或本于阳，知病所由生，而直取之，乃为善治。若不知求本，则茫如望洋，无可问津矣。今世不察圣神重本之意，

治标者常七八，治本者无二三，且动称急则治标，缓则治本。究其所为缓急，颠倒错认，举手误人，失于不从明师讲究耳。所以凡因病而致逆，因逆而致变，因寒热而生病，因病而生寒热者，但治其所生之本原，则后生诸病，不治自愈。所以得阴脉而见阳证者，本阴标阳也；得阳脉而见阴证者，本阳标阴也。若更治其标，不治其本，则死矣，为医而可不知求本哉。

知标与本，用之不殆；明知逆顺，正行无间；不知是者，不足以言诊，足以乱经。故《大要》曰：粗工嘻嘻，以为可知，言热未已，寒病复始，同气异形，迷诊乱经，此之谓也。

中道而行，无所疑问，不有真见，安能及此？粗工妄谓道之易知，故见标之阳，辄从火治，假热未除，真寒复起。虽阴阳之气若同，而变见之形迥异，粗工昧此，未有不迷乱者矣。

百病之起，多生于本，六气之用，则有生于标者，有生于中气者。太阳寒水，本寒标热；少阴君火，本热标寒。其治或从本、或从标，审寒热而异施也。少阳相火，从火化为本；太阴湿土，从湿化为本。其治但从火湿之本，不从少阳太阴之标也。阳明燥金，金从燥化，燥为本，阳明为标。厥阴风木，木从风化，风为本，厥阴为标，其治不从标本，而从乎中，中者，中见之气也。盖阳明与太阴为表里，其气互通于中，是以燥金从湿土之中气为治。厥阴与少阳为表里，其气互通于中，是以风木从相火之中气为治。亦以二经标本之气不合，故从中见之气以定治耳。若夫太阳少阴。亦互为中见之气者，然其或寒或热，标本甚明，可以不求之于中耳。

至于诸病皆治其本，惟中满及大小二便不利，治其标。盖中满则胃满，胃满则药食之气不能行，而脏腑皆失所禀，故无暇治其本，先治其标，更为本之本也。二便不通乃危急之候，诸病之急，无急于此，故亦先治之，舍此则无有治标者矣。至于病气之标本，又自不同。病发而有余，必累及他脏、他气，先治其本，不使得入他脏、他气为善。病发而不足，必受他脏、他气之累，先治其标，不使累及本脏本气为善。又如病为本，工为标，工不量病之浅深、病不择工之臧否，亦是标本不得也。缘标本之说，错出难明，故此述其大略云。

一申治病不本四时之律

律一条　发明《内经》五条

凡治病而逆四时生、长、化、收、藏之气，所谓违天者不祥，医之罪也。

治不本四时

不本四时者，不知四时之气各有所本，而逆其气也。春生本于冬气之藏，夏长本于春气之生，长夏之化本于夏气之长，秋收本于长夏之化，冬藏本于秋气之收。如冬气不藏，无以奉春生；春气不生，无以奉夏长。不明天时，则不知养藏、养生之道，从何补救？

逆春气，则少阳不生，肝气内变。又夏为寒变。

阳气不能鼓动而生出，内郁于肝，则肝气混糅，变而伤矣。肝伤，则心火失其所生，故当夏令，而火有不足。寒水侮之，变热为寒也。

逆夏气，则太阳不长，心气内洞。又秋为痎疟。

阳气不能条畅而外茂，内迫于心，燠热内消，故心中洞然而空也。心虚内洞，则诸阳之病作矣。心伤，则暑气乘之，至秋而金

气收敛，暑邪内郁，于是阴欲入，而阳拒之，故为寒，火欲出而阴束之，故为热；金火相争，故寒热往来，而为痎疟。

逆秋气，则太阴不收，肺气焦满。又冬为飧泄。

肺热叶焦为胀满也。

肺伤，则肾水失其所生，故当冬令，而为肾虚飧泄。飧泄者，水谷不分，而寒泄也。

逆冬气，则少阴不藏，肾气独沉。又春为痿厥。

少阴主藏，少阴之气不伏藏，而至肾气独沉，则有权无衡，如冷灶无烟，而注泄沉寒等病作矣。

肾伤，则肝木失其所生，肝主筋，故当春令而筋病为痿，阳贵深藏，故冬不能藏，则阳虚为厥。

此可见春夏生长之令，不可以秋冬收藏之气逆之；秋冬收藏之令，不可以春夏生长之气逆之。医者而可悖春夏养阳，秋冬养阴之旨乎？

一申治病不审地宜之律

律一条　发明《内经》六条

凡治病，不察五方风气，服食居处，各不相同，一概施治，药不中款，医之过也。

治不法天之纪，地之理，则灾害至矣。

天时见上，地之寒温燥湿刚柔，五方不同，人病因之。故《内经》以《异法方宜》名篇，可见圣神随五方风气而异其法，以宜民也。

东方之民，食鱼而嗜咸，鱼者使人热中，盐者胜血。故其民皆黑色疏理，其病皆为痈疡，其治宜砭石，故砭石者，亦从东方来。

鱼发疮，盐发渴，血弱而热，易为痈疡。

西方之民，陵居而多风，水土刚强，其民不衣而褐荐，华食而脂肥，故邪不能伤其形体。其病生于内，其治宜毒药，故毒药者

亦从西方来。

水土刚强，饮食脂肥，肤腠闭封，血气充实，外邪不能伤。病生于喜、怒、思、忧、恐，及饮食男女之过甚也。

北方其地高陵居，风寒冰冽，其民乐野处而乳食，脏寒生满病，其治宜灸焫，故灸焫者，亦从北方来。

水寒冰冽，故生病于脏寒也。

南方其地下，水土弱，雾露之所聚也。其民嗜酸而食腐，致理而赤色，其病挛痹，其治宜微针，故九针者，亦从南方来。

食腐，所食不芬香也，酸味收敛，故人皆肉理密致；阳盛之处，故色赤；湿热内淫，故筋挛脉痹也。

中央地平以湿，民食杂而不劳，故其病多痿厥寒热。其治宜导引按跷，故导引按跷者，亦从中央出也。

东方海，南方下，西方北方高，中央之地平以湿，地气异，生病殊焉。

圣人杂合以治，各得其所宜，故治所以异，而病皆愈者，得病之情，知治之大体也。

随五方用法，各得其宜，惟圣人能达其性怀耳。

春气西行，夏气北行，秋气东行，冬气南行。故春气始于下，秋气始于上，夏气始于中，冬气始于标。春气始于左，秋气始于右，冬气始于后，夏气始于前，此四时正化之常。故至高之地，冬气常在；至下之地，春气常在，必谨察之。

地有高下，气有温凉。高者气寒，下者气热，故适寒凉者胀，适温热者疮，下之则胀已，汗之则疮已，此腠理开闭之常，大小之异耳。

西北之气，散而收之，东南之气，收而温之，所谓同病异治也。故曰：气寒气凉，治以寒凉，行水渍之；气温气热，治以温热，

强其内守，必同其气，可使平也。假者反之，崇高则阴气治之，污下则阳气治之。高者其人寿，下者其人夭。

一申治病不审逆从之律

律一条　发明《内经》二条

凡治病，有当逆其势而正治者，有当从其势而反治者。若不悬鉴对照而随手泛应，医之罪也。

不审逆从。

不审量其病可治与不可治也。

逆从倒行。反顺为逆也。

逆从者，以寒治热，以热治寒，是逆其病而治之；以寒治寒，以热治热，是从其病而治之。从治即反治也。逆者正治，辨之无难，从者反治，辨之最难。盖寒有真寒假寒，热有真热假热，真寒真热，以正治之即愈；假寒假热，以正治之则死矣。假寒者，外虽寒，而内则热，脉数而有力，或沉而鼓击，或身寒恶衣，或便热秘结，或烦懑引饮，或肠垢臭秽。此则明是热极，反兼寒化，即阳盛格阴也。假热者，外虽热而内则寒，脉微而弱，或数而虚，或浮大无根；或弦芤断续，身虽炽热而神则静，语虽谵妄而声则微；或虚狂起倒，而禁止则止；或蚊迹假瘢，而浅红细碎；或喜冷水，而所用不多，或舌苔面赤，而衣被不撤；或小水多利；或大便不结，此则明是寒极，反兼热化，即阴盛格阳也。假寒者，清其内热，内清则浮阴退舍矣；假热温其真阳，中温则虚火归元矣，是当从治者也。

凡用奇偶七方而药不应，则当反佐以入之。如以热治寒，而寒格热，反佐以寒则入矣。如以寒治热，而热格寒，反佐以热则入矣。又如寒药热服，借热以行寒；热药寒服，借寒以行热。皆反佐变通之法，因势利导，故易为力，亦小小从治之意也。

一申治病不辨脉证相反之律

律一条　发明《内经》九条

凡治病，不辨脉与证之相反，懵然治之，医之罪也。或不得已，明告而勉图其难，则无不可。

气虚身热，此谓反也。

阳气虚，则不当身热而反热。身热，则脉气当盛而反虚，是病气与证不符，故谓反也，反则胡可妄治？

谷入多，而气少，此谓反也。

谷入于胃，助其胃气，散布经络，常充然有余。今谷入多，而气少，是胃气不布也。

谷不入而气多，此谓反也。

胃气外散，脉并之也。

脉盛血少，此谓反也；脉少血多，此谓反也。

经脉行气，络脉受血，经气入络，络受经气，候不相合，故皆反常。

谷入多而血少者，得之有所脱血，湿居下也。

脱血则血虚，血虚则气盛，盛气内郁，逼迫津液，流入下焦，故云湿居下也。

谷入少而气多者，邪在胃及与肺也。

胃气不足，肺气下流于胃中，故邪在胃。然肺气入胃，则肺气不自守，气不自守，则邪气从之，故云邪在胃及与肺也。

脉小血多者，饮中热也。

饮留脾胃，则脾气溢，脾气溢，则发热中。

脉大血少者，肺有风气，水浆不入。

风气盛满，则水浆不入于脉。

形盛脉细，少气不足以息者危；形瘦脉大，胸中多气者死。

合此一条观之，前四条皆危证。然脉细少气者危，脉大多气者死，又与损至之脉同推矣。

一申治病不察四易四难之律　律一条发明《内经》二条

凡治病，参合于望色、切脉、审证三者，则难易若视诸掌，粗工难易不辨，甚且有易无难，医之罪也。

凡治病，察其形气，色泽，脉之盛衰，病之新故，及治之无后其时。形气相得，谓之可治；色泽以浮，谓之易已；脉从四时，谓之可治；脉弱以滑，是有胃气，命曰易治。

气盛形盛，气虚形虚，是相得也，故可治；气色明润，血气相营，故易已；春弦夏钩，秋浮冬沉，顺从四时，故可治；弱而且滑，胃气适中，无过不及，故易治。

形气相失，谓之难治；色夭不泽，谓之难已；脉实以坚，谓之益甚；脉逆四时，为不可治，必察四难，而明告之。

形与气，两不相得，色夭枯而不明润，脉实坚而无胃气，逆四时而脉反常，此四者，工之所难为，故必明告之。粗工所易治，曾不加察也。

一申治病不察新久之律

律一条　发明《内经》六条

凡治病，不辨新病邪实，久病正虚，缓急先后失序，而实实虚虚，医之罪也。

征其脉小色不夺者，新病也。

气乏而神犹强也。

征其脉不夺，其色夺者，此久病也。

神虽持，而邪则凌正也。

征其脉与五色俱夺者，此久病也。

神与气俱衰也。

征其脉与五色俱不夺者，新病也。

神与气俱强也。新病可急治，久病宜缓调。

五脏已败，其色必夭，夭必死矣。

色者，神之旗；脏者，神之舍。神去则脏败，脏败则色见夭恶。

故病久则传化，上下不并，良医弗为。

病之深久者，变化相传，上下气不交通，虽医良法妙，亦何以为之？

一申治病不先岁气之律

律一条　发明《内经》四条

凡治病，不明岁气盛衰，人气虚实，而释邪攻正，实实虚虚，医之罪也。

不知年之所加，气之盛衰，虚实之所起，不可以为工矣。

不知岁运之气盛衰，自不知人气之虚实。失时反候，五治不分，邪僻内生，工不能禁也。

不知气之至与不至，而失其时，反其候，则五运之治，盛衰不分。其有邪僻内生，病及于人者，虽医工莫能禁之，由其不知时气也。

不知合之四时、五行，因加相胜，释邪攻正，绝人长命。

不知邪正虚实，而妄施攻击，夺人真元，杀人于冥冥之中，故为切戒。

必先岁气，无伐天和。无盛盛，无虚虚，而遗人夭殃，无致邪，无失正，绝人长命。

《内经》谆谆示戒学者，可不求师讲明？盖岁有六气，分主有南面、北面之政，先知此六气所在，人脉至尺寸应之。太阴所在，其脉沉；少阴所在，其脉钩；厥阴所在，其脉弦；太阳所在，其脉大而长；阳明所在，其脉短而涩；少阳所在，其脉大而浮。如是六脉，则谓天和。不识者，呼为病脉，攻寒令热，脉不变而热疾已生，制热令寒，脉如故而寒病又起，欲求其适，安可得乎？天枉之来，率由于此。不察虚实，但用攻击，盛盛虚虚，致邪失正，遗人夭殃，绝人长命也。

北政之岁，少阴在泉，则寸口不应；厥阴在泉，则右不应；太阴在泉，则左不应。南政之岁，少阴司天，则寸口不应；厥阴司天，则右不应；太阴司天，则左不应，诸不应者，反其诊则应矣。北政之岁，三阴在下，则寸不应；三阴在上，则尺不应。南政之岁，三阴在天，则寸不应；三阴在泉，则尺不应，左右同。

一申用药不远寒热之律

律一条　发明《内经》一条

凡治病，用寒远寒，用热远热，其常也；不远寒热，其变也。若不知常变，一概施治，酿患无穷，医之罪也。

发表不远热，攻里不远寒。不发不攻，而犯寒犯热，寒热内贼，其病益甚。故不远热则热至，不远寒则寒至，寒至则坚否腹满，痛急下利之病生矣。热至则身热，吐下霍乱，痈疽疮疡瞀郁，注下，瞤瘛，肿胀，呕，衄衃，骨节变，肉痛，血溢，血泄，淋闭之病生矣。

治病惟发表不远热，非发表则必远热矣；惟攻里不远寒，非攻里则必远寒矣。不当远而远，当远而不远，其害俱不可胜言。

一申治病不知约方之律

律一条　发明《内经》二条

凡治方，不分君臣佐使，头绪纷杂，率意妄施，药与病迥不相当，医之罪也。

约方犹约囊也，囊满弗约则输泄，方成弗约，则神与弗居。

业医者，当约治病之方，而约之以求精也。《易》曰：精义入神，以致用也。不得其精，焉能入神，有方无约，即无神也。故曰：神与弗居。

脏位有高下，腑气有远近，病证有表里，用药有轻重。调其多少，和其紧慢，令药气至病所，为故勿太过与不及，乃为能约。

未满而知约之可为工，不可以为天下师。

未满而知约，何约之有？是以言约者，非满不可。故未满而知约，必不学无术之下材耳。然较诸全不知约者，失必稍轻。尝见用峻剂、重剂之医，屡获奇中，及征其冥报，比用平剂、轻剂者转厉，岂非功以幸邀，不敌罪耶？噫，安得正行无间之哲，履险皆平，从权皆经也哉！

一申治病不知约药之律

律一条　发明《内经》二条

凡用药太过不及，皆非适中，而不及尚可加治，太过则病去药存，为害更烈，医之过也。

帝曰：有毒无毒，服有约乎？岐伯曰：病有久新，方有大小，有毒无毒，固宜常制矣。大毒治病，十去其六；常毒治病，十去其七；中毒治病，十去其八；无毒治病，十去其九。谷肉果菜，食养尽之，无使过之，伤其正也。

下品烈毒之药，治病十去其六，即止药。中品药毒次于下品，治病十去其七，即止药。上品药毒毒之小者，病去其八，即止药。上下中品，悉有无毒平药，病去其九，即当止药，此常制也。

有毒无毒，所治为主，适大小为制也。

但能破积愈疾，解急脱死，则为良方。非必以先毒为是，后毒为非；无毒为非，有毒为是。必量病轻重，大小而制其方也。

《周礼》令医人采毒药以供医事，以无毒之药可以养生，不可以胜病耳。今世医人通弊，择用几十种无毒之药，求免过愆，病之二三且不能去，操养痈之术，坐误时日，迁延毙人者比比，而欲已身长享，子孙长年，其可得乎？

一申治病不疏五过之律

律一条　释经文五条

凡诊病，不问三常，不知比类，不察神志，不遵圣训，故犯无忌，医之过也。

凡未诊病者，必问尝贵后贱，虽不中邪，病从内生，名曰脱营。尝富后贫，名曰失精。五气留连，病有所并，粗工诊之，不在脏腑不变形躯。诊之而疑，不知病名，身体日减，气虚无精，病深无气，洒洒然时惊。病深者，以其外耗，于卫，内夺于营，良工所失，不知病情，此亦治之一过也。

过在不问病情之所始也。

凡欲诊病者，必问饮食居处。暴乐暴苦，始乐后苦，皆伤精气，精气竭绝，形体毁沮。暴怒伤阴，暴喜伤阳，厥气上行，满脉去形，愚医治之，不知补泻，不知病情，精华日夺，邪气乃并，此治之二过也。

过在不知病人七情所受，各不同也。

善为脉者，必以比类奇恒，从容知之，为工而不知道，此诊之不足贵，此治之三过也。

比类之法，医之所贵，如老吏判案，律所不载者，比例断之，纤悉莫逃也。奇恒者，审其病之奇异平常也。从容者，凡用比类之法，分别病能，必从容参酌，恶粗疏简略也。

诊有三常，必问贵贱，封君伤败，及欲侯王，故贵脱势，虽不中邪，精神内伤，身必败亡。始富后贫，虽不中邪，皮焦筋屈，痿躄为挛。医不能严，不能动神，外示柔弱，乱至失常，病不能服，则医事不行，此治之四过也。

此过由于不能戒严病者，令之悚然神动，蠲除忧患，徒外示柔弱，委曲从人也。

凡诊者，必知终始，有知余绪，切脉问名，当合男女。离绝菀结，忧恐喜怒，五脏空虚，血气离守，工不能知，何术之语？

察气色之终始，知病发之余绪，辨男女之顺脉，与七情内伤。故离间亲爱者，魂游；绝念所怀者，意丧；菀积所虑者，神劳；结固余怨者，志苦，忧愁者，闭塞而不行；恐惧者，荡惮而失守；盛怒者，迷惑而不治；

喜乐者，惮散而不藏。由是八者，故五脏空虚，血气离守，工不思晓，又何言医？

尝富大伤，斩筋绝脉，身体复行，令泽不息，故伤败结。留薄归阳，脓积寒热。粗工治之，亟夺阴阳，身体解散，四肢转筋，死日有期。医不能明，不问所发，惟言死日，亦为粗工，此治之五过也。

非分过损，身体虽复，津液不滋，血气内结，留而不去，薄于阳脉，则化为脓，久积腹中，则外为寒热也。不但不学无术者为粗工，即使备尽三世经法，而诊不辨三尝，疗不慎五过，亦为粗略之医也。

凡此五者，受术不通，人事不明也。

一申治病不征四失之律

律一条　明录经文

凡治病，不问证辨脉，而以无师之术笼人，此最可贱，不足罪也。

夫经脉十二，络脉三百六十五，此皆人之所明知，工之所循用也，所以不十全者，精神不专，志意不理，外内相失，故时疑殆。

精神不专，不能吉凶同患；志意不理，不能应变无穷；内外相失，不能参合色脉。安得不疑而且殆？

诊不辨阴阳，此治之一失也。

受师不卒，妄作杂术，谬言为道，更名自功，妄用砭石，后遗身殃，此治之二失也。

不适贫富贵贱之居，坐之厚薄，形之寒温，不适饮食之宜，不别人之勇怯，不知比类，足以自乱，不足以自明，此治之三失也。

诊病不问其始，忧患饮食之失节，起居之过度，或伤于毒。不先言此，卒持寸口，何病能中？妄言作名，为粗所穷，此治之四失也。

申明仲景律书

附伤寒三阳经禁一条　附杂证时病药禁一条

原文允为定律，兹特申明十义，不更拟律。

一申治风温不可发汗之律

伤寒有五，皆热病之类也。同病异名，同脉异经，病虽俱伤于风，其人素有痼疾，则不得同法。其人素伤于风，因复伤于热，风热相搏，则发风温。四肢不收，头痛身热，常汗出不解，治在少阴厥阴，不可发汗。汗出谵语、独语，内烦躁扰，不得卧，善惊，目乱无情，治之复发其汗，如此死者，医杀之也。

伤寒有五，即伤寒、中风、风温、湿温、疫疟也。寒、风、温、热、凉各别，素有痼疾，不得同法，即动气在上下左右，不可汗下之类。伤风重复伤热，两邪相搏于内，本属少阴里证，如温疟之病，而厥阴风木则兼受之，热邪充斥两脏，尚可用辛温发散，助其疟乎？误发其汗，死证四出，不可复救矣。复发其汗，即申上文不可发汗者。复发其汗，非是死证已出，复发其汗也。

一申治湿温不可发汗之律

伤寒湿温，其人常伤于湿，因而中暍。湿热相搏，则发湿温。病苦两胫逆冷，腹满，叉胸，头目痛苦，妄言，治在足太阴。不可发汗，汗出必不能言，耳聋，不知痛所在，身青面色变，名曰重暍，如此者死，医杀之也。

湿温，即暑与湿交合之温病。素伤于湿，因复伤暑，两邪相搏，深入太阴，以太阴主湿，召暑而入其中也。两胫逆冷，腹满，湿得暑而彰其寒，叉胸，头目痛苦，妄言，暑得湿而彰其热，此但当分解热湿之邪，而息其焰，宁可发汗，令两邪混合为一耶？发汗则口不能言，耳不能闻，心不知苦，但身青面色变，显露于肌肉之外耳。暍病而至重暍，又非虚虚实实之比，直为医之所杀矣。

二律出《脉经》，王叔和集医律之文，然则医律古有之矣，何以后世无传耶！详考仲景以前，冬月之伤寒尚未备，况春月之风温，夏月之湿温乎？是则医律为仲景之书无疑矣。盖《伤寒论》全书，皆律其书中不及载之证，另作律书以纬之。传至晋代，伤寒书且得之，搜采之余，而律书更可知矣。所以叔和虽采二条入《脉经》，究竟不知为何时何人之言也。再按律书虽亡，而三百九十七法具在，其法中之律，原可引伸触类，于以神而明之，如曰此医吐之过也，此医下之所致也。与夫不可汗、不可下、不可火、不可用前药，此为小逆，此为大逆，此为一逆再逆，此为难治，此为不治。条例森森，随证细心校勘，自能立于无过。兹将脉法中大戒，发明校数则，俾察脉之时，知凛焉。

一申治伤寒病令人亡血之律

病人脉微而涩者，此为医所病也。大发其汗，又数大下之，其人亡血，病当恶寒，后乃发热，无休止时。夏月盛热，欲着复衣，冬月盛寒，欲裸其体。阳微则恶寒，阴弱则发热，此医发其汗，令阳气微，又大下之，令阴气弱。五月之时，阳气在表，胃中虚冷，以阳气内微，不能胜冷，故欲著复衣。十一月之时，阳气在里、胃中烦热，以阴气内弱，不能胜热，故欲裸其身，又阴脉迟涩，故知亡血也。

人身之脉，阴阳相抱，荣卫如环。伤寒病起之后，脉见阴微阴涩，知为医之所累，大汗大下，两伤其荣卫，以故恶寒发热，无休止时。乃至夏月反毗于阴，冬月反毗于阳，各造其偏，经年不复，其为累也大矣。即阳

脉之微，以久持而稍复，而但阴脉迟涩，亦为亡血，以阴血更易亏难复耳。设其人平素脉微且涩，医误大汗大下，死不终日矣。此论病时汗下两伤，所以经年不复之脉也。

一申治伤寒病令人发噎之律

寸口脉浮大，医反下之，此为大逆。浮为无血，大即为寒，寒气相搏，即为肠鸣。医乃不知而饮水，令大汗出，水得寒气，冷必相搏，其人即噎。

寸口脉浮大，病全在表，医反下之，则在表之阳邪下陷，而胃中之真阳不治，遂成结胸等证，故为大逆。浮主气，故曰无血，即浮为在表，未入于阴之互词。大即为寒，见外感之邪，全未外解也。中有一证，下陷之邪，与脏气相搏，而为肠鸣者，此必未尝痞结至极，盖痞结即不复转气也。医不知其人邪已内陷，当将瘥就错，内和其气，反饮水令大汗出。是下之，一损其胃中之阳；饮水，再损其胃中之阳。腹中之邪，随汗出还返于胃，与水气相搏，且夹带浊气，上干清气，其人即噎。噎者，胃气垂绝之象，伤寒之危候也。然其死与不死，尚未可定。盖脉之浮大，本非微弱之比，而邪之内陷当大逆者，只成肠鸣小逆，倘发噎已后，阳气渐回，水寒渐散，仍可得生。观后条，仲景谓寒聚心下，当奈何也？此则聚而不散，无可奈何，仁人之望，绝矣！

一申治伤寒病致人胃寒之律

寸口脉濡而弱，濡即恶寒，弱即发热，濡弱相搏，脏气衰微，胸中苦烦，此非结热，而反薄居。水渍布冷铫贴之，阳气遂微，诸府无所依，阴脉凝聚，结在心下而不肯移。胃中虚冷，水谷不化，小便纵通，复不能多。微则可救，聚寒不散，当奈何也？

此见寸口阳脉濡、阴脉弱，乃脏气素衰之征。阳濡则恶寒，阴弱即发热。其人胸中

苦烦，即为虚烦，不当认为结热，而以水渍布冷贴，重伤其胸中之阳也。盖胸中之阳，为诸腑之所依借，阳气一微，阴气即凝结心下，如重阴蔽晲，胃中水谷无阳以化，而水寒下流，小便必纵通，然阳不化气，复不能多，履霜坚冰，可奈何耶？亦因平素脉之濡弱，知其胸中之阳，不能复辟耳。

一申治伤寒病遇壮盛人发汗过轻之律

寸口脉洪而大，数而滑，洪大则荣气大，滑数则卫气实。荣长则阳盛拂郁，不得出身；卫实则坚难，大便则干燥，三焦闭塞，津液不通。医发其汗，阳气不周，重复下之，胃燥干蓄，大便遂摈，小便不利，荣卫相搏，心烦发热，两眼如火，鼻干面赤，舌燥齿黄焦，故大渴。过经成坏病，针药所不能制，与水灌枯槁，阳气微散，身寒温衣复汗出，表里通。然其病即除，形脉多不同，此愈非法治，但医所当慎，妄犯伤荣卫。

此见荣卫强盛，三焦坚实之人。虽发其汗，未必周到，必须更汗，通其怫郁。若误下之，则热证百出，遂至过经而成坏证，针药所不能制，势亦危矣。与水灌令阳散汗出，因而病愈，以其人荣卫素盛，故倖全耳。然人之形脉，多有不同。设荣卫素弱，将奈之何？故叮咛云：此愈非法治，医当谨持于汗下之先，勿使太过不及，乃为尽善。若不辨形脉之强弱，而凭臆汗下，必犯太过不及之戒，而伤人之荣卫矣。

一申治伤寒病不审荣卫素虚之律

脉濡而紧，濡则阳气微，紧则营中寒。阳微卫中风，发热而恶寒。荣紧胃气冷，微呕心内烦。医以为大热，解肌而发汗。亡阳虚烦躁，心下苦痞坚。表里俱虚竭，卒起而头眩。客热在皮肤，怅快不得眠。不知胃气冷，紧寒在关元。技巧无所施，汲水灌其身。客热应时罢，懔懔而振寒。重被而覆之，汗出而冒颠。体惕而又振，小便为微难。寒气因水发，清谷不容间。呕变反肠出，颠倒不得安。手足为微逆，身冷而内烦。迟欲从后救。安可复追还。

此见脉之濡而紧者，为阳气微，荣中寒。阳微卫中风，外则发热恶寒，荣紧胃中冷，内则微呕心烦。医不知其外热内冷，以为大热而从汗解之，则表里俱虚，客热浅在皮肤，紧寒深在关元，犹汲水灌其客热，致寒证四出，不可复救也。

前坏证，汗下两误，针药莫制，与之以水而传倖痉，以其荣卫素盛也。此一证，荣卫素亏，虽不经下，但只误汗、误与之水，即属不救。然则证同脉异，不察其脉，但验其证，徒法不能行矣，过愆其可免乎？

一申治伤寒病不审阳盛阴虚之律

脉浮而大，浮为气实，大为血虚。血虚为无阴，孤阳独下阴部，小便难，胸中虚。今反小便利，而大汗出，法为卫家微，今反更实，津液四射，荣竭血尽，干烦不眠，血迫肉消，而成暴液，医复以毒药攻其胃，此为重虚，客阳去有期，必下污泥而死。

脉浮而大，气实血虚，虽偏之为害，亦人所常有也。若此者，阴部当见不足，今反小便利，大汗出，外示有余，殊非细故矣。设卫气之实者，因得汗利而脉转微弱，藉是与荣无忤，庶可安全。若卫分之脉，较前加坚实，则阳强于外，阴必消亡于内。所以小便利、大汗出者，乃津液四射之征，势至荣竭血尽，干烦不眠，血迫肉消，而成暴液下注之证。此际安其胃，固其液，调和强阳，收拾残阴，岌岌不及。况复以毒药攻其胃，增奔迫之势，而蹈重虚之戒，令客阳亦去，呕血如泥而死哉？伤寒病阳强于外，阴亡于内之证最多，医不知脉，其操刃可胜数耶？

一申伤寒病不诊足脉强汗动其经血之律

趺阳脉浮，浮则为虚，浮虚相搏，故令气噎，言胃气虚竭也。脉滑则为哕，此为医咎，责虚取实，守空迫血，脉浮，鼻中燥者，必衄也。

寸口脉浮，宜发其汗，谓邪在太阳荣卫间，未深入也。若至阳明，即在经之邪，以汗为大禁矣。设其人胃气充实，亦何必禁之。故邪入阳明，必诊趺阳足脉。趺阳脉浮，即是胃气虚馁，不可发汗，所以有建中之法，建中立气，然后汗之，以汗即胃之津液也。津液不充，强发其汗，则邪与虚搏，其人必噎。若脉见浮而且滑，则其搏虚者，且转为哕，深于噎矣。此皆医者不察足脉之咎，强责胃气之虚，劫汗以取其实邪，致令胃中之守空，而逼其血外出。盖阴在内，为阳之守，胃中津液为阳，其不外泄者，赖阴血以守之，故强逼其津液为汗，斯动其所守之血矣。其外邪胜，而鼻中燥者，必衄。其不衄者，亦瘀蓄胃中，而生他患也。此与误发少阴汗者，同科而减等。少阴少血，动其血，则下厥上竭而难治，阳明多血，但酿患未已耳。

一申治伤寒病不诊足脉误下伤其脾胃之律

趺阳脉迟而缓，胃气如经也。趺阳脉浮而数，浮则伤胃，数则动脾，此非本病，特医下之所为也。荣卫内陷，其数先微，脉反大浮，其人大便硬，气噎而除，何以知之？本以数脉动脾，其数先微，故知脾气不治，大便硬，气噎而除。今脉反浮，其数改微，邪气独留，心中则饥，邪热不杀谷，潮热发渴。数脉当迟缓，脉因前后度数如法，病者则饥，数脉不时，则生恶疮也。

趺阳足脉，以迟缓为经常，不当浮数，若见浮数，知医误下，而伤胃动脾也。荣卫环转之气，以误下而内陷，其数脉必先改为微，而脾气不治，大便硬，气噎而除，此皆邪客于脾所致。即《针经》脾病者，善噎，得后出余气，则快然如衰之谓也。邪热独留心下，虽饥复不杀谷，抑且潮热发渴，未有愈期。必数脉之先微者，仍迟缓如其经常，始饥而消谷也。若数脉从前不改为微，则邪热未陷于脾，但郁于荣卫，主生恶疮而已。

附申治伤寒不可犯六经之禁

足太阳膀胱经，禁下，若下之太早，必变证百出。足阳明胃经，禁发汗、禁利小便，犯之则重损津液，脉必代结。足少阳胆经，禁汗、禁下、禁利小便。汗则犯阳明，下则犯太阳，利小便则使生发之气陷入阴中。太阳经一禁，阳明经二禁，少阳经三禁，此定禁也。至三阴经，则无定禁，但非胃实，仍禁下耳。

附申治杂证不可犯时禁病禁药禁

时禁者，春夏禁下，秋冬禁汗。春夏而下，秋冬而汗，是失天信，伐天和也。然病有不得已，而从权汗下者，病去速改，若渎用之，是故意违天，自取不祥也。

病禁者，病人阳气不足，阴气有余，则禁助阴泻阳。病人阴气不足，阳气有余，则禁助阳泻阴。以及老少不同，新久异治之类。

药禁者，津液内亡作渴，禁用淡渗五苓：汗多，禁利小便；小便多，禁发汗；咽痛，禁发汗利小便；大便快利，禁服栀子；大便秘涩，禁用燥药；吐多不得复吐，吐而上气壅滞，大便不通，止可宣散；上气禁利大便；脉弦，禁服平胃而虚虚；脉缓，禁服建中而实实。

治天下有帝王之律，治仙神有上天之律。至于释门，其律尤严，三藏教典，仪律居三之一，由五戒而五百戒，由五百戒直造自性清净，无戒可言，而道成矣。医为人之司命，先奉大戒为入门，后乃尽破微细诸惑，始具活人手眼，而成其为大医，何可妄作聪明，草菅人命哉？尝美释门犯戒之僧，即不得与众僧共住，其不退心者，自执粪秽、杂役三年。乃恳律僧二十众佛前保举，始得复为佛子，当今之世，而有自讼之医乎？昌望之以胜医任矣。

先哲格言

大凡物理，有常有变。运气所主者，常也；异于所主者，皆变也。常则如本气，变则无所不至，而各有所占。故其候有从逆，淫郁胜复，太过不及之变，其法皆不同。若厥阴用事多风，而草木荣茂，此之谓从；天气明洁，燥而无风，此之谓逆；太虚埃昏，流水不冰，此之谓淫；大风折木，云物混扰，此之谓郁；山泽焦枯，草木凋落，此之谓胜；大暑燔燎，螟蝗为灾，此之谓复；山崩地震，埃昏时作，此之谓太过；阴森无时，重云昼昏，此之谓不及。随其所变，疾厉应之，皆视当时当处之候，虽数里之间，但气候不同，而所应全异，岂可胶于一定？

岁运有主气、有客气，常者为主，外至者为客。初之气厥阴，以至终之气太阳者，四时之常序也，故谓之主气。惟客气本书不载其目，故说者多端。或以甲子之岁，天数始于水下一刻；乙丑之岁，始于二十六刻；丙寅岁，始于五十一刻；丁卯岁，始于七十六刻者，谓之客气。此乃四分历法，求大寒之气，何与岁运。又有相火之下，水气乘之；土位之下，风气乘之，谓之客气。此亦主气也，与六节相须，不得为客。凡所谓客者，岁半以前，天政主之；岁半以后，地政主之。四时常气为之主，天地之政为之客，逆主之气为害暴，逆客之气为害徐。调其主客，无使伤沴，此治气之法也。沈存中

少角之运，岁木不及，侮而乘之者金也。

金不务德，故以燥胜风，时则有白露早降，收气率行，其变为肃杀，其灾为苍陨，名为少角，而实与大商之岁同。少徵之运，岁火不及，侮而乘之者水也。水不务德，故以寒胜热，时则有寒雾凝惨，地积坚冰，其变为凛冽，其灾为霜雹，名为少徵，而实与大羽之岁同。少宫之运，岁土不及，侮而乘之者木也。木不务德，故以风胜湿，时则有大风飘暴，草偃沙飞，其变为张发，其灾为散落，名为少宫，而实为大角之岁同。少商之运，岁金不及，侮而乘之者火也。火不务德，故以热胜燥，时则有火延焦槁，炎赫沸腾，其变为销铄，其灾为燔炳，名为少商，而实与大徵之岁同。少羽之运，岁水不及，侮而乘之者土也。土不务德，故以湿胜寒，时则有泉涌河衍，涸泽生鱼，其变为骤注，其灾为霖溃，名为少羽，而实与大宫之岁同。通乎此，则知岁在涸流之纪，而河决大水，固可以类而推之也。刘温舒

天地之间，气有偏胜，而无以救之，则万物之所存者几希矣。是故风、热、燥、湿、寒五者，各司一气；生、长、化、收、藏五者，各司一时。以顺相乘，然后能循环以相生；以逆相胜，然后能循环以相救。故曰五气之运，犹权衡也。高者抑之，下者视之，化者应之，胜者复之。化者应之，气之平也，五气之相得也。胜者复之，气之不平也，五气之相贼也。气平而相得者，所以通其常；气不平而相贼者，所以观其变。古之明乎此，而善摄生者，何尝不消息盈虚，以道御神也。刘温舒

太阳司天之政，岁宜以苦，燥之、温之。阳明司天之政，岁宜以苦辛，汗之、清之、散之，又宜以咸。少阳司天之政，岁宜以咸，宜辛宜酸，渗之、泄之、渍之、发之，观气寒温，以调其气。太阴司天之政，岁宜以苦，

燥之、温之，甚者发之、泄之。不发不泄，则湿气外溢，肉溃皮坼而水血交流。少阴司天之政，岁宜咸以软之而调其上，甚则以苦发之；以酸收之而安其下，甚则以苦泄之。厥阴司天之政，岁宜以辛调之，以酸润之。纂经旨

岁以阳为首，正，正也，寅，引也。少阳之气，始于泉下，引阳升而在天地人之上，即天之分，五谷草木，皆甲拆于此时也。至立夏，少阴之火炽于太虚，则草木盛茂，垂枝布叶，乃阳之用，阴之体，此所谓天以阳生阴生。《经》言岁半以前，天气主之，在乎升浮也。至秋而太阴之运，初自天而下逐，阴降而彻地，则金振燥令，风厉霜飞，品物咸殒，其枝独在，若乎毫毛。至冬则少阴之气复伏于泉下，水冰地坼，万物周密，阴之用，阳之体也，此所谓地以阳杀阴藏。《经》言岁半以后，地气主之，在乎降沉也。

饮食入胃，而精气先输脾归肺，上行春夏之令，以滋养周身，乃清气为天者也。升已而输膀胱，行秋冬之令，为传化糟粕，转味而出，乃浊阴为地者也。若夫顺四时之气，起居有时，以避寒暑，饮食有节，及不暴喜怒，以颐神志，常欲四时均平，而无偏胜则安。不然损伤脾胃，真气下溜，或下泄而久不能升，是有秋冬而无春夏。乃生长之用，陷于阴杀之气，而百病皆起，或久升不降，亦病焉。王安道

《天元纪大论》等篇，以年岁之支干，分管六气，盖已失先圣之旨矣。年岁之支干，天下皆同，且通四时不变也。天气之温、暑、寒、凉，民病之虚、实、衰、旺，东、西、南、北之殊方，春、夏、秋、冬之异候，岂有皆同之理。此其妄诞，盖不待深论而可知也。近世伤寒钤法，则以得病日之干支为主，其源亦出于此，决不可用。盖金、木、水、火、土之气各主一时，当时则为主气，为司天，非其时而有其气，则为客气。与时正相反者，则谓在泉，为其气伏于黄泉之下，而不见也。治疗之法，用热远热，用寒远寒，所谓必先岁气，毋伐天和也。春时木气司天，则四方皆温，夏时火气司天，则四方皆热，夏秋之交，土气司天，则四方皆湿，秋则皆凉，冬则皆寒，民病往往因之，此则理之易见者也。其有气与时相反者，则所谓客气者也。故治疗之法，亦有假者反之之说，观此则岁运之说，思过半矣。何柏斋

足相火属胆，配肝，主血者也；手相火属三焦，配肾之命门，主精者也。肝与命门，皆属风木，木中有火，则精血之中，有热气也。然精血体润，水也，火与水相守，故不发。至发而为热，则精血将枯之所致也。譬木枯则火易焚耳，故相火发者难治。今虚劳骨蒸之病，皆相火发热之证也，小水不能减大火，法当补阴，则热自退。何柏斋论丹溪相火主动等误

人之脏腑以脾胃为土，盖人之饮食，皆入于胃，而运以脾，犹地之土也。然脾胃能化物与否，实由于水火二气，非脾胃所能也。火盛则脾胃燥，水盛则脾胃湿，皆不能化物，乃生诸病。水肿之证，盖水盛而火不能化也。火衰而不能化水，故水之入于脾胃，皆渗入血脉骨肉，血亦化水，肉发肿胀，皆自然之理也。导其水，使水气少减，复补其火，使二气平和，斯病去矣。丹溪谓：脾失运化，由肝木侮脾，乃欲清心经之火，使肺金得令以制肝木，则脾土全运化之职，水自顺道，乃不为肿。其词迂而不切。何柏斋

夫阳常有余，阴常不足者，在天地则该乎万物而言，在人身则该乎一体而言，非直指气为阳，而血为阴也。《经》曰：阳中有阴，阴中有阳。正所谓独阳不生，独阴不长

是也。姑以治法兼证论之：曰气虚者，气中之阴虚也，治法用四君子汤，以补气中之阴。曰血虚者，血中之阴虚也，治法用四物汤，以补血中之阴。曰阴虚者，心经之元阳虚也，其病多恶寒，责其无火，治法以补气药中，加乌、附等药，甚者，三建汤、正阳散之类。曰阴虚者，肾经之真阴虚也，其病多壮热，责其无水，治法以补血药中，加知母、黄柏等药，或大补阴丸、滋阴大补丸之类。夫真水衰极之候，切不可服乌、附等补阳之药，恐反助火邪而烁真阴。元阳虚甚之躯，亦不可投芎、苓等辛散淡渗之剂，恐反开腠理而泄真气。昧者谓：气虚即阳虚，只可用四君子，断不可用芎、辛之属；血虚即阴虚，只可用四物，决不可用参、芪之类。殊不知血脱益气，古圣人之法也。血虚者须以参、芪补之，阳生阴生之理也：惟真阴虚者，将为劳极，参、芪固不可用，恐其不能抵当，而反益其病耳，非血虚之所忌也。如《明医杂著》谓：血病治气，则血愈虚耗。又曰：血虚误服参、芪等甘温之药，则病日增，服之过多，则死不治。何其不达理耶？虞天民

西、北二方，在人为肾水、肺金所居之地，二脏常恐其不足。东、南二方，在人为肝木、心火所居之位，二脏常恐其有余。《难经》曰：东方实，西方虚，泻南方，补北方，即此之义也。夫肾水既实，则阴精时上奉于心肺，故东方之木气不实，而西方之金气不虚，此子能令母实，使金得以平木也。是故水日以盛，而火日以亏，此阴精所奉于上，而令人寿延也。若夫肾水一虚，则无以制南方之心火，故东方实而西方虚。其命门与胞络之相火，皆挟心火之势，而来侮所不胜之水，使水日亏而火日盛，此阳精所降于下，故令人寿折也。虞天民

蔡西山《脉经》有论三焦一篇，后引《礼运记》曰：上焦若窍，中焦若编，下焦若渎，然未曾发明其义。新安孙景思氏因推其义而解之曰：上焦若窍，窍者，窍漏之义，可以通达之物，必是胃之上脘，《经》曰上焦在胃之上口，主纳而不出是也。中焦若编，编者，编络之义，如有物编包之象，胃之外有脂如网，包罗在胃之上，以其能磨化饮食，故《脉诀》云膏凝散半斤者此也。是必脾之大络，此为中焦，《经》曰主腐熟水谷是也。下焦若渎，渎者，沟渎之义，可以决渎，可以传导，乃是小肠之下，曰阑门，泌别水谷，自此而分清浊之所，此为下焦。《经》曰在膀胱上口，主泻而不藏。又曰主出而不纳。又曰下焦为传化之腑。又曰三焦为水谷之道路，气之所终始也。盖水谷之所入，自上而中，自中而下，至于糟粕转输传道而下，一无底滞，如此尤可表其为有形明矣。所谓形者，非谓脏腑外，别生一物，不过指其所而为形耳。按蔡西山据《礼运记》而言，《白虎通·性情篇》，沤亦作编，二说安得俱误？恐沤与编，殆相似而讹之耳。俞子容

近时医者，多执前人肝常有余，肾常不足之说，往往举手便用平肝之剂。按《圣济经》云：原四时之所化，始于木。究十二经之所养，始于肝。女子受娠一月，是厥阴肝经养之。肝者，乃春阳发动之始，万物生长之源，故戒怒养阳，使先天之气，相生于无穷，所以肝主色，气和则体泽，气伤则枯槁。故养肝戒忿，是摄生之切要也，不可泥前说。俞子容

《甲乙经》曰：丈夫以右为命门，左为肾，女子以左为命门，右为肾。无求子曰：男子先生右肾，女子先生左肾，是以命门为子宫，左肾为血海。张洁古云：男女皆左为肾，右为命门，男子主藏精者，气海也；女子主系胞者，血海也。所主者异，受病则一

也。此说当为定论。俞子容辨冲为血海

虚者补之，实者泻之，虽三尺童子，皆知之矣。至于五实、五虚，岂可与泛泛虚实同药哉？夫一身，犹一国也。如寻邑百万围昆阳，此五实证也，故肖王亲犯中坚而督战。如河内饥而又经火灾，此五虚证也，故汲黯不避矫诏而发仓。此可与达权通变者论，不可与贪常嗜损者说也。夫五实为五脏俱太过，五虚为五脏俱不及。《内经》言此二证皆死，非谓必死也。谓不救则死，救之不得其道亦死也？其下复言浆粥入胃，则虚者活；身汗后利，则实者活。此两言，自是前二证之治法也。后人只以之断验死生，见虚者浆粥不入，实者汗利俱闭，便委之死地，岂不谬哉？夫浆粥入胃而不注泄，则胃气和，胃气和则五虚皆实也，是以生也。汗以泄其表，利以泄其里，并泄则上下通，上下通则五实皆启矣，是以生也。张子和

虚损之微者，真火尚存，服寒凉药犹可；虚损之甚者，真火已亏，药以寒凉，岂能使之化为精血，以补其虚乎？

虚损之证，皆下寒上热，盖所谓水火不交者也。其重感于寒者，则下焦作痛，不感寒者则不痛。至于上焦燥热则一也。上焦方苦烦热，得寒凉之药则暂快，遂以为药之功，故喜服之。不知寒凉之药，不久下注，则下元愈寒，火热为寒所逼上行，则上焦复热愈甚，辗转反复，遂至沉痼而不可救。是则以寒凉补阴，非徒无益，而且有损。士夫盖阴受其害而不知也。治之补以寒凉，佐以温热，补三佐二，空心凉服，所谓热因寒用者也，久则精生热退而病愈矣。何柏斋

《经》云阴虚生内热，奈何？曰：有所劳倦，形气衰少，谷气不盛，上焦不行，下脘不通，胃气热，热气熏胸中，故内热。嗟夫！此内伤之说之原乎？夫人身之阴阳，有以表里言者，有以上下之分言者，有以气血言者，有以身前身后言者，有以脏腑言者，有以升降呼吸之气言者。余如动静、语默、起居之类甚多，不必悉举。此所谓阴虚之阴，其所指与数者皆不同。盖劳动之过，则阳和之气皆亢极而化为火矣。况水谷之气又少入，是故阳愈甚而阴愈衰矣，此阴虚之阴，盖指身中之阴气，与水谷之味耳。或以下焦阴阳为言，或以肾水真阴为言，皆非也。夫有所劳役者，过动属火也；形气衰少者，壮火食气也；谷气不盛者，劳伤元气，则少食而气衰也；上焦不行者，清阳不升也；下脘不通者，浊阴不降也。夫胃受水谷，故清阳升而浊阴降，以传化出入，滋荣一身也。今胃不能纳，而谷气衰少，则清无升而浊无降矣。故曰：上焦不行，下脘不通。然非谓绝不行不通也，但比之平常无病时，则谓之不行不通耳。上不行下不通则郁矣，郁则少火皆成壮火，而胃居上焦下脘两者之间。故胃气热则上炎，熏胸中而为内热也。东垣所言，正与经旨相合，固宜引此段经文，于内外伤辨以为之主，乃反不引此，却谓火乘土位，此不能无疑者也。又《经》曰劳者温之。温者养也，东垣以为温凉之温，谓宜温药，以补元气而泻火邪。又改损者益之为损者温之，又以温能除大热为《内经》所云，而遍考《内经》，并无此语，亦不能无疑者也。然温药之补元气、泻火邪者，亦惟气温而味甘者斯可矣。盖温能益气，甘能助脾而缓火，故元气复而火邪息也。夫宜用温药，以为内伤不足之治则可，以为劳者温之之注则不可。苟以补之、除之、抑之、举之、散之等语，比类而观焉，则其义自著矣。王安道

妇人之于血也，经水蓄则为胞胎，则蓄者自蓄，生者自生。及其产育为恶露，则去者自去，生者自生。其酝而为乳，则无复下

满而为月矣。失血为血家妄逆，产乳为妇人常事，其去其生，则一同也。失血家须用下剂破血，盖施之于妄逆之初；亡血虚家不可下，盖戒之于亡失之后。

人之登溷，辟辟有声，勃勃如蟹沫状者，咸以为寒，非寒也。由肠胃中浊气不得宣行也。滞下之里急后重，及膀胱不利而癃者，下焦之火郁而不伸也。二者颇关冲、任、督三经。常见里急后重者，多连尾骶长疆如锥刺状。膀胱癃闭者，脐下小腹逼迫而痛，是皆下焦火郁，而六腑浊气，相与纠郁于冲任之分故也。肠胃阳明燥金也，下焦少阳相火也。后重之用木香、槟榔，行燥金之郁也。癃闭之用知母、黄柏，散相火之炽也。

凡伤寒家服药后，身热烦躁，发渴冒瞀，脉两手忽伏而不见，恶寒战栗，此皆阴阳氤氲，正邪相争，作汗之征也。姑宜静以待之，不可因而仓皇，及至错误。

厥阴是六经中一经之名，厥自是诸证中一症之目也。酒之气暴，如人身虚气逆气之暴，酒得肉食，则其气相缠绵而不暴。如人之虚气逆气，得金石之剂沉坠，则其气亦缠绵而不暴。所以然者，在相缠绵也，故金石之缠绵，在气不在质，惟其气相得而缠绵，故其势亦不得不与之缠绵也。世人但知金石药坠气，而不知所以坠气之义也。东垣家则用质阴味厚，以沉降之。盖气阳质阴，阴阳相遇，则自然相得而不升走，亦金石缠绵之义欤。

凡数一为奇，二为偶，三为参，五为伍，如是则有统纪而无错乱。医收论脉云：参伍不调。盖谓参不成参，伍不成伍，大小不均，疏数不等，错乱而无纪也。黄发有阴阳，天五之土为火所焚，阳黄也；地二之火为水所溺，阴黄也。

刘河间为补泻脾胃之本者，盖以脾胃中和之气也。燥其湿则为泻，润其燥则为补。

火多水少，为阳实阴虚，其病为热，水多火少，为阴实阳虚，其病为寒也。

心肺为脏，阴也，以通行阳气而居上，阴体而阳用也。大肠、小肠为腑，阳也，以传阳气而居下，阳体而阴用也。

肥人湿多，瘦人火多。湿多肌理纵，外邪易入。火多肌理致，外邪难侵。湿多中缓少内伤，火多中燥喜内伤。

人首尊而足卑，天地定位也。脾肺相为母子，山泽通气也。肝胆主怒与动，雷风之相搏也。心高肾下，水火不相射也。八卦相错，而人亦肖之，妙哉《易》也。

郁者，结聚而不得发越，当升者不得升，当降者不得降，当变化者不得变化，所以传化失常，而六郁之病见矣。气郁者，胸胁痛；湿郁者，周身疼，或关节痛，遇阴寒则发；痰郁者，动则气喘，寸口脉沉滑；热郁者，昏瞀，小便赤，脉沉数；血郁者，四肢无力，能食；食郁者，嗳酸腹饱，不能食，左寸脉和平，右寸脉紧盛。俱滑伯仁

设有人焉，正已夺而邪方盛者，将顾其正而补之乎？抑先其邪而攻之乎？见有不的，则死生系之，此其所以宜慎之也。夫正者本也，邪者标也。若正气既虚，则邪气虽盛，亦不可攻，盖恐邪未去而正先脱，呼吸变生，则措手无及。故治虚邪者，当先顾正气，正气存则不致于害，且补中自有攻意。盖补阴即所以攻热，补阳即所以攻寒，世未有正气复而邪不退者，亦未有正气竭而命不倾者。如必不得已，亦当酌量缓急，暂从权宜，从少从多，寓战于守斯可矣，此治虚之道也。若正气无损者，邪气虽微，自不宜补，盖补之则正无兴，而邪反盛，适足以藉寇兵而资盗粮。故治实证者，当直去其邪，邪去则身安。但法贵精专，便臻速效，此治实之道也。

要之能胜攻者，方是实证，实者可攻，何虑之有？不能胜攻者，便是虚证，气去不返，可不寒心？此邪正之本末，有不可不知也。惟是假虚之证不多见，而假实之证最多也；假寒之证不难治，而假热之治多误也。然实者多热，虚者多寒。如丹溪曰气有余便是火，故实能受寒。而余续之曰气不足便是寒，故虚能受热。世有不明真假本末而曰知医者，则未敢许也。

治其旺气者，谓病有阴阳，气有衰旺，不明衰旺，则治之反甚。如阳盛阴衰者，阴虚火旺也。治之者，不知补阴以配阳，而专用苦寒治火之旺，岂知苦寒皆沉降！沉降则亡阴，阴愈亡则火愈盛，故服寒反热者，阴虚不宜降也。又如阳衰阴盛者，气弱生寒也，治之者不知补阳以消阴，而专用辛温治阴之旺，岂知辛温能耗散！耗消则亡阳，阳愈亡则寒愈盛，故服热反寒者，阳虚不宜耗。此无他，皆以专治旺气，故其病反如此。又如夏令本热，而伏阴在内，故每多中寒；冬令本寒，而伏阳在内，故每多内热。设不知此，而必欲用寒于夏，治火之旺，用热于冬，治寒之旺，则有中寒隔阳者，服寒反热，中热隔阴者，服热反寒矣。是皆治旺之谓，而病之所以反也。

气有外气，天地之六气也；有内气，人身之元气也。气失其和，则为邪气；气得其和，则为正气，亦为真气。但真气所在，其义有三，曰上、中、下也。上者所受于天，以通呼吸者也；中者生于水谷，以养荣卫者也；下者气化于精，藏于命门，以为三焦之根本者也。故上有气海，曰膻中也，其治在肺；中有水谷气血之海，曰中气也，其治在脾胃；下有气海，曰丹田也，其治在肾。人之所赖，惟此气耳，气聚则生，气散则死。故帝曰气内为宝，此诚最重之词，医家最切

之旨也。即如本篇始末所言，及终始等篇，皆倦倦以精气重虚为念。先圣惜人元气至意，于此可见。奈何今之医家，但知见病治病，初不识人根本。凡天下之理，亦焉有根本受伤而能无败者，伐绝生机，其谁之咎？

诸风掉眩，皆属于肝矣。若木胜则四肢强直而为掉，风动于上而为眩。脾土受邪，肝之实也。若木衰，则血不养筋而为掉，气虚于上而为眩。金邪乘木，肝之虚也。又诸痛痒疮，皆属于心。若火盛则炽热为痛，心之实也；阳衰则阴胜为疮，心之虚也。五脏六腑，虚实皆然。故本篇首言盛者泻之，虚者补之，末言有者求之，无者求之，盛者责之，虚者责之。盖既以气宜言病机矣，又特以盛虚有无四字，贯一篇之首尾，以尽其义，此正先圣心传，精妙所在，最为吃紧纲领。奈何刘完素未之详审，略其颠末，独取其中一十九条，演为《原病式》，皆偏言盛气实邪。且于十九条中，凡归重于火者，十之七八。至于不及虚邪，则全不相顾。又曰其为治者，但当泻其过甚之气，以为病本，不可反误治其兼化也。立言若此，虚者何堪？故楼氏指其治法之偏，诚非过也。

如太阴雨化，施于太阳；太阳寒化，施于少阴；少阴热化，施于阳明；阳明燥化，施于厥阴；厥阴风化，施于太阴。凡淫胜在我者，我之实也，实者真邪也。反胜在彼者，我之虚也，虚者假邪也。此六气之虚实，即所谓有无也。然天地运气，虽分五六，而阴阳之用，水火而已。故阳胜则阴病，阴胜则阳病，泻其胜气，责其有也；培其衰气，责其无也；求得所本，而直探其赜，则排难解纷，如拾芥也。设不明逆顺盈虚之道，立言之意，而凿执不移，所谓面东者不见西墙，面南者不睹北方。察一曲者，不可与言化；察一时者，不可与言大，未免实实虚虚，遗

人害矣。

《十一难》曰：《经》言脉不满五十动而一止，一脏无气者，何脏也？然：人吸者随阴入，呼者因阳出，今吸不能至肾，至肝而还，故知一脏无气者，肾气先尽也。然则五脏和者，气脉长；五脏病者，气脉短。观此一脏无气，必先乎肾。如下文所谓二脏、三脏、四脏、五脏者，当自远而近，以次而短，则由肾及肝，由肝及脾，由脾及心，由心及肺。故凡病将危者，必气促似喘，仅呼吸于胸中数寸之间，盖其真阴绝于下，孤阳浮于上，此气短之极也。医于此际而尚欲平之、散之，未有不随扑而灭者，良可哀也。夫人之生死由乎气，气之聚散由乎阴。而残喘得以尚延者，赖一线之气未绝耳，此脏气不可不察也。

浮、沉、迟、数、滑、涩，即此六者之中，而复有大相悬绝之要，则人多不能识也。夫浮为表矣，而凡阴虚者，脉必浮而无力，是浮不可以概言表，可升散乎？沉为里矣，而凡表邪初感之甚者，阴寒束于皮毛，阳气不能外达，则脉必先见沉紧，是沉不可以概言里，可攻内乎？迟为寒矣，而伤寒初退，余热未清，脉多迟滑，是迟不可概言寒，可温中乎？数为热矣，而凡虚损之候，阴阳俱亏，气血败乱，脉必急数，愈数者愈虚，愈虚者愈数，是数不可以概言热，可寒凉乎？微细类虚矣，而痛极壅闭者，脉多伏匿，是伏不可以概言虚，可骤补乎？洪、弦类实矣，而真阴大亏者，必关格倍常，是弦不可以概言实，可消伐乎？夫如是者，是于纲领之中，而复有大纲领者存焉。设不能以四诊相参，而欲孟浪任意，则未有不复人于反掌间者。此脉道之所以难言，毫厘不可不辨也。

阴阳形气俱不足者，调以甘药。甘之一字，圣人用意深矣。盖药食之入，必先脾胃，而后五脏得禀其气。胃气强则五脏俱盛，胃气弱则五脏俱衰。胃属土而喜甘，故中气不足者，非甘温不可。土强则金旺，金旺则水充，此所以土为万物之母，而阴阳俱虚者，必调以甘药也。虽《至真要》等论，所列五味各有补泻，但彼以五行生克之理推衍而言。然用之者，但当微兼五味，而以甘为主，庶足补中，如四气无土气不可，五脏无胃气不可，而春但微弦，夏但微钩之义皆是也。观《阴阳应象大论》曰：形不足者，温之以气；精不足者，补之以味。故气味之相宜于人者，谓之为补则可，若用苦劣难堪之味，而求其能补，无是理也。气味攻补之学，倘不善于调和，则动手便错，此医家第一著要义。

滑伯仁曰：察脉须识上、下、来、去、至、止六字，不明此六字，则阴阳虚实不别也。上者为阳、来者为阳、至者为阳，下者为阴、去者为阴、止者为阴。上者自尺部上于寸口，阳生于阴也；下者自寸口下于尺部，阴生于阳也；来者自骨肉之分，而出于皮肤之际，气之升也；去者自皮肤之际，而还于骨肉之分，气之降也。应曰至，息曰止也。

人迎候阳，故一盛在少阳胆与三焦也，二盛为太阳膀胱小肠也，三盛为阳明胃与大肠也，四盛以上者，以阳脉盛极，而阴无以通，故曰格阳。寸口候阴也，故一盛在厥阴肝与心主也，二盛在少阴心与肾也，三盛在太阴脾与肺也，四盛以上者，以阴脉盛极，而阳无以交，故曰关阴。

二阳之病发心脾。二阳，阳明也，胃与大肠之脉也，肠胃有病，心脾受之。发心脾，犹言延及于心脾也，虽然脾胃为合，胃病而及脾，理固宜矣。大肠与心，本非合也，今大肠而及心何哉？盖胃为受纳之腑，大肠为传化之腑，食入于胃，浊气归心，饮入于胃，输精于脾者，以胃之能纳，大肠之能化耳。

肠胃既病，则不能受不能化，心脾何资乎？心脾既无所资，则无以运化而生精血矣。故肠胃有病，心脾受之，则男为少精，女为不月矣。心脾当总言，男女不当分别，至隐曲不月，方可分说耳。王安道

咳嗽，外感六淫郁而成火，必六淫相合，内伤五脏相胜，必五邪相并。有此不同，而中间又有敛、散二法。敛者谓收敛肺气也，散者谓解散寒邪也。宜散而敛，则肺寒邪一时敛住，为害非轻；宜敛而散，则肺气弱一时发散，而走泄正气，害亦非小。且如感风咳嗽，已经散之后，其表虚复感寒邪，虚邪相乘，又为咳嗽。若欲散风，则愈重而虚其肺，若收敛则愈又滞其邪。当先轻解，渐次敛之，肺不致虚，邪不致滞，喘嗽自止矣。徐叔拱

《内经》曰：一阴一阳结，谓之喉痹。王太仆注云：一阴者，手少阴君火，心主之脉气也。一阳者，手少阳相火，三焦之脉气也。二火皆主脉，并络于喉，气热则内结，结甚则肿胀，肿胀甚则痹，痹甚而不通则死矣。盖手少阴少阳，君相二火独盛，则热结正络，故病且速也。十二经中，言嗌干、嗌痛、咽肿、颔肿、舌本强，皆君火为之也。惟喉痹急速，相火之所为也。夫君火者，犹人火也；相火者，犹龙火也。人火焚木其势缓，龙火焚木其势速。《内经》之言喉痹，则咽与舌在其间耳，以其病同是火，故不分也。治喉痹之火，与救火同，不容少待。《内经》火郁发之。发谓发汗，然咽喉中岂能发汗，故出血者，乃发汗之一端也。

酸者肝木之味，由火盛制金，不能平木，则肝木自盛，故为酸也。如饮热则酸矣，或言吐酸为寒者，误也。是以肝热则口酸，心热则口苦，脾热则口甘，肺热则口辛，肾热则口咸。或口淡者，胃热也。胃属土，土为物之母，故胃为一身之本，淡为五味之本，然则吐酸岂为寒软？凡中酸，法宜温药散之者，亦犹解表之义，以使肠胃结滞开通，怫郁散而和也。若久酸不已，则不宜温之，宜以寒药下之，后以凉药调之，结散热去，则气和也。刘河间论吐酸

仲景论少阴病热极曰：溲便遗失，狂言，目反视者，肾先绝也。《灵枢经》曰：肾主二阴。然本衰虚，而怫热客其部分，二阴郁结则痿痹而神无所用，故溲便遗失而不能止，然则热证明矣。刘河间论淋

冲、任、督三脉，以带脉束之。因余经上下往来，遗热于带脉之间，血积不流，火从金化而为白液。少腹冤热，白物满溢，随溲而下，绵绵不绝，多不痛也。或有痛者则壅碍，因壅而成痛也。《内经》曰：少腹冤热，溲出白液。冤者屈滞也，病非本经，为他经冤郁而成此疾也。治泻利与治带下，皆不可骤用峻热之药燥之，燥之则内水涸，内水涸则必烦渴，烦渴则小溲不利，小溲不利则足肿面浮，渐至不治。赤白痢者，是邪热传于大肠，下广肠出赤白也。带下者传于小肠，入脬经下赤白也。据此二证，皆可同治湿法治之，以导水、禹功丸泻讫。次之淡剂降心火，益肾水，下小溲，分水道，则自愈矣。子和论带下

木郁达之，达者通畅之也。如肝性急，怒气逆，胠胁或胀，火时上炎，治以苦寒辛散而不愈者，则用升发之药，加以厥阴报使而从治之。又如久风入中为飧泄，及不因外风之入，而清气在下为飧泄，则以轻扬之剂举而散之。凡此之类，皆达之之法也。虽然木郁固有吐之之理，今以吐字总该达字，则是凡木郁，皆当用吐矣，其可乎哉？东垣谓：食塞肺分，为金与土旺于上而克木，吐去其物，以伸木气，正高者因而越之之义，恐不

劳引木郁之说，以治之也。火郁发之，发者汗之也，升举之也。如腠理外闭，邪恶怫郁，则解表取汗以散之。又如龙火郁甚于内，非苦寒降沉之剂可治，则用升浮之药，佐以甘温，顺其性而从治之，使势穷则止，如东垣升阳散火汤是也。土郁夺之，夺者攻下也，劫而衰之也。如邪热入胃，用咸寒之剂以攻去之。又如中满腹胀，湿热内甚，其人壮气实者，则攻下之。其或势甚而不能顿除者，则劫夺其势而使之衰。又如湿热为痢，有非力轻之剂可治者，则或攻或夺，以致其平。凡此之类，皆夺之之法也。金郁泄之，泄者渗泄而利小便也，疏通其壅也。如肺金为肾水上源，金受火烁，其令不行，原郁而渗道闭矣，宜肃清金化，滋以利之。又如肺气膹满，胸凭仰息，非利肺气之剂，不足以疏通之。凡此之类，皆泄之之法也。王注解表二字，于理未当。水郁折之，折者御也，伐而挫之也，渐杀其势也。如肿胀之病，水气淫溢而渗道以塞，夫水之所不胜者土也，今土气衰弱，不能制之，故反受其侮，治当实其脾土，资其运化，俾可以制水而不敢犯，则渗道达而后愈。或病势既旺，非上法所能遏制，则用泄水之药以伐而挫之。或去菀陈莝，开鬼门，洁净府，三治备举，迭用以渐平之。王氏所谓抑之制其冲逆，正欲折挫其泛滥之势也。夫实土者守也，泄水者攻也，兼三治者，广络①而决胜也。虽俱为治水之法，然不审病者之虚、实、久、近、浅、深，杂焉而妄施治之，其不倾踣者寡矣。邪气久客，正气必损。今邪气虽去，苟不平调正气，使各安其位，复其常，犹未足以尽其妙，故又曰然调其气。苟调之而其气犹或过而未服，则当益其所不胜以制之。如木过者当益金，金能制木，则木斯服矣。所不胜者，所畏者也，故曰过者折之，以其畏也。夫制物者，物之

所欲也；制于物者，物之所不欲也。顺其欲则喜，逆其欲则恶。今逆之以所恶，故曰所谓泻之。王氏以咸泻肾，酸泻肝之类为说，未尽厥旨。王安道论五郁

三焦取火能腐物之义，火之性自下而上，三焦者，始于原气，由于中脘，散于膻中，皆相火之自下而上也。其曰上焦主纳而不出，下焦主出而不纳，其纳其出，皆系乎中焦之腐熟，焦之为义可见矣。

厥阴、太阳少气多血，太阴、少阴少血多气，阳明气血俱多，少阳气多血少，男子妇人均有此气血也。男子多用气，故常气不足；女子多用血，故常血不足。所以男子病多在气分，妇人病多在血分，世俗乃谓男子多气，女子多血，岂不谬哉！

邪气盛则实，精气夺则虚，二句为病治之大纲。其辞似显，其义甚微，最当详辨，而辨之有最难者何也？盖实言邪气实，宜泻也；虚言正气虚宜补也。凡邪正相搏而为病，则邪实正虚，皆可言也。故主泻者，则曰邪盛则实当泻也；主补者，则曰精夺则虚当补也。各执一句，茫无确见，借口文饰，孰得言非。是以至精之训，反酿莫大之害，不知理之所在，有必不可移易者，奈何医不能察耳。余请析此为四：曰孰缓、孰急、其有、其无也。所谓缓急者，察虚实之缓急也。无虚者，急在邪气去之不速，留则生变；多虚者，急在正气培之不早，临期无济也；微虚、微实者，亦治其实，可一扫而除也；甚虚、甚实者，所畏在虚，但固守根本，以先为已之不可，胜则邪无不退也；二虚一实者，兼其实开其一面也；二实一虚者，兼其虚防生不测也；总之实而误补，固必增邪，犹可解救，其祸小；虚而误攻，真气忽去，莫可

---

① 络：原作"略"，据文意改。

挽回，其祸大。此虚实之缓急，不可不察也。所谓有无者，察邪气之有无也。凡风、寒、暑、湿、火、燥，皆能增邪，邪之在表在里，在腑在脏，必有所居，求得其本则直取之，此所谓有，有则邪之实也。若无六气之邪，而病出三阴，则皆情欲以伤内，劳倦以伤外，非邪似邪，非实似实，此所谓无，无则病在元气也。不明虚实有无之义，必至以逆为从，以标为本，绝人长命，损德多矣，可不惧且慎哉？

损分五脏，而五脏所藏，则无非精与气耳。夫精为阴，人之水也，气为阳，人之火也。水火得其正，则为精为气；水火失其和，则为热为寒。此因偏损所以致有偏胜，故水中不可无火，无火则阴胜而寒病生；火中不可无水，无水则阳胜而热病起。但当详辨阴阳，则虚损之治无余义矣。如水亏者，阴虚也，只宜大补真阴，切不可再伐阳气；火虚者，阳虚也，只宜大补元阳，切不可再伤阴气。盖阳气不足而复伐其阴，阴亦损矣；阴已不足而再伤其阳，阳亦亡矣。夫治虚治实，本自不同。实者，阴阳因有余，但去所余则得其平；虚者，阴阳有不足，再去所有则两者俱败，其能生乎？故治虚之要，凡阴虚多热者，最嫌辛燥，恐助阳邪也，尤忌苦寒，恐伐生气也。惟喜纯甘壮水之剂，补阴以配阳，则刚为柔制，虚火自降，而阳归乎阴矣。阳虚多寒者，最嫌凉润，恐助阴邪也，尤忌辛散，恐伤阴气也。只宜甘温益火之品，补阳以配阴，则柔得其主，沉寒自敛，而阴从乎阳矣。是以气虚者宜补其上，精虚者宜补其下，阳虚者宜补而兼暖，阴虚者宜补而兼清，此固阴阳之治辨也。其有气因精而虚者，自当补精以化气，精因气而虚者，自当补气以生精。又如阳失阴而离者，非补阴何以收散亡之气？水失火而败者，非补火何以苏随

绝之阴？此又阴阳相济之妙用也。故善补阳者，必于阴中求阳，则阳得阴助而生化无穷；善补阴者，必于阳中求阴，则阴得阳升而泉源不竭。故以精气分阴阳，则阴阳不可离；以寒热分阴阳，则阴阳不可混。此又阴阳邪正之离合也。知阴阳邪正之治，则阴阳和而生道得矣。

《本神篇》曰：心怵惕思虑则伤神，伤神则恐惧自失。《邪气脏腑病形篇》曰：忧愁恐惧则伤心。《口问篇》曰：悲哀忧愁则心动，心动则五脏六腑皆摇。可见心为五脏六腑之大主，而总统魂魄，兼该志意。故忧动于心则肺应，思动于心则脾应，怒动于心则肝应，恐动于心则肾应，此所以五志惟心所使也。设能善养此心，而居处安静，无为惧惧，无为欣欣，婉然从物而不争，与时变化而无我，则志意和，精神定，悔怒不起，魂魄不散，五脏俱宁，邪亦安从奈我何哉？

人知阴虚惟一，而不知阴虚有二。如阴中之水虚，则病在精血；阴中之火虚，则病在神气。盖阳衰则气去，故神志为之昏乱，非火虚乎？阴亏则形坏，故肢体为之废弛，非水虚乎？今以神离形坏之证，乃不求水火之源，而犹以风治，鲜不危矣。试以天道言之，其象亦然。凡旱则多燥，燥则多风，是风木之化从乎燥，燥则阴虚之候也。故凡治类风者，专宜培补真阴以救根本，使阴气复则风燥自除矣。然外感者，非曰绝无虚证，气虚则虚也。内伤者，非曰必无实证，有滞则实也。治虚者，当察其在阴在阳而直补之；治实者，但察其因痰因气而暂开之。此于内伤外感及虚实攻补之间，最当察其有无微甚而酌其治也。甚至有元气素亏，猝然仆倒，上无痰下失禁，瞑目昏沉，此厥竭之证，尤与风邪无涉，使非大剂参附，或七年之艾，破格挽回，又安望其复真气于将绝之顷哉？

倘不能察其表里，又不能辨其虚实，但以风之为名，多用风药，不知风药皆燥，燥复伤阴，风药皆散，散复伤气，以内伤作外感，以不足为有余，是促人之死也。

五脏失治，皆为心痛，刺治分经，理甚明悉。至若舍针用药，尤宜察此详义。盖肾心痛者，多由阴邪上冲，故善瘛，如从后触其心；胃心痛者，多由停滞，故胸腹胀满；脾心痛者，多由寒逆中焦，故其病甚；肝心痛者，多由木火之郁，病在血分，故色苍苍如死状；肺心痛者，多由上焦不清，病在气分，故动作则病益甚。若知其在气则顺之，在血则行之；郁则开之，滞则逐之，火多实则或散或清之，寒多虚则或温或补之。必真心痛者，乃不可治。否则但得其本，则必随手而应，其易如探囊也。

天之六气，惟火有二，君者上也，相者下也。阳在上者，即君火也；阳在下者，即相火也。上者应离，阳在外也，故君火以明；下者应坎，阳在内也，故相火以位。火一也，而上下幽显，其象不同，此其所以有辨也。然以凡火观之，则其气质上下，亦自有君相明位之辨。盖明者光也，火之气也；位者形也，火之质也。如一寸之灯，光被满室，此气之为然也。盈炉之灰，有热无焰，此质之为然也。夫焰之与炭，皆火也，然焰明而质暗，焰虚而质实，焰动而质静，焰上而质下，以此证之，则其气之与质，固有上下之分，亦岂非君相之辨乎？是以君火居上，为日之明，以昭天道，故于人也，属心而神明出焉；相火居下，为原泉之温，以生养万物，故于人也，属肾而元阳蓄焉。所以六气之序，君火在前，相火在后，前者肇物之生，后者成物之实，而三百六十日中，前后二火所主者，只四、五、六、七月，共一百二十日，以成一岁化育之功，此君相二火之为用也。

六气之气，属阴者三，湿、燥、寒是也。属阳者二，风热而已。使火无君相之化，则阴胜于阳，而杀甚于生矣，此二火之所以必不可无也。若因惟火有二，便谓阳常有余，而专意抑之，则伐天之和，伐生之本，莫此为甚。此等大义，学者最当详察。

三阳所在，其脉无不应者，气之盈也。三阴所在，其脉有不应者，以阳气有不及，气之虚也。然三阴之列，又惟少阴独居乎中，此又阴中之阴也。所以少阴所在为不应，盖亦应天地之虚耳，岂君不主事之谓乎？

五行胜复之理，不期然而然。天地万物，固无往而非五行，而亢害承制，又安往而不然哉？故求之于人，则五脏更相平也，五志更相胜也，五气更相移也，五病更相变也。故火极则寒生，寒极则湿生，湿极则风生，风极则燥生，燥极则热生，皆其化也。第承制之在天地者，出乎气化之自然，而在人亦为有之，则在挽回运用之得失耳。使能知其微，得其道，则把握在我，何害之有？设承制之盛衰不明，似是之真假不辨，则败乱可立而待也。

故凡以太阳之人，而遇流衍之纪，以太阴之人，而逢赫曦之纪，强者有制，弱者遇扶，气得其平，何病之有？或以强阳遇火，则炎烈生矣；阴寒遇水，则冰霜及矣。天有天符，岁有岁会，人得无人和哉？

王荆公解痛利二字曰：治法云诸痛为实，痛随利减，世俗以利为下也。假令痛在表者，实也；痛在里者，实也；痛在气血者，亦实也。故在表者，汗之则愈；在里者，下之则愈；在血气者，散之行之则愈。岂可以利为下乎？宜作通字训则可，此说甚善，已得治实之法矣。然痛证亦有虚实，治法亦有补泻，其辨之之法，不可不详。凡痛而胀闭者多实，不胀不闭者多虚；痛而拒按者为实，可按者为虚；喜寒者多实，爱热者多虚；饱而甚者多实，饥而甚者多虚；脉实气粗者多实，脉虚气虚者多虚；新病壮年者多实，愈攻愈剧者多虚。痛在经者脉多弦大，痛在脏者脉多沉微。必兼脉证而察之，则虚实自有明辨。实者可利，虚者亦可利乎？不当利而利之，则为害不浅。故凡治表虚而痛者，阳不足也，非温经不可；里虚而痛者，阴不足也，非养营不可；上虚而痛者，心脾受伤也，非补中不可；下虚而痛者，脱泄亡阴也，非速救脾胃，温补命门不可。夫以温补而治痛者，古人非不多也，惟近代薛立斋、汪石山辈尤得之。奈何明似丹溪，而亦曰诸痛不可补气。局人意见，岂良法哉？

崆峒子云：脾土上应乎天，亦属湿化，所以水谷津液，不行即停聚而为痰饮也。夫人之病痰火者，十之八九。老人不宜速降其火，虚人不宜尽去其痰，攻之太甚则病转剧而致危殆，须以固元气为本。凡病推类而行之，亦思过半矣。昌按药以胜病，乃致脾胃不能胜药，犹不加察，元气一坏，变症多端。如脾虚而气短不能以续，变而似喘促，尚用降气定喘之药；如脾虚卫气不行，变而为浮肿，尚用耗气利水之药；如脾虚郁滞，变而作寒热，尚谓外感用发散之药。虚而益虚，直令气尽身亡，全不悔祸，复以此法施之，他人辗转戕生，可胜诛哉？

《小学》有虚实分治之法，谓疾病之生也，皆因外感内伤，生火生湿，湿热生痰四者而已。审其少壮新病，是湿则燥之，是火则泻之。湿而生热，则燥湿而兼清热；火而生痰，则泻火而兼豁痰，无余蕴矣。审其衰老久病，又当攻补兼施。如气虚而有湿热痰火，则以四君子汤补气，而兼燥湿清热，豁痰泻火。如血虚而有痰火湿热，则以四物汤补血，而兼泻火豁痰，清热燥湿。如此则攻补合宜，庶乎可也。故曰少壮新病，攻邪可审；老衰久病，补益为先。若夫阴虚火动，脾胃衰弱，真阴者水也，脾胃者土也，土虽喜燥，然太燥则草木枯槁；木虽喜润，然太润则草木湿烂。是以补肾滋脾之剂，务在燥湿得宜，随证加减焉耳。

《小学》有火湿分治之法。谓肥人气虚生寒，寒生湿，湿生痰；瘦人血虚生热，热生火，火生燥。故肥人多寒湿，瘦人多热燥也。

治病分初、中、末三法，初治之道，法当猛峻，缘病得之新暴，当以疾利猛峻之药急去之，不使病邪久居身中为害也。中治之道，法当宽猛相济，为病得之非新非久，当以缓疾得中，养正去邪，相济而兼治之。末治之道，法当宽缓广服平善无毒，用其安中养血气，俾邪自去。

治病有和、取、从、折、属五法。一治曰和，假令小热之气，当以凉药和之；二治曰取，为热势稍大，当以寒药取之；三治曰从，为热势既甚，当以温药从之，或寒因热用，或寒以温用，或以汗发之；四治曰折，谓病热极甚，当以逆制之，或以下夺之；五治曰属，为求其属以衰之，缘势深陷在骨髓，无法可出，针药所不能及，故求其属以衰之。

昌按求属之法，《内经》明谓诸寒之而热者，取之阴；热之而寒者，取之阳，所谓求其属也。又谓大寒而甚，热之不热，是无火也，当助其心；大热而甚，寒之不寒，是无水也，当助其肾。又谓取心者，不必齐以热；取肾者，不必齐以寒。但益心之阳，寒亦通行；强肾之阴，热之犹可。妙义精切若此。本文插入不通无著之语，火衰于戌，金衰于辰，盲瞽后人，今特正之。

治病有八要。八要不审，病不能去，非病不去，医无可去之术也。故须辨审八要，庶不有误。其一曰虚，五虚是也，脉细、皮寒、气少、泄泻前后、饮食不进，此为五虚；二曰实，五实是也，脉盛、皮热、腹胀、前后不通、闷瞀，此五实也；三曰冷，脏腑受其积冷是也；四曰热，脏腑受其积热是也；五曰邪，非脏腑正病也；六曰正，非外邪所中也；七曰内病不在外也；八曰外病不在内也。审此八要，参以脉候、病机，乃不至于有误。

学士商辂云：医者意也。如对敌之将，操舟之工，贵乎临机应变，方固难于尽用。然非方则古人之心弗传，茫如望洋、如捕风，必有率意而失之者矣，方果可以不用乎？虽然方固良矣，然必熟之《素问》以求其本，熟之《本草》以究其用，熟之诊视以察其证，熟之治疗以通其变，始于用方，而终至于无俟于方，夫然后医之道成矣，此论学医用方最为精切。

《柏斋三书》云：药之治病，各有所主。主治者君也，辅治者臣也，与君相反而相助者佐也，引经及引治病之药至于病所者使也。如治寒病用热药，则热药君也；凡温热之药，皆辅君者臣者；然或热药之过甚而有害也，须少用寒凉药以监制之，使热药不至为害，此则所谓佐也；至于五脏六腑及病之所在，各须有引导之药，使药与病相遇，此则所谓使也。余病推此。按：柏斋此论，乃用药之权，最为精切。旧谓一君二臣三佐四使为定法，此未可泥。《药性论》又以众药之和厚者定为君，其次为臣、为佐，有毒者多为使，此说殊谬。设若削坚破积，大黄、巴豆辈，岂得不为君耶？

晋时才人，欲刊正《周易》及诸药方，先与祖讷共论。讷曰：辨释经典，纵有异同，不足以伤风教。至于汤药，小小不达，便致寿夭所由。则后人受弊不少，何可轻以裁断？祖讷之言，可谓仁矣。今天下才士，励志医

药，正可入理深谭，乃效齐人惟知管晏，以《陶氏六书》窜入仲景成法，后人受弊，当更何如？

夫医者，非仁爱之士不可托也，非聪明达理不可任也，非廉洁淳良不可信也。是以古人用医，必选明良，其德能仁恕博爱，其智能宣畅曲解，能知天地神祇之次，能明性命吉凶之数，处虚实之分，定顺逆之节，原疾病之轻重，而量药剂之多少，贯微洞幽，不失细少，如此乃谓良医，岂区区俗学能之哉？《初学记》

医以活人为务，与吾儒道最切近。自唐书列之技艺，而吾儒不屑为之。世之习医者，不过诵一家之成说，守一定之方，以幸病之偶中，不复深为探索，上求圣贤之意，以明夫阴阳造化之会归，又不能博极群书，采择众议，以资论治之权变，甚者至于尽弃古方，附会臆见，辗转以相迷，而其为患不少矣，是岂圣贤慈惠生民之盛意哉？昌按：春秋时，左氏谭医理甚悉，汉儒已不习医，太史公作仓公等列传，鲜所发明，况其他乎？其后如华元化传，寖涉妖妄，医脉之断，实儒者先断之也，有唐列之方技，无足怪矣。《九灵山房文集》所论医者，当博极群书，求圣贤之意旨，明造化之会归，其属望顾不大欤？载叔明

医之为道，非精不能明其理，非博不能至其约。是故前人立教，必使之先读儒书，明《易理》《素》《难》《本草》《脉经》而不少略者何？盖非四书，无以通义理之精微，非《易》无以知阴阳之消长，非《素问》无以识病，非《本草》无以识药，非《脉经》无从诊候，而知寒热虚实之证。圣贤示人，略举其端而已，后学必须会群书之长，参所见而施治之，然后为可。《医学集成》

正五音者，必法师旷之律吕；成方圆者，

必法公输子之规矩。五音、方圆特末技耳，尚取精于其事者，况医为人之司命，不精则杀人。今之患者，不达此理，委命于时医，与自暴自弃，甘于沟渎何异？故病有六失，失于不审，失于不信，失于过时，失于不择医，失于不知病，失于不知药。又《史记》云：骄恣不论①于理，一不治；轻身重财，二不治；衣食不能适，三不治；阴阳并，脏气不定，四不治；形羸不能服药，五不治；信巫不信医，六不治。今时病家，此其通弊矣。本集

世间多有病人亲友故旧交游来问疾，其人曾不经事，未读方书，自骋了了，诈作明能，谈说异端。或言是虚。或道是实，或云是风，或云是气，纷纷谬说，种种不同，破坏病人心意，不知孰是，迁延未就。时不待人，欻然至祸，此段情态，今时尤甚，孙思邈

---

① 论：原作"伦"，据《史记》改。

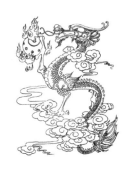

医门法律　卷二

中　寒　门

论一首　法十三条　律三条　比类法六十九条

　　风、寒、暑、湿、燥、火六气，分配手足各六经，百病之生，莫不由之。轩岐论列，要在于此。然原始上古经文，先师傀季贷所传。每思洪荒初辟，结绳纪事，书从何来？岂光音天化生世界，早有天医下降乎？抑抑求大自在天而得之乎？然则医药者，上天之载也，穷理尽性至命，首推医学矣。去古渐远，无阶可升，日取《内经》读之，其端绪或有或无，有者可求，无者将何求耶？君相二火及燥气，未曾深及，即寒之一气，赖先圣张仲景，推演伤寒、中寒为二论，不知中寒论，何以不入金匮之藏？至晋初即无可搜求，并其弟子卫沈《四逆三部厥经》亦亡，从未有老医宿学记载一语，晋人之浅于谈医，岂待问哉？设使晋代仙医许旌阳、葛稚川之流，仰溯丹台紫府，大自在天之藏，得其原论，亦未必为当世之所好矣。昌既尚论《伤寒论》，不揣凡驽，窃欲抑议仲景传世之文，以窥见不传之一斑。后及《内经》之风、热、暑、湿，并燥、火缺略，百病传讹。绵力任重，老而不休，志非不苦。但以从不见闻之说，定为率由坦道，按剑而诧不祥，在所不

免。然十百中，岂无二三知己，取其大关，略其小失乎？见为是者，因其是，畅发奥旨；见为非者，因其非，另竖伟议，总不肯安上世至今相沿之黮汶，而必欲耀之光明，有仲景表章《内经》于前，有诸君子表章《内经》《金匮》于后。昌于后辈中，如杂剧登场，漫引其端，要不谓非个中人物也。且昌数十载瘝瘝诚求，才脱凡身，必承提命，此番公案，尚有待于再来云。

阴　病　论

　　喻昌曰：太极动而生阳，静而生阴，阳动而不息，阴静而有常。二气交而人生，二气分而人死，二气偏而病起，二气乖而病笃。圣神忧之，设为医药，调其偏驳，使归和平，而民寿以永。观于《生气通天论》中，论人身阳气，如天之与日，失其所则折寿而不彰。是虽不言阴病，而阴病之机，宛然可识。但三皇之世如春，阳和司令，阴静不扰，所以《内经》凡言阴病，但启其端，弗竟其说。厥后国政乖讹，阳舒变为阴惨，天之阳气闭塞，地之阴气冒明。冒明者，以阴浊而冒蔽阳明也。百川沸腾，山冢崒崩，高岸为谷，深谷为陵，《诗》言之矣。民病因之，横夭宏多，究莫识其所以横夭之故。汉末张仲景著《伤寒论》十卷，治传经阳病；著《卒病论》六

卷，治暴卒阴病。生民不幸，《卒病论》当世即已失传，岂非其时贤士大夫莫能深维其义。《金匮玉函》置而弗收，其流布民间者，悉罹兵火之厄耶。仲景以后，英贤辈出，从未有阐扬其烈者，惟韩祗和于中寒一门，微有发明。诲人以用附子、干姜为急，亦可谓仲景之徒矣。然自有医药以来，只道其常，仲景兼言其变，咤而按剑，势所必至，越千百年，祗和草泽一家之言，已不似仲景登高之呼。况有丹溪、节斋诸缙绅先生，多主贵阴贱阳立说，曰阳道饶，阴道乏；曰阳常有余，阴常不足；曰阴气难成易亏故早衰，制为补阴等丸，畸重乎阴，畸非至理。第于此道，依样葫芦，未具只眼。然世医莫不奉以为宗。即使《卒病论》传之至今，亦与《伤寒论》同其悠悠汶汶也已。嗟乎！化日舒长，太平有象，乱离愁惨，杀运繁兴。救时者倘以贵阴贱阳为政教，必国非其国；治病者倘以贵阴贱阳为药石，必治乖其治矣，岂通论哉？昌尚论仲景《伤寒论》，于凡阴病见端，当以回阳为急者，一一表之，吾门已骎骎知所先矣。今欲并度金针，畅言底里。《易》云：通乎昼夜之道而知。夫昼为阳，群阴莫不潜伏；夜为阴，群阴得以现形，诸鬼为之夜食，一切山精水怪，扬氛吐焰，伎俩无穷，比鸡鸣则尽隐矣。盖鸡鸣夜虽未央，而时则为天之阳也。天之阳开，故长夜不至漫漫而将旦也。阴病之不可方物，此见一斑，而谁为燃犀之照也哉？佛说四百四病，地、水、火、风，各居百一，是则四百四病，皆为阴病矣。夫水、火、木、金、土，在天成象，在地成形，原不独畸于阴，然而五形皆附地而起，水附于地，而水中有火，火中有风。人所以假合成身，身所以相因致病，率禀四者，金性坚刚，不受和合，故四大惟金不与，证无生者，必修西方佛土，有由然也。世人但知地气静

而不扰，偶见地动，便骇为异，不知地气小动则为灾眚，大动则为劫厄。劫厄之来，天地万物，凡属有形，同归于坏。然地气有时大动，而世界得不速坏者，则以玄天真武，坐镇北方，摄伏龙蛇，不使起陆，以故地动而水不动，水不动而水中之火，火中之风，自不动也。仲景于阴盛亡阳之证，必用真武汤以救逆者，非以此乎？至于戊亥混茫，亦非天翻地覆，互相混也。天原不混于地，乃地气加天而混之耳。盖地、水、火、风四轮，同时轰转，雷炮冲射之威，千百亿道，震荡于五天之中，顷之搅毁太空，混为一区。而父母所生血肉之躯，其阴病之惨烈，又当何如？禅宗有白浪滔天，劫火洞然，大千俱坏等语，岂非四大解散之时，实有此象乎？究竟地气之加于天者，只加于欲界、色界等天，不能加于无色界天。所以上八景中，忉利天宫，万圣朝真，兜率内院，诸天听法，各各身除中阴，顶现圆光，由此直接非想非非想天。而入佛界法界，睹大千世界，若掌中一果矣，更何劫运可加之耶？劫运所加之天，至子而开，阴气下而高覆始露，至丑而阴气尽返于地，而太空始廓，两仪分奠厥位。日月星辰丽乎天，华岳河海附乎地，五天之气，散布于列曜，九地之气，会通乎山泽，以清以宁，曰大曰广，庶类以渐萌生。而天界隙中，所余暴悍浊阴，动辄绵亘千万丈，排空直坠，摧残所生，靡有孑遗。天开地辟以后，阴惨余殃，尚若此其可畏，必至寅而驳劣悉返冲和。天光下济，地德上承，名木嘉卉，累累垂实，光音天人，下食其果，不复升举，因得施生，乃至繁衍，而成天地人之三界也。此义关系人身性命，病机安危，最宏最巨，儒者且置为不论不议，医者更蔑闻矣。昌每见病者，阴邪横发，上干清道，必显畏寒腹痛、下利上呕、自汗淋漓、肉瞤筋惕等证，

即忙把住关门，行真武坐镇之法，不使龙雷升腾霄汉，一遵仲景已传之秘，其人获安。倘失此不治，顷之浊阴从胸而上入者，咽喉肿痹，舌胀睛突；浊阴从背而上入者，颈筋粗大，头项若冰，转盼浑身青紫而死，谓非地气加天之劫厄乎？惟是陡进附子、干姜，纯阳之药亟驱阴邪，下从阴窍而出，非与迅扫浊阴之气，还返地界同义乎？然必尽驱阳隙之阴，不使少留，乃得功收再造，非与一洗天界余氛，俾返冲和同义乎？会仲景意中之法，行之三十年，治经百人，凡遇药到，莫不生全，虽曰一时之权宜，即拟为经常之正法可也。医学缺此，诚为漏义，谨立鄙论，以开其端，后有作者，出其广大精微之蕴，是编或有可采云尔。

论辨中寒证要法五条

卒中寒者，阳微阴盛，最危最急之候。《经》曰：阴盛生内寒。因厥气上逆，寒气积于胸中而不泄，不泄则温气去，寒独留，留则血凝，血凝则脉不通，其脉盛大以涩，故中寒。《内经》之言若此，今欲会仲景表章《内经》之意，敷陈一二，敢辞饶舌乎？

《经》既言阴盛生内寒矣，又言故中寒者，岂非内寒先生，外寒后中之耶？《经》既言血凝脉不通矣，又言其脉盛大以涩者，岂非以外寒中，故脉盛大，血脉闭，故脉涩耶？此中伏有大疑，请先明之。一者，人身卫外之阳最固，太阳卫身之背，阳明卫身之前，少阳卫身之两侧。今不由三阳，而直中少阴，岂是从天而下？盖厥气上逆，积于胸中则胃寒，胃寒则口食寒物，鼻吸寒气，皆得入胃。肾者，胃之关也。外寒斩关直入少阴肾脏，故曰中寒也，此《内经》所隐而未言者也。一者，其脉盛大以涩，虽曰中寒，尚非卒病。

卒病中寒，其脉必微。盖《内经》统言伤寒中寒之脉，故曰盛大以涩。仲景以伤寒为热病，中寒为寒病，分别言之。伤寒之脉，大要以大、浮、数、动、滑为阳，沉、涩、弱、弦、微为阴。阳病而见阴脉且主死，况阴病卒急必无反见阳脉之理。若只盛大以涩。二阳一阴，亦何卒急之有哉？此亦《内经》所隐而难窥者也。

再推仲景以沉、涩、弱、弦、微为阴脉矣。其伤寒传入少阴经，则曰脉微细，今寒中少阴，又必但言脉微，不言细矣。盖微者，阳之微也；细者，阴之细也。寒邪传肾，其亡阳亡阴，尚未可定，至中寒，则但有亡阳，而无亡阴，故知其脉必不细也。若果见细脉，则其阴先已内亏，何由而反盛耶？

在伤寒证，惟少阴有微脉，他经则无。其太阳膀胱为少阴之腑，才见脉微恶寒，仲景早从少阴施治，而用附子、干姜矣。盖脉微恶寒，正阳微所至。《诗》云：彼月而微，此日而微，今此下民，亦孔之哀。在天象之阳，且不可微，然则人身之阳，顾可微哉？肾中既已阴盛阳微，寒自内生，复加外寒，斩关直中，或没其阳于内，灭顶罹殃，或其阳于外，隙驹避舍，其人顷刻云亡，故仲景以为卒病也。

人身血肉之躯，皆阴也。父母媾精时，一点真阳，先身而生，藏于两肾之中，而一身之元气，由之以生，故谓生气之原。而六淫之外邪，毫不敢犯，故谓守邪之神。暗室一灯，炯然达旦，耳目赖之以聪明、手足赖之以持行者矣。昔人傲雪凌寒，寻诗访友，犹曰一时之兴到，至如立功异域，啮雪虏庭，白首犹得生还，几曾内寒生而外寒中耶！故以后天培养先天，百年自可常享。苟为不然，阳微必至阴盛，阴盛愈益阳微。一旦外寒卒中，而以经常之法治之，百中能有一活耶？

卒病之旨，其在斯乎！

肾中真阳，得水以济之，留恋不脱，得土以堤之，蛰藏不露，除施泄而外，屹然不动。而手足之阳，为之役使，流走周身，固护腠理，而捍卫于外。而脾中之阳，法天之健，消化饮食，传布津液，而运行于内。而胸中之阳，法日之驭，离照当空，消阴除曀，而宣布于上。此三者丰亨有象，肾中真阳，安享太宁，故有八十而御女生子，余勇可贾者矣。即或施泄无度，阳痿不用，尚可迁延岁月。惟在外、在上、在中之阳，衰微不振，阴气乃始有权，或肤冷不温，渐至肌硬不柔，卫外之阳不用矣。或饮食不化，渐至呕泄痞胀，脾中之阳不用矣。或当膺阻碍，渐至窒塞不开，胸中之阳不用矣。乃取水土所封之阳，出而任事，头面得阳而戴赤，肌肤得阳而燔燥，脾胃得阳而除中，即不中寒，其能久乎？

论治中寒病用药八难

寒中少阴，行其严令，埋没微阳，肌肤冻裂，无汗而丧神守，急用附子、干姜，加葱白以散寒，加猪胆汁引入阴分。然恐药力不胜，熨葱灼艾，外内协攻，乃足破其坚凝。少缓须臾，必无及矣，此一难也。

若其人真阳素扰，腠理素疏，阴盛于内，必逼其阳亡于外，魄汗淋漓，脊项强硬。用附子、干姜、猪胆汁，即不可加葱及熨灼，恐助其散，令气随汗脱，而阳无由内返也。宜扑止其汗，陡进前药，随加固护腠理，不尔，恐其阳复越，此二难也。

用附子、干姜以胜阴复阳者，取飞骑突入重围，搴旗树帜，使既散之阳，望帜争趋，顷之复合耳。不知此义者，加增药味，和合成汤，反牵制其雄入之势，必至迁缓无功，

此三难也。

其次，前药中即须首加当归、肉桂，兼理其荣，以寒邪中入，先伤荣血故也。不尔，药偏于卫，弗及于荣，与病即不相当，邪不尽服，必非胜算，此四难也。

其次，前药中即须加入人参、甘草，调元转饷，收功帷幄。不尔，姜、附之猛，直将犯上无等矣，此五难也。

用前药二三剂后，觉其阳明在躬，运动颇轻，神情颇悦，更加黄芪、白术、五味、白芍，大队阴阳平补，不可歇手。盖重阴见睍，浪子初归，斯时摇摇靡定，怠缓不为善后，必堕前功，此六难也。

用群队之药，以培阴护阳，其人即素有热痰，阳出早已从阴而变寒。至此，无形之阴寒虽散，而有形之寒痰阻塞窍隧者，无由遽转为热，姜、附固可勿施，其牛黄、竹沥，一切寒凉，断不可用。若因其素有热痰、妄投寒剂，则阴复用事，阳即燥扰，必堕前功，此七难也。

前用平补后，已示销兵放马，偃武崇文之意，兹后总有顽痰，留积经络，但宜甘寒助气开通，不宜辛辣助热壅塞。盖辛辣始先，不得已而用其毒，阳既安堵，即宜休养其阴，何得喜功生事，徒令病去药存，转生他患，漫无宁宇，此八难也。

昌粗陈病概，明告八难，良工苦心，此道庶几可明可行矣。然卤莽拘执之辈，用法必无成功；愚昧鲜识之人，服药必生疑畏。谨合《阴病论》，证正明哲巨眼，恳祈互相阐发，俾卒病之旨，人人共明，坦然率由，讵非生民之厚幸乎！

论朱丹溪述中寒二条

丹溪曰：中寒者，仓卒受寒，其病即发

而暴。盖中寒之人，乘其腠理疏豁，一身受邪，难分经络，无热可散，温补自解，此胃之大虚，不急治，去生甚远。法当温散，理中汤，甚者加附子，其见解超出寻常矣。然又曰：有卒中天地之寒气，口伤生冷之物，有外感无内伤，用仲景法，若挟内伤，补中益气汤加发散之药，必先用参、芪，托住正气。可见丹溪宗尚东垣，犹在仲景宫墙之外，未知其中宗庙百官之富美也。

论戴元礼述中寒

戴元礼曰：中寒是身受肃杀之气，日食冰水瓜果冷物，病者必脉沉细，手足冷，息微身倦，虽身热亦不渴，倦言语，或遇热病，误服此药，轻者至重，重者至死。任脉数者，或饮水者，烦躁动摇者，皆是热病。寒热二证，若水火也，不可得而同治，误则杀人，学者慎之。按元礼，国朝名医中之翘楚也。其于中寒略窥大意，未识奥旨。且不曰以热病法治之则死，反曰热病用此药即死，殊失主客。然二老外更无有言及中寒者，昌又推其登坛建帜功矣。

律三条

凡治阴寒暴病，恣用清凉药者，百无一活，如此死者，医杀之也。

凡治暴寒病，胸中茫无真见，虽用辛热，或以渐投，或行监制，时不待人，倏然而逝，医之罪也。

凡医起一阴病者即可免一劫厄，天理、人事必至之符也。其不能起人卒病，而求幸免劫厄，自不可得，世有蔼蔼吉人，其择术当何如耶！

比类仲景《伤寒论》阳虚阴盛治法并死证三十一则

太阳经九法　太阴经一法　少阴经七法
少阴死证五法　厥阴经五法　厥阴死证四法

《卒病论》虽亡，《伤寒论》固存也。仲景于伤寒阳微阴盛恶寒之证，尚不俟其彰著，早用附子、干姜治之，并灸之矣，况于卒病乎？况于卒病彰著之极者乎？兹特重加剖绎，非但治卒病有据，即遇伤寒危证，毫发莫循耳。

仲景治伤寒传经热病，邪在太阳之初，便有用附子治阳虚九法：

其一，因误用发汗药，致汗漏不止者，用桂枝汤加附子为救法。其证恶风，小便难，四肢微急，难以屈伸。

风伤卫之证，原恶风，加以误汗，则腠理尽开，而恶风愈甚，小便难者，诸阳主气，阳亡于外，膀胱之气化，自不行也。四肢微急，难以屈伸者，四肢为诸阳之本，亡阳脱液，斯骨属不利也。阳虚之人，误发其汗，既可用此方以救其阳，未汗之先，宁不可用此方以解肌得汗乎？仲景于桂枝汤中加人参、加附子，不一而足，其旨微矣。

其一，因误汗致心悸、头眩、身瞤动、无可奈何者，用真武汤为救法。其证发汗不解，仍发热、心下悸、头眩、身瞤动、振振欲擗地。

汗虽出而热不退，则邪未尽，而正已大伤，况里虚为悸、上虚为眩、经虚为瞤身振振摇，无往而非亡阳之象，所以行真武把关坐镇之法也。

其一，为发汗不解，反恶寒者，用芍药甘草附子汤为救法。其证发汗不解，反恶寒者，虚故也。

未汗而恶寒，邪盛而表实；已汗而恶寒，邪退而表虚。阳虚则恶寒，宜用附子固矣。然既发汗不解，可知其热犹在也。热在而别无他证，自是阴虚之热，又当用芍药以收阴，此荣卫两虚之救法也。

其一，发汗若下之，病仍不解，烦躁者，用茯苓四逆汤为救法。

误汗则亡阳而表虚，误下则亡阴而里虚，阴阳俱虚，邪独不解，故生烦躁，用此汤以救之。前一证，荣卫两虚；此一证，表里两虚。制方之妙，又非表里一言可尽。盖烦为心烦，躁为肾躁，故用干姜、附子入肾以解躁，茯苓、人参入心以解烦也。

其一，误下而致脉促胸满，复微恶寒者，用桂枝汤去芍药加附子为救逆。

脉促虽表邪未尽，然胸但满而不结，则以误下而损其胸中之阳也。加以微恶寒，则并肾中之真阳亦损，而浊阴用事矣。故去芍药之阴，加附子以回阳也。

其一，下之后复发汗，脉沉微、身无大热者，用干姜附子汤为救法。其证昼日烦躁、不得眠，夜而安静、不呕不渴，无表证，脉沉微，身无大热。

此证前一条云，下之后，复发汗，必振寒，脉微细。所以然者，以内外俱虚故也。误汗亡阳，误下亡阴，故云内外俱虚。然不出方，以用附子回阳，人参益阴，已有成法，不必赘也。此复教人以精微之蕴，见亡阳一证，较亡阴倍多，然阳用事于昼者也。热烦躁扰不得眠见于昼者，若此阴用事于夜者也。安静不呕不渴见于夜者，若彼岂附子、人参阴阳两平之可施乎？必干姜、附子偏于辛热，乃足回其阳，以协于偏胜之阴也。

其一，风湿两邪搏聚一家，用甘草附子汤分解之法。其证骨节烦疼掣痛，不得屈伸，近之则痛剧，汗出短气，小便不利，恶风不欲去衣，或身微肿。

风则上先受之，湿则下先受之，逮至两相搏聚，注经络，流关节，渗骨体、躯壳之间，无处不到，则无处不痛也。于中短气一证，乃汗多亡阳，阳气大伤之征，故用甘草、附子、白术、桂枝为剂，以复阳而分解外内之邪也。又寒伤荣而无汗之证，用桂枝附子汤，即本方去术加姜、枣之制也。其寒伤荣，无汗而大便硬、小便自利者，知其邪不在表，则本方去桂枝，仍用术，借其益土燥湿之用也。三方原三法，今并为一，见治风湿相搏、不出以回阳为急务耳。

其一，心下痞，而恶寒汗出，用附子泻心汤复阳泻痞，兼而行之之法。

泻心汤有五：曰甘草、曰半夏、曰生姜、曰黄连、曰附子。以恶寒汗出阳虚之证，较阴痞更急，故用麻沸汤渍去痞之药，而浸入浓煎之附子汁，虽曰一举两得，其所重从可识矣。

其一，误用阳旦汤致逆，用四逆汤救逆一法。

阳旦汤者，桂枝汤加黄芩之制也。其人阳气素衰者，虽当夏月，阳外阴内，桂枝汤中可加附子，不可加黄芩，所以其人得汤便厥也。若重发汗，或烧针者，误上加误，非四逆汤不能回其阳矣。

阳明、少阳二经，绝无用附子法。惟太阳一经，独有不得不用之证。盖太阳膀胱为肾之腑，肾中阳虚阴盛，势必传出于腑，以故才见脉微恶寒、漏汗恶风、心悸头眩、肉瞤筋惕、躁扰等证，纵是传经热病，不得不用姜、附以消阴复阳也。而暴病不由传经，发热卒然而至，尚何等待，而不用附子、干姜乎？

太阴经一法：

伤寒传太阴经，有自利不渴一证，乃其人平素湿土之脏有寒也。故用四逆汤，为温土之法。

太阴湿土之脏有寒，不用理中，而用四逆者，此亦可见仲景之精义。盖水土同出一源，冬月水暖，则土亦暖；夏月水寒，则土亦寒。所以土寒即阴内阳外，非细故也，用四逆以温土，抑何神耶！

少阴经七法：

少阴病，得之一二日，口中和，其背恶寒者，用灸及附子汤，外内协攻之法。

口中和而不燥不渴，其无里证可知。况背为督脉，统督诸阳上行之地。他处不寒，独觉背间寒者，其为阳虚而阴邪上凑又可知。故外灸内温，两法并施，必求阴消阳复而后已也。不知者，谓伤寒才一二日，外证且轻，何反张皇若此。讵识仲景正以一二日，即显阳虚阴盛之证，早从暴病施治，所谓见微知著也。若待至三四日，势必极盛难返，不可救药矣。况于三四日以后，其非暴病明矣，又何用张皇也哉！

少阴病，得之二三日，麻黄附子甘草汤微发汗，以二三日无里证，故用微发汗之法。

得病才二三日，无吐利、躁烦、呕渴里证，其当从外解无疑。然少阴绝无发汗之法，汗之必至亡阳。惟此一证，其外发热无汗，其内不吐利、躁烦、呕渴，乃可温经散寒，取其微似之汗。此义甚微，在太阳经但有桂枝加附子之法，并无麻黄加附子之法。盖太阳病无脉微、恶寒之证，即不当用附子。及见脉微、恶寒、吐利、躁烦等证，亡阳已在顷刻，又不当用麻黄。即此推之，凡治暴病而用麻黄者，其杀人不转睫矣。

少阴病，身体痛，手足寒，骨节痛，脉沉者，有用附子汤一法。

一身骨节俱痛者，伤寒太阳经病也。若手足寒而脉沉，则肾中真阳之虚审矣。可见身体骨节之痛，皆阳虚所致，而与外感不相涉矣。故用附子汤以助阳而胜肾寒，斯骨属之痛尽除也。若以其痛为外感之痛，宁不杀人乎？

少阴下利，脉微者，有用白通汤一法。

利不止，厥逆无脉，干呕烦者，有白通加猪胆汁一法，服汤脉暴出者死，微续者生。

少阴下利，其人肾脏虚，寒邪盛也。脉微者，与白通汤，驱寒助阳，斯利止脉健矣。服之利不止，转至无脉，呕烦有加，此因以热药治寒，寒甚而格药不入，徒增其逆乱之势也。加猪胆汁为向导，斯药入而寒不为拒，阳可回，脉可出矣。然脉必微续乃生，暴出反死。甚哉，虚阳之易出难回也！

少阴下利，有水气，或咳或呕者，有用真武汤加减一法。

阴寒甚而水泛滥，由阳虚不能摄水，复不能生土以制水，以故腹痛、小便不利、四肢沉重疼痛，自下利，或小便亦利，或咳或呕。水性泛滥，则无所不之也。因其见证不一，故有加减法，余见《尚论篇》。

少阴下利，里寒外热，手足厥逆，脉微欲绝，有用白通、四逆汤加减一法。

面色赤者，加葱九茎；腹中痛者，去葱加芍药二两；呕者，加生姜二两；咽痛者，去芍药加桔梗一两；利止脉不出者，去桔梗加人参二两。

少阴死证五条：

少阴病，恶寒身蜷而利，手足逆冷者，不治。

阴盛无阳也。

少阴病，下利止而头眩，时时自冒者，死。

阳回利止则生，若利止更加眩冒，则止也，乃阴已先亡，故阳无依附，浮越于上，而神气散乱，时时自冒也。

少阴病，四逆恶寒而身踡，脉不至，不烦而躁者，死。

脉不至，阳已先绝；不烦而躁，孤阴顷刻自尽矣。

少阴病，六七日，息高者，死。

息高则真阳上越，其下无根，绵绵若存之地，神机化灭，故主死也。

少阴病，脉微沉细，但欲卧，汗出不烦，自欲吐，至五六日自利，复烦躁不得卧寐者，死。

伤寒忌见阴脉。故仲景谓：少阴病，脉沉者，急温之。今脉之微、沉、细具见，外证嗜卧，汗出不烦，阳不为用矣。自欲吐，阴邪上干矣。更加自利，则脏气必至尽绝矣。况始先不烦，今更烦躁，始先欲寐，今更不得卧寐，所存一线之阳，扰乱若此，可复收乎？

厥阴经五法：

病者手足逆冷，言我不结胸，少腹满，按之痛者，此冷结在膀胱关元一法。

阳邪当结于阳，不结胸则阳虚可知；阴邪当结于阴，冷结在膀胱关元则阴盛可知。

伤寒脉促，手足厥逆者，有灸之之法。

脉见喘促，阳气内陷，急遽不舒之状也。加之手足厥逆，阳微阴盛，必罹灭顶之凶，故当灸之，以通其阳也。

大汗出，热不去，内拘急，四肢疼，又下利厥逆而恶寒，用四逆汤一法。

大汗出而邪不除，阳则反虚矣。内拘急，四肢疼，下利、厥逆、恶寒，则阳之虚者，已造于亡，而阴之盛者，尚未有极，故用四逆汤以胜阴复阳也。

下利清谷、里寒外热、汗出而厥者，用通脉四逆汤一法。

下利里寒，加以外热，是有里复有表也。

然在阳虚之人，虽有表证，其汗仍出，其手足必厥，才用表药，立至亡阳，不用表药，终是外邪不服，故于四逆汤中，加葱为治，丝丝必贯，为万世法程。

呕而脉弱，小便复利，身有微热，见厥者难治，用四逆汤一法。

呕与微热，似有表也。脉弱则表邪必不盛，小便利则里邪必不盛。可见其呕为阴邪上干之呕，热多阳气外散之热。见厥则阳遭阴掩，其势骏危，非用四逆汤，莫可救药矣。难治二字，回互上条，多少叮咛，见呕而微热，与里寒外热，毫厘千里，用四逆汤即不可加葱，以速其阳之飞越，学者可不深研乎？

厥阴死证四条：

伤寒六七日，脉微、手足厥冷、烦躁，灸厥阴，厥不还者，死。

灸所以通阳也，厥不还，则阳不回可知矣。

伤寒发热、下利厥逆，躁不得卧者，死。

肾主躁，躁不得卧，肾中阳气越绝之象也。

发热而厥七日，下利者，为难治。

先热后厥，病邪已为加进，其厥复至七日之久，所望者阳回厥返耳。若更加下利，是其虚寒深痼，阳固无回驭之机，阴亦有立尽之势，故难治也。

伤寒六七日不利，便发热而利，其人汗出不止者，死。有阴无阳故也。

发热而利，里虚而外邪内入也，故曰有阴；汗出不止，表虚而内阳外出也，故曰无阳。

再按：少阴肾中，内藏真阳，其死证，舍真阳外亡，别无他故矣。乃厥阴之死证，亦因厥逆不返，下利不止，致肾脏真阳久出不反，乃成死候。然则肾脏之真阳，岂非生身立命之原乎？观此，而《卒病论》之旨，全现全彰矣。

比类《金匮》水寒五则

仲景《卒病论》既亡，昌于卒暴中寒证，归重少阴肾脏之真阳，惟真阳衰微不振，外寒始得卒然中之，著《阴病论》，畅发其义矣。透此一关，于以读仲景之书，无往非会心之妙。如《金匮·水气病证治》条下，泛而观之，以为论水而已，初不解其所指也。详而味之，乃知水虽有阴阳之分，要皆阴象，要皆少阴肾所专司。少阴之真阳蟠盛，屹然不露，则水皆内附，而与肾气同其收藏，无水患之可言也。必肾中真阳亏损，然后其水得以泛滥于周身，而心火受其湮郁，脾土受其漂没，其势骤成滔天莫返矣。故特发《金匮》奥义数则于下，以明治之一斑。

《金匮》五水之分：曰风水、曰皮水、曰正水、曰石水、曰黄汗。

其风水、皮水、黄汗，虽关于肾，属在阳分。至于正水、石水，则阴分之水，一切治阳水之法，所不得施之者矣。正水其脉沉迟，外证自喘。北方壬癸自病，故脉见沉迟。肾藏水，肺生水，子病累母，标本俱病，故外证自喘。《内经》曰：肾者，胃之关。关门不利，故聚水成病，上下溢于皮肤，胕肿腹大，上为喘呼不得卧。《金匮》正水之名，盖本诸此。石水其脉自沉，外证腹满不喘。此因肾气并于水而不动，故脉沉。水蓄膀胱之内胞，但少腹满硬，气不上干于肺，故不喘。《内经》曰：阴阳结斜，阴多阳少，名曰石水。又曰：肾肝并沉为石水。以肝肾两脏之气，皆得贯入胞中故也。而巢氏《病源》又谓：石水者，引两胁下胀痛，或上至胃脘则死。其说果何所据耶？盖石水既关肝、肾二脏，然则肾多即下结而难上，肝多则挟木势

上犯胃界，亦势有必至耳。叶永言少腹有瘕，即石水之证。偶因感发，痛楚叫喊，医不察，误以柴胡药，动其肝气，且微下之，呕血如污泥而死。巢氏所指，殆此类矣。门人问：治叶永言病施何法则愈？答曰：《经》言先痛而后病者，治其本。当先温其疝瘕，用附子、肉桂胜其寒，救其阳，止其痛，后治其感可也。医不知此，而用小柴胡汤，不应；见其大便不通用导法，不应；又微下之。讵知浊阴上逆，必用温药，阴窍乃通。设行寒下，则重阴冱寒。助其横发败浊之物，倾囊倒上，贯胃出口，所不免矣。仲景既有动气在下，不可汗下之戒。又谓趺阳脉当伏，今反紧，本自有寒疝瘕，腹中痛，医反下之，下之即胸满短气，早见及此。盖不温其疝瘕，反用寒下，虚其胸中之阳，则阳不布化，阴得上干，乃至胸满短气，败浊一齐上涌而死也。即是推之，凡有疝瘕腹痛之证，重受外寒，其当温经救阳，允为定法矣。本卷后采仲景治寒疝，用乌头煎方，可参阅。

《金匮》云：少阴脉紧而沉。紧则为痛，沉则为水，小便即难，脉得诸沉，当责有水，身体肿重，水病脉出者死。

此论少阴病水之脉出，见浮大则主死。然风水、皮水其脉皆浮，妊妇病水，其脉亦浮，不在此例也。夫少阴者，至阴也。于时主冬，沉脉见者，水象与经气皆所当然，故其脉反出，即是少阴经气不得藏而外绝，必主死矣。究竟所谓脉出主死者，非但以其浮也，惟沉之而无脉，然后浮之而主死耳。

《金匮》云：寸口脉沉而迟，沉则为水，迟则为寒，寒水相抟。趺阳脉伏，水谷不化，脾气衰则鹜溏，胃气衰则身肿。少阳脉卑，少阴脉细，男子则小便不利，妇人则经水不通。经为血，血不利则为水，名曰血分。

寸口脉沉为水。迟为寒，水与寒，皆非

外入之邪，乃由脾胃与冲脉，二海合病所致。盖胃海水谷之阳不布，则五阳虚竭，故生寒；冲脉血海之阴不生化，则群阴内结，故生水。水寒相搏于二海，故十二经脉所禀水寒之状，应见于寸口也。跌阳脾胃之脉，隐伏难于推寻，其人必水谷不化。脾气衰，则清浊不分于里而鹜溏；胃气衰，则阳气不行于表而身肿，两有必至者。冲脉为血之海，属右肾之脏，三焦是其腑，男子以之藏精，女子以之系胞，同一源也。然在女则阴，血海多主病；在男则阳，三焦多主病，其流各有不同焉。且冲脉无可诊也，男子诊其少阳脉卑，知为三焦气不化，而小便不利；妇人诊其少阴脉细，知为血海受病，而经水不通。是则男子之水，由于气不化；女子之水，由于血不通，诚一定之理矣。然而男子亦有病血者，女子亦有病气者，仲景方中气病多有兼血药者，血病多有兼气药者，盖必达权通变，然后可造精微之域耳。

《金匮》举治水寒次第之法，设为问答：问曰：病者苦水，面目、身体、四肢皆肿，小便不利。脉之不言水，反言胸中痛，气上冲咽，状如炙肉，当微咳喘，审如师言，其脉何类？师曰：寸口脉沉而紧，沉为水，紧为寒，沉紧相搏，结在关元。始时当微，年盛不觉，阳衰之后，荣卫相干，阳损阴盛，结寒微动，肾气上冲，咽喉塞噎，脚下急痛。医以为留饮而大下之，气击不去，其病不除，重复吐之。胃家虚烦，咽燥欲饮水，小便不利，水谷不化，面目手足浮肿，又与葶苈丸下水，当时如小瘥。食饮过度，肿复如前，胸胁苦痛，象若奔豚，其水扬溢，则浮咳喘逆。当先攻击冲气令止，乃治咳。咳止，其喘自瘥。先治新病，病当在后。

脉沉为水，脉紧为寒为痛，水寒属于肾。足少阴之脉自肾上贯肝膈，入肺中，循喉咙；

其支者，从肺出络心，注胸中。凡肾气上逆，必冲脉与之并行，随脉所过，与正气相冲击，遂成以上诸病。阳衰之后，结寒之邪发而上冲。医不治其冲气，妄吐下之，遂损其腐熟水谷、传化津液之胃，于是渴而饮水，小便不利，至积水四射，冲气乘虚愈击，尚可漫然治其水乎？故必先治冲气之本，冲气止，肾气平，则诸证自瘥。未瘥者，各随所宜，补阳泻阴，行水实胃，疏通关元之积寒久痹可也。立一法，而前后次第了然无忒，学者可不知所宗乎！

师曰：寸口脉迟而涩，迟则为寒，涩则为血不足；跌阳脉微而迟，微则为气、迟则为寒。寒气不足，则手足逆冷。手足逆冷，则荣卫不利。荣卫不利，则腹满胁鸣相逐，气转膀胱，荣卫俱劳。阳气不通，即身冷；阴气不通，即骨疼。阳前通则恶寒，阴前通即痹不仁。阴阳相得，其气乃行。大气一转，其气乃散。实则矢气，虚则遗尿，名曰气分。桂枝去芍药加麻辛附子汤。论见本方下

寸口以候荣卫，跌阳以候脾胃。脾胃虚寒，则手足不得禀水谷气，日以益衰，故逆冷也。逆冷之气，入积于中而不泻，则内之温气去，寒独留，故腹满也。脾之募在季肋章门，寒气入于募，正当少阳经脉之所过，少阳之腑三焦也。既不能行升发之气于上焦，必乃引其在腹，与入募之寒相逐，入于膀胱，留积不去，荣卫愈益不通，腹满胡由而散耶？有时阳虽前通，然孤阳独至，卫气终不充于腠理，故恶寒；阴虽前通，然孤阴独至，终不温分肉，故痹而不仁。必阴阳二气两相协和，荣卫通行无碍，而膻中之宗气始转。宗气一转，则离照当空，浊阴之气自从下焦二阴之窍而散。第其散分虚实两途，气实则从后阴嚏吹而生，气虚则从前阴淋滴而出。是则寒气之聚散，总关于温气之去存，故名之

曰气分也。此等竿头进步之言，读其书者，明饮上池而不知其味，岂非腥秽汩之耶？

比类《金匮》胃寒四则

反胃一证，《金匮》无专条，但于呕吐篇中，发奥义四段。其脉其证，皆主阳气衰微立说，但隐而不露。今特发明，汇入中寒门后，以见人身阳气所关之重，又见胸中阳气，与肾中真阳瘕等不同，而治寒病之机，了然心目矣。

问曰：病人脉数，数为热，当消谷引食①，而反吐者何也？师曰：以发其汗，令阳微膈气虚，脉乃数。数为客热不能消谷，胃中虚冷故也。脉弦者，虚也。胃气无余，朝食暮吐，变为胃反。寒在于上，医反下之，令脉反弦，故名曰虚。

此条仲景形容脉证之变态，最为妙法。凡脉阳盛则数，阴盛则迟。其人阳气既微，何得脉反数？脉既数，何得胃反冷？此不可不求其故也。盖脉之数，由于误用辛温发散而遗其客热；胃之冷，由于阳气不足而生其内寒。医不达权通变，见其脉数，反以寒剂泻其无过，致上下之阳俱损，其脉遂从阴而变为弦。上之阳不足，日中以前所食，亦不消化；下之阳不足，日暮以后，阳亦不入于阴，而糟粕不输于大小肠。从口入者，惟有从口出而已，故曰胃气无余，言胃中之阳气所存无几，所以反胃而朝食暮吐也。

寸口脉微而数，微则无气，无气则荣虚，荣虚则血不足，血不足则胸中冷。

此条专论脉理，虽不言证，隐纬上条反胃之证，不重举耳。人身之脉，阳法天而健，阴法地而翕，两相和合，不刚不柔，不疾不徐，冲和纯粹，何病之有哉？今微则阳不健运，数则阴不静翕，阴阳两乖其度，荣卫不

充而胸中冷，又不啻上条客热已也。夫荣卫之气，出入脏腑，流布经络，本生于谷，复消磨其谷，是荣卫非谷不充，谷非荣卫不化。胸中既冷，胃必不能出纳其谷，证成反胃，又何疑乎？

跌阳脉浮而涩，浮则为虚，涩则伤脾，脾伤则不磨食，朝食暮吐，暮食朝吐，宿谷不化，名曰胃反。脉紧而涩，其病难治。

脾气运动，则脉不涩；胃气坚固，则脉不浮。今脉浮是胃气虚，不能腐熟水谷；脉涩是脾血伤，不能消磨水谷，所以阳时食入，阴时反出，阴时食入，阳时反出。盖两虚不相参合，故莫由转输下入大小肠也。河间谓：跌阳脉紧，内燥盛而湿气衰，故为难治。可见浮脉病成必变紧脉也。况紧而见涩，其血已亡乎！上脘亡血，膈间干涩，食不得入；下脘亡血，必并大小肠皆枯，食不得下，故难治也。

呕而脉弱，小便复利，身有微热，见厥者难治，四逆汤主之。

呕则谷气不资于脉，故脉弱。弱则阳气虚，不能充于内外。下焦虚则小便冷、自利；上焦虚则浊气升上，逼迫其阳于外。外虽假热，内实真寒，证成厥逆，所出之阳，顷刻决离而不返矣，治之诚难也。惟四逆一汤，胜阴回阳，瘕有可用耳。

呕证而兼厥逆下利，乃阴寒之极，阳气衰微可知。反胃之呕，乃关格之呕，阴阳两病，殊不与下利厥逆相杂，不知《金匮》缘何重录《伤寒论》中厥阴证一条，入在反胃一门，岂其误以呕与反胃为同证耶？医学之不明，自昔已然，可慨也已。兹并辨明，以见胸中之阳与肾中之阳大不同也。胸中之阳，如天之有日，其关系荣卫纳谷之道，最为扼

---

① 食：原作"饮"，据《金匮要略方论》改。

要，前三条所云是也。盖胸中下连脾胃，其阳气虚者，阴血亦必虚，但宜用冲和之剂，以平调脏腑，安养荣卫，舍纯粹以精之药，不可用也。肾中之阳，如断鳌立极，其关系命根存亡之机，尤为宏巨，后一条所云是也。盖肾中内藏真阳，其阳外亡者，阴气必极盛，惟从事刚猛之剂，以摧锋陷阵胜阴复阳，非单刀直入之法，不可行也。如是而读此四章，庶几用法之权衡，因误编而愈益明矣。

中寒色脉六则

中寒之色必见青者，以青乃肝之色也。故仲景云：鼻头色青，腹中痛，苦冷者死。谓厥阴挟少阴肾水为寒，寒极则阳亡，阳亡则死耳。

唇口青，身冷，为入脏，即死。

五脏治内属阴，主藏精宅神，血气并，寒邪而入堵塞之，藏真之精气不行，神机化灭，升降出入之道皆绝，荣绝则唇口青。《灵枢》曰：足厥阴气绝，则唇青。肝藏血，气绝则荣绝可知。

脉脱入脏即死，入腑即愈。

脱者去也。经脉乃脏腑之隧道，为寒气所逼，故经气脱去其脉，而入于内之脏即死。入于内之腑即愈也。

经曰：血气并走于上，则为上厥，暴死。

上者，膻中三焦之腑也，又不尽指入脏言矣。又如邪客五络状若尸厥者，以通血脉为治。此但于头面、络脉所过，通其血脉则愈，又不尽指入府言矣。可见脉脱入脏入腑者，脉之征也；血气走痹于上者，证之征也。参互考订，然后其死其愈，可得详耳。

中寒脉散者死。

脉脱内入，脉散外出。内入犹有脏腑之分，外出则与阳俱亡而不返矣。

尺脉迟滞沉细，寒在下焦。

温经散寒，其人可愈。

比类《金匮》胸腹寒痛十七则

寒痛多见于身之前，以身之背为阳，身之前为阴也。而身之前又多见于腹，以胸为阴之阳，腹为阴之阴也。仲景论心胸之痛，属寒证者十之二三，论腰腹之痛，属寒证者十之七八，亦何焕然明矣。兹举《内经》《金匮》之奥，相与绎之。

《经》曰：真心痛者，寒邪伤其君也。手足青至节，甚则旦发夕死，夕发旦死。

心为神明之脏，重重包裹，百骸卫护，千邪万恶，莫之敢干。

必自撤其藩，神明不守，寒邪乃得伤犯，其用胜寒峻猛之剂，僭逼在所不免。昌尝思之，必大剂甘草、人参中，少加姜、附、豆蔻以温之，俾邪去而药亦不存，乃足贵耳。若无大力者监之，其敢以暴易暴乎？

《针经》云，足太阴之脉，其支者，复从胃别上注心中，是动则病舌根胀，食则呕，胃脘痛，腹胀善噫，心中急痛。

此以脾病四迸之邪，连及于心，其势分而瘥缓，不若真心痛之卒死矣。即太阴推之，足少阴、厥阴客邪皆可犯心，惟阳虚阴厥，斯舟中皆敌国矣。

厥心痛乃中寒发厥而心痛，寒逆心胞，去真心痛一间耳。手足逆而通身冷汗出，便尿清利，不渴，气微力弱，亦主旦发夕死，急以术附汤温之。

诸经心痛，心与背相引，心痛彻背，背痛彻心，宜亟温其经。诸腑心痛，难以俯仰，小腹上冲，卒不知人，呕吐泄泻，其势甚锐，宜亟温其腑。至脏邪乘心，而痛不可救药者多，宜亟温其心胞，并注邪别脉，经络脏腑，浅深历然，乃可图功。

心痛者，脉必伏。以心主脉，不胜其痛，脉自伏也。不可因其脉伏神乱，骇为心虚，而用地黄、白术补之。盖邪得温药则散，加泥药即不散，不可不慎之也。温散之后，可阴阳平补之。

《金匮》论胸痹心痛之脉，当取太过不及，阳微阴弦，以太过之阴乘不及之阳，即胸痹心痛。然总因阳虚，故阴得乘之。阳本亲上，阳虚知邪中上焦。设阴脉不弦，则阳虽虚而阴不上干，惟阴脉弦，故邪气厥逆而上，此与浊气在上则生膜胀，同一病源也。胸痹有微甚不同，微者但通其上焦不足之阳，甚者必驱其下焦厥逆之阴。通胸中之阳，以薤白、白酒，或瓜蒌、半夏、桂枝、枳实、厚朴、干姜、白术、人参、甘草、茯苓、杏仁、橘皮，择用对病三四味，即成一方。不但苦寒不入，即清凉尽屏。盖以阳通阳，阴分之药所以不得预也。甚者则用附子、乌头、蜀椒，大辛热以驱下焦之阴，而复上焦之阳。发明三方于下，临病之工，宜取则焉。

《金匮》又错出一证云：病人胸中似喘不喘，似呕不呕，似哕不哕，愦愦然无奈者，生姜半夏汤主之。

此即胸痹一门之证，故用方亦与胸痹无别，必编者之差误，今并论于此。盖阳受气于胸，阴乘阳位，阻其阳气布息呼吸往来之道，若喘、若呕、若哕，实又不然，但觉愦乱无可奈何，故用半夏、生姜之辛温，以燥饮散寒，患斯愈也。缘阴气上逆，必与胸中之饮，结为一家，两解其邪，则阳得以布，气得以调，而胸际始旷也。其用橘皮、生姜，及加竹茹、人参，皆此例也。

发明《金匮》心痛彻背，背痛彻心，用乌头赤石脂丸。

心痛彻背，背痛彻心，乃阴寒之气，厥逆而上干者，横格于胸背经脉之间，牵连痛楚，乱其气血，紊其疆界，此而用气分诸药，则转益其痛，势必危殆。仲景用蜀椒、乌头，一派辛辣以温散其阴邪。然恐胸背既乱之气难安，而即于温药队中，取用干姜之泥、赤石脂之涩，以填塞厥气所横冲之新隧，俾胸之气自行于胸、背之气自行于背，各不相犯，其患乃除，此炼石补天之精义也。今人知有温气、补气、行气、散气诸法矣，亦知有堵塞邪气攻冲之窦，令胸背阴阳二气，并行不悖者哉？

发明《金匮》胸痹缓急，用薏苡仁附子散。

胸中与太空相似，天日照临之所，而膻中之宗气，又赖以苞举一身之气者也。今胸中之阳痹而不舒，其经脉所过，非缓即急，失其常度，总因阳气不运，故致然也。用薏苡仁以舒其经脉，用附子以复其胸中之阳，则宗气大转，阴浊不留胸际，旷若太空，所谓化日舒长，曾何缓急之有哉？

发明《金匮》九痛丸。

仲景于胸痹证后，附九痛丸，治九种心痛，以其久著之邪不同暴病，故药则加峻，而汤改为丸，取缓攻，不取急荡也。九种心痛，乃久客之剧证，即肾水乘心，脚气攻心之别名也。痛久血瘀，阴邪团结，温散药中加生狼牙、巴豆、吴茱萸，驱之使从阴窍而出。以其邪据胸中，结成坚垒，非捣其巢，邪终不去耳。合三方以观仲景用意之微，而肾中之真阳，有之则生，无之则死，其所重不可识耶？

《金匮》云：趺阳脉微弦，法当腹满，不满者必便难，两胠疼痛，此虚寒从下上也，当以温药服之。

趺阳脾胃之脉，而见微弦，为厥阴肝木所侵侮，其阴气横聚于腹，法当腹满有加，设其不满,阴邪必转攻而上,决无轻散之理。盖阴邪既聚,不温必不散,阴邪不散,其阴窍必不通。故知其便必难,势必逆攻两胠,而致疼痛,较腹满更进一步也。虚寒之气从下而上,由腹而胠,才见一斑,亟以温药服之,俾阴气仍从阴窍走散,而不至上攻则善矣。

仲景所谓此虚寒自下上也,当以温药服之。苞举阴病证治,了无剩义。盖虚寒从下上,正地气加天之始,用温则上者下,聚者散,直捷痛快,一言而终。故《卒病论》虽亡,其可意会者,未尝不宛在也。

《金匮》云:病者腹满,按之不痛为虚。腹满时减,复如故,此为寒,当与温药。中寒,其人下利,以里虚也。

里虚下利,即当温补脏气,防其竭绝。

病者痿黄,躁而不渴,胸中寒实,而利不止者死。

痿黄乃中州土败之象;躁而不渴,乃阴盛阳微之象;胸中寒实,乃坚冰凝冱之象。加以下利不止,此时即极力温之,无能济矣。盖坚在胸,而瘕①在腹,坚处拒药不纳五,势必转趋其瑕,而奔迫无度,徒促其脏气之绝耳。孰谓虚寒下利,可不乘其胸中,阳气未漓,阴寒未实,早为温之也乎?

发明《金匮》腹中寒气,雷鸣切痛,胸胁逆满,呕吐,用附子粳米汤。

腹中阴寒奔迫,上攻胸胁,以及于胃,而增呕逆,顷之胃气空虚,邪无所隔,彻入阳位则殆矣。是其除患之机,所重全在胃气,乘其邪初犯胃,尚自能食,而用附子粳米之法温饱其胃,胃气温饱,则土厚而邪难上越,胸胁逆满之浊阴,得温无敢留恋,必还从下窍而出,旷然无余,此持危扶颠之手眼也。

发明《金匮》腹痛脉弦而紧。弦则卫气不行,即恶寒,紧则不欲食,邪正相搏,即

为寒疝。寒疝绕腹痛,若发则自汗出,手足厥冷,其脉沉弦者,用大乌头煎。

由《内经》心疝之名推之,凡腹中结痛之处,皆可言疝,不独睪丸间为疝矣。然寒疝绕腹痛,其脉阳弦阴紧。阳弦故卫气不行而恶寒,阴紧故胃中寒盛不杀谷。邪即胃中之阴邪,正即胃中之阳气也。论胃中水谷之精气,与水谷之悍气,皆正气也。今寒入荣中,与卫相搏,则荣即为邪,卫即为正矣。绕脐腹痛,自汗出,手足厥冷,阳微阴盛,其候危矣。故用乌头之温,合蜜之甘,入胃以建其中而缓其热,俾卫中阳旺,荣中之邪自不能留,亦不使虚寒自下上之微旨也。

比类《金匮》虚寒下利六则

《内经》曰:下利发热者死。此论其常也。仲景曰:下利手足不逆冷,反发热者不死。此论其暴也。盖暴病有阳则生,无阳则死。故虚寒下利,手足不逆冷反发热者,或其人脏中真阳未漓,或得温补药后,其阳随返,皆是美征。此但可收拾其阳,协和其阴,若虑其发热,反如常法,行清解之药,鲜有不杀人者矣。

仲景曰:下利手足厥冷,无脉者,灸之不温,若脉不还,反微喘者死。

手之三阳起于手,足之三阳起于足,故手足为诸阳之本,而脉又为气血之先。平人气动其息,血充其形,出阳入阴,互为其根。若阴寒极盛,则阳气不布于经脉,五液不行,聚而下利,其脉则无,其手足则冷,去生远矣。此时药不能及,姑灸之以艾,试其人阳气之存否?若微阳未绝,得艾气之接引,重布经脉,手足转温,随用温经回阳药以继之。

---

① 瘕:原作"瑕",据文意改为"瘕"。

若无根之阳，反从艾火逆奔为喘，则阳从上脱不复返矣。吁嗟！万物触阳舒之暖而生，触阴惨之寒而杀。世人戕贼其阳，犹或诿为不知，医操活人之术，乃戕贼夫人之阳，以促人之亡者，岂亦诿之不知耶？

仲景又曰：下利有微热而渴，脉弱者，今自愈。

上条昌会仲景意云：灸后手足转温，随用温经回阳药以继之。今观此条不药自愈之证，其奥妙愈推愈广。盖重纬下利，脉沉弦者，下重；脉大者，为未止；脉微弱数者，为欲自止。虽发热不死之文，而致其精耳。彼脉微弱而数，利欲自止，但得不死耳，病未除也。此独言脉弱，乃阴退阳复，在表作微热，在里作微渴，表里之间，微有不和，不治自愈，治之必反不愈矣。仲景凡吃紧叮咛处，俱金针未度，今僭明之。盖外感证，在表则发热，在里则作渴，不但微热不可尽去，即作渴亦有不同。如少阴病五六日，自利而渴，其小便白者，则不为里热，而为肾虚引水自救。设以里热之渴治之，宁不杀人乎？昌故会仲景意云：不治自愈，治之必反不愈，谓夫虑周千变之医，世难轻觏耳。

仲景又云：下利脉数而渴者，今自愈，设不瘥，必圊脓血，以有热故也。

此一条病机，不但治伤寒病为扼要，即治阴病，最宜消息。盖下利而本之阳虚阴盛，得至脉数而渴，是始焉阴盛，今则阳复矣，故自愈也。设不愈，则不但阳复，必其阳转胜夫阴而圊脓血也。五运六气，有胜必有复，《内经》谓无赞其复，是谓至治。可见复则必有过甚之害。夫既复矣，而更赞之，欲何求耶？治阴病者，其阳已复，而重赞之，宁不亢而有悔哉？

仲景又云：下利脉沉而迟，其人面少赤，身有微热，下利清谷者，必郁冒汗出而解，病人必微热，所以然者，其面戴阳，下虚故也。

太阳阳明并病，面色缘缘正赤者，为阳气怫郁在表，宜解其表。此之下利、脉沉迟，而面见小赤，身见微热，乃阴寒格阳于外，则身微热；格阳于上，则面小赤。仲景以为下虚者，谓下无其阳，而反在外在上，故云虚也。虚阳至于外越、上出、危候已彰。或其人阳尚有根，或服温药以胜阴助阳，阳得复返而与阴争，差可恃以无恐。盖阳返虽阴不能格，然阴尚盛，亦未肯降，必郁冒少顷，然后阳胜而阴出为汗，阴出为汗，邪从外解，自不下利矣。郁冒汗出，俨有龙战于野，其血玄黄之象，阳入阴出，从危转安，其机之可畏尚若此，谁谓阴邪可听其盛耶？

仲景又云：下利后脉绝，手足厥冷，晬时脉还，手足温者生，脉不还者死。

脉绝不惟无其阳，亦无其阴，阳气破散，岂得阴气不消亡乎？晬时脉还，乃脉之伏者复出耳，脉岂有一息之不续耶？仲景用灸法，正所以通阳气，而观其脉之绝与伏耳，故其方即名通脉四逆汤。服后利止而脉仍不出，是药已大应，其非脉绝可知。又加人参以补其亡血，斯脉自出矣。成法具在，宜究心焉。

中寒门诸方 ^{附论}

附姜白通汤 治暴卒中寒，厥逆呕吐，泻利色清气冷，肌肤凛栗无汗，盛阴没阳之证。

附子炮，去皮脐 干姜炮，各五钱 葱白五茎，取汁 猪胆大者半枚

上用水二大盏，煎附、姜二味至一盏，入葱汁并猪胆汁，和匀温服。再用葱一大握，以带轻束，切去两头，留白二寸许，以一面熨热，安脐上，用熨斗盛炭火，熨葱白上面，

取其热气从脐入腹，甚者连熨二三饼，又甚者再用艾炷灸关元、气海，各二三十壮，内外协攻，务在一时之内，令得阴散阳回，身温不冷，次用第三方。

附姜汤　治卒暴中寒，其人腠理素虚，自汗淋漓，身冷手足厥逆，或外显假热躁烦。乃阴盛于内，逼其阳亡于外，即前方不用葱白也。

附子炮，去皮脐　干姜炮，各五钱

上用水二大盏，煎至一盏，略加猪胆汁一蛤蜊壳，侵和，温冷服，不用葱熨及艾灼。

附姜归桂汤　治暴病用附姜汤后，第二服随用此方继之，因附姜专主回阳，而其所中寒邪，先伤荣血，故加归、桂，驱荣分之寒，才得药病相当也。

附子炮，去皮脐　干姜炮　当归　肉桂各二钱五分

上用水二大盏，煎至一盏，入蜜一蛤蜊壳，温服。

附姜归桂参甘汤　治阳气将回，阴寒少杀，略有端绪，第三服即用此方。

附子炮，去皮脐　干姜炮　当归　肉桂各一钱五分　人参　甘草炙，各二钱

上用水二大盏，煨姜三片，大枣二枚，自汗不用煨姜。煎至一盏，入蜜三蛤蜊壳，温服。

辛温平补汤　治暴中寒证，服前三方后，其阳已回，身温色活，手足不冷，吐利渐除，第四方即用此。平调脏腑荣卫，俾不致有药偏之害。

附子炮，去皮脐　干姜炮，各五分　当归一钱　肉桂五分　人参　甘草炙　黄芪蜜炙　白术土炒　白芍酒炒，各一钱　五味子十二粒

上用水二大盏，煨姜三片，大枣二枚擘，煎至一盏，加蜜五蛤蜊壳，温服。

甘寒补气汤　治中寒服药后，诸证尽除，但经络间微有窒塞，辛温药服之不能通快者，

第五方用甘平助气药，缓缓调之。

人参一钱　麦冬一钱　黄芪蜜炙，一钱二分　白芍一钱，酒炒　甘草炙，七分　生地黄二钱　牡丹皮八分　淡竹叶鲜者取汁少许，更妙，干者用七分

上用水二大盏，煎至一盏，加梨汁少许热服，无梨汁，用竹沥可代。

六方次第，昌所自订者也。然仲景卒病方论无传，难以征信。再取《伤寒论》并《金匮》治虚寒诸方，发明为例，见治热病、杂病之虚寒者，用药且若此。而治暴病之说，可深信不疑矣。更取诸家方治，评定得失，大意以昭法戒。《伤寒》十四方，《金匮》十二方，评定通用成方十则，共得四十二方。

桂枝汤加附子方　治伤寒发汗过多，汗漏不止，恶风小便难，四肢微急，亡阳之证。方论俱见本集前。

桂枝三钱　芍药三钱，酒炒　甘草二钱，炙　附子炮，去皮脐，三钱　煨姜二钱　大枣二钱，擘

上用水二大盏，煎至一盏，温服。

按：漏汗亡阳之证，煨姜辛散，酌用一钱可也。

真武汤　治太阳误汗不解，悸眩瞤振，亡阳之证。又治少阴腹痛下利，有水气之证。

茯苓三两　芍药三两　生姜三两　白术二两　附子一枚，炮，去皮脐，破八片

上五味，以水八升，煮取三升，去滓，温服七合，日三服。

若咳者，加五味子半升，细辛、干姜各一两。细辛、干姜之辛，以散水寒；五味之酸，以收肺气而止咳。

若小便利者，去茯苓。茯苓淡渗而利窍，小便既利，即防阴津暗竭，不当更渗。

若下利者，去芍药加干姜二两。芍药收阴而停液，非下利之所宜；干姜散寒而燠土，土燠则水有制。

若呕者，去附子加生姜足成半斤。呕加生姜宜矣。乃水寒上逆为呕，正当用附子者。何以反去之耶？盖真武汤除附子外，更无热药，乃为肺胃素有积热留饮，惯呕而去之，又法外之法耳。观后通脉四逆汤，呕者，但加生姜，不去附子，岂不甚明。所以暴病之呕，即用真武，尚不相当也。

芍药甘草附子汤　治伤寒发汗不解，反恶寒，阳虚之证。

芍药三两　甘草二两，炙　附子一枚，炮去皮脐，破八片

上三味，以水五升，煮取一升五合，温服半升。

茯苓四逆汤　治伤寒汗下屡误，阴阳两伤，烦躁之证。

茯苓六两　人参一两　甘草二两，炙　干姜一两　附子一枚，生用，去皮，破八片

上五味，以水五升，煮取三升，去滓，温服七合，日三服。

桂枝去芍药加附子汤　治伤寒下之后，脉促胸满，微恶寒，阳虚之证。又治风湿相搏之证。去芍药加白术，亦治风湿相搏。

桂枝三两，去皮　甘草二两，炙　附子一枚，炮　生姜三两，切　大枣十二枚，擘

上五味㕮咀，以水七升，微火煮取三升，去滓，适寒温服一升。

干姜附子汤　治伤寒下之后，复发汗，昼烦躁，夜安静，脉沉微，阳虚之证。

干姜一两　附子一枚，去皮，生用

上二味，以水三升，煮取一升，去滓，顿服。

甘草附子汤　治风湿相搏，烦疼掣痛，短气，恶风，阳虚之证。

甘草二两，炙　附子二枚，炮，去皮　白术二两　桂枝四两，去皮

上四味，以水六升，煮取三升，去滓，温服一升，日三服。初服得微汗则解，能食汗止。复烦者，服五合，恐一升多者，宜服

六七合为妙。

附子泻心汤　治伤寒心下痞，恶寒汗出，热邪既盛，真阳复虚之证。《金匮》有大黄附子汤，亦同此意，见二十九方。

大黄二两　黄连　黄芩各一两　附子一枚，炮，别煮取汁

上四味切，三味以麻沸汤渍之，须臾绞去滓，纳附子汁，分温再服。

四逆汤　治三阴经证，四肢厥冷，虚寒下利，急温其脏之总方。

甘草二两，炙　干姜三两，强人可四两　附子大者一枚，生，去皮

上三味，以水三升，煮取一升二合，分温再服。

通脉四逆加减汤　治厥阴下利清谷，里寒外热，厥逆恶寒，脉微欲绝之证，即用前四逆汤方，面色赤者，加葱九茎。面色赤，阳格于上也，加葱通阳气也，故名通脉。

腹中痛者，去葱加芍药二两。腹中痛，真阴不足也。去葱，恶其顺阳也；加芍药，收阴也。

呕者，加生姜二两。

咽痛者，去芍药加桔梗一两。咽痛，阴气上结也。去芍药，恶其敛气聚阴也；加桔梗，利咽也。

利止，脉不出者，去桔梗加人参二两。利止，邪欲罢也。脉仍不出，阳气未复也。脉者，气血之先，阳气未复，亦兼阴血不充，故加人参补其气血也。去桔梗者，恶其上载，而不四通也。

白通汤　治少阴病，但见下利，脏寒阴盛，用此以通其阳，胜其阴。

葱白四茎　干姜一两　附子一枚，生用，去皮

上三味，以水三升，煮取一升，去滓，分温再服。

白通加猪胆汁汤　治少阴下利脉微，与上白通汤服之，利不止，厥逆无脉，干呕烦者，用此加猪胆汁汤为向导，服汤脉暴出者

死，微续者生。

葱白四茎　干姜一两　附子一枚，生，去皮，破八片　人尿五合　猪胆汁一合

以上三味，以水三升，煮取一升，去滓，纳胆汁、人尿，和令相得，分温再服。若无胆汁，用人尿亦可。

附子汤　治少阴病一二日，口中和，背恶寒，阳虚之证，灸后用此方。又治少阴身体痛，手足寒，脉沉阳虚之证。

附子二枚，去皮，破八片　茯苓二两　人参二两　白术四两　芍药三两

上五味，以水八升，煮取三升，去滓，温服一升，日三服。

麻黄附子甘草汤　治伤寒少阴经，二三日无里证，用此方温经，微发其汗。《金匮》用治少阴水病，少气脉沉，虚胀者，发其汗即已。又少阴无里证而有表证，反发热者，去甘草加细辛，名麻黄附子细辛汤，二方皆少阴表法也。

以上十四方，引证仲景伤寒证治。

白术附子汤　《金匮》治风湿相搏，身体烦疼，不能转侧，脉浮虚而涩者，用桂枝附子汤，若大便坚，小便自利者用此方。

白术二两　附子一枚半，炮，去皮　甘草一两，炙　生姜一两半，切　大枣六枚，擘

上五味，以水三升，煮取一升，去滓，分温三服。一服觉身痹，半日许再服，三服都尽，其人如冒状勿怪，即是术附并走皮中，逐水气未得除故耳。

又《近效方》术附汤，治风虚头重眩，苦极不知食味，用此方暖肌补中，益精气。

桂枝去芍药加麻辛附子汤　治气分心下坚大如盘，边如旋杯，水饮所作。

桂枝三两　生姜三两　甘草二两，炙　大枣十一枚　麻黄二两　细辛二两　附子一枚，炮

上七味，以水七升，煮麻黄去上沫，纳诸药煮取二升，分温三服，当汗出如虫行皮中即愈。

《金匮》论水气病，寸口脉迟而涩，至名曰气分一段，奥义前明之矣。今观此证，气分之水，结聚心下，坚大如盘，内水与外风相挟，漫无解散之期，荣卫之气，且无由通行相得，膻中之大气，更无由豁然而转，其气只从边旁边走动，如旋杯之状，苦且危矣。此方桂枝汤去芍药之酸收，而合麻黄附子细辛汤之温散，明是欲使少阴之水寒，及所挟之外风，一汗而内外双解无余，故云当汗出如虫行皮中则愈。其非少阴水寒，及不挟外风之证，自是胃中蓄积水饮至多，上结心下，但用枳实白术二味，治其水饮，腹中软，即当散矣。《金匮》虽未明言，究竟气分之水，不越此阴阳二治，故不厌其复，重绎于此方之下。

崔氏八味丸　治脚气上入，少腹不仁。又治虚劳腰痛，少腹拘急，小便不利。又治短气有微饮，引从小便出。

干地黄八两　山茱萸　薯蓣各四两　泽泻　茯苓　牡丹皮各三两　桂枝　附子各一两，炮

上八味末之，炼蜜和丸，梧子大，酒下十五丸，日再服。

《金匮》用崔氏八味丸成方，治脚气上入少腹不仁者。脚气即阴气，少腹不仁，即攻心之渐，故用之以驱逐阴邪也。其虚劳腰痛，少腹拘急，小便不利，则因过劳其肾阴，气逆于少腹，阻遏膀胱之气化，小便自不能通利，故用之以收摄肾气也。其短气有微饮者，饮亦阴类，阻其胸中空旷之阳，自致短气，故用之引饮下出，以安胸中也。乃消渴病饮水一斗，小便亦一斗，而亦用之者何耶？此不但肾气不能摄水，反从小便恣出，源泉有立竭之势，故急用之，以逆折其水，不使顺趋也。夫肾水下趋之消，肾气不上腾之渴，

舍此曷从治哉。后人谓八味丸为治消渴之圣药，得其旨矣。然今世以为壮水益火，两肾平补之套药，曾不问其人小便之利与不利，口之渴与不渴，一概施之，总于《金匮》之义，有未悉耳。

瓜蒌瞿麦丸　治小便不利，有水气，其人渴。

瓜蒌根二两　茯苓三两　薯蓣三两　附子一枚，炮　瞿麦一两

上五味末之，炼蜜丸梧子大，饮服三丸，日三服。不知，增至七八丸，以小便利、腹中温为知。

《金匮》治小便不利，而淋且渴者用之，以其胃中有热，腹中有寒，故变八味丸之制为此丸。见其人趺阳脉数，即胃中有热，胃热必消谷引食，大便必坚，小便必数，是其淋而且渴，为胃热中消明矣。故用瓜蒌以清胃热，茯苓、瞿麦以利小水。然肾中寒水之气，上入于腹，则腹中必冷，故用附子以胜其寒。方下云：以小便利，腹中温为知。制方之义，可绎思也。

薏苡附子散　《金匮》治胸痹缓急之证
薏苡仁二两　大附子一枚，炮
上二味，杵为散，服方寸匕，日三服。

乌头赤石脂丸　《金匮》治心痛彻背，背痛彻心。

蜀椒一两　乌头半两，炮　附子半两，炮干姜半两，炮　赤石脂一两，煅淬

上五味末之，蜜丸如桐子大，先食服一丸，日三服，不知稍加服。

九痛丸　《金匮》治九种心痛，兼治卒中恶，腹胀痛，口不能言，又治连年积冷流注，心胸痛，并冷肿上气，落马坠车血疾等。

附子三两，炮　生狼牙一两，炙香　巴豆一两，去皮心，熬，研　人参　干姜　吴茱萸各一两

上六味末之，炼蜜丸，如桐子大，酒下，强人初服三丸，日三服，弱者二丸。

附子粳米汤　《金匮》治腹中寒气，雷鸣切痛，胸胁逆满呕吐。

附子一枚，炮　半夏半升　甘草一两　大枣十枚　粳米半升

上五味，以水八升，煮米熟汤成，去滓，温服一升，日三服。

大建中汤　《金匮》治心胸中大寒痛，呕不能饮食，腹中寒，上冲皮起，出见有头足，上下痛而不可触近者。

蜀椒二合，去汗　干姜四两　人参二两

上三味，以水四升，煮取二升，去滓，纳胶饴一升，微火煎取一升半，分温再服。如一炊顷，可饮粥二升，后更服，当一日食糜温复之。

大乌头煎　《金匮》治心腹痛，脉弦紧，邪正相搏，即为寒疝，绕脐痛，若发则自汗出，手足厥冷者。

乌头大者五枚，熬，去皮，不㕮咀

上以水三升，煮取一升，去滓，纳蜜二升，煎令水气尽，取二升，强人服七合，弱人服五合。不瘥，明日更服，不可日再服。

又方治寒疝，腹中痛，逆冷，手足不仁。若身疼痛，灸刺诸药不能治，用本方以桂枝汤五合，解令少清，补服二合。不知，即服三合。又不知，复加至五合。其知者，如醉状，得吐者，为中病。《外台》乌头汤治寒疝，腹中绞痛，贼风入攻，五脏拘急，不得转侧，发作有时，使人阴缩，手足厥逆，即此合桂枝汤方也。

大黄附子汤　《金匮》治胁下偏痛，发热，其脉紧弦，此寒也，以温药下之。

大黄二两　附子二枚，炮　细辛二两

上三味，以水五升，煮取二升，分温三服。若强人煮取二升半，分温三服。服后如

人行四五里，进一服。

仲景治伤寒，热邪痞聚心下，而挟阳虚月盛之证，用附子泻心汤之法矣。其杂证胁下偏痛，发热为阳，其脉弦紧，为阴寒上逆者，复立此温药下之一法。然仲景谆谆传心，后世领略者鲜。《金匮》又别出一条，云其脉紧而紧乃弦，状如弓弦，按之不移。数脉弦者，当下其寒；脉紧而迟者，必心下坚；脉大而紧者，阳中有阴，可下之。读者罔识其指，且知皆以温药下之之法耶？其曰当下其寒，曰阳中有阴，试一提出，其金针不跃然乎！

赤丸　治寒气厥逆。

茯苓四两　乌头二两，炮　半夏四两，洗，一方用桂枝　细辛一两，《千金》作人参

上四味末之，内真朱为色，炼蜜丸如麻子大，先食酒饮下三丸，日再服，不知稍增之，以知为度。

以上十二方引证《金匮》证治。

论建中之法　伤寒有小建中汤一法，乃桂枝汤加胶饴共六味，治二三日，心悸而烦，欲传不传之邪。以其人中气馁弱，不能送邪外出，故用胶饴之甘，小小建立中气，以祛邪也。《金匮》有黄芪建中汤一法，于小建中汤内加黄芪，治虚劳里急，自汗表虚，肺虚诸不足证，而建其中之卫气也。《金匮》复有大建中汤一法，以其人阴气上逆，胸中大寒，呕不能食，而腹痛至极，用蜀椒、干姜、人参、胶饴，大建其中之阳，以驱逐浊阴也。后人推广其义，曰乐令建中汤，治虚劳发热，以之并建其中之荣血；曰十四味建中汤，治脏气素虚，以之两建其脾中、肾中之阴阳。仲景为祖，后人为孙，一脉渊源，猗欤盛矣。建中如天子建中和之极，揖逊征诛，皆建中内当然之事。虚羸之体，服建中后，可汗可下，诚足恃也。至理中则燮理之义，治中则分治之义。补中温中，莫非惠先京国之大端

矣！缘伤寒外邪，逼处域中，法难尽用。仲景但于方首，以小之一字，示其微意，至《金匮》治杂证，始尽建中之义。后人引伸触类，曲畅建中之旨，学者必于前人之方，一一会其大意，庶乎心手之间，无入而不自得也。

论东垣升阳益胃汤，黄芪补胃　汇方诸书采治恶寒之证，其误最大，恶寒一证，大率阳虚所致，有微甚之不同。微者用桂枝汤加人参、黄芪，甚者并加附子。仲景之法，精且备矣！后世全不究心，但曰外感遵仲景，内伤法东垣，取东垣升阳益胃、黄芪补胃二汤，为表虚恶寒之治，此不可不辨也。盖表为阳，表虚即表之阳虚，故恶寒也。与升阳益胃之方，迥不相涉。升阳益胃者，因其人阳气遏郁于胃土之中，胃虚不能升举其阳，本《内经》火郁发之之法，益其胃以发其火也。升阳方中，半用人参、黄芪、白术、甘草益胃，半用独活、羌活、防风、柴胡升阳。复以火本宜降，虽从其性而升之，不得不用泽泻、黄连之降，以分杀其势，制方之义若此。至黄芪补胃汤，则并人参不用，而用白芷、藁本、升麻、麻黄、黄柏，大升小降之矣。然阳火郁于胃土之中，其时寒必兼时热，其脉必数实，其证必燥渴，若不辨而简其方，以治阳虚阴盛，有寒无热，脉微不渴之恶寒，宁不杀人乎！

论扶阳助胃汤　此方乃东垣弟子罗谦甫所制，治虚寒逆上胃痛之证，遵《内经》寒淫于内，治以辛热，佐以苦温之旨。用附子、干姜之大辛热者，温中散寒；用草豆蔻、益智仁，辛甘大热者，驱逐胃寒，同为主治；用甘草之甘温，白术、陈皮之苦温，温养脾气以佐之。寒水挟木势侮土，故作急痛，用桂以伐肾邪，用芍药以泻肝火，用吴茱萸以泄胸中厥逆之气，三使分猷而出，井井有条。

谦甫师事东垣二十年，尽得东垣之学，观此方以扶阳助阴胃为名，明是中寒，由于胃寒，一似韩祗和法门，较之升阳益胃不啻歧途矣。要知东垣治火郁，发其火则烟熄；谦甫治无火，补其土则气温，用方者可不辨之于早乎？《语》云见过于师，方堪传授；见与师齐，减师半德。谦甫真不愧东垣弟子矣！

论附子理中汤 理中汤古方也。仲景于伤寒证，微示不用之意，故太阳误下协热而利，心下痞硬，表里不解，用理中汤加桂枝，而更其名曰桂枝人参汤。及治霍乱证，始仍理中之旧，此见理中非解外之具矣。然人身脾胃之地，总名中土，脾之体阴而用则阳，胃之体阳而用则阴，理中者兼阴阳体用而理之，升清降浊两擅其长。若脾肾两脏阳虚阴盛，本方加附子，又以理中之法兼理其下，以肾中之阳，较脾中之阳，关系更重也。后人更其名曰附子补中汤，换一补字去兼理之义远矣。《宝鉴》复于本方加白芍、白茯、厚朴、草豆蔻、陈皮，名曰附子温中汤。治中寒腹痛自利，完谷不化，脾胃虚弱，不喜饮食，懒言困倦，嗜卧等证，反重健运之阳，不重蛰藏之阳，爁乱成法，无足取也。夫既重温脾，附子可以不用。即用附子温肾，即不当杂以白芍之酸寒。况完谷不化，亦岂厚朴、陈皮、豆蔻所能胜哉？嗟夫！釜底有火，乃得腐熟水谷，冷灶无烟，世宁有不炊自熟之水谷耶？后人之不逮古昔远矣。今人竞宗补肾不如补脾，不知此语出自何典，而庸俗方信为实有是说，岂非俚浅易入耶！又《三因》桂香丸、洁古浆水散，未免太过；仲淳脾肾双补丸，未免不及。太过则阳亢，不及则阴凝，总不若附子理中之无偏无颇矣。

论增损八味丸 古方崔氏八味丸，用附桂二味阳药，入地黄等六味阴药之中，《金匮》取治脚气上入，少腹不仁，其意颇微。

盖地气上加于天，则独用姜附之猛以胜地气才入少腹，适在至阴之界，无事张皇所以但用阳药加于阴药内，治之不必偏于阴也。至肾水泛溢，妇人转胞，小便不利，则变其名为肾气丸，而药仍不变。盖收摄肾气则肾水归源而小便自行，亦无取偏阳为矣。观此，则治阳虚阴盛之卒病，其当用纯阳无阴，更复何疑？后人于脚气入腹，少腹不仁，而见上气喘急，呕吐自汗，不识其证，地气已加于天，袭用此方不应，乃云此证最急，以肾乘心，水克火，死不旋踵，用本方加附桂各一倍，终是五十步笑百步。不达卒病大关，徒以肾乘心，水克火，五脏受克为最急，不知五脏互相克贼，危则危矣，急未急也。厥后朱奉议治脚气，变八味丸为八味汤，用附子、干姜、芍药、茯苓、甘草、桂心、人参、白术，其义颇精。于中芍药、甘草、人参，临证更加裁酌，则益精矣。奈何无识之辈，复以此汤插入己见，去桂心，加干地黄，以阴易阳，奚啻千里。而方书一概混收，讵识其为奉议之罪人乎！

论《三因》治自汗用芪附、术附、参附三方 黄芪一两、附子五钱，名芪附汤。白术一两，附子五钱，名术附汤。人参一两，附子五钱，名参附汤。三方治自汗之证，审其合用何方，煎分三服服之。其卫外之阳不固而自汗，则用芪附；其脾中之阳遏郁而自汗，则用术附；其肾中之阳浮游而自汗，则用参附。凡属阳虚自汗，不能舍三方为治耳。然三方之用则大矣。芪附可以治虚风，术附可以治寒湿，参附可以壮元神，三者亦交相为用。其所以只用二物比而成汤，不杂他味者，用其所当用，功效若神，诚足贵也。年高而多姬妾者，每有所失，随进参附汤一小剂，即优为而不劳；仕宦之家，弥老而貌如童子，得力于此方者颇众。故治自汗一端，不足以尽三方之长也。以黄芪、人参为君，其长驾远驭，附子固不能以自恣。术虽不足以制附，然遇阳虚阴盛，寒湿沉痼，即生附在所必用，亦何取制伏为耶？《金匮》《近效》芎术附子汤中，即本方加甘草一味，仲景取之以治痹证，岂非以节制之师，缓图其成乎？急证用其全力，即不可制；缓证用其半力，即不可不制。至如急中之缓，缓中之急，不制而制，制而不制，妙不容言矣。

论《宝鉴》桂附丸　方用川乌、黑附、干姜、赤石脂、川椒、桂六味为丸，疗风邪冷气，入乘心络。脏腑暴感风寒，上乘于心，令人卒然心痛。或引背膂、乍间乍甚，经久不瘥。按此方原仿《金匮》九痛丸之例，治久心痛，而去暴感风寒，入乘于心，令人卒然心痛，则是素无其病，卒然而痛矣。卒病宜用汤以荡之，岂有用丸，且服至一料之理。千万方中，获此一方，有合往辙，又不达制方之蕴，学者将何所宗乎？况邪在经络，则治其经络；邪在腑，则治其腑；邪在脏，则治其脏。此方即变为汤，但可治脏病，不可治腑及经络之病。盖脏为阴，可胜纯阳之药；腑为阳，必加阴药一二味，以监制其僭热。经络之浅，又当加和荣卫，并宣导之药矣。因并及之。

论《得效》荜茇丸　虚寒泄泻，宜从温补，固矣。然久泻不同暴病，且有下多亡阴之戒。方中用附子胜寒，当兼以参、术，如理中之例可也。乃用干姜复用良姜，用荜茇①复用胡椒，用丁香复用豆蔻，惟恐不胜其泻。曾不思五脏气绝于内，则下利不禁，其敢以一派香燥，坐耗脏气耶？后人复制万补丸，虽附子与人参、当归、白术同用，而仍蹈前辙，丁、沉、乳、茴、草蔻、肉蔻、姜、桂、荜茇，既无所不用，更加阳起、钟乳、赤脂石性之悍，冀图涩止其泻，而不知尽劫其阴，

徒速人脏气之绝耳，用方者鉴诸。

论《本事》温脾汤　学士许叔微制此方，用厚朴、干姜、甘草、桂心、附子各二两，大黄四钱，煎六合顿服。治痼冷在肠胃间，泄泻腹痛，宜先取去，然后调治。不可畏虚以养病也。叔微所论，深合仲景以温药下之之法。其大黄只用四钱，更为有见，夫痼冷在肠胃而滑泄矣，即温药中宁敢多用大黄之猛重困之乎？减而用其五之一，乃知叔微之得于仲景者深也。仲景云：病人旧微溏者，栀子汤不可与服。又云：太阴病脉弱便利，设当行大黄芍药者，宜减之，以其人胃气弱，易动故也。即是观之，肠胃痼冷之滑泄，而可恣用大黄耶？不用则温药必不能下，而久留之邪，非攻不去。多用则温药恐不能制，而洞下之势，或至转增。裁酌用之，真足法矣！

《玉机》微义未知此方之渊源，不为首肯，亦何贵于论方或。

论《本事》椒附散　治项筋痛连背髀，不可转移。方用大附子一枚，炮去皮脐为末，每服二钱。用川椒二十粒，以白面填满，水一盏，生姜七片，同煎至七分，去椒入盐，空心服。叔微云：予一亲患此，服诸药无效，尝忆《千金髓》有肾气攻背强一证，处此方与之，一服瘥。观此而昌"阴病论"中，所谓地气从背而上入者，顷之颈筋粗大，头项若冰，非臆说矣。夫肾藏真阳，阳盛则百骸温暖，阳衰则一身洊寒。至阳微则地气上逆者，其冷若冰，势所必至。此但项筋痛连背髀，殊非暴证，且独用附子为治，则暴病必藉附子全力，大剂服之，不待言矣。少陵诗云：奇文共相赏，疑义相与析。安得起宋代之叔微，剧谈阴病乎？

---

① 荜茇：原作"荜拨"，据《中药学》改。

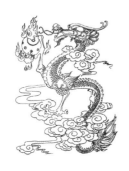

医门法律　卷三

中风门

论一篇　法四十七条律六条

中风论

喻昌曰：中风一证，动关生死安危，病之大而且重，莫有过于此者。《内经》风、痹、痿、厥四证，各有专论，独风论中，泛及杂风。至论中风，惟曰风中五脏六腑之腧①，亦为脏腑之风，各入其门户所中，则为偏风，不过两述其名而已。后论五脏并胃腑之风，亦但各述其状而已。赖仲景《金匮》书，表章先圣云，夫风之为病当半身不遂，或但臂不举者，此为痹。脉微而数，中风使然。又云：寸口脉浮而紧，紧则为寒，浮则为虚，寒虚相搏，邪在皮肤。浮者血虚，络脉空虚，贼邪不泻，或左或右，邪气反缓，正气即急。正气引邪，喎僻不遂。邪在于络，肌肤不仁；邪在于经，即重不胜；邪入于腑，即不识人；邪入于脏，舌即难言，口流涎沫。又云：寸口脉迟而缓，迟则为寒，缓则为虚。荣缓则为亡血，卫缓即为中风。邪气中经，则身痒而瘾疹，心气不足，邪气入中，则胸满而短气，以及五脏风脉死证。语语金针，

大有端绪之可求矣。仲景以后，英贤辈出，方书充栋，何反漫无取裁，坐令中风一证，鲜画一之法，治之百不一效。昌生也晚，敢辞不敏，逐条引伸《内经》、仲景圣法为治例，而先立论以括其要焉。然世咸知仲景为立方之祖，至中风证，仲景之方，首推侯氏黑散为主方，后人罔解其意，谨并明之。夫入风之邪，皆名虚邪，人身经络，荣卫素盛者，无从入之，入之者，因其虚而袭之耳。《内经》谓以身之虚，而逢天之虚，两虚相感，其气至骨，入则伤五脏，工候禁之不能伤也。又谓贼风数至，虚邪朝夕，内至五脏骨髓，外伤空窍肌肤。《灵枢》亦谓圣人避邪如避矢石，是则虚邪之来，为害最烈，惟良工知禁之，圣哲知避之矣。然风为阳邪，人身卫外之阳不固，阳邪乘阳，尤为易入，即如偏枯不仁，要皆阳气虚馁，不能充灌所致。又如中风卒倒，其阳虚更审。设非阳虚，其人必轻矫便捷，何得卒倒耶？仲景之谓脉微而数，微者指阳之微也，数者指风之炽也。所出诸脉诸证，字字皆本阳虚为言。然非仲景之言，而《内经》之言也。《内经》谓天明则日月不明，邪害空窍，可见风性善走空窍，阳虚则风居空窍，渐入腑脏。此惟离照当空，

①　腧：原作"俞"，下文统改。

群邪始得毕散，若胸中之阳不治，风必不出矣。扁鹊谓虢太子尸厥之病，曰上有绝阳之络，下有破阴之纽，见五络之络于头者，皆为阳络，而邪阻绝于上，其阳之根于阴，阴阳相纽之处，而正复破散于下，故为是病。古人立言之精若此，仲景以后，医脉斩焉中断，后贤之特起者，如刘河间则主火为训，是火召风入，火为本，风为标矣。李东垣则主气为训，是痰召风入，气为本，风为标矣。朱丹溪则主痰为训，是痰召风入，痰为本，风为标矣。然一人之身，每多兼三者而有之，曷不曰阳虚邪害空窍为本，而风从外入者，必挟身中素有之邪，或火或气或痰，而为标耶？王安道谓审其为风，则从《内经》，审其为火为气为痰，则从三子，徒较量于彼此之间，得非无权而执一耶？且从三子，固各有方论可守，从《内经》果何着落耶？中风门中，大小续命汤及六经加减法，虽曰治风，依然后人之法也。《金匮》取古今录验续命汤，治风痱之身无痛，而四肢不收者。仲景所重，原不在此，所重维何，则驱风之中，兼填空窍，为第一义也。空窍一实，庶风出而不复入，其病瘳矣。古方中有侯氏黑散，深得此意，仲景取为主方，随制数方，补其未备，后人目睹其方，心炫其指，讵知仲景所为心折者，原有所本，乃遵《内经》久塞其空，是谓良工之语耶？观方下云，服六十日止，药积腹中不下矣，久塞其空，岂不彰明哉？后人以无师之智，爁乱成法，中风之初，治其表里，风邪非不外出，而重门洞开，出而复入，乃至莫御者多矣。又谓一气微汗，一旬微利，要亦五十步之走耳。正如筑堤御水，一旬一气，正程功课效之日，岂有姑且开堤泄水，重加板筑之理哉？是以后人委曲偏驳，不似先圣真切精粹，诸家中风方论，直是依样葫芦，不足观矣。非然也，三人行

必有我师，况综列群方，赞其所长，核其所短，俾学者一简勘而心地朗然，坐进此道，用之如钟离丹熟，铜铁皆金，其师资于前贤，岂不大耶？谨论。

中风之脉，各有所兼，兼则益造其偏，然必显呈于脉。盖新风挟旧邪，或外感，或内伤，其脉随之忽变。兼寒则脉浮紧，兼风则脉浮缓，兼热则脉浮数，兼痰则脉浮滑，兼气则脉沉涩，兼火则脉盛大，兼阳虚则脉微，亦大而空，兼阴虚则脉数，亦细如丝。阴阳两虚则微数，或微细，虚滑为头中痛，缓迟为荣卫衰，大抵阳浮而数，阴濡而弱，浮滑沉滑，微虚散数，皆为中风。然虚浮迟缓，正气不足，尚可补救；急大数疾，邪不受制，必死无疑。若大数未至急疾，犹得不死，《经》言风气之病，似七诊而非，故言不死，可见大数为风气必有之脉，亦未可定为死脉耳。

岐伯谓各入其门户所中，则为偏风。仲景谓风之为病，当半身不遂，或但臂不举者，此为痹，脉微而数，中风使然。

门户指入络、入经、入腑、入脏而言也。《经》言百病之生，必先于皮毛，邪中之，则腠理开，开则邪入。客于络脉留而不去，传入于经，留而不去，传入于腑，廪于肠胃，此则风之中人，以渐而深，其人之门户，未至洞开，又不若急虚卒中，入脏之骤也。仲景会其意，故以臂不举为痹，叙于半身不遂之下，谓风从上入，臂先受之，所入犹浅也。世传大拇一指独麻者，三年内定中风，则又其浅者矣。然风之中人，必从荣卫而入，风入荣卫，则荣脉改微，卫脉改数，引脉以见其人，必血舍空虚而气分热炽，风之由来，匪伊朝夕也。

《内经》言偏枯者不一，曰汗出偏沮，曰阳盛阴不足，曰胃脉内外大小不一，曰心脉

小坚急，曰肾水虚。《灵枢》亦叙偏枯于《热病篇》中，皆不言风，皆不言其本于何邪。岂非以七情饥饱房室，凡能虚其脏气，致荣卫经脉，痹而不通者，皆可言邪耶？河间主火立说，即肾水虚，阳盛阴不足之一端也。东垣主气立说，即七情郁遏之一端也。丹溪主痰立说，即饮食伤脾之一端也。一病之中，每多兼三者而有之。安在举一以括其他乎？《经》云不能问其虚，安问其余？偏枯病，阳盛阴不足固有之，而阳气虚衰，痹而不通者尤多，可问其余耶？

中络者，肌肤不仁；中经者，躯壳重着；中腑即不识人；中脏即舌难言，口流涎沫。然中腑必归胃腑，中脏必归心脏也。

中终邪正入卫，犹在经脉之外，故但肌肤不仁；中经则邪入于荣脉之中，内而骨外而肉皆失所养，故躯壳为之重著，然犹在躯壳之间；至入腑入脏，则离躯壳而内入邪中深矣。腑邪必归入胃者，胃为六腑之总司也，廪于肠胃，非举大小二肠并重。盖风性善行空窍，水谷入胃则胃实肠虚，风邪即进入肠中，少顷水谷入肠，则肠实胃虚。风复进入胃中，见胃见必奔迫于二肠之间也。风入胃中，胃热必盛，蒸其津液，结为痰涎，壅塞隧道，胃之支脉络心者，才有壅塞，即堵其神气出入之窍，故不识人也。诸脏受邪至盛，必进入于心而乱其神明，神明无主，则舌纵难言，廉泉开而流涎沫也。

偏枯病脉之迟缓，见于寸口，荣卫之行不逮也。外则身痒而瘾疹，内则胸满而短气，荣脉内外，邪气充斥，去腑不远矣。

脉之行度，一昼一夜，复朝寸口，荣卫气衰，寸口之脉，迟缓不逮，身痒瘾疹，非但风见于外，由荣卫气弱，自致津液血滞也。胸满非独风见于内，由荣卫不行，邪混胸中，阻遏正气也。荣卫气衰，邪之入腑、入脏，

孰从禁之，故以寸口脉辨其息数，斯邪人之浅深，可得而谛之耳。

昔人云：中腑多着四肢。用一多字，明是卜度之辞，乃遂执此语，以当中腑见症，何其疏耶？夫四末在躯壳之外，非腑也，若谓脾主四肢，脾更属脏而非腑矣。大抵风淫末疾，但是风淫于内，毋论中经、中腑、中脏，必四末为之不用，其不专属中腑明矣。

然则四肢何以不举耶？人身荣卫，正行于躯壳之中者也。风入荣卫，即邪气盛而本气衰，如树枝得风，非摇则折，故知四肢不举者，荣卫之气短缩不行所致也。

中脏多滞九窍，此亦卜度之辞，五脏开窍于眼、耳、鼻、口、舌固矣。而前后二阴之窍，又属腑不属脏，未可并举也。五脏非一齐俱中，但以何窍不利，验何脏受邪差可耳。然诸家舍外候，别无内谛之法，且无画一之方，又何疏耶？盖风中入脏，关系生死安危，辨症既不清，用药自不当，故特引《内经》《金匮》奥义，详之如下。

风中五脏，后世忽略，诸家方论，无津可问。兹会经意，以明其治。《经》曰肺中于风，多汗恶风时咳，昼瘥暮甚，诊在眉上，其色白，此举其外候也。《金匮》曰肺中风状，口燥而喘，身运而重，胃虚而肿胀，则并详其内证矣。《经》曰死肺脉来，如物之浮，如风吹毛，此形其浮散之状也。至《金匮》则曰肺死脏，浮之虚，按之弱如葱叶，下无根者死，合沈以微其浮，而脏气之存否，始得焕然无疑矣。大凡仲景表章《内经》，皆出自手眼，以述为作，学者知之，他脏仿此。

风既中肺，则火热随之，耗其津液，抟其呼吸，口燥而喘，势有必至。然未入之先，已伤及荣卫所主之肌肉，水谷所容之胃腑，逮风入肺，而乱其魄。运用之机尽失，故身运而重，胃虚而肿胀等证，相因互见也。然

脏气未绝，犹属可生，若脉见浮之而虚，其脏真欲散可知，加以有浮无沉，按之弱如葱叶，则在上之阳不下入于阴矣。其下无根，则孤阴且以渐而亡矣。《内经》死阴之属，不过三日而死者，正指此等无根之脉而言也。

《经》曰肝中于风，多汗恶风，善悲色苍，嗌干善怒时憎，女子诊在目下，其色青。《金匮》曰：肝中风者，头目瞤，而胁痛，行常伛，令人嗜甘，肝死脏，浮之弱，按之如索不来，或曲如蛇行者，死。

风木之脏，更中于风，风性上摇，必头目瞤动，风耗血液，必筋脉纵急，其死脉浮之弱，按之如按索不来，则浮沉之间，阴阳已见决离，或曲如蛇行，仍是上下不动，惟在中者尽力奔迫，皆脏气垂绝之象也。

《经》曰心中于风，多汗恶风，焦绝，善怒吓，病甚则言不可快，诊在口，其色赤。《金匮》分为二候，其曰心中风者，翕翕发热，不能食，心中饥，食即呕吐，此外因也。其曰心伤者，劳倦即头面赤而下重，心中痛而自烦发热，当脐跳，其脉弦，此内因也。心死脏浮之实，如麻豆，按之益躁疾者，死。

心脏中风，分之为二者，其一以外之风，必从他脏进至，心不受邪故也。宜随其脏气，兼去其风。其一以七情内伤神明，真阴不守，而心火炎上，头目发赤，脏真既从火上炎，阴之在下者，无阳以举之，则下重；其卫外之阳不得通于心，则发热；其受盛之腑，脏气不交郁而内鼓，则当脐跳动。死心脉，《内经》形容不一，仲景总会大意，谓心脏垂绝之脉，一举一按，短数而动，浮沉不可息数之状若此。

《经》曰脾中风状，多汗恶风，身体怠惰，四肢不欲动，色薄微黄，不嗜食，诊在鼻上，其色黄。《金匮》曰：脾中风者，翕翕发热，形如醉人，腹中烦重，皮目瞤瞤而短气。脾死脏，浮之大坚，按之如覆杯洁洁，状如摇者，死。

风入脾脏，为贼邪外掣皮目，内乱意识，四肢怠惰，形如醉人，有必至也。加以胸中短气，脾脏之伤已见一斑。若脉更来去至止不常，浮之益大坚，是为独阳，按之洁洁，状如摇，是为独阴，故其动非活动，转非圆转，非脏气之垂绝而何？

《经》曰肾风之状，多汗恶风，面庞然如肿，脊痛不能正立，其色炲，隐曲不利，诊在肌上，其色黑。《金匮》缺此。肾死脏，浮之坚，按之乱如转丸，益下入尺中者死。

面庞然浮肿者，肾气不能蛰封收藏，浊气上干于面也。脊痛不能正立者，肾间生气不鼓，腰腑惫而偻俯，与隐曲不利，同一源也。《金匮》虽见缺文，大要两肾藏精宅神，一身根本，多欲致虚，风最易入，腰曲脊垂，舌卷，小便不禁，皆其候也。中肾从来兼此四者，本实先拨可知。然肾藏真阳，肾基未坏，真阳可居，必无死脉。若浮之而坚，阳已离于阴位，按之乱如转丸，则真阳搏激而出，不能留矣。若益下入尺中，则真阳先去，所余孤阴，亦乱而下趋，正所谓阳从上脱，阴从下脱也。

风中入脏，最防进入于心，后世悉用脑、麝，引风入心，尤而效之，莫有知其非者，兹举《金匮》二方，以明其治。

侯氏黑散 治中风四肢烦重，心中恶寒不足者，《外台》用之以治风癫。仲景制方，皆匠心独创，乃于中风证，首引此散，岂非深服其长乎？夫立方而但驱风补虚，谁不能之，至于驱之补之之中，行其堵截之法，则非思义可到。方中取用矾石，以固涩诸药，使之留积不散，以渐填空窍，服之日久，风自以渐而熄。所以初服二十日，不得不用温酒调下，以开其痹者，以后则禁诸热食，惟宜冷食。如此再四十日，则药积腹中不下，而空窍填矣。空窍填，则旧风尽出，新风不受矣。盖矾性得冷即止，得热即行，故嘱云热食即下矣。冷食自能助药力，抑何用意之微耶？

风引汤　治大人风引，少小惊痫瘛疭，日数十发，医所不疗，除热方可，见大人中风牵引，少小惊痫瘛疭，正火热生风，五脏亢甚，归进入心之候。盖惊痫之来，初分五脏，后进入心，故同治也。巢氏用此治脚气，岂非以石性易于下达，可胜其湿热，不使攻心乎！夫厥阴风木，与少阳相火同居，火发必风生，风生必挟木势，侮其脾土，故脾气不行，聚液成痰，流注四末，因成瘫痪。用大黄为君，以荡涤风火热湿之邪矣。随用干姜之止而不行者以补之，用桂枝、甘草以缓其势，用诸石药之涩以堵其路，而石药之中，又取滑石、石膏清金以伐其木，赤白石脂厚土以除其湿，龙骨、牡蛎以收敛其精神魂魄之纷驰，用寒水石以助肾水之阴。俾不为阳光所劫，更用紫石英以补心神之虚，恐主不安，则十二官皆危也。明此以治入脏之风，游刃有余矣。何后世以为石药过多，舍之不用，而用脑麝以散其真气，花蛇以增其恶毒，智耶愚耶？吾不解矣。

按《金匮》风引汤，当在侯氏黑散之下，本文有正气引邪，喎僻不遂等语，故立方即以风引名之。侯氏黑散，专主补虚以熄其风。此方兼主清热火湿，以除其风也。集者误次于寸口脉迟而缓之下，则证与方不相涉矣。

风中五脏，其来有自，脏气先伤，后乃中之，火热气湿痰虚，六贼勾引深入，一旦卒倒无知，遍身牵引，四末不用，但得不死亦成瘫痪，何脏先伤，调之使平，不令进入于心，乃为要也。

五脏各藏一神，不可伤之，《经》谓神伤于思虑则肉脱，意伤于忧愁则肢废，魂伤于悲哀则筋挛，魄伤于喜乐则皮槁，志伤于盛怒则腰膝难以俯仰。是风虽未入，脏真先已自伤。火热气湿痰虚，迎之内入，多汗恶风等证，因之外出，治之难矣！善治者，乘风未入，审其何脏先伤何邪，彻土绸缪，最为扼要之法也。

中风外证，错见不一，风火相煽，多上高巅，风湿相搏，多流四末，手足麻木，但属气虚，关节肿痹，湿痰凝滞。

偏正头痛愈风丹、目濡面肿胃风汤、风湿薏苡仁汤、排风汤、麻木人参补气汤、肿痹舒筋散。

寒热似症，解风为宜，风藏痰隧，搜风最当。

解风散、搜风丸。

经络及腑，治分深浅表里之邪，大禁金石。

中络桂枝汤，中经小续命汤加减，表里兼治防风通圣散，祛风至宝膏，攻里三化汤、搜风丸。

左瘫右痪，风入筋骨，宣导其邪，缓以图之。

舒筋保安散。

卒中灌药，宜用辛香开痰行气，调入苏合。

南星汤调苏合丸、顺气散、匀气散、稀涎散。

四肢不举，有虚有实。阳明虚，则宗筋失润，不能束骨而利机关；阳明实，则肉理致密，加以风邪内淫，正气自不周流也。

虚用六君子汤、实用三化汤合承气汤。

口眼喎斜，邪急正缓。左急治右，右急治右，先散其邪，次补其正。

左急三圣散、右急匀气散。

转舌正舌，方名虽美，少阴脉萦舌本，

三年之艾不言标矣，资寿解语，犹为近之。

转舌膏、正舌散、资寿解语汤。

风初入腑，肌肉蠕瞤，手足牵强，面肿能食，胃风宜投。

胃风汤。

风初入脏，发热燥烦，先用泻青兼解表里，次用愈风磨入四白。

泻青丸、愈风汤、四白丹。

养血豁痰，柄凿不入，先其所急，不宜并施。

养血，大秦艽汤、当归地黄汤、天麻丸。豁痰，涤痰汤、青州白丸子。热痰，竹沥荆沥汤、贝母瓜蒌散。阴虚夹痰《千金》地黄汤。

心火内蕴，膻中如燔，凉膈清心，功见一斑，心血内亏，恍惚不寐，服二丹丸可以安睡，火盛壮水，勿辞迂缓，水升火降，枯回燥转。

凉膈散、清心散、二丹丸、壮水地黄汤。

真阳上脱，汗多肢冷，气喘痰鸣，此属不治，黑锡、三建，引阳回宅，水土重封，虞渊浴日。

黑锡丹、三建二香汤。

肾水泛痰，真阳未脱，治以星附，十中九活。

星附汤。

外风暴发，内风易炽，热溉甘寒，避居密室，毋见可欲，毋进肥鲜，谨调千日，重享天年。

世传中风之人，每遇外风一发，宜进续命汤以御之。殊为不然，风势才定，更有续命汤重引风入，自添蛇足也。惟用甘寒药频频热服，俾内不召风，外无从入之路，且甘寒一可息风，二可补虚，三可久服，何乐不用耶？

律五条

凡风初中经络，不行外散，反从内夺，引邪深入者，医之过也。

治中风一如治伤寒，不但邪在三阳引入三阴为犯大禁，即邪在太阳引入阳明、少阳，亦为犯禁也。故风初中络，即不可引之入经，中经即不可引之入腑，中腑即不可引之入脏。引邪深入，酿患无穷，乃至多死少生，可无戒欤？

凡治中风自汗证，反利其小便者，此医之过也。

毋论风中浅深，但见自汗，则津液外出，小便自少。若更利之，使津液下竭，则荣卫之气转衰，无以制风火之势，必增其烦热，而真阴日亡也。况阳明经利其小便，尤为犯禁，少阴经利其小便，必失溲而杀人矣，可无戒欤？

凡治中风病，不明经络腑脏，徒执方书，妄用下法者，必至伤人，医之罪也

风中经络，只宜宣之使散，误下则风邪乘虚，入腑入脏，酿患无穷。若夫中脏之候，多有平素积虚，脏真不守者，下之立亡，不可不慎。惟在胃腑一证，内实便秘者，间有可下。然不过解其烦热，非大下也。所谓一气之微汗，一旬之微利，亦因可用始用之。至于子和以下立法，《机要》以中脏者宜下为言，则指下为定法，胡可训耶？然中脏有缓急二候，中腑日久，热势深极，传入脏者，此属可下而下，必使风与热俱去。填其空窍，则风不再生，若开其瘀壅，必反增风势，何以下为哉。其卒虚身中急证，下药入口，其人即不苏矣，可无辨欤？后世以中腑之便秘，指为中脏，见其误下，不致损人，益信子和《机要》之法为可用，设遇真中脏证，下不中病，难可复追矣。

凡治中风，四肢不举证，不辨虚实，妄

行补泻者，医之过也。

四肢不举，皆属脾土，膏粱太过，积热内壅者，为脾土瘀实，宜泻以开其壅。食少体羸，怠惰嗜卧者，为脾土虚衰，宜补以健其运。若不辨而实者补之，虚者泻之，宁不伤人乎！

凡治外中于风，不辨内挟何邪，误执一家方书，冀图弋获，其失必多，医之过也。

风邪从外入者，必驱之使从外出。然挟虚者，非补虚则风不出；挟火者，非清热则风不出；挟气者，非开郁则风不出；挟湿者，非导湿则风不出；挟痰者，非豁痰则风不出。河间、东垣、丹溪，各举一端，以互明其治。后学不知变通，但宗一家为主治，倘一病兼此五者，成方果安在？况不治其所有，反治其所无，宁不伤人乎！

附风痱 法一条

岐伯谓中风大法有四，一曰偏枯，半身不遂；二曰风痱，于身无痛，四肢不收；三曰风懿，奄忽不知人；四曰风痹，诸痹类风状。后世祖其说而无其治。《金匮》有《古今录验》三方，可类推之。

《经》谓内夺而厥，则为风痱。仲景见成方中，有治外感风邪，兼治内伤不足者，有合《经》意，取其三方，以示法程。一则曰《古今录验》续命汤，再则曰《千金》三黄汤，三则曰《近效》白术附子汤。前一方治荣卫素虚而风入者，中一方治素热内炽而风入者，后一方治风已入脏，脾肾两虚，兼诸痱类风状者。学者当会仲景意，而于浅深寒热之间，以三隅反矣。

《古今录验》续命汤、《千金》三黄汤、《近效》白术附子汤。

附风懿

按：风懿曰奄忽不知人，即该中风卒倒内。《金匮》不重举其证，意可知矣。

附风痹 法七条

中风四证，其一曰风痹，以诸痹类风状，故名之也。然虽相类实有不同，风则阳先受之，痹则阴先受之耳。致痹之因，曰风、曰寒、曰湿，互相杂合，匪可分属。但以风气胜者为行痹，风性善行故也。以寒气胜者为痛痹，寒主收急故也。以湿气胜者为著痹，湿主重滞故也。

邪之所中，五浅五深，不可不察。在骨则重而不举，在筋则屈而不伸，在肉则不仁，在脉则血凝而不流，在皮则寒。此五者，在躯壳之间，皆不痛也。其痛者随血脉上下，寒凝汁沫排分肉而痛，虽另名周痹，亦隶于血脉之中也。骨痹不已，复感于邪，内舍于肾；筋痹不已，复感于邪，内舍于肝；脉痹不已，复感于邪，内舍于心；肌痹不已，复感于邪，内舍于脾；皮痹不已，复感于邪，内舍于肺。此五者，亦非径入五脏也。五脏各有合病，久而不去，内舍于其合也。盖风、寒、湿三气，杂合牵制，非若风之善行易入，故但类于中风也。

经论诸痹至详，然有大缺，且无方治，《金匮》补之，一曰血痹，二曰胸痹，三曰肾着，四曰三焦痹。

《金匮》论血痹，谓尊荣人，骨弱肌肤盛，重困疲劳汗出，卧不时动摇，加被微风遂得之。但以脉自微涩，在寸口关上小紧，宜针引阳气，令脉和紧去则愈。血痹阴阳俱微，寸口关上微，尺中小紧，外证身体不仁，如风痹状，黄芪桂枝五物汤主之。

《经》但言在脉则血凝而不流，《金匮》直发其所以不流之故，言血既痹，脉自微涩，然或寸或关或尺，其脉见小紧之处，即风入之处也。故其针药所施，皆引风外出之法也。

《金匮》论胸痹脉证，并方治绎明，入二卷胸寒痹痛条下，此不赘。

《金匮》肾著之病，其人身体重，腰中冷如坐水中，形如水状，反不渴，小便自利，饮食如故，病属下焦。身劳汗出，衣里冷湿，久久得之，腰以下冷痛，腹重如带五千钱，甘姜苓术汤主之。

《经》但言骨痹不已，复感于邪，内舍于肾。仲景知湿邪不能伤肾脏之真，不过舍于所合，故以身重腰冷等证为言，曰饮食如故，曰病属下焦，意可知矣。然湿土之邪，贼伤寒水，恐害两肾所主生气之原，关系尤大，故特举肾着一证，立方以开其痹着。

《金匮》复有总治三痹之法，今误编历节、黄汗之下，其曰诸肢节疼痛，身体尪羸，脚肿如脱，头眩短气，遇湿欲吐，桂枝芍药知母汤主之是也。

短气，中焦胸痹之候也。属连头眩，即为上焦痹矣。遇湿欲吐，中焦痹也。脚肿如脱，下焦痹也。肢节疼痛，身体尪羸，筋骨痹也。荣卫筋骨，三焦俱病，又立此法以治之，合四法以观精微之蕴，仲景真百世之师矣。

治痹诸方，不另立门，姑附风门之后，实与治风不侔，不可误施。

痹症琐屑，不便立法者，俱于用方条下发之，宜逐方细玩。

律一条

凡治痹症，不明其理，以风门诸通套药施之者，医之罪也。

痹症非不有风，然风入在阴分，与寒湿互结，扰乱其血脉，致身中之阳，不通于阴，故致痹也。古方多有用麻黄白芷者，以麻黄能通阳气，白芷能行荣卫。然已入在四物、四君等药之内，非专发表明矣。至于攻里之法，则从无有用者，以攻里之药，皆属苦寒，用之则阳愈不通，其痹转入诸腑，而成死症者多矣。可无明辨而深戒欤？

风门杂法七条

鹤膝风者，即风湿之痹于膝者也。如膝骨日大，上下肌肉日枯细者，且未可治其膝，先养血气，俾肌肉渐荣，后治其膝可也。此与治左右半身偏枯之证大同。夫既偏枯矣，急溉其未枯者，然后既枯者，得以通气而复荣。倘不知从气引血，从血引气之法，但用麻黄防风等散风之套药，鲜有不全枯而速死者。故治鹤膝风而亟攻其痹，必并其足痿而不用矣。比而论之，其治法不益明乎？

古方治小儿鹤膝风，用六味地黄丸，加鹿茸、牛膝共八味，不治其风，其意最善。盖小儿非必为风、寒、湿所痹，多因先天所禀肾气衰薄，阴寒凝聚于腰膝而不解，从外可知其内也。故以六味丸补肾中之水，以鹿茸补肾中之火，以牛膝引至骨节，而壮其里撷之筋，此治本不治标之良法也，举此为例而推之。

破伤风之证最难治，人之壮盛者，随其外证，用表里中三法，及驱风之药，此无难也。人之素弱，及老人小儿，或因跌仆，去血过多，或因疮口浓水淋漓未合，风邪乘虚，深入血分者，宜比治血痹之例，四物汤中，加去风药可也。其元气太虚，不胜外风，昏迷厥逆，证属危急者，先进独参汤，随进星附汤驱治虚风可也。其外科及军中备急诸方，皆为壮盛者而设，预备以俟破伤证，随即灌药，故其功效敏捷，非方之有奇特也。倘风入既久，必难为功矣。欲为大医，备急诸药，不可不蓄。和荣汤、急风散、独圣散。

再论半身不遂，口眼喎斜，头目眩晕，痰火炽盛，筋骨时疼。乃原于血虚血热，挟痰挟火，经络肌表之间，先已有其病根，后因感冒风寒，或过嗜醇酒膏粱而助痰火，或恼怒而逆肝气，遂成此证。其在于经络肌表筋骨之间，尚未入于脏腑者，并以通荣卫为治，如和荣汤中，有补血活血之功，不至于滞；有健脾燥湿消痰之能，不致于燥。又清热，运动疏风，开经络，通膝理，内固根本，外散病邪，王道剂也，多服可以见功。

凡治疠风之法，以清荣卫为主，其汗宜频发，血宜频刺，皆清荣卫之捷法也。生虫由于肺热，其清肃之令不行，故由皮毛渐入膝理胃肠，莫不有虫。清其金，则虫不驱自熄，试观金风一动，旱魃绝踪，其理明矣。然清肺必先清荣卫，盖荣卫之气，腐而不清，传入于肺，先害其清肃之令故也。苦药虽能泻肺杀虫，亦能伤胃，不可久服。胃者，荣卫从出之源也。久服苦寒，荣卫转衰，而腐败壅郁，不可胜言矣。所以苦参丸之类，荣卫素弱，谷食不充之人，不宜服也。大枫子油，最能杀虫驱风，然复过于辛热，风未除而目先坏者，多矣。其硫黄酒服之，必致脑裂之祸，又醉仙散入轻粉和末，日进三服，取其人昏昏若醉、毒涎从齿缝中出，疠未瘳而齿先落矣。盖除疠之药，服之近而少，疠必不除，服之久且多，疠虽除，药之遗害更大，惟易老祛风丸、东坡四神丹二方，可以久服取效，取为法焉。祛风丸、四神丹。

要知脉风成则为疠，然人之荣血，正行于十二经脉之中者也。用平善之药，生血清热为主，驱风杀虫为辅，更行汗之刺之之法，无不愈者。且非极意惩创之人，不可与治，以戒色欲，禁口腹二者，非烈汉不能也。

痛风，一名白虎历节风，实即痛痹也。《经》既言以寒气胜者，为痛痹矣。又言凡伤于寒者，皆为热病，则用药自有一定之权衡。观《金匮》用附子、乌头，必用于表散药中，合桂枝、麻黄等药同用，即发表不远热之义。至攻里必遵《内经》不远于寒可知矣。诸家

方中不达此义，即攻里概不远热，独《千金》犀角汤一方，深有合于经意，特表之为例。犀角汤。

更有内热，因血虚炽盛，始先表散药中，早已不能用辛热者，即当取夏月治温热病之表法为例。诸家复无其方，独《本事方》中有牛蒡子散，先得我心，亦并表出。牛蒡子散。

中风门诸方

侯氏黑散 治大风四肢烦重，心中恶寒不足者。《外台》治风癫方论，见前法中。然以菊花为君，亦恐风邪乘虚，进入心脏故也。

菊花四十分　白术十分　细辛三分　茯苓三分　牡蛎三分　桔梗八分　防风十分　人参三分　矾石三分　黄芩三分　当归三分　干姜三分　芎䓖三分　桂枝各三分

上十四味，杵为散，酒服方寸匕，日三服。初服二十日，用温酒调服，禁一切鱼肉、大蒜，常宜冷食，六十日止，即药积在腹中不下也，热食即下矣，冷食自能助药力。

风引汤 除热瘫痫，方论见前法中。盖风者外司厥阴，内属肝木，上隶手经，下隶足经，中见少阳相火。所以风自内发者，由火热而生也。风生必害中土，土主四肢，土病则四末不用，聚液成痰。瘫痪者，以风火挟痰注于四肢故也。观《金匮》此方，可见非退火则风必不熄；非填窍则风复生。风火一炽，则五神无主，故其用药如是之周到也。

大黄　干姜　龙骨各四两　桂枝三两　甘草　牡蛎各二两　滑石　石膏　寒水石　赤石脂　紫石英各六两

上十二味，杵粗筛，以韦囊盛之，取三指撮，井花水三升，煮三沸，温服一升，治大人风引、少小惊痫瘛疭，日数十发，医所

不疗。巢氏用此方治脚气。

愈风丹 治诸风症，偏正头痛。

防风通圣散、四物汤、黄连解毒汤各一料，加羌活、细辛、甘菊花、天麻、独活、薄荷、何首乌各一两。

上为细末，炼蜜丸如弹子大，每服一丸，细嚼茶清下，不拘时服。

按：外风与身中之火热相合，以阳从阳，必上攻于头。然风火盛，荣血必亏。故其药如是也。

胃风汤 治虚风证，能食，手足麻木，牙关急搐，目内蠕瞤，胃风面肿。

升麻 白芷各一钱二分 麻黄 葛根各一钱 当归 苍术 甘草炙 柴胡 羌活 藁本 黄柏 草豆蔻 蔓荆子各五分

上水二盏，姜三片，枣一枚，煎一盏去滓服。

按：风入胃中，何以反能食？盖风生其热，即《内经》瘅成为消中之理也。方中但去其风，不去其热者，以热必随风外解，不必加治耳。

薏苡仁汤 治中风，手足流注疼痛，麻痹不仁，服从屈伸。

薏苡仁三钱 当归 芍药各一钱二分 麻黄五分 官桂五分 苍术米泔水浸，剉，炒，一钱五分 甘草八分

上水二盏，生姜七片，煎八分，去滓温服，食前下，自汗减麻黄，有热减官桂。

按：此为风湿相搏、关节不利之证，故用药如是也。

排风汤 治风虚冷湿，邪气入脏，狂言妄语，精神错乱，及五脏风发等证。

防风 白术 当归 芍药 肉桂 杏仁 川芎 白鲜皮 甘草炙，各一钱 麻黄 茯苓 独活各三钱

上作二服，每服水二盏，姜三片，煎七

分，去滓服。

按：虚风冷湿，虽已入脏，其治法必先宣之，使从外散，故用药如是也。

人参补气汤 治手指麻木。

人参 黄芪各二钱 升麻 柴胡 芍药 生甘草 炙甘草 五味子各五分

上水一盏，煎至五分，食远临睡服，渣再煎。

按：诸阳起于指，手指麻木，风已见端，宜亟补其气，以御外入之风，故用此为绸缪计也。

舒筋保安散 治左瘫右痪，筋脉拘挛，身体不遂，脚腿少力，干湿脚气，及湿滞经络，久不能去，宣导诸气。

木瓜五两 萆薢 五灵脂 牛膝酒浸 续断 白僵蚕炒 松节 白芍药 乌药 天麻 威灵仙 黄芪 当归 防风 虎骨酒炙，各一两

上用无灰酒一斗，浸上药二七日，紧封扎，日足取药焙干，捣为细末，每服二钱，用浸药酒调下，酒尽用米汤调下。

按：此治风湿搏结于筋脉之间，凝滞不散，阻遏正气，不得通行，故用药如是也。

解风散 治风成寒热，头目昏眩，肢体疼痛，手足麻痹，上膈壅滞。

人参两半 麻黄二两 川芎 独活 细辛 甘草各一两

上为细末，每服五钱，水盏半，生姜五片，薄荷叶少许，煎八分，不拘时服。

按：风成为寒热，乃风入胃中，而酿荣卫之偏胜，第四方胃风汤，正驱胃风，使从外解之药。此因风入既久，胃气致虚，故以人参为君，臣以麻黄、川芎，佐以独活、细辛，使以甘草，而和其荣卫，乃可收其外解之功也。若夫久风成为飧泄，则风已入于里，又当用人参为君，桂枝、白术为臣，茯苓、

甘草为佐，使而驱其风于内，此表里之权衡，《内经》之旨要也。本方虽用风成寒热四字，漫无着落，今并及之。

搜风顺气丸 治风燥便秘，因致气闭不行，暂时用之，以疏风润燥顺气，殊不可少。本方条下，过于夸大，谓久服百病皆除，老者还少，岂理也哉？然又云孕妇勿服，如服药觉脏腑微痛，以羊肚肺羹补之，则其药有偏峻，不可久服明矣。

车前子一两半　白槟榔　火麻仁微炒，去壳　牛膝酒浸　郁李仁汤泡去皮，另研　菟丝子制　干山药各二两　枳壳麸炒　防风　独活各一两　大黄五钱，半生半熟

上为末，炼蜜为丸，如梧桐子大，每服二十丸，酒茶米饮任下，空心临卧各一服。去肠风宿滞，并肠风下血。

桂枝汤 治风从外来，入客于络，留而不去，此方主之。

桂枝　芍药　甘草　生姜各三钱　大枣二枚

上用水盏半，微火煎八分，温服须臾啜热稀粥，以助药力，温覆①令一时许，遍身漐漐，微似有汗者益佳。详见《尚论·太阳上篇》。

按：此方为中风一证，群方之祖，不但风中入络，即中经、中腑、中脏药中，皆当加入本方。以风从外入者，究竟必驱从外出故也。后人竟用续命汤为加减，此方置之不录，未免得流忘源矣，又况源流俱失者哉！

小续命汤 治中风不省人事，渐觉半身不遂，口眼歪斜，手足战掉，语言謇涩，肢体麻痹，精神昏乱，头目眩晕，痰火并多，筋脉拘急，不能屈伸，骨节烦疼，不得转侧，诸风服之皆验，脚气缓弱，久服得瘥。久病风人，每遇天色阴晦，节候变易，预宜服之，以防暗哑。

防风　桂心　黄芩　杏仁去皮尖炒　芍药　甘草　川芎　麻黄去节　人参各一钱四分　防己二钱　大附子炮，七分

上为㕮咀，作二帖，每帖水一盏半，姜五片，枣一枚，煎八分服。

精神恍惚者加茯神、远志。骨节烦疼有热者，去附子倍芍药。无热者倍官桂、附子。心烦多惊加犀角。呕逆腹胀，加半夏倍人参。烦躁大便涩，去附子倍芍药，加竹沥。脏寒下利，去防己、黄芩，倍附子，加白术。自汗去麻黄、杏仁，加白术。脚膝弱，加牛膝、石斛。身痛加秦艽。腰痛加桃仁、杜仲，姜汁炒。失音加杏仁。

按：此方无分经络，不辨虚实寒热，若不细辨加减，难以取效。今并录易老六经加减法为例，用方者师其意焉可矣！

易老六经加减法：

麻黄续命汤：治中风无汗、恶寒。本方中麻黄、杏仁、防风各加一倍。

桂枝续命汤：治中风有汗恶风。本方中桂枝、芍药、杏仁各加一倍。二证皆太阳经中风也。

白虎续命汤：治中风有汗，身热不恶寒。本方中加知母、石膏各一钱四分，去附子。

葛根续命汤：治中风身热有汗、不恶风。本方中加葛根、桂枝、黄芩各一倍。二证皆阳明经中风也。

附子续命汤：治中风无汗，身凉。本方中加附子一倍，干姜、甘草各一钱。此证乃太阴经中风也。

桂附续命汤：治中风有汗无热。本方中加桂枝、附子、甘草各一倍。此少阴经中风也。

羌活连翘续命汤：中风，六证混淆，系

---

① 覆：原作"复"，据《伤寒论》改。

之于少阳、厥阴，或肢节挛痛，或麻木不仁。本方中加羌活、连翘各一钱半。

防风通圣散　治诸风潮搐，手足瘛疭，小儿急惊风，大便结，邪热暴甚，肌肉蠕动，一切风症。

防风　川芎　当归　芍药　大黄　芒硝连翘　薄荷　麻黄　山栀子　石膏　桔梗黄芩　白术　荆芥　甘草　滑石各五分

上水二盏，姜三片，煎至八分服。涎嗽加半夏、生姜制，开结加大黄二钱，破伤风加羌活、全蝎各五分，腰胁痛加芒硝、当归各一钱。

按：此方乃表里通治之轻剂，用川芎、当归、芍药、白术以和血益脾，所以汗不伤表，下不伤里，可多服也。

祛风至宝膏　治诸风热。

防风一两半　白术一两半　芍药二两半　芒硝五钱　石膏一两　滑石三两　当归二两半　黄芩一两　甘草二两　大黄五钱　连翘五钱　川芎二两半　麻黄五钱，不去节　天麻一两　荆芥五钱　山栀子五钱　熟地黄一两　黄柏五钱　桔梗一两　薄荷五钱　羌活一两　人参一两　全蝎五钱　细辛五钱　黄连五钱　独活一两

上为细末，炼蜜为丸弹子大，每服一丸，细嚼，茶酒任下，临卧服。

按：此方亦表里通治，即前防风通圣散十七味，更加熟地黄益血，人参益气，黄柏、黄连除热，羌活、独活、天麻、全蝎、细辛去风，乃中风门中不可移易之专方。又非前通套泛用之方比也。

不换金丹　退风散热，治中风口㖞。

荆芥穗　僵蚕　天麻　甘草炙，各一两羌活　川芎　白附子　乌头　蝎梢　藿香叶各半两　薄荷叶三两　防风一两

上为末，炼蜜丸弹子大，每服一丸，细嚼，茶酒任下，涂㖞处亦可。

按：此方祛风之力颇大，至清火散热，殊未必然，大约风而挟寒，痰气窒闭者宜之。

三化汤　治中风外有六经之形证，先以加减续命汤主之。内有便尿之阻膈，此方主之。

厚朴　大黄　枳实　羌活各等分每服一两，水煎。

按：此乃攻里之峻剂，非坚实之体，不可轻服。盖伤寒证胃热肠枯，不得不用大承气以开其结。然且先之以小承气，调胃承气，恐误用不当，即伤人也。在中风证，多有虚气上逆，关隘阻闭之候，断无用大承气之理。古方取药积腹中不下，以渐填其空窍，俾内风自熄，奈何今人每开窍，以出其风，究竟窍空而风愈炽，长此安穷也哉。

摄生饮调苏合丸　治一切卒中，不论中风、中寒、中暑、中湿、中气，及痰厥、饮厥之类，初作皆可用此。先以皂角去皮弦、细辛、生南星、半夏为末，吹入鼻中，俟其喷嚏，即进前药。牙禁者，中指点南星、半夏、细辛末并乌梅肉，频搽自开。

天南星圆白者温纸裹煨　南木香　苍术细辛　甘草生用　石菖蒲各一钱　半夏百沸汤泡少顷，一钱半

上件剉散，分二服，水一盏半，生姜七厚片，煎取其半，乘热调苏合香丸半丸灌下。痰盛者加全蝎二枚，炙。

按：此方治卒中，气闭痰迷，不得不用之剂。但正气素虚之人，不能当脑、麝及辛、香摧枯拉朽之势，裁节而用十之二三可也。其牛黄清心丸，与苏合丸异治。热阻关窍，可用牛黄丸开之；寒阻关窍，可用苏合丸开之。其口开、手撒、遗尿等死症，急用人参附子峻补，间有得生者。若牛黄、苏合之药，入口即毙，此无异以千钧镇一丝也。

乌药顺气散　治风气攻注四肢，骨节疼

痛，遍身顽麻，及疗瘫痪，语言謇涩，脚气步履多艰，手足不遂，先宜多服此药以疏气逆，然后随证投以风药。

麻黄去节　陈皮去白　乌药去木，各二两
白僵蚕炒，去嘴　川芎　白芷　甘草炙　枳壳
麸炒　桔梗各一两　干姜炮，五钱

上为末，每服三钱，水一盏，姜三片，枣一枚煎。憎寒壮热，头痛，身体倦怠，加葱白三寸煎，并服出汗，或身体不能屈伸，温酒调服。

按：中风证，多挟中气，不但卒中急证为然，凡是中风证皆有之。严用和云：人之元气强壮，荣卫和平，腠理致密，外邪焉能为害。或因七情饮食劳役，致真气先虚，荣卫空疏，邪气乘虚而入，故致此疾。若内因七情而得者，法当调气，不当治风；外因六淫而得者，亦当先调气，后依外感六气治之，此良法也。宜八味顺气散。严氏此说，于理甚当，其用八味顺气散，乃人参、白术、茯苓、甘草、陈皮，六君子汤中用其五，加乌梅、青皮、白芷共八味为剂。较前《局方》乌药顺气散，不用麻黄、枳、桔、僵蚕等风药，正先治气后治风之妙旨。后人反惜其说有未备，且谓方中不当杂入白芷，吹毛责备，讵知白芷香而不燥，正和荣卫之善药也。《和剂》合两方，取用干姜、人参、川芎、陈皮、桔梗、厚朴、白芷、甘草、白术、麻黄，更加葛根，治感风头痛，鼻塞声重尚为合宜，故知论方不可横以己见也。

匀气散　治中风中气，半身不遂，口眼㖞斜，先宜服此。

白术二钱　天麻五分　沉香　白芷　青皮
甘草炙，各五分　人参五分　乌药一钱半　紫苏
木瓜各三分

上水二盏，姜三片，煎八分服。风气腰痛，亦宜服之。

按：匀气之说甚长，身内之气有通无壅，外风自不能久居，而易于解散，故知匀气即调气之旨，非有两也。

稀涎散　治风涎不下，喉中作声，状如牵锯，或中湿肿满。

半夏大者十四枚　猪牙皂角一个，炙

上㕮咀，作一服。水二盏煎一盏，入生姜自然汁少许服，不能咽者，徐徐灌之。

按：此以半夏治痰涎，牙皂治风，比而成方。盖因其无形之风挟有形之痰，胶结不解，用此二物，俾涎散而风出也。其有涎多难散，又非小吐不可，则用明矾合牙皂等分为末，白汤调服吐之。或用萝卜子合牙皂分为末，煎服半盏吐之。其风多涎少，人事不昏，则用虾半斤，入酱、葱、姜等料物水煮，先吃虾次吃汁，后以鹅翎探引吐之。活法在心，无施不当也。

加味六君子汤　治四肢不举，属于脾土虚衰者，须用此专治其本，不可加入风药。

人参　白术　茯苓　甘草　陈橘皮　半
夏各一钱，加竹沥半小盏　麦冬三钱

上用水二盏，姜三片，枣二枚，煎六分，温服。口渴去半夏，加葳蕤、石膏。虚甚不热者，加附子。

按：中风门中，从不录用此方，所谓末而忘其本也。夫风淫末疾，四肢不举，乃风淫于内，虚者多，实者少。审其果虚，则以六君子加甘寒药，如竹沥、麦冬之属，允为治虚风之仪式也。

三化汤见第十六方。

按：《经》谓土太过，则令人四肢不举。此真膏粱之疾，非肝肾经虚之比。其治泻令气弱阳虚，土平斯愈，而用三化汤，及调胃承气汤。然土实之证，十不见一，非审谛无忒，未可尝试也。

三圣散　治中风手足拘挛，口眼㖞斜，

却气行步不正。

当归酒洗，炒　玄胡索微炒，为末　肉桂去粗皮，等分

上为末，每服二钱，空心温酒调下。

按：此方治血虚风入之专剂也。故取以治口眼㖞斜之左急右缓者。然血药中而加地黄、白芍、秦艽、杜仲、牛膝；风药中而加天麻、防风、羌活、白芷、细辛。或加独活以去肾间风，加草薢以除下焦热，又在随证酌量矣。

匀气散见第十九方。

取其方以治口眼㖞斜之右急左缓者。然音用生熟甘草，加苡仁以缓其急，加麦冬、葳蕤、竹沥以熄其风，得效去白芷、苏叶，可常服也。

转舌膏　治中风瘈疭，舌謇不语。

用凉膈散加菖蒲、远志各等分，蜜丸弹子大，朱砂为衣，薄荷汤化下，临卧或食后服。

凉膈散见第三十八方。

按：此乃治心经蕴热之方也。

正舌散　治中风舌本强，难转，语不正。

蝎梢去毒，二七个　茯苓一两

上为细末，每服一钱，食前温酒调服，又擦牙更效。

按：此方乃治风涎壅塞之方也。

资寿解语汤　治中风脾缓，舌强不语，半身不遂。

防风　附子炮　天麻　酸枣仁各一钱　羚羊角镑　官桂各八分　羌活　甘草各五分

上水二盏，煎八分，入竹沥二匙，姜汁二滴，食远服。

按：此方乃治风入脾脏，舌强不语之证。至于少阴脉萦舌本，肾虚风入，舌不能言，咽紧之候，古今从无一方及之。昌每用此方，去羌防加熟地、何首乌、枸杞子、甘菊花、

胡麻仁，天门冬，治之获效。今特识于此方之下，听临病之工酌用焉。后检《宣明方》，有地黄饮子，治肾虚气厥，不至舌下，先得我心，补录于后。

胃风汤见第四方。治虚风证能食，手足麻木，牙关急搐，目内蠕瞤，胃风面肿。

按：虚风入胃，反能食者，乃风入而助其胃之火热，故比平常食加进也。此去瘫成为消中不远，此方但治其风，不治其火热，殊不合《内经》之旨。必于竹沥、麦冬、花粉、葳蕤、石膏、生地、梨汁，甘寒药中，加入升麻、葛根、甘草为剂，始克有当。况风既入胃，《内经》述其五变，曰厥巅，曰寒热，曰消中，曰飧泄，曰疠风。随人之寒热，或上或下，变病若此其可畏，奈何不习不察，徒欲检方而治病耶？有志于医者，自为深造，无寄后人篱下可矣。

泻青丸　治中风自汗，昏冒发热，不恶寒，不能安卧，此是风热躁烦之故也。

当归　川芎　栀子　羌活　大黄　防风　龙胆草各等分

上为末，蜜丸弹子大，每服一丸，竹叶汤化下。

按：此方以泻青为名者，乃泻东方甲乙之义也。风入厥阴，风木之脏，同气相求，其势必盛。所虑者，虚而眩晕，热而躁烦，虚也热也，其可以为壮实而轻泻之乎？审果壮实乃可施此。审属虚热，必以四物汤全方，加人参、竹沥、秦艽、羌活八味为剂，始合法度也。

愈风汤　初觉风动，服此不致倒仆，此乃治未病之圣药也。又治中风证，内邪已除，外邪已尽，当服此药，以行导诸经。久服大风悉去，纵有微邪，只从此药加减治之。然治病之法，不可失于通塞，或一气之微汗，或一句之通利，如此乃常服之药也。久则清

浊自分，荣卫自和矣。

羌活　甘草　防风　当归　蔓荆子　川芎　细辛　黄芪　枳壳　人参　麻黄　白芷　甘菊　薄荷　枸杞子　知母　地骨皮　独活　秦艽　黄芩　芍药　苍术　生地黄各四两　肉桂一两

上咬咀，每服一两，水二盏，生姜三片，空心煎服。临卧煎渣服，空心一服，吞下二丹丸，谓之重剂。临卧一服，吞下四白丹丸，谓之轻剂。假令一气之微汗，用愈风汤三两，加麻黄一两作四服，加姜空心服，以粥投之，得微汗则住。如一旬之通利，用愈风汤三两，加大黄一两，亦作四剂，如前临卧服，得利为度。此药常服之，不可失四时之辅。

春将至，大寒后，本方加半夏、人参、柴胡，谓迎而夺少阳之气也。

夏将至，谷雨后，本方加石膏、黄芩、知母，谓迎而夺阳明之气也。

季夏之月，本方加防己、白术、茯苓，谓胜脾之湿也。

秋将至，大暑后，本方加厚朴、藿香、肉桂，谓迎而夺太阴之气也。

冬将至，霜降后，本方加附子、官桂、当归，谓胜少阴之气也。此药四时加减，临病酌宜，诚治风证之圣药也。

按：此一方，相传谓是愈风之圣药，后人见其种种敷陈，次第有法，骇以为奇，而深信不疑。及用之治病，百无一愈。盖似是而非，昌不得不为辨之。其云初觉风动，服此不致倒仆，此乃治未病之圣药也。夫觉风势初动，不服端本澄源之药，以固护其荣卫，反服风药，而招风取中，以汉武之虚耗，称为成周之上理，其谁欺乎？又云：内邪已除，外邪已尽，当服此以行导诸经，久服大风悉去，夫既内邪除、外邪尽，广服补益，以养其正可也。岂有久服此药之理耶？岂舍内邪

外邪，别有大风当去耶？何其自呈缺漏耶，至于一旬通利，以本方一剂，加大黄二钱或可。若夫一气微汗，计本药分七十二剂，每剂已用麻黄四分零，而此四剂中，各加二钱五分，如此重剂，岂微汗之剂耶？方中发汗之药，已复用至十二味矣，必更重加麻黄始为微汗者何耶？仲景用桂枝汤解表，恐其力轻，故啜热稀粥以继之，用麻黄汤恐其力重，多致亡阳，多方回护，岂有反投热粥之理？后人无识，奉此为第一灵宝，宁知其骄矜自用，欺己欺人也哉？

四白丹　清肺气养魄，中风多昏冒，缘气不清利也。

白术　白茯苓　人参　宿砂　香附　甘草　防风　川芎各五钱　白芷一两　白檀香一钱半　知母二钱　羌活　薄荷　独活各二钱半　细辛二钱　麝香　牛黄　龙脑各五分，俱另研　藿香钱半　甜竹叶

上为细末，炼蜜为丸，每两作十丸，临睡嚼一丸，煎愈风汤送下。上清肺气，下强骨髓。

按：此方颇能清肺养魄，方中牛黄可用，而脑、麝在所不取，以其耗散真气，治虚风大非所宜。然本方以四君子作主，用之不为大害。今更定牛黄，仍用五分，龙脑、麝香各用二分，取其所长，节其所短，庶几可也。其他犯脑麝诸方，一概不录，如牛黄清心丸，四君子药中，甘草加至四倍，其意亦善。仿此为例，脑麝裁酌用十之二，足可备清心宁神之用。其粤中蜡丸，脑、麝原少，且经久蓄，品味和合，用时乃浓煎甘草汤调服为善，方不赘。

大秦艽汤　治中风外无六经之形证，内无便尿之阻隔。知血弱不能养筋，故手足不能运动，舌强不能言语，宜养血而筋自柔。

秦艽　石膏各一钱　甘草　川芎　当归

芍药　羌活　独活　防风　黄芩　白芷　生地黄　熟地黄　白术　茯苓各七分　细辛五分

春、夏加知母一钱

上水二盏煎，如遇天阴，加姜七片，心下痞，加枳实五分。

按：此方既云养血而筋自柔，何得多用风燥之药？既欲静以养血，何复用风以动之，是其方与言悖矣！偶论三化汤、愈风汤及大秦艽汤三方，为似是而非，及查三方皆出《机要》，方中云是通真子所撰，不知其姓名。然则无名下士，爚乱后人见闻，非所谓一盲引众盲耶？业医者，当深入理要，自具只眼可矣！

养血当归地黄汤

当归　地黄　川芎　芍药　藁本　防风　白芷各一钱　细辛五分

上水二盏，煎一盏，通口食前温服。

按：此出《拔萃》方中，用血药风药各四味，半润半燥，亦不善于立方者矣。即谓治本不可忘标，四物汤中加风药一味足矣。因以此药遍索诸方，适《良方》中有六合汤一方，治风虚眩晕，先得我心，用四物各一两，秦艽、羌活各半两，虽用风药二味，其分两则仍一味也。举此为例，方不重赘。

天麻丸　治风因热而生，热盛则动，宜以静胜其燥是养血也。此药行荣卫，壮筋骨。

天麻　牛膝二味用酒同浸三日，焙干用　萆薢　玄参各四两　杜仲炒去丝，七两　附子炮，一两　羌活四两　当归十两　生地黄一斤　一方有独活四两，去肾间风。

上为细末，炼蜜为丸梧桐子大，每服五七十丸，空心温酒，或白汤下，良久进食，服药半月后，觉塞壅，以七宣丸疏之。

按：此方大意，主治肾热生风。其以天麻入牛膝同制，取其下达。倍用当归、地黄生其阴血，萆薢、玄参清下焦湿热，附子补下焦之真阳。盖惟肾中阳虚，故风得以久据其地也。用羌活之独本者，即真独活，不必更加也。吁嗟！多欲之人，两肾空虚，有如乌风洞，惨惨黯黯，漫无止息，环视风门诸药，有一能胜其病者乎？此方杂在群方内，未易测识，特表而出之。

涤痰汤　治中风痰迷心窍，舌强口不能言。

南星姜煮，二钱　半夏炮七次，合二钱　枳实一钱　白茯苓一钱半　橘红一钱　石菖蒲八分　人参　竹茹各七分　甘草五分

上水二盏，生姜五片，煎八分，食前服。

按：此证最急，此药最缓，未免有两不相当之弊。审其属热，此方调下牛黄清心丸；审其属虚，此方调下二丹丸，庶足以开痰通窍也。

青州白丸子　治男子、妇人手足瘫痪，风痰壅塞，呕吐涎沫，及小儿惊风并治。

白附子二两，生用　半夏七两，水浸去衣，生用　南星二两，生　川乌去皮脐，五钱，生

上罗为末，生绢袋盛于井花水内，摆出粉。未出者，以手揉令出，渣再擂，以尽为度。用瓷盆日中曝，夜露，每日一换新水，搅而后澄。春五、夏三、秋七、冬十日，去水晒干如玉片，以糯米粉作稀糊丸，如绿豆大，每服二十丸，生姜汤下无时。如瘫痪酒下，小儿惊风，薄荷汤下三五丸。

按：此方治风痰之上药也。然药味虽经制炼，温性犹存，热痰迷窍，非所宜施。

竹沥汤　治四肢不收，心神恍惚，不知人事，口不能言。

竹沥二升　生葛汁二升　生姜汁二合

上三汁和匀，分温三服。

按：人身之积痰积热，常招致外风，结为一家，令人心神恍惚，如邪所凭，实非邪也。消风清热开痰，其神自安，此方可频

服也。

贝母瓜蒌散 治肥人中风，口眼㖞斜，手足麻木，左右俱作痰治。

贝母 瓜蒌 南星炮 荆芥 防风 羌活 黄柏 黄芩 黄连 白术 陈皮 半夏汤泡七次 薄荷 甘草炙 威灵仙 天花粉各等分

上每服，水二盏，姜三片，煎八分，至夜服。

按：中风证多挟热痰，而肥人复素有痰热，不论左右俱作痰治，诚为当矣。但肥人多虚风，瘦人多实火，虚风宜用甘寒一派，如竹沥、人参、麦冬、生地、生葛汁、生梨汁、鲜淡竹叶汁、石膏、瓜蒌、葳蕤、胡麻仁等药。此方三黄并用，治瘦人实火，或可治肥人虚风，甚不宜也。至泛论治热痰之药，诸方中又惟此足擅其长，存之以备实火生风生热之选。

千金地黄汤 治热风心烦，及脾胃热壅，食不下。

生地黄汁 枸杞子汁各五升 真酥 生姜汁各一升 荆沥 竹沥各五升 人参八两 白茯苓六两 天门冬八两 大黄 栀子各四两

上十一味，以后五味为细末，先煎地黄等汁，内末药调服方寸匙，再渐加服，以利为度。

按：此方补虚清热润燥，涤痰除风，开通瘀壅，美善具备，诚足贵也。因养血豁痰难于两用，姑举此方为例，以听临症酌量。又四肢不举，脾土属虚属实，分途异治，苟其虚实不甚相悬，此方更在所必用。法无穷尽，人存政举，未易言耳。

凉膈散 治心火上盛，膈热有余，目赤头眩，口疮唇裂，吐衄，涎嗽稠黏，二便淋闭，胃热发斑，小儿惊急潮搐，疮疹黑陷，大人诸风瘛疭，手足掣搦，筋挛疼痛。

连翘 栀子仁 薄荷 大黄 芒硝 甘草 黄芩

上水二盏，枣一枚，葱一根，煎八分，食远服。

清心散 即凉膈散加黄连

上水盏半，加竹叶十片，煎八分，去渣入蜜少许温服，头痛加川芎、防风、石膏。

按：中风证，大势风木合君相二火主病，多显膈热之证，古方用凉膈散最多，不但二方已也。如转舌膏用凉膈散加菖蒲、远志，如活命金丹，用凉膈散加青黛、蓝根。盖风火之势上炎，胸膈正燎原之地，所以清心宁神，转舌活命，凉膈之功居多，不可以宣通肠胃之法，轻訾之也。

地黄饮子《宣明方》 治舌暗不能言，足废不能用，肾虚弱，其气厥，不至舌下。

熟地黄 巴戟去心 山茱萸 肉苁蓉酒浸，焙 石斛 附子炮 五味子 白茯苓 菖蒲 远志去骨 官桂 麦冬各等分

上为末，每服三钱，生姜五片，枣一枚，薄荷七叶，水一盏半，煎八分服无时。

按：肾气厥、不至舌下，乃脏真之气不上荣舌本耳。至其浊阴之气，必横格于喉之间，吞咯维艰，昏迷特甚，又非如不言之证可以缓调。方中所用附、桂、巴、苏，原为驱逐浊阴而设，用方者不可执己见而轻去之也。

《三因》白散子 治肝肾中风，涎潮壅塞不语，呕吐痰沫，头目眩晕。兼治阴症伤寒，六脉沉伏，及霍乱吐泻，小便淋滴不通。

大附子去皮脐，生 滑石桂府者，各五钱 半夏七钱半

上为末，每服二钱，水二盏，姜七片，蜜半匙，煎七分，空心冷服。

按：此方甚超，但不明言其所以然，且引兼治阴症伤寒，霍乱吐泻等证为言，转觉泛而不精矣。盖此即上条昌所论浊阴上逆之

证。缘肝肾之气，厥逆而上，是以涎潮壅塞，舌喑不语，痰沫吐咯难出，头目重眩，故非附子不能驱其浊阴。然浊阴走下窍者也，浊阴既上逆，其下窍必不通，故用滑石之重，引浊阴仍顺走前阴之窍，亦因附子雄入之势，而利导之也。更虑浊阴遇胸中之湿痰，两相留恋，再加半夏以开其痰，庶涎沫与浊阴俱下，方中具有如此之妙义，而不明言以教后人，殊可惜也。

二丹丸　治风邪健忘，养神定志和血，内安心神，外华腠理得睡。

丹参　熟地黄　天门冬去心，各两半　朱砂　人参　菖蒲　远志各五钱　茯神　麦门冬，甘草各一两

上为细末，炼蜜为丸梧桐子大，每服五十丸，至一百丸，空心食前服。

按：中风证，心神一虚，百骸无主，风邪扰乱，莫由驱之使出。此方安神益虚，养血清热息风，服之安睡，功见一斑矣。相传用愈风汤吞下，殊失用方之意。

豨莶丸　治肝肾风气，四肢麻痹，骨痛膝弱，风湿诸疮。

上以豨莶草，五月五日，六月六日，采叶九蒸九曝，凡蒸用酒蜜洒，晒干为末，蜜丸桐子大，空心酒下百丸。

按：豨者，猪也。其畜属亥，乃风木所生之始，故取用其叶以治风。凡肾脏生风之证，服此其效最著。江宁节度使成讷，知益州，张咏两以方药进献至尊，讷以弟讲中风，伏枕五年，一道人传此方服之愈。咏以掘地得碑，制服千服，髭须乌黑，筋力轻健，见都押衙罗守一中风坠马，失音不语，与药十服，其病立瘥。又和尚智严，年七十，或患偏风，口眼㖞斜，时时吐涎，与十服亦便得痊，古今用此获效者最多。然莫知其所以然也。其妙处全在气味之莶劣，与肾中之腥臊

同气相求，故能入肾而助其驱逐阴风之力也。因治肾风之方，百不得一，特录此丸，合前天麻丸，两发其义也。

黑锡丹　治真元虚惫，阳气不固，阴气逆冲，三焦不和，冷气刺痛，饮食无味，腰背沉重，膀胱久冷，夜多小便。女人血海久冷，赤白带下，及阴证阴毒，四肢厥冷，不省人事，急用枣汤吞一百粒，即便回阳，此药大能升降阴阳，补虚益元，坠痰除湿破癖。

沉香　胡芦巴酒浸，炒　附子炮　阳起石研细水飞，各一两　肉桂半两　补骨脂　舶茴香　肉豆蔻面裹煨　木香　金铃子蒸，去皮核，各一两　硫黄　黑锡去滓秤，各二两

上用黑盏或铁铫，内如常法。结黑锡硫黄砂，于地上出火毒，研令极细，余药并细末和匀，自朝至暮，以研至黑光色为度，酒糊丸如梧子大，阴干入布袋内，擦令光莹，每四十丸，空心盐姜汤，或枣汤下。女人艾枣汤下，急症用百丸。

按：此方用黑锡水之精，硫黄火之精，二味结成灵砂为君，诸香燥纯阳之药为臣，用金铃子苦寒一味为反佐，用沉香引入至阴之分为使。凡遇阴火逆冲，真阳暴脱，气喘痰鸣之急症，舍此药再无他法可施。昌每用小囊佩带随身，恐遇急症，不及取药，且欲以吾身元气温养其药，藉手效灵，厥功历历可纪。即如小儿布痘，与此药迥无相涉，然每有功之太过，如用蜈蚣、穿山甲、桑虫之类，其痘虽勃然而起，然头面遍身肿如瓜匏，疮形湿烂难干，乃至真阳上越，气喘痰鸣，儿医撤手骇去。昌投此丸领其阳气下入阴中，旋以大剂地黄汤峻补其阴，以留恋夫真阳，肌肤之热反清，肿反消，湿烂反干，而成厚靥。如此而全活者不知凡几，因附本方项下，以广用方者之识。

三建二香汤　治男妇中风，六脉俱虚，

舌强不语，痰涎壅盛，精神如痴，手足偏废，此等不可攻风，只可补虚。

天雄　附子　乌头各二钱，俱去皮脐，生用
沉香　木香各一钱，俱水磨汁

上作二服，每服水盏半，姜十片，煎七分，食前服。

按：此方天雄、附子、乌头同时并用其生者，不加炮制，惟恐缚孟贲之手，莫能展其全力耳。必因其人阴邪暴甚，埋没微阳，故用此纯阳无阴，一门三将，领以二香，直透重围，驱逐极盛之阴，拯救将绝之阳。此等大关，虽有其方，能用者罕。方下妄云治中风六脉俱虚，又云不可攻风，只可补虚，全是梦中说梦，误人最大。当知此证，其脉必微而欲绝，不可以虚之一字，漫无着落者言脉；其方更猛悍毒厉，不可以补虚二字，和平无偏者言方。此方书所为以盲引盲耶。

星附散　治中风能言，口不歪，而手足軃曳者。

南星　半夏各制　茯苓　僵蚕炒　川乌去皮脐　人参　黑附子　白附子各八分

上水二盏，煎八分，食远热服，得汗愈。

按：此方乃治虚风寒痰之主药也。风虚则炽，痰寒则壅，阻遏脾中阳气，不得周行，故手足为之軃曳，用此方热服，以助脾中之阳。俾虚风寒痰，不相互结，乃至得汗，则风从外出，痰从下出，分解而病愈矣。凡用附子药多取温冷服，谓热因寒用也。此用乌头、附子、人参，一派温补，绝无发散之药，向非加以热服，亦胡由而得汗耶？敬服敬服。

《古今录验》续命汤　治中风痱，身体不能自收，口不能言，冒昧不知痛处，或拘急不得转侧。

麻黄　桂枝　当归　人参　石膏　干姜
芎藭　甘草各三两　杏仁四十枚

上九味，以水一斗，煮取四升，温服一升，当小汗，薄覆脊，凭几坐，汗出则愈。不汗更服无所禁，勿当风。并治但伏不得卧，咳逆上气，面目浮肿。

按：此合后三方，《金匮》取用之意，已发之于本条下。今细玩此方，细详其证，乃知痱即痹之别名也。风入而痹其荣卫，即身体不能自收，口不能言，冒昧不知痛处，或拘急不能转侧也。然荣卫有虚有实，虚者自内伤得之，实者自外感得之。此方则治外感之痹，其荣卫者，故以得小汗为贵。然已变越婢之制，而加芎、归养血，人参益气参。其内伤而致荣卫之痹者，于补气血药中，略加散风药为制更可知矣。

《千金》三黄汤　治中风手足拘急，百节疼痛，烦热心乱，恶寒，经日不欲饮食。

麻黄五分　独活四分　细辛二分　黄芪二分
黄芩三分

上五味，以水六升，煮取二升，分温三服，一服小汗，二服大汗。心热加大黄二分。腹满加枳实一枚。气逆加人参三分。悸加牡蛎三分。渴加瓜蒌根三分。先有寒，加附子一枚。分字当作去声读。

按：此方治风入荣卫肢节之间，扰乱既久，证显烦热恶寒不食，邪盛正虚可知，其用麻黄为君者，以麻黄能通阳气而开痹也。故痹非得汗不开。然内虚当虚，须用参芪以佐之。而虚复有寒热之不同，虚热则用黄芩，虚寒则加附子，此仲景所以深取之也。

《近效》白术附子汤　治风虚，头重眩，苦极不知食味，暖肌补中，益精气。

白术二两　附子一枚半，炮去皮脐　甘草一两，炙

上三味剉，每五钱七，姜五片，枣一枚，水盏半，煎七分，去滓服。

按：此方治肾气空虚之人，外风入肾，恰似乌洞之中，阴风惨惨，昼夜不息。风挟

肾中浊阴之气，厥逆上攻，其头间重眩之苦，至极难耐。兼以胃气亦虚，不知食味，故方中全不用风门药，但用附子暖其水脏，白术、甘草暖其土脏，水土一暖，则浊阴之气尽趋于下，而头苦重眩，反不知食味之证除矣。试观冬月井中水暖，土中气暖，其阴浊之气，且不能出于地，岂更能加于天乎？制方之义，可谓精矣。此所以用之而获近效耶？

史国公浸酒方 治诸风五痹，左瘫右痪，口眼㖞斜，四肢疼痛，七十二般风，二十四般气，其效不可尽述。

当归 虎胫骨酥油炙 川羌活 川草薢 防风各二两 秦艽四两 鳖甲一两，醋炙 川牛膝酒浸 松节 晚蚕砂炒，各二两 枸杞子五两 干茄根八两，饭上蒸熟 苍耳子四两，炒，捶碎

上十三味，用无灰酒一大坛，将绢袋盛药悬于酒内，密封固，候十四日后开坛取酒，取时不可面对坛口，恐药气冲人面目。每饮一盏，勿令药力断绝，饮尽病瘥，将药渣晒为末，米糊丸梧桐子大，每服八十丸，空心温酒下，忌食动风辛热之物，此药可以常服。

按：治风治痹，药酒方亦不可少，此方平中之奇，功效颇著。后有增入白花蛇一条者，此又以肠胃漫试其毒，吾所不取。

附痹证诸方

三痹汤 治血气凝滞，手足拘挛，风、寒、湿三痹。

人参 黄芪 当归 川芎 白芍药 生地黄 杜仲姜汁炒 川续断 防风 桂心 细辛 白茯苓 秦艽 川牛膝 川独活 甘草各等分

上水三盏，生姜三片，枣一枚，煎五分，不拘时服。

按：此用参芪四物，一派补药内加防风、秦艽以胜风湿，桂心以胜寒，细辛、独活以通肾气。凡治三气袭虚而成痹患者，宜准诸此。

痹在上，用桂枝五物汤

黄芪三两 桂枝三两 芍药三两 生姜六两 大枣十二枚

上五味，以水六升，煮取二升，温服七合，日三服。一方有人参。

按：此乃《金匮》治血痹之方也。血痹而用桂枝汤加黄芪，以其风邪独胜，风性上行，故其痹在上也。其脉微涩，寸口关上小紧，紧处乃邪著之验也。然又曰寸口关上微，尺中小紧，外症身体不仁，如风痹状，此方主之，又可见风性善行，随其或上或下，一皆主以此方矣。

痹在臂，用十味剉散 原治中风血弱臂痛，连及筋骨，举动难支。

附子炮 黄芪 当归 白芍药各一钱 川芎 防风 白术各七分 茯苓 肉桂各五分 熟地黄酒洗焙干，二钱

上水二盏，姜三片、枣二枚，食后临卧服。

按：臂痛乃筋脉不舒，体盛者可去其筋脉中之风。然既已血痹，所受风燥之累不浅，故取此方。养血之中，加附子之力，通其阳气，而用防风反佐黄芪，出其分肉腠理之风也。

痹在手足，风淫末疾，则用乌头粥 原治风寒湿，麻木不仁。

乌头生研为末 每用香熟白晚米二合，入药末四钱，同米以砂罐煮作稀粥，不可太稠，下生姜汁一匙，白蜜三匙，搅匀，空心温啜之为佳。如中湿多，更加薏苡仁末三钱。服此粥，大治手足不随，及肿痛不能举者，服此预防之。

按：四肢为诸阳之本，本根之地，阳气

先已不用，况周身经络之末乎？故用乌头合谷味，先从荣卫所生之地注力，俾四末之阳，以渐而充也，用方者知之。

痹在手足，湿流关节，则用薏苡汤

原治手足流注，疼痛麻木不仁，难以屈伸。

薏苡仁　当归　芍药　桂心　麻黄各一钱　甘草五分　苍术米泔浸，炒，二钱

上水二钟，姜五片，煎八分，食前服。有汗去麻黄，有热去桂心。

按：此方以薏苡仁为君，舒筋除湿，其力和缓，当三倍加之。至于麻黄，虽能通其阳气，然在湿胜方中，即无汗不可多用，减大半可也。

痹在身半以下，用通痹散　原治腰以下至足，风寒湿三气，合而成痹，两足至脐冷如水，不能自举，或因酒热立冷水中，久成此疾。

天麻　独活　当归　川药　白术　藁本等分

上为细末，每服二钱，热酒调下。

按：此方因风寒湿三气，混合入于阴股，其邪已过于荣卫，故变桂枝五物汤之剂，而用此散，缓缓分出其邪也。

痹在遍身，走痛无定。用控涎丹　原治人忽患胸背手脚腰胯痛不可忍，牵连筋骨，坐卧不宁，走移无定。乃痰涎伏在胸膈上下，变为此疾。或令人头重不可举，或神意昏倦多睡，或饮食无味，痰唾稠黏，口角流涎，卧则喉中有声，手脚肿痹，气脉不通，疑似瘫痪，但服此药数服，其病如失。

甘遂　大戟　白芥子

上等分为末，曲丸梧子大，食后临卧姜汤下，五七丸或十丸，量人服。

按：风寒湿三痹之邪，每借人胸中之痰为奥援。故治痹方中，多兼用治痰之药。昌于中风第四十一方，取用《三因》白散子之

用半夏，已见大意。但彼治浊气上干，此治浊痰四注，以浊痰不除，则三痹漫无宁宇也。凡遇痰积极盛之症，此方亦不可少，实非谓子和之法，足胜治痹之用也。学者辨诸。

又方用

白茯苓二两　半夏四两　枳壳一两　风化硝三钱

姜汁糊丸，梧桐子大，每服五十丸，姜汤下。然治痹以开通阳气，补养阴血为贵，著意治痰，必转燥其血，不可以为此善于彼而渎用之。

痹在脉，用人参丸

人参　麦门冬　茯神　赤石脂　龙齿　石菖蒲　远志　黄芪各一两　熟地黄二两

上为末，炼蜜和捣五百杵为丸，梧桐子大，每服三十丸，食远清米饮送下。

按：心主血脉，《内经》脉痹不已，复传于心。可见五脏各有所主，各有所传也。此方安心神，补心血，先事预防，功效更敏，加当归、甘草、姜、枣、粳米汁煎服更效。

痹在胸，用瓜蒌薤白半夏汤　治胸痹不得卧，心痛彻背。

瓜蒌实一枚，捣　薤白三两　半夏三两　白酒四升

上四味同煮，取一升五合，分三服，温服半升，一日服之。

按：胸痹之症，人所通患。仲景于《金匮》出十方以治之，然不明言也。盖胸中如太空，其阳气所过，如离照当空，旷然无外，设地气一上，则窒塞有加，故知胸痹者，阳不主事，阴气在上之候也。仲景微则用薤白、白酒以通其阳，甚则用附子、干姜以消其阴。以胸痹非同他患，补天浴日，在医之手眼耳。后世总不知胸痹为何病，昌特发明于乙集胸寒痹痛条下。文学钱尊王，胸中不舒者经年，不能自名其状，颇以为虑。昌投以薤白汤，

次日云一年之病，一剂而顿除，抑何神耶？昌不过以仲景之心法为法耳，何神之有？然较诸家之习用白豆蔻、广木香、诃子、三棱、神曲、麦芽等药，坐耗其胸中之阳者，亦相悬矣。

痹在胞，用肾沥汤　原治胞痹小腹急痛，小便赤涩。

麦门冬　五加皮　犀角镑，各一钱　杜仲桔梗　赤芍药　木通各一钱五分　桑螵蛸一个

上水盏半，加入羊肾一只，去脂膜切细，竹沥少许，同煎一盏，去渣，空心顿服，日再服。一方有桑皮，无螵蛸。

按：此方名肾沥汤者，形容其胞中之气，痹而不化，外肾之尿滴沥不出之苦也。乃因虚热壅其膀胱，肺气不能下行所致，桑皮、桑蛸，咸为治肺而设。此方大意，聊见一斑，不可误认为其人内肾素虚而小便淋滴也。

痹在肠，用吴茱萸散　原治肠痹，寒湿内搏，腹痛满，气急，大便飧泄。

吴茱萸汤炮，焙干　干姜炮　甘草炙　肉豆蔻煨，各五钱　砂仁　神曲　白术各一两　厚朴姜汁炒　陈皮　良姜各一两

上为末，每服一钱，食前米饮下。

按：肠痹之证，总关于脾胃。寒邪湿邪先伤其太阴之脾，风邪先伤其阳明之胃。太阴伤故腹满，阳明伤故飧泄。《内经》谓胃风久蓄为飧泄，明非朝夕之故也。脾胃有病，三痹互结于肠，此宜以辛辣开之，非如胞痹为膀胱之热，当用清凉之比矣。

痹在筋，用羚羊角散　原治筋痹，肢节束痛。

羚羊角　薄荷　附子　独活　白芍药防风　川芎各等分

上水盏半，姜三片，煎五分服。

按：此方治筋痹之义，美则美矣，未尽善也。以七味各用等分，漫无君臣佐使之法

耳。盖筋痹必以舒筋为主，宜倍用羚羊角为君。筋痹必因血不荣养，宜以白芍、川芎，更加当归为臣。然恐羚角性寒，但能舒筋，不能开痹，必少用附子之辛热为反佐。更少用薄荷、独活、防风，入风寒湿队中，而为之使可也。用方者必须识此。

痹在皮，用羌活汤。　原治皮痹，皮中状如虫走，腹胁胀满，大肠不利，语不出声。

羌活　细辛　附子炮，去皮脐　沙参　羚羊角镑　白术　五加皮　生地黄　官桂　枳壳麸炒　麻黄去节　白蒺藜　杏仁　丹参　萆薢五味子　石菖蒲　木通　槟榔　郁李仁泡去皮赤茯苓各等分

上水盏半，姜五片，煎七分不拘时温服。

按：皮痹不已，传入于肺，则制方当以清肺气为主。此方杂沓，不适于用。今取沙参、羚羊角、麻黄、杏仁、白蒺藜、丹参、五味子、石菖蒲八味，去羌活、细辛、附子、白术、五加皮、生地黄、官桂、枳壳、萆薢、木通、槟榔、郁李仁、赤茯苓九味，而加石膏以清肺热，甘草以和肺气，更加干姜少许为反佐，以干姜得五味子，能收肺气之逆也。

热痹，用升麻汤　原治热痹，肌肉极热，体上如鼠走，唇口反缩，皮毛变红黑。

升麻三钱　茯神　人参　防风　犀角镑羚羊角镑　羌活各一钱　官桂三分

上水二钟，姜三片，入竹沥半酒盏，不拘时服。

按：此方乃刘河间所制，后人治热病，遵用河间，诚足法矣。方中以升麻为君，除阳明肌肉之热。然热甚必乱其神识，故以人参、茯神、犀角、羚羊角为臣而协理之，以官桂三分为反佐、以羌防为使，如秋月寒潭，碧清可爱。鄙意羌防使药，更少减其半，匪故饶舌，无非欲为引掖后来之助耳。

冷痹，用巴戟天汤　原治冷痹，脚膝疼

痛，行步艰难。

巴戟天去心，一钱　附子制　五加皮各七分
川牛膝酒炒，一钱　石斛　甘草炙　萆薢　白
茯苓　防风　防己各五分

上水二盏，姜三片，煎八分，空心服。

按：冷痹之证，其风寒湿三痹之气，皆挟北方寒水之势，直有温之而不易热者。方中之用巴戟天为君，韪矣，其附子、加皮、牛膝、石斛、白茯苓、甘草，亦大小臣工之意。然不用当归、肉桂，温其血分，辅君之药，尚有未切，萆薢反佐，防风、防己为使，则俱当也。

心痹，用犀角散　原治心痹，神恍惚恐畏，闷乱不得睡。志气不宁，语言错乱。

犀角　羚羊角　人参　沙参　防风　天麻　天竺黄　茯神　升麻　独活　远志　麦门冬　甘草各一钱　龙齿　丹参各五分　牛黄　麝香　龙脑各一分

上为末，和诸药重研，令极细，每服钱半，不拘时，麦门冬汤调下。

按：此散每服中脑麝，才得一厘五毫，且有人参、甘草和胃固气，庶几可用。然二物不过藉以通心开窍耳，原不必多，更减三之一为长也。

肝痹，用人参散　原治肝痹气逆，胸膈引痛，睡卧多惊，筋脉挛急，此药镇邪。

人参　黄芪　杜仲酒炒　酸枣仁微炒　茯神　五味子　细辛　熟地黄　川芎　秦艽　羌活各一两　丹砂五钱，另研

上为极细末，入丹砂再研匀，每服一钱，不拘时调下，日二服。

按：厥阴肝脏所生者血也。所藏者魂也。血痹不行其魂自乱，今不通其血，而但治其惊，此不得之数也。方中用参芪益气以开血，当矣。其诸养血宁神镇惊之药，多泛而不切。昌尝制一方，以人参为君，黄芪、肉桂、当归、川芎为臣，以代赭石之专通肝血者，佐参芪之不逮，少加羌活为使。盖气者血之天也，气壮则血行，然必以肉桂、当归大温其血，预解其凝泣之势，乃以代赭之重坠，直入厥阴血分者，开通其瘀壅，而用羌活引入风痹之所。缘厥阴主风，风去则寒湿自不存耳，录出以质高明。

脾痹。用温中法曲丸　原治脾痹，发咳呕诞。

法曲炒　麦芽炒　白茯苓　陈皮去白　厚朴制　枳实麸炒，各一两　人参　附子制　干姜炮　当归酒洗，焙　甘草炙　细辛　桔梗各五钱　吴茱萸汤泡，三钱

上为细末，炼蜜丸，梧桐子大，每服七八十丸，食前热水送下。

按：脾为太阴之脏，其痹必寒湿多而风少。此方温中理气，壮阳驱阳，种种有法。但既曰发咳呕诞，半夏似不可少。

肺痹，用紫苏汤　原治肺痹，心膈窒塞，上气不下。

紫苏子炒　半夏制　陈皮去白，各一钱　桂心　人参　白术各五分　甘草二分

上水盏半、姜五片、枣二枚，煎七分，不拘时温服。

按：肺为相傅之官，治节行焉，管领周身之气，无微不入，是肺痹即为气痹明矣。苏子虽能降气，其力甚轻，且桂心、半夏之燥，人参、白术之泥，俱非肺痹所宜。其陈皮，虽能下气，然必广东化州所产，口中嚼试，其辣气直入丹田者为贵。今肆中药无道地，下气亦非陈皮所胜矣。夫心火之明克肺金者，人之所知；而脾土之暗伤肺金者，多不及察。盖饮食入胃，必由脾而转输于肺，倘脾受寒湿，必暗随食气输之于肺，此浊气干犯清气之一端也。肝之浊气，以多怒而逆干于肺；肾之浊气，以多欲而逆于肺。三阴

之邪以渐填塞肺窍，其治节不行，而痹成矣。开肺痹之法，昌颇有寸长，见《寓意》等集中，兹不赘。

肾痹，用牛膝酒　原治肾痹虚冷，复感寒湿为痹。

牛膝　秦艽　川芎　白茯苓　防己　官桂　独活各二两　五加皮四两　丹参　薏苡仁　火麻仁炒　麦冬　石斛　杜仲炒，各一两　附子制　地骨皮　干姜炮，各五钱

上咬咀，生绢袋盛之，好酒一斗浸，春秋五日，夏三日，冬十日，每服半盏，空心食前服，日二次。

按：肾为北方寒水之脏，而先天之真火，藏于其中，故谓生气之原，又谓守邪之神。今风寒湿之邪，入而痹之，去生渐远矣。此方防己、麦冬、丹参、地皮，迂缓不切。

附风门杂方

和荣汤　论见前。

白术　川芎各一钱半　南星　半夏　芍药　茯苓　天麻各一钱　川归　生地黄　熟地黄　牛膝　酸枣仁　黄芩　橘红各八分　羌活　防风　官桂各六分　红花　甘草炙，各四分　黄柏三分

水煎，入竹沥、姜汁，晨服。

急风散　治新久诸疮，破伤中风，项强背直，口噤不语，手足抽搐，眼目上视，喉中拽锯，及取箭头。

丹砂一两　草乌二两，半生半熟烧存性，末，醋淬晒干　乌头生二钱五分，与生草乌同研末　麝香一钱，另研

上为细末和匀，每服五分以酒下，血止痛定如神，出箭头先进一服，次以药敷箭头上。

独圣散　治破伤风久未愈，手背强直，牙关紧急立效。

蝉蜕取头足，净五钱

上为末，好酒一盏，煎滚服之立苏。

祛风丸易老方

黄芪　枳壳　防风　芍药　枸杞子　甘草　地骨皮　生地黄　熟地黄各等分，蜜丸。

四神丹东坡方

羌活　玄参　当归　生地黄各等分，或煎或丸服。

犀角汤《千金方》　治热毒流于四肢，历节疼痛。

犀角三两　羚羊角一两　前胡　黄芩　栀子仁　射干　大黄　升麻各四两　新豆豉一两

上方咬咀，每服五钱，水二盏，煎服。

按：此方壮火内热炽盛者宜之。肠胃弱者，当减去大黄勿用。

牛蒡子散《本事方》

牛蒡子炒　新豆豉　羌活各三两　生地黄一两半　黄芪一两半

上为细末，汤调二钱，空心食前日三服。

按：此方不但不用乌、附，并不用麻、桂。凡治血虚内热炽盛，而欲外解其势，宜仿此而推之也。

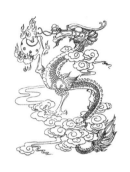

医门法律 卷四

热湿暑三气门

法二十五条　论三篇　律十一条

六气，春主厥阴风木，秋主阳明燥金，冬主太阳寒水，各行其政。惟春分以后，秋分以前，少阳相火、少阴君火、太阴湿土三气合行其事。是故天本热也，而益以日之暑；日本烈也，而载以地之湿，三气交动，时分时合。其分也，以风动于中，胜湿解蒸，不觉其苦；其合也，天之热气下，地之湿气上，人在气交之中，受其炎蒸，无隙可避，多有体倦神昏，肌肤痹起，胸膺痤出，头面疖生者矣。甚则消渴，痈疽，吐泻，疟痢，又所不病矣。其不能淡泊滋味，屏逐声色者，且以湿热预伤金水二脏，为秋冬发病之根。故病之繁而且苛者，莫如夏月为最。夫天气无形之热，与地气有形之湿交合，而大生广生之机益彰。然杀机每伏于生机之内，所称移星易宿，龙蛇起陆者，即于夏月见之，人身亦然。《内经》运气主病，凡属少阴君火，即与太阴湿土一类同推，不分彼此。而太阴司天，湿淫所胜，平以苦热，佐以酸辛，以苦燥之，以淡泄之，治湿之法则然矣。下文即出治热之法，云湿上甚而热，治以苦温，佐以甘辛，以汗为故而止。可见湿淫而至于上甚，即为热淫。其人之汗，必为湿热所郁而不能外泄，故不更治其湿，但令汗出如其故常，斯热从汗散，其上甚之湿，即随之俱散耳。观于《内经》湿热二气合推，即以得汗互解，妙义彰彰矣。

仲景以痉病、湿病、暍病，其为太阳经外感之候者，合而名篇。盖痉为热病之最恶者，而要皆为湿热之所酿，正从三气交动中会其微旨也。然三气杂病，非伤寒之比者，曷可枚举？但有一端，为时令所乘，即当推三气主病，何有何无，孰浅孰深，以求确然之治。如当风冒湿，饮醇啖煿，精津素亏，热毒内蕴，湿邪久著之体，发为疮疡、疟痢、黄疸[①]、肿满、消渴、痿厥之病，既有湿热多寡之不同，又有气血虚实之各异，向非深入轩岐仲景堂奥，而取途于诸家之狭隘，所称活人手眼，果安在哉？故会三气交病之义，以审脉辨证用方，其于湿热之孰多孰少，治疗之从上从下，补救之先阴先阳，纤悉毕贯矣。不遵圣法而欲免过差，其可得乎？

《金匮》论痉病，于风木主事之时，早已申不可汗下之戒。云：夫风病下之则痉，复发汗，必拘急。见风与热合而生病，风则内应肝而主筋，热则内应心而主脉。妄下损阴，

---

① 疸：原作"瘅"，据文义改。

则筋失养而成痉；妄汗损阳，则脉失养而拘急矣。至湿喝所酿之痉，其不可汗下之意，则为少变。维时阳气在外，既屡以发汗为戒，及遇无汗之刚痉，又不得不用葛根汤取其微汗。至于下去，全不示戒，且云可与大承气汤，其意甚微。见身内之阴为外热所耗，容有不得不下之证，但十中不得一二，终非可训之定法。略举其端，听用者之裁酌耳。然亦见风寒之邪中人，不可妄用苦寒；湿热之邪中人，不可妄用辛温矣。

论《金匮》治痉用栝蒌根桂枝汤方

本文云：太阳病，其证备，身体强，几几然，脉反沉迟，此为痉，瓜蒌根桂枝汤主之。《伤寒》方中，治项背几几，用桂枝加葛根汤矣。此因时令不同，故亦少变。彼之汗出恶风，其邪在表；而此之太阳证，罔不具备，其邪之亦在于表可知也。但以脉之沉迟，知其在表之邪，为内湿所持而不解。即系湿热二邪交合，不当从风寒之表法起见，故不用葛根之发汗解肌，改用瓜蒌根味苦入阴，擅生津撤热之长者为君，合之桂枝汤和荣卫，养筋脉，而治其痉，乃变表法为和法也。

论《金匮》治痉用葛根汤方

本文云：太阳病，无汗而小便反少，气上冲胸，口噤不得语，欲作刚痉，葛根汤主之。《伤寒论》太阳篇中，项背几几，无汗恶风者，用葛根汤。此证亦用之者，以其邪在太阳、阳明两经之界，两经之热并于胸中，必延伤肺金清肃之气，故水道不行而小便少，津液不布而无汗也。阳明之筋脉，内结胃口，外行胸中，过人迎、环口。热并阳明，斯筋脉牵引，口噤不得语也。然刚痉无汗，必从汗解。况湿邪内郁，必以汗出如故而止。故用此汤合解两经之湿热，与风寒之表法，无害其同也。

论《金匮》治痉用大承气汤方

本文云：痉为病，胸满口噤，卧不着席，脚挛急，必齘齿，可与大承气汤。仲景之用此方，其说甚长，乃死里求生之法也。《灵枢》谓：热而痉者死，腰折、瘛疭、齿齘也。兹所云卧不着席，即腰折之变文；脚挛急，即瘛疭之变文。且齘齿加以胸满口噤，上中下三焦热邪充斥，死不旋踵矣。何以投是汤乎？在伤寒证，腹满可下，胸满则不可下，又何以投是汤乎？须知所谓胸满不可下者，谓其邪尚在表，未入于里，故不可下。此证入里之热，极深极重，匪可比伦。况阳热至极，阴血立至消亡，即小小下之，尚不足以胜其阳救其阴，故取用大下之方，以承领其一线之阴气，阴气不尽为阳热所劫，因而得生者多矣。"可与"二字甚活，临证酌而用之，初非定法也。既有下之重伤其阴之大戒，复有下之急救其阴之活法。学者欲为深造，端在斯矣。

痉 病 论

喻昌曰：六淫之邪，至于成痉，乃病证之最多、最深、最恶、最易惑人者。轩岐仲景奥中之奥，后世罔解，因至肆无忌惮，凿空妄谈，此唱彼和，夭枉楼踵，岂操生人之术以杀人耶？由辨之不早辨耳。夫痉者，强也。后名为痉，传者之误也。《素问》谓：诸痉项强，皆属于湿。是病机专主于湿矣。《千金》推广其义，谓太阳中风，重感寒湿则变痉。见太阳中风，身必多汗，或衣被不更，寒湿内袭。或重感天时之寒，地气之湿，因而变痉。是合风、寒、湿三者以论痉矣。《金匮》以痉湿喝名篇，又合热、暑、湿三者言之。然所谓柔痉、刚痉，未尝不兼及风寒。且亦云发汗过多，因致痉。见夏月人本多汗，尤不可过发其汗也。古今言痉之书止此，后世王海藏论痉，知宗仲景，虽识有未充，要亦识大之贤矣。《伤寒论》载痉病五条，《尚论篇》中已明之，兹复详《金匮》所增十条，其旨已悉。然终古大惑，不立论以破其疑，心有未慊。诚以仲景论痉病，所举者太阳一经耳。后之治此病者，谓太阳行身之背，故颈项强、背反张，属在太阳，而用《金匮》桂枝、葛根二方，茫不应手，每归咎仲景之未备。不思外感六淫之邪，由太阳而传六经，乃自然之行度，邪不尽传即不已，故三阳三阴，皆足致痉。仲景之书，通身手眼，虽未明言，其隐而不发之旨，未尝不跃然心目。如太阳之传阳明项背几几，少阳之颈项强，是知三阳皆有痉矣。而三阴岂曰无之？海藏谓三阳、太阴皆病痉，独不及少阴、厥阴。云背反强属太阳，低头视下，手足牵引，肘膝相构属阳明；一目或左或右斜视、一手一足搐搦属少阳；发热，脉沉细，腹痛属太阴。以防风当归汤治太阳、阳明发汗过多而致痉者，以柴胡加防风汤治少阳汗后不解，寒热往来而成痉者，虽不及少阴、厥阴，然其制附子散、桂心白术汤、附子防风散，意原有在。观其白术汤下云，上解三阳，下安太阴，一种苦心，无非谓传入少阴、厥阴，必成死证耳。讵知传经之邪，如风雨之来，而画地以限其不至，岂可得乎？况足少阴、厥阴之痉，不死者亦多。《灵枢》谓足少阴之经筋，循脊内，侠膂，上至顶，与足太阳筋合，其病在此，为主痫瘈及痉。在外阳病者不能俯，在内阴病者不能仰。是则足少阴之脏，与足太阳之腑两相连络，而以不能俯者，知为太阳主外；不能仰者，知为少阴主内，其辨精矣。《素问》亦谓太阳者，一日而主外，则二日阳明、三日少阳之主外，从可识矣。少阴主内，则太阴、厥阴之主内，从可识矣。仲景之以头强脊强不能俯者，指为太阳之痉，原以该三阳也；而其以身蹜足蹜不能仰者，指为少阴之痉，以该三阴。实所谓引而不发，跃然心目者也。《素问》谓：肾病者，善胀，尻以代踵，脊以代头。形容少阴病俯而不能仰之状更著。海藏谓，低头视下，肘膝相构。正不能仰之阴病，反指为阳明之痉，立言殊有未确。况仲景谓，少阴病下利，若利自止，恶寒而蹜卧，手足湿者可治。又谓，少阴病，恶寒而蹜，时自烦，欲去衣被者可治。言可用温以治之也。然仲景于太阳证，独见背恶寒者，无俟其身蹜，早已从阴急温，而预救其不能仰。于少阴证而见口燥咽干，及下利纯青水者，无俟项背牵强，早已从阳急下，而预救其不能俯。盖脏阴之盛，腑有先征；腑阳之极，入脏立槁，此皆神而明之之事。后代诸贤，非不心维其义，究莫能口赞一辞，亦可见由贤希圣，升天之难。若不肖者之涉诞，则坠渊之易矣。即如小儿之体脆神怯，不耐外感壮热，多成痉病。后世妄以惊风立名，有四证生八候之凿说，实则指痉病之头摇手劲者，为惊风之抽掣；指痉病之卒口噤、脚挛急者，为惊风之搐搦；指痉病之背反张者，为惊风之角弓反张。幼科翕然宗之，病家坦然任之，不治外淫之邪，反投金石脑麝之药，千中千死而不悟也。又如新产妇人，血舍空虚，外风袭入，而成痉病，仲景之所明言，不肖者不顾悖圣，辄称产后惊风，妄投汤药，亦千中千死而不悟也。昌不惜金针度人，其如若辈之不受度者，转生仇恨。何哉？可慨也已！

痉 脉 论

喻昌曰：痉证之显者，后世且并其名而失之，况痉脉之微乎？然而可得言也，痉证异于常证，痉脉必异于常脉。是故体强其脉亦强，求其柔软和缓，必不可得。况强脉恒杂于阴脉之内，所以沉弦沉紧，邪深脉痼，难于枢夺。仲景谓，脉阴阳俱紧，亡阳也，此属少阴，见非太阳之紧比也。又谓，少阴病脉紧，至七八日脉暴微，手足反温，脉紧反去者，为欲解。可见痉证之欲解，必紧实之脉，转为微弱，而现剧病之本象，乃可渐返平脉，不遽解也。古今言痉证之及脉者，莫如《金匮》。然皆片言居要，非深明伤寒比类互推之法，茫不知其立言之意，故因论痉病而并及痉脉焉。其曰太阳病，发热，脉沉而细，名曰痉，为难治。以发热为太阳证，沉细为少阴脉，阳病而得阴脉，故难治也。难治初非不治。仲景治发热脉沉，原有麻黄附子细辛之法，正当比例用之。设仍用太阳之桂枝、葛根二方，则立铲孤阳之根，真不治矣。以少阴所藏者精，所宅者神，精者阴也，神者阳也。凡见微脉，即阳之微；见细脉，即阴之细。微则易于亡阳，细则易于亡阴，此其所以难治也。故病传厥阴，而少阴之精神未亏，即无死证。其厥逆下利烦躁，脉微而死者，究竟以厥阴而累少阴之绝耳。此脉中之真消息，凡病皆然，不但为痉脉之金针也。其曰太阳病，其证备，身体强，几几然，脉反沉迟，此为痉。虽亦阳证阴脉，而迟与微细，大有不同。迟乃太阳荣血之阴受病，故脉之朝于寸口者，其来迟迟，是荣血不能充养筋脉而成痉。但取益阴生津，以和筋脉，而不与少阴同法矣。两证之夹阴脉，其辨如此。其引《脉经》云，痉家其脉伏，坚直上下，而复以按之紧如弦，直上下行，互发其义。明伏非伏藏之伏，按之可得，即所谓沉也。坚非漫无著落，即紧如弦，不为指挠，邪气坚实也；直上下行者，督脉与足太阳合行于脊里，太阳邪盛，督脉亦显其盛。

缘督脉行身之背，任脉行身之前，如天地子午之位，居南北之中，故其脉见则直上直下。《脉经》谓，直上下行者，督脉也。见之则大人癫，小儿痫者是也。惟其夹于沉脉之内，重按始得，所以病癫痫及痉，有非阳病可比。若举指即见直上直下，则病为阳狂，其证登高逾垣，勇力且倍平昔，何至挛缩若是耶？痉证阴脉之似阳，其辨又如此。然在伤寒误发少阴汗者，必动其血，为下厥上竭，亡阴而难治。而痉病之误发其汗者，必动其湿。湿虽阴类，乃外受之阴邪，非身中阴血之比。但所动之阳，奔入湿中，为湿所没，而成灭顶之凶，即是亡阳之变证。仲景曰其脉如蛇，不言其证。然未发汗之先，已见恶寒头摇，口噤背张，脚挛几几，阳之欲亡。则发汗以后，肉瞤筋惕，舌卷囊缩，背曲肩垂，项似拔，腰似折，颈筋粗劲，四末逆冷，皆痉病之所毕具，不待言矣。第因发汗而动下焦之湿，又因发汗逼令真阳脱入湿中，是则多汗之阳之外，更添亡阳一证，所以形容其脉如蛇。言脱出之阳，本急疾亲上，轻矫若龙。为湿之迟滞所纽，则如蛇行之象，尽力奔进，究竟不能奋飞也。此脉之至变，义之至精，而从来未解者也。更有暴腹胀大者为欲解，脉如故，反伏弦者痉之文。不叙病之原委，突云欲解，如禅家半偈，令人何处下参耶？试一参之，妙不容言矣。盖伤寒传至厥阴，有欲解者，有过经不解者。此之出欲解之证，复出不解之脉，殆谓痉传厥阴，其经已尽，解与不解，辨其脉证而可知也。欲解之证，厥阴之邪，必传脾土，克其所胜，腹当为之暴胀。本《内经》厥阴在泉，民病腹胀之义以论证，亦见厥阴不再传太阳，而但转太阴，邪欲解耳。解则其脉必见微浮，何以知之？于伤寒厥阴中风，脉微浮为欲愈，不浮为未愈而知之也。若脉仍阴象，反见沉弦，必自病其筋脉，而拘急成痉。亦如过经之例，未可定其解期矣。至于论治，六经皆有成法，《金匮》但取太阳二方、阳明一方为例，而厥阴之筋脉自病，又必少阴之阳虚，不能柔养筋脉所致。所以脉反沉弦，此当用温以救其阳也。伤寒厥阴亡阳，必显内拘急之证。内拘急者，即《灵枢》在内者阴病不能仰之奥旨，故知少阴主内。厥阴之用温，仍从少阴温之也。又厥阴下利，腹胀满者，仲景亦先温其里。病机虽云诸腹胀大，皆属于热，而暴腹胀大，乃是少阴阳虚，更兼阴盛，故其腹之胀大，不徐而暴也。阴故暴，阳即不暴，故知厥阴亦从少阴之温法也。不温则不但无解期，且有死期矣。昌特推原仲景，以诱掖来学，未知其能弋获否也。谨论。

《经》曰：伤于湿者，下先受之。言地湿之中人，先中其履地之足，然后渐及于上者也。曰湿流关节，言地湿之中人，流入四肢百节，犹未入于脏腑者也。曰阴受湿气，言地湿之中人，已入于太阴脾土，未入于阳明胃土者也。曰湿上甚为热，此则下受之湿，袭入三阳，胸背头面之间，从上焦之阳，而变为热湿者也。湿至上焦而变热，其证夏月为最多。盖夏月地之湿气，上合于天之热气、日之暑气，结为炎蒸。人身应之，头面赤肿，疮疖丛生，疫邪窃据，其由来自非一日矣。

诸家论湿，但云湿流关节止耳。至湿上甚为热之旨，从未言及，今悉论之。湿上甚为热，《内经》竖一义云：汗出如故而止，妙不容言。盖湿上甚为热，即所谓地气上为云也。汗出如故，即所谓天气下为雨也。天气下为雨，而地气之上升者，已解散不存矣。治病之机，岂不深可会哉！

湿上甚为热，其人小便必不利。盖膀胱之气化，先为湿热所壅而不行，是以既上之湿，难于下趋。《经》又云，治湿不利小便，非其治也。可见治上甚之湿热，利其小便，即为第二义矣。然有阳实阳虚二候：阳实者，小便色赤而痛，利其小便，则上焦遏郁之阳气通，其湿热自从膀胱下注而出矣。阳虚者，小便色白，不时淋滴而多汗，一切利小水之药，即不得施。若误施之，即犯虚虚之戒，不可不辨也。

《金匮》治上焦之湿，本《内经》湿上为热之义，而分轻重二证。轻者但发热面赤而喘，头痛鼻塞而烦。邪在上焦，里无别病者，但纳药鼻中，搐去湿热所酿黄水而已。以鼻窍为脑之门户，故即从鼻中行其宣利之法，乃最神最捷之法也。重者身热足寒，时头热面赤目赤，皆湿上甚为热之明证。湿热上甚，故头热面赤目赤。湿热上甚，故阳气上壅，不下通于阴而足寒。自成无己谓是湿伤于下，风伤于上，仲景发明《内经》奥旨，成土苴矣。岂其不读《内经》耶？岂风始生热，湿不生热耶？在冬月伤寒，已为热病。岂夏月伤湿，反不为热病耶？详仲景以上甚为热之重证，发入痉病最重之条，而不言其治。昌欲于此，微露一减。然而竿头之步，观者得无望之却走乎？《内经》原有上者下之之法，邪从下而上，必驱之使从下出，一定之理也。其证轻者，里无别病，但搐其黄水，从清阳之鼻窍而下出；则其重而里多危证者，必驱其黄水，从前后二阴之窍而出，所可意会也。《金匮》于本文之下，增若发其汗者二十四字，垂戒初不以下为戒，又可意会也。但下法之难，不推其所以不可汗之故，即不得其所以用下之权。仲景以其头摇口噤，背张几几，阳之欲亡。若更发其汗，重虚卫外之阳，恶寒必转甚。若发汗已，其脉如蛇，真阳脱离，顷刻死矣。由是推之，湿上甚为热之重者，非用下法，难以更生，而下法以温药下之，庶几湿去而阳不随之俱去耳。

此非无征之言也。仲景即于本篇申一义云：下之额上汗出微喘，小便利者死。岂非因下而并夺其阳之大戒乎？噫嘻！此殆与性与天道同义矣。

论《金匮》治湿用麻黄白术汤方

本文云：湿家身烦疼，可与麻黄汤发其汗为宜，慎不可以火攻之。此治热湿两停，表里兼治之方也。身烦者热也，身疼者湿也。用麻黄取微汗以散表热，用白术健脾以行里湿。而麻黄得术，则虽发汗，不至多汗；术得麻黄，并可行表里之湿，下趋水道，又两相维持也。伤寒失汗而发黄，用麻黄连翘赤小豆汤，分解湿热，亦是此意。但《伤寒》无用术之法，《金匮》复出此法，又可见杂证脾湿内淫，必以术为主治矣。

合论《金匮》治湿用桂枝附子汤、白术附子汤、甘草附子汤三方

凡夏月之湿，皆为热湿，非如冬月之湿为寒湿也。而《金匮》取用附子之方，不一而足者何耶？宜乎据方推证者，莫不指热湿为寒湿矣。不思阳气素虚之人，至夏月必且益虚，虚故阳气不充于身，而阴湿得以据之，此而以治湿之常药施之，其虚阳必随湿而俱去，有死而已。故阳虚湿盛，舍助阳别无驱湿之法，亦不得不用之法耳。

桂枝附子汤、白术附子汤

本文云：伤寒八九日，风湿相搏，身体疼烦，不能自转侧，不呕不渴，脉浮虚而涩者，桂枝附子汤主之。若大便坚，小便自利者，去桂加白术汤主之。

用桂枝、附子，温经助阳，固护表里以驱其湿。以其不呕不渴，津液未损，故用之也。若其人大便坚，则津液不充矣；小便自利，则津液下走矣。故去桂枝之走津液，而加白术以滋大便之干也。此连下条甘草附子汤，俱《伤寒论》太阳篇中之文也。《伤寒》痉湿暍篇中不载，而《金匮》痉湿暍篇中载之，可见治风湿与治热湿，其阳虚者之用本方，不当彼此异同矣。而《伤寒论》但云，若大便坚，小便自利者，去桂加白术汤主之。《金匮》重立其方，且于方下云一服，觉身痹半日许，再服三服都尽，其人如冒状勿怪，即是术附并走皮中逐水气，未得除故耳。成无己注《伤寒》于此条云，以桂枝散表之风，附子逐经中之湿，总不言及阳虚。而昌谆复言之，得此一段，始为有据。其一服觉身痹者，药力虽动其湿，而阳气尚未充，不便运旋也。三服都尽，阳气若可行矣，遍身如攒针之刺，其涣而难萃之状尚若此，《金匮》可谓善于形容矣。不但此也，人身借有阳气，手持足行，轻矫无前，何至不能自转侧乎？此岂可诿咎于湿乎？即谓湿胜，阳气果安往乎？况其证不呕不渴，其脉浮虚而涩，阳虚确然无疑。无己辄以治风湿之外邪为训，宁不贻误后人耶？

甘草附子汤

本文云：风湿相搏，骨节疼烦掣痛，不得屈伸，近之则痛剧，汗出短气，小便不利，恶风不欲去衣，或身微肿者，甘草附子汤主之。

此亦阳虚之证，与前条大约相同。风伤其卫，而阳不固于外；湿流关节，而阳不充于经，用此固卫温经散湿也。

论《金匮》防己黄芪汤

本文云：风湿脉浮身重，汗出恶风，防己黄芪汤主之。

此治卫外之阳大虚，而在里之真阳无患者，附子即不可用，但用黄芪实卫，白术健脾，取甘温从阳之义，以缓图而平治之。方下云，服后当如虫行皮中，从腰以下如水，暖坐被上，又以一被围腰以下，温令微汗瘥。可见汗出乃是阳虚自汗，而腰以下属阴之分，则无汗也。服此虽动其湿，而卫外之阳，尚

不足以胜之，故皮中如虫行。较前遍身如猬之状，为少杀矣。姑以暖被围腰以下，致令微汗，以渐取瘥，亦从下受者，从下出之之法也。

脾恶湿，夏月湿热相蒸，多有发黄之候。然与伤寒阳明瘀热发黄，微有不同。彼属热多，其色明亮；此属湿多，其色黯晦。

《内经》云湿胜为着痹。《金匮》独以属之肾，名曰肾着。云肾着之病，其人身体重，腰中冷，如坐水中，形如水状，反不渴，小便自利，饮食如故，病属下焦，身劳汗出，衣里冷湿，久久得之，腰以下冷痛，腹重如带五千钱，甘姜苓术汤主之。

此证乃湿阴中肾之外廓，与肾之中脏无预也。地湿之邪，着寒脏外廓，则阴气凝聚，故腰中冷，如坐水中，实非肾脏之精气冷也。若精气冷，则膀胱引之，从夹脊逆于中上二焦，荣卫上下之病，不可胜言。今邪只著下焦，饮食如故，不渴，小便自利，且与肠胃之腑无预，况肾脏乎？此不过身劳汗出，衣里冷湿，久久得之，但用甘草干姜茯苓白术，甘温从阳，淡渗行湿足矣，又何取暖胃壮阳为哉！甘姜苓术汤。

《内经》病机十九条，叙热病独多。谓诸病喘呕吐酸，暴注下迫，转筋，小便浑浊，腹胀大，鼓之有声如鼓，痈疽疡疹，瘤气结核，吐下霍乱，瞀郁肿胀，鼻塞鼽衄，血溢血泄，淋秘，身热恶寒，战栗惊惑，悲笑谵妄，衄蔑血污，皆属于热。刘河间逐病分注了明，所以后世宗之，故《原病式》不可不读也。

杂病恶寒者，乃热甚于内也。《经》云：恶寒战栗者，皆属于热。又云：禁栗如丧神守，皆属于火。《原病式》曰：病热甚而反觉其寒，此为病热，实非寒者是也。古人遇战栗之证，有以大承气汤下燥粪而愈者。恶寒战栗，明是热证，但有虚实之分耳。

杂病发热者，乃阴虚于下也。《经》云阴虚则发热。夫阳在外，为阴之卫；阴在内，为阳之守。精神外驰，嗜欲无节，阴气耗散，阳无所附，遂至浮散于肌表之间而恶热也，实非有热，当作阴虚治，而用补养之法可也。

东垣发热恶寒，大渴不止，烦躁肌热，不欲近衣，其脉洪大，按之无力者，或无目痛鼻干者，非白虎汤证也。此血虚发燥，当以当归补血汤主之。又有火郁而热者，如不能食而热，自汗气短者虚也，以甘寒之剂，泻热补气。非如能食而热，口舌干燥，大便难者，可用寒下之比。

又有脚膝痿弱，下尻臀皆冷，阴汗臊臭，精滑不固，脉沉数有力，为火郁于内，逼阴向外，即阳盛拒阴，当用苦寒药下之者，此水火征兆之微，脉证治例之妙，取之为法。

夏月火乘土位，湿热相合，病多烦躁闷乱，四肢发热，或身体沉重，走注疼痛，皆湿热相搏，郁而不伸，故致热也。

《内经》叙病机十九条，而属火者五。谓诸热瞀瘛，暴喑冒昧，躁扰狂越，骂詈惊骇，腑肿疼酸，气逆冲上，禁栗如丧神守，喘呕疮疡，喉痹耳鸣，及聋呕涌溢，食不下，目昧不明，暴注瞤瘛，暴病暴死，皆属于火。《原病式》解之甚详。

丹溪曰：相火易起，五性厥阳之火相扇，则妄动矣。火起于妄，变化莫测，无时不有煎熬真阴，阴虚则病，阴绝则死。君火之气，《经》以暑与热言之；相火之气，经以火言之。盖表其暴悍酷烈，有甚于君火者也。然则厥阴风木之后，少阳相火，虽分主六十日，而相火实随触而动，四时皆然，不定主于春夏之间矣。但热暑湿三气交合，而相火尤为易动，则有之也。

黄连泻心火，黄芩泻肺火，芍药泻脾火，

柴胡泻肝火，知母泻肾火，此皆苦寒之味，能泻有余之火耳。若饮食劳倦，内伤元气，火不两立，为阳虚之病，以甘温之剂除之，如黄芪、人参、甘草之属。若阴微阳强，相火炽盛，以乘阴位，日渐煎熬，为血虚之病，以甘寒之剂降之，如当归、地黄之属。若心火亢极，郁热内实，为阳强之病，以咸冷之剂折之，如大黄、朴硝之属。若肾水受伤，真阴失守，无根之火，为阴虚之病，以壮水之剂制之，如生地黄、元参之属。若右肾命门火衰，为阳脱之病，以温热之剂济之，如附子、干姜之属。若胃虚过食冷物，抑遏阳气于脾土，为火郁之病，以升散之剂发之，如升麻、葛根之属。不明诸此，求为大病施治，何所依据耶？

《内经》曰：诸湿肿满，皆属脾土。《原病式》曰：诸痉强直，积饮痞膈，中满霍乱吐下，体重肤肿肉如泥，按之不起，皆属于湿。《脉经》曰：脉来滑疾，身热烦喘，胸满口燥，发黄者湿热。脉洪而缓，阴阳两虚，湿热自甚，脉洪而动，湿热为痛也。

《内经》因于湿，首如裹。丹溪解之甚明。谓湿者土之浊气，首为诸阳之会，其位高，其气清，其体虚，故聪明系焉。浊气熏蒸，清道不通，沉重不利，似乎有物蒙之。失而不治，湿郁为热，热留不去，大筋软短者，热伤血不能养筋，故为拘挛。小筋弛长者，湿伤筋不能束骨，故为痿弱。

因于气为肿，王注亦明。谓素常气疾，湿热加之，气湿热争，故为肿也。邪气渐盛，正气渐微，阳气衰少，致邪代正。气不宣通，故四维发肿，诸阳受气于四肢。然则今人见膝间关节肿疼，全以为风治者，岂不误耶？

湿病所主，内伤外感不同。况有寒湿风湿各异，而夏月三气杂合为病，不过大同小异，多少先后之分耳。

人只知风寒之威严，不知暑湿之炎暄，感人于冥冥之中。《原病式》云：诸强迫积饮等证，皆属于湿。或肿满体寒，而有水气乘，必小便赤少不通或浊，是蓄热入里极深，非病寒也。

大抵治法，宜理脾清热，利小便为上。故治湿不利小便，非其治也。宜桂苓甘露，木香、葶苈、木通治之。守真曰：葶苈木香散下神芎丸，此药下水湿，消肿胀，利小便，理脾胃，无出乎此也。腹胀脚肿甚者，舟车丸下之。湿热内深发黄，茵陈汤下之，或佐以防己、黄芪。当以脉证辨之，如脉滑数，小便赤涩引饮者，皆宜下之也。原缺

湿温之证，因伤湿而复伤暑也。治在太阴，不可发汗，汗出必不能言，耳聋不知痛所在，名曰重暍。如此死者，医杀之也。详见卷之一。

中湿有与中风相似者，其脉必沉涩沉细。由脾虚素多积痰，偶触时令湿热，内搏其痰，心胸涎壅，口眼㖞斜，半身不遂，昏不知人。其治亦在太阴。若作中风治，则脾气立亏，亦杀之也。暑风见本门后。

风 湿 论

喻昌曰：风也湿也，二气之无定体而随时变易者也。湿在冬为寒湿，在春为风湿，在夏为热湿，在秋为燥湿。以湿土寄旺于四季之末，其气每随四时之气而变迁。昌言之矣，惟风亦然。风在冬为凛冽之寒风，在春为调畅之温风，在夏为南熏之热风，在秋为凄其之凉风。《内经》谓风者百病之长，其变无常者是也。其中人也，风则上先受之，湿则下先受之，俱从太阳膀胱经而入。风伤其卫，湿流关节。风邪从阳而亲上，湿邪从阴而亲下。风邪无形而居外，湿邪有形而居内。

上下内外之间，邪相搏击，故显汗出恶风，短气发热，头痛，骨节烦疼，身重微肿等证。此固宜从汗解，第汗法不与常法相同。用麻黄汤必加白术，或加薏苡仁以去其湿。用桂枝汤必去芍药加白术，甚者加附子以温其经。其取汗又贵徐不贵骤，骤则风去湿存，徐则风湿俱去也。其有不可发汗者，缘风湿相搏，多夹阳虚，阳虚即不可汗，但可用辛热气壮之药，扶阳以逐湿而已。凡见短气，虽为邪阻其正，当虑胸中阳虚。凡见汗出微喘，虽为肺气感邪，当虑真阳欲脱，明眼辨之必早也。《伤寒论》中，风湿相搏，以冬寒而例三时；《金匮》痉湿暍篇中，风湿相搏，以夏热而例三时。其曰病者一身尽痛，发热日晡所剧者，名风湿。此病伤于汗出当风，或久伤取冷所致。岂非夏月当风，取凉过久，而闭其汗乎？日晡所剧，其病在阳明。然与痉病之龂齿，热甚入深，阳明可下之证不同。此但可汗而不可下也。何以言之？《内经》谓太阴阳明为表里，外合肌肉，故阳受风气，阴受湿气，所以风湿客于太阴阳明，即为半表半里。而一身之肌肉尽痛，即为在表之邪未除，故可汗而不可下也。况人身之气，昼日行阳二十五度，平旦属少阳，日中属太阳，日西属阳明。日晡所剧，邪在阳明，而太阳少阳之气，犹未尽退，故亦可汗不可下也。观《金匮》一则曰可与麻黄加术汤发其汗为宜，慎不可以火攻之；再则曰可与麻黄杏仁薏苡甘草汤。虽未言及不可下，而其可汗不可下之意，比例具见矣。若下之，则虚其胃气，而风邪下陷，湿邪上涌，其变不可胜言矣。其湿流关节之痛，脉见沉细者，则非有外风与之相搏，只名湿痹。湿痹者，湿邪痹其身中之阳气也。利其小便，则阳气通行无碍，而关节之痹并解矣。设小便利已，而关节之痹不解，必其人阳气为湿所持，而不得

外泄，或但头间有汗，而身中无汗，反欲得被盖向火者，又当微汗以通其阳也。因风湿相搏之文，错见不一，难于会通，故并及之。

暍者，中暑之称。《左传》荫暍人于樾下，其名久矣。后世以动而得之为中热，静而得之为中暑。然则道途中暍之人，可谓静而得之耶？动静二字，只可分外感内伤。动而得之，为外感天日之暑热；静而得之，因避天日之暑热，而反受阴湿风露，瓜果生冷所伤，则有之矣。时令小寒大寒，而人受之者为伤寒；时令小暑大暑，而人受之者即为伤暑。劳苦之人，凌寒触暑，故多病寒暑；安养之人，非有饮食房劳为之招寒引暑，则寒暑无由入也。所以膏粱藜藿，东南西北，治不同也。

体中多湿之人，最易中暑，两相感召故也。外暑蒸动内湿，二气交通，因而中暑。所以肥人湿多，夏月百计避暑，反为暑所中者，不能避身之湿，即不能避天之暑也。益元散驱湿从小便出，夏月服之解暑，有自矣。然体盛湿多则宜之。清癯无湿之人，津液为时令所耗，当用生脉散充其津液。若用益元妄利小水，竭其下泉，枯槁立至。况暑热蒸动之湿，即肥人多有内夹虚寒，因至霍乱吐泻，冷汗四逆，动关性命者，徒恃益元解暑驱湿，反促其脏腑气绝者比比，可不辨而轻用之欤？不特此也，凡见汗多之体，即不可利其小便。盖胃中只此津液，夫既外泄，又复下行，所谓立匮之术也，仲景名曰无阳，其脉见短促结代，则去生远矣。

中暑卒倒无知，名曰暑风。大率有虚实两途。实者痰之实也，平素积痰，充满经络，一旦感召盛暑，痰阻其气，卒倒流涎，此湿暍合病之最剧者也。宜先吐其痰，后清其暑，犹易为也。虚者阳之虚也，平素阳气衰微不振，阴寒久已用事，一旦感召盛暑，邪凑其

虚，此湿暍病之得自虚寒者也。宜回阳药中兼清其暑，最难为也。丹溪谓火令流金铄石，何阴冷之有？立言未免偏执，十中不无二三之误也。夫峨眉积雪，终古未消，岂以他山不然，遂谓夏月旷刹皆热火乎？人身之有积阴，乃至汤火不能温者，何以异此？《内经》谓无者求之，虚者责之。可见不但有者实者之当求责矣。《管见》谓大黄龙丸，有中暍昏死，灌之立苏者，非一征乎？间亦有中气者，为七情所伤，气厥无痰，宜用苏合香丸灌之。许学士云，此气暴厥逆而然，气复即已，虽不药亦愈，然苏后暑则宜清也。

夏月人身之阳，以汗而外泄；人身之阴，以热而内耗。阴阳两俱不足。仲景于中暍病，禁用汗下温针。汗则伤其阳，下则伤其阴，温针则引火热内攻，故禁之也。而其用药，但取甘寒生津保肺、固阳益阴为治。此等关系最巨，今特挈出。《灵枢》有云：阴阳俱不足，补阳则阴竭，泻阴则阳亡。盖谓阳以阴为宅，补阳须不伤其阴；阴以阳为根，泻阴须不动其阳。夫既阴阳俱不足，则补泻未可轻言。才有补泻，必造其偏，如重阴重阳之属，其初不过差之毫厘耳。所以过用甘温，恐犯补阳之戒；过用苦寒，恐犯泻阴之戒。但用一甘一寒，阴阳两无偏胜之药，清解暑热而平治之，所以为百代之宗也。

合论《金匮》治暍用白虎加人参汤、瓜蒂汤二方

《金匮》治暍病，只出二方。一者白虎加人参汤，专治其热。以夏月之热淫，必僭而犯上，伤其肺金，耗其津液，用之以救肺金、存津液也。孙思邈之生脉散、李东垣之清暑益气汤，亦既祖之矣。一者瓜蒂汤，专治其湿。以夏月之湿淫上甚为热，亦先伤其肺金。故外渍之水，得以聚于皮间。皮者肺之合也，用以搐其胸中之水，或吐或泻而出，则肺气

得以不壅，而皮间之水，得以下趋也。何后人但宗仲景五苓散为例？如河间之通苓散、子和之桂苓甘露饮，非不得导湿消暑之意，求其引伸瓜蒂汤之制，以治上焦湿热。而清夫肺金，则绝无一方矣。故特举二方，合论其义。见无形之热，伤其肺金，则用白虎加人参汤救之；有形之湿，伤其肺金，则用瓜蒂汤救之，各有所主也。二方《伤寒》痉湿暍篇中不载，《金匮》痉湿暍篇中复出之。金针暗度，宜识之矣。

白虎加人参汤　本文云：太阳中热者，暍是也。其人汗出恶寒，身热而渴，白虎加人参汤主之。本方之义，已见《尚论》一百一十三方中，兹再详之。夏月汗出恶寒者，卫气虚也。身热而渴者，肺金受火克而燥渴也。《内经》曰，心移热于肺，传为膈消。消亦渴也，心火适旺，肺金受制，证属太阳，然与冬月感寒之治不同。用此汤以救肺金，是为第一义矣。

瓜蒂汤　本文云：太阳中暍，身疼重而脉微弱，此以夏月伤冷水，水行皮中所致，一物瓜蒂汤主之。

变散为汤，而去赤小豆、酸浆水，独用瓜蒂一味煎服。搐去胸中之水，则皮中之水，得以俱出也。搐中有宣泄之义，汗如其故，不复水渍皮间矣。此即《内经》以水灌汗，乃至不复汗之证。仲景会其意，言中暍者兼乎中湿，有所祖也。然水行皮中，何以脉见微弱耶？盖中暍脉本虚弱，而湿居皮肤，内合于肺，阻碍荣卫之运行，其脉更见微弱也。暍脉虚弱，按之无力；湿脉微弱，举之不利。湿与暍合之脉，则举按皆不利也。搐去其水，而荣卫通，肺气行。举指流利，即湿去之征；按之有力，即暍解之征。一物之微，其功效之神且捷者，有如此矣。

水行皮中，乃夏月偶伤之水，或过饮冷

水，或以冷水灌汗，因致水渍皮中，遏郁其外出之阳，以故身热疼重。用瓜蒂一物驱逐其水，则阳气行而遏郁之病解矣。凡形寒饮冷则伤肺，乃积渐使然。此偶伤之水，不过伤肺所合之皮毛，故一搐即通，并无藉赤小豆、酸浆水之群力也。即是推之，久伤取冷，如风寒雨露，从天气而得者，皆足遏郁其上焦之阳。又与地气之湿，从足先受，宜利其小便者异治矣，可无辨欤！

夏月卒倒不省人事，名曰暑风。乃心火暴甚，暑热乘之，令人噎闷，昏不知人。然亦有他脏素虚，暑得深中者，但不似心脏之笃耳。如入肝则眩晕顽痹，入脾则昏睡不觉，入肺则喘满痿躄，入肾则消渴。虽当补益与清解兼行，然必审其属于何脏，用药乃得相当也。

伤暑之脉，《内经》曰：脉虚身热，得之伤暑。《甲乙经》曰：热伤气而不伤形，所以脉虚者是也。若《难经》曰：其脉浮大而散，殊有未然。夫浮大而散，乃心之本脉，非病脉也。仲景不言，但补其偏曰：弦细芤迟。芤即虚豁也，弦细迟，即热伤气之应也。其水行皮中之脉，则曰微弱。见脉为水湿所持，阳气不行也。统而言之曰虚，分而言之曰弦细芤迟微弱。其不以浮大之脉，混入虚脉之中，称为病暑之脉，虑何周耶！

日中劳役，而触冒其暑者，此宜清凉解其暑毒，如白虎汤、益元散、黄连香薷饮、三黄石膏汤之类，皆可取用也。

深居广厦，袭风凉，餐生冷，遏抑其阳而病暑者，一切治暑清凉之方，即不得径情直施。如无汗仍须透表以宣其阳，如吐利急须和解以安其中，甚者少用温药以从治之。故冒暑之霍乱吐泻，以治暑为主；避暑之霍乱吐泻，以和中温中为主，不可不辨也。

元丰朝立和剂局，萃集医家经验之方，于中暑一门独详。以夏月暑证，五方历试，见闻广耳。其取用小半夏茯苓汤，不治其暑，专治其湿。又以半夏茯苓少加甘草，名消暑丸，见消暑在消其湿，名正言顺矣。其香薷饮，用香薷、扁豆、厚朴为主方。热盛则去扁豆，加黄连为君，治其心火。湿盛则去黄连，加茯苓、甘草，治其脾湿。其缩脾饮，则以脾为湿所浸淫而重滞，于扁豆、葛根、甘草中，佐以乌梅、砂仁、草果以快脾，而去脾所恶之湿。甚则用大顺散、来复丹，以治暑证之多泻利者，又即缩脾之意而推之也。其枇杷叶散，则以胃为湿所窃据而浊秽，故用香薷、枇杷叶、丁香、白茅香之辛香以安胃，而去胃所恶之臭。甚则用冷香饮子，以治暑证之多呕吐者，又即枇杷叶散而推之也。医者于热湿虚寒，浅深缓急间，酌而用之，其利溥矣。而后来诸贤，以益虚继之。河间之桂苓甘露饮，五苓三石，意在生津液以益胃之虚。子和之桂苓甘露饮，用人参、葛根、甘草、藿香、木香，益虚之中，又兼去浊。或用十味香薷饮，于《局方》五味中，增入参、黄芪、白术、陈皮、木瓜，益虚以去湿热。乃至东垣之清暑益气汤、人参黄芪汤，又补中实卫以去其湿热。肥白内虚之人，勿论中暑与否，所宜频服者也。中暑必显躁烦热闷，东垣仿仲景竹叶石膏汤之制，方名清燥汤，仍以去湿为首务。夫燥与湿相反者也，而清燥亦务除湿。非东垣具过人之识，不及此矣。又如益元散之去湿，而加辰砂则并去其热。五苓散之去湿，而加人参则益虚，加辰砂减桂则去热。白虎汤加人参则益虚，加苍术则胜湿。合之《局方》，则大备矣，然尚有未备焉。昌观暑风一证，其卒倒类乎中风，而不可从风门索治。《百一选方》虽有大黄龙丸，初不为暑风立法，《管见》从而赞之曰：有中暍昏死，灌之立苏，则其方亦可得治暑风之一斑矣。倘或其人阴血素亏，暑毒深入血分，进以此丸，宁不立至危殆乎？《良方》复有地榆散，治中暑昏迷，不省人事而欲死者。但用平常凉血之药，清解深入血分之暑风，良莫良于此矣。后有用之屡效，而美其名为泼火散者，知言哉。夫中天火运，流金烁石，而此能泼之。益见暑风为心火暴甚，煎熬阴血，舍清心凉血之外，无可扑灭耳。综群方而论列之，以其详故益加详焉。诸方俱汇本门后

律十一条

凡治痉病，不察致病之因，率尔施治，医之罪也。因者，或因外感六淫，或因发汗过多，或因疮家误汗，或因风病误下，或因灸后火炽，或因阴血素亏，或因阳气素弱，各各不同。不辨其因，从何救药耶？

凡治痉病，不深明伤寒经候脉候，妄肩其在者，医之罪也。

不知邪在何经，则药与病不相当；不知脉有可据，则药徒用而无济。故痉病之坏，不出亡阴亡阳两途。亡阴者，精血津液素亏，不能荣养其筋脉，此宜急救其阴也；亡阳者，阳气素薄，不能弃养柔和其筋脉，此宜急救其阳也。阴已亏而复补其阳，则阴立尽；阳已薄而复补其阴，则阳立尽。不明伤寒经候脉理，则动手辄错，何可自贻冥报耶？

凡治小儿痉病，妄称惊风名色，轻用镇惊之药者，立杀其儿。此通国所当共禁者也。小儿不耐伤寒壮热，易至昏沉，即于其前放铳呐喊，有所不知。妄捏惊风，轻施镇坠，勾引外邪，深入内脏，千中千死，从未有一救者。通国不为共禁，宁有底止哉？

凡治产后痉病，妄称产后惊风，轻用镇惊之药者，立杀其妇，此庸工所当知警者也。产后血舍空虚，外风易入。仲景谓新产亡血，虚多汗出，喜中风，故令病痉。后贤各从血

舍驱风，成法可遵，非甚不肖者，必不妄用镇惊之药。不似小儿惊风之名，贻害千古，在贤智且不免焉。兹约通国共为厉禁，革除惊风二字，不许出口入耳。凡儿病发热昏沉，务择伤寒名家，循经救治，百不失一。于以打破小儿人鬼关，人天共快也。

凡治湿病，禁发其汗。而阳郁者不微汗之，转致伤人，医之过也。湿家不可发汗，以身本多汗，易至亡阳。故湿温之证，误发其汗，名曰重暍，此为医之所杀，古律垂戒深矣。其久冒风凉，恣食生冷，乃至以水灌汗，遏抑其阳者，不微汗之，病无从解。《内经》谓当暑汗不出者，秋风成疟，亦其一也。不当汗者反发其汗，当微汗者全不取汗，因噎废食，此之谓矣。

凡治湿病，当利小便。而阳虚者一概利之，转至杀人，医之罪也。湿家当利小便，此大法也。而真阳素虚之人，汗出小便滴沥，正泉竭而阳欲出亡之象。若以为湿热，恣胆利之，真阳无水维附，顷刻脱离而死矣。此法所不禁中之大禁也。

凡治中湿危笃之候，即当固护其阳。若以风药胜湿，是为操刃。即以温药理脾，亦为待毙，医之罪也。

人身阳盛则轻矫，湿盛则重着，乃至身重如山，百脉痛楚，不能转侧。此而不用附子回阳胜湿，更欲何待？在表之湿，其有可汗者，用附子合桂枝汤以驱之外出；在里之湿，其有可下者，用附子合细辛、大黄以驱之下出；在中之湿，则用附子合白术以温中而燥其脾。今之用白术，而杂入羌、防、枳、朴、栀、橘等药，且无济于事，况用槟榔、滑石、舟车、导水、濬川等法乎？

凡治中暑病，不辨外感内伤，动静劳逸，一概袭用成方者，医之罪也。伤寒夹阴，误用阳旦汤，得之便厥。伤暑夹阴，误用香薷

饮，入喉便暗。后贤于香薷饮中，加人参、黄芪、白术、陈皮、木瓜，兼治内伤，诚有见也。而不辨证者之贻误，宁止此乎？

凡治中暑病，不兼治其湿者，医之过也。

热蒸其湿是为暑，无湿则但为干热而已，非暑也。故肥人湿多，即病暑者多；瘦人火多，即病热者多。

凡治中暑病，遇无汗者，必以得汗为正。若但清其内，不解其外，医之罪也。中暑必至多汗，反无汗者，非因水湿所持，即为风寒所闭。此宜先散外邪，得汗已，方清其内。若不先从外解，则清之不胜清，究成疟痢等患，贻累无穷。

凡治中暑病，无故妄行温补，致令暑邪深入，逼血妄行，医之罪也。

暑伤气，才中即恹恹短息，有似乎虚，故清暑益气，兼而行之。不知者，妄行温补，致令暑邪深入血分，而成蛔痢，即遇隆冬大寒，漫无解期。故热邪误以温治，其害无穷也。

伤　燥　门

论一首　法十一条　律五条

秋　燥　论

喻昌曰：燥之与湿，有霄壤之殊。燥者天之气也，湿者地之气也。水流湿，火就燥，各从其类，此胜彼负，两不相谋。春月地气动而湿胜，斯草木畅茂；秋月天气肃而燥胜，斯草木黄落。故春分以后之湿，秋分以后之燥，各司其政。今指秋月之燥为湿，是必指夏月之热为寒然后可。奈何《内经》病机一十九条，独遗燥气。他凡秋伤于燥，皆谓秋伤于湿。历代诸贤，随文作解，弗察其讹，

昌特正之。大意谓春伤于风，夏伤于暑，长夏伤于湿，秋伤于燥，冬伤于寒，觉六气配四时之旨，与五运不相背戾，而千古之大疑始一决也。然则秋燥可无论乎？夫秋不遽燥也。大热之后，继以凉生，凉生而热解，渐至大凉，而燥令乃行焉。经谓阳明所至，始为燥，终为凉者，亦误文也。岂有新秋月华露湛，星润渊澄，天香遍野，万宝垂实，归之燥政？迨至山空月小，水落石出，天降繁霜，地凝白卤，一往坚急劲切之化，反谓凉生，不谓燥乎？或者疑燥从火化，故先燥而后凉，此非理也，深乎！深乎！上古《脉要》曰：春不沉，夏不弦，秋不数，冬不涩，是谓四塞。谓脉之从四时者，不循序渐进，则四塞而不通也。所以春夏秋冬孟月之脉，仍循冬春夏秋季月之常，不改其度。俟二分二至以后，始转而从本令之旺气，仍为平人顺脉也。故天道春不分不温，夏不至不热，自然之运，悠久无疆。使在人之脉，方春即以弦应，方夏即以数应，躁促所加，不三时而岁度终矣，其能长世乎？即是推之，秋月之所以忌数脉者，以其新秋为燥所胜，故忌之也。若不病之人，新秋而脉带微数，乃天真之脉，何反忌之耶？且夫始为燥，终为凉，凉已即当寒矣，何至十月而反温耶？凉已反温，失时之序，天道不几顿乎！不知十月反温，不从凉转，正从燥生。盖金位之下，火气承之，以故初冬常温，其脉之应，仍从乎金之涩耳。由涩而沉，其涩也，为生水之金。其沉也，即为水中之金矣。珠辉玉映，伤燥云乎哉？然新秋之凉，方以却暑也。而夏月所受暑邪，即从凉发。《经》云：当暑汗不出者，秋成风疟。举一疟，而凡当风取凉，以水灌汗，乃至不复汗而伤其内者，病发皆当如疟之例治之矣。其内伤生冷成滞下者，并可从疟而比例矣。以其原来皆暑湿之邪，外

内所主虽不同，同从秋风发之耳。若夫深秋燥金主病，则大异焉。《经》曰：燥胜则干。夫干之为害，非遽赤地千里也。有干于外而皮肤皱揭者，有干于内而精血枯涸者，有干于津液而荣卫气衰，肉烁而皮著于骨者，随其大经小络，所属上下中外前后，各为病所。燥之所胜，亦云熯矣。至所伤则更厉，燥金所伤，本摧肝木，甚则自戕肺金。盖肺金主气，而治节行焉。此惟土生之金，坚刚不挠，故能生杀自由，纪纲不紊。若病起于秋而伤其燥，金受火刑，化刚为柔，方圆且随型埴，欲仍清肃之旧，其可得耶？《经》谓咳不止而出白血者死。白血谓色浅红，而似肉似肺者。非肺金自削，何以有此？试观草木菁英可掬，一乘金气，忽焉改容，焦其上首。而燥其先伤上焦华盖，岂不明耶？详此则病机之诸气膹郁，皆属于肺；诸痿喘呕，皆属于上。二条明指燥病言矣。《生气通天论》谓秋伤于燥，上逆而咳，发为痿厥。燥病之要，一言而终，与病机二条适相吻合。只以误传伤燥为伤湿，解者竟指燥病为湿病，遂至经旨不明。今一论之，而燥病之机，了无余义矣。其左肤胁痛，不能转侧，嗌干面尘，身无膏泽，足外反热，腰痛惊骇筋挛，丈夫癥疝，妇人少腹痛，目昧眦疡，则燥病之本于肝，而散见不一者也。《内经》燥淫所胜，其主治必以苦温者，用火之气味而制其胜也。其佐以或酸或辛者，临病制宜。宜补则佐酸，宜泻则佐辛也。其下之亦以苦温者，如清甚生寒，留而不去，则不当用寒下，宜以苦温下之。即气有余，亦但以辛泻之，不以寒也。要知金性畏热，燥复畏寒，有宜用平寒而佐以苦甘者，必以冷热和平为方，制乃尽善也。又六气凡见下承之气，方制即宜少变。如金位之下，火气承之，则苦温之属宜减，恐其以火济火也。即用下，亦当变苦温而从寒下

也。此《内经》治燥淫之旨，可赞一辞者也。至于肺气膹郁，痿喘呕咳，皆伤燥之剧病，又非制胜一法所能理也。兹并入燥门，细商良治，学者精心求之，罔不获矣。若但以润治燥，不求病情，不适病所，犹未免涉于粗疏耳。

《痹论》云，阴气者，静则神藏，躁则消亡。下文但言饮食自倍，肠胃乃伤，曾不及于肺也。其所以致躁而令阴气消亡之故，引而未发也。至《灵枢》云，形寒饮冷则伤肺，始知伤肺关于寒冷矣。可见肺气外达皮毛，内行水道，形寒则外寒从皮毛内入，饮冷则水冷从肺中上溢，遏抑肺气，不令外扬下达，其治节不行，周身之气，无所禀仰，而肺病矣。究竟肺为娇脏，寒冷所伤者，十之二三；火热所伤者，十之七八。寒冷所伤，不过裹束其外；火热所伤，则更消烁其中，所以为害倍烈也。然火热伤肺，以致诸气膹郁，诸痿喘呕而成燥病，百道方中，率皆依样葫芦，如乌药、香附、紫苏、半夏、茯苓、厚朴、丁、沉、诃、蔻、姜、桂、蓬、棱、槟榔、益智之属，方方取足。只因《内经》脱遗燥证，后之无识者，竟皆以燥治燥，恬于操刃，曾不顾阴气之消亡耳。

虽以东垣之大贤，其治燥诸方，但养荣血，及补肝肾亏损，二便闭结而已。初不论及于肺也，是非谓中下二焦有燥病，而上焦独无也。不过厥经旨伤湿之疑，遂因仍不察耳。夫诸气膹郁之属于肺者，属于肺之燥，非属于肺之湿也。苟肺气不燥，则诸气禀清肃之令，而周身四达，亦何致膹郁耶？诸痿喘呕之属于上者，上亦指肺，不指心也。若统上焦心肺并言，则心病不主痿喘及呕也。惟肺燥甚，则肺叶痿而不用，肺气逆而喘鸣，食难过膈而呕出。三者皆燥证之极者也。经文原有逆秋气，则太阴不收，肺气焦满之文，

其可称为湿病乎？更考东垣治肺消方中，引用白豆蔻、荜澄茄，及治诸气方中，杂用辛香行气之药。觉于伤燥一途，有未悉耳。又如丹溪折衷杂证，为后代所宗，亦无一方一论及于肺燥，但于热郁汤下云，有阴虚而得之者，有胃虚食冷物，抑遏阳气于脾土中而得之者，其治法皆见发热条中。此治非阴虚非阳陷，亦不发热，而常自蒸蒸不解者。夫蒸蒸不解，非肺气为热所内蒸，而不能外达耶？方用连翘、薄荷叶、黄芩、山栀仁、麦门冬、甘草、郁金、瓜蒌皮穰八味，竹叶为引。方后复设为问答云：何不用苍术、香附、抚芎？曰火就燥，燥药皆能助火，故不用也。似此一方，示不欲以燥助火之意。于热郁之条，其不敢以燥益燥，重伤肺金，隐然可会。何为不立燥病一门，畅发其义耶？又如缪仲淳治病，所用者，无非四君、四物、二冬、二母、沙参、玄参、黄芪、山药、苏子、橘红、桑叶、枇杷叶、杏仁、枣仁、扁豆、莲心、瓜蒌、五味、升、葛、柴、前、芩、连、栀、柏、滑石、石膏、菊花、枸杞、牛膝、续断、薏苡、木瓜、胡麻、首乌、豆豉、霜梅、胶饴之属。千方一律，不过选择于此。增入对证一二味，自成一家。识者称其不尽用方书所载，投之辄效，盖独开门户者也。又有称其精于本草，择用五六十种无过之药，屡获奇验，无以多为者。昌谓不然。世之患燥病者多，仲淳喜用润剂，于治燥似乎独开门户，然亦聪明偶合，未有发明。可以治内伤之燥，不可以治外感之燥，何况风寒暑湿哉？节取其长可矣。

《内经》云：心移热于肺，传为膈消。肺燥之由来者远矣。苟其人肾水足以上升而交于心，则心火下降而交于肾，不传于肺矣。心火不传于肺，曾何伤燥之虞哉？即肾水或见不足，其肠胃津血足以协济上供，肺亦不

致过伤也。若夫中下之泽尽竭，而高源之水，犹得措于不倾，则必无之事矣。所以经文又云，二阳结，谓之消。手阳明大肠，热结而津不润。足阳明胃，热结而血不荣，证成消渴。舌上赤裂，大渴引饮，与心移热于肺，传为膈消，文虽异而义则一也。治膈消者，用白虎加人参汤专救其肺，以施于诸气膹郁，诸痿喘呕，罔不合矣。学者可不知引伸触类，以求坐进此道耶？

《阴阳别论》云：二阳之病发心脾，有不得隐曲，男子少精，女子不月，其传为风消，其传为息贲，死不治。此亦肺燥所由来，而未经揭出者。夫燥而令男子精液衰少，女子津血枯闭，亦云极矣。然其始，但不利于隐曲之事耳。其继则胃之燥传入于脾而为风消。风消者，风热炽而肌肉消削也。大肠之燥，传入于肺而为息贲。息贲者，息有音而上奔不下也。是则胃肠合心脾以共成肺金之燥。三脏二腑，阴气消亡殆尽，尚可救疗者乎？夫由心之肺，已为死阴之属，然脾气散二阳之精，上输于肺，犹得少苏涸鲋。今以燥之为害，令生我者尽转而浚我之生，故直断为死不治也。从前愦愦，特绎明之。

病机十九条内云，诸涩枯涸，干劲皴揭，皆属于燥。燥金虽为秋令，虽属阴经，然异于寒湿，同于火热。火热胜则金衰，火热胜则风炽，风能胜湿，热能耗液，转令阳实阴虚，故风火热之气，胜于水土而为燥也。

肝主于筋，风气自甚，燥热加之，则液聚于胸膈，不荣于筋脉而筋燥，故劲强紧急而口噤，或瘈疭昏冒僵仆也。

风热燥甚，拂郁在表而里气平者，善伸数欠，筋脉拘急，或时恶寒，或筋惕而搐，脉浮数而弦。若风热燥并郁甚于里，则必为烦渴，必为闷结，故燥有表里气血之分也。

至于筋缓不收，痿痹不仁，因其风热胜

湿，为燥日久，乃燥病之甚者也。至于诸气膹郁，诸痿喘呕，皆属于肺。金从燥化，金且自病，而肺气日见消亡，又何论痿痹乎？

五脏五志之火，皆有真液以养之，故凝聚不动。而真液尤赖肾之阴精，胃之津液，交灌于不竭。若肾胃之水不继，则五脏之真阴随耗。五志之火，翕然内动，而下、上、中三消之病作矣。河间云，燥太甚而脾胃干涸，则成消渴，亦其一也。

燥病必渴，而渴之所属各不同。有心肺气厥而渴，有肝痹而渴，有脾热而渴，有肾热而渴，有胃与大肠结热而渴，有小肠痹热而渴。有因病疟而渴，有因素食肥甘而渴，有因醉饮入房而渴，有因远行劳倦遇大热而渴，有因伤害胃干而渴，有因风而渴。五脏部分不同，病之所遇各异，其为燥热亡液则一也。另详消渴门。

治燥病者，补肾水阴寒之虚，而泻心火阳热之实，除肠中燥热之甚，济胃中津液之衰，使道路散而不结，津液生而不枯，气血利而不涩，则病日已矣。

肾恶燥，急食辛以润之。故肾主五液，津则大便如常。若肌饱劳逸，损伤胃气，及食辛热味厚之物，而助火邪，伏于血中，耗散真阴，津液亏少，故大便结燥。仲景云小便利，大便硬，不可攻下，以脾约丸润之。戒轻下而重伤津液也。然脏结复有阳结阴结之不同，阳结者以辛凉润之，阴结者以辛温润之，其辨又在微芒之间矣。

律五条

凡秋月燥病，误以为湿治者，操刃之事也。从前未明，咎犹可逭，今明知故犯，伤人必多。孽镜当前，悔之无及。

凡治燥病，燥在气而治血，燥在血而治气，燥在表而治里，燥在里而治表，药不适病，医之过也。

凡治杂病，有兼带燥证者，误用燥药，转成其燥，因致危困者，医之罪也。

凡治燥病，须分肝肺二脏见证。肝脏见证，治其肺燥可也。若肺脏见证，反治其肝，则坐误矣，医之罪也。肝脏见燥证，固当急救肝叶，勿令焦损。然清其肺金，除其燥本，尤为先务。若肺金自病，不及于肝，即专力救肺。焦枯且恐立至，尚可分功缓图乎？

凡治燥病，不深达治燥之旨，但用润剂润燥，虽不重伤，亦误时日，只名粗工，所当戒也！

热湿暑三气门诸方

痉病廿方，热病十五方，湿病十五方，暑病三十二方。

瓜蒌根桂枝汤方《金匮》方，论具本门前

瓜蒌根二两　桂枝三两　芍药三两　甘草二两　生姜三两　大枣十二枚

上六味，以水九升，煮取三升，分温三服。取微汗，汗不出，食顷，食热粥发之。

按：此方原是不欲发汗之意，以夏月纵不得汗，服药亦易透出也。若服此食顷不得汗，当食热粥发之。所以桂枝有汗能止，无汗能发也。然既以瓜蒌根为君，当增之。桂枝为臣，当减之。大约瓜蒌根三钱，桂枝一钱五分，芍药二钱，甘草一钱五分，生姜三片，大枣二枚。无汗发以热粥，连服三剂可也。盖湿持其汗，或兼微受风寒，荣卫不和。设不用此通其荣卫，则未痉者成痉，已痉者难愈矣。凡用古方，分两当仿此裁酌。

葛根汤方《金匮》方，论具本门中。

葛根四两　桂枝三两　麻黄三两　芍药二两甘草二两　生姜三两　大枣十二枚

上七味哎咀，以水一斗，先煮麻黄、葛根减二升，去沫，纳诸药煮取三升，温服一

升。复取微似汗，不须啜粥。余如桂枝汤方法，及禁忌。

按：此方为夏月伤寒，脉紧发热无汗者而设。仲景云：夏月脉洪大者，是其本位。若其人病苦头疼，发热无汗者，须发其汗，亦此意也。然身才有润，便撤其覆，勿令汗出为节可矣。

大承气汤方《金匮》方，论具本门。

大黄四两，酒洗　厚朴半斤，炙，去皮　枳实三枚，炙　芒硝一合

上四味，以水一斗，先煮二味，取五升，去滓，纳大黄，煮取二升，去滓，纳芒硝，更上火微一二沸，分温再服，得下止服。

按：此治痉病之极重难返，死里求生之法。在邪甚而正未大伤者，服此十有九活，所以仲景著之为法也。

麻黄加独活防风汤治刚痉。

麻黄去节　桂枝各一两　芍药三两　甘草半两　独活　防风各一两

上剉细，每服一两，用水二钟，煎至一钟半，温服。

按：此方乃后人假托仲景之名而立，以治风湿相搏，骨节烦疼，无汗而成刚痉者。然无引及服法，殊不精详。当知前葛根汤方内，去葛根加独活、防风，与此无二，但引及服法详明耳。

海藏神术汤治内伤冷饮，外感寒邪而无汗者。

苍术制　防风各二两　甘草一两，炒

上咬咀，加葱白、生姜同煎服。如太阳证，发热恶寒，脉浮而紧者，加羌活二钱；太阳脉浮紧中带弦数者，是兼少阳，加柴胡二钱；太阳脉浮紧带洪者，是兼阳明，加黄芩二钱。妇人加当归，或加木香汤，或加藁本汤。如乳吹，煎成，调六一散三五钱。

按：此海藏得意之方也，以治春夏外感寒邪，内伤生冷，发热而无汗者。即痉病亦

可用之。盖不欲无识者，轻以麻黄、桂枝之热伤人也。夫麻黄、桂枝，遇湿热时令，原不敢轻用。即有宜用之证，十中不过一二而已。昌明仲景，不得不表扬海藏之功。

海藏白术汤治内伤冷物，外感风寒有汗者。

白术三两　防风二两　甘草一两，炙

上咬咀，每服三钱，水一盏，姜三片，煎至七分，温服。一日只用一二服，待二三日，渐渐汗少为解。

按：二术最能行湿，夏月分有汗无汗用之，所以为神。

海藏白术汤加药法上解三阳，下安太阴

白术如欲汗之，换用苍术　防风各一两

上咬咀，水煎至七分，温服。若发热引饮者，加黄芩、甘草。若头疼恶风者，加羌活散，羌活一钱五分、川芎七分五厘、细辛五分是也。若身热目痛者，加石膏汤，石膏二钱半、知母八分、白芷一钱是也。腹中痛者，加芍药汤，芍药二钱、桂枝一钱是也。往来寒热而呕者，加柴胡散，柴胡二钱、半夏一钱是也。心下痞者，加枳实一钱。若有里证，加大黄一钱。量虚实加减之，邪去止服。

三方总称神术，所称上解三阳，下安太阴，纵未必然。而太阴脾恶湿者也，夏月预清其湿，俾不与热邪相合，其得力不亦多乎？

海藏桂枝葛根汤　治伤风项背强，及有汗不恶风柔痉。即仲景桂枝汤去麻黄也。若无汗之刚痉，又必用麻黄矣。可见麻黄、桂枝，夏月原有不得不用之病。盖邪在太阳。通其荣卫，则外受之邪，有出无入，其所全不更大乎？但未可执为常法耳，学者参之。

海藏桂枝加川芎防风汤　治发热自汗而不恶寒者，名曰柔痉。即仲景葛根汤去麻黄、葛根，加川芎、防风也。

海藏柴胡加防风汤　治汗后不解，乍静

乍躁，目直视，口噤，往来寒热脉弦，此少阳风痉。

柴胡　防风各一两　半夏制，六钱　人参
黄芩各五钱　生姜　甘草各六钱五分　大枣三枚

每服一两，水三盏，煎一盏半，去渣温服。

海藏防风当归汤　治发汗过多，发热，头面摇动，口噤，背反张者，太阳兼阳明也。宜去风养血。

防风　当归　川芎　地黄各一两

每服一两，水三盏，煎至二盏温服。

按痉病，本太阳经病。太阳日久，势必传遍六经。然必兼乎太阳，二方治太阳兼少阳，太阳兼阳明，论证颇详，超越寻常万万。惜其三阴之痉，独详太阴，连出五方，似欲推及少阴厥阴而未明言。观其后三方项下云：手足厥冷，筋脉拘急，意可识矣。然终是三阴混同立治，未有精详。且三阴经既有阴痉矣，又岂无阳痉耶？此等处，合《尚论篇》三阴经细参，自为得师可矣。

海藏八物白术散　治伤寒阴痉三日，面肿，手足厥冷，筋脉拘急，汗不出，恐阴气内伤。

白术　茯苓　五味子各半两　桂心三分
麻黄半两　良姜一分　羌活半两　附子三分

每服四钱，水一大盏，姜五片，同煎至五分，去渣，温服无时。

按：此方，乃太阳兼三阴之证治也。

海藏桂枝加芍药防风防己汤　治发热脉沉而细者，附太阴也，必腹痛。

桂枝一两半　防风　防己各一两　芍药二两
生姜一两半　大枣六枚

每服一两，水三盏，煎至一盏半，去渣温服。亦宜服小续命汤。

按：脉沉而细，未是太阴确证。少阴亦有发热者，服此方及小续命汤，恐有不对。

海藏附子散　治伤寒阴痉，手足厥冷，筋脉拘急，汗出不止，头项强直，头摇口噤。

桂心三钱　附子一两，炮　白术一两　川芎三钱　独活半两

每服三钱，水一盏，枣一枚，煎至五分，去渣温服。

海藏桂心白术汤　治伤寒阴痉，手足厥冷，筋脉拘急，汗出不止。

白术　防风　甘草　桂心　川芎　附子各等分

每服五钱，水二钟，生姜五片，枣二枚，同煎至七分，去渣温服。

海藏附子防风散　治伤寒阴痉，闭目合面，手足厥逆，筋脉拘急，汗出不止。

白术一两　防风　甘草　茯苓　附子　干姜各七钱五分　柴胡　五味各一两　桂心半两

每服三钱，生姜四片，同煎，去渣温服。

按：三方俱用白术在内，原为太阴而设。然俱云汗出不止，则阳亡于外，津亡于内，方中每兼表散，何耶？况筋脉拘急，全赖阳气以柔和之，阴津以灌润之。方中两不相照，殊有未到也。

羚羊角散此四方另选附益　治伤寒阳痉，身热无汗恶寒，头项强直，四肢疼痛，烦躁心悸，睡卧不得。

羚羊角屑　犀角屑　防风　茯神　柴胡
麦门冬　人参　葛根　枳壳　甘草炙，各二钱
五分　石膏　龙齿各五钱

上咬咀，每服五钱，水一钟，煎至五分，去渣温服，不拘时。

按：此方治阳痉，深得清解之法。

麦门冬散　治伤寒阳痉，身体壮热，项背强直，心膈烦躁，发热恶寒，头面赤色，四肢疼痛。

麦门冬　地骨皮　麻黄去节　赤茯苓去皮
知母　黄芩　赤芍药　白鲜皮　杏仁麸炒，去

皮尖　甘草炙　犀角屑各七分半

上咬咀，每服五钱，水一大盏，煎至五分，去渣温服，不拘时。

按：此方，径用麻黄，不用防、柴、葛、枳，其意更深。但羚角、石膏，似不可少。

石膏散　治伤寒阳痉，通身壮热，目眩头痛。

石膏二两　秦艽去土　龙齿各一两，另研
犀角屑　前胡各半两

上咬咀，每服五钱，水一大盏，入豆豉五十粒，葱白七茎，同煎至五分，去渣，入牛黄末一字，搅令匀，温服不拘时。

按：三方俱用龙齿之涩，似有未当，余药则各极其妙。此方用豆豉、葱白作引，调入牛黄末，更妙。

牛黄散　治伤寒阳痉，发热恶寒，头项强直，四肢拘急，心神烦躁。

牛黄另研　麝香另研　犀角屑　朱砂水飞
人参　赤茯苓　防风　芎䓖　甘草　麦门冬
桂心　地骨皮　天麻各二钱半

上为细末研匀，每服二钱，竹沥调下，不拘时。

按：发热恶寒之证，邪在经络，此一方，直攻神明，何耶？即谓邪入心胞，用犀、羚、牛黄足矣，何并朱砂、麝香而用之，毋乃开门延寇乎？

海藏愈风汤一名举卿古拜饮　治一切失血，筋脉紧急，产后与汗后搐搦。

荆芥为细末

先以炒大豆黄卷，以酒沃之，去黄卷，取清汁调前末三五钱，和渣服之。轻者一服，重者二三服即止。气虚者，忌服。童便调亦可。

按：此海藏治风入血分之方，与痉病无涉。然而《金匮》有垂戒二条云，夫风病下之则痉，复发汗必拘急。又云疮家虽身疼痛，不可发汗，汗出则痉。设使不发汗，但用此方治之，亦何遽成痉病耶？盖邪风从虚而入，补则补其邪，汗则伤其正，惟先服此出其风，随即补之，乃为要诀耳。以上治痉

人参泻肺汤治热十五方　治肺经积热，上喘咳嗽，胸膈胀满，痰多大便涩。

人参　黄芩　栀子仁　枳壳炒　薄荷　甘草　连翘　杏仁去皮尖　桑白皮　大黄　桔梗各等分

每服七钱，水二盏，煎八分，食后通口服。

按：人参补热反能伤肺，此清肺经积热，以人参泻肺立名，可见泻其肺热，必不可伤其肺气也。况人参之温，以一味清凉，监之有余，如此大队寒下之药，不推之为君，其敢用乎？

天门冬散　治肺壅脑热鼻干，大便秘涩。

天门冬去心　桑白皮　升麻　大黄　枳壳麸炒　甘草各八分　荆芥一钱

水二盏，煎八分，食后温服。

按：此方药味，较前少减，然用升麻，且升且降，以散上焦壅热，可取。

半夏汤　治胆热，精神不守，热泄。

半夏曲　黄芩　干姜炮　远志去心　茯苓　生地黄各八分　秫米一合　酸枣仁微炒研，八分

长流水二盏，煎八分，食后温服。

按：此方虽曰治胆热，尚有未备，如柴胡、人参、青黛、羚羊角、猪胆汁之属，加之一二味为切。

赤茯苓汤　治膀胱实热，小便不通，口苦舌干，咽肿不利。

赤茯苓　猪苓　葵子　枳实　瞿麦　木通　黄芩　车前　滑石　甘草各等分

水二盏，姜三片，煎八分，食前服。

按：此方不清肺热，专利小便，且有降无升，上窍不开，徒开其下，是名霸道，是

为劫法，庸医多蹈此。

龙脑鸡苏丸　除烦热、郁热、肺热，咳嗽吐血，鼻衄血崩，消渴惊悸，解酒毒膈热，口臭口疮，清心明目。

薄荷叶一两六钱　生地黄六钱浸汁　麦门冬四钱　蒲黄炒　阿胶炒，各二钱　黄芪一钱　人参　木通各二钱　甘草钱半　银柴胡用木通浸二日，取汁入膏

上为末，用蜜三两炼过，后下地黄汁等药，熬成膏，丸如梧桐子大，每服二十丸，嚼碎汤送下。

按：此丸两解气分血分之热，有益无损，宜常制用之。

利膈散　治脾肺大热，虚烦上壅，咽喉生疮。

鸡苏叶　荆芥穗　防风　桔梗　牛蒡子炒　人参　甘草各一两

上为末，每服二钱，不拘时，沸汤点服。咽痛口疮甚，加僵蚕一两。

按：此方清上焦热，全用辛凉轻清之气，不杂苦寒降下之味，其见甚超，较凉膈散更胜。

地黄煎　治积热。

地黄汁四升三合　茯神　知母各四两　葳蕤四两　瓜蒌根　生姜汁　鲜地骨皮　生麦冬汁　白蜜各二升　石膏八两　竹沥三合

上㕮咀，以水一斗零二升，先煮诸药取汁三升，去渣，下竹沥、地黄、麦冬汁，缓火煎四五沸、下蜜、姜汁，微火煎至六升。初服四合，日三服，夜一服，加至五七合，四五月作散服之。

按：此方生津凉血，制火彻热，兼擅其长。再加人参，乃治虚热之圣方也。

碧雪　治一切积热，咽喉口舌生疮，心中烦躁，咽物妨闷，致咽闭壅塞，及天行时热，发强昏愦。

芒硝　朴硝　硝石　马牙硝　青黛　石膏　寒水石水研飞　甘草各等分

上将甘草煎汤二升，去渣，却入诸药再煎，用柳木棍不住手搅，令消溶得所，却入青黛和匀，倾入砂盆内候冷，结凝成霜，研为细末，每用少许，含化津咽，不拘时候。如觉喉壅闭塞，不能吞物者，即以小竹筒，吹药入喉中，即愈。

按：此方仿紫雪之制，而不用黄金、犀、羚等贵重之药，亦为简便。

消毒犀角饮　治大人小儿，内蕴邪热，痰涎壅盛，腮项结核，口舌生疮，及遍生疮疖，已溃末溃，并宜服之。

犀角磨汁　防风各一钱　鼠粘子炒，二钱　荆芥穗一钱　甘草炙，钱半

水二盏，煎一盏，食后温服。

按：此方专清上焦蕴热，与利膈散略同。彼可多服，此可暂服耳。

四物二连汤　治血虚虚劳发热，五心烦热，昼则了明，夜则发热。

当归　生地黄　白芍药各一钱　川芎　黄连　胡黄连各八分

水盏半，加姜煎。

四顺清凉引子　治血热壅实，面赤，蕴结烦闷。

大黄　赤芍药　当归　甘草各一钱

水盏半，煎八分，食远通口服。

按：二方清血分之热，然惟实热可用，虚热则不宜用，恐伤其胃也。

牛黄膏　治热入血室，发狂心热，不认人者。

牛黄一钱　朱砂　郁金各二钱　脑子五分　甘草　牡丹皮各二钱

上为末，炼蜜丸皂角子大，新汲水化下。

按：此方乃清镇安神之剂。热由心胞，袭入神明，不得已而用之也。

杨氏秦艽扶羸汤　治肺痿骨蒸成劳，或嗽或寒或热，声哑不出，体虚自汗，四肢倦怠。

柴胡二钱　人参　鳖甲炙　秦艽　当归　地骨皮各一钱半　半夏　紫菀　甘草一钱

上咬咀，水煎服。

按：此治少阳经久热成劳，气血两治之法。

《局方》当归补血汤　治肌热躁热，目赤面红，烦渴引饮，昼夜不息，其脉洪大而虚，重按全无。此脉虚血虚也，若误服白虎汤必死，宜此主之。

黄芪　当归

上咬咀，水煎。

按：此足三阴血分之病，若以肺气虚热，白虎汤法施之，则脾气从之下溜，转促其阴之亡耳。盖病深之人，服药中窍，未必效。一不当而追之不及矣，可不辨哉！

再按：人身热病最多，盖素蕴之热，挟天时之热而横发耳。是则胃气清和，遇暄热而不觉其热者，乃为平人。迨至积热既久，然后治之，已为失算，况于药不对病乎？所以肥人之病，多因血肉过盛，而积饮食之热；瘦人之病，因津液素衰，而生火炎之热。治肥人之热，虑虚其阳；治瘦人之热，虑虚其阴，未可执方妄施矣。兹所录方各宜自为推广。至表里之热，及升阳滋阴等法，各有专方，此不及。

再按：六腑实热，腹胀不通，口舌生疮，有生姜泻心汤一法。《大奇》用生姜、橘皮、竹茹、黄芩、栀子仁、白术各三两，桂心一两，茯苓、芒硝各二两，生地黄十两，咬咀，入大枣煎，每服一两。盖必阴虚血燥，火热难伏，为从治耳。因推金匮肾气丸，童子亦可服附桂者，不过从治法。虚热得除，可多服哉！以上治痿热。

《金匮》麻黄白术汤方论见前，治湿十五方。

麻黄三两，去节　桂枝二两　甘草一两，炙　杏仁七十个，去皮尖　白术四两

上五味，以水九升，先煮麻黄减二升，去上沫，纳诸药，煮取二升半，去渣，温服八合，复取微似汗。

桂枝附子汤方论见前。

桂枝四两　生姜三两　附子三枚，炮，去皮，切八片　甘草二两　大枣十二枚

上五味，以水六升，煮取二升，去渣，分温三服。

白术附子汤方

白术二两　附子一枚半　甘草一两，炙　生姜一两半　大枣六枚

上五味，以水三升，煮取一升，去渣，分温三服。一服觉身痒，半日再服，三服都尽，其人如猬状勿怪，即是术附并走皮中，逐水气未得除故耳。

《金匮》甘草附子汤方

甘草二两，炙　附子二个　白术二两　桂枝四两

上四味，以水六升，煮取三升，去渣，温服一升，日三服，初服得微汗则解，能食。汗出复烦者，服五合。恐一升多者，服六七合为妙。

《金匮》麻黄杏子薏苡甘草汤方　病者一身尽痛发热，日晡所剧者，名风湿。此病伤于汗出当风，或久伤取冷所致也。可与麻黄杏子薏苡甘草汤。

麻黄去节，炮，四两　甘草一两，炙　薏苡仁半斤　杏仁七十粒，去皮尖，炒

上剉麻豆大，每服四钱匕，水盏半，煮八分，去渣，温服。有微汗避风。

《金匮》防己黄芪汤

防己一两　甘草半两，炒　白术七钱半　黄芪一两二钱半

上剉麻豆大，每抄五钱匕，生姜四片，大枣一枚，水盏半，煎八分，去渣温服，良久再服。喘者加麻黄半两；胃中不和者，加芍药三分；气上冲，加桂枝三分；下有沉寒者，加细辛三分。服后当如虫行皮中，从腰下如水暖。坐被上，又以一被绕腰以下，温令微汗瘥。

《和剂》五积散　治感冒寒邪，头疼身痛，项背拘急，恶寒呕吐，或有腹痛。又治伤寒发热，头疼恶风。无问内伤生冷，外感风寒，及寒湿客于经络，腰脚酸疼，及妇人经血不调，或难产并治。

白芷　茯苓　半夏汤洗七次　当归　川芎　甘草炒　肉桂　芍药各三两　枳壳麸炒　麻黄去节　陈皮去白，各六两　桔梗十二两　厚朴姜炒　干姜炮，各四两　苍术米泔浸，去皮，廿四两

上㕮咀，每服四钱，水一盏，姜三片，葱白三根，煎七分，热服。胃寒用煨姜，挟气加茱萸，妇人调经催生加艾醋。

按：此一方，能治多病，粗工咸乐用之。而海藏云：麻黄、桂、芍、甘草，即各半汤也；苍术、甘草、陈皮、厚朴，即平胃散也；枳壳、桔梗、陈皮、茯苓、半夏，即枳桔二陈汤也。又川芎、当归治血，兼干姜、厚朴散气，此数药相合，为解表温中泄湿之剂，去痰消痞、调经之方。虽为内寒外感表里之分所制，实非仲景表里麻黄桂枝姜附之的方也。主积冷呕泄时疫，项背拘急加葱白、豆豉，厥逆加吴茱萸，寒热咳逆加枣，妇人难产加醋。始知用之非一途也，惟知活法者其择之。由海藏所云观之，可见里急者治先其里，表急者治先其表，毋取于两头忙矣。

活人败毒散

羌活　独活　前胡　柴胡　芎䓖　枳壳　白茯苓　桔梗　人参以上各一两　甘草半两

上为细末，每服二钱，水一盏，入生姜三片，煎至七分，温服。或沸汤点亦得。治伤寒瘟疫，风湿风眩，拘蹏风痰，头疼目弦，四肢痛，憎寒壮热，项强睛疼，及老人小儿皆可服。或瘴烟之地，或瘟疫时行，或人多风痰，或处卑湿脚弱，此药不可缺也。日二三服，以知为度。烦热口干，加黄芩。

昌鄙见三气门中，推此方为第一，以其功之著也。雷公问黄帝曰：三阳莫当，何谓也？帝曰：三阳并至，如风雨，如霹雳，故人莫能当也。然则夏月三气聚合，其为病也，岂同一气之易当乎？人感三气而病，病而死，其气互传，乃至十百千万，传为疫矣。倘病者日服此药二三剂，所受疫邪，不复留于胸中，讵不快哉？方中所用皆辛平，更以人参大力者，负荷其正，驱逐其邪，所以活人百千万亿。奈何庸医俗子，往往减去人参不用，曾与众方有别而能活人耶？

清热渗湿方

黄柏盐水炒，二钱　黄连　茯苓　泽泻各一钱　苍术　白术各一钱半　甘草五分

水二钟，煎八分服。如单用渗湿，去黄连、黄柏，加橘皮、干姜。

昌阅此一方，差合鄙意。以夏月所受之湿，为热湿暑湿，而群方所主之药，多在寒湿风湿，殊不慊耳。方后云云，乃是去寒增热，依样葫芦矣。

二术四苓汤　治诸湿肿满，一身尽痛，发热烦闷，二便不利。

白术　苍术　茯苓　猪苓　泽泻　黄芩　羌活　芍药　栀子仁　甘草各等分

水三盏，姜三片，灯心一撮，煎服。

此方通治表里湿邪，从水道出，兼清暑热之气，所宜遵也。

桂苓甘露饮　治湿热内甚，烦渴泻利，小便涩，大便急，霍乱吐下，头痛口干。方见本门。

羌活胜湿汤　治脊痛项强，腰如折，项如拔，上冲头痛，乃足太阳经气不行，此方主之。

羌活　独活各一钱　藁本　防风各一钱半　荆子　川芎　甘草炙，各四分

水二盏，煎八分，食后温服。

按：湿土甚而热，汗之则易，下之则难，故当变其常法而为表散，此方得之。

续随子丸　治肺经有湿，通身虚肿，满闷不快，或咳或喘。

人参　汉防己　赤茯苓　寒食面包煨　槟榔　木香各半两　葶苈四两，炒　续随子一两　海金沙半两

上为末，枣肉丸梧子大，每三十丸，桑白皮汤下。

按：攻下之方，多过于峻。此治肺经病，以人参为君，海金沙散以白术为君，差可耳。

除湿汤　治寒湿所伤，身体重着，腰脚酸疼，大便溏泄，小便或涩或利。

半夏曲炒　厚朴姜制　苍术米泔制，各二钱　藿香叶　陈皮去白　白茯苓各一两　甘草炙，七钱　白术生用，一两

上㕮咀，每服四钱，水一盏，姜七片，枣一枚，煎七分，食前温服。

按：脾恶湿，湿从下入而伤其脾，是以身重足软，小便涩，大便反利。不湿其脾，湿无由去，当以此方加清热利水药。

白术酒　治中湿骨节疼痛。

白术一两，酒三盏，煎一盏，不拘时频服。不能饮酒，以水代之。

按：此方专一理脾，不分功于利小便。盖以脾能健运，湿自不留而从水道出耳。然则胃中津液不充，不敢利其小便者，得此非圣药乎？

金匮白虎加人参汤有论，治暑三十二方。

知母六两　石膏一斤　甘草二两　粳米一合

人参三两

上五味，以水一斗，煮米熟汤成，去渣，温服一升，日三服。

《金匮》瓜蒂汤有论

瓜蒂二七个

上剉，以水一升，煮取五合，去滓，顿服。

清暑益气汤东垣方　治夏月暑热蒸人，人感之四肢倦怠，胸满气促，肢节疼，或气高而喘，身热而烦，心下痞胀，小便黄数，大便溏泄或痢，口渴，不思饮食，自汗体重。

人参　黄芪　升麻　苍术各一钱　白术　神曲各五分　陈皮　炙甘草　黄柏　麦门冬　当归　干葛　五味子　泽泻　青皮各三分

上水煎，温服。

诸方总论见前。

人参益气汤东垣　治暑热伤气，四肢倦怠嗜卧，手指麻木。

人参一钱二分　黄芪二钱　白芍七分　甘草一钱　五味子三十粒　柴胡六分　升麻五分

上水煎服。

生脉散　治热伤元气，肢体倦怠，气短懒言，口干作渴，汗出不止，或湿热大行，金为火制，绝寒水生化之源，致肢体痿软，脚欹眼黑，最宜服之。

人参　麦门冬　五味子各等分

上水煎服。

竹叶石膏汤　治暑热烦躁。

石膏一两　半夏二钱　人参　麦门冬各二钱　甘草二钱　竹叶二十个，揉碎

上姜三片，水煎服。

黄芪人参汤并加减法。

黄芪一钱，自汗过多者加一钱　人参　白术各五分　苍术五分，无汗一钱　橘皮不去白　甘草　当归身酒洗　麦门冬各二分　黄柏　神曲炒，各三分　升麻六分　五味子九粒

水二盏，煎一盏，去渣，稍热食远或空心服之。忌酒、湿面、大料物之类，及过食冷物。如心下痞闷，加黄连二三分；胃脘当心痛，减大寒药，加草豆蔻仁五分；胁下痛或缩急，加柴胡二三分；头痛目中溜火，加黄连二三分，川芎三分；头目不清利，上壅下热，加蔓荆子三分，藁本二分，细辛一分，川芎三分，生地黄二分。如气短精神少，梦寐间困乏无力，加五味子九粒；大便涩，隔一二日不见，致食少食不下，血中伏火而不得润也，加当归身、生地黄各五分，桃仁三粒去皮尖，麻子仁研泥五分。如大便通行，所之药勿再服。如大便又不快利，勿用别药，少加大黄五分煨。如久不利，非血结血闭而不通也，是热则生风，其病人必显风证，行血药不可复加。只宜常服黄芪人参汤，外用羌活、防风各五钱，水四盏，煎至一盏，去渣，空心服之，大便必大走也，一服便止。胸中气滞，加青皮倍陈皮，去其邪气。此病本元气不足，惟当补元气，不当泻之。气滞太甚，或补药太过，或心下有忧滞郁结之事，更加木香二三分，砂仁二三分，白豆蔻二分，与正药同煎服。腹痛不恶寒者，加芍药五分，黄芩二分，却减五味子。

香薷饮　治一切暑热腹痛，或霍乱吐利烦心等证。

香薷一斤　厚朴制　白扁豆炒，各半斤

每服五钱，水盏半，煎八分，不拘时温服。

五物香薷饮　驱暑和中。

即前方少加茯苓、甘草也。

黄连香薷饮

黄连四两　香薷一斤　厚朴半斤

每服四钱，如前服。

十味香薷饮　治伏暑身体倦怠，神昏头重，吐利。

香薷　人参　陈皮　白术　茯苓　黄芪　木瓜　厚朴　扁豆　甘草各五钱

上咬咀，水煎，每服一两。

《宣明》桂苓甘露饮共八味。

茯苓　泽泻各一两　白术　石膏　寒水石各一两　滑石四两　猪苓　肉桂各五钱

上为末，每服三钱，温汤调下。

子和桂苓甘露饮　治伏暑发渴，脉虚水逆滞。共十二味。即前方加人参、甘草、干葛各一两，藿香、木香各一钱，减桂只用一钱，猪苓不用。

桂苓丸　治冒暑烦渴，饮水过多，心腹胀满，小便赤少。

肉桂　茯苓各一两

上为末，蜜丸，每两作十丸，每细嚼一丸，白汤下。

五苓散加人参，一钱名春泽汤。治暑湿为病，发热头疼，烦躁而渴。

白术　猪苓　茯苓各两半　泽泻二两半　肉桂一两

上为末，每服三二钱，热汤调下。

辰砂五苓散　加辰砂等分，减桂三之一。

益元散即天水散　治伤寒表里俱热，烦渴口干，小便不通，及霍乱吐泻，下利肠澼。偏主石淋，及妇人产难，催生下乳神效。

滑石腻白者，六两　粉草一两

上为极细末，每服三钱，白汤调下，新水亦得。加薄荷末少许名鸡苏散，加青黛末少许名碧玉散，治疗并同，但以回避世俗之轻侮耳。加辰砂少许，名辰砂益元散。

通苓散　治伤暑潮热烦渴，小便不利。

麦门冬　淡竹叶　车前穗　灯心各等分

水煎服。

三黄石膏汤

黄连二钱　黄柏　山栀　玄参各一钱　黄芩　知母各一钱五分　石膏三钱　甘草七分

水煎服。

白虎加苍术汤 即本方不用人参，加苍术二两，增水作四服。

六和汤 治心脾不调，气不升降，霍乱吐泻，寒热交作，伤寒阴阳不分，冒暑伏热烦闷，或成痢疾，中酒烦渴畏食。

香薷二钱 砂仁 半夏汤洗七次 杏仁去皮尖 人参 甘草炙，各五分 赤茯苓 藿香 白扁豆姜汁略炒 厚朴姜制 木瓜各一钱

水二钟，姜五片，红枣二枚，煎一钟，不拘时服。

却暑散

赤茯苓 甘草生，各四两 寒食面 生姜各一斤

上为细末，每服二钱，不拘时，新汲水或白汤调服。

消暑丸 治伏暑引饮，脾胃不利。

半夏一斤，用醋五升煮干 甘草生用 茯苓各半斤

上为末，姜汁糊丸，毋见生水，如桐大子，每服五十丸，不拘时，热汤送下。中暑为患，药下即苏。伤暑发热头疼，服之尤妙。夏月常服止渴，利小便，虽饮水多，亦不为害。应是暑药，皆不及此。若停痰饮，并用生姜汤下。入夏之后，不可缺此。

枇杷叶散 治中暑伏热，烦渴引饮，呕哕恶心，头目昏眩。

枇杷叶去毛，炙 陈皮去白，焙 丁香 厚朴去皮，姜汁炙，各半两 白茅根 麦门冬 干木瓜 甘草 香薷一钱半

上捣罗为末，每服二钱，水一盏，生姜三片，煎七分温服，温汤调服亦得。如烦躁，用井花水调下。小儿三岁以下，可服半钱，更量大小加减。

泼火散 即地榆散 治中暑昏迷，不省人事欲死者。并治伤暑烦躁，口苦舌干，头痛恶心，不思饮食，及血痢。

地榆 赤芍药 黄连 青皮去白，各等分

每服三钱，浆水调服。若血痢，水煎服。

香薷丸 治大人小儿，伤暑伏热，燥渴瞀闷，头目昏眩，胸膈烦懑，呕哕恶心，口苦舌干，肢体困倦，不思饮食，或发霍乱，吐利转筋。

香薷一两 苏叶各五钱 甘草炙赤 檀香 丁香各二钱半

上为细末，炼蜜为丸，每两作三十丸，每服一丸，细嚼温汤下。

酒煮黄连丸 治伏暑发热，呕吐恶心。并治膈热，解酒毒，厚肠胃。

黄连十二两 好酒五斤

上将黄连以酒煮干，研为末，滴水丸如梧桐子大，空心送下三五十丸。

水葫芦丸 治冒暑毒，解烦渴。

川百药煎三两 人参二钱 麦门冬 乌梅肉 白梅肉 干葛 甘草各半两

上为细末，面糊为丸，如鸡头实大，含化一丸，夏月出行，可度一日。

按：孔明五月渡泸，深入不毛，分给此丸于军士，故名水葫芦。

孟德遥指前有梅林，失于未备耳。

缩脾饮

消暑气，除烦渴。

缩砂仁 乌梅肉净 草果煨，去皮 甘草炙，各四两 干葛 白扁豆去皮，炒，各二两

每服四钱，水一碗，煎八分，水澄冷服以解烦。或欲热欲温，任意服。或熟水饮之，极妙。

大顺散 治冒暑伏热，引饮过多，脾胃受湿，水谷不分，清浊相干，阴阳气逆，霍乱呕吐，脏腑不调。

甘草 干姜 杏仁去皮尖 桂枝去皮

上先将甘草用白砂炒，次入姜，却下杏

仁炒过，筛去沙净，合桂为末，每服二三钱，汤点服。

冷香饮子　治伤暑渴，霍乱腹痛烦躁，脉沉微或伏。

附子炮　陈皮各一钱　草果　甘草炙，各一钱半

水盏半，姜十片，煎八分，去渣，并水顿冷服。

大黄龙丸　治中暑身热头疼，状如脾寒，或烦渴呕吐，昏闷不食。

舶上硫黄　硝石各一两　白矾　雄黄　滑石各半两　白面四两

上五味研末，入面和匀，滴水丸，如梧子大，每服三十丸，新井水下，《管见》云：有中暍昏死，灌之立苏。

秋燥门诸方

滋燥养荣丸　治皮肤皴揭，筋燥，爪干。

当归酒洗，二钱　生地黄　熟地黄　白芍药　秦艽　黄芩各一钱半　防风一钱　甘草五分

水煎服。

大补地黄丸　治精血枯涸燥热。

黄柏盐酒炒　熟地黄酒蒸，各四两　当归酒洗　山药　枸杞子甘州佳，各三两　知母盐酒炒　山茱萸　白芍药各二两　生地黄二两五钱　肉苁蓉酒浸　玄参各一两半

上为细末，炼蜜丸如桐子大，每服七八十丸，空心淡盐汤送下。

东垣润肠丸　治脾胃中伏火，大便秘涩，或干燥闭塞不通，全不思食。乃风结秘，皆令闭塞也。以润燥和血疏风，自然通矣。

麻子仁另研　桃仁另研　羌活　当归尾　大黄煨，各半两　皂角仁　秦艽各五钱

上除另研外，为细末，五上火，炼蜜丸如桐子大，每三五十丸，食前白汤下。又有

润燥丸一方，本方加郁李仁、防风。

东垣导滞通幽汤　治大便难，幽门不通，上冲吸门不开，噎塞不便，燥秘气不得下。治在幽门，以辛润之。

当归　升麻　桃仁另研，各一钱　生地黄　熟地黄各五分　红花　甘草炙，各三分

上作一服，水煎，调槟榔末五分服。加大黄名当归润燥汤。

清凉饮子一名生液甘露饮　治上焦积热，口舌咽鼻干燥。

黄芩　黄连各二钱　薄荷　玄参　当归　芍药各一钱五分　甘草一钱

水二钟，煎八分，不拘时服。大便秘结，加大黄二钱。

大秦艽汤　治血弱阴虚，不能养筋，筋燥而手足不能运动，指爪干燥，属风热甚者。方见三卷中风门。

《元戎》四物汤　治脏结秘涩者。

当归　熟地黄　川芎　白芍药　大黄煨　桃仁各等分

水煎或丸。

丹溪大补丸　降阴火，补肾水，治阴虚燥热。

黄柏炒褐色　知母酒浸，炒，各四两　熟地黄酒蒸　败龟板酥炙黄，各六两

上为末，猪脊髓和炼蜜丸，如桐子大，每七十丸，空心淡盐汤送下。

六味地黄丸　治下焦燥热，小便涩而数。又治肾气虚，久新憔悴，寝汗发热，五脏齐损，瘦弱虚烦，骨蒸下血，自汗盗汗，水泛为痰，咽燥口渴，眼花耳聋等证，功效不能尽。

怀熟地八两，杵膏　山茱萸肉　干山药各四两　牡丹皮　白茯苓　泽泻各三两

上各另为末，和地黄膏，加炼蜜，丸桐子大，每服七八十丸，空心食前滚汤下。

自制清燥救肺汤 治诸气膹郁，诸痿喘呕。

桑叶经霜者，得金气而柔润不凋，取之为君，去枝梗，三钱　石膏煅，禀清肃之气，极清肺热，二钱五分，　甘草和胃生金，一钱　人参生胃之津，养肺之气，七分　胡麻仁炒，研，一钱　真阿胶八分　麦门冬去心，一钱二分　杏仁炮，去皮尖，炒黄，七分　枇杷叶一片，刷去毛，蜜涂炙黄

水一碗，煎六分，频频二三次滚热服。痰多加贝母、瓜蒌，血枯加生地黄，热甚加犀角、羚羊角，或加牛黄。

昌按：诸气膹郁之属于肺者，属于肺之燥也。而古今治气郁之方，用辛香行气，绝无一方治肺之燥者。诸痿喘呕之属于上者，亦属于肺之燥也。而古今治法，以痿呕属阳明，以喘属肺，是则呕与痿属之中下，而惟喘属之上矣。所以千百方中，亦无一方及于肺之燥也。即喘之属于肺者，非表即下，非行气即泻气，间有一二用润剂者，又不得其肯綮。总之《内经》六气，脱误秋伤于燥一气。指长夏之湿，为秋之燥。后人不敢更端其说，置此一气于不理。即或明知理燥，而用药夹杂，如弋获飞虫，茫无定法示人也。今拟此方，命名清燥救肺汤，大约以胃气为主，胃土为肺金之母也。其天门冬，虽能保肺，然味苦而气滞，恐反伤胃阻痰，故不用也。其知母能滋肾水清肺金，亦以苦而不用。至如苦寒降火，正治之药，尤在所忌。盖肺金自至于燥，所存阴气，不过一线耳，倘更以苦寒下其气，伤其胃，其人尚有生理乎？诚仿此增损以救肺燥变生诸症，如沃焦救焚，不厌其频，庶克有济耳！

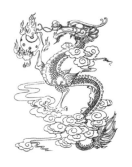

医门法律　卷五

疟 证 门

论一首　法九条　律三条

疟 证 论

喻昌曰：疟之一病，无如《内经》论之最详最彻。随其病之所形，按法刺之，莫不应手而愈。盖九针之用，通于神明，不可有微芒之差忒。故《内经》论疟，不得不详也。后世恶于针石，不可与言至巧，乃以药剂攻邪存正，调荣卫之偏，和阴阳之逆，于是种种圣法，不适于用矣。如张子和见羸人病疟二年，不敢辄投寒凉，取《刺疟论》详之，刺其十指出血立愈。此正《内经》所谓疟之且发也，阴阳之且移也，必从四末始也。坚束其处，决去其血，则邪往而不得并，故立愈也。以子和之久谙针法，且检《针经》致其详慎，针其可以渎用哉！舍针而求《内经》用药之捷法，茫然无可下手矣。予之所以心折仲景，称为百世之师者，每遇一证，必出一法，以纬《内经》之不逮，一言当千百言而居其要也。夫人四体安然，外邪得以入而疟之，每伏藏于半表半里，入而与阴争则寒，出而与阳争则热。半表半里者，少阳也。所以寒热往来，亦少阳所主。谓少阳而兼他经之证，则有之。谓他经而全不涉少阳，则不成其为疟矣。所以仲景曰，疟脉多弦，弦数者多热，弦迟者多寒，弦小紧者下之瘥，弦迟者可温之，弦紧者可发汗针灸也。浮大者可吐之，弦数者风发也，以饮食消息止之。只此七言，而少阳一经，汗吐下和温之法具备。其他瘅疟、温疟、牡疟、疟母四证，要不外少阳求治耳。出《伤寒论》之绪余，以补《内经》下手之法，非圣人而能之乎？谨将《金匮》奥义，一一发明于后。

少阳乃东方甲木之象，故其脉主弦。此不但初病之脉乃尔，即久疟正虚，脉不鼓指，而弦象亦隐然在内，所以仲景云：疟脉自弦。由首及尾，脉之屡迁纵不同，而弦之一字，实贯彻之也。疟邪之舍于荣卫，正属少阳半表半里。始之似疟非疟，与后之经年不解，总一少阳主之。盖疟发必有寒有热，其寒热之往来，适在少阳所主之界，偏阴则多寒，偏阳则多热。即其纯热无寒，而为瘅疟、温疟。纯寒无热，而为牡疟。要皆自少阳而造其极偏。补偏救弊，亦必返还少阳之界，阴阳两协于和，而后愈也。施汗吐下之法，以治实热。施和温之法，以治虚寒，无非欲致其和平耳。疟邪如傀儡，少阳则提傀儡之线索。操纵进退，一惟少阳主张，宁不恢恢乎游刃空虚也耶?

弦数者,风发也,以饮食消息止之。仲景既云,弦数者多热矣。而复申一义云,弦数者风发。见多热不已,必至于极热。热极则生风,风生则肝木侮土,而传其热于胃,坐耗津液。阳愈偏而不返,此未可徒求之于药也。须以饮食消息而止其炽热,即梨汁、蔗浆,生津止渴之属。正《内经》"风淫于内,治以甘寒"之旨也。

阴气孤绝,阳气独发。则热而少气烦冤,手足热而欲呕,名曰瘅疟。若但热不寒者,邪气内藏于心,外舍分肉之间,令人消烁肌肉。《内经》谓其但热而不寒者,阴气先绝,阳气独发,则少气烦冤,手足热而欲呕,名曰瘅疟。仲景之重引其文,另有妙义。盖从上条弦数者风发也,以饮食消息止之。抽丝引絮而出其证。谓弦数之脉,热盛生风,必侮土而伤其津液。由少阳而入阳明,两经合邪,其热倍炽。倘不能以饮食消息,急止其热,则热之移于胃者,必上熏心肺,少气烦冤而心肺病。手心热欲呕,而胃自病。所以继之曰:邪气内藏于心,外舍分肉之间,令人消烁肌肉。盖伤寒病三阳合邪,其来如风雨,如霹雳,令人莫当。而疟之在少阳,苟不入于阴,而但出于阳,迨至两阳合邪,亦岂能堪之耶?故知消息而止入胃之热邪,真圣法也!然仲景之法,亦从《内经》而得。《内经》谓疟脉缓、大、虚,便宜用药,不宜用针。又谓虚者不宜用针,以甘药调之。昌知意中在用甘寒也。

温疟者,其脉如平,身无寒但热,骨节疼烦时呕,白虎加桂枝汤主之。《内经》言温疟有二,俱先热后寒。仲景所名温疟,则但热不寒,有似瘅疟,而实不同也。瘅疟两阳合邪,上熏[①]心肺。肺主气者,少气烦冤,则心主脉者,阳盛脉促,津亏脉代,从可推矣。

温疟脉如平人,则邪未合,而津未伤。其所以但热而不寒者,则以其人素有痹气,荣卫不通,故疟之发于阳,不入于阴,即入而阴亦不受,所以骨节烦疼时呕,邪气扞格之状,有如此者。惟用白虎汤以治阳邪,而加桂枝以通营卫。斯阴阳和,血脉通,得汗而愈矣。在伤寒病,卫强营弱,卫气不共营气和谐者,用桂枝汤复发其汗立愈。此疟邪偏著于阳,桂枝阳药,即不可用。但用白虎汤大清气分之热,少加桂枝,合阴阳而两和之。乃知仲景之法,丝丝入扣也。

其《内经》所称先热后寒之温疟,一者先伤于风,后伤于寒。风为阳邪,寒为阴邪,疟发时先阳后阴,故先热后寒也。此以风寒两伤营卫之法治之,初无难也。其一为冬感风寒,深藏骨髓,内舍于肾,至春夏时令大热而始发。其发也,疟邪从肾出之于外而大热,则其内先已如焚,水中火发,虽非真火,亦可畏也。俟其疟势外衰,复返于肾,而阴精与之相持,乃始为寒。设不知壮水之主,以急救其阴,十数发而阴精尽矣。阴精尽,则真火自焚,洒洒时惊,目乱无精,顷之死矣。所以伤寒偏死下虚之人,谓邪入少阴,无阴精以御之也。而温疟之惨,宁有异哉?此亦仲景意中之隐,昌特比例陈情,以为来学之助。

疟多寒者,名曰牡疟,蜀漆散主之。

疟多寒者,寒多于热,如三七二八之分,非纯寒无热也。纯寒无热,则为阴证,而非疟证矣。此条又抽丝引絮,即上条两阳合邪,上熏心肺证中,复指出多寒少热一证。盖邪之伏于心下,适在膻中心包之位,心为阳中之阳,阳邪从阳,尤为易入,邪入则心虚。《经》曰心虚者,热收于内,内收其热,并其

邪亦收之，不易外出，此寒多之一因也。邪入心胞，都城震动，周身精液，悉力内援，重重裹撷，胞内之邪，为外所拒，而不易出，又寒多之一因也。心者牡脏，故即以寒多热少之疟，名曰牡疟。用蜀漆散和浆水，吐其心下结伏之邪，则内陷之邪，亦随之俱出，一举而荡逐无余矣。岂不快哉！蜀漆，常山苗也。常山善吐，何以不用常山而用蜀漆，取苗性之轻扬者，入重阳之界，引拔其邪。合之龙骨镇心宁神，蠲除伏气。云母安脏补虚，媚兹君主。仲景补天浴日之方，每多若此。至如温疟，亦用此方，更加蜀漆，以吐去其心下结伏之邪。盖一吐则周身之痹者通，而营卫并可借以无忤，则又以吐法为和法者也。

其附《外台秘要》牡蛎汤一方，同治牡疟者，又初感病时，风寒未清，传变为疟，结伏心下。故方中用麻黄以散风寒，并借之以通阳气耳。可见病之途原不一，学者于此一证二方，比而参之，以求生心之变化，则几矣。

论《金匮》柴胡去半夏加瓜蒌汤

方治疟病发渴者，亦治劳疟。

此仲景治少阳病，全体大用之一方也。仲景谓疟邪盛衰出入，必在少阳表里之间。小柴胡汤乃伤寒少阳经天然不易之法，渴者去半夏加瓜蒌实，亦天然不易之法。而施之于少阳邪传阳明，伤耗津液之证，亦为天然不易之法。盖渴虽阳明津竭，而所以致阳明津竭者，全本少阳之邪。观《内经》刺法，渴者取之少阳，非以其木火之势劫夺胃津而然耶？故疟邪进退于少阳，即以此方进退而施其巧。柴胡、黄芩，对治木火。人参、甘草，扶助胃土。瓜蒌生津润燥，姜枣发越荣卫。若夫劳疟之病，其木火盛，营卫衰，津液竭，亦不待言，故并可施此方以治之也。

论柴胡桂姜汤

治疟寒多微有热，或但寒不热，服一剂如神。

此疟之寒多热少，或但寒不热，非不似于牡疟，而微甚则大不同。仲景不立论，只附一方，且云服一剂如神。其邪之轻而且浅，从可识矣。盖以卫即表也，营即里也，胸中之阳气，散行于分肉之间。今以邪气痹之，则外卫之阳，反郁伏于内守之阴，而血之痹者，愈瘀结而不散，遇卫气行阳二十五度而病发。其邪之入营者，既无外出之势，而营之素痹者，亦不出而与阳争，所以多寒少热，或但有寒无热也。小柴胡汤，本阴阳两停之方，可随疟邪之进退以为进退者，加桂枝、干姜，则进而从阳，痹着之邪，可以开矣。更加牡蛎以软其坚垒，则阴阳豁然贯通，而大汗解矣。所以服一剂如神也。其加芩、连以退而从阴，即可类推。

病疟以月一日发，当十五日愈。设不瘥，当月尽解。如其不瘥，当云何？师曰：此结为癥瘕，名曰疟母。急治之，宜鳖甲煎丸。

此见疟邪不能久据少阳，即或少阳经气衰弱，不能送邪外出，而天气半月一更，天气更则人身之气亦更，疟邪自无可容矣。不则天人之气再更，其疟邪纵盛，亦强弩之末，不能复振矣。设仍不解，以为元气未生耶？而月已生魄矣。元气何以不生，以为邪气不尽耶？而月已由满而空矣。邪气何以不尽？此必少阳所主之胁助，外邪盘踞其间，依山傍险，结为窠巢。县官当一指可扑之时，曾不加意，渐至滋蔓难图，兴言及此，不觉涕泗交流，乃知仲景急治之法，真经世宰物之大法也。

再按：谈医者，当以《灵》《素》为经，《金匮》为纬。读《灵》《素》而不了了者，求之《金匮》，矩矱森森，但旨深词约，味如嚼蜡，不若《内经》之当綦悦口。所以古今注《内经》者，不下百家；而注《金匮》者，卒罕其人。即间有之，其胸中浑是疑团，择显明之句，发挥一二，随竟其说，观者曾何赖焉？历代名贤，屈指不过数人，咸以仲景之学为绝学，存而不论，论而不议，其所以卓冠亿兆人千百年者，各从《内经》分头证入。如疟病一门，《巢氏病源》妄分五脏，后人谓其发明《内经》，深信不疑，而不知疟邪不从脏发。《内经》所无之理，巢氏臆言之耳。陈无择三因之说题矣，乃谓夏伤于暑，秋为痎疟者，不可专以此论，何其甘悖圣言耶？至论内因，剿袭巢氏心、肝、脾、肺、肾五疟立言，仍是巴人下里之音矣。张子和治疟，喜用汗、吐、下三法。自夸本于长沙，讵知仲景所为汗下者，但从少阳之和法而进退其间，不从伤寒之汗下起见也。其可吐者，或用瓜蒂，或用常山苗，各有深义，亦岂漫然而吐之耶？且子和谓治平之时，其民夷静，虽用砒石、辰砂有毒之药，以热治热，亦能取效，是何言欤？至东垣、丹溪，确遵《内经》夏伤于暑，秋必痎疟之论，多所发明。而谓吴、楚、闽、广之人，患疟至多，阳气素盛之处，其地卑湿，长夏之时，人多患晹疟霍乱泻痢，伤湿热也。此语诚为聪明绝世矣。然于《内经》之旨，尚隔一层。《内经》运气，暑与湿同推，不分彼此，曾何分南北乎？《内经》本谓夏伤于暑，长夏伤于湿，秋必痎疟，脱落五字，遂谓秋伤于湿，冬生咳嗽。而伤燥一气，古今绝无一人起而颤言。此等大纲不正，亦何贵于识大之贤哉！且丹溪所论十二经皆能为病，固即《刺疟篇》之旨，曷不遵《金匮》推足少阳一经为主，坐令多歧亡羊耶？方书俱以温疟为伤寒坏病，与风疟大同，此言出于何典？至于牡疟，总无其名，统括于寒疟之内。误指寒疟为脏寒之极，故无热有寒，用姜、桂、附子温之。又有更其名为牝疟者云，久受寒湿，阴盛阳虚，不能制阴，所以寒多不热，凄怆振振，亦行温热之法，真是杀人不转睫矣。又谓暑疟即瘅疟，呕者用缩脾等药。从无有救少阳木火之邪如救焚者，适燕而南其指，抑何生民之不幸耶！

律三条

凡治疟，不求邪之所在，辄行大汗大下，伤人正气者，医之罪也！

疟邪在于半表半里，故有寒有热，若大汗以伤其表，大下以伤其里，是药反增疟矣。倘疟邪伏而未尽，药过再发，更将何法以处之？

凡用吐法，妄施恶劣之药，并各种丸药，伤人脏腑者，医之罪也！

吐法，只可用清芬之气，透入经络，引出疟邪，如酒浸常山，不用火煎之类。其胆矾、信石等丸，吞入腹中，粘着不行，搅乱肠胃脏腑，究竟无益，戒之戒之！

凡用截疟之法，不俟疟势稍衰，辄求速止者，医之罪也！

截者，堵截也。兵精饷足，寇至方可堵截。若兵微城孤，不可截也。在壮盛之体，三四发后，疟势少减，可以截之。其虚弱之人，始终不可截也。误截因致腹胀者，每多坏事。即服药亦有避忌，疟将来可服药阻其来，将退可服药追其去。若疟势正盛，服药与之混哉，徒自苦耳。但疟之来去既远，药不相及，五不当一，故服药妙在将来将去之时。

疟证门诸方

白虎加桂枝汤方 《金匮》方，有论。

知母六两　甘草二两，炙　石膏一斤　粳米

二合　桂枝三两

上剉，每五钱，水一盏半，煎至八分，去滓温服。汗出愈。

蜀漆散方《金匮》方，有论。

蜀漆洗去腥　云母烧二日夜　龙骨等分

上三味，杵为散，未发前，以浆水服半钱匕。温疟加蜀漆半分，临发时服一钱匕。

牡蛎汤治牝疟。《外台秘要》方，《金匮》有论。

牡蛎四两，熬　麻黄四两，去节　甘草二两　蜀漆三两

上四味，以水八升，先煮蜀漆、麻黄，去上沫，得六升，纳诸药，煮取二升，温服一升。若吐则勿更服。

柴胡去半夏加瓜蒌汤方《金匮》有论。

治疟病发渴者。亦治劳疟。

柴胡八两　人参三两　黄芩三两　甘草三两　瓜蒌根四两　生姜二两　大枣十二枚

上七味，以水一斗二升，煮取六升，去滓再煎取三升，温服一升，日二服。

柴胡桂姜汤《金匮》有论。

治疟寒多微有热，或但寒不热。服一剂如神。

柴胡半斤　桂枝三两，去皮　干姜二两　黄芩三两　瓜蒌根四两　牡蛎三两，熬　甘草二两，炙

上七味，以水一斗二升，煮取六升，去滓再煎取三升，温服一升，日三服。初服微烦，复服汗出便愈。

鳖甲煎丸方《金匮》有论

鳖甲十二分，炙　乌扇二分，烧　黄芩三分　柴胡六分　鼠妇三分，炙　干姜三分　大黄三分　芍药五分　桂枝三分　葶苈一分，熬　石韦三分，去毛　厚朴三分　牡丹五分，去心　瞿麦二分　紫威三分　半夏一分　人参一分　䗪虫五分，熬　阿胶三分，炙　蜂窠四分，炙　赤硝十

二分　蜣螂六分　桃仁二分

上二十三味为末，煅灶下灰一斗，清酒一斛五斗浸灰，候酒尽一半，着鳖甲于中，煮令泛澜如胶漆，绞取汁，纳诸药，煎为丸，如梧桐子大，空心服七丸，日三服。

《千金方》用鳖甲十二片，又有海藻二分，大戟一分，䗪虫五分，无鼠妇、赤硝二味，以鳖甲煎和诸药为丸。

附选用三方

桂枝黄芩汤

柴胡一两二钱　黄芩　人参　甘草各四钱五分　半夏四钱　石膏　知母各五钱　桂枝一钱

上为粗末，每服五七钱，水煎。

昌按：此方小柴胡汤合白虎加桂枝汤，于和法中兼解表热，遵用仲景圣法，可喜可喜！

人参柴胡引子《事亲》

人参　柴胡　黄芩　甘草　大黄　当归　芍药各等分

上为粗末，每服三钱，水一盏，生姜三片，煎至七分，去渣温服。

昌按：此即小柴胡去半夏，加大黄、当归、芍药。大柴胡去半夏、枳实，加人参、当归。于和法中略施攻里之法，深中肯綮。

柴朴汤

柴胡　独活　前胡　黄芩　苍术　厚朴　陈皮　半夏曲　白茯苓　藿香各一钱　甘草三分

水二钟，生姜五片，煎一钟，发日五更服。气弱加人参、白术，食不克化加神曲、麦芽、山楂。

昌按：此方治疟，因起于暑湿及食滞者宜之。

加味香薷饮

香薷二钱　厚朴制　扁豆炒　白术炒　白芍药炒　陈皮　白茯苓　黄芩各一钱　黄连姜

汁炒　甘草炙　猪苓　泽泻各五分　木瓜七分

上生姜煎服。口渴实者，加天花粉、葛根、知母；虚者，加五味子、麦门冬、人参。

昌按：此方暑邪入里，外无表证者宜之。

祛疟散

黄芪蜜炙，一钱六分　人参　白术　白茯苓　砂仁　草果　陈皮去白　五味子各一钱　甘草七分　乌梅三枚，去核

水二钟，生姜三片，枣二枚，煎一钟温服。

昌按：此方表里之邪已透，中气虚弱者可用。

附备用九方

二术柴葛汤

治诸疟必用之剂。

白术　苍术　柴胡　葛根　陈皮各七分　甘草五分

若一日一发，及午前发者，邪在阳分，加枯芩、茯苓、半夏各一钱；热甚头痛，加川芎、软石膏各一钱；口渴，加石膏、知母、麦门冬各一钱。若间日，或三日发，午后或夜发者，邪在阳分，加川芎、当归酒炒、芍药、熟地黄酒炒、知母各一钱，酒黄芪、酒红花各四分，提在阳分，可截之。若间一日连发二日，或日夜各发者，气血俱病，加人参、黄芪、白茯苓各一钱以补气，川芎、地黄、归、芍以补血。若阳疟多汗，用黄芪、人参、白术以敛之；无汗用柴胡、苍术、白术、黄芩、葛根以发之。若阴疟多汗，用当归、白芍、熟地、黄芪、黄柏以敛之；无汗用柴胡、苍术、川芎、红花、升麻以发之。胃气弱，饮食少，或服截药伤脾胃而食少者，加人参、酒芍药、大麦芽各一钱；伤食痞闷，或有食积者，加神曲、麦芽、枳实各一钱，黄连五分。痰盛加姜半夏、南星、枳实炒，各一钱，黄连、黄芩各六分。若用截之，加

槟榔、常山、青皮、黄芩各一钱，乌梅肉三枚。日久虚疟，寒热不多，或无寒而但微热者，邪气已无，只用四君子汤合四物汤，加柴胡、黄芩、黄芪、陈皮，以滋补气血。

柴苓汤《活人》

治疟热多寒少，口燥心烦少睡。

即小柴胡汤合五苓散。小柴胡汤见黄疸门，五苓散见三气门。

昌按：《活人》柴苓汤，治疟之要药也。然不敢辄入正选，姑存备用者，则以五苓散利水，恐遇木火乘胃，大耗津液，大渴引水自救之证，反利其小水，而自犯其律也。用方者详之。

半夏散

治痰疟发作有时，热多寒少，头痛，额角并胸前肌肉瞤动，食才入口即吐出，面色带赤，宜服之。

半夏泡七次，为末，姜汁和调作饼，晒干　藿香　羌活　芎藭各一分　牵牛各半两

上为细末，每服三钱，食后白汤调下。

露姜饮

治脾胃痰疟，发为寒热。

生姜四两

上和皮，捣汁一碗，夜露至晓，空心冷服。

二十四味断疟饮

治久疟。

常山酒炒　草果　槟榔　知母酒炒　陈皮　青皮　川芎　枳壳　柴胡　黄芩　荆芥　白芷　人参　紫苏　苍术　白术　半夏　良姜　茯苓　桂枝　葛根　甘草　杏仁　乌梅各等分

上㕮咀，每服一两，水二盏，姜三片，枣一枚，煎八分，发日早服。

昌按：此方治久疟母疟，邪气散漫，表里俱乱。广其法以求之，然仍不离小柴胡汤为主，亦可喜也！

治疟，因劳役忧思而作，汗多食少倦甚者，补中益气汤。方见虚劳门。

小柴胡汤加常山，截疟神效。方见黄疸门

妇人久疟，用小柴胡合四物汤服之。小柴胡汤见黄疸门，四物汤见妇人门。

小儿疟疾，有痞块，生地、芍药各一钱，陈皮、川芎、炒黄芩、半夏各一钱，甘草三分，加姜煎，调醋炙鳖甲末，效。

《正传》有二男子，皆年四五十，各得痎疟三年，俱发于寅申巳亥日。一人昼发，发于巳而退于申；一人夜发，发于亥而退于寅。昼发者，乃阴中之阳病，宜补气解表，与小柴胡倍柴胡、人参，加白术、川芎、葛根、陈皮、青皮、苍术；夜发者，为阴中之阴病，宜补血疏肝，用小柴胡汤合四物汤，加青皮。各与十帖，加姜枣煎，于未发前二时，每日一帖。服至八帖，同日得大汗而愈。

丹溪治一人，因劳役发嗽得痎疟。又服发散药，变为发热，舌短，语言不正，痰吼有声，脉洪实似滑。先用独参汤，加竹沥、二蛤壳。一服后，吐胶痰，舌本正。后用黄芪人参汤，半月愈。

一妇病疟，三日一发，食少，经不行已三月，脉无，时寒。议作虚寒治，疑误，再诊见其梳洗言动如常，知果误也。经不行，非无血，为痰所凝；脉无，非血气衰，乃积痰生热，结伏其脉而不见耳。当作实热治，与三化丸。旬日后，食进脉出带微弦。谓胃气既全，虽不药，疟当自愈而经行也。令淡滋味，果应。

一妇身材小，味厚，痎疟月余。间日发于申酉，头与身痛，寒多喜极热辣汤，脉伏，面惨晦。作实热治之。以十枣汤为末，粥丸黍米大，服十粒，津咽，日三次。令淡饭半月，大汗愈。

一妇人痢，因哭子变疟，一日五六作，汗如雨不止，脉微数，疲甚。无邪可治，阴虚阳散，死在旦夕，且服四兽等热剂。遂用参、术二两，白芍一两，黄芪半两，炙甘草二钱。作四大剂，服之而愈。

痢疾门

论一首 法十八条 律三条

痢疾论

喻昌曰：痢疾一证，难言之矣。在《灵》《素》谓之肠澼，亦曰滞下。《金匮》以呕吐哕下利，列为一门。盖以三者，皆足阳明胃、手阳明大肠所生之病也。至其所论下利，则皆《伤寒论》中厥阴经之本证，与二阳明呕吐哕同列之义，殊不相合。观其论中，厥与利每每并言。始先即云：六腑气绝于外者，手足寒；五脏气绝于内者，下利不禁。是则厥而且利，为虚寒之极。所以反能食者则死，反发热者不死。若痢证则能食者不死，发热者多死。何其相反若是耶？此必《金匮》呕吐哕之下，脱失下痢一证，乃取伤寒厥阴下利之文，补入其中。后人屡试不验，投杼而起者多矣。夫冬月伤寒之下利，与夏秋伤暑湿热之下痢，而可借口仲景谵言法治哉？后人以其无师之智，各呈偏见，或得于目之所击，手之所试，分播广传，终不可以为法，乃遂谓疟痢无正方也。医事之偷，何遂至此？昌谨以黄岐仲景之法，拟议言之。在《内经》冬月伤寒，已称病热，至夏秋热暑湿三气交蒸互结之热，十倍于冬月矣。外感三气之热而成下痢，其必从外而出之，以故下痢必从汗，先解其外，后调其内，首用辛凉以解其表，次用苦寒以清其里，一二剂愈矣。失于表者，外邪但从里出，不死不休。故虽百日之远，仍用逆流挽舟之法，引其邪而出之于外，则死证可治，危证可安。治经干人，成效历历可纪。

按：《金匮》有云：下痢脉反弦，发热身汗者自愈。夫久痢之脉，深入阴分，沉涩微弱矣。忽然而转弦脉，浑是少阳生发之气，非用逆挽之法，何以得此？久利邪入于阴，身必不热，间有阴虚之热，则热而不体，今因逆挽之热，逼其暂时燥热，顷之邪从表出，热自无矣，久痢阳气下陷，皮肤干涩，断然无汗，今以逆挽之法，卫外之阳领邪气同还于表，而身有汗，是以腹中安静，而其病自愈也。昌岂敢用无师之智哉！又有骤受暑湿之毒，水谷倾囊而出，一昼夜七八十行，大渴引水自救，百杯不止，此则肠胃为热毒所攻，顷刻腐烂，比之误食巴豆、铅粉，其烈十倍。更用逆挽之法，迂矣远矣！每从《内经》通因通用之法，大黄、黄连、甘草，一昼夜连进三五十杯，俟其下利上渴之势少缓，乃始平调于内，更不必挽之于外。盖其邪如决水转石，乘势出尽，无可挽耳。更有急开支河一法，其邪热之在里者，奔迫于大肠，必郁结于膀胱，膀胱热结，则气不化而小溲短赤，不用顺导而用逆挽，仍非计也。清膀胱之热，令气化行而分消热势，则甚捷也。仲景谓下利气者，当利其小便。夫气者，膀胱之化也，反从大肠而出，当利其小便，非急开支河之谓乎！然而水出高源，肺不热则小溲自行，肺与大肠为表里，大肠之热，皆因肺热所移，尤宜用辛凉之药，先清肺之化源矣。《金匮》有下利肺痛者，紫参汤主之。气利，诃黎勒散主之。后人疑二方非仲景之方，讵知肠胃有病，其所关全在于肺。《本草》谓紫参主心腹中积聚，疗肠胃中热，通九窍，利大小便。仲景取之，固通因通用之意也。诃黎勒有通有塞，通以下涎液，消宿食，破结气，涩以固肠脱。仲景取之，亦通塞互用之意也。又可见肺气不通而痛，则急通其壅；大肠之气坠而逼迫，则通塞互用，而缓调其适矣。嗟乎！《内经》之法，无可下手者，求之《金匮》。《金匮》下利之法，无可下手者，求之自心窟寐之神。转觉《金匮》之法，一如指掌，可惜少壮光阴虚掷，今老矣，不能进步矣！特揭鄙言，为后人深入之一助。

再按：治疟之法，当从少阳而进退其间。进而就阳，则从少阳为表法，固矣！乃痢疾之表，亦当从于少阳。盖水谷之气，由胃入肠，疾趋而下，始焉少阳生发之气不伸，继焉少阳生发之气转陷，故泛而求之三阳，不若专而求之少阳。俾苍天清净之气，足以升举，水土物产之味，自然变化精微，输泄有度，而无下痢奔迫之苦矣！况两阳明经所藏之津液，既已下泄，尤不可更发其汗。在伤寒经禁，明有阳明禁汗之条，而《金匮》复申下利发汗之禁。谓下利清谷，不可攻其表，汗出必胀满。盖以下利一伤其津液，发汗再伤其津液。津液去，则胃气空，而下出之浊气，随汗势上入胃中，遂成胀满。求其下利且不可得，宁非大戒乎？所以当从少阳半表之法，缓缓逆挽其下陷之清气，俾身中行春夏之令，不致于收降耳。究竟亦是和法，全非发汗之意。津液未伤者，汗出无妨；津液既伤，皮间微微得润，其下陷之气已举矣。夫岂太阳外感风寒，可正发汗之比乎？又岂太阳阳明合病下利，可用葛根之比乎？噫，微矣！微矣！

治痢用通因通用之法，亦有金针。盖火湿热之邪，奔迫而出，只宜用苦寒之药，如在小承气之类。方书每杂以温中厚肠胃之药，是欲为火湿热立帜也，其孰辨之？

《内经》曰：肠澼便血，身热则死，寒则

生。又曰：肠澼下白沫，脉沉则生，浮则死。肠澼之候，身不热，脉不悬绝，滑大者生，悬涩者死，以脏期之。又曰：阴阳虚脱，肠澼死。泄而夺血，脉沉微，手足逆，皆难治。

《脉经》曰：肠澼下脓血，脉沉小留连者生，数大发热者死。又肠澼筋挛，脉细小安静者生，浮大坚者死。

噤口痢，乃胃中湿热之毒，熏蒸清道而上，以致胃口闭塞，而成噤口之证。亦有误服涩热之药，而邪气停于胃口者，用人参、石莲子等分，煎服强呷，但得一口下咽，虚热即开，更以二味为末，频频服之。

治噤口痢，多有用黄连者。此正治湿热之药，苦而且降，不能开提，况非胃虚所宜，昌故不敢取用。

有用田螺捣如泥，纳脐中，引火热下行最妙。但郁热宜一开一降，未可徒恃一法。

有用丁香、砂仁之属，以火济火，则杀人之事矣。

休息痢者，乃乍作乍止。或因邪气未曾涤尽，遽止而复作者是也。或初愈恣食厚味，及妄作劳，皆能致之。

《金匮》云：下利已瘥，至其年月日时复发者，以病不尽故也。当下之，宜大承气汤。

休息痢止而不止，正气既虚，邪复不尽，未可言下。此证止之已久，其正已复，其积未除，须下之。

《原病式》云：白痢既非寒证，何故服辛热之药，亦有愈者？盖辛热之药，能开发肠胃郁结，使气液宣通，流湿润燥，气和而已，此特其一端也。甚有先曾通泄，或因凉药太过，脉微沉细，四肢厥冷，即宜温补升阳，益胃理中之属。至云概不可用热药，亦非通变之精妙也。

《机要》云：后重则宜下，腹痛则宜和，身重则除湿，脉弦则去风。脓血稠黏，以重

剂竭之。身冷自汗，以热药温之。风邪内结宜汗之，鹜溏而痢宜温之。

仲景治下痢，可下者悉用承气汤。大黄之寒，其性善走，佐以厚朴之温，善行滞气，缓以甘草之甘。饮以汤液，灌涤肠胃，滋润轻快，积行即止。

凡先泻而后痢者逆也，复通之而不已者虚也。脉微迟，宜温补。脉弦数为逆，主死。产后痢，亦宜温补。

腹痛因肺金之气郁在大肠之间者，以苦梗发之，后用痢药。

肛门痛，热留于下也。初病身热，脉洪大，宜清之，黄芩芍药汤。病久身冷自汗，宜温之，理中汤。

下血者，宜凉血活血，当归、黄芩、桃仁之类。风邪下陷者，宜升提之。湿热伤血者，宜行湿清热。

下坠异常，积中有紫黑血，而且痛甚者，此为死血，用桃仁、滑石行之。

血痢久不愈者，属阳虚阴脱，用八珍汤加升举之药。甚有阵阵自下，手足厥冷，脉渐微缩，此为元气欲绝，急灸气海穴，用附子理中汤，稍迟之则死。

凡下痢纯血者，如尘腐色者，如屋漏水者，大孔开而不收如竹筒者，唇如朱红者，俱死。如鱼脑髓者，身热脉大者，俱半死半生。

久痢血，脉沉弱，诸药不效，以十全大补汤，加姜枣少入蜜煎服。

律三条

凡治痢不分标本先后，概用苦寒者，医之罪也！

以肠胃论，大肠为标，胃为本。以经脉论，手足阳明为标，少阳相火为本。故胃受湿热，水谷从少阳之火化，变为恶浊，而传入于大肠。不治少阳，但治阳明，无益也。少阳生发之气，传入土中，因而下陷。不先

以辛凉举之，径以苦寒夺之，痢无止期矣。

凡治痢不审病情虚实，徒执常法，自恃专门者，医之罪也！

实者邪气之实也，虚者正气之虚也。七实三虚，攻邪为先；七虚三实，扶正为本。十分实邪，即为壮火食气，无正可扶，急去其邪，以留其正；十分虚邪，即为淹淹一息，无实可攻，急补其正，听邪自去。故医而不知变通，徒守家传，最为误事。

凡治痢不分所受湿热多寡，辄投合成丸药误人者，医之罪也！

痢由湿热内蕴，不得已用苦寒荡涤，宜煎不宜丸。丸药不能荡涤，且多夹带巴豆、轻粉、定粉、硫黄、硇砂、甘遂、芫花、大戟、牵牛、乌梅、粟壳之类，即使病去药存，为害且大。况病不能去，毒烈转深，难以复救，可不慎耶？

痢疾门方

《金匮》小柴胡去半夏加瓜蒌实汤 方见疟疾门。

昌按：此方乃少阳经半表半里之的药。而用半夏之辛温，半兼乎表。今改用瓜蒌实之凉苦半兼乎里。退而从阴则可，进而从阳，不胜其任矣！然不必更求他药，但于柴胡增一倍二倍用之，允为进之之法也。

《活人》败毒散 方见三气门。

昌按：《活人》此方，全不因病痢而出。但昌所为逆挽之法，推重此方。盖借人参之大力，而后能逆挽之耳。《金匮》治下痢，未及小柴胡汤，后来方书不用，犹曰无所祖也。至《活人》败毒散，夏秋疫疠诸方，莫不收用之矣！而治下痢，迥不及之者何哉？遍查方书，从无有一用表法者，惟杨子建治痢，广引运气，自逞狂能，名其方曰万全护命汤。

采用活人之半，川芎、独活、桔梗、防风、甘草，而增麻黄、官桂、藁本、白芷、细辛，一派辛温辛热之药，且杂牵牛峻下于内。百道方中，似此无知妄作，一方言表，不杀人哉！再阅洁古七方，虽为平淡无奇，而老成全不犯手，兹特录之。其他备用诸方，亦各有取义，以俟临病采择。

大黄汤 洁古

治泻利久不愈，脓血稠黏，里急后重，日夜无度。

上用大黄一两 剉碎，好酒二大盏，浸半日许，煎至一盏半，去渣，分作二服，顿服之。痢止勿服，如未止再服，取利为度。后服芍药汤和之，痢止再服白术黄芩汤，尽撤其毒也。

芍药汤 洁古

行血调气。《经》曰，溲而便脓血，知气行而血止。行血则便自愈，调气则后重除。

芍药一两 当归 黄连 黄芩各半两 大黄三钱 桂二钱半 甘草炒 槟榔各二钱 木香一钱

如便后脏毒，加黄柏半两。

上九味，㕮咀，每服五钱，水二盏，煎至一盏，去渣温服。如痢不减，渐加大黄，食后服。

白术黄芩汤 洁古

服前药痢疾虽除，更宜调和。

白术二两 黄芩七钱 甘草三钱

上㕮咀，作三服，水一盏半，煎一盏温服。

黄连阿胶汤 《和剂》

治冷热不调，下痢赤白，里急后重，脐腹疼痛，口燥烦渴，小便不利。

黄连去须，三两 阿胶碎，炒，一两 茯苓去皮，二两

上以连、苓为细末，水熬阿胶膏，搜丸

如桐子大，每服三十丸，空心温米汤下。

白头翁汤《金匮》

白头翁二两　黄连　黄柏　秦皮各三两

上四味，以水七升，煮取二升，去渣温服一升。不愈更服。

加减平胃散洁古

《经》云，四时皆以胃气为本。久下血，则脾胃虚损，血水流于四肢，却入于胃，而为血痢。宜服此滋养脾胃。

白术　厚朴　陈皮各一两　木香　槟榔各三钱　甘草七钱　桃仁　人参　黄连　阿胶炒　茯苓各五钱

上咬咀，每服五钱，姜三片，枣一枚，水煎，温服无时。血多加桃仁，热泄加黄连，小便涩加茯苓、泽泻，气不下后重加槟榔、木香，腹痛加官桂、芍药、甘草，脓多加阿胶，湿多加白术，脉洪大加大黄。

苍术地榆汤洁古

治脾经受湿下血痢。

苍术三两　地榆一两

每一两。水二盏，煎一盏温服。

槐花散洁古

青皮　槐花　荆芥穗各等分

上为末，水煎，空心温服。

犀角散

治热痢下赤黄脓血，心腹困闷。

犀角屑　黄连去须，微炒　地榆　黄芪各一两　当归半两，炒　木香二钱五分

上为散，每服三钱，以水一盏，煎至六分，去渣温服无时。

黄连丸一名羚羊角丸。

治一切热痢，及休息痢，日夜频并。兼治下血，黑如鸡肝色。

黄连去须，二两半　羚羊角镑　黄柏去粗皮，各一两半　赤茯苓去皮，半两

上为细末，蜜和丸如桐子大。每服二十丸，姜蜜汤下，暑月下痢，用之尤验。一方用白茯苓，腊茶送下。

生地黄汤　治热利不止。

生地黄半两　地榆七钱半　甘草二钱半，炙

上咬咀，如麻豆大，以水二盏，煎至一盏，去渣，分温二服，空心，日晚再服。

郁金散　治一切热毒痢下血不止。

川郁金　槐花炒，各半两　甘草炙，二钱半

上为细末，每服一二钱，食前用豆豉汤调下。

茜根散　治血痢，心神烦热，腹中痛，不纳饮食。

茜根　地榆　生干地黄　当归炒　犀角屑　黄芩各一两　栀子仁半两　黄连二两，去须，微炒

上咬咀，每服四钱，以水一盏，入豆豉五十粒、薤白七寸，煎至六分去渣，不拘时温服。

十宝汤　治冷痢如鱼脑者，三服见效，甚捷。

黄芪四两　熟地酒浸　白茯苓　人参　当归酒浸　白术　半夏　白芍药　五味子　官桂各一两　甘草半两

上为粗末，每服二钱，水一盏，生姜三片，乌梅一个，煎至七分，食前温服。

芍药黄芩汤东垣　治泄利腹痛，或后重身热，久不愈，脉洪疾者，及下痢脓血稠黏。

黄芩　芍药各一两　甘草五钱

上咬咀，每服一两，水一盏半，煎一盏，温服无时。如痛加桂少许。

香连丸《直指》　治下痢赤白，里急后重。

黄连去芦，二十两，用吴茱萸十两同炒令赤，去茱萸不用　木香四两八钱八分，不见火

上为细末，醋糊丸如桐子大。每服三十丸，空心饭饮下。

大承气汤 方见三气门。

小承气汤 方见三气门。

进承气法，治太阴证不能食是也。当先补而后泻，乃进药法也。先剉厚朴半两，姜制，水一盏，煎至半盏服。若二三服未已，胃有宿食不消，加枳实二钱同煎服。二三服，泄又未已，如不加食，尚有热毒，又加大黄三钱推过。泄未止者，为肠胃久有尘垢滑黏，加芒硝半合，垢去尽则安矣。后重兼无虚证者宜之。若力倦气少脉虚不能食者，不宜此法。盖厚朴、枳实，大泻元气也。

退承气法，治阳明证能食是也。当先泻而后补，乃退药法也。先用大承气五钱，水一盏，依前法煎至七分，稍热服。如泻未止，去芒硝，减大黄一半，煎二服。如热气虽已，其人心腹满，又减去大黄，但与枳实厚朴汤，又煎二三服。如腹胀满退，泄亦自安，后服厚朴汤，数服则已。

地榆芍药汤 《保命》 治泄痢脓血脱肛。

苍术八两　地榆　卷柏　芍药各三两

上咬咀，每服二两，水煎温服，病退勿服。

败毒散 方见三气门。 治壮热下痢，及似痢非痢，似血非血如浊酒。

上剉，每服五钱。水盏半。姜三片，薄荷五叶煎服。热多则温服，寒多则热服。伤湿加白术，头痛加天麻。

参苓白术散 《和剂》 治久泻，及大病后痢后调理，消渴者尤宜。

人参　干山药　莲肉去心　白扁豆去皮，姜汁浸，炒，各一片半　白术于潜者二斤　桔梗炒令黄色　砂仁　白茯苓去皮　薏苡仁　炙甘草各一斤

上为细末，每服二钱，米汤调下，或加姜枣煎服。或枣肉和药丸如桐子大，每服七十丸，空心米汤送下，或炼蜜丸如弹子大，汤化下。

仓廪汤 治噤①口痢有热，乃毒气冲心，食即吐。

人参　茯苓　甘草　前胡　川芎　羌活　独活　桔梗　柴胡　枳壳　陈仓米等分

上咬咀，每服五钱，水一盏半，生姜三片，煎至七分，去渣，无时热服。

蒻莲饮

石莲肉　干山药等分

上为细末，生姜茶煎汤调下三钱。

犀角丸 但是痢，服之无不瘥者。

犀角屑取黑色文理粗者，产后用弥佳　宣州黄连　苦参多买轻捣　金州黄柏赤色坚薄者　川当归五味俱取细末

各末等分和匀，空腹，烂煮糯米饮调方寸匕服之，日再服。忌黏滑油腻生菜。

葛根汤 专治酒痢。

葛根　枳壳　半夏　生地　杏仁去皮尖　茯苓各二钱四分　黄芩一钱二分　甘草炙，半钱

上分作二帖，水二盏，黑豆百粒，生姜五片，白梅一个，煎至一盏，去渣，食前温服。

瓜蒌根汤 治下痢冷热相冲，气不和顺。本因下虚，津液耗少，口干咽燥，常思饮水，毒气更增，烦躁转甚，宜服此药救之。

瓜蒌根　白茯苓　甘草炙，各半两　麦门冬去心，二钱五分

上咬咀，每服五钱，水一盏半，枣二枚擘破，煎至七分，去渣服，不拘时。

陈米汤 治吐痢后大渴，饮水不止。

上用陈仓米二合，水淘净，以水二盏，煎至一盏，去渣，空心温服，晚食前再煎服。

治痢后渴 上用粳米二合，以水一盏半，同煮研，绞汁空心顿服之。

———————

① 噤：原文作"禁"，据文义改。

泽漆汤 治痢后肿满，气急喘嗽，小便如血。

泽漆叶微炒，五两　桑根白皮炙黄　郁李仁汤浸，去皮尖，炒熟，各三两　陈皮去白　白术炒　杏仁汤浸，去皮尖，仁炒，各一两　人参一两半

上㕮咀，每服五钱，水二盏，生姜三片，煎取八分，去渣温服。候半时辰再服。取下黄水数升，或小便利为度。

茯苓汤 治痢后遍身微肿。

赤茯苓去黑皮　泽漆叶微炒　白术微炒，各一两　桑根白皮炙黄　黄芩　射干　防己　泽泻各三两

上㕮咀，每服五钱匕，先以水三盏煮大豆一合，取二盏，去渣，纳药煎取一盏，分为二服，未瘥频服二料。

痰 饮 门

论三首　法一十四条　律三条

痰 饮 论

喻昌曰：痰饮为患，十人居其七八，《金匮》论之最详，分别而各立其名。后世以其名之多也，徒徇其末而忘其本，曾不思圣人立法，皆从一源而出，无多歧也。盖胃为水谷之海，五脏六腑之大源。饮入于胃，游溢精气，上输于脾，脾气散精，上归于肺，通调水道，下输膀胱，水精四布，五经并行，以为常人。《金匮》即从水精不四布，五经不并行之处，以言其患。谓人身所贵者水也，天一生水，乃至充周流灌，无处不到，一有瘀蓄，即如江河回薄之处，秽莝丛积，水道日隘，横流旁溢，自所不免，必顺其性、因其势而疏导之，由高山而平川，由平川而江海，庶得免乎泛滥。所以仲景分别浅深诲人，因名以求其义焉。浅者在于躯壳之内，脏腑之外。其名有四：曰痰饮、曰悬饮、曰溢饮、曰支饮。痰饮者，水走肠间，沥沥有声；悬饮者，水流胁下，咳唾引痛；溢饮者，水流行于四肢，汗不出而身重；支饮者，咳逆倚息，短气，其形如肿。一由胃而下流于肠；一由胃而旁流于胁；一由胃而外出于四肢；一由胃而上入于胸膈。始先不觉，日积月累，水之精华，转为混浊，于是遂成痰饮。必先团聚于呼吸大气难到之处，故由肠而胁而四肢，至渐渍于胸膈，其势愈逆矣。痰饮之患，未有不从胃起者矣。其深者，由胃上入阳分，渐及于心、肺；由胃下入阴分，渐及于脾、肝、肾。故水在心，心下坚筑短气，恶水不欲饮。缘水攻于外，火煅故水益坚；火郁于内，气收故筑动短气；火与水为仇，故恶而不饮也。水在肺，吐涎沫，欲饮水。缘肺主气，行荣卫，布津液，水邪入之，则塞其气道，气凝则液聚变成涎沫，失其清肃，故引水自救也。水在脾，少气身重。缘脾恶湿，湿胜则气虚而身重也。水在肝，胁下支满，嚏而痛。缘肝与胆为表里，经脉并行于胁，火气冲鼻则嚏，吊胁则满痛。水在肾，心下悸。缘肾水凌心，逼处不安，又非支饮邻国为壑之比矣。夫五脏藏神之地也，积水泛为痰饮，包裹其外，诗有谓波撼岳阳城者，情景最肖，讵非人身之大患乎？然此特随其所在，辨名定位，以祈治不乖方耳。究竟水所蓄聚之区，皆名留饮，留者留而不去也。留饮去而不尽者，皆名伏饮，伏者伏而不出也。随其痰饮之或留或伏，而用法以治之，始为精义。昌试言之：由胃而上胸膈心肺之分者，驱其所留之饮还胃，下从肠出，或上从呕出，其出皆直截痛快，而不至于伏匿，人咸知之。若由胸膈而外出肌肤，其清者或从汗出，其

浊者无可出矣，必还返于胸膈，由胸膈还返于胃，乃可入肠而下出驱之，必有伏匿肌肤而不胜驱者。若由胸膈而深藏于背，背为胸之腑，更无出路，尤必还返胸膈，始得趋胃趋肠而顺下，岂但驱之不胜驱，且有挟背间之狂阳壮火，发为痈毒，结如橘囊者。伏饮之艰于下出，易于酿祸，其谁能辨之、谁能出之耶？昌以静理而谈医施治，凿凿有据，谨因《金匮》秘典，直授金针，令业医之子，已精而益求其精耳。

痰饮脉论

喻昌曰：痰饮之脉，《金匮》错出不一，难于会通。以鄙见论之，亦有浅深微甚之不同，可预明也。《脉要精微篇》曰：肝脉软而散，色泽者，当病溢饮。溢饮者，渴暴多饮，而易入肌皮肠胃之外也。此特举暴饮水，溢饮病之最浅者为言耳。仲景会其意，即以饮证分之为四，统言其纲曰：痰饮、悬饮、溢饮、支饮。大都为由浅及深者商治，失此不治，而至于积水滔天，即此四饮，自有不可同语者矣。其谓饮脉不弦，但苦喘短气者，见饮脉本弦，饮脉不弦，则水之积也不厚，然亦害其阳气，微喘短气而已。其谓支饮亦喘而不能卧，加短气，其脉平者，见支饮上于胸膈，喘而短气，其脉仍平，有而若无，才有停积，未至留伏，故不见于脉也。其谓脉浮而细滑者伤饮，见浮而细滑，非伤风伤寒之比，亦饮之初郁气分而未深也。医者于此时早思昏垫之灾，亟兴已溺之念，而行因势利导之法，患斯解矣。否则证成深痼末流，愈分伏根之所，愈不可识，经年检方问药，漫图成功，其可得乎？故凡见脉转沉弦一派，即当按法求之。其曰脉沉者，胸中有留饮，短气而渴，四肢历节痛，言肺之治节不行，

宗气不布，故短气；气不布则津亦不化，故膈燥而渴；脾气不运，水饮流于肢节而作痛也。似此一证，肺脾交病，所称饮入于胃，游溢精气，上输于脾，脾气散精，上输于肺之常者。且转而借寇兵赍盗粮矣，欲求其安，宁可得乎？至论弦脉，则曰咳者其脉弦，为有水。曰双弦者寒也，皆大下后虚脉。偏弦者饮也，为喘满。曰脉弦数，有寒饮，冬夏难治。曰脉沉而弦者，悬饮内痛。此即沉潜水蓄，支饮急弦而广其说。除大下后其脉双弦者，有虚寒之别，其偏弦者，俱为水饮也。冬夏难治，亦因用寒远寒，用热远热之法，不若春秋为易施耳。悬饮内痛，谓悬饮结积于内，其甚者则痛也。更有沉紧之脉，主心下痞坚，面色黧黑之证，谓水挟肾寒，杂揉于心肺之分，则心下坚而面色黑也。有脉伏而为留饮之证，积饮把持其脉而不露，较涩脉尤甚矣。又曰脉伏便利，心下续坚，此为留饮欲去故也。又曰久咳数岁，其脉弱者可治，实大数者死，其脉虚者必苦冒，本有支饮在胸中故也。凡此皆病深而脉变，当一一溯其流而穷其源者。夫天枢开发，胃和则脉和，今为痰饮凝结其中，则开阖之机关不利，而脉因之转为沉弦、急弦、偏弦、弦数、弦紧，或伏而不见，非亟去其痰饮，亦胡由脉复其常耶？浅者浅治，深者深治，浅深之间者，适其中而治。留者可攻，伏者可导，坚者可削。再一因循，病深无气，洒洒时惊，不可救药矣。

痰饮留伏论

喻昌曰：痰饮之证，留伏二义，最为难明。前论留饮者，留而不去，伏饮者，即留饮之伏于内者也。留饮有去时，伏饮终不去。留伏之义，已见一斑。而《金匮》奥义，夫

岂渺言能尽，谨再陈之。《金匮》论留饮者三，伏饮者一：曰心下有留饮，其人背寒如掌大。曰留饮者，胁下痛引缺盆。曰胸中有留饮，其人短气而渴，四肢历节痛。言胸中留饮，阻抑上焦心肺之阳而为阴曀，则其深入于背者，有冷无热，并阻督脉上升之阳，而背寒如掌大，无非阳火内郁之象也。胁下为手足厥阴上下之脉，而足少阳之脉，则由缺盆过季肋，故胁下引缺盆而痛，为留饮偏阻，木火不伸之象也。饮留胸中，短气而渴，四肢历节痛，为肺不行气，脾不散精之象也。合三条而观之，心、肺、肝、脾，痰饮皆可留而累之矣，其义不更著耶？至伏饮则曰膈上病痰，满喘咳吐，发则寒热，背痛腰疼，目泣自出，其人振振身瞤剧，必有伏饮。言胸中乃阳气所治，留饮阻抑其阳，则不能发动。然重阴终难蔽晛，有时阳伸，阴无可容，忽而吐发，其留饮可以出矣。若更伏留不出，乃是三阳之气，伸而复屈。太阳不伸，作寒热，腰背痛，目泣。少阳不伸，风火之化，郁而并于阳明土中，阳明主肌肉，遂振振身瞤而剧也。留饮之伏而不去，其为累更大若此。然留饮伏饮，仲景不言治法，昌自其遏抑四脏三腑之阳而求之，则所云宜用温药和之者，岂不切于此证，而急以之通其阳乎？所云苓桂术甘汤者，虽治支满目眩，岂不切于此证，而可仿其意乎？故必深知比例，始可与言往法也。后人不明《金匮》之理，妄生五饮六证之说，即以海藏之明，于五饮汤方下云：一留饮在心下，二支饮在胁下，三痰饮在胃中，四溢饮在膈上，五悬饮在肠间。而统一方以治之，何其浅耶？

再按：痰饮总为一证，而因则有二：痰因于火，有热无寒；饮因于湿，有热有寒，即有温泉无寒火之理也。人身热郁于内，气血凝滞，蒸其津液，结而为痰，皆火之变现

也。水得于湿，留恋不消，积而成饮。究竟饮证热湿酿成者多，寒湿酿成者少。盖湿无定体，春曰风湿，夏曰热湿，秋曰燥湿，冬曰寒湿。三时主热，一时主寒，热湿较寒湿三倍也。《内经》湿土太过，痰饮为病，治以诸热剂，非指痰饮为寒。后人不解，妄用热药，借为口实，讵知凡治六淫之邪，先从外解。故治湿淫所胜，亦不远热以散其表邪，及攻里自不远于寒矣。况始先即不可表，而积阴阻遏身中之阳，亦必借温热以伸其阳，阴邪乃得速去。若遂指为漫用常行之法，岂不愚哉？

论苓桂术甘汤

痰饮阴象，阻抑其阳，用此阳药化气，以伸其阳，此正法也。兹所主乃在胸胁支满目眩者何耶？《灵枢》谓心包之脉，是动则病胸胁支满。然则痰饮积于心包，其病自必若是。目眩者，痰饮阻其胸中之阳，不能布水精于上也。茯苓治痰饮，伐肾邪，渗水道。桂枝通阳气，和营卫，开经络。白术治风眩，燥痰水，除胀满。甘草得茯苓，则不资满而反泄满，《本草》亦曰甘草能下气，除烦懑，故用之也。

论苓桂术甘汤、肾气丸二方

《金匮》云：夫短气有微饮，当从小便去之，苓桂术甘汤主之，肾气丸亦主之。并出二方，其妙义愈益彰著。首卷《辨息论》中，已详仲景分别呼吸言病之旨矣。今短气亦分呼吸，各出一方。呼气之短，用苓桂术甘汤以通其阳，阳化气则小便能出矣；吸气之短，用肾气丸以通其阴，肾气通则小便之关门利矣。一言半句，莫非精蕴，其斯以为圣人乎？

论大小青龙汤

溢饮之证，水饮溢出于表，荣卫尽为之不利，必仿伤寒病营卫两伤之法，发汗以散其水，而荣卫通，经脉行，则四肢之水亦散

矣。究竟大青龙升天而行云雨，小青龙鼓浪而奔沧海，治饮证必以小青龙为第一义也。

合论十枣汤、甘遂半夏汤二方

伤寒病两胁痞满而痛，用十枣汤下其痰饮。杂病虽非伤寒之比，而悬饮内痛在胁则同。况脉见沉弦，非亟夺其邪，邪必不去，脉必不返，所以用十枣汤不嫌其过峻也。凡病之在胁而当用下者，必仿此为例也。至甘遂甘草汤之治留饮，微妙玄通，非深入圣域，莫能制之。《内经》但曰留者攻之耳，仲景于是析义以尽其变。无形之气，热结于胃，则用调胃承气攻之；热结于肠，则用大小承气攻之。有形之饮，痞结于胸，则用陷胸汤攻之；痞结于胁，则用十枣汤攻之；留结于肠胃之间，则用甘遂半夏汤攻之。法曰病者脉伏，其人欲自利，利反快，虽利，心下续坚满，此为留饮欲去故也，甘遂半夏汤主之。脉道为留饮所隔，伏而不行，其证欲下利，利反快，似乎留饮欲去，然虽欲去不能去也。心下续坚满，可见留饮之末，已及于肠，留饮之根，仍著于胃，不铲其根，饮必不去，故立是方。甘遂、甘草大相反者，合而用之，俾其向留着之根，尽力一铲，得留者去，而药性已不存矣，正《内经》有故无殒之义也。又加白蜜同煎，留恋其药，不致进入无过之地。其用半夏、芍药者，由木入土中，成其坚满，半夏益土，芍药伐木，抑何神耶？后世方书，并甘草删去，神奇化为朽腐，制方立论，皆中人以下之事矣，竟何益哉？

合论木防己汤、葶苈大枣泻肺汤、防己椒目葶苈大黄丸三方

三方皆治支饮上入膈中，而有浅深次第之分。首一方先治其肺，中一方专治其肺，后一方兼治肺气所传之腑。盖支饮上入于膈，逼近心肺，奥援肾邪。本文云：其人喘满，心下痞坚，面色黧黑，其脉沉紧，得之数十日，医吐下之不愈，木防己汤主之。虚者即愈，实者三日复发，复与不愈者，去石膏，加茯苓、芒硝。盖以支饮上入，阻其气，则逆于肺间而为喘满；阻其血，则杂揉心下而为痞坚。肾气上应其色黑，血凝之色亦黑，故黧黑见于面部。然且姑缓心肾之治，先治其肺，肺之气行，则饮不逆而俱解耳。木防己味辛温，能散留饮结气，又主肺气喘满。石膏辛甘微寒，主心下逆气，清肺定喘。人参甘温，治喘消膈饮，补心肺不足。桂枝辛热，通血脉，开结气，宣导诸药，在气分服之即愈。若饮在血分，深连下焦，必愈而复发，故去石膏气分之药，加芒硝入阴分，开痰结，消血癖；合之茯苓，去心下坚，且伐肾邪也。葶苈大枣汤大泻其肺气，亦以气停故液聚耳。防己椒目葶苈大黄丸治腹满，口舌干燥，肠间有水气之证，乃肺气膹郁于上，以致水饮不行于下而燥热之甚，用此丸急通水道，以救金气之膹郁，不治上而治其下，故用丸剂也。

合论小半夏汤、小半夏加茯苓汤、《外台》茯苓饮三方

前一方治支饮呕而不渴者，支饮上入膈中而至于呕，从高而越，其势最便。但呕家本当渴，渴则可征支饮之全去，若不渴，其饮尚留，去之未尽也，不必加治。但用半夏之辛温，生姜之辛散，再引其欲出之势，则所留之邪自尽矣。中一方亦治卒呕吐者，但多心下痞，膈间有水，眩悸，故加茯苓以水伐肾而安心也。后一方加人参、枳实、橘皮，尤为紧要，治积饮既去，而虚气塞满其中，不能进食，此证最多，《金匮》早附《外台》一方，启诱后人，非天民之先觉而谁？

合论泽泻汤、厚朴大黄汤二方

二方之治支饮，俱从下夺而有气血之分，前后之辨。首一方为支饮之在心下者，阻其

阳气之升降，心气郁极，火动风生，而作冒眩。惟是不治其冒眩，但利小便以泄其支饮，则阳自升而风火自息。仲景制方，每多若此。后一方治支饮之胸满者，夫支饮而至胸满，在仲景自用大小陷胸汤治之。此方乃承气之法，只可施于伤寒无形气分热结，而乃以治有质之痰饮，非仲景丝丝毕贯之法矣，其为编书者误人，更复何疑？

论五苓散一方

本文云：假令瘦人脐下有悸，吐涎沫而癫眩，此水也，五苓散主之。此寻常一方耳，深维其义，譬如以手指月，当下了然。盖瘦人木火之气本盛，今以水饮之故，下郁于阴中，挟其阴邪鼓动于脐，则为悸；上入于胃，则吐涎沫；及其郁极乃发，直上头目，为癫为眩。巢氏《病源》云：邪入之阴则癫。夫阳郁于阴，其时不为癫眩，出归阳位，反为癫眩者，夹带阴气而上也。故不治其癫眩，但散其在上夹带之阴邪，则立愈矣。散阴邪之法，固当从表，然不如五苓散之表法为长，以五苓散兼利其水耳。今世之用五苓散者，但知其为分利前后水谷之方，不知其为分利表里阴阳之方，方下所云多饮暖水汗出愈之文，总置不录，何其浅耶？不但此也，即如小青龙一方，世但知为发表之轻剂，全不知其为利小水而设。夫山泽小龙，养成头角，乘雷雨而直奔沧海，其不能奋髯而升天，岂待问哉？所以《金匮》治支饮五方，总不出小青龙一方为加减，取其开通水道，千里不留行耳。

后世治痰饮有四法，曰实脾、燥湿、降火、行气。实脾燥湿，二陈二术，最为相宜，若阴虚则反忌之矣。降火之法，须分虚实，实用苦寒，虚用甘寒，庶乎可也。若夫行气之药，诸方漫然，全无着落，谨再明之。风寒之邪，从外入内，裹其痰饮，惟用小青龙汤则分其邪从外出，而痰饮从下出也。浊阴之气，从下入上，裹其痰饮，用茯苓厚朴汤则分其浊气下出，而痰饮上出也。多怒则肝气上逆，而血亦随之，气血痰饮，互结成癖，用柴胡鳖甲散以除之。多忧则脾气内郁，而食亦不化，气食痰饮，亦互结成癖，用清痰丸以除之。多欲则肾气上逆，直透膜原，结垒万千，膜胀重坠，不可以仰，用桂苓丸引气下趋，痰饮始豁也。

虚寒痰饮，少壮十中间见一二，老人小儿，十中常见四五。若果脾胃虚寒，饮食不思，阴气痞塞，呕吐涎沫者，宜温其中。真阳虚者，更补其下。清上诸药不可用也。

小儿慢脾风，痰饮阻塞窍隧，星附六君汤以醒之。

老人肾虚水泛，痰饮上涌，崔氏八味丸以摄之。

痰在膈上，大满大实，非吐不除，然非定法也。使为定法，人人能用之矣，何必独推子和哉？子和必相其人可吐，后乃吐之，一吐不彻，俟再俟三，缓以开之。据云涌痰之法，自有擒纵卷舒，其非浪用可知。

谨再论《金匮》不言之意以明之：《伤寒论》用汗、吐、下、和、温之法矣，至痰饮首当言吐者，仲景反不言之，何耶？其以吐发二字为言者，因喘满而痰饮上溢，从内而自发也。其曰医吐下之不愈，亦非以吐下为咎也。其曰呕家本渴，渴者为欲解，又属望于从吐得解也。胡竟不出可吐一语耶？仲景意中，谓痰饮证内多夹冲气眩冒等证，吐之则殆，故不烦辞说，直不以吐立法，开后世之过端，所以为立法之祖也。自子和以吐法擅名，无识者争趋捷径，贻误不可胜道。必会仲景意以言吐，然后吐罔不当也。

今定吐禁一十二条

眩冒昏晕不可吐。气高气浅不可吐。

积劳未息不可吐。病后新虚不可吐。

脉道微弱不可吐。病势险急不可吐。

阳虚多汗不可吐。素惯失血不可吐。

风雨晦冥不可吐。冬气闭藏不可吐。

多疑少决不可吐。吐后犯戒不可吐。

分定药禁一十条：

阴虚枯燥妄用二陈。阳虚多汗妄用青龙。

心虚神怯妄用辛散。肺虚无气妄用苦泻。

肝虚气刺妄用龙荟。脾虚浮肿妄用滚痰。

胃气津竭妄用香燥。脏腑易动妄行涌泄。

本非坚积妄行峻攻。血气虚羸妄行针灸。

律三条

凡热痰乘风火上入，目暗耳鸣，多似虚证，误行温补，转痼其痰，永无出路，医之罪也。

凡痰饮随食并出，不开幽门，徒温其胃，束手无策，迁延误人，医之罪也。

凡遇肾虚水泛痰涌，气高喘急之证，不补其下，反清其上，必致气脱而死，医之罪也。

痰饮门诸方

苓桂术甘汤

茯苓四两　桂枝三两　白术三两　甘草二两

上四味，以水六升，煮取三升，分温三服，小便则利。

肾气丸即八味丸　方见中寒门。

甘遂半夏汤

甘遂大者三枚　半夏十二枚，以水一升，煮取半升，去渣　芍药五枚　甘草如指大一枚

上四味，以水二升，煮取半升，去渣，以蜜半升和药汁，煎取八合，顿服之。

十枣汤

芫花熬　甘遂　大戟各等分

上三味，以水一升五合，先煎大枣十枚，取九合，去渣，纳药末，强人服一钱匕，羸人服半钱，平旦温服之。不下者，明日更加半钱。得快下后，糜粥自养。

大青龙汤

麻黄去节，六两　桂枝二两，去皮　甘草二两，炙　杏仁四十个，去皮尖　生姜三两，切　大枣十二枚　石膏如鸡子大碎

上七味，以水九升，先煮麻黄，减二升，去上沫，纳诸药，煮取三升，去渣，温服一升，取微似汗，汗多温粉扑之。

小青龙汤

麻黄三两，去节　芍药三两　五味子半升　干姜三两　甘草三两，炙　细辛三两　桂枝三两，去皮　半夏半升

上八味，以水一斗，先煮麻黄，减二升，去上沫，纳诸药，煮取三升，去渣，温服一升。

木防己汤

木防己三两　石膏十二枚鸡子大，碎　桂枝二两　人参四两

上四味，以水六升，煮取二升，分温再服。

木防己加茯苓芒硝汤

木防己二两　桂枝二两　人参四两　芒硝三合　茯苓四两

上五味，以水六升，煮取三升，去渣，纳芒硝再微煎，分再服，微利则愈。

泽泻汤

泽泻五两　白术一两

上二味，以水二升，煮取一升，分温服。

厚朴大黄汤

厚朴一尺　大黄六两　枳实四枚

上三味，以水五升，煮取二升，分温再服。

小半夏汤

半夏一升　生姜半斤

上二味，以水七升，煮取一升半，分温再服。

己①椒苈黄丸

防己 椒目 葶苈熬 大黄各一两

上四味末之，蜜丸如桐子大，先食服一丸，日三服，稍增，口中有津液。渴者加芒硝半两。

小半夏加茯苓汤

半夏一升 生姜半斤 茯苓三两，一法四两

上三味，以水七升，煮取一升五合，分温再服。

五苓散 方见三气门，以上俱《金匮》方。

《外台》茯苓饮

茯苓 人参 白术 枳实各二两 橘皮二两半 生姜四两

上六味，水六升，煮取一升八合，分温三服，如人行八九里进之。

星附六君子汤 即六君子加南星、附子，方见眩病门。

崔氏八味丸 方见中寒门。

附备用方：

二贤汤 治一切痰饮。

橘红用真正广产者一斤 炙甘草 食盐各四两

上水一碗，慢火煮，焙干，捣为细末，白汤点服。一方用橘红四两，甘草一两，为细末点服。治痰极有效。

豁痰汤 治一切痰疾，此方与滚痰丸相副。盖以小柴胡汤为主，合前胡、半、南、壳、苏、陈、朴之属，出入加减。素抱痰疾及肺气壅塞者，以柴胡为主，余者并去柴胡，以前胡为主。

柴胡 半夏各二钱 枯芩 人参脉盛有力者不用 甘草 紫苏 陈皮 厚朴 南星 薄荷枳壳 羌活各五分

水二盏，姜五片，煎八分，不拘时服。

中风者加独活，胸膈不利者加枳实，内外无热者去黄芩。治一切痰气最效。

茯苓丸一名《指迷》茯苓丸 本治臂痛，具《指迷方》中云，有人臂痛不能举，手足或左右时复转移，由伏痰在内，中脘停滞，脾气不流行，上与气搏。四肢属脾，脾滞而气不下，故上行攻臂，其脉沉细者是也。后人为此臂痛，乃痰证也，但治痰而臂痛自止，及妇人产后发喘，四肢浮肿者，用此而愈。

半夏二两 茯苓一两 枳壳去瓤，麸炒，半两 风化朴硝二钱五分，如一时未易成，但以朴硝撒在竹盘中，少时盛水置当风处，即干如芒硝，刮取用亦可

上为细末，生姜汁煮，面糊丸如桐子大，每服三十丸，姜汤送下。累有人为痰所苦，夜间两臂如人抽牵，两手战掉，茶盏亦不能举，服此随愈。痰药方多，惟此立见功效。

神术丸 治痰饮。

茅山苍术制，一斤 生麻油半两，水二盏，研取浆 大枣十五枚，煮烂取肉

上三味，和丸梧桐子大，日干，每服七十丸，空心温酒下。

老痰丸 润燥开郁，降火消痰，治老痰郁痰，结成黏块，凝滞喉间，肺气不清，或吐咯难出。

天门冬去心 黄芩酒炒 海粉另研 橘红去白，各一两 连翘半两 桔梗 香附淡盐水浸，炒，各半两 青黛另研，一钱 芒硝另研，二钱瓜蒌仁另研，一两

上为细末，炼蜜入姜汁少许，和药杵匀，丸如龙眼大，嚼嚼一丸，清汤送，细咽之。或丸如绿豆大，淡姜汤送下五六十丸。

瓜蒌半夏丸 治肺热痰嗽。

瓜蒌仁另研 半夏制，各一两

---

① 己：底本原脱，据《金匮要略》补。

上为细末，汤浸蒸饼为丸，如梧桐子大，每服五十丸，姜汤下。

千缗汤 治风痰壅盛喘急，日夜不得卧，人扶而坐着，一服立愈。

半夏制，大者七枚　皂荚炙，去皮弦，一寸　甘草炙，一寸

上作一服，水一盏，姜三片，煎七分温服。

御爱紫宸汤 解宿酒呕哕，恶心痰唾，不进饮食。

木香五分　砂仁　芍药　檀香　茯苓　官桂　藿香各一钱　陈皮　干葛　良姜　丁香　甘草炙，各二钱

分二服，每服水盏半，煎七分，不拘时服。

四七汤 治七情气郁结滞，痰涎如破絮，或如梅核，略之不出，咽之不下，并治中脘痞满，痰涎壅盛，上气喘急。

半夏三钱　茯苓二钱四分　厚朴一钱六分　紫苏叶一钱二分

水二盏，姜五片，枣一枚，煎七分服。

大川芎丸 消风壅，化痰涎，利咽膈，清头目。治头痛旋运，心悸烦热，颈项紧急，肩背拘倦，肢体烦疼，皮肤瘙痒，脑昏目疼，鼻塞声重，面上游风，犹如虫行。

川芎　龙脑　薄荷叶焙干，各七十五两　桔梗一百两　甘草爁，三十五两　防风去苗，二十五两　细辛洗，五两

上为细末，炼蜜搜和，每一两半，分作五十丸，每服一丸，腊茶清细嚼下，食后临卧服。

小胃丹

芫花好醋拌匀，过一宿，于瓦器不住手搅炒，令黑不可焦　甘遂湿面裹，长流水浸半日煮，晒干　大戟长流水煮一时，再用水洗晒干，各半两　大黄湿纸裹煨，勿令焦，切，焙干，再以酒润炒熟

焙干，一两半　黄柏炒，三两

上为末，以白术膏丸，如萝卜子大，临卧津液吞下，或白汤送下。取膈上湿痰热积，以意消息之，欲利，空心服。一方加木香、槟榔各半两。

小川芎丸 治膈上痰。

川芎二两，细剉，慢火熬熟　川大黄二两，蒸令干

上件焙干为末，用不蛀皂角五七挺，温水揉汁，绢滤出渣，瓦罐中熬成膏，和前二味为丸，如桐子大，每服五十丸，小儿三丸，姜汤下。

旋覆花散 治心胸痰热，头目旋痛，饮食不下。

旋覆花　甘草炙，各半两　枳壳去瓤，麸炒　石膏细研，各二两　赤茯苓　麦门冬去心　柴胡去苗　人参各一两　犀角屑　防风去叉　黄芩各七钱半

上咬咀，每服五钱，水一大盏，生姜半分，煎至五分，去渣，食后良久温服。

化涎散 治热痰，利胸膈，止烦渴。

凝水石煅，研，一两　铅白霜另研　马牙硝另研　雄黄另研，各一钱　白矾枯研　甘草炙，各二钱半　龙脑少许

上为细末，研匀，每服一钱，不拘时，水调下。小儿风热痰涎，用沙糖水调下半钱。此药大凉，不可多服。

八珍丸 治膈痰结实，满闷喘逆。

丹砂研，半两　犀角镑　羚羊角镑　茯神去木　牛黄研　龙脑研，各二钱半　牛胆南星　硼砂研，各一两

上为细末，研匀，炼蜜和丸如鸡豆实大，每服一丸，食后细嚼，人参荆芥汤下。

鹅梨煎丸 治热痰，凉心肺，利咽膈，解热毒，补元气。

大鹅梨二十枚，去皮核，用净布绞取汁　薄

荷生，半斤，研汁　皂角不蛀者十挺，去皮子，浆水二升，捣取浓汁　白蜜半斤　生地黄半斤，研取汁，同上五味慢火熬膏，和下药　人参　白茯苓去皮　白蒺藜炒，去刺　肉苁蓉酒浸，切，焙干　牛膝酒浸　半夏汤泡　木香各一两　槟榔煨，二两　防风去叉　青橘皮去白　桔梗炒　羌活　白术　山药各七钱半　甘草炙，各半两

上为细末，同前膏拌匀，杵令得所，丸如梧子大，每服五十丸，加至二十丸，食后荆芥汤送下，日二服。

法制半夏　消饮化痰，壮脾顺气。

用大半夏汤洗泡七遍，以浓米泔浸一日夜，每半夏一两，用白矾一两半研细，温水化浸半夏，上留水两指许，频搅，冬月于暖处顿放，浸五日夜，取出焙干。用铅白霜一钱，温水化，又浸一日夜。通七日尽取出，再用浆水慢火煮，勿令滚，候浆水极热，取出焙干，以瓷器收贮。每服一二粒，食后细嚼，温姜汤下。又一法，依前制成半夏，每一两用白矾水少许渍半夏，细飞砂末，淹一宿，敛干焙用依前法，亦可用生姜自然汁渍，焙用。

神芎导水丸

黄芩一两　黄连　川芎　薄荷各半两　大黄二两　滑石　黑牵牛头末各四两

河间制治一切热证，其功不可尽述。设或久病热郁，无问瘦瘵老弱，并一切证可下者，始自十丸以为度。常服此药，除肠胃积滞，不伤和气，推陈致新，得利便快，并无药燥搔扰，亦不因倦虚损，遂病人心意。或热甚必急须下者，使服四五十丸，未效再服，以意消息。常服二三十丸，下动脏腑，有益无损。或妇人血病下恶物，加桂半两，病微者常服，甚者取利，因而结滞开通，恶物自下也。凡老弱虚人，脾胃经虚，风热所郁，色黑齿槁，身瘦萎黄，或服甘热过度成三消

等病，若热甚于外，则肢体躁扰；病于内，则神志躁动，佛郁不开，变生诸证，皆令服之。惟脏腑滑泄者，或里寒脉迟者，或妇人经病产后血下不止，及孕妇等不宜服。

咳嗽门

论二首　法十六条　律六条

咳嗽论

喻昌曰：咳嗽一证，求之《内经》，博而寡要；求之《金匮》，惟附五方于痰饮之后，亦无专论。不得已，问津于后代诸贤所述，珪璧琳琅，非不芬然案头，究竟各鸣己得而鲜会归。昌不以漫然渺然之说，传信后人，将何以为言哉？盖尝反复《内经》之文，黄帝问于岐伯曰：肺之令人咳者，何也？岐伯对曰：五脏六腑皆足令人咳，非独肺也。此一语推开肺咳，似涉太骤，设当日先陈肺咳，以渐推详，则了无疑义，后世有成法可遵矣。非然也，圣神立言，不过随文演义，微启其端，苟必一一致详，即非片言居要之体。所以读《内经》，贵在自得其要，得其要则一言而终，不得其要则流散无穷，岂特论咳嗽一证为然哉？黄帝训雷公之辞，有曰不知比类，足以自乱，不足以自明。固知比类之法，不但足以蔽《内经》之义，并足以蔽穷无穷极无极之义。管可窥天，蠡可测海，《内经》千万年脱略之文，一知比类，直可合符一堂。至于苟病当前，游刃恢恢，不待言矣。请申之：岐伯虽言五脏六腑皆足令人咳，其所重全在于肺。观其下文云：皮毛者，肺之合也，皮毛先受邪气，邪气以从其合也。其寒饮食入胃，从胃脉上至于肺则肺寒，肺寒则内外合邪，因而客之，则为肺咳。此举形寒饮冷

伤肺之一端，以明咳始之因耳。内外合邪，四字扼要，比类之法，重在于此。人身有外邪，有内邪，有外内合邪，有外邪已去而内邪不解，有内邪已除而外邪未尽，才一比类，了然明白，奈何不辨之于早，听其酿患日深耶？夫形寒者，外感风寒也；饮冷者，内伤饮食也。风寒无形之邪入内，与饮食有形之邪相合，必留恋不舍，治之外邪须从外出，内邪须从下出，然未可表里并施也。《金匮》五方，总不出小青龙汤一方为加减，是《内经》有其论，《金匮》有其方矣。而《内经》《金匮》之所无者，欲从比类得之，果何从哉？进而求之暑湿，暑湿之邪，皆足令人咳也。盖暑湿之外邪内入，必与素酝之热邪相合，增其烦咳，宜人辛凉解散，又当变小青龙汤之例为白虎，而兼用天水、五苓之属矣。进而求之于火，则有君相之合，无内外之合，而其足以令人致咳者，十常八九，以心与肺同居膈上，心火本易于克制肺金。然君火无为而治，恒不自动，有时劳其心而致咳，息其心咳亦自止，尚不为剥床之灾也。惟相火从下而上，挟君火之威而刑其肺，上下合邪，为患最烈。治之亦可从外内合邪之例比拟，其或引、或折，以下其火，俾不至于燎原耳。于中咳嗽烦冤，肾气之逆，亦为上下合邪，但浊阴之气，上干清阳，为膈肓遮蔽，任其烦冤，不能透出，亦惟下驱其浊阴，而咳自止矣，进而求之于燥，内外上下，初无定属，或因汗吐太过，而津越于外；或因泻利太久，而阴亡于下；或营血衰少，不养于筋；或精髓耗竭，不充于骨，乃致肺金日就干燥，火入莫御，咳无止息。此时亟生其津，亟养其血，亟补其精水，犹可为也。失此不治，转盼瓮干杯罄，毛瘁色弊，筋急爪枯，咳引胸背，肢胁疼痛，肺气膹郁，诸痿喘呕，嗌塞血泄，种种危候，相因而见，更有何法可以

沃其焦枯也耶？《经》谓咳不止而出白血者死，岂非肺受燥火煎熬而腐败，其血亦从金化而色白耶？至于五脏六腑之咳，《内经》言之不尽者，要亦可比类而会通之耳。昌一人知见有限，由形寒饮冷伤肺一端，比类以及暑湿火燥，不过粗枝大叶，启发聪明之一助，至从根本入理深谈，是必待于后人矣。

咳嗽续论

昌著《咳嗽论》，比类《内经》，未尽底里，窃不自安。再取《金匮》嚼蜡，终日不辍，始得恍然有会，始知《金匮》以咳嗽叙于痰饮之下，有深意焉。盖以咳嗽必因之痰饮，而五饮之中，独膈上支饮，最为咳嗽根底。外邪入而合之固嗽，即无外邪而支饮溃入肺中，自足令人咳嗽不已，况支饮久蓄膈上，其下焦之气逆冲而上者，尤易上下合邪也。夫以支饮之故，而令外邪可内，下邪可上，不去支饮，其咳终无宁宇矣。去支饮取用十枣汤，不嫌其峻，岂但受病之初，即病蓄已久，亦不能舍此别求良法。其曰咳家其脉弦，为有水，十枣汤主之。正谓急弦之脉，必以去支饮为亟也，犹易知也。其曰夫有支饮家，咳烦胸中痛者，不卒死，至一百日一岁，宜十枣汤。此则可以死而不死者，仍不外是方去其支饮，不几令人骇且疑乎？凡人胸膈间，孰无支饮？其害何以若此之大，其去害何必若此之力？盖膈上为阳气所治，心肺所居，支饮横据其中，动肺则咳，动心则烦，搏击阳气则痛，逼处其中，营卫不行，神魄无依则卒死耳。至一百日一年而不死，阳气未散，神魄未离，可知惟亟去其邪，可安其正，所以不嫌于峻攻也。扫除阴浊，俾清明在躬，较彼姑待其死，何得何失耶？其曰久咳数岁，其脉弱者可治，实大数者死，

其脉虚者必苦冒，其人本有支饮在胸中故也，治属饮家。夫不治其咳而治其饮，仲景意中之隐，不觉一言逗出。其实大数为火刑金而无制，故死；其弱且虚，为邪正俱衰而易复，故可愈也。其曰咳逆倚息不得卧，小青龙汤主之。明外内合邪之证，惟有小青龙的对一方耳。然而用小青龙汤，其中颇有精义，须防冲气自下而上，重增浊乱也。冲气重增浊乱，其咳不能堪矣。伤寒证用大青龙汤，无少阴证者可服，脉微弱者不可服，服之则肉润筋惕而亡阳。杂证用小青龙汤，亦恐少阴肾气素虚，冲任之火易于逆上，冲任火上，无咳且增烦咳，况久咳不已，顾可动其冲气耶？盖冲任二脉，与肾之大络，同起肾下，出胞中。肾虚不得固守于下，则二脉相挟，从小腹逆冲而上也。于是用桂苓五味甘草汤，先治其冲气，冲气即低。而反更咳嗽胸满者，因水在隔间不散，其病再变，前方去桂加干姜、细辛，以治其咳满，咳满即止。第三变而更复渴，冲气复发者，以细辛、干姜为热药也，服之当遂渴，而渴反止者，为支饮也。支饮者，法当冒，冒者必呕，呕者复纳半夏以去其水，水去呕止。第四变其人形肿者，以水尚在表也，加杏仁主之。其证应纳麻黄，以其人遂痹，故不纳之。若逆而纳之者，必厥。所以然者，以其人血虚，麻黄发其阳故也。第五变头面热如醉，此为胃热上冲熏其面，加大黄以利之。嗟夫！仲景治咳，全不从咳起见，去其支饮，下其冲气，且及下冲气法中之法，游刃空虚，全牛划然已解，何其神耶！向也不解作者之意，只觉无阶可升，何期比类而得外邪内入，下邪上入之端，因复参之《金匮》，其精蕴始得洞瞩，岂非神先告之耶？慰矣慰矣。

《内经》秋伤于湿，冬生咳嗽。此脱文也，讹传千古，今特正之曰：夏伤于暑，长夏伤于湿，秋必痎疟；秋伤于燥，冬生咳嗽。六气配四时之理，灿然明矣。盖湿者水类也，燥者火类也。湿病必甚于春夏，燥病必甚于秋冬。痎疟明是暑湿合邪，然湿更多于暑，何反遗而不言？至于咳嗽，全是火燥见病，何反以为伤湿耶？所以春夏多湿病者，春分以后，地气上升，天气下降，二气交而湿蒸于中，土膏水溽，础润木津，人身应之，湿病见焉。秋冬多燥病者，秋分以后，天气不降，地气不升，二气分而燥呈其象，草黄木落，山峻水枯，人身应之，燥病见焉。然则咳嗽之为伤燥，岂不明哉？

六气主病，风、火、热、湿、燥、寒，皆能乘肺，皆足致咳。其湿咳，即分属于风、火、热、燥、寒五气中也。风乘肺咳，汗出头痛，痰涎不利；火乘肺咳，喘急壅逆，涕唾见血；热乘肺咳，喘急面赤潮热，甚者热盛于中，四末反寒，热移于下，便泄无度；燥乘肺咳，皮毛干稿，细疮湿痒，痰胶便秘；寒乘肺咳，恶寒无汗，鼻塞身疼，发热燥烦。至于湿痰内动为咳，又必因风、因火、因热、因燥、因寒，所挟各不相同，至其乘肺则一也。

风寒外束，华盖散、参苏饮。加声音不出，风邪，人参荆芥汤；寒邪，三拗汤。遇冷咳发者，橘皮半夏汤。

火热内燔，加减泻白散、水煮金花丸。如身热如炙，紫菀膏。

伤暑之咳，自汗、脉虚、发渴，人参白虎汤、清暑益气汤。

伤湿之咳，身重、脉细、痰多，五苓散、白术汤。加喘满浮肿，款气丸。湿热素蕴于中，黄连解毒汤、滚痰丸。湿热素蕴于上，连声进气不通者，桑白皮散。

伤燥之咳，痰黏气逆血腥，杏仁萝卜子丸。清金润燥，天门冬丸、凤髓汤。加面目浮肿，蜜酥煎。

内伤之咳，治各不同。火盛壮水，金虚崇土，郁甚舒肝，气逆理肺，食积和中，房劳补下，用热远热，用寒远寒，内已先伤，药不宜峻。至于上焦虚寒，呕唾涎沫，则用温肺汤。上中二焦俱虚，则用加味理中汤。三焦俱虚，则用加味三才汤。

伤肾之咳，气逆烦冤，牵引腰腹，俯仰不利，六味地黄汤加五味子。水饮与里寒合作，腹痛下利，真武汤。于中有燥咳，热移大肠，亦主腹痛下利，毫厘千里，尤宜辨之。

营卫两虚之咳，营虚发热，卫虚自汗或恶寒，宁肺汤。

虚劳之咳，五味黄芪散、麦门冬饮。

心火刑肺见血，人参芎归汤。

干咳无痰，火热内壅，用四物桔梗汤开提之。伤酒热积，用琼玉膏滋润之。色欲过度，肾水不升，用八味丸蒸动之。

上半日咳多，火在阳分，宜白虎汤。下半日咳多，火在阴分，宜四物芩连汤。

久咳肺损肺痿，痰中见血，潮热声飒，人参养肺汤。血腥喘乏，钟乳补肺汤。久咳宜收涩者，人参清肺汤。加声音不出，诃子散。

膏粱致咳，比湿热内蕴例治之。加色欲过度，元气虚损，又不可尽攻其痰。辛苦致咳，比风寒外束例治之。加外寒裹其内热，须分寒热多少以消息，而施表里兼治之法。

律六条

凡治咳，不分外感内伤，虚实新久，袭用清凉药，少加疏散者，因仍苟且，贻患实深，良医所不为也。

凡治咳，遇阴虚火盛，干燥少痰，及痰咯艰出者，妄用二陈汤，转劫其阴而生大患者，医之罪也。

凡咳而且利，上下交征，而不顾其人中气者，十无一起，如此死者，医杀之也。此有肺热肾寒两证，水火不同，毋论用凉用温，总以回护中气为主。

凡邪盛咳频，断不可用劫涩药。咳久邪衰，其势不锐，方可涩之。误则伤肺，必至咳无休止，坐以待毙，医之罪也。

凡属肺痿肺痈之咳，误作虚劳，妄补阴血，转滞其痰，因致其人不救者，医之罪也。

凡咳而渐至气高汗渍，宜不俟喘急痰鸣，急补其下。若仍治标亡本，必至气脱卒亡，医之罪也。

咳嗽门诸方

《金匮》治咳五方

小青龙汤方见痰饮门。

桂苓五味甘草汤

茯苓四两　桂枝四两，去皮　甘草炙，三两
五味子半升

上四味，以水八升，煮取三升，去渣，分三温服。

苓甘五味姜辛汤

茯苓四两　甘草三两　干姜三两　细辛三两
五味子半升

上五味，以水八升，煮取三升，去渣，温服半升，日三服。

茯苓五味甘草去桂加姜辛夏汤

茯苓四两　甘草二两　细辛二两　干姜二两
五味子　半夏各半升

上六味，以水八升，煮取三升，去渣，温服半升，日三服。

茯苓甘草五味姜辛汤本方加大黄，名曰茯甘姜味辛夏仁黄汤。

茯苓四两　甘草三两　五味半升　干姜三两
细辛三两　半夏半升　杏仁半升，去皮尖

以水一斗，煮取三升，去渣，温服半升，

日三服。

华盖散

麻黄去根节　紫苏子炒　杏仁去皮尖,炒
桑白皮炒　赤茯苓去皮　橘红以上各一钱　甘草
五钱

水二钟,生姜五片,红枣二枚,煎至一钟,去渣,不拘时服。

参苏饮

人参　苏叶　干葛　前胡　陈皮　枳壳
半夏　茯苓各八分　木香　桔梗　甘草各五分

水二盏,姜五片,枣二枚,煎一盏,热服。

人参荆芥汤

陈皮　荆芥穗　人参　半夏　通草　麻
黄　桔梗各一钱　杏仁　细辛　甘草各五分

水二盏,姜三片,枣二枚,煎服。

三拗汤

生甘草　麻黄不去节　杏仁留去尖

上㕮咀,二钱,水二盏,姜三片,煎八分,食远服。若憎寒恶风,取汗解,加桔梗、荆芥,各五拗汤,治咽痛。

橘皮半夏汤

陈皮半两　半夏制,二钱半

上为末,作二服,水盏半,姜十片,煎七分,温服。

加减泻白散

桑白皮钱半　地骨皮　陈皮　青皮　桔梗
甘草炙　黄芩　知母各七分

上水二盏,煎八分,食后温服。

水煮金花丸

南星　半夏生,各一两　寒水石一两,煅存
性　天麻五钱　白面三两　雄黄一钱

上为细末,滴水为丸,小豆大,每服五十丸至百丸,煎沸汤下药丸,煮浮为度,涝出淡浆浸,另用生姜汤下。

紫菀膏

枇杷叶去毛　木通　款冬花　紫菀　杏仁
去皮尖,炒　桑白皮炙,各一两　大黄半两

上为细末,炼蜜丸,樱桃大,夜间噙化三五丸。

人参白虎汤　方见三气门。

清暑益气汤　方见三气门。

五苓散　方见三气门。

白术汤　方见三气门。

款气丸

青皮　陈皮　槟榔　木香　杏仁　茯苓
郁李仁去皮　川当归　广术　马兜铃炮　葶苈
各三钱　人参　防己各四钱　牵牛头末,二两半

上为细末,姜汁面糊丸,如梧桐子大,每服二十丸,加至七十丸,食后姜汤送下。

黄连解毒汤

黄连二钱　黄芩　黄柏　栀子各一钱

水二盏,煎一盏,温服。

滚痰丸　方见痰饮门。

桑白皮散

桑白皮炒　桔梗　川芎　防风　薄荷　黄
芩　前胡　柴胡　紫苏　赤茯苓　枳壳　甘
草各等分

上㕮咀,每服七钱,姜三片,枣一枚,煎七分,食远服。

杏仁萝卜子丸

杏仁　萝卜子炒,各一两

上为末,粥糊丸,桐子大,每服五十丸,白汤下。

清金润燥天门冬丸　治肺脏壅热咳嗽,痰唾稠黏。

天门冬去心,一两半,焙　百合　前胡　贝
母煨　半夏汤洗去滑　桔梗　桑白皮　防己
紫菀　赤茯苓　生地黄　杏仁汤浸,去皮尖、双
仁,麸炒黄,研如膏,以上各七钱半

上为细末,炼蜜和捣二三百杵,丸如桐

子大，每服二十丸，不拘时，生姜汤下，日三服。又方去防己、前胡、桑皮、赤茯苓，加麦门冬、人参、肉桂、阿胶、陈皮、甘草各三两，糯米粉并黄蜡一两成粥，更入蜜再熬，和匀，丸如樱桃大，每服一丸，同生姜细嚼下。治肺经内外合邪，咳嗽语声不出，咽喉妨碍，状如梅核，噎塞不通，膈气噎食，皆可服。又方单用天门冬十两，生地三斤，取汁为膏，麦冬八两，膏子为丸，如桐子大，每服五十丸，逍遥散下。逍遥散须去甘草加人参，治妇人喘嗽，手足烦热，骨蒸寝汗，口干引饮，面目浮肿。

风髓汤　治咳嗽，大能润肺。

牛髓一斤，取脖骨中者　白蜜半斤　杏仁四两，去皮尖，研如泥　干山药四两，炒　胡桃仁去皮，四两，另研

上将髓蜜二味，砂锅内熬沸，以绢滤去渣，盛瓷瓶内，将杏仁等三味入瓶内，以纸密封瓶口，重汤煮一日夜，取出冷定，每早晨白汤化一二匙服。

蜜酥煎

白沙蜜一升　牛酥一升　杏仁三升，去皮尖，研如泥

上将杏仁于瓷盆中，用水研取汁五升，净铜锅内勿令油腻垢，先倾三升汁于锅内，刻木记其浅深，减记又倾汁二升，以缓火煎减所记处，即入蜜酥二味，煎至记处，药成置净瓷器中，每日三次，以温酒调一匙，或以米饮白汤，皆可调服。七日唾色变白，二七唾稀，三七嗽止。此方非独治嗽，兼补虚损，去风燥，悦肌肤，妇人服之尤佳。

温肺汤

陈皮　半夏　肉桂　干姜　白芍药　杏仁各一钱　五味子　细辛　甘草各四钱

水盏半，煎八分，食后服。《仁斋方》有阿胶无芍药。

加味理中汤　治脾肺俱虚，咳嗽不已。

人参　白术　茯苓　甘草炙　陈皮　半夏　干姜　五味子　细辛

上㕮咀，每服三钱，姜三片，枣一枚，煎七分，食远服。

加味三才汤

天门冬　生地黄　人参各等分

水煎服。

六味地黄汤

地黄二钱　牡丹皮一钱　白茯苓一钱　山药一钱　山茱萸一钱五分　泽泻七分

水煎，食前服。

宁肺汤

人参　当归　白术　熟地　川芎　白芍　五味子　麦门冬　桑皮　白茯苓　甘草炙，各七分　阿胶炒，一钱

上水二盏，姜三片，紫苏五叶，煎八分，食远服。

五味黄芪散

麦门冬　熟地黄各一钱　桔梗　黄芪各钱半　五味子　人参　芍药　甘草各五分

上作一服，水二盏，煎八分，食后温服。

麦门冬饮

川芎　当归　白芍　生地　黄柏　知母　麦门冬各一钱　五味子十五粒　桑皮八分

水二盏，姜一片，枣一枚，煎八分，食后服。

人参芎归汤

当归　川芎　白芍药各二分　人参　半夏　陈皮　赤茯苓　阿胶炒成珠　细辛　北五味　甘草炙，各一分

上㕮咀，每服五钱，姜三片，枣一枚，煎服。

四物桔梗汤

当归　川芎　芍药　熟地　桔梗　黄柏炒，各一钱

上水二盏，煎八分，加竹沥半盏，姜汁一匙，和匀服。

琼玉膏

人参十二两　白茯苓十五两　琥珀　沉香各半两　大生地十斤，洗净，银石器内杵细，取自然汁，盛忌铁器　白蜜五斤，熬去沫

上本方原无沉香、琥珀，乃臞仙加入，自云奇效异常，今录其方。先以地黄汁同蜜熬沸搅匀，用绢滤过，将人参等为细末，和蜜汁入瓷瓶或银瓶内，用棉纸十数层，加箬封固瓶口，入砂锅内或铜锅内，以长流水煮没瓶颈，用桑柴火煮三昼夜取出，换过油单蜡纸扎口，悬浸井中半日，以出火气，提起仍煮半日以出气，然后收藏，每日清晨及午后，取一二匙，用温酒一两调服，白汤调亦可，忌鸡犬见。

八味丸　方见中寒门。

白虎汤　方见三气门。

四物芩连汤　即四物汤加黄芩、黄连，方见前。

人参养肺汤

人参　阿胶　贝母　杏仁去皮尖　桔梗　茯苓　桑皮　枳实炒　甘草各五分　柴胡一钱　五味子十二粒

上水二盏，姜三片，枣一枚，煎八分，食后服。

钟乳补肺汤

钟乳粉另研如米　桑皮各三两　肉桂　白石英另研如米　五味子　款冬花　紫菀茸　麦门冬　人参各二两

上为粗末，次以钟乳、石英同和匀，每服四钱，水盏半，姜五片，枣一枚，粳米一小撮，煎七分，去渣，食后服。

诃子散　治久嗽语声不出。

诃子肉炒　通草各钱半　杏仁去皮尖，炒，一钱

水二盏，姜三片，枣一枚，煎八分，食后服。

真武汤　方见中寒门。

关 格 门

论二首　律三条

关 格 论

喻昌曰：关格之证，自《灵》《素》以及《难经》、仲景脉法，皆深言之，然无其方也。后世以无成方依傍，其中玄言奥义，总不参研，空存其名久矣。间有以无师之智，临证处方，传之于书，眼中金屑，不适于用，可奈之何？谨以《尚论》之怀，畅言其理。《素问》谓人迎一盛，病在少阳；二盛病在太阳；三盛病在阳明；四盛以上为格阳。寸口一盛，病在厥阴；二盛病在少阴；三盛病在太阴；四盛以上为关阴。人迎与寸口俱盛四倍以上为关格。关格之脉嬴不能极于天地之精气，则死矣。此以三阳之腑、三阴之脏，分诊于结喉两旁人迎之位、两手寸口太渊之位。盖随人迎寸口经脉之行度，而施其刺法也。《灵枢》言刺之从所分人迎之盛，泻其阳，补其所合之阴，二泻一补。从所分寸口之盛，泻其阳，补其所合之阳，二泻一补，皆以上气和乃止。至于用药，则从两手寸关尺三部之脉，辨其脏腑之阴阳。故《灵枢》复言邪在腑，则阳脉不和，阳脉不和，则气留之，气留之则阳气盛矣。阳气大盛，则阴脉不和，阴脉不和，则血留之，血留之则阴气盛矣。阴气太盛，则阳气不能荣也，故曰关。阳气太盛，则阴气不能荣也，故曰格。阴阳俱盛，不能相荣也，故曰关格。关格者，不能尽期而死也。此则用药之权衡，随其脉之尺阴寸

阳，偏盛俱盛而定治耳。越人宗之，发为阴乘、阳乘之脉，因推其乘之之极，上鱼为溢，入尺为覆，形容阴阳偏而不返之象精矣。至仲景复开三大法门，谓寸口脉浮而大，浮为虚，大为实，在尺为关，在寸为格，关则不得小便，格则吐逆，从两手寸口关阴格阳过盛中，察其或浮或大，定其阳虚阳实，阴虚阴实，以施治疗。盖于《灵枢》阳太盛则阴不能荣，阴太盛则阳不能荣，以及越人阴乘阳乘之法，加以浮大之辨，而虚实始得燎然。不尔，关则定为阴实，格则定为阳实矣，抑何从得其微细耶？此一法也。谓心脉洪大而长，是心之本脉也。上微头小者，则汗出；下微本大者，则关格不通，不得尿。头无汗者可治，有汗者死。此则深明关格之源，由于五志厥阳之火，遏郁于心胞之内。其心脉上微见头小，亦阳虚之验，下微见本大，亦阳实之验。头无汗者可治，有汗则心之液外亡，自焚而死矣。在二阳之病发心脾，且不得隐曲，男子少精，女子不月，传为风消，索泽而不治。况关格之病，精气竭绝，形体毁阻，离绝菀结，忧愁恐恐，五脏空虚，气血离守，厥阳之火独行，上合心神，同处于方寸之内，存亡之机，间不容发，可不一辨察之乎？此二法也。谓趺阳脉伏而涩，伏则吐逆，水谷不化，涩则食不得人，名曰关格。诊趺阳足脉，或伏或涩，辨胃气所存几何。伏则水谷入而不化，胃气之所存可知矣；涩则并其食亦不得入，胃气之所存更可知矣。营卫之行迟，水谷之入少，中枢不运，下关上格，岂待言哉？此三法也。仲景金针暗度，有此三法，大概在顾虑其虚矣。因是上下古今，搜采群言，而诸大老名贤，无一论及此证者。惟云岐子述其阴阳反背之状，传其所试九方，譬如航海万里，得一声气相通之侣，欣慰无似，遑计其短乎？然不欲后人相安其

说，又不忍缄口无言也。其谓阴阳易位，病名关格。胸膈上阳气常在，则热为主病；身半以下阴气常在，则寒为主病。胸中有寒，以热药治之；丹田有热，以寒药治之；若胸中寒热兼有，以主客之法治之。治主当缓，治客当急。此从《伤寒论》胸中有寒，丹田有热立说，实非关格本证，所引《内经》运气治主客之法，亦属无据。至于《灵》《素》《难经》《金匮》之文，绝不体会，所定诸方，浑入后人恶劣窠臼，观之殊不慊耳。方中小疵，杂用二陈、五苓、枳壳、厚朴、槟榔、木香是也。方中大疵，杂用片脑、麝香、附子、皂角、牵牛、大黄、朴硝是也。夫阴阳不交，各造其偏，而谓阴反在上，阳反在下可乎？九死一生之证，而以霸术劫夺其阴阳可乎？仲景之以趺阳为诊者，正欲人调其营卫，不偏阴偏阳，一味冲和无忤，听胃气之自为敷布，由一九而二八、三七、四六，乃始得协于平也，岂一蹴所能几耶？故不问其关于何而开，格于何而通，一惟求之于中，握枢而运，以渐透于上下，俟其趺阳脉不伏不涩，营气前通，乃如意于营，卫气前通，乃加意于卫，因其势而利导之，庶不与药扦格耳。若营气才通，即求之卫，卫气才通，即求之营，且为生事喜功，况躁不能需，讵思一逞乎？夫死里求生之治，须得死里求生之人，嗒然若丧，先熄其五志交煽之火。治吐逆之格，由中而渐透于上；治不溲之关，由中而渐透于下；治格而且关，由中而渐透于上下。所谓三年之艾，不蓄则不免死亡，蓄之则免于死亡矣，人亦何为而不蓄之耶？或者病余不立一方，此终身不灵之人也，宁无见其方而反惑耶？不得已姑立进退黄连汤一方，要未可为中人道也。

进退黄连汤方论

喻昌曰：黄连汤者，仲景治伤寒之方也。伤寒胸中有热，胃中有邪气，腹中痛，欲呕吐者，黄连汤主之。以其胃中有邪气，阻遏阴阳升降之机，而不交于中土，于是阴不得升，而独治于下为下寒，腹中痛；阳不得降，而独治于上为胸中热，欲呕吐。与此汤以升降阴阳固然矣。而湿家下之，舌上如苔者，丹田有热，胸中有寒，亦用此方何耶？后人牵强作解，不得制方之旨，又安能取裁其方耶？盖伤寒分表、里、中三治，表里之邪俱盛，则从中而和之。故有小柴胡汤之和法，于人参、甘草、半夏、生姜、大枣助胃之中，但加柴胡一味透表，黄芩一味透里，尚恐圭角少露，有碍于和，于是去滓复煎，漫无异同。饮入胃中，听胃气之升者，带柴胡出表，胃气之降者，带黄芩入里，一和而表里之邪尽服。其有未尽者，加工治之，不相扞格矣。至于丹田胸中之邪，则在于上下而不为表里，即变柴胡汤为黄连汤，和其上下，以桂枝易柴胡，以黄连易黄芩，以干姜代生姜。饮入胃中，亦听胃气之上下敷布，故不问上热下寒、上寒下热，皆可治之也。夫表里之邪，则用柴胡、黄芩；上下之邪，则用桂枝、黄连。表里之邪，则用生姜之辛以散之；上下之邪，则用干姜之辣以开之。仲景圣法灼然矣。昌欲进退其上下之法，操何术以进退之耶？前论中求之于中，握枢而运，以渐透于上下，俟其营气前通，卫气前通，而为进退也。然而难言之矣，格则吐逆，进而用此方为宜。盖太阳主开，太阳不开，则胸间窒塞，食不得入，入亦复出，以桂枝为太阳经药，和营卫而行阳道，故能开之了。至于五志厥阳之火上入，桂枝又不可用矣，用之则以火

济火，头有汗而阳脱矣。其关则不得小便，退之之法，从胃气以透入阴分，桂枝亦在所不取，但胃之关门已闭，少阴主阖，少阴之气不上，胃之关必不开矣。昌意中尤谓少阴之脉沉而滞，与趺阳之脉伏而涩，均足虑也。《内经》常两言之，曰肾气独沉，曰肾气不衡。夫真气之在肾中，犹权衡也。有权有衡，则关门时开时阖，有权无衡，则关门有阖无开矣，小溲亦何从而出耶？是则肾气丸，要亦退之之中所有事矣。肾气交于胃，则关门开；交于心，则厥阳之火随之下伏，有不得不用之时矣。进退一方，于中次第若此，夫岂中人所能辨哉？

律四条

凡治关格病，不知批郤导窾，但冀止呕利溲，亟治其标，伎穷力竭，无益反损，医之罪也。

凡治关格病，不参诊人迎、趺阳、太冲三脉，独持寸口，已属疏略，若关寸口阴阳之辨懵然，医之罪也。

凡治关格病，不辨脉之阳虚阳实，阴虚阴实，而进退其治，盲人适路，不辨东西，医之罪也。

凡治关格病，不崇王道，辄操霸术，逞己之能，促人之死，医之罪也。

关格门诸方

云岐子关格九方，录出备览，临证制方，惩而改之，亦师资之法也。

柏子仁汤

人参　半夏　白茯苓　陈皮　柏子仁
甘草炙　麝香少许，另研

上生姜煎，入麝香调匀和服，加郁李仁更妙。

按：此方用六君子汤去白术之滞中，加

柏子仁、郁李仁之润下，少加麝香以通关窍，非不具一种苦心，然终不识病成之理，不知游刃空虚，欲以麝香开窍，适足以转闭其窍耳。

人参散

人参　麝香　片脑各少许

上末，甘草汤调服。

按：此方辄用脑、麝，耗散真气，才过胸中，大气、宗气、谷气交乱，生机索然尽矣，能愈病乎？

既济丸　治关格脉沉细，手足厥冷者。

熟附子童便浸　人参各一钱　麝香少许

上末，糊丸桐子大，麝香为衣，每服七丸，灯芯汤下。

按：方下云，脉沉细，手足厥冷，全是肾气不升，关门不开之候。参附固在所取，但偏主于阳，无阴以协之，亦何能既济耶？且以麝香为衣，走散药气，无由下达，即使药下关门，小便暂行，其格必愈甚矣。

槟榔益气汤　治关格劳后，气虚不运者。

槟榔多用　人参　白术　当归　黄芪　陈皮　升麻　甘草　柴胡　枳壳　生姜

煎服。

按：此方用补中益气加槟榔、枳壳，且云槟榔多用。意谓补中益气之升，槟榔之坠，一升一坠，关格可通耳。不知升则逾格，坠则逾关，皆必不得之数也。

木通二陈汤　治心脾疼后，小便不通，皆是痰隔于中焦，气滞于下焦。

木通　陈皮去白　白茯苓　半夏姜制　甘草　枳壳

上生姜煎服。服后徐徐探吐，更不通，服加味小胃丹、加味控涎丹。

按：此复以二陈加木通、枳壳，亦即补中益气加槟榔、枳壳之法。但关格病属火者多，属痰者少。酷日当空，得片云掩之，不

胜志喜。人身火患，顾可尽劫其痰乎？况痰膈不赢亦不关，关格病赢，不能极于天地之精气，明是阴精日削，阳光日亢之候。乃欲举痰为治，且服小胃、控涎等厉药，是何言欤？

导气清利汤　治关格吐逆，大小便不通。

猪苓　泽泻　白术　人参　藿香　柏子仁　半夏　陈皮　甘草　木通　栀子　白茯苓　槟榔　枳壳　大黄　厚朴　麝香　黑牵牛

上生姜煎服，兼服木香和中丸。吐不止，灸气海、天枢。如又不通，用蜜导。

按：此方汇聚通利之药，少佐参术以为导气之功，无往不到矣。不知淹淹一息之人，有气可鼓而开其久闭之关乎？才入胃中，立增吐逆，尚谓吐不止，灸气海、天枢，加以火攻，可堪之乎？大便不通用蜜导，小便不通用何导之？可恼可笑！

加味麻仁丸　治关格大小便不通。

大黄一两　芍药　厚朴　当归　杏仁　麻仁　槟榔　木香　枳壳各五钱

上为末，蜜丸，熟水下。

按：此方专力于通大便，吾恐大便未通，胃气先损，食愈不纳矣。不思大便即通利如常，其关格固自若也。服此丸一次，必增困三倍，连服必不救矣。

皂角散　治大小便关格不通，经三五日者。

大皂角烧存性

上为末，米汤调下，又以猪脂一两煮熟，以汁及脂俱食之。又服八正散加槟榔、枳壳、朴硝、桃仁、灯芯草、茶根。

按：此等作用，只顾通二便之标，不深求关格之本。讵知皂角末入胃，千针攒簇，肥人万不可堪，况赢人乎？随服人脂人膏，已不能救其峻削，况更加桃仁、朴硝助虐乎？

大承气汤方见四卷。

按：此乃治伤寒胃实之方，用治关格，倒行逆施，草菅人命，莫此为甚。

九方不达病成之理，漫图弋获，其以峻药加入六君子汤、补中益气汤中，犹可言也。其以峻药加入二陈汤及八正、承气等方，不可言矣。至于片脑、麝香、皂角等药，骤病且不敢轻用，况垂毙者乎？伎转出转穷，所以为不学无术，徒读父书之流欤。

进退黄连汤方　自拟，方论见前。

黄连姜汁炒　干姜炮　人参人乳拌，蒸，一钱五分　桂枝一钱　半夏姜制，一钱五分　大枣二枚

进法用本方七味，俱不制，水三茶盏，煎一半，温服。退法不用桂枝，黄连减半，或加肉桂五分，如上逐味制熟，煎服法同。但空朝服崔氏八味丸三钱，半饥服煎剂耳。

崔氏八味丸　方见二卷。

资液救焚汤　自拟，治五志厥阳之火。

生地黄二钱，取汁　麦门冬二钱，取汁　人参一钱五分，人乳拌，蒸　炙甘草一钱　真阿胶一钱　胡麻仁一钱，炒，研　柏子仁七分，炒　五味子四分　紫石英一钱　寒水石一钱　滑石一钱，三味俱敲碎，不为末　生犀汁研折三分　生姜汁三茶匙

上除四汁及阿胶，其八物用名山泉水四茶杯，缓火煎至一杯半，去渣，入四汁及阿胶，再上火略煎，至胶烊化斟出，调牛黄细末五厘，日中分二三次热服，空朝先服崔氏八味丸三钱。

昌不获，已聊拟二方，为治关格之榜样。至于病变无方生心之化裁，亦当与之无方，初非以是印定学人眼目，且并向痴人说梦也。

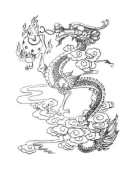

医门法律　卷六

消 渴 门

论二首　法四条　律五条

消 渴 论

喻昌曰：消渴之患，常始于微而成于著，始于胃而极于肺肾，始如以水沃焦，水入犹能消之，既而以水投石，水去而石自若：至于饮一溲一，饮一溲二，则燥火劫其真阴，操立尽之术而势成熇熇矣。《内经》有其论无其治，《金匮》有论有治矣。而集书者，采《伤寒论》厥阴经消渴之文凑入，后人不能决择，斯亦不适于用也。盖伤寒传经热邪，至厥阴而尽，热势入深，故渴而消水，及热解则不渴且不消矣，岂杂证积渐为患之比乎？谨从《内经》拟议言之。经谓凡治消瘅、仆系偏枯、痿厥、气满发逆，肥贵人则膏粱之疾也。此中消所由来也。肥而不贵，食弗给于鲜；贵而不肥，餐弗过于饕；肥而且贵，醇酒厚味，孰为限量哉？久之食饮酿成内热，津液干涸，求济于水，然水入尚能消之也，愈消愈渴，其膏粱愈无已，而中消之病遂成矣。夫既瘅成为消中，随其或上或下，火热炽盛之区，以次传入矣。上消者，胃以其热上输于肺，而子受母累；心复以其热移之于肺，而金受火刑。金者，生水而出高源者也。饮入胃中，游溢精气而上，则肺通调水道而下。今火热入之，高源之水为暴虐所逼，合外饮之水建瓴而下，饮一溲二，不但不能消外水，且并素酝水精，竭绝而尽输于下，较大腑之暴注暴泄，尤为甚矣，故死不治也。所谓由心之肺，谓之死阴，死阴之属，不过三日而死者，此之谓也。故饮一溲二，第一危候也。至于胃以其热由关门下传于肾，肾或以石药耗其真、女色竭其精者，阳强于外，阴不内守，而小溲浑浊如膏，饮一溲一，肾消之证成矣。《经》谓石药之性悍，又谓脾风传之肾，名曰疝瘕，少腹冤热而痛，出白液，名曰蛊，明指肾消为言。医和有云：女子阳物也，晦淫则生内热或蛊之疾。此解冤热及蛊义甚明。王太仆谓消烁肌肉，如蛊之蚀，日渐损削，乃从消字起见，浅矣浅矣！夫惑女色以丧志，精泄无度，以至水液浑浊，反从火化，亦最危候。《经》云君火之下，阴精承之。故阴精有余，足以上承心火，则其人寿；阴精不足，心火直下肾中，阳精所降，其人夭矣。故肾者胃之关也，关门不开，则水无输泄而为肿满；关门不闭，则水无底止而为消渴。消渴属肾一证，《金匮》原文未脱，其曰饮一斗溲一斗者。肾气丸主之。于以蒸动精水，上承君火，而止其下入之阳光。此正通天手眼，张子和辄敢诋之。既诋仲景，复谀河间，谓其神芎丸以黄芩味苦入心，牵牛、大黄驱火气而下，以滑石引入肾经，将离入坎，真得《黄庭》之秘，颠倒其说，阿私所好，识趣卑陋若此，又何足以入仲景之门哉？何柏斋《消渴论》中已辨其非，昌观戴人吐下诸案中，从无有治消渴一案者，可见无其事即无其理矣。篇首论火一段，非不有其理也，然以承气治壮火之理，施之消渴，又无其事矣。故下消之火，水中之火也，下之则愈燔；中消之火，竭泽之火也，下之则愈伤；上消之火，燎原之火也，水从天降可灭，徒攻肠胃，无益反损。夫地气上为云，然后天气下为雨，是故雨出地气，地气不上，天能雨乎？故亟升地气以慰三农，与亟升肾气以溉三焦，皆事理之必然者耳。不与昔贤一为分辨，后人亦安能行其所明哉。

消渴续论

昌著《消渴论》，聊会《内经》大意，谓始于胃而极于肺肾，定为中、上、下之三消。其他膈消、食㑊等证，要亦中、上之消耳。然未得《金匮》之实据，心恒不慊。越二岁，忽忆《内经》云：有所劳倦，形气衰少，谷气不盛，上焦不行，胃气热，热气熏胸中，故内热。恍然悟胸中受病消息，唯是胃中水谷之气，与胸中天真灌注环周，乃得清明在躬。若有所劳倦，伤其大气、宗气，则胸中之气衰少，胃中谷气因而不盛，谷气不盛，胸中所伤之气，愈益难复而不能以充行，于是谷气留于胃中，胃中郁而为热，热气熏入胸中，混合其衰少之气，变为内热，胸胃间不觉易其冲和之旧矣。求其不消不渴，宁可得乎？透此一关，读《金匮》所不了了者，今始明之。其云寸口脉浮而迟，浮即为虚，迟即为劳，虚则卫气不足，劳则营气竭。跌

阳脉浮而数，浮则为气，数则消谷而大坚，气盛则溲数，溲数则坚，坚数相搏，即为消渴。举寸口以候胸中之气，举跌阳以候胃中之气，显然有脉之可循，显然有证之可察，然且难解其微焉。盖阴在内为阳之守，阳在外为阴之固。寸口脉浮，阴不内守，故卫外之阳浮，即为虚也；寸口脉迟，阳不外固，故内守之阴迟，即为劳也。总因劳伤营卫，致寸口脉虚而迟也。然营者水谷之精气，卫者水谷之悍气，虚而且迟，水谷之气不上充而内郁，已见膈虚胃热之一斑矣。更参以跌阳脉之浮数，浮则为气，即《内经》热气熏胸中之变文。数则消谷而大坚，昌前论中既如以水投石，水去而石自若，偶合胃中大坚，消谷不消水之象。可见火热本足消水也，水入本足救渴也，胃中坚燥，全不受水之浸润，转从火热之势，急奔膀胱，故溲数，溲去其内愈燥，所以坚数相搏，即为消渴。直引《内经》味过于苦，久从火化，脾气不濡，胃气乃厚之意，为消渴之源，精矣微矣。晋唐以后，代不乏贤，随其聪敏，揣摩《内经》，各自名家，卒皆不入仲景堂奥，其所得于《内经》者浅耳。使深则能随证比类，各出脉证方治，以昭成法，而《金匮》遗篇，家传户诵之矣。即如消渴证，相沿谓中消者宜下之，共守一语，更无别商，岂一下可了其局乎？抑陆续徐下之乎？夫胃已大坚，不受膏沐，辄投承气，坚者不受，瑕者受之矣。膀胱不受，大肠受之矣。岂不乘其药势，传为痢下鹜溏，中满肿胀之证乎？《总录》谓末传能食者，必发脑疽背疮；不能食者，必传中满鼓胀，皆为不治之证。诸家不亟亟于始传、中传，反于末传多方疗治，如忍冬蓝叶茅苍丸、散，及紫苏葶苈中满分消汤、丸，欲何为耶？《金匮》于小溲微觉不利，早用文蛤一味治之，方书从不录用，讵知软坚之品，非

劫阴即伤阴，独此一种平善无过，兼可利水，诚足宝乎？洁古谓能食而渴者，白虎加人参汤；不能食而渴者，钱氏白术散加葛根。末传疮疽者，火邪盛也，急攻其阳，无攻其阴。下焦元气，得强者生，失强者死。末传中满者，高消、中消、制之太过，速过病所，上热未除，中寒复起，非药之罪，用药时失其缓急之制也。洁古老人，可谓空谷足音矣。所云无攻其阴，得强者生，失强者死，皆虑泉竭之微言，令人耸然起敬。于是追步后尘，徐商一语曰：三消总为火病，岂待末传疮疽，始为火邪胜耶？然火之在阳、在阴，分何脏腑、合何脏腑，宜升、宜降、宜折、宜伏，各各不同，从其性而治之，使不相扞格，乃为良法。若不治其火，但治其热，火无所归，热宁有止耶？如肾消阴病用六味丸，阳病用八味丸，此亦一法。若谓下消只此一法，其去中消宜下之说，能以寸哉？

《内经·阴阳别论》曰：二阳结，谓之消：二阳者，阳明也。手阳明大肠主津，病消则目黄口干，是津不足也；足阳明胃主血，病热则消谷善饥，血中伏火，乃血不足也。结者津血不足，结而不行，皆燥之为病也。

《内经》曰：心移热于肺，传为膈消。张子和谓膈消犹未及于肺，至心移寒于肺，乃为肺消。如此泥文害意，非能读《内经》者也。岂有心移热于肺，肺传其热于膈，犹未及肺之理，必变经文为心移热于膈，传为肺消，乃不泥乎？要识心肺同居膈上，肺为娇脏，移寒、移热，总之易入。但寒邪入而外束，热邪入而外传，均一肺消，而治则有分矣。

刘河间论三消之疾，本湿寒之阴气极衰，燥热之阳气太甚，六气中已遗风、火二气矣。且以消渴、消中、消肾，分名三消，岂中、下二消无渴可言耶？及引《经》言有心肺气

厥而渴，有肝痹而渴，有痹热而渴，有胃与大肠结热而渴，有脾痹而渴，有肾热而渴，有小肠痹热而渴，愈推愈泛，其不合论消渴，但举渴之一端，为燥热亡液之验，诚不可解。《玉机微义》深取其说，发暖药补肾之误。吾不知暖药果为何药也，世岂有以暖药治消渴之理哉？其意盖在非《金匮》之主肾气丸耳。夫肾气丸蒸动肾水，为治消渴之圣药，后世咸知之，而何柏斋复辨之，昌恐后学偶阅子和、宗厚之说，反滋疑眩，故再陈之。

瘅成为消中，胃热极深，胃火极炽，以故能食、易饥、多渴，诸家咸谓宜用大承气汤下之矣。不知渐积之热，素蕴之火，无取急下，下之亦不去，徒损肠胃，转增其困耳。故不得已而用大黄，当久蒸以和其性，更不可合枳实、厚朴同用，助其疾趋之势。洁古用本方，更其名曰顺利散，隐然取顺利，不取攻劫之意。方下云：治中消热在胃而能食，小便赤黄微利，至不欲食为效，不可多利。昌恐微利至不欲食，胃气已不存矣，承气非微利之法而可渎用哉？子和更其方为加减三黄丸，合大黄、芩、连用之，不用枳、朴矣。方下云：治丹石毒及热渴。以意测度，须大实者方用，曾不思消渴证，真气为热火所耗，几见有大实之人耶？然则欲除胃中火热，必如之何而后可？昌谓久蒸大黄与甘草合用，则急缓互调；与人参合用，则攻补兼施。如充国之屯田金城，坐困先零，庶几可图三年之艾。目前纵有乘机斗捷之著，在所不举，如之何欲取效眉睫耶？昔贤过矣。

律五条

凡治初得消渴病，不急生津补水，降火彻热，用药无当，迁延误人，医之罪也。

凡治中消病成，不急救金、火二脏，泉之竭矣，不云自中，医之罪也。

凡治肺消病，而以地黄丸治其血分；肾

消病，而以白虎汤治其气分。执一不通，病不能除，医之罪也。

凡消渴病少愈，不驱回枯泽槁，听其土燥不生，致酿疮疽无救，医之罪也。

凡治消渴病，用寒凉太过，乃至水胜火湮，犹不知反，渐成肿满不救，医之罪也。

消渴门诸方

《金匮》肾气丸

本文云：男子消渴，小便反多，以饮一斗，小便一斗，肾气丸主之。即崔氏八味丸，治脚气上入少腹不仁之方也。

干地黄八两　山茱萸　山药各四两　泽泻　白茯苓　牡丹皮各三两　肉桂　附子炮，各一两

上八味末之，炼蜜为丸，梧子大，酒下十五丸，日再服。

按：王太仆注《内经》云：火自肾而起谓龙火，龙火当以火逐火，则火可来。若以水治火，则火愈炽，此必然之理也。昌更谓用桂、附蒸动肾水，开阖胃关，为治消渴吃紧大法。胡乃张子和别有肺肠，前论中已详之矣。但至理难明，浅见易惑，《局方》变其名为加减八味丸，加五味子一两半，减去附子，岂非以五味之津润，胜于附子之燥热耶？举世咸乐宗之，大惑不解，可奈何哉！

《金匮》文蛤散

本文云：渴欲饮水不止者，文蛤散主之。

文蛤五两

上一味杵为散，以沸汤五合，和服方寸匕。

按：《伤寒论》用此治误以水噀人面，肌肤粟起之表证。今消渴里证亦用之，盖取其功擅软坚，且利水彻热耳，前已论悉。

再按：《金匮》治消渴，只用肾气丸、五苓散、文蛤散三方。而五苓又从伤寒证中采

人，白虎加人参汤亦然。所以用方者，当会通全书，而引伸以求其当也。

《金匮》白虎加人参汤

原治太阳中喝，汗出恶寒，身热而渴。去知母之苦，加淡竹叶、麦门冬之甘，名竹叶石膏汤，治虚烦证。

知母六两　石膏一斤，碎　甘草三两　粳米六合　人参二两

上五味，以水一斗，煮米熟汤成，去滓，温服一升，日三服。

按：此治火热伤其肺胃，清热救渴之良剂也。故消渴病之在上焦者，必取用之。东垣以治膈消，洁古以治能食而渴者。其不能食而渴者，用钱氏白术散倍加葛根。而东垣复参《内经》膏粱之病，不可服芳草石药，治之以兰，除其陈气之义，一变其方为兰香饮子：用石膏、知母、生熟甘草、人参，加入兰香、防风、白豆蔻仁、连翘、桔梗、升麻、半夏。再变其方为生津甘露饮子：用石膏、人参、生熟甘草、知母，加黄柏、杏仁、山栀、荜澄茄、白葵、白豆蔻、白芷、连翘、姜黄、麦门冬、兰香、当归身、桔梗、升麻、黄连、木香、柴胡、藿香、全蝎。而为之辞曰：此制之缓也，不惟不成中满，亦不传下消矣，三消皆可。昌实不敢信其然也。乃至《三因》之石子荠苨汤，洁古之清凉饮子，俱从此方增入他药，引入他脏，全失急救肺胃之意，此后贤之所以为后贤耶？

竹叶黄芪汤

治消渴证，气血虚，胃火盛而作渴。

淡竹叶　生地黄各二钱　黄芪　麦门冬　当归　川芎　黄芩炒　甘草　芍药　人参　半夏　石膏煅，各一钱

上水煎服。

按：前白虎加人参汤，专治气分燥热。此方兼治气血燥热，后一方专治血分燥热，宜辨证而择用之。

生地黄饮子　治消渴咽干，面赤烦躁。

人参　生干地黄　熟干地黄　黄芪蜜炙

天门冬　麦门冬　枳壳麸炒　石斛　枇杷叶

泽泻　甘草炙，各等分

上剉散，每服三钱，水一盏，煎至六分，去滓，食远临卧顿服。

此方生精补血，润燥止渴，佐以泽泻、枳壳，疏导二腑，使心火下降，则小腑清利；肺经润泽，则大腑流畅。宿热既除，其渴自止，故取用之。

钱氏白术散　治虚热而渴。

人参　白术　白茯苓　甘草　藿香　木香各一两　干葛二两

上为末，每服三钱，水煎温服。如饮水多，多与服之。

按：仁斋用本文加五味子、柴胡各三钱，分十剂煎服，治消渴不能食。海藏云：此四君子加减法，亦治湿胜气脱，泄利太过，故虚热作渴，在所必用。

《宣明》黄芪汤　治心移寒于肺为肺消，饮少溲多，当补肺平心。

黄芪三两　五味子　人参　麦门冬　桑白皮各二两　枸杞子　熟地黄各一两半

上为末，每服五钱，水二盏，煎至一盏，去滓，温服无时。

《宣明》麦门冬饮子　治心移热于肺，传为膈消，胸满心烦，精神短少。

人参　茯神　麦门冬　五味子　生地黄　炙甘草　知母　葛根　瓜蒌根各等分

上咬咀，每服五钱，加竹叶十四片，煎七分，温服无时。

按：《宣明》二方，为《内经》心移寒、移热两证，各出其治。一种苦心，非不可嘉，然移寒移热，其势颇锐，而生津养血，其应差缓，情非的对，易老门冬饮子亦然。昌谓心之移寒，必先束肺之外郭，用参芪补肺，

加散寒之药可也，而用枸杞、熟地黄补肾则迂矣。用桑白皮泻肺，其如外束之寒何？至心之移热，治以咸寒，先入其心，如文蛤散之类，自无热可移。正直走大梁，解围之上著，何不及之？所以观于海者难为水也。

易老门冬饮子　治老弱虚人大渴。

人参　枸杞子　白茯苓　甘草各等分　五味子　麦门冬各半两

上姜水煎服。

按：易老方，即变《宣明》麦冬饮子，去生地、知母、葛根，加枸杞也。方下不言心移热于肺，惟以治老弱虚人大渴，而增枸杞之润，去地黄之泥、知母之苦、葛根之发，立方于无过，治本之图，不为迂矣。

猪肚丸　治强中消渴。

黄连　粟米　瓜蒌根　茯神各四两　知母　麦门冬各二两

上为细末，将大猪肚一个洗净，入末药于内，以麻线逢合口，置甑中，炊极烂，取出药别研，以猪肚为膏，再入炼蜜搜和前药杵匀，丸如梧子大，每服五十丸，参汤下。又方加人参、熟地黄、干葛。又方除知母、粟米，用小麦。

烂金丸　治热中消渴止后，补精血，益诸虚，解劳倦，去骨节间热，宁心强志，安神定魄，固脏腑，进饮食，免生疮疡。

大猪肚一个　黄连三两　生姜碎　白蜜各二两

先将猪肚净洗控干，复以葱、椒、醋、面等，同药以水酒入银石器内，煮半日，漉出黄连，洗去蜜酒令尽，剉研为细末，再用水调为膏，入猪肚内，以线缝定，仍入银石器内煮烂，研如泥，搜和下项药：

人参　五味子　杜仲姜炒去丝　山药　石斛　山茱萸　车前子　新莲肉去皮心　鳖甲醋炙　干地黄　当归各二两　磁石煅　白茯苓

槐角子炒　川芎各一两　黄芪四两　菟丝子酒淘，蒸研，五两　沉香半两　麝香另研，一钱

上为细末，用猪肚膏搜和得所，如膏少添熟蜜，捣数千杵，丸如桐子大，每服五十丸，食前用温酒或糯米饮送下。一方有白术二两、阳起石一两。

按：用麝香、阳起石，开窍兴阳，浑是后人孟浪知见。其他无过之药及制肚之法，亦有可采，故合前方两存之。

洁古化水丹　治手足少阴渴饮水不止，或心痛者。《本事》治饮冷水多。

川乌脐大者四枚，炮，去皮　甘草炙，一两　牡蛎生，三两　蛤粉用厚者，炮，四两

上为细末，醋浸蒸饼为丸，每服十五丸，新汲水下。心痛者，醋汤下，立愈。饮水一石者，一服愈。海藏云：此药能化停水。

按：饮水过多，亦有能消其火热者，而火热既消，反不能消水，转成大患者多有之。洁古有见于此，而用川乌助火，合之牡蛎、蛤粉咸寒，共成消水之功也。又恐才退之火热，其根尚伏，所以不多用之，原有深意，但不和盘托出，以告人耳。

黄连膏　治口舌干，小便数，舌上赤脉，生津液，除干燥，长肌肉。

黄连一斤，碾为末　牛乳汁　白莲藕汁　生地黄汁各一斤

上将汁熬膏，搓黄连末为丸，如小豆大，每服二十丸，少呷汤下日进十服。

生地黄膏　治证同前。

生地黄挼大一握　冬蜜一两　人参半两　白茯苓一两

上先将地黄洗捣烂，以新汲水调开，同蜜煎至一半，入人参、苓末拌和，以瓷器密收，匙挑服。

按：二膏，一用苦寒合甘寒，一纯用甘草，相其所宜，择而用之，治消渴之权衡，

大略可推，故两录之。

天门冬丸　治初得消中，食已如饥，手足烦热，背膊疼闷，小便白浊。

天门冬　土瓜根干者　瓜蒌根　熟地黄　知母焙　肉苁蓉酒浸一宿，切，焙　鹿茸　五味子　赤石脂　泽泻各一两半　鸡内金三具，微炙　桑螵蛸十枚，炙　牡蛎煅，二两　苦参一两

上为细末，炼蜜丸如梧子大，每服二十丸，用粟米饮送下，食前。

按：初得中、下二消，急治其本可也。丸药本缓，且只服二十丸，未免悠悠从事矣。方中药品颇佳，但赤石脂有可议耳。减去此物，更增三倍用之，可以必效，盖初起之易为功也。

猪肾荠苨汤　治消中，日夜尿八九升者。

猪肾二具　大豆一斤　荠苨　石膏各三两　人参　茯苓一作茯神　知母　葛根　黄芩　磁石绵裹　瓜蒌根　甘草各二两

上㕮咀，用水一斗五升，先煮猪肾、大豆，取一斗，去滓，下药煮取三升，分作三服，渴急饮之。下焦热者，夜辄服一剂，渴止勿服。

按：此方用白虎等清凉之剂，加入猪肾、大豆、磁石，引诸清凉入肾，且急服之，火热炽盛于上下三焦者，在所必用。后有制荠苨丸治强中为病，茎长兴盛，不交精溢。消渴之后，多作痈疽，皆由过服丹石所致，即以本方去石膏、知母、葛根、黄芩，加鹿茸、地骨皮、熟地黄、沉香，以其病在中下，阳气阴精两竭，故舍上焦之清凉，而事下焦之温补为合法也。

肾沥散　治消肾，肾气虚损，发渴，小便数，腰疼痛。

鸡脏胫微炙　远志去心　人参　桑螵蛸微炒　黄芪　泽泻　桂心　熟地黄　白茯苓　龙骨　当归各一两　麦门冬去心　川芎各二两　五

味子　炙甘草　玄参各半两　磁石半两，研碎，淘去赤汁

上剉碎，每服用羊肾一对，切去脂膜，先以水一盏半，煮肾至一盏，去水上浮脂及肾，次入药五钱，生姜半分，煎至五分，去滓，空心服，晚食前再服。

按：肾气虚损之证，本阴精不足，当归、川芎，虽云补阴，不能补精，且一辛一散，非所宜施，不若以山茱萸、枸杞子代之为长。以其引用之法颇佳，故取之。

白茯苓丸　治肾消，因消中之后，胃热入肾，消烁肾脂，令肾枯燥，遂致此疾，两腿渐细，腰脚无力。

白茯苓　覆盆子　黄连　瓜蒌根　草薢　人参　熟地黄　玄参各一两　石斛　蛇床子各七钱半　鸡脏脏三十具，微炒

上为细末，炼蜜和捣三、五百杵，丸如梧子大，每服三十丸，食前煎磁石汤送下。

友人朱麟生，病消渴，后渴少止，反加燥急，足膝痿弱，命予亟以杂霸之药投之，不能待矣。予主是丸加犀角，坐中一医曰：肾病而以犀角、黄连治其心，毋乃倒乎？予曰：肾者，胃之关也，胃之热下传于肾，则关门大开，关门大开，则心之阳火，得以直降于肾。经云阳精所降其人夭，非细故也。今病者心火烁肾，燥不能需，予用犀角、黄连入肾，对治其下降之阳光，宁为倒乎？医敬服，友人服之果效，再更六味地黄丸加犀角，而肌泽病起。

忍冬丸　治渴病愈，须预防发痈疽。
忍冬草根、茎、花、叶，皆可用之

上用米曲酒于瓶内浸，糠火煨一宿，取出晒干，入甘草少许为末，即以所浸酒煮糊为丸，如梧桐子大，每服五十丸至百丸，酒饮任下。

按：此方于四月间，采鲜花十数斤，揉取其汁，煎成膏子，酒汤任用点服。养阴退阳，调和营卫血脉，凡系火热炽盛之体，允为服食仙方。

蓝叶散　治渴利口干烦热，背生痈疽，赤焮疼痛。

蓝叶　升麻　玄参　麦门冬　黄芪　葛根　沉香　赤芍药　犀角屑　甘草生用，各一两　大黄二两，微炒

每服四钱，水一盏，煎至六分，去滓，不拘时温服。

紫苏汤　治消渴后，遍身浮肿，心膈不利。

紫苏茎叶　桑白皮　赤茯苓各一两　郁李仁去皮，炒，二两　羚羊角镑　槟榔各七钱半　桂心　枳壳麸炒　独活　木香各半两

每服四钱，水一盏半，生姜半分，煎八分，温服。

乌梅木瓜汤　治饮酒多发，积为酷热，里蒸五脏，津液枯燥，血泣，小便并多，肌削，嗜冷物寒浆。

木瓜干　乌梅槌破，不去仁　麦蘖炒　甘草　草果去皮，各半两

每服四钱，水一盏半，姜五片，煎七分，不拘时服。

杀虫方　治消渴有虫。苦楝根取新白皮一握，切、焙，入麝香少许，水二碗，煎至一碗，空心饮之，虽困顿不妨。自后下虫三四条，类蛔虫而色红，其渴顿止，乃知消渴一证，有虫耗其精液。出《夷坚志》

按：饮醇食煿，积成胃热，湿热生虫，理固有之，不独消渴一证为然，临病宜加审谛也。

虚 劳 门

论二首　法三十一条　律十条

虚 劳 论

　　喻昌曰：虚劳之证，《金匮》叙于血痹之下，可见劳则必劳其精血也。营血伤则内热起，五心常热，目中生花见火，耳内蛙聒蝉鸣，口舌糜烂，不知正味，鼻孔干燥，呼吸不利。乃至饮食不为肌肤，怠惰嗜卧，骨软足酸，营行日迟，卫行日疾，营血为卫气所迫，不能内守而脱出于外，或吐、或衄、或出二阴之窍，血出既多，火热进入，逼迫煎熬，漫无休止，营血有立尽而已，不死何待耶？更有劳之之极，而血痹不行者，血不脱于外，而但蓄于内，蓄之日久，周身血走之隧道，悉痹不流，惟就干涸，皮鲜滋润，面无荣润，于是气之所过，血不为动，徒蒸血为热，或日晡，或子午，始必干热，俟蒸气散，微汗而热解，热蒸不已，瘵病成焉，不死又何待耶？亦有始因脱血，后遂血痹者，血虚血少，艰于流布，发热致痹，尤易易也。《内经》凡言虚病，不及于劳，然于大肉枯槁，大骨陷下，胸中气高，五脏各见危证，则固已言之，未有劳之之极，而真脏脉不见者也。然枯槁已极，即真脏脉不见，亦宁有不死者乎？秦越人始发虚损之论，谓虚而感寒则损其阳，阳虚则阴盛，损则自上而下：一损损于肺，皮聚而毛落；二损损于心，血脉不能荣养脏腑；三损损于胃，饮食不为肌肤。虚而感热则损其阴，阴虚则阳盛，损则自下而上：一损损于肾，骨痿不起于床；二损损于肝，筋缓不能自收持；三损损于脾，饮食不能消化。自上而下者，过于胃则不可治；自下而上者，过于脾则不可治。盖饮食多自能生血，饮食少则血不生，血不生则阴不足以配阳，势必五脏齐损，越人归重脾胃，旨哉言矣。至仲景《金匮》之文，昌细会其大意，谓精生于谷，谷入少而不生其血，血自不能化精。《内经》于精不足者，必补之以味。味者五谷之味也，补以味而节其劳，则精贮渐富，大命不倾。设以鸡口之入，为牛后之出，欲其不成虚劳，宁可得乎？所以垂训十则，皆以无病男子精血两虚为言，而虚劳之候，焕若指掌矣。夫男子平人，但知纵欲劳精，抑孰知阴精日损，饮食无味，转劳转虚，转虚转劳，脉从内变，色不外华，津液衰而口渴，小便少，甚则目瞑衄血，阴精不交自走，盗汗淋漓，身体振摇，心胆惊怯者，比比然也。故血不化精则血痹矣，血痹则新血不生，并素有之血，亦瘀积不行，血瘀则营虚，营虚则发热，热久则蒸其所瘀之血，化而为虫，遂成传尸瘵证，穷凶极厉，竭人之神气，养虫之神气，人死则虫亦死，其游魂之不死者，传亲近之一脉，附入血隧，似有如无，其后虫日荣长，人日凋悴，阅三传而虫之为灵，非符药所能制矣。医和视晋平公疾曰：是近女室，晦而生内热惑蛊之疾，非鬼非食，不可为也。惑即下唇有疮，虫食其肛，其名为惑之惑；蛊字取义三虫共载一器，非鬼非食，明指虫之为厉，不为尊者讳也。以故狐惑之证声哑嗄，劳瘵之证亦声哑嗄，是则声哑者，气管为虫所饵明矣。男子前车之覆，古今不知几千亿人矣。巢氏《病源》不察，谓有虚劳、有蒸病、有注病。劳有五劳、六极、七伤；蒸有五蒸、二十四蒸；注有三十六种、九十九种。另各分门异治，后人以歧路之多，茫然莫知所适。且讳其名曰痰火，而梦梦者遂谓痰火，有虚有实，乃至充栋诸方，妄云肺虚用某药，肺实用某药，以及心、肝、脾、肾，咸出虚实两治之法，是于虚损虚劳中，添出实损实劳矣，鄙陋何至是耶？仲景于男子平人，谆谆致戒，无非谓营卫之道，纳谷为宝。居常调营卫以安其谷，寿命之本，积精自刚；居常节嗜欲以生其精，至病之甫成，脉才见端，惟恃建中、复脉为主治。夫建中、复脉，皆稼穑作甘之善药，一遵精不足者，补之以味之旨也：岂有泉之竭矣，不云自中之理哉？后人补肾诸方，千蹊万径，以治虚劳，何反十无一全，岂非依样葫芦，徒资话柄耶？及其血痹不行，仲景亟驱其旧，生其新，几希于痨瘵将成未成之间，诚有一无二之圣法，第牵常者不能用耳。试观童子，脏腑脆嫩，才有寒热积滞，易于结癖成疳，待其血痹不行，气蒸发热，即不可为。女子血干经闭，发热不止，痨瘵之候更多，待其势成，纵有良法，治之无及。倘能服膺仲景几先之哲，吃力于男子、童子、女子瘵病将成未成之界，其活人之功，皆是起白骨而予以生全，为彼苍所眷注矣。

虚劳脉论

喻昌曰：虚劳之脉，皆不足之候，为精气内夺，与邪气外入之实脉，常相反也。黄帝问何谓重虚？岐伯对以脉气上虚尺虚，是谓重虚。谓其上下皆虚也。气虚者言无常也，谓其脉之无常也；尺虚者行步恇然，谓其步履之不正也；脉虚者不象阴也，谓其脉全不似手太阴脉之充盛也，皆易明也。独脉之无常，从来谓是上焦阳气虚，故其脉无常。果尔，则下焦阴气虚，脉更无常矣。观下文云：如此者，滑则生，涩则死。涩脉且主死，而寸脉之无常，宁复有生理哉？故气虚者言无常也，此一语明谓上气之虚，由胸中宗气之虚，故其动之应手者无常也。乃知无常之脉，

指左乳下之动脉为言。有常则宗气不虚，无常则宗气大虚，而上焦之气始恹恹不足也。后之论脉者，失此一段精微，但宗越人所述损脉，而引伸触类曰：脉来软者为虚，缓者为虚，滞为虚，芤为中虚，弦为中虚，脉来细而微者血气俱虚，脉小者血气俱少，脉沉小迟者脱气。虚损之脉，似可一言而毕，实未足以尽其底里，赖仲景更其名为虚劳，虚劳之脉，多兼浮大，当于前人论脉，合参浮大与否。所以谓男子平人，脉大为劳，极虚亦为劳。又谓脉浮者里虚。又谓劳之为病，其脉浮大，手足烦，春夏剧，秋冬瘥。男子脉浮弱而涩，为无子。脉得诸芤动微紧，男子失精，女子梦交。脉极虚芤迟，为清谷、亡血、失精。脉虚弱细微者，善盗汗。而总结其义曰：脉弦而大，弦则为减，大则为芤，减则为寒，芤则为虚，虚寒相搏，此名为革，妇人则半产漏下，男子则亡血失精。可见浮大弦紧，外象有余，其实中脏不足。不专泥迟缓微弱一端以验脉，而脉之情状，莫逃于指下，即病之疑似，莫炫于胸中，仲景之承前启后，岂苟焉而已哉？昌不揣愚陋，已著《大气论》于卷首，发明胸中大气、宗气所关之重，因辨岐伯所指脉气上虚，为宗气之虚，以见重虚之脉，乳下宗气在所当诊。顾堂下指陈，未必堂上首肯，然不可谓门外汉也。

《针经》云：形气不足，病气不足，此阴阳俱不足也，不可刺之。刺之重不足，重不足则阴阳俱竭，气血皆虚，五脏空虚，筋骨髓枯，老者绝灭，壮者不复矣。

按：形者，形骸也；气者，口鼻呼吸之气也。形骸消瘦，视壮盛者迥殊。气息喘促，或短而不足以息，视劳役形体气不急促者迥殊。病气不足，懒语困弱，是正气内亏，视外邪暗助精神反增者迥殊。此不可刺，宜补之以甘药，甘药正稼穑作甘，培补中央，以

灌输脏腑百脉之良药。此法惟仲景遵之，其次则东垣、丹溪亦宗之。但东垣引以证内伤，而不及外感；丹溪引以证阴虚，而不及阳损，比圣哉贤关之分量也。

秦越人发明虚损一证，优入圣域，虽无方可考，然其论治损之法：损其肺者，益其气；损其心者，调其营卫；损其脾者，调其饮食，适其寒温；损其肝者，缓其中；损其肾者，益其精。即此便是正法眼藏，使八十一难俱仿此言治，何患后人无具耶？

原气虚与虚损不同，原气虚可复，虚损难复也。至虚损病亦有易复、难复两候。因病致虚者，缓调自复；因虚致损者，虚上加虚，卒难复也。故因病致虚，东垣、丹溪法，在所必用。若虚上加虚而至于损，原气索然，丹溪每用人参膏至十余斤，多有得生者，其见似出东垣之右。然则丹溪补阴之论，不过救世人偏于补阳之弊耳，岂遇阳虚之病，而不捷于转环耶？

饮食劳倦，为内伤元气，真阳下陷，内生虚热，东垣发补中益气之论，用人参、黄芪等甘温之药，大补其气而提其下陷，此用气药以补气之不足也。若劳心好色，内伤真阴，阴血既伤，则阳气偏盛而变为火矣，是谓阴虚火旺痨瘵之证，故丹溪发阳有余阴不足之论，用四物加知母、黄柏，补其阴而火自降，此用血药以补血之不足也。益气补阴，一则因阳气之下陷，而补其气以升提之；一则因阳火之上升，而滋其阴以降下之。一升一降，迥然不同，亦医学之两大法门，不可不究悉之也。

丹溪论痨瘵主乎阴虚者，盖自子至巳属阳，自午至亥属阴，阴虚则热在午后子前；痞属阳，寐属阴，阴虚则汗从寐时盗出也；升属阳，降属阴，阴虚则气不降，气不降则痰涎上逆而连绵不绝也；脉浮属阳，沉属阴，阴虚则浮之洪大，沉之空虚也。此皆阴虚之证，用四物汤加黄柏、知母主之。然用之多不效何哉？盖阴既虚矣，火必上炎，而当归、川芎，皆气辛味大温，非滋阴降火之药。又川芎上窜，尤非虚炎短乏者所宜。地黄泥膈，非胃热食少痰多者所宜。黄柏、知母，苦辛大寒，虽曰滋阴，其实燥而损血，虽曰降火，其实苦先入心，久而增气，反能助火，至其败胃，所不待言。不若用薏苡仁、百合、天冬、麦冬、桑白皮、地骨皮、牡丹皮、枇杷叶、五味子、酸枣仁之属，佐以生地黄汁、藕汁、人乳汁、童便等。如咳嗽则多用桑白皮、枇杷叶。有痰则增贝母。有血则多用薏苡仁、百合，增阿胶。热盛则多用地骨皮。食少则用薏苡仁至七八钱。而麦冬常为之主，以保肺金而滋生化之源，往往应手而效。盖诸药皆禀燥降收之气，气之薄者，为阳中之阴，气薄则发泄，辛甘淡平寒凉是也。以施于阴虚火动之证，犹当溽暑伊郁之时，而商飙一动，炎歊如失矣，与治暑热用白虎汤同意。然彼是外感，外感为有余，故用寒沉藏之药，而后能补其偏；此是内伤，内伤为不足，但用燥降收之剂，而已得其平矣，此用药之权舆也。

虚劳之疾，百脉空虚，非黏腻之物填之，不能实也；精血枯涸，非滋湿之物濡之，不能润也。宜用人参、黄芪、地黄、二冬、枸杞、五味之属各煎膏，另用青蒿以童便熬膏，及生地汁、白莲藕汁、乳汁、薄荷汁隔汤炼过，酌定多少，并麋角胶、霞天膏和合成剂，每用一匙，汤化服之。如欲行瘀血，加入醋制大黄末、玄明粉、桃仁泥、韭汁之属。欲止血，加入京墨之属。欲行痰，加入竹沥之属。欲降火，加入童便之属。

凡虚劳之证，大抵心下引胁俱疼，盖滞血不消，新血无以养之，尤宜用膏子加韭汁、桃仁泥。

呼吸少气，懒言语，无力动作，目无精光，面色㿠白，皆兼气虚。用麦冬、人参各三钱，陈皮、桔梗、炙甘草各半两，五味子二十一粒，为极细末，水浸油饼为丸，如鸡豆子大，每服一丸，细嚼津唾咽下，名补气丸。

气虚则生脉散，不言白术。血虚则三才丸，不言四物。前言薏苡仁之属，治肺虚。后言参芪地黄膏子之类，治肾虚。盖肝、心属阳，肺、肾属阴，阴虚则肺肾虚矣，故补肺肾即是补阴，非四物、黄柏、知母之谓也。

陈藏器诸虚用药凡例　虚劳头痛复热，加枸杞、萎蕤。

虚而欲吐，加人参。

虚而不安，亦加人参。

虚而多梦纷纭，加龙骨。

虚而多热，加地黄、牡蛎、地肤子、甘草。

虚而冷，加当归、川芎、干姜。

虚而损，加钟乳、棘刺、苁蓉、巴戟天。

虚而大热，加黄芩、天冬。

虚而多忘，加茯苓、远志。

虚而口干，加麦冬、知母。

虚而吸吸，加胡麻、覆盆子、柏子仁。

虚而多气兼微咳，加五味子、大枣。

虚而惊悸不安，加龙齿、沙参、紫石英、小草；若冷，则用紫石英、小草、若客热，则用沙参、龙齿；不冷不热皆用之。

虚而身强，腰中不利，加磁石、杜仲。

虚而多冷，加桂心、吴茱萸、附子、乌头。

虚而劳，小便赤，加黄芩。

虚而客热，加地骨皮、黄芪。

虚而冷，加黄芪。

虚而痰复有气，加生姜、半夏、枳实。

虚而小肠利，加桑螵蛸、龙骨、鸡膍胵。

虚而小肠不利，加茯苓、泽泻。

虚而损，尿白，加厚朴。

髓竭不足，加地黄、当归。

肺气不足，加二冬、五味子。

心气不足，加人参、茯苓、菖蒲。

肝气不足，加天麻、川芎。

脾气不足，加白术、白芍、益智。

肾气不足，加熟地、远志、丹皮。

胆气不足，加细辛、酸枣仁、地榆。

神昏不足，加朱砂、预知子、茯神。

痨瘵兼痰积，其证腹胁常热，头面手足，则于寅卯时分，乍有凉时。宜以霞天膏入竹沥，加少姜汁，调玄明粉行之。若顽痰在膈上，胶固难治者，必以吐法吐之。或沉香滚痰丸、透膈丹之类下之。甚则用倒仓法。若肝有积痰瘀血，结热而痨瘵者，其太冲脉必与冲阳脉不相应，宜以补阴药吞当归龙荟丸。

古方柴胡饮子，防风当归饮子，麦煎散，皆用大黄。盖能折炎上之势，而引之下行，莫速乎此。然惟大便实者乃可，若溏泄，则虽地黄之属亦不宜，况大黄乎？

病劳有一种真脏虚损，复受邪热者，如《经验方》中治劳热青蒿煎丸，用柴胡正合宜耳。热去即须急已，若无邪热，不死何待？又大忌芩、连、柏，骤用纯苦寒药，反泻其阳，但当用琼玉膏之类，大助阳气，使其复还寅卯之位，微加泻阴火之药是也。

有重阴复其阳，火不得伸，或洒洒恶寒，或志意不乐，或脉弦数，四肢五心烦热者，火郁汤、柴胡升麻汤，病去即已，不可过剂。

服寒凉药，证虽大减，脉反加数者，阳郁也。宜升宜补，大忌寒凉，犯之必死。

治法当以脾、肾二脏为要，肾乃系元气者也，脾乃养形体者也。《经》曰形不足者，温之以气。气谓真气，有少火之温，以生育形体。然此火不可使之热，热则壮，壮则反耗真气也。候其火之少壮，皆在两肾间。《经》又曰精不足者，补之以味。五味入胃，各从所喜之脏而归之，以生津液输纳于肾者。若五味一有过节，反成其脏有余，胜克之祸起矣。候其五味之寒热，初在脾胃，次在其所归之脏，即当补其不足，泻其有余，谨守精气，调其阴阳。夫是故天枢开发，而胃和脉生矣。

劳疾久而嗽血，咽疼无声，此为下传上；若不嗽不疼，久而尿浊脱精，此为上传下，皆死证也。

夫传尸劳者，男子自肾传心，心而肺，肺而肝，肝而脾；女子自心传肺，肺而肝，肝而脾，脾而肾，五脏复传六腑而死矣。虽有诸候，其实不离乎心阳肾阴也。若明阴阳用药，可以起死回生。

苏游论曰：传尸之候，先从肾起，初受之，两胫酸疼，腰背拘急，行立脚弱，饮食减少，两耳飕飕，直似风声，夜卧遗泄，阴汗痿弱。肾既受讫，次传于心，心初受气，夜卧心惊，或多恐怖，心悬悬，气吸吸欲尽，梦见先亡，有时盗汗，饮食无味，口内生疮，心气烦热，惟欲眠卧，朝轻夕重，两颊口唇，悉皆纹赤，如敷胭脂，有时手足五心烦热。心受已，次传于肺，肺初受气，咳嗽上气，喘卧益甚，鼻口干燥，不闻香臭，如或忽闻惟觉朽腐气，有时恶心欲吐，肌肤枯燥，时或疼痛，或似虫行，干皮细起，状如麸片。肺既受已，次传于肝，肝初受气，两目眈眈，面无血色，常欲颦眉，视不能远，目常干涩，又时赤痛，或复睛黄，常①欲合眼，及时睡卧不着。肝既受已，次传于脾，脾初受气，两胁虚胀，食不消化，又时泻利，水谷生虫，有时肚痛，腹胀雷鸣，唇口焦干，或生疮肿，毛发干耸，无有光润，或时上气，撑肩喘息，

利赤黑汁，见此证者，乃不治也。

《紫庭方》云：传尸、伏尸皆有虫，须用乳香熏病人之手，乃仰手常，以帛覆其上，熏良久，手背上出毛长寸许，白而黄者可治，红者稍难，青黑者即死。若熏之良久无毛者，即非此证，属寻常虚劳证也。又法，烧安息香令烟出，病人吸之嗽不止，乃传尸也，不嗽非传尸也。

合论《金匮》桂枝龙骨牡蛎汤、天雄散二方

本文云：夫失精家，少腹强急，阴头寒，目眩发落，脉极虚芤迟，为清谷，亡血，失精。脉得诸芤动微紧，男子失精，女子梦交，桂枝龙骨牡蛎汤主之。天雄散，本文无。

按：前一方，用桂枝汤调其营卫羁迟，脉道虚衰，加龙骨、牡蛎涩止其清谷，亡血、失精，一方而两扼其要，诚足宝也。《小品》又云：虚羸浮热汗出者，除桂加白薇、附子各三分，故曰二加龙骨汤。得此一加减法，后之用是方者，更思过半矣。可见桂枝虽调营卫所首重，倘其人虚阳浮越于外，即当加附子、白薇以回阳，而助其收涩，桂枝又在所不取也。后一方，以上、中二焦之阳虚，须用天雄以补其上，白术以固其中，用桂枝领药行营卫上焦，并建回阳之功，方下虽未述证，其治法指常易见。然则去桂枝加白薇、附子，得非仿此治中、下二焦之阳虚欲脱耶？精矣！

论《金匮》小建中汤、黄芪建中汤二方

本文云：虚劳里急，悸，衄，腹中痛，梦失精，四肢酸疼，手足烦热，咽干口燥，小建中汤主之。虚劳里急，诸不足，黄芪建中汤主之。

按：虚劳病而至于亡血失精，消耗精液，

———

① 常：底本作"尝"。

枯槁四出，难为力矣。《内经》于针药所莫制者，调以甘药。《金匮》遵之而用小建中汤、黄芪建中汤，急建其中气，俾饮食增而津液旺，以至充血生精，而复其真阴之不足，但用稼穑作甘之本味，而酸、辛、咸、苦，在所不用，盖舍此别无良法也。然用法者，贵立于无过之地，宁但呕家不可用建中之甘，即服甘药微觉气阻气滞，更当虑甘药太过，令人中满，早用橘皮、砂仁以行之可也。不然甘药又不可恃，更将何所恃哉？后人多用乐令建中汤、十四味建中汤，虽无过甘之弊，然乐令方中，前胡、细辛为君，意在退热，而阴虚之热，则不可退。十四味方中，用附、桂、苁蓉，意在复阳，而阴虚之阳，未必可复，又在用方者之善为裁酌矣。

论八味肾气丸方

本文云：虚劳腰痛，少腹拘急，小便不利者，八味肾气丸主之。

《金匮》之用八味肾气丸，屡发于前矣。消渴之关门大开，水病之关门不开，用此方蒸动肾气，则关门有开有阖，如晨门者，与阳俱开，与阴俱阖，环城内外，赖以安堵也。其治脚气上入少腹不仁，则借以培真阴真阳根本之地，而令浊阴潜消，不得上干清阳耳。今虚劳病，桂、附本在所不用，而腰痛、少腹拘急、小便不利三证，皆由肾中真阳内微所致，其病较阴虚发热诸证，迥乎不同，又不可不求其有而反责其无矣。

论薯蓣丸方

本文云：虚劳诸不足，风气百疾，薯蓣丸主之。

按：虚劳不足之病，最易生风生气，倘风气不除，外证日见有余，中脏日见虚耗，神头鬼脸，不可方物，有速毙而已，故用此方除去其风气，兼培补其空虚也。

论酸枣仁汤方

本文云：虚劳虚烦不得眠，酸枣仁汤主之。

按：《素问》云：阳气者，烦劳则张，精绝，瘀积于夏，使人煎厥。已详论卷首答问条矣。可见虚劳虚烦，为心肾不交之病，肾水不上交心火，心火无制，故烦而不得眠，不独夏月为然矣。方用酸枣仁为君，而兼知母之滋肾为佐，茯苓、甘草调和其间，芎劳入血分而解心火之躁烦也。

论大黄䗪虫丸方

本文云：五劳虚极羸瘦，腹满不能饮食，食伤、忧伤、房室伤、饥伤、劳伤、经络营卫气伤，内有干血，肌肤甲错，两目黯黑，缓中补虚，大黄䗪虫丸主之。

按：七伤，《金匮》明谓食伤、忧伤、饮食伤、房室伤、饥伤、劳伤、经络营卫气伤。乃房劳伤，但居其一，后人不知何见，谓七伤者，阴寒、阴痿、里急精速、精少、阴下湿精滑、小便苦数、临事不举，似乎专主肾伤为言。岂有五劳分主五脏，而七伤独主一脏之理？虽人生恣逞伤肾者恒多，要不可为一定之名也。所以虚劳证，凡本之内伤者，有此七者之分。故虚劳发热，未有不由瘀血者。而瘀血若无内伤，则营卫运行不失其次，瘀从何起？是必饮食起居，过时失节，营卫凝泣，先成内伤，然后随其气所阻塞之处，血为瘀积，瘀积之久，牢不可拔，新生之血，不得周灌，与日俱积，其人尚有生理乎？仲景施活人手眼，以润剂润其血之干，以蠕动啖血之物行死血，名之曰缓中补虚，岂非以行血去瘀为安中补虚上着耶？然此特世俗所称干血劳之良治也。血结在内，手足脉相失者宜之。兼入琼玉膏，润补之药同用犹妙。昌细参其证，肌肤甲错，面目黯黑，及羸瘦不能饮食，全是营血瘀积胃中，而发见于肌肤面目，所以五脏失中土之灌溉而虚极也。此与五神脏之本病不同，故可用其方而导去其胃中之血，以内谷而通流营卫耳。许州陈大夫传仲景百劳丸方云：治一切痨瘵积滞，不经药坏证者宜服。与世俗所称干血劳亦何以异？大夫其长于谋国者欤？方用当归、乳香、没药各一钱，虻虫十四个，人参二钱，大黄四钱，水蛭十四个，桃仁十四个，浸去皮尖。上为细末，炼蜜为丸，桐子大，都作一服，可百丸，五更用百劳水下，取恶物为度，服白粥十日。百劳水，即仲景甘澜水以勺扬百遍者也。

论《金匮》附《千金翼》炙甘草汤方（一名复脉汤）

治虚劳不足，汗出而闷，脉结悸，行动如常，不出百日，危急者十一日死。

按：此仲景治伤寒脉代结，心动悸，邪少虚多之圣方也。《金匮》不载，以《千金翼》常用此方治虚劳，则实可征信，是以得名为《千金》之方也。虚劳之体，多有表热夹其阴虚，所以其证汗出而闷，表之固非，即治其阴虚亦非，惟用此方得汗而脉出热解，俾其人快然，真圣法也。但虚劳之人，胃中津液素虚，匪伤寒暴病邪少虚多之此，桂枝、生姜分两之多，服之津液每随热势外越，津既外越，难以复收，多有淋漓沾濡一昼夜者，透此一关，亟以本方去桂枝、生姜二味，三倍加入人参，随继其后，庶几津液复生，乃致营卫盛而诸虚尽复，岂小补哉？

论《金匮》附《肘后》獭肝散方

本文云：治冷劳，又主鬼疰一门相染。

按：许叔微《本事方》云：葛稚川言鬼疰者，是五尸之一疰，诸鬼邪为害，其变动不一，大约使人淋漓，沉沉默默，的不知其所苦，而无处不恶，累年积月，渐就顿滞，以至于死。传于旁人，乃至灭门。觉知是证

者，急治獭肝一具，阴干取末，水服方寸匕，日三服。效未知再服，此方神良。

再按：长桑君所授越人禁方，各传其徒一人者，至华元化毙狱，其传遂泯。仲景医中之圣，诸禁方讵不尽窥底蕴？然而有其理无其事者，不足尚也；有其事无其理者，不足尚也；即有其理有其事矣，而用意罕几先之哲，尤不足尚也。如獭肝散，非不可以杀虫，而未可以行血逐瘀，所以制缓中补虚大黄䗪虫丸一方，自出手眼。而授陈大夫百劳丸一方，加入人参，只作一服，以取顿快。盖于此时而用力，可图十全其五也。迨至束手无策，而取用獭肝以去其虫，虫去其人可独存乎？然虫亦不可不去也，《金匮》之附《肘后》一方，岂无意哉？

附论李东垣补中益气汤、益胃升阳汤二方

东垣所谓饮食劳倦，内伤元气，则胃脘之阳不能升举，并心肺之气陷入于中焦，而用补中益气治之。方中佐以柴胡、升麻二味，一从左旋，一从右旋，旋转于胃之左右，升举其上焦所陷之气，非自腹中而升举之也。其清气下入腹中，久为飧泄，并可多用升、柴，从腹中而升举之矣。若阳气未必陷下，反升举其阴气干犯阳位，为变岂小哉？更有阴气素惯上干清阳，而胸中之肉隆耸为膜，胸间之气漫散为胀者，而误施此法，天翻地覆，九道皆塞，有濒于死而坐困耳。后人相传谓此方能升清降浊，有识者亦咸信之，医事尚可言哉？夫补其中气，以听中气之自为升降，不用升、柴可也，用之亦可也。若以升清之药，责其降浊之能，岂不痴乎？

附论朱丹溪大补阴丸、四物加黄柏知母汤二方

虚劳之证，阴虚者十常八九，阳虚者十之一二而已。丹溪著阳有余阴不足之论，而

定二方，与东垣补中益气之法，旗鼓相当。气下陷而不能升，则用东垣；火上升而不能降，则用丹溪。二老入理深谈，各造其极，无容议也。前论补中益气，能升清阳，设误用之，反升浊阴，以致其叮咛矣。而丹溪之法，用之多不效者，可不深维其故哉？昌谓立法者无过，而用法者不得法中之奥，过端四出，盖于阳常有余、阴常不足二语，未尝细心推辨耳。夫阳之有余，得十之七，阴之不足，得十之三，此所谓真有余真不足也。阳真有余，一切补阴之药，直受之而无恐，多用之亦无害，是则补阴在所必需矣。若阴之不足者，十存其三，而阳之有余者，十存四五，亦名有余，而实则非真有余也，究亦同归不足而已，补阴寒凉之药，尚敢恣用乎？不知此义而恣用之，岂但不效，其后转成阴盛阳虚，清谷、盗汗等患，究竟阴基已坏于前，即欲更补其气，其如味之不能载何？故再致叮咛，俾用昔人法，如持衡在手，较量于轻重之间可矣。

附论严用和芪附汤、参附汤二方

虚劳之属阳虚者，十中岂无一二？严氏二方，似不可少。其方从《金匮》术附汤生出，投之得当，通于神明，其虚劳失血，宜之者尤多，以其善治龙雷之阴火耳。但以参芪为君，附子为佐，虽每服一两，不嫌其多，方中只用芪、附各半，人参五钱，附子一两，分三服，能无倒乎？

律十条

凡虚劳病，畏寒发热者，卫虚则畏寒，营虚则发热耳。当缓调其营卫，俾不相亢战，则寒热自止。若以外感少阳经主寒热，用小柴胡汤主之，乃至汗多而卫伤于外，便溏而营伤于内，寒热转加，医之罪也。

凡虚劳病，多有发热者，须辨其因之内外，脉之阴阳，时之早晚而定其治。若通套退热之药，与病即不相当，是谓诛伐无过，邪反不服，乃至热久血干津竟，十死不救，医之罪也。

凡虚劳病，多有夺血而无汗者，若认为阳实而责其汗，必动其血，是名下厥上竭，医杀之也。

凡虚劳病，最防脾气下溜，若过用寒凉，致其人清谷者，医之罪也。

凡治骨蒸发热，热深在里，一切轻扬之药，禁不可用。用之反引热势外出而增其炽，灼干津液，肌肉枯槁四出，求其只在内里，时蒸时退，且不可得，安望除热止病乎？医之罪也。

凡治痨瘵发热，乘其初成，胃气尚可胜药，急以峻剂加入人参，导血开囊，退热行瘀，全生保命，所关甚大。迟则其人胃虚气馁，羸瘠不堪，即医良法妙，亦何为哉？此非医罪，绳趋尺步，昧于行权，隐忍不言，欲图侥幸，反为罪也。

凡治小儿五疳，即大人五劳也。幼科知用五疳之成方，而不知五劳曲折次第，初起者，治之可以得效，胃虚者，服之有死而已。盖胆草、芦荟、宣胡黄连，极苦大寒，儿不能胜耳，大方亦然。谓五脏有虚劳实劳，恣用苦寒，罪莫逃也。

妇女痨瘵，十中二三，冲为血海，瘀积不行，乃至血干经断，骨蒸潮热，夜梦鬼交，宜急导其血，加人参以行之，程功旦夕可也。若以丸药缓治，王道缓图，坐以待毙，医之罪也。

尝富后贫，名曰脱营；尝贵后贱，名曰失精。脱营失精，非病关格，即病虚劳，宜以渐治其气之结，血之凝，乃至流动充满，程功千日可也。医不知此，用补、用清，总不合法，身轻骨瘦，精神其能久居乎？此非医罪，迁延贻误，薄乎云尔。

妇人遭其夫离绝，菀结不解，亦多成关格、虚劳二候，此与二阳之病发心脾大同。月事时下，知未甚也，亦如前法，程功百日，气血流行，可无患也；不月者，亦须程功千日，从事空王，消除积恨可也。此亦非医罪，但以其势缓而姑任之，不早令其更求良治，迁延图利，心孽难除耳。

虚劳门诸方

《金匮》桂枝龙骨牡蛎汤　论见前。《小品》云：虚弱浮热汗出者，除桂加白薇、附子各三分，故曰二加龙骨汤。

桂枝　芍药　生姜各三两　甘草二两　大枣十二枚　龙骨　牡蛎各三两

上七味，以水七升，煮取三升，分温三服。

《金匮》天雄散有论。

天雄三两，炮　白术八两　桂枝六两　龙骨三两

上四味，杵为散，酒服半钱匕，日三服，不知稍增之。

《金匮》小建中汤有论。

桂枝三两，去皮　甘草三两，炙　大枣十二枚　芍药六两　生姜二两　胶饴一升

上六味，以水七升，煮取三升，去滓，纳胶饴，更上微火消解，温服一升，日三服。呕家不可用建中汤，以甜故也。《千金》疗男女因积冷气滞，或大病后不复，常苦四肢沉重，骨肉酸疼，吸吸少气，行动喘乏，胸满气急，腰背强痛，心中虚悸，咽干唇燥，面体少色，或饮食无味，胁肋腹胀，头重不举，多卧少起，甚者积年，轻者百日，渐致瘦弱，五脏气竭，则难可复常，六脉俱不足，虚寒乏气，少腹拘急，羸瘠百病，名曰黄芪建中汤，又有人参二两。

《金匮》黄芪建中汤　有论。于小建中汤内加黄芪一两半，余依上法。气短胸满者加生姜，腹满者去枣，加茯苓一两半，及疗肺虚损不足，补气加半夏三两。

乐令建中汤　治脏腑虚损，身体消瘦，潮热自汗，将成痨瘵，此药大能退虚热，生血气。

前胡　细辛净　黄芪蜜涂，炙　人参　桂心　橘皮去白　当归洗去土　白芍药　茯苓去皮　麦门冬去心　甘草炙，各一两　半夏酒洗七次，切，七钱半

每服四钱，水一盏，姜四片，枣一枚，煎七分，不拘时热服。

按：乐令建中汤治虚劳发热，以此并建其中之营血。盖营行十二经脉之中，为水谷之精气，故建其营血，亦得以建中名之耳。

十四味建中汤　治营卫失调，气血不足，积劳虚损，形体羸瘠，短气嗜卧，欲成痨瘵。

当归酒浸，焙　白芍药　白术　麦门冬去心　甘草炙　肉苁蓉酒浸　人参　川芎　肉桂　附子炮　黄芪　制半夏　熟地黄酒蒸，焙　茯苓各等分

㕮咀，每服三钱，水一盏，姜三片，枣一枚，空心温服。

按：十四味建中汤治脏气素虚，以之两建其脾肾之阴阳。盖虚劳病多本脾肾，故引伸建中之法以治之，二方乃后人超出之方也。

《金匮》八味肾气丸有论，方见前。

《金匮》薯蓣丸有论。

薯蓣三十分　当归　桂枝　干地黄　曲　豆黄卷各十分　甘草二十八分　芎䓖　麦门冬　芍药　白术　杏仁各六分　人参七分　柴胡　桔梗　茯苓各五分　阿胶七分　干姜三分　白蔹二分　防风六分　大枣百枚为膏

上二十一味末之，炼蜜和丸，如弹子大，空腹酒服一丸，一百丸为剂。

《金匮》酸枣仁汤有论。

酸枣仁二升　甘草一两　知母二两　茯苓

二两　芎劳二两，深师有生姜二两

上五味，以水八升，煮酸枣仁得六升，纳诸药，煮取三升，分温三服。

《金匮》大黄䗪虫丸有论。

大黄十分，蒸　黄芩二两　甘草三两　桃仁一升　杏仁一升　芍药四两　干地黄十两　干漆一两　虻虫一升　水蛭百枚　蛴螬一升　䗪虫半升

上十二味末之，炼蜜和丸，小豆大，酒饮服五丸，日三服。

《金匮》附《千金翼》炙甘草汤有论。

甘草四两，炙　桂枝　生姜各三两　麦门冬半升　麻仁半升　人参　阿胶各二两　大枣三十枚　生地黄一斤

上九味，以酒七升，水八升，先煮八味，取三升，去滓，纳胶消尽，温服一升，日三服。

《金匮》附《肘后》獭肝散有论。

獭肝一具

炙干末之，水服方寸匕，日三服。

十全大补散　治男子妇人诸虚不足，五劳七伤，不进饮食，久病虚损，时发潮热，气攻骨脊，拘急疼痛，夜梦遗精，面色痿黄，脚膝无力，喘嗽中满，脾肾气弱，五心烦闷，并皆治之。

肉桂　甘草　芍药　黄芪　当归　川芎人参　白术　茯苓　熟地黄各等分

上为粗末，每服二大钱，水一盏，生姜三片，枣二枚，煎至七分，不拘时温服。

按：此方合黄芪建中汤、四君子汤、四物汤三方，共得十味，合天地之成数，名曰十全大补。以治气血俱衰，阴阳并弱之候，诚足贵也。但肉桂之辛热，未可为君，审其肾虚腰腹痛，少用肉桂，若营卫之虚，须少用桂枝调之，取为佐使可也。

圣愈汤　治一切失血，或血虚烦渴燥热，睡卧不宁，或疮证脓水出多，五心烦热作渴等证。

熟地黄生者自制　生地黄　当归酒拌，各一钱　人参　黄芪炒　川芎各一钱

上水煎服。

按：失血过多，久疮溃脓水不止，虽曰阴虚，实未有不兼阳虚者，合用人参、黄芪，允为良法，凡阴虚证，大率宜仿此矣。

黑地黄丸　治阳盛阴衰，脾胃不足，房室虚损，形瘦无力，面多青黄而无常色，此补气益胃之剂也。

苍术一斤，油浸　熟地黄一斤　五味子半斤干姜秋冬一两，夏半两，春七钱

上为细末，枣肉丸，如梧子大，食前米饮或酒服百丸，治血虚久痔甚妙。《经》云：肾苦燥，急食辛以润之。此药开腠理，生津液，通气，又五味子酸以收之。此虽阳盛而不燥热，乃是五脏虚损于内，故可益血收气，此药类象神品方也。

按：此方以苍术为君，地黄为臣，五味子为佐，干姜为使，治脾肾两脏之虚，而去脾湿，除肾燥，即两擅其长，超超玄著，视后人之脾肾双补药品庞杂者，相去岂不远耶？

还少丹　大补心、肾、脾、胃，一切虚损，神志俱耗，筋力顿衰，腰脚沉重，肢体倦怠，血气羸乏，小便浑浊。

干山药　牛膝酒浸　远志去心　山茱萸去核　白茯苓去皮　五味子　巴戟酒浸，去心　肉苁蓉酒浸一宿　石菖蒲　楮实　杜仲去粗皮，姜汁酒拌同炒断丝　舶茴香各一两　枸杞子　熟地黄各二两　此据《宝鉴》所定，考杨氏原方，山药、牛膝各一两半，茯苓、茱萸、楮实、杜仲、五味、巴戟、苁蓉、远志、茴香各一两，菖蒲、地黄、枸杞各半两

上为细末，炼蜜同枣肉为丸，如桐子大，每服三十丸，温酒或盐汤下，日三服。食前

五日觉有力，十日精神爽，半月气壮，二十日目明，一月夜思饮食，冬月手足常暖，久服令人身体轻健，筋骨壮盛，悦泽难老。更看体候加减，如热加山栀仁一两，心气不宁加麦门冬一两，少精神加五味子一两，阳弱加续断一两。常服固齿，无瘴疟，妇人眼之，容颜悦泽，暖子宫，去一切病。

按：杨氏制此方，缓补心、肾、脾、肺，正合《内经》劳者温之，损者温之之义，温养和平，以俟虚羸之自复耳。虚劳才见端者宜之，若病势已成，此方又迂缓不切矣。大约中年无病，男女服之必效，方名还少丹，意可知也。

人参养荣汤　治脾肺俱虚，发热恶寒，肢体瘦倦，食少作泻等证。若气血虚而变见诸证，勿论其病，勿论其脉，但用此汤，其病悉退。

白芍药一钱五分　人参　陈皮　黄芪蜜炙桂心　当归　白术　甘草炙，各一钱　熟地黄五味子炒，杵　茯苓各七分半　远志去心，五分

上姜、枣水煎服。

按：方中诸品，为心、脾二脏之药，于补肺殊不甚切。然养荣之法，正当补养心脾，以营为水谷之精气，脾得以主之，及行至上焦，则肺卫心荣，各分气血所主，固知养荣原不及于肺，方下所注肺虚误也。昌因养荣之义，关于虚劳最切，故辨之。

参术膏　治中风虚弱，诸药不应，或因用药失宜，耗伤元气，虚证蜂起，但用此药，补其中气，诸证自愈。

人参　白术各等分

上水煎，调汤化服之。

按：方下所治，非为虚劳设也，而治虚劳尤在所必用，药品精贵，攻效敏速，莫逾于此。后人增苡仁、莲肉、黄芪、茯苓、神曲、泽泻、甘草七味，吾不知于补元气之义

何居？而鄙吝之人见之，未有不欣然从事者矣。

人参散　治邪热客经络，痰嗽烦热，头目昏痛，盗汗倦怠，一切血热虚劳。

黄芩半两　人参　白术　茯苓　赤芍药半夏曲　柴胡　甘草　当归　干葛各一两

每服三钱，水一盏，姜四片，枣二枚，煎七分，不拘时温服。

按：此方治邪热浅在经络，未深入脏腑，虽用柴胡、干葛之轻，全借参、术之力以达其邪，又恐邪入痰隧，用茯苓、半夏兼动其痰，合之当归、赤芍、黄芩，并治其血中之热，且只用三钱为剂，盖方成知约，庶几敢用柴胡、干葛耳。此许叔微之方，一种深心，昌故发之。

保真汤　治劳证，体虚骨蒸，服之清补。

当归　生地黄　熟地黄　黄芪蜜水炙　人参　白术　甘草　白茯苓各五分　天门冬去心麦门冬去心　白芍药　黄柏盐水炒　知母　五味子　软柴胡　地骨皮　陈皮各一钱　莲心五分

水二钟，姜三片，枣一枚，煎八分，食远服。

按：此方一十八味，十全大补方中，已用其九，独不用肉桂耳。然增益地黄，代川芎之上窜，尤为合宜。余用黄柏、知母、五味子滋益肾水，二冬、地皮清补其肺，柴胡入肝清热，陈皮助脾行滞，全重天冬、麦冬、黄柏、知母、五味、地皮、柴胡，不获已借十全大补以行之耳，其意中实不欲大补也，然亦一法录之。

三才封髓丹　降心火，益肾水，滋阴养血，润补不燥。

天门冬去心　熟地黄　人参各半两　黄柏三两　砂仁一两半　甘草七钱半，炙

上六味为末，面糊丸，桐子大，每服五

十丸，用苁蓉半两切作片，酒一盏，浸一宿，次日煎三四沸，去滓，空心食前送下。

按：此于三才丸方内，加黄柏、砂仁、甘草。以黄柏入肾滋阴，以砂仁入脾行滞，而以甘草少变天冬、黄柏之苦，俾合人参建立中气，以伸参苁之权，殊非好为增益成方之比，故录用之。

天真丸　治一切亡血过多，形槁肢羸，食饮不进，肠胃滑泄，津液枯竭，久服生血养气，暖胃驻颜。

精羊肉七斤，去筋膜、脂皮，披开，入药末　肉苁蓉十两　当归十二两，洗，去芦　山药湿者去皮，十两　天门冬去心，焙干，一斤

上四味为末，安羊肉内裹缚，用无灰酒四瓶，煮令酒尽，再入水二升煮，候肉糜烂，再入：

黄芪末五两　人参末三两　白术末二两

熟糯米饭，焙干作饼，将前后药末和丸，梧子大，一日二次，服三百丸，温酒下。如难丸，用蒸饼五七枚焙干，入臼中杵千下，丸之。

按：此方可谓长于用补矣。人参、羊肉同功，而苁蓉、山药为男子佳珍，合之当归养营，黄芪益卫，天冬保肺，白术健脾，而其法制甚精，允为补方之首。

麦煎散　治少男室女，骨蒸黄瘦，口臭，肌热盗汗，妇人风血，攻疰四肢。

赤茯苓　当归　干漆　鳖甲醋炙　常山　大黄煨　柴胡　白术　生地黄　石膏各一两　甘草半两

上为末，每服三钱，小麦五十粒，水煎，食后临卧服。若有虚汗，加麻黄根一两。

按：此方治肝、肺、脾、胃火盛，灼干营血，乃致口臭肌热可验。故用润血瘀之法，以小麦煎之，引入胃中。盖胃之血干热炽，大肠必然枯燥，服此固可无疑，然更加人参

助胃真气，庶可多服取效也。

人参地骨皮散　治脏中积冷，营中热，按之不足，举之有余，阴不足而阳有余也。

茯苓半两　知母　石膏各一两　地骨皮　人参　柴胡　生地黄各一两五钱

上㕮咀，每服一两，生姜三片，枣一枚，水煎，细细温服。间服生精补虚地黄丸。

按：脏中积冷，营中热，冷热各偏，为害不一，此方但可治营热耳，于脏冷无预也。方后云：间服生精补虚地黄丸。岂一方中不当两涉耶？又岂以治营热为最急，无暇分功于脏冷耶？如法用之，俟营热稍清，兼治脏冷，要亦用药之小权衡耳。

东垣补中益气汤

黄芪一钱五分　人参　甘草炙，各一钱　白术　当归身　柴胡　升麻　陈皮各五分

上㕮咀，水煎。

益胃升阳汤　前方加：

炒面一钱五分　生黄芩泻盛暑之伏庚金肺逆，每服少许，秋凉去之

上㕮咀，水煎。

丹溪大补丸

黄柏炒褐色　知母酒浸，炒，各四两　熟地黄酒蒸　败龟板酥炙黄，为末，各六两

上为末，猪脊髓和炼蜜丸，如桐子大，每七十丸，空心淡盐汤送下。

补阴丸

黄柏半斤，盐酒炒　知母酒浸炒　熟地黄各三两　败龟板四两，酒浸炒　白芍炒　陈皮　牛膝各二两　锁阳　当归各一两半　虎骨一两，酒浸，酥炙

上为末，酒煮羊肉丸，如桐子大，每五六十丸，盐汤下。冬加干姜半两。

严氏芪附汤　治气虚阳弱，虚汗不止，肢体倦怠。

黄芪蜜炙　附子炮，等分

为咀，每四钱，加生姜煎。

参附汤　治真阳不足，上气喘急，自汗盗汗，气短头晕。

人参半两　附子炮，去皮脐，一两

为咀，分作三服，加生姜煎。

水 肿 门

论三首　合论《金匮》方六条律七条
附论海藏法一条

水 肿 论

喻昌曰：病机之切于人身者，水火而已矣，水流湿，火就燥；水柔弱，火猛烈，水泛溢于表里，火游行于三焦。拯溺救焚，可无具以应以乎？《经》谓二阳结谓之消，三阴结谓之水。手足阳明热结而病消渴，火之为害，已论之矣。而三阴者，手足太阴脾、肺二脏也。胃为水谷之海，水病莫不本之于胃，经乃以属之脾肺者何耶？使足太阴脾，足以转输水精于上；手太阴肺，足以通调水道于下，海不扬波矣。惟脾、肺二脏之气，结而不行，后乃胃中之水日蓄，浸灌表里，无所不到也。是则脾肺之权，可不伸耶？然其权尤重于肾，肾者胃之关也，肾司开阖，肾气从阳则开，阳太盛则关门大开，水直下而为消；肾气从阴则阖，阴太盛则关门常阖，水不通而为肿。《经》又以肾本肺标，相输俱受为言，然则水病以脾、肺、肾为三纲矣。于中节目，尤难辨晰。《金匮》分五分之名，及五脏表里主病，彻底言之。后世漫不加察，其治水辄宗霸术，不能行所无事，可谓智乎？五水者，风水、皮水、正水、石水、黄汗也。风水其脉自浮，外证骨节疼痛，恶风。浑是伤风本证，从表治之宜矣。皮水其脉亦浮，外证跗肿。按之没指，不恶风，其腹如鼓，不渴，当发其汗，证不同而治同，其理安在？则以皮毛者，肺之合也，肺行营卫，水渍皮间，营卫之气，膹郁不行，其腹如鼓，发汗以散皮毛之邪，外气通则内郁自解耳。正水其脉沉迟，外证自喘。北方壬癸自病，阳不上通，关门闭而水日聚，上下溢于皮肤，跗肿腹大，上为喘呼不得卧，肾本肺标，子母俱病也。石水其脉自沉，外证腹满不喘。所主在肾，不合肺而连肝，《经》谓肝肾并沉为石水，以其水积胞中，坚满如石，不上大腹，适在厥阴所部，即少腹疝瘕之类也。不知者每治他病，误动其气，上为呕逆，多主死也。巢氏《病源》谓石水自引两胁下胀痛，或上至胃脘则死，虽不及于误治，大抵肝多肾少之证耳。黄汗汗如柏汁，其脉沉迟，身发热，胸满，四肢头面肿，久不愈，必致痈脓。阴脉阳证，肾本胃标，其病皆胃之经脉所过，后世名之痒水者是也。夫水饮入胃不行，郁而为热，热则营卫之气亦热，热之所过，末流之患，不可胜言，皆从痒水而浸淫不已耳。然水在心之部，则郁心火炳明之化；水在肝之部，则郁肝木发生之化；水在肺之部，则孤阳竭于外，其魄独居；水在脾之部，则阴竭于内，而谷精不布；水在肾之部，不但诸阳退伏，即从阳之阴，亦且退伏，孤阴独居于下而隔绝也。故胃中之水，惟恐其有火，有火仍属消渴，末传中满之不救；肾中之水，惟恐其无火，无火则真阳灭没，而生气内绝。其在心之水，遏抑君火，若得脾土健运，子必救母；即在肝、在肺、在肾之水，脾土一旺，水有所制，犹不敢于横发，第当怀山襄陵之日，求土不委颓足矣。欲土宜稼穑，岂不难哉？夫水土平成，以神禹为师，医门欲平水土，不师仲景而谁师乎？

水肿脉论

喻昌曰：诸病辨脉，以浮、沉、迟、数四脉为纲，而水病之精微要渺，莫不从此四字参出，其及于弦、紧、微、涩、伏、潜之脉者，愈推愈广之节目耳。风水脉浮，此定法也。然有太阳脉浮之风水；有肝肾并浮之风水；有勇而劳汗之风水；有面胕庞郁壅，害于言之风水，治法同一开鬼门，而标中之本则微有分矣。抑且当汗之证，渴而下利，小便数，皆不可发汗，可不辨而犯其戒乎？脉沉曰水，此定法也。而肝肾并沉为石水；沉伏相搏名曰水；少阴脉紧而沉，紧则为痛，沉则为水；脉得诸沉，当责有水，身体肿重，水病脉出者死；沉为水，紧为寒，沉紧相搏，结在关元；沉为里水，水之为病，其脉沉小属少阴。《内经》明有洁净府之法，《金匮》治诸沉脉俱不及之，另曰腰以下肿者，宜利小便；又曰小便自利者愈。正恐沉微、沉迟，肾气衰少，误用其法耳。以上所论浮沉诸脉，皆显明而可解者也。至论迟数之脉，谓寸口脉浮而迟，浮脉即热，迟脉则潜，热潜相搏，名曰沉。趺阳脉浮而数，浮脉即热，数脉即止，数止相搏，名曰伏。沉伏相搏，名曰水。沉则络脉虚，伏则小便难，虚难相搏，水走皮肤，即为水矣。如是言脉，截断众流，令聪明知见，全不得入，岂非最上一乘乎？寸口者，肺脉所过；趺阳者，胃脉所过。二脉合诊者，表章《内经》三阴结谓之水，当以寸口、趺阳定其诊也。寸口脉浮而迟，浮为卫为阳，迟为营为阴，卫不与营和，其阳独居脉外则为热，营不从卫匿于脉中则为潜，营卫之间，热潜之邪，相搏而至，则肺气不能布化，故曰结而沉也。脾与胃以膜相连而为表里，趺阳脉浮而数，胃阳不与脾阴相合，

浮而独居于表则为热，脾阴不得卫阳以和，反为阳气所促而变数，数则阴血愈虚而止矣。数止相搏名曰伏者，趺阳之脉本不伏，以热止之故而脉伏也。寸口之沉，趺阳之伏，相搏于中则为水，岂非三阴结一定之诊乎？然肺合皮毛者也，皮肤者络脉之所过，肺沉而气不为充，营潜而血不为养，则络脉虚；脾为胃行津液者也，脾伏则津液不入膀胱，故小便难。络虚便难，水之积者，乘虚而走皮间为肿矣。《金匮》之书，观之不解，正精微所在，未可释手也。寸口脉迟而涩，解见二卷水寒中。然以寸口定肺之诊矣，而肺者，外合皮毛，内合大肠者也。外合皮毛，既推皮虚，所过络脉之虚，水入为肿矣；而内合大肠，岂无脉法以推之耶？《金匮》又曰寸口脉弦而紧，弦则卫气不行，紧即恶寒，水不沾流，走于肠间。以浮迟、弦紧，为肺脉主水表里之分也。弦为水，紧为寒，水寒在肺，则营卫不温分肉而恶寒，肺之治节不行，不能通调水道，故水不沾流，而但走大肠之合也。即肺水者，其身肿，小便难，时时鸭溏之互辞也。以趺阳定胃之诊矣，而胃之或寒或热，亦即于脉之或紧或数而辨之。故曰趺阳脉当伏，今反紧，本自有寒，疝瘕，腹中痛，医反下之，下之即胸满短气。又曰趺阳脉当伏，今反数，本自有热，消谷，小便数，今反不利，此欲作水。一寒一热，两出趺阳所主脉证，寒疝瘕即石水之类，腹中痛宜温不宜下，下之而伤其胸中之阳，则浊阴上攻，胸满短气也。《内经》肿满环脐痛，名风根，不可动，动之为水溺涩之病。风根为阳，动之则乘阴；疝瘕为阴，动之则乘阳，皆精义也。热能消谷，小便数，本是瘅成消中之病。今反小便不利，此欲作水，亦可见其水必乘热势浸淫，无所不至，与黄汗证大同小异耳。《金匮》水病脉法之要，全在求责有无盛虚。

有者求之，无者求之，凡属本证兼证，胸中了然，无所疑惑矣。盛者责之为风、为热、为肿、为痛、为气强、为发热燥烦，莫不有脉可据矣；虚者责之为正虚，卫虚、营虚，经虚、络虚，水谷气虚，少阳卑、少阴细之虚，亦莫不有脉可据矣。究竟脉者，精微之学也，昌欲传其精微，而精微出于平淡，愈推愈广，愈求愈获。如水病脉出者死，徒读其文，宁不误人自误乎？风水、黄汗等证，脉之浮大且洪者，岂亦主死乎？惟少阴肾水其脉本沉者，忽焉沉之乌有而反外出，则主死耳。又如营卫之虚，其辨不一。有营卫随风火热上行，而不环周于身者；有营卫因汗出多而不固于腠理者；有营卫因谷气少，并虚其宗气，胸中作痛者；有营卫不和于脉之内外者；有营卫阻绝于脉之上下者；有营卫所主上中下三焦俱病，四属断绝者；有营卫热胕肌肤疡溃者。一一致详，始得其精，学脉者，自为深造可矣。

论《金匮》防己黄芪汤

本文云：风水，脉浮身重，汗出恶风者，防己黄芪汤主之。腹痛加芍药。

脉浮，表也，汗出恶风，表之虚也；身重，水客分肉也。防己疗风肿水肿，通腠理，黄芪温分肉，补卫虚，白术治皮风止汗，甘草和药益土，生姜、大枣、辛甘发散。腹痛者，阴阳气塞，不得升降，再加芍药以收阴。

论《金匮》越婢汤方

本文云：风水恶风，一身悉肿，脉浮不渴，续自汗出，无大热，越婢汤主之。里水者，一身面目黄肿，其脉沉，小便不利，故令病水。假令小便自利，此亡津液，故令渴也。越婢加术汤主之。

前条风水，续自汗出，无大热，故用之。设不汗出且大热，表法当不主此也。后条里水，假如小便自利，亡津而渴，故用之。不

尔，里法当不主此也。曰无大热，则有热可知，曰里水，乃躯壳之里，非脏腑之里可知，故俱得用越婢汤也。

越婢汤者，示微发表于不发之方也。《尚论》伤寒太阳第三篇，已详之矣。大率取其通调营卫和缓之性，较女婢尤过之，而命其名也。盖麻黄、石膏二物，一甘热，一甘寒，合而用之，脾偏于阴，则和以甘热；胃偏于阳，则和以甘寒。乃至风热之阳，水寒之阴，凡不和于中土者，悉得用之。何者？中土不和，则水谷不化其精悍之气，以实营卫，营卫虚则或寒或热之气，皆得壅塞其隧道，而不通于表里。所以在表之风水用之，而在里之水兼渴而小便自利者，咸必用之，无非欲其不害中土耳。不害中土，自足消患于方萌，抑何待水土平成乎？

论《金匮》防己茯苓汤方

本文云：皮水为病，四肢肿，水气在皮肤中，四肢聂聂动者，防己茯苓汤主之。

风水脉浮，用防己黄芪汤矣，而皮水即仿佛而用之。前脉论中谓同一开鬼门，而标中之本则微有分，此方是也。风水下郁其土气，则用白术崇土，姜枣和中；皮水内合于肺，金郁泄之，水渍于皮，以淡渗之，故以茯苓易白术，加桂枝解肌，以散水于外，不用姜枣和之于中也。况四肢聂聂动，风在营卫，触动经络，桂枝尤不可少耶。

论《金匮》麻黄附子汤、杏子汤二方

本文云：水之为病，其脉沉小，属少阴。浮者为风，无水虚胀者为气。水发其汗即已，脉沉者宜麻黄附子汤，浮者宜杏子汤。

此论少阴正水之病，其脉自见沉小，殊无外出之意。若脉见浮者，风发于外也；无水虚胀者，手太阴气郁不行也。风气之病，发其汗则自已耳。即脉沉无他证者，当仿伤寒少阴例，用麻黄附子甘草汤，荡动其水以

救肾。若脉浮者，其外证必自喘，当仿伤寒太阳例，用麻黄杏子甘草石膏汤，发散其邪以救肺，此治金水二脏之大法也。

论黄芪芍药桂枝苦酒汤、桂枝加黄芪二方

本文云：黄汗之为病，身体肿，发热汗出而渴，状如风水，汗沾衣，色正黄如柏汁，脉自沉，何从得之？师曰：以汗出入水中浴，水从汗孔入得之，宜芪芍桂酒汤主之。黄汗之病，两足自冷，假令发热，此属历节。食已汗出，又身常暮盗汗者，此劳气也。若汗出已反发热者，久久其身必甲错，发热不止者，必生恶疮。若身重，汗出已辄轻者，久久必身瞤，瞤即胸中痛，又从腰以上必汗出，下无汗，腰髋①弛痛，如有物在皮肤中状，剧者不能食，身疼重，烦躁，小便不利，此为黄汗，桂枝加黄芪汤主之。

两证大同小异，前一证以汗出而卫气不固，外水入搏于营，郁而为热，势盛则肿而发黄，热盛则耗其津液而作渴，故以黄芪固护其卫，以桂枝本文加苦酒，引入营分，散其水寒之邪，但卫虚多汗，不在发表，故不用姜枣协助胃气，所恃者黄芪实卫之大力耳。后一方用桂枝全方，啜热稀粥助其得汗，加黄芪固卫，以其发热，且兼自汗盗汗，发热故用桂枝，多汗故加黄芪也。其发汗已仍发热，邪去不尽，势必从表解之。汗出辄轻，身不重也；久久身瞤胸中痛，又以过汗而伤其卫外之阳，并胸中之阳也；腰以上有汗，腰以下无汗，阳通而阴不通也，上下痞隔，更宜黄芪固阳，桂枝通阴矣。黄汗与历节有分，阳火独壅于上为黄汗，阴水独积于下为两胫冷；阳火盛及肌肉则发热，阴水寒及筋骨则历节痛。源同而流不同也。食已汗出者，食入于所长之阳与劳气相搏，散出为汗，乃至气门不闭，津液常泄，暮为盗汗也。甲错

者，皮间枯涩如鳞甲错出也。发热不已，热入肉腠，必生恶疮，留结痈脓也。腰髋弛痛，如有物在皮中状，即《内经》痛痹逢寒则虫之类也。小便不利，津液从汗越也。不能食，脾胃气虚不化谷也。身体重，卫气不充分肉也。烦躁，胃热上熏心肺也。治黄汗之法，尽于此矣。

论《金匮》桂枝去芍药加麻黄附子细辛汤、枳术汤

本文云：气分，心下坚，大如盘，边如旋杯，水饮所作，桂枝去芍药加麻黄附子汤主之。又云：心下坚，大如盘，边如旋杯，水饮所作，枳术汤主之。

心下，胃之上也。胃中阳气不布，心乃为水饮之阴占据，坚大如盘，阻其上下出入之坦道，只从边旁辘转，虽总一阳气之权不伸所致，然有阴阳二候。阳气虚而阴气乘之，结于心下，必用桂枝汤去芍药之走阴，而加麻黄、附子、细辛，其散胸中之水寒，以少阴主内，水寒上入，即从少阴温经散寒之法而施治也。所以方下云：当汗出如虫行皮中即愈。可见胃中之阳不布，即胸中之阳亦虚，胸中阳虚，并卫外之阳亦不固，故其汗出时如虫行皮中，尚显阳气滞涩之象。设非桂、麻、细辛，协附子之大力，心下水寒，能散走皮中乎？水寒散，斯重云见晛，而心下之坚大者，豁然空矣，此神治也。其有阳邪自结于阳位，阴寒未得上入者，但用枳、术二味，开其痰结，健其脾胃，而阳分之邪，解之自易易耳。

论海藏集仲景水气例

海藏于治水肿一门，务为致详，设为水气问难，求责脉之有力无力，脏沉腑浮，用药大凡意在发明《内经》、仲景，其实浑是后

———————
① 髋：通"髋"。

人寰曰，中无实得也。其云高低内外，轻重表里，随经补泻，要当详察肺、胃、肾三经，病即瘥也。此一语最为扼要，然终未到家。《内经》明谓三阴结谓之水。三阴者，太阴也。足太阴脾、手太阴肺，气结不行，即成水病。而水之源出自肾，故少阴肾亦司之。但当言肺、脾、肾，不当言肺、胃、肾也。何也？胃不必言也，胃本水谷之海，五脏六腑之大源，脾不能散胃之水精于肺，而病于中；肺不能通胃之水道于膀胱，而病于上；肾不能司胃之关门时其输泄，而病于下。所以胃中积水浸淫，无所底止耳。海藏举肺、胃、肾而遗脾，于至理不过一间未达，原不必议。其治例仍以肺沉大肠浮，心沉小肠浮为言，此则相沿之陋也。讵知脏腑各分浮沉，而大小二肠不当从上焦分诊耶？至于所集仲景水气例，则未窥宫墙富美，反多门外邪僻矣。夫仲景论杂证，于水气一门，极其精详，惟恐足太阴脾之健运失职，手太阴肺之治节不行，足少阴肾之关门不开，并其腑膀胱之气化不行，所用主药，皆不蹈重虚之戒，立于无过之地。海藏集仲景治肺痈葶苈大枣泻肺汤为例，是欲以泻肺之法为泻水之法矣；集仲景治伤寒痞连两胁、杂证支饮在胁之十枣汤为例，是欲以泻胸胁及膀胱为泻水之法矣。何其敢于操刃而借口仲景耶？不但此也，抑且假托后人治水之峻药，本之仲景。谓三花神佑丸，即十枣汤加牵牛、大黄、轻粉，除湿丹，即神佑丸加乳香、没药。玄青丹，又即神佑丸加黄连、黄柏、青黛。集仲景之方，以附会后人，罪不容诛矣。后来依样葫芦，更改一味二味，即成一方，不伤脾即泻肺，不泻肺即泻膀胱，乃致积水滔天，载胥及溺，绝无一人追悔从前用药之咎，正以由来者非一日耳。水病门中，成方百道，求一救肺气之膹郁而伸其治节之方，无有也；求

一救膀胱阻绝而伸其气化之方，无有也。节取数方，发明备用，临病自出生心化裁，是所望矣。

胀病论

喻昌曰：胀病与水病，非两病也。水气积而不行，必至于极胀；胀病亦不外水裹、气结、血凝。而以治水诸法施之，百中无一愈者，失于师承无人，罔施妄投耳。今天下医脉久断，医学久荒，即欲效司马子长担簦负笈，遍访于江淮汶泗，而师资果安在乎？昌于斯世，无地可以着锥，然而皇皇斯人，不敢自外，请一比类，为后学商之。仲景谓水病气分，心下坚，大如盘，边如旋杯，水饮所作。然则胀病岂无血分，腹中坚，大如盘者乎？多血少气，岂无左胁坚，大如盘者乎？多气少血，岂无右胁坚，大如盘者乎？故不病之人，凡有癥瘕、积块、痞块，即是胀病之根，日积月累，腹大如箕，腹大如瓮，是名单腹胀，不似水气散于皮肤面目四肢也。仲景所谓石水者，正指此也。胸中空旷，气食尚可两旁辘转腹中大肠、小肠、膀胱，逼处瘀浊占踞，水不下趋，而泛滥无不至矣。《内经》明胀病之旨，而无其治；仲景微示其端，而未立法。然而比类推之，其法不啻详也。仲景于气分，心下坚，大如盘者，两出其方。一方治阴气结于心下，用桂枝去芍药加麻黄附子细辛汤；一方治阳气结于心下，用枳术汤。夫胸中阳位，尚分阴气阳气而异其治，况腹中至阴之处，而可不从阴独治之乎？阴气包裹阴血，阴气不散，阴血且不露，可驱其血乎？舍雄入九军单刀取胜之附子，更有何药可散其阴气，破其坚垒乎？推之两胁皆然，但分气血阴结之微甚，而水亦必从其类矣。此等此类之法，最上一乘，非中材

所几和盘托出，为引伸启发之助。

律七条

凡治水肿病，不分风水，皮水、正水、石水、黄汗五证，及脾、肺、肾三脏所主，恣用驱水恶劣之药，及禹功、舟车导水等定方者，杀人之事也。

凡治水肿病，有当发汗散邪者，不知兼实其卫，致水随汗越，浸淫皮腠，不复顺趋水道，医之罪也。

同治水肿病，遇渴而下利之证，误利其水，致津液随竭，中土坐困，甚者脉代气促，挨于死亡，医之罪也。

凡治水肿病，遇少腹素有积块疝瘕，误行发表攻里，致其人浊气上冲胸胃，大呕大逆，痛引阴筋，卒死无救者，医之罪也。

凡治水肿黄汗证，乃胃热酿成瘅水，误用热药，转增其热，贻患痈脓，医之罪也。

凡治水肿病，不察寸口脉之浮、沉、迟、数、弦、紧、微、涩，以及趺阳脉之浮、数、微、迟、紧、伏，则无从辨证用药，动罹凶祸，医之罪也。

凡治胀病，而用耗气散气，泻肺泻膀胱诸药者，杀人之事也。

治病用药，贵得其宜，病有气结而不散者，当散其结，甚有除下荡涤，而其气之结尚未遽散者，渐积使然也。今胀病乃气散而不收，更散其气，岂欲直裂其腹乎？收之不能遽收，亦渐积使然，缓缓图成可也。若求快意一朝，如草头诸方，明明立见杀人，若辈全不悔祸，辗转以售奸，吾不知其何等肺肠，千劫不能出地狱矣。

水肿门诸方

《金匮》防己黄芪汤

防己一两　黄芪一两一分　白术三分　甘草半两

上剉，每服五钱匕，生姜四片，枣一枚，水盏半，煎服八分，去滓，温服，良久再服。

《金匮》越婢汤

麻黄六两　石膏半斤　生姜三两　大枣十五枚　甘草二两

上五味，以水六升，先煮麻黄，去上沫，纳诸药，煮取三升，分温三服。恶风者，加附子一枚。风水，加术四两。《古今录验》

《金匮》防己茯苓汤

防己三两　黄芪一两　桂枝三两　茯苓六两　甘草二两

上五味，以水六升，煮取二升，分温三服。

《金匮》麻黄附子汤

麻黄三两　甘草二两　附子一枚,炮

上三味，以水七升，先煮麻黄，去上沫，纳诸药，煮取二升半，温服八合，日三服。

《金匮》杏子汤　未见，恐是麻黄杏子甘草石膏汤。

蒲灰散　方见消渴门。

《金匮》黄芪芍药桂枝苦酒汤

黄芪五两　芍药三两　桂枝三两

上三味，以苦酒一升，水七升，相和煮取三升，温服一升。当心烦，服至六七日乃解。苦心烦不止者，以苦酒阻故也。一方用美酒醯代苦酒。

《金匮》桂枝加黄芪汤

桂枝　芍药　生姜各三两　甘草二两　大枣十二枚　黄芪二两

上六味，以水一斗，煮取三升，温服一升，须臾啜热稀粥一升余，以助药力，温覆取微汗，若不汗更服。

《金匮》桂枝去芍药加麻黄附子细辛汤

桂枝　生姜各三两　甘草二两　大枣十二枚　麻黄　细辛各三两　附子一枚,炮上七味，以水七升，煮麻黄，去上沫，纳诸药，煮取二升，分温三服，当汗出如虫行皮中即愈。

《金匮》枳术汤

枳实七枚　白术二两

上二味，以水五升，煮取三升，分温三服，腹中软即当散也。

实脾散　治阴水发肿，用此先实脾土。

厚朴去皮，姜制　白术　术瓜去穰　大腹子　附子炮　木香不见火　草果仁　白茯苓去皮　干姜炮，各一两　甘草炙，半两

上㕮咀，每服四钱，水一盏，姜五片，枣一枚，煎七分，不拘时温服。

按：治水以实土为先务，不但阴水为然，方下所云治阴水发肿，用此先实脾土，然则其后将用何药耶？俨然阴水当补，阳水当泻之念，横于胸中，故其言有不达耳。夫阴水者，少阴肾中之真阳衰微，北方之水不能蛰封收藏，而泛滥无制耳。倘肾气不温，则真阳有灭顶之凶矣。实土以堤水，宁不为第二义乎？方中不用桂，而用厚朴、槟榔，尚有可议耳。

复元丹　治脾肾俱虚，发为水肿，四肢虚浮，心腹坚胀，小便不通，两目下肿。

附子炮，二两　南木香煨　茴香炒　川椒炒出汗　厚朴去粗皮，姜制　独活　白术炒　陈皮去白　吴茱萸炒　桂心各一两　泽泻一两半　肉豆蔻煨　槟榔各半两

上为细末，糊丸如梧桐子大，每服五十丸，不拘时紫苏汤送下。

按：此方合前方，俱主脾肾之治。而此方温暖肾脏之药居多，较前方稍胜。然不用茯苓，仍用槟榔、厚朴，终落时套耳。

导滞通幽汤　治脾湿有余，及气不宣通，面目手足浮肿。

木香　白术　桑白皮　陈皮各五钱　茯苓去皮，一两

上㕮咀，每服五钱，水二盏，煎至一盏，去滓，温服，空心食前。

按：脾喜燥恶湿，脾湿有余，气不宣通，即是脾中健运之阳不足，先加意理脾之阳，俟体中稍快，用此方退其面目手足浮肿，乃为善也。

胃苓汤　乃平胃散合五苓散加陈皮也。

苍术　厚朴姜汁炒　陈皮　白术　茯苓各一钱半　泽泻　猪苓各一钱　甘草六分　官桂三分

上水加生姜煎服。

按：此方宣导胃水、膀胱水顺道而出，水患在所必用。然亦相其人津液不亏，肾水不竭，乃可用之，恐蹈重虚之律也。其远人无病，但觉不服水土，允宜此方。

消风败毒散　此即人参败毒散合荆防败毒散并用也。

人参　独活　柴胡　桔梗　枳壳麸炒　羌活　茯苓　川芎　前胡　甘草　荆芥　防风各一钱

水二钟，姜三片，煎八分，食远服。

按：此方治风水皮水，凡在表宜从汗解者，必用之剂。然仲景之用汗法，必兼用黄芪实表，恐表虚之人，因身之水乘表药外涌，尽溃皮腠，反为大累耳。此方用人参为君，固护元气，是以用之无恐，即是推之，元气素虚，腠理素疏，参芪合用，允为当矣。

加减《金匮》肾气丸　治肺肾虚，腰重脚肿，小便不利，或肚腹肿胀，四肢浮肿，或呕急痰盛，已成蛊证，其效如神。此证多因脾胃虚弱，治失其宜，元气复伤而变证者，非此药不能救。

白茯苓三两　附子五钱　牛膝　官桂　泽泻　车前子　山茱萸　山药　牡丹皮各一两　熟地黄四两，捣膏

上为末，和地黄炼蜜丸，如桐子大，每服七八十丸，空心白汤下。

按：本方，《济生》以附子为君。此薛新甫重订，用白茯苓为君，合之牛膝、车前，治腰以下之水，其力最大。然而肾之关门不开，必以附子回阳，蒸动肾气，其关始开，胃中积水始下，以阳主开故也。关开即不用茯苓、牛膝、车前而水亦下；关阖则茯苓、车前用至无算，抑莫如之何矣。用方者，将君附子乎？抑君茯苓乎？

调荣散　治瘀血留滞，血化为水，四肢浮肿，皮肉赤纹，名血分。

蓬术　川芎　当归　延胡索　白芷　槟榔　陈皮　赤芍药　桑白皮炒　大腹皮　赤茯苓　葶苈炒　瞿麦各一钱　大黄一钱半　细辛　官桂　甘草炙，各五分

上作一服，水二钟，姜三片，红枣二枚，煎至一钟，食前服。

按：瘀血化水，赤缕外现，其水不去，势必不瘀之血，亦尽化为水矣。此方只作一服，原不欲多用之意。但服后其水不行，赤缕不减，未可再服。且用治血补气之药，调三五日，徐进此药，虚甚者必参附合用，得大力者主持其间，驱逐之药，始能建功也。

乌鲤鱼汤　治水气四肢浮肿。

乌鲤鱼一尾　赤小豆　桑白皮　白术　陈皮各三钱　葱白五茎

上用水三碗同煎，不可入盐，先吃鱼，后服药，不拘时候。

按：此方用乌鱼暖胃行水，合之赤豆、葱白，以开鬼门、洁净府，更合之白术、陈皮、桑皮，清理脾肺，一种深心，殊可采用。

防己散　治皮水，肿如裹水在皮肤中，四肢习习然动。

汉防己　桑白皮　黄芪　桂心各一两　赤茯苓二两　甘草炙，半两

上㕮咀，每服五钱，水一大盏，煎至五分，去滓，不拘时温服。

按：此即仲景《金匮》防己茯苓汤，治皮水之方，而加桑白皮也。然皮水者，郁其营卫，手太阴肺气不宣，治法金郁者泄之，桑白皮固可加，然不可过泄肺气；桂心固能行水，然不如桂枝之发越营卫。大凡变易仲景之方，必须深心体会。假如营卫通行，水道不利，又当以桂心易桂枝矣，此活法也。

导水茯苓汤　治水肿，头面手足遍身肿如烂瓜之状，手按而塌陷，手起随手而高突，喘满倚息，不能转侧，不得着床而睡，饮食不下，小便秘涩，尿时如割而绝少，虽有而如黑豆汁者，服呕嗽气逆诸药不效，用此即愈。亦尝验其病重之人，煎此药时，要如熬阿刺吉酒相似，约水一斗，只取药一盏，服后小水必行，时即渐添多，直至小便变青白色为愈。

赤茯苓　麦门冬去心　泽泻　白术各三两　桑白皮　紫苏　槟榔　木瓜各一两　大腹皮　陈皮　砂仁　木香各七钱半

上㕮咀，每服半两，水二盏，灯草二十五根，煎至八分，空心服。如病重者，可用药五两，再加麦门冬二两、灯草半两，以水一斗，于砂锅内熬至一大碗，再下小铫内煎至一大盏，五更空心服，滓再煎服，连进此三服，自然利小水，一日添如一日。

按：此方药味甚平，而其煎法则甚奇。盖得仲景百劳水之意，而自出手眼者，可喜可喜。

以上治水病方，后附治胀病方九道。

人参芎归汤《直指》　治烦躁喘急，虚汗厥逆，小便赤，大便黑，名血胀。

人参　辣桂去粗皮　五灵脂炒，各二钱五分　乌药　蓬术煨　木香　砂仁　炙甘草各半两　川芎　当归　半夏汤泡，各七钱五分

上咬咀，每服一两五钱，生姜五片，红枣二枚，紫苏四叶煎，空心服。

按：此方治血胀初成者，服之必效。

化滞调中汤

白术一钱五分 人参 白茯苓 陈皮 厚朴姜制 山楂肉 半夏各一钱 神曲炒 麦芽炒，各八分 砂仁七分

水二钟，姜三片，煎八分，食前服。

按：此方即参术健脾汤加神曲、麦芽。胀甚者加萝卜子（炒）一钱，面食伤尤宜用，乃助脾之健运，以消其气分之胀也。

人参丸 治经脉不利化为水，流走四肢，悉皆肿满，名曰血分，其候与水相类，若作水治之非也，宜用此。

人参 当归 大黄湿纸裹，饭上蒸熟，去纸，切，炒 桂心 瞿麦穗 赤芍药 白茯苓各半两 葶苈炒，另研，一钱

上为末，炼蜜丸，如桐子大，每服十五丸，加至二三十丸，空心饮汤下。

按：此方治血分之水，少用葶苈为使，不至耗气散气，殊可取用。

见晛丸《宝鉴》 治寒气客于下焦，血气闭塞而成瘕聚，腹中坚大，久不消者。

附子炮，去皮脐，四钱 鬼箭羽 紫石英各三钱 泽泻 肉桂 玄胡索 木香各二钱 槟榔二钱半 血竭一钱半，另研 水蛭一钱，炒烟尽 京三棱五钱，桃仁三十粒，汤浸去皮尖，麸炒，研 大黄二钱，用酒同三棱浸一宿，焙

上十三味，除血竭、桃仁外，同为末，入另研二味和匀，用原①浸药酒打糊，丸如桐子大，每服三十丸，淡醋汤送下，食前温酒亦得。

按：此方消瘀之力颇大，用得其宜，亦不为峻。

小温中丸丹溪 治胀是脾虚不能运化，不可下之。

陈皮 半夏汤泡②，去皮脐 神曲炒 茯苓各一两 白术二两 香附子不要烘晒 针砂各一两半，醋炒红 苦参炒 黄连炒，各半两 甘草三钱

上为末，醋、水各一盏，打糊为丸，如桐子大，每服七八十丸，白术六钱，陈皮一钱，生姜一片煎汤吞下。虚甚加人参一钱，各用本方去黄连，加厚朴半两，忌口。病轻者，服此丸六七两，小便长；病甚服一斤，小便始长。

按：脾虚作胀，最不宜用大黄之药，散其脾气。丹溪此方，亦可取用。

禹余粮丸《三因》 治十肿水气，脚膝肿，上气喘急，小便不利，但是水气，悉皆主之。许学士及丹溪皆云此方治膨胀之要药

蛇含石大者三两，以新铁铫盛入炭火中烧，蛇含与铫子一般红，用钳取蛇含倾入醋中，候冷取出，研极细 禹余粮石三两 真针砂五两，先以水淘净，炒干，入余粮一处，用米醋二升，就铫内煮醋干为度，后用铫并药入炭中，烧红钳出，倾药净砖地上候冷，研细

以三物为主，其次量人虚实，入下项：治水多是取转推此方，三物既非大戟、甘遂、芫花之比，又有下项药扶持，故虚人老人亦可服。

羌活 木香 茯苓 川芎 牛膝酒浸 桂心 白豆蔻炮 大茴香炒 蓬术 附子炮 干姜炮 青皮 京三棱炮 白蒺藜 当归酒浸一宿，各半

上为末，入前药拌匀，以汤浸蒸饼，捩去水，和药再杵极匀，丸如桐子大，食前温酒白汤送下三十丸至五十丸。最忌盐，一毫不可入口，否则发疾愈甚，但试服药，即于小便内旋去，不动脏腑，病去日日三服，兼以温和调补气血药助之，真神方也。

---

① 原：底本作"元"，据文义改。

② 泡：底本作"炮"，据文义改。

按：此方昔人用之屡效，以其大能暖水脏也。服此丸，更以调补气血药助之，不为峻也。

导气丸 治诸痞塞关格不通，腹胀如鼓，大便结秘，小肠肾气等疾，功效尤速。

青皮用水蛭等分同炒赤，去水蛭 莪术用虻虫等分同炒赤，去虻虫 胡椒茴香炒，去茴香 三棱干漆炒，去干漆 槟榔斑蝥炒，去斑蝥 赤芍川椒炒，去川椒 干姜硼砂炒，去硼砂 附子青盐炒，去青盐 茱萸牵牛炒，去牵牛 石菖蒲桃仁炒，去桃仁

上各等分，剉碎，与所制药炒热，去水蛭等不用，只以青皮等十味为细末，酒糊为丸，如梧桐子大，每服五十丸，加至七十丸，空心用紫苏汤送下。

按：此方各味俱用峻药同炒，取其气而不取其质，消坚破结，亦能斩关而入。然病久羸甚，用之必不能胜，病势已成，元气可耐，早用可以建功。

温胃汤 治忧思聚结，脾肺气凝，阳不能正，大肠与胃气不平，胀满上冲，咳，食不下，脉虚而紧涩。

附子炮，去皮脐 厚朴去皮，生用 当归 白芍药 人参 甘草炙 橘皮各一钱半 干姜一钱一分 川椒去闭口，炒出汗，三分

上作一服，水二钟，姜三片，煎至一钟，食前服。

按：此方变附子理中之意，而加血分药兼理其下，亦可取用。

强中汤 治食啖生冷，过饮寒浆，有伤脾胃，遂成胀满，有妨饮食，甚则腹痛。

人参 青皮去白 陈皮去白 丁香各二钱 白术一钱半 附子炮，去皮脐 草果仁 干姜炮，各一钱 厚朴姜制 甘草炙，各五分

呕加半夏，伤面加莱菔子。

水二钟，姜三片，红枣二枚，煎一钟，不拘时服。

按：此方即用附子理中汤，更加香燥之药，以强其胃，胃气虚寒者，亦可暂用一二剂也。

黄瘅门

法十五条　律三条

经言尿黄赤安卧者瘅病。尿黄赤者，热之征也；安静嗜卧者，湿之征也。所以有开鬼门、洁净府之法。开鬼门者，从汗而泄其热于肌表也；洁净府者，从下而泄其湿于小便也。此特辨名定治之大端，而精微要渺，惟《金匮》有独昭焉。要知外感发黄一证，《伤寒》阳明篇中已悉，《金匮》虽举外感内伤诸黄，一一发其底蕴，其所重尤在内伤，兹特详加表章，为后学法程焉。

《金匮》论外感热郁于内而发黄之证，云寸口脉浮而缓，浮则为风，缓则为痹。痹非中风，四肢苦烦，脾色必黄，瘀热以行。其义取《伤寒》风湿相搏之变证为言，见风性虽善行，才与湿相合，其风即痹而不行，但郁为瘀热而已。及郁之之极，风性乃发，风发遂挟其瘀热以行于四肢，而四肢为之苦烦，显其风淫末疾之象；挟其瘀热以行于肌肤，而肌肤为之色黄，显其湿淫外渍之象。其脉以因风生热故浮，因湿成痹故缓，此而行《内经》开鬼门、洁净府之法，俾风挟之热从肌表里，湿蒸之黄从小便出，而表里分消为有据也。

《金匮》重出《伤寒》阳明病不解，后成谷瘅一证。云阳明病，脉迟者，食难用饱，饱则发烦头眩，小便必难，此欲作谷瘅。虽下之，腹满如故，所以然者，脉迟故也。此因外感阳明，胃中之余热未除，故食难用饱；饱则食复生热，两热相合，而发烦头眩，小

便难，腹满，势所必至。在阳明证本当下，阳明而至腹满，尤当急下。独此一证，下之腹满必如故，非但无益，反增困耳。以其脉迟，而胃气空虚，津液不充，其满不过虚热内壅，非结热当下之比。《金匮》重出此条，原有深意，见脉迟胃虚，下之既无益，而开鬼门、洁净府之法，用之无益不待言矣。尝忆一友问：仲景云下之腹满如故，何不立一治法？余曰：仲景必用和法，先和其中，后乃下之。友曰：何以知之？余曰：仲景云脉迟尚未可攻，味一尚字，其当攻之旨跃然。《金匮》又云：诸黄腹痛而呕者，用小柴胡汤。观此仍是治伤寒邪高痛下，故使呕也，小柴胡汤主之之法，是以知之耳。陈无择治谷瘅，用谷芽、枳实、小柴胡汤，差识此意。但半消、半和、半下三法并用，漫无先后，较诸仲景之丝丝必贯，相去远矣。

《金匮》又云：趺阳脉紧而数，数则为热，热即消谷，紧则为寒，食即为满。尺脉浮为伤肾，趺阳脉紧为伤脾。风寒相搏，食谷则眩，谷气不消，胃中苦浊，浊气下流，小便不通，阴被其寒，热流膀胱，身体尽黄，名曰谷瘅。此论内伤发黄，直是开天辟地未有之奇。东垣《脾胃论》仿佛什一，后世乐宗，《金匮》奥义，置之不讲，殊可慨也。请细陈之：人身脾胃居于中土。脾之土，体阴而用则阳；胃之土，体阳而用则阴。两者和同，则不刚不柔，胃纳谷食，脾行谷气，通调水道，灌注百脉，相得益彰，其用大矣。惟七情、饥饱、房劳过于内伤，致令脾胃之阴阳不相协和。胃偏于阳，无脾阴以和之，如造化之有夏无冬，独聚其热而消谷；脾偏于阴，无谓阳以和之，如造化之有冬无夏，独聚其寒而腹满。其人趺阳之脉紧寒数热，必有明征。诊其或紧或数，而知脾胃分主其病；诊其紧而且数，而知脾胃合受其病，法

云精矣。然更有精焉，诊其两尺脉浮，又知并伤其肾。夫肾脉本沉也，胡又反浮？盖肾藏精者也，而精生于谷，脾不运胃中谷气入肾，则精无俾而肾伤，故沉脉反浮也。知尺脉浮为伤肾，则知趺阳脉紧即为伤脾。然紧乃肝脉，正仲景所谓紧乃弦，状若弓弦之义。脾脉舒缓，受肝木之克贼，则变紧。肝之风气，乘脾聚之寒气，两相搏激，食谷即眩。是谷人不能长气于胃阳，而反动风于脾阴，即胃之聚其热而消谷者，亦不过蒸为腐败之浊气，而非精华之清气矣。浊气由胃热而下流入膀胱，则膀胱受其热，气化不行，小便不通，一身尽黄。浊气由脾寒而下流入肾，则肾被其寒，而克贼之余，其腹必满矣。究竟谷瘅由胃热伤其膀胱者多，由脾寒伤其肾者，十中二三耳。若饮食伤脾，加以房劳伤肾，其证必腹满而难治矣。仲景于女劳瘅下，重申其义，曰腹如水状不治，岂不深切著明乎？

女劳瘅额上黑，谓身黄加以额黑也。黑为北方阴晦之色，乃加于南方离明之位，此必先有胃热脾寒之浊气，下流入肾，益以女劳无度，而后成之，其由来自非一日。《肘后》谓因交接入水所致，或有所验。然火炎薪烬，额色转黑，虽不入水，其能免乎？故脾中之浊气下趋入肾，水土互显之色，但于黄中见黑滞耳。若相火从水中上炎，而合于心之君火，其势燎原，烟焰之色，先透于额，乃至微汗亦随火而出于额，心之液且外亡矣。手足心热，内伤皆然。日暮阳明用事，阳明主阖，收敛一身之湿热，疾趋而下，膀胱因而告急。其小便自利，大便黑、时溏，又是膀胱蓄血之验。腹如水状，实非水也，正指蓄血而言也，故不治。

酒瘅，心中懊恼而热，不能食，时欲吐。酒为湿热之最，气归于心肺，味归于脾胃。

久积之热，不下行而上触，则生懊憹；痞塞中焦，则不能食。其湿热之气，不下行而上触，则为呕，呕则势转横逆，遍渍周身也。《伤寒论》谓阳明病，无汗，小便不利，心中懊憹者，身必发黄。是知热甚于内者，皆足致此，非独酒矣。

《金匮》治酒瘅，用或吐或下之法。云酒黄瘅，必小便不利，其候心中热，足下热，是其证也。又云或酒无热，清言了了，腹满欲吐，鼻燥，其脉浮者先吐之，沉弦者先下之。又云心中热，欲呕者，吐之愈。又云心中懊憹或热痛，栀子大黄汤主之。又云下之久久为黑瘅。言虽错出，义实一贯。盖酒之积热入膀胱，则气化不行，必小便不利，积于上焦则心中热，积于下焦则足下热。其无心中、足下热者，则清言了了而神不昏，但见腹满、欲吐、鼻燥三证。可知其膈上与腹中阴阳交病，须分先后治之。当辨脉之浮沉，以定吐下之先后。脉浮病在膈上，阳分居多，先吐上焦，而后治其中满；脉沉弦病在腹中，阴分居多，先下其中满，而后治其上焦。若但心中热，欲呕，则病全在上焦，吐之即愈，何取下为哉？其酒热内结，心神昏乱而作懊憹及痛楚者，则不可不下。但下去乃劫病之法，不可久用，久久下之，必脾肺之阳气尽伤，不能统领其阴血，其血有日趋于败而变黑耳。曾谓下法可渎用乎？仲景于一酒瘅，胪列先后次第，以尽其精而且详若此。

酒瘅之黑，与女劳瘅之黑，殊不相同。女劳瘅之黑，为肾气所发；酒瘅之黑，乃荣血腐败之色。营者水谷之精气，为湿热所瘀而不行，其光华之色，转为晦暗；心胸嘈杂，如啖蒜齑状，其芳甘之味，变为酸辣。乃至肌肤抓之不仁，大便正黑，脉见浮弱，皆肺金治节之气不行而血瘀也。必复肺中清肃之气，乃可驱营中瘀浊之血，较女劳瘅之难治，

特一间耳。方书但用白术汤，理脾气、解酒热以言治，抑何庸陋之甚耶？

黄瘅由于火土之热湿。若合于手阳明之燥金，则热、湿、燥三气，相搏成黄，其人必渴而饮水。有此则去湿热药中，必加润燥，乃得三焦气化行、津液通，渴解而黄退。渴不解者，燥有未除耳。然非死候也，何又云瘅而渴者难治？则更虑其下泉之竭，不独在中之津液矣。

合论《金匮》桂枝黄芪汤、小柴胡汤、麻黄醇酒汤三方

仲景治伤寒方，首用麻黄汤为表法。今观《金匮》治黄瘅之用，表主之以桂枝黄芪汤、小柴胡汤，附之以《千金》麻黄醇酒汤，明示不欲发表之意。故其方首云：诸病黄家，但利小便。假令脉浮，当以汗解之，宜桂枝加黄芪汤。可见大法当利小便，必脉浮始可言表。然瘅证之脉，多有营卫气虚，湿热乘之而浮。故用桂枝黄芪汤，和其营卫；用小柴胡汤，和其表里。但取和法为表法，乃仲景之微旨也。而表实发黄当汗之证，岂曰无之？再取《千金》麻黄醇酒汤一方附入，必不自出麻黄峻表之方，皆立法之本意，又仲景之苦心也。读此而治病之机，宛然心目矣。

桂枝黄芪汤 表虚者必自汗，汗虽出而邪不出，故用桂枝、黄芪以实表，然后可得驱邪之正汗，此义不可不知。

小柴胡汤 邪正相击，在下则痛，在上则呕，即《伤寒论》邪高痛下之旨也。故取用和表里之法，和其上下。

《千金》麻黄醇酒汤 表有水寒，入于营血，闭而不散，热结为黄。故赖麻黄专力开结散邪，加醇酒以行之也。

合论《金匮》大黄硝石汤、栀子大黄汤、茵陈蒿汤三方

湿热郁蒸而发黄，其当从下夺，亦须仿

治伤寒之法，里热者始可用之。重则用大黄硝石汤，荡涤其湿热，如大承气汤之例；稍轻则用栀子大黄汤，清解而兼下夺，如三黄汤之例；更轻则用茵陈蒿汤，清解为君，微加大黄为使，如栀豉汤中加大黄如博棋子大之例。是则汗法固不敢轻用，下法亦在所慎施，以瘅证多夹内伤，不得不回护之耳。

大黄硝石汤　热邪内结，而成腹满，与伤寒当急攻下之证无异。故以大黄、硝石二物，荡邪开结。然小便赤，则膀胱之气化亦热，又借柏皮、栀子寒下之力，以清热其热也。

栀子大黄汤　此治酒热内结，昏惑懊憹之剂。然伤寒证中有云：阳明病，无汗，小便不利，心中懊憹者，身必发黄。是则诸凡热甚于内者，皆足致此，非独酒也。

茵陈蒿汤　此治谷瘅寒热不能食之方。然此由脾胃内郁之热，外达肌肤，与外感之寒热少异，热壅于胃，故不能食。方中但治里热，不解表邪，从可识矣。

论瓜蒂汤方

瓜蒂汤，吐药也。邪在膈上浅而易及，用此汤以吐去其黄水，正《内经》因其高而越之之旨也。然此亦仲景治伤寒之正方，曷为治瘅证但附于后？是亦不欲轻用之意矣。

合论《金匮》小建中汤、小半夏汤二方

黄瘅病，为湿热之所酿矣。然有湿多热少者，有湿少热多者，有湿热全无者，不可不察也。仲景虑瘅病多夹内伤，故尔慎用汗、吐、下之法。其用小建中汤，则因男子发黄，而小便自利，是其里无湿热，惟以入房数扰其阳，致虚阳上泛为黄耳。故不治其黄，但和营卫，以收拾其阳，听其黄之自去，即取伤寒邪少虚多，心悸而烦，合用建中之法以治之，此其一端也。又有小便本赤黄，治之其色微减，即当识其蕴热原少；或大便欲自利，腹满，上气喘急，即当识其脾湿原盛；或兼寒药过当，宜亟用小半夏汤，温胃燥湿，倘更除其热，则无热可除，胃寒起而呃逆矣，此又一端也。凡治湿热，而不顾其人之虚寒者，睹此二义，能无悚惕耶？

小建中汤　即桂枝汤倍白芍加胶饴也。男子数扰其阳，致虚阳上泛为黄，用此汤固护其卫，则阳不能外越，而芍药之酸，收其上泛之阳，以下归于阴，甘草、胶饴培其中土，土厚则所收之阳不能复出，此天然绝妙之方也。然必小便自利，证非湿热者，乃可用之。不然，宁不犯酒家用桂枝，呕家用建中之大禁乎？

小半夏汤　小便色小变而欲自利，湿虽积而热则微。若其脾湿不行而满，脾湿动肺而喘，此但当除湿，不可除热，热除则胃寒气逆而哕矣。凡遇湿多热少之证，俟其热小除，即用此以温胃燥湿，其治热多湿少，当反此推之。

合论《金匮》猪膏发煎、茵陈五苓散二方

此治湿热中重加燥证之方也，燥者秋令也，夏月火炎土燥，无俟入秋，湿土转燥之证已多，不可不察。况乎郁蒸之湿热，必先伤乎肺金，肺金一燥，则周身之皲揭禁固，有不可胜言者。所以仲景于瘅证中，出此二方。后人罔解其意，按剑相盼，不敢取用，讵不深可惜乎？然燥有气血之分，猪膏煎借血余之力，引入血分而润其血之燥，并借其力开膀胱瘀血，利其小水，小水一利，将湿与热且俱除矣。其五苓散，原有燥湿、滋干二用，今人颇能用之。《本草》言茵陈能除热结黄瘅，小便不利，用之合五苓以润气分之燥，亦并其湿与热而俱除矣。制方之妙，夫岂思议之可几哉？

猪膏发煎　《肘后方》云：女劳瘅，身

目尽黄，发热，恶疮，少腹满，小便难，以大热大劳，交接入水所致者，用此方。又云：五瘅，身体四肢微肿，胸满，不得汗，汗出如黄柏汁，由大汗出入水所致者，猪脂一味服。其意以身内黄水，因受外水遏抑而生，与仲景治血燥之意相远。惟《伤寒类要》云：男子女人黄瘅，食饮不消，胃胀，热生黄，病在胃中，有干屎使然，猪脂煎服下乃愈。是则明指血燥言矣。盖女劳瘅，血瘀膀胱，非直入血分之药，必不能开，仲景取用虻虫、水蛭、矾石，无非此义。然虻、蛭过峻，不可以治女劳；矾石过燥，又不可以治女劳之燥。故更立此方以济之，世之入多宝山而空手归者，可胜道哉？

茵陈五苓散 湿热郁蒸于内，必先燥其肺金。以故小水不行，五苓散开腠理，致津液，通血气，且有润燥之功。而合茵陈之辛凉，清理肺燥，肺金一润，其气清肃下行，膀胱之壅热立通，小便利而黄去矣。

论《金匮》硝石矾石散方

此治女劳瘅之要方也。原文云：黄家日晡所发热，而反恶寒，此为女劳得之。膀胱急，小腹满，身尽黄，额上黑，足下热，因作黑瘅，其腹胀如水状，大便必黑，时溏，此女劳之病，非水也。腹满者难治。硝石矾石散主之。从来不解用硝石之义，方书俱改为滑石矾石散。方下谬云：以小便出黄水为度。且并改大黄硝石汤，为大黄滑石汤，医学之陋，一至此乎？夫男子血化为精，精动则一身之血俱动，以女劳而倾其精，血必继之。故因女劳而尿血者，其血尚行，犹易治也；因女劳而成瘅者，血瘀不行，为难治矣。甚者血瘀之久，大腹尽满而成血蛊，尤为极重而难治矣。味仲景之文及制方之意，女劳瘅非呕去其膀胱少腹之瘀血，万无生路。在伤寒热瘀膀胱之证，其人下血乃愈；血不下

者，用抵当汤下之，亦因其血之暂结，可峻攻也。此女劳瘅蓄积之血，必匪朝夕，峻攻无益，但取石药之悍，得以疾趋而下达病所。硝石咸寒走血，可消逐其热瘀之血，故以为君。矾石，《本草》谓其能除锢热在骨髓，用以清肾及膀胱脏腑之热，并建消瘀除浊之功，此方之极妙极妙者也。以陈无择之贤，模棱两可其说，谓无发热恶寒，脉滑者，用此汤。若发热恶寒，其脉浮紧，则以滑石、石膏治之。青天白日，梦语喃喃，况其他乎？世岂有血蓄下焦，反见浮滑且紧之脉者乎？妄矣妄矣！

夏月天气之热，与地气之湿交蒸，人受二气，内郁不散，发为黄瘅，与盫酱无异。必从外感汗、下、吐之法，去其湿热。然夏月阳外阴内，非如冬月伤寒，人气伏藏难动之比，仲景慎用三法之意，昌明之矣。其谷瘅、酒瘅、女劳瘅，则人自内伤，与外感无涉，仲景补《内经》之缺，曲尽其微，昌明之矣。至于阴瘅一证，促景之方论已亡，千古之下，惟罗谦甫茵陈附子干姜甘草汤一方，治用寒凉药过当，阳瘅变阴之证，有合往辙，此外无有也。今人但云阳瘅色明，阴瘅色晦，此不过气血之分，辨之不清，转足误人。如酒瘅变黑，女劳瘅额上黑，岂以其黑。遂谓阴瘅，可用附子干姜乎？夫女劳瘅者，真阳为血所壅闭，尚未大损，瘀血一行，阳气即通矣。阴瘅则真阳衰微不振，一任湿热与浊气败血，团结不散，必复其阳，锢始开，倘非离照当空，幽隐胡由毕达耶？学者试于前卷方论中究心焉，思过半矣。

律三条：

黄瘅病，得之外感者，误用补法，是谓实实，医之罪也。

黄瘅病，得之内伤者，误用攻法，是谓虚虚，医之罪也。

阴瘅病，误从阳治，袭用苦寒，倒行逆施，以致极重不返者，医杀之也。阴瘅无热恶寒，小便自利，脉迟而微，误开鬼门，则肌肤冷硬，自汗不止；误洁净府，则膀胱不约，小便如奔，死期且在旦暮，况于吐下之大谬乎？即以平善之药迁延，亦为待毙之术耳。在半阴半阳之证，其始必先退阴复阳，阴退乃从阳治。若以附子、黄连合用，必且有害，奈何纯阴无阳，辄用苦寒耶？

黄瘅门诸方

《金匮》桂枝黄芪汤　方见水肿门。

《金匮》小柴胡汤　方见呕吐门。

《金匮》瓜蒂散　方见三气门。

《金匮》小建中汤　方见虚劳门。

《金匮》小半夏汤　方见消渴门。方论俱见前。

《金匮》大黄硝石汤

大黄　黄柏　硝石各四两　栀子十五枚

上四味，以水六升，煮取二升，去滓，纳硝，更煮取一升顿服。

《金匮》栀子大黄汤

栀子十四枚　大黄一两　枳实五枚　豉一升

四味，以水六升，煮取二升，分温三服。

《金匮》茵陈蒿汤　三方合论见前。

茵陈蒿六两　栀子十四枚　大黄二两

上三味，以水一斗，先煮茵陈，减六升，纳二味，煮取三升，去滓，分温三服。小便当利，尿如皂角汁状，色正赤，一宿腹减，黄从小便去也。

按：黄瘅宜下之证颇多，如酒瘅腹满鼻煤，脉沉弦者，宜先下之。如病瘅以火劫其汗，两热合蒸其湿，一身尽发热，面黄肚热，热在里，当下之。前一方大黄硝石汤，治瘅病邪热内结，并膀胱俱结之重剂；中一方治酒热内结，且并肌表俱受热结之下剂；末一方治谷瘅瘀热在里，似表实非表热之下剂。学者比而参之，其用下之权宜，始得了然胸中也。

《金匮》茵陈五苓散　润气分燥热。

茵陈蒿末十分　五苓散五分，方见痰饮

上二味和匀，先食饮方寸匙，日三服。

《金匮》猪膏发煎　润血分燥热。

猪膏半斤　乱发如鸡子大三枚

上二味，和膏中煎之，发消药成，分再服，病从小便出。

按：二方，一治气分之燥，一治血分之燥，方论见前。

硝石矾石散　治女劳瘅。

硝石　矾石烧，等分

麻黄醇酒汤　治黄瘅表实。

麻黄三两

上一味，以美清酒五升，煮取二升半，顿服尽。冬月用酒，春月用水煮之。

茵陈附子干姜甘草汤　治阴黄，一名茵陈四逆汤。治发黄脉沉细迟，肢体逆冷，腰以上自汗。

茵陈二两　干姜炮，一两半　附子一枚，切八片，炮　甘草炙，一两

上为粗末，分作四帖，水煎服。

小茵陈汤　治发黄脉沉细迟，四肢及遍身冷。

茵陈二两　附子一枚，切八片，炮　甘草炙，一两

上为粗末，用水二升，煮一升，温分三服。

茵陈附子汤　治服四逆汤，身冷汗不止者。

茵陈一两半　附子二枚，各切八片，炮，干姜炮，二两半

上为粗末，水煎，分三服。

茵陈茱萸汤　治服茵陈附子汤，证未退及脉伏者。

吴茱萸一两　当归三分　附子二枚，各切八片，炮　木通一两　干姜炮　茵陈各一两半

上为粗末，分作二服，水煎。

韩氏茵陈橘皮汤　治身黄脉沉细数，身热而手足寒，喘呕烦躁不渴者。

茵陈　橘皮　生姜各一两　白术一分　半夏　茯苓各半两

上为末，水四升，煮取二升，放温，分作四服。

按：此系足太阴证，少兼足阳明耳。

韩氏茵陈茯苓汤　治发黄脉沉细数，四肢冷，小便涩，烦躁而渴。

茯苓　桂枝　猪苓各一两　滑石一两半　茵陈一两

上为末，每服半两，水煎服。如脉未出，加当归。

麻黄连翘赤小豆汤　治身热不去，瘀热在里，发黄，小便微利。

麻黄　连翘各一两　赤小豆一合

上㕮咀，作一服，水煎。

抵当汤　治太阳伤寒，头痛身热，法当汗解，反利小便，热瘀膀胱，则身黄脉沉，少腹硬，小便自利，其人如狂者，下焦有血也，宜此汤主之。

水蛭　虻虫各十个　大黄一两　桃仁十二个

上剉作一服，水煎，食前服。轻者用桃仁承气汤。

按：麻黄连翘赤小豆方，乃仲景治伤寒发黄，热瘀在表之方也。此方乃仲景治伤寒发黄，热瘀在里，血蓄下焦之方也。采而录之者，见杂证当比类而思治，倘因同脉同证同，则用当而通神矣。

半夏汤　治酒瘅身黄无热，清言了了，腹满欲呕，心烦足热，或癥瘕，心中懊憹，其脉沉弦或紧细。

半夏　茯苓　白术各三两　前胡　枳壳炒　甘草　大戟炒，各三两　黄芩　茵陈　当归各一两

上㕮咀，每服四钱，水煎，入姜三片，空心服。

按：《金匮》云：酒黄瘅者，或酒无热，清言了了，腹满欲吐，鼻燥，其脉浮者先吐之，沉弦者先下之。海人察脉辨证，而用治得其先务，其指已明，不必出方也。后人模仿，为此一方，揉入他证他脉，真同说梦。

藿脾饮戴氏　治酒瘅。

藿香叶　枇杷叶去毛　桑白皮　陈橘皮　干葛　白茯苓　鸡距子各等分

上水煎，下酒煮黄连丸。

栀子大黄汤　治酒瘅，心中懊憹或热痛。

山栀十四枚　大黄一两　枳实五枚　豆豉一升

上四味，以水六升，煎取二升，分温三服。

白术汤《三因》　治酒瘅因下后变为黑瘅，目青面黑，心中如啖蒜齑状，大便黑，皮肤不仁，脉微而数。

白术　桂心各一钱　枳实麸炒　豆豉　甘葛　杏仁　甘草炙，各五分

水一钟，煎至七分，食前服。

按：陈无择仿《金匮》酒瘅下之，久久为黑瘅全文，而制此方。只从酒热起见，漫不识其来意，讵知营卫之气，以久下而陷，不易升布，乃至索然不运于周身，而周身之血亦瘀黯而变黑色，是必先复其营卫之气，随听营卫运退其瘀黯，然后为可。无择贤者，且不深究厥旨，他何望耶？

酒煮黄连丸　治酒瘅。见三气门。

加味四君子汤　治色瘅。

人参　白术　白茯苓　白芍药　黄芪炙

白扁豆炒，各三钱　甘草炙，一钱

水二钟，生姜五片，红枣二枚，煎一钟，服无时。

肾瘅汤　治肾瘅目黄，浑身金色，小便赤涩。

升麻根半两　苍术　防风根　独活根　白术　柴胡根　羌活根　葛根各五分　白茯苓　猪苓　泽泻　甘草根各三分　黄柏二分　人参　神曲各六分

分作二帖，水煎，食前稍热服。

按：东垣之制此方，无非欲解散肾脏之瘀热，传出膀胱之腑，俾得表里分消耳。究竟所用表药之根，终是体轻无力，不能深入，更不能透瘀热坚垒，虽有深心，亦不过无可奈何之方而已。医而不从事仲景，能免面墙而立乎？

小菟丝子丸　治女劳瘅。治肾气虚损，五劳七伤，少腹拘急，四肢酸疼，面色黧黑，唇口干燥，目暗耳鸣，心松气短，夜梦惊恐，精神困倦，喜怒无常，悲忧不乐，饮食无味，举动乏力，心腹胀满，脚膝痿缓，小便滑数，房室不举，股内湿痒，水道涩痛，小便出血，时有遗沥，并宜服之。久服填骨髓，续绝伤，补五脏，去万病，明视听，益颜色，轻身延年，聪耳明目。

石莲肉二两　白茯苓蒸，一两　菟丝子酒浸，研，五两　淮山药二两，小半打糊

上为细末，用山药糊搜和为丸，如梧子大，每服五十丸，温酒或盐汤下，空心服。如脚膝无力，木瓜汤下，晚食前再服。

按：后人制方，方下必夸大其辞，令用者欣然乐从，似此一方，立于无过之地，洋洋盈耳，何不可耶？

崔氏八味丸　治女劳瘅。方见二卷中寒门。

滑石散　治女劳瘅。详辨其讹，宜合前论细阅。

滑石一两半　白矾一两，枯

上为细末，每服二钱，用大麦粥清食前调服，以小便出黄水为度。

按：此方即《金匮》硝石矾石散也。后人不解用硝石之意，狂瞽轻变其药，并变方名，前有专论论之矣。兹再托出《金匮》制方奥义，相与明之。盖少阴主内，一身精血，悉属主管。血虽化于脾，生于心，藏于肝，苟少阴肾之主内者病，则脾莫得而化血，心莫得而生血，肝莫得而藏血，营卫之运行稽迟，充身之血液败结，乃至为干血劳，为女劳瘅，向非亟去其败结，新血不生，将其人亦不生矣。原方取用硝石咸寒，壮水之主，以驱涤肠胃瘀壅之湿热，推陈致新。合之矾石，能除固热之在骨髓者，并建消瘀除浊之伟绩。以大麦粥为使，引入肠胃，俾瘀血分从二阴之窍而出，大便属阴其色黑，小便属阳其色黄，可互验也。后之无识者，更硝石为滑石，但取小便色黄为验，并不问大便之色黑，疏陋极矣。陈无择从谀其说，拟议于二方之间，门外之汉不足责也。古今之以小成自狃者，独一无择乎哉！

茯苓渗湿汤　治黄瘅寒热呕吐，渴欲饮水，身体面目俱黄，小便不利，全不食，不得卧。

茵陈七分　白茯苓六分　木猪苓　泽泻　白术　陈皮　苍术米泔浸一宿，咀，炒　黄连各五分　山栀炒　秦艽　防己　葛根各四分

水二钟，煎七分，食前服。

按：方下诸证，俱系邪热壅盛于胃，虽全不食似虚，实非虚也，故可用之散邪解热。

参术健脾汤　治发黄日久，脾胃虚弱，饮食少思。

人参　白术各一钱半　白茯苓　陈皮　白芍药煨　当归各一钱　炙甘草七分

水二钟，枣二枚，煎八分，食前服。色

瘅加炙黄芪、白扁豆各一钱。

按：此一方，为中气虚弱而设，故不治其瘅，但补其中，较前一方天渊，故两备酌用。

当归秦艽散　治五瘅口淡咽干，倦怠发热微寒。

白术　茯苓　秦艽　当归　川芎　芍药
熟地黄酒蒸　陈皮各一钱　半夏曲　炙甘草各五分

水二钟，姜三片，煎八分，食前服。《济生》有肉桂、小草，名秦艽饮子。

按：此一方，血虚热入血分，又非前中虚可用补气之比，并录以备酌用。其虚劳证，人参养荣汤用之。

黄连散　治黄瘅大小便秘涩壅热，累效。

黄连二两　大黄二两，醋炒　黄芩　甘草各一两，炙

上为极细末，食后温水调下二钱，日三服。先用瓜蒂散搐鼻，取下黄水，却服此药。

按：田野粗蛮之人，多有实证，可用此药。若膏粱辈，纵有实热，此方亦未可用，当以为戒。

茵陈附子干姜汤　治阴黄。

附子炮，去皮，三钱　干姜炮，二钱　茵陈一钱二分　草豆蔻煨，一钱　白术四分　枳实麸炒　半夏制　泽泻各五分　白茯苓　橘红各三分
生姜五片

水煎去滓，凉服。

按：此方治服寒凉药过多，变阴黄者。

秦艽汤　治阴黄不欲闻人言，小便不利。

秦艽一两　旋覆花　赤茯苓　炙甘草各五钱

上㕮咀，每服四钱匕，以牛乳汁一盏，煎至六分，去滓，不拘时温服。

按：此一方，治胃中津虚亡阳而发阴黄者。其证较前方所主之证迥别，两故录之以

备酌用。然此证其脉必微弱伏结，亡阳者，亡津液也。

治阴黄汗染衣涕唾黄

用蔓菁子捣末，平旦以井华水服一匙，日再加至两匙，以知为度。每夜小便中浸少许帛子，各书记曰，色渐退白则瘥，不过五升而愈。

按：此方退阴黄之不涉虚者，平中之奇。

一清饮　治瘅证发热。

柴胡三钱　赤茯苓二钱　桑白皮炒　川芎各一钱半　甘草炙，一钱

水二钟，姜三片，红枣一枚，煎一钟，食前服。

按：此一方，治肝血肺气交热之证，轻剂可退热也。

青龙散　治风气传化，腹内瘀结而目黄，风气不得泄为热中，烦渴引饮。

地黄　仙灵脾　防风各二钱半　荆芥穗一两　何首乌去黑皮，米泔浸一宿，竹刀切，二钱半

上为末，每日三服，食后沸汤调下一钱。

按：风气发黄，病在营卫之间者，方宜仿此。

小柴胡加栀子汤　治邪热留半表半里而发黄者，仍以和其表里为法，虽杂证不能外也。

柴胡半斤　黄芩三两　人参三两　甘草三两
半夏半斤　生姜三两　大枣十二枚　栀子三十枚

上八味，以水一斗二升，煮取六升，去滓，再煎取三升，温服一升，日三服。

肺痈肺痿门

论一首　法十三条　律四条

论曰肺痈肺痿之证，谁秉内照，旷然洞悉，请以一得之愚，僭为敷陈。人身之气，禀命于肺，肺气清肃，则周身之气莫不服从

而顺行；肺气壅浊，则周身之气易致横逆而犯上。故肺痈者，肺气壅而不通也；肺痿者，肺气痿而不振也。才见久咳上气，先须防此两证。肺痈由五脏蕴崇之火，与胃中停蓄之热，上乘乎肺，肺受火热熏灼，即血为之凝，血凝即痰为之裹，遂成小痈。所结之形日长，则肺日胀而胁骨日昂，乃至咳声频并，浊痰如胶，发热畏寒，日晡尤甚，面红鼻燥，胸生甲错。始先即能辨其脉证，属表属里，极力开提攻下，无不愈者。奈何医学无传，尔我形骸，视等隔垣。但知见咳治咳，或用牛黄犀角，冀以解热，或用膏子油粘，冀以润燥，或朝进补阴丸，或夜服清胃散，千蹊万径，无往非杀人之算。病者亦自以为虚劳尸瘵，莫可奈何。迨至血化为脓，肺叶朽坏，倾囊吐出，始识其证，十死不救，嗟无及矣。间有痈小气壮，胃强善食，其脓不从口出，或顺趋肛门，或旁穿胁肋，仍可得生，然不过十中二三耳。《金匮》治法最精，用力全在未成脓之先；今人施于既成脓之后，其有济乎？肺痿者，其积渐已非一日，其寒热不止一端，总由胃中津液不输于肺，肺失所养，转枯转燥，然后成之。盖肺金之生水，精华四布者，全借胃土津液之富，上供罔缺。但胃中津液暗伤之窦最多，医者粗率，不知爱护，或腠理素疏，无故而大发其汗；或中气素馁，频吐以倒倾其囊；或瘅成消中，饮水而渴不解，泉竭自中；或肠枯便秘，强利以求其快，漏卮难继，只此上供之津液，坐耗歧途。于是肺火日炽，肺热日深，肺中小管日窒，咳声以渐不扬，胸中脂膜口干，咳痰难于上出，行动数武，气即喘鸣，冲击连声，痰始一应。《金匮》治法，非不彰明，然混在肺痈一门，况难解其精意。大要缓而图之，生胃津，润肺燥，下逆气，开积痰，止浊唾，补真气以通肺之小管，散火热以复肺之清肃。

如半身痿废及手足痿软，治之得法，亦能复起。虽云肺病近在胸中，呼吸所关，可不置力乎？肺痈属在有形之血，血结宜骤攻；肺痿属在无形之气，气伤宜徐理。肺痈为实，误以肺痿治之，是为实实；肺痿为虚，误以肺痈治之，是为虚虚。此辨证用药之大略也。

《金匮》论肺痈肺痿之脉云：寸口脉数，其人咳，口中反有浊唾涎沫者，为肺痿之病。若口中辟辟燥，咳即胸中隐隐痛，脉反滑数，此为肺痈，咳唾脓血。脉数虚者为肺痿，数实者为肺痈。

两手寸口之脉，原为手太阴肺脉，此云寸口脉数，云滑数，云数虚、数实，皆指左右三部统言，非如气口独言右关之上也。其人咳，口中反有浊唾涎沫，顷之遍地者，为肺痿，言咳而口中不干燥也。若咳而口中辟辟燥，则是肺已结痈，火热之毒，出现于口，咳声上下，触动其痈，胸中即隐隐而痛，其脉必见滑数有力，正邪气方盛之征也。数虚、数实之脉，以之分别肺痿、肺痈，是则肺痿当补，肺痈当泻，隐然言表。

《金匮》论肺痈，又云寸口脉微而数，微则为风，数则为热；微则汗出，数则畏寒。风中于卫，呼气不入；热过于荣，吸而不出。风伤皮毛，热伤血脉。风舍于肺，其人则咳，口干喘满，燥不渴，时唾浊沫，时时振寒。热之所过，血为之凝滞，蓄结痈脓，吐如米粥。始萌可救，脓成则死。

肺痈之脉，既云滑数，此复云微数者，非脉之有不同也。滑数者，已成之脉；微数者，初起之因也。初起以左右三部脉微，知其卫中于风而自汗；左右三部脉数，知为荣吸其热而畏寒。然风初入卫，尚随呼气而出，不能深入，所伤者，不过在于皮毛，皮毛者肺之合也，风由所合，以渐舍肺俞，而咳唾振寒，兹时从外入者，从外出之易易也。若夫热过于荣，即随吸气深入不出，而伤其血脉矣。卫中之风，得荣中之热，留恋固结于肺叶之间，乃致血为凝滞，以渐结为痈脓，是则有形之败浊，必从泻肺之法而下驱之。若得其毒，随驱下移入胃、入腹、入肠，再一驱即尽去不留矣。安在始萌不救，听其脓成而致肺叶腐败耶？

《金匮》于二证，用彻土绸缪之法，治之于早。然先从脉辨其数虚、数实，次从口辨其吐沫、干燥。然更出一捷要之法，谓咳嗽之初，即见上气喘急者，乃外受风寒所致，其脉必浮，宜从越婢加半夏之法，及小青龙加石膏之法，亟为表散。不尔，即是肺痈、肺痿之始基。故以咳嗽上气病证，同叙于肺痈肺痿之下，而另立痰饮咳嗽本门，原有深意。见咳而至于上气，即是肺中壅塞，逼迫难安，尚何等待，不急散邪上气，以清其肺乎？然亦分表里虚实为治，不当误施转增其困矣。

《金匮》云：上气面浮肿，肩息，其脉浮大，不治，又加利尤甚。又云：上气喘而躁者，属肺胀，欲作风水，发汗则愈。

上气之候，至于面目浮肿，鼻有息音，是其肺气壅逼，上而不下，加以其脉浮大，气方外出，无法可令内还而下趋，故云不治也。加利则上下交争，更何以堪之？肺胀而发其汗者，即《内经》开鬼门之法，一汗而令风邪先泄于肌表，水无风战，自顺趋而从下出也。若夫面目浮肿，鼻有息音，其痿全在气逆，气可外泄乎？况乎逆上者未已，可尽泄乎？外不可泄，而内又不能返，故云不治。良工苦心，以渐收摄其气，顺从膀胱之化，尚可得生。故知不治二字原活，初非以死限之矣。

论《金匮》甘草干姜汤

法云：肺痿吐涎沫而不咳者，其人不渴，必遗尿，小便数，所以然者，以上虚不能制下故也。此为肺中冷，必眩，多涎唾，用甘草干姜汤以温之。若服汤已渴者，属消渴。

肺热则膀胱气化亦热，小便必赤涩而不能多。若肺痿之候，但吐涎沫而不咳，复不渴，反遗尿而小便数者，何其与本病相反耶？必其人上虚不能制下，以故小便无所收摄耳。此为肺中冷，阴气上巅，侮其阳气，故必眩。阴寒之气，凝滞津液，故多涎唾。若始先不渴，服温药即转渴者，明是消渴饮一溲二之证，消渴又与痈疽同类，更当消息之矣。

论《金匮》射干麻黄汤、厚朴麻黄汤二方

法云：咳而上气，喉中水鸡声，射干麻黄汤主之。咳而脉浮者，厚朴麻黄汤主之。

上气而作水鸡声，乃是痰碍其气，气触其痰，风寒入肺之一验耳。发表、下气、润燥、开痰，四法萃于一方，用以分解其邪，不使之合，此因证定药之一法也。若咳而其脉亦浮，则外邪居多，全以外散为主，用法即于小青龙汤中去桂枝、芍药、甘草，加厚朴、石膏、小麦，仍从肺病起见。以故桂枝之热，芍药之收，甘草之缓，概示不用，而加厚朴以下气，石膏以清热，小麦引入胃中助其升发之气，一举而表解脉和，于以置力于本病，然后破竹之势可成耳。一经裁酌，直若使小青龙载肺病腾空而去，神哉快哉！

论《金匮》泽漆汤

法云：咳而脉沉者，泽漆汤主之。

脉浮为在表，脉沉为在里，表里二字，与伤寒之表里大殊。表者，邪在卫即肺之表也；里者，邪在荣即肺之里也。热过于荣，吸而不出，其血必结，血结则痰气必为外裹。故用泽漆之破血为君，加入开痰下气，清热和荣诸药，俾坚垒一空，元气不损，制方之意若此。

论《金匮》皂荚丸

法云：咳逆上气，时时唾浊，坐不得眠，皂荚丸主之。

火热之毒，结聚于肺，表之、里之、清之、温之，曾不少应，坚而不可攻者，又用此丸豆大三粒，朝三服，暮一服，吞适病所，如棘针遍刺，四面环攻，如是多日，庶几无坚不入，聿成荡洗之功，不可以药之微贱而少之也。胸中手不可及，即谓为代针丸可矣。

论《金匮》麦门冬汤

法云：火逆上气，咽喉不利，止逆下气者，麦门冬汤主之。

此胃中津液干枯，虚火上炎之证，治本之良法也。夫用降火之药而火反升，用寒凉之药而热转炽者，徒知与火热相争，未思及必不可得之数，不惟无益，而反害之。凡肺病有胃气则生，无胃气则死。胃气者，肺之母气也。《本草》有知母之名者，谓肺藉其清凉，知清凉为肺之母也；有贝母之名者，谓肺藉其豁痰，实豁痰为肺之母也。然屡施于火逆上气，咽喉不利之证，而屡不应，名不称矣。孰知仲景有此妙法，于麦冬、人参、甘草、粳米、大枣大补中气、大生津液队中，增入半夏之辛温一味，其利咽下气，非半夏之功，实善用半夏之功，擅古今未有之奇矣。

论《金匮》桔梗汤

法云：咳而胸满，振寒，咽干不渴，时出浊唾腥臭，久久吐脓如米粥者，为肺痈，桔梗汤主之。

此上提之法也。痈结肺中，乘其新造未固，提而出之，所提之败血，或从唾出，或从便出而可愈，与滋蔓难图脓成自溃之死证迥殊。脓未成时，多服此种，亦足以杀其毒势，而坚者渐瑕，壅者渐通也。然用药必须有因，此因胸满振寒不渴，病不在里而在表，

用此开提其肺气，适为恰当。如其势已入里，又当引之从胃入肠，此法殊不中用矣。

论《金匮》葶苈大枣泻肺汤

法云：肺痈不得卧，葶苈大枣泻肺汤主之。附方云：肺痈胸满胀，一身面目浮肿，鼻塞清涕出，不闻香臭酸辛，咳逆上气，喘鸣迫塞，葶苈大枣泻肺汤主之。三日一服，可服至三四剂，先服小青龙汤一剂乃进。

此治肺痈吃紧之方也。肺中生痈，不泻其肺，更欲何待？然日久痈脓已成，泻之无益；日久肺气已索，泻之转伤。惟血结而脓未成，当亟以泻肺之法夺之，亦必其人表证尽入于里，因势利导，乃可为功。所附之方项下，纯是表证，何其甘悖仲景而不辞？然亦具有高识远意，必因其里证不能少待，不得不用之耳。其云先服小青龙汤一剂乃进，情可识矣。论其常，则当升散开提者，且未可下夺；论其急，则当下夺者，徒牵制于其外，反昧脓成则死之大戒，安得以彼易此哉？

论《金匮》越婢加半夏汤、小青龙加石膏汤二方

法云：咳而上气，此为肺胀，其人喘，目如脱状，脉浮大者，越婢加半夏汤主之。又云：肺胀，咳而上气，烦躁而喘，脉浮者，心下有水，小青龙加石膏汤主之。

前一方，麻黄汤中以杏仁易石膏而加姜、枣，则发散之力微而且缓。后一方中，以证兼烦躁，宜发其汗，麻桂药中加入石膏，其力转猛，然监以芍药、五味子、干姜，其势下趋水道，亦不至过汗也。越婢方中，有石膏，无半夏；小青龙方中，有半夏，无石膏。观二方所加之意，全重石膏、半夏二物，协力建功。石膏清热，藉辛温亦能豁痰；半夏豁痰，藉辛凉亦能清热。不然，石膏可无虑，半夏在所禁矣。前麦门冬方中，下气止逆，全借半夏入生津药中；此二方，又借半夏入

清气药中。仲景加减成方，无非生心化裁，后学所当神往矣。

再论肺痈、肺痿之病，皆燥病也。肺禀清肃之令，乃金寒水冷之脏，火热熏灼，久久失其清肃而变为燥。肺中生痈，其津液全裹其痈，不溢于口，故口中辟辟然干燥。肺热成痿，则津液之上供者，悉从燥热化为涎沫浊唾，证多不渴，较胃中津液尽伤，母病累子之痿，又大不同，只是津液之上输者，变为唾沫，肺不沾其惠泽耳。若夫痿病津液不能灭火，反从火化，累年积岁，肺叶之间，酿成一大火聚，以清凉投之，扞格不入矣。然虽扞格，固无害也。设以燥热投之，以火济火，其人有不坐毙者乎？半夏燥药也，投入肺中，转增其患，自不待言。但清凉既不能入，惟燥与燥相得，乃能入之，故用半夏之燥，入清凉生津药中，则不但不燥，转足开燥，其浊沫随逆气下趋，久久津液之上输者，不结为涎沫，而肺得沾其溃润，痿斯起矣。人但知半夏能燥津液，孰知善用之即能驱所燥之津液乎？此精蕴也。

附方　六方系孙奇辈采附《金匮》者，论具本方之下。

《外台》炙甘草汤　治肺痿涎唾多，心中温温液液者。

《千金》甘草汤

《千金》生姜甘草汤　治肺痿咳涎沫不止，咽燥而渴。

《千金》桂枝去芍药加皂荚汤　治肺痿吐涎沫。

《外台》桔梗白散　治咳而胸满，振寒脉数，咽干不渴，时出浊唾腥臭，久久吐脓如米粥者，为肺痈。

《千金》苇茎汤　治咳有微热，烦懑，胸中甲错，为肺痈。

律四条

凡肺痿病，多不渴，以其不渴，漫然不用生津之药，任其肺日枯燥，医之罪也。以其不渴，恣胆用燥热之药，势必熇熇不救，罪加等也。

凡治肺痿病，淹淹不振，如鲁哀朝，虽孔圣不讨三家僭窃，但扶天常，植人纪，嘿维宗社耳。故行峻法，大驱涎沫，图速效，反速毙，医之罪也。

凡治肺痈病，须与肺痿分头异治。肺痈为实，肺痿为虚；肺痈为阳实，肺痿为阴虚。阳实始宜散邪，次宜下气；阴虚宜补胃津，兼润肺燥。若不分辨而误治，医杀之也。

凡治肺痈病，以清肺热，救肺气，俾肺叶不致焦腐，其生乃全。故清一分肺热，即存一分肺气。而清热必须涤其壅塞，分杀其势于大肠，令浊秽脓血，日渐下移为妙。若但清解其上，不引之下出，医之罪也。甚有恶其下利奔迫，而急止之，罪加等也。

肺痈肺痿门《金匮》诸方

《金匮》甘草干姜汤

甘草四两，炙　干姜二两，炮

上咬咀，以水三升，煮取一升五合，去滓，分温再服。

《金匮》射干麻黄汤

射干十三枚，一云三两　麻黄四两　生姜四两　细辛三两　紫菀三两　款冬花三两　五味子半升　大枣七枚　半夏大者八枚，洗，一法半升

上九味，以水一斗二升，先煮麻黄两沸，去上沫，纳诸药，煮取三升，分温三服。

《金匮》皂荚丸

皂荚八两，刮去皮用，酥炙

上一味末之，蜜丸梧子大，以枣膏和汤服三丸，日三夜一服。

《金匮》厚朴麻黄汤

厚朴五两　麻黄四两　石膏如鸡子大　杏仁半升　半夏半升　干姜二两　细辛二两　小麦一升　五味子半斤

上九味，以水一斗二升，先煮小麦熟，去滓，纳诸药，煮取三升，温服一升，日三服。

《金匮》泽漆汤

半夏半升　紫参五两，一作紫菀　泽漆三斤，以东流水五斗，煮取一斗五升　生姜五两　白前五两　甘草　黄芩　人参　桂枝各三两

上九味㕮咀，内泽漆汁中，煮取五升，温服五合，至夜尽。

《金匮》麦门冬汤

麦门冬七升　半夏一升　人参三两　甘草二两　粳米三合　大枣十二枚

上六味，以水一斗二升，煮取六升，温服一升，日三夜一服。

《金匮》葶苈大枣泻肺汤

葶苈熬令黄色，捣丸如弹子大　大枣十二枚

上先以水三升，煮枣取二升，去枣纳葶苈，煮取一升，顿服。

《金匮》桔梗汤　亦治

桔梗一两　甘草二两

上二味，以水三升，煮取一升，分温再服，则吐脓血也。

《金匮》越婢加半夏汤

麻黄六两　石膏半斤　生姜三两　大枣十五枚　甘草二两　半夏半斤

上六味，以水六升，先煮麻黄，去上沫，纳诸药，煮取三升，分温三服。

《金匮》小青龙加石膏汤

麻黄　芍药　桂枝　细辛　甘草　干姜各三两　五味子　半夏各半升　石膏二两

上九味，以水一斗，先煮麻黄，去沫，纳诸药，煮取三升，强人服一升，羸者减之，日三服。小儿服四合。

《外台》炙甘草汤

治肺痿咳唾多，心中温温液液者。

甘草四两，炙　桂枝　生姜各三两　麦门冬半斤　麻仁半斤　人参　阿胶各二两　大枣三十枚　生地黄一斤

上九味，以酒七升，水八升，先煮八味，取三升，去滓，纳胶消尽，温取一升，日三服。

按：炙甘草汤，仲景伤寒门治邪少虚多，脉结代之圣方也，一名复脉汤。《千金翼》用之以治虚劳，即名为《千金翼》炙甘草汤。《外台》用之以治肺痿，即名为《外台》炙甘草汤。盖以伤寒方中，无治虚劳，无治肺痿之条，而二书有之耳。究竟本方所治，亦何止于二病哉？昌每用仲景诸方，即为生心之化裁，亦若是而已矣。《外台》所取，在于益肺气之虚，润肺金之燥，无出是方。至于桂枝辛热，似有不宜，而不知桂枝能通营卫，致津液。营卫通，津液致，则肺气转输浊沫，以渐而下，尤为要药。所以云治心中温温液液者。

《金匮》甘草汤

甘草

上一味，以水三升，煮减半，分温三服。

按：本方用甘草一味，乃从长桑君以后，相传之神方也。历代内府御院，莫不珍之。盖和其偏，缓其急，化其毒，卓然奉之为先务，然后以他药匡辅其不逮，可得收功敏捷耳。今之用是方，徒见诸家方中，竞夸神功，及服之，不过少杀其势于三四日之间，究不收其实效，遂以为未必然耳。因并传其次第，以为学者用方时，重加细绎耳。

《金匮》生姜甘草汤　治肺痿咳涎沫不止，咽燥而闷。

生姜五两　人参三两　甘草四两　大枣十

五枚

上四味，以水七升，煮取三升，分温三服。

按：此方，即从前甘草一味方中，而广其法，以治肺痿，胃中津液上竭，肺燥已极，胸咽之间，干槁无耐之证。以生姜之辛润上行为君，合之人参、大枣、甘草，入胃而大生其津液，于以回枯泽槁，润咽快膈，真神方也。

《千金》桂枝去芍药加皂荚汤 治肺痿吐涎沫。

桂枝二两　生姜三两　甘草二两　大枣十枚
皂荚二枚，去皮、子，炙黑

上五味，以水七升，微微火煮取三升，分温三服。

按：此方，即桂枝汤本方去芍药加皂荚也。芍药收阴酸敛，非此证所宜，故去之。皂荚入药，胸中如棘针四射，不令涎沫壅遏，故加之。此大治其营卫之上着也，营卫通行，则肺气不壅矣。

《外台》桔梗白散 治咳而胸满，振寒脉数，咽干不渴，时出浊唾腥臭，久久吐脓如米粥者，为肺痈。

桔梗　贝母各三分　巴豆一分，去皮，熬，研如脂

上三味为散，强人饮服半钱匕，羸者减之。病在膈上者吐脓血，膈下者泻出，若下多不止，饮冷水一杯则定。

按：咳而胸满七证，乃肺痈之明证。用

此方深入其阻，开通其壅遏，或上或下，因势利导，诚先着也。虽有葶苈大枣泻肺汤一方，但在气分不能深入，故用此方，于其将成脓未成脓之时，早为置力，庶不犯脓成则死之迟误，岂不超乎？

《千金》苇茎汤 治咳有微热烦满，胸中甲错，是为肺痈。

苇茎二升　薏苡仁半斤　桃仁五十枚　瓜瓣半升

上四味，以水一斗，先煮苇茎得五升，去滓，纳诸药，煮取二升，服一升，再服当吐如脓。

按：此方不用巴豆，其力差缓。然以桃仁亟行其血，不令成脓，其意甚善，合之苇茎、薏苡仁、瓜瓣，清热排脓，行浊消瘀，润燥开痰，收功于必胜，亦堂堂正正，有制之师也。

总按：肺为娇脏，肺气素为形寒饮冷而受伤，久久出汗过多而不瘥，气馁不振，即为肺痿。其风伤皮毛，热伤血脉，风热相搏，气血稽留，遂为肺痈。肺痿多涎沫，乃至便下浊沫；肺痈多脓血，乃至便下脓积。凡胃强能食而下传者，皆不死也。夫血热为肉败，营卫不行，必将为脓，是以《金匮》以通行营卫为第一义。欲治其子，先建其母，胃中津液，尤贵足以上供，而无绝乏。后世诸方，错出不一，不明大意，今一概不录，只此《金匮》十五方而已用之不尽矣。

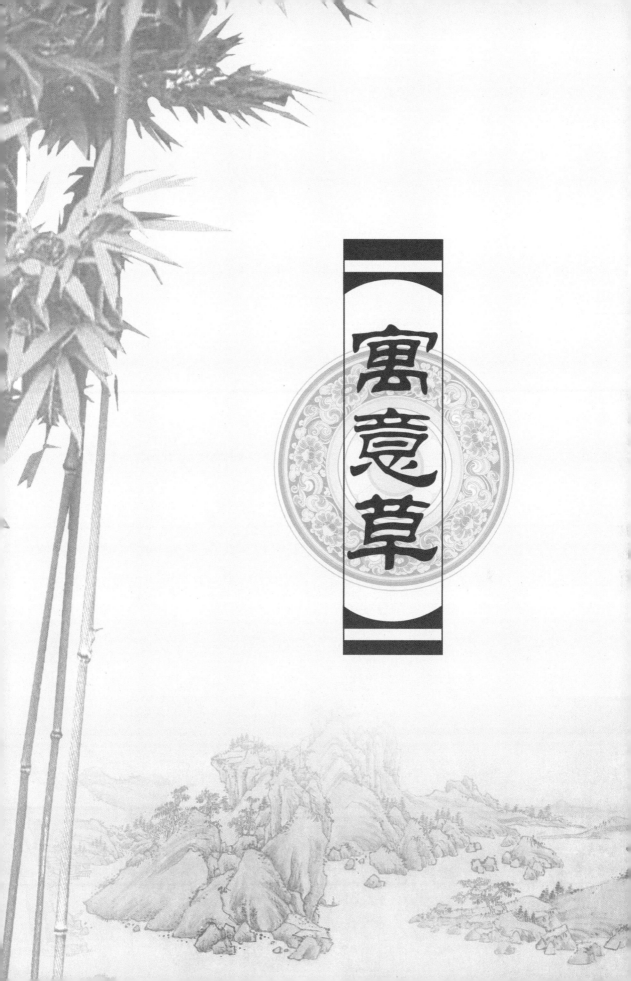

寓意草

寓意草自序

　　闻之医者意也。一病当前，先以意为运量，后乃经之以法，纬之以方，《内经》所谓微妙在意是也。医孰无意？而浅深由是，枘凿由是，径庭由是，而病机之安危倚伏，莫不由是。意之凝释，剖判荒茫，顾不危耶？大学诚意之功，在于格致，而其辨尤严于欺慊之两途。盖以杀机每随于阴幽，而生机恒苞于粹白。庄周曰：天地之道，近在胸臆，万一肺腑能语，升坠可怜，先儒人鬼关之辨精矣。昌谓医事中之欺慊，即众人之人鬼关也。奈何世之业医者，辄艳而称儒；儒之诵读无灵者，辄徙而言医。究竟无生（主）之衷，二三杂揉，医与儒之门，两无当也。求其拔类者，长沙一人而已。代有哲人，然比之仙释，则寥寥易于指数，岂非以小道自隘，莫溯三氏渊源乎？夫人生驱光逐景，偶影同游，欣慨交心，况于生死安危，忍怀侥幸。芸芸者物也，何以不格？昭昭者知也，何以不致？惟虚惟无，萌于太素者意也，何以不诚？格一物，即致一知，尚恐逐物求知，乃终日勘病。不知病为何物，而欲望其意之随举随当也，不亦难乎！昌于此道无他长，但自少至老，耳目所及之病，无不静气微心，呼噏与会，始化我身为病身。负影只立，而呻吟愁毒，恍忽而来，既化我心为病心。苟见其生，实欲其可，而头骨脑髓，捐之不惜。倘病多委折，治少精详，早已内照。他病未痊，我身先瘁，渊明所谓斯情无假，以故不能广及。然求诚一念，多于生死轮上，寂寂披回。不知者，谓昌乃从纸上得之。夫活法在人，岂纸上所能与耶？譬之兵法军机，马上且不能得，况于纸上妄谈孙吴。但令此心勤密在先，冥炅之下，神挺自颖。迩年先议病后用药，如射者引弓，预定中之之高下，其后不失，亦自可观，何必剜肠涤肺，乃称奇特哉！不揣欲遍历名封，大彰其志。不谓一身将老，世态日纷，三年之久，不鸣一邑。幸值谏议卣臣胡老先生建言归里，一切修举，悉从朝庭起见。即昌之一得微长，并蒙格外引契，参定俚案之近理者，命名《寓意草》。捐赀付梓，其意欲使四方周览之士，大破成局，同心悯痛，以登斯民于寿域，而为圣天子中兴燮理之一助云。然则小试寓意，岂易易能哉！

　　崇祯癸未岁季冬月西昌喻昌嘉言甫识

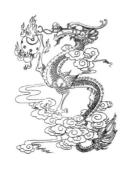

寓意草　卷一

先议病后用药

从上古以至今时，一代有一代之医，虽神圣贤明，分量不同，然必不能舍规矩准绳以为方圆平直也。故治病必先识病，识病然后议药，药者所以胜病者也。识病则千百药中，任举一二种用之。且通神，不识病则歧多而用眩。凡药皆可伤人，况于性最偏驳者乎？迩来习医者众，医学愈荒，遂成一议药不议病之世界，其夭枉不可胜悼。或以为杀运使然，不知天道岂好杀恶生耶？每见仕宦家，诊毕即令定方，以示慎重，初不论病从何起，药以何应，致庸师以模棱迎合之术，妄为拟议。迨药之不效，诿于无药。非无药也，可以胜病之药，以不识病情而未敢议用也，厄哉！《灵枢》《素问》《甲乙》《难经》无方之书，全不考究，而后来一切有方之书，奉为灵宝。如朱丹溪一家之言，其《脉因症治》一书，先论脉，次因，次症，后乃论治，其书即不行。而《心法》一书，群方错杂，则共宗之。又《本草》只述药性之功能，人不加嗜。及缪氏《经疏》兼述药性之过劣，则莫不悬之肘后。不思草木之性亦取其偏，以适人之用，其过劣不必言也，言之而弃置者众矣。曷不将《本草》诸药尽行删抹，独

留无过之药五、七、十种而用之乎？其于《周礼》令医人采毒药以供医事之旨，及历代帝王恐《本草》为未备，而博采增益之意，不大刺缪乎？欲破此惑，无如议病精详，病经议明，则有是病即有是药，病千变药亦千变，且勿论造化生心之妙，即某病之以某药为良，某药为劫者，至是始有定名。若不论病，则药之良毒善恶，何从定之哉？可见药性所谓良毒善恶，与病体所谓良毒善恶不同也。而不知者，必欲执药性为去取，何其陋耶？故昌之议病，非得已也。昔人登坛指顾，后效不爽前言；聚米如山，先事已饶硕画。医虽小道，何独不然？昌即不能变俗，实欲借此榜样，阐发病机，其能用不能用何计焉？

胡卣臣先生曰：先议病后用药，真《金匮》未抽之论。多将熇熇，不可救药，是能议病者；药不瞑眩，厥疾不瘳，是能用药者。

与门人定议病式

某年、某月、某地。某人年纪若干，形之肥瘦、长短若何？色之黑白、枯润若何？声之清浊、长短若何？人之形志苦乐若何？病始何日？初服何药？次后再服何药？某药稍效，某药不效？时下昼夜孰重？寒热孰多？饮食、喜恶多寡，二便滑涩有无？脉之三部九候，何候独异？二十四脉中何脉独见？何

脉兼见？其症或内伤，或外感，或兼内外，或不内外，依经断为何病？其标本先后何在？汗、吐、下、和、寒、温、补、泻何施？其药宜用七方中何方？十剂中何剂？五气中何气？五味中何味？以何汤名为加减和合？其效验定于何时？一一详明，务令纤毫不爽，起众信从，允为医门矜式，不必演文可也。

某年者，年上之干支，治病先明运气也。某月者，治病必本四时也。某地者，辨高卑、燥湿、五方异宜也。某龄、某形、某声、某气者，用之合脉，图万全也。形志苦乐者，验七情劳逸也。始于何日者，察久近传变也。历问病症药物验否者，以之斟酌己见也。昼夜寒热者，辨气分、血分也。饮食、二便者，察肠胃乖和也。三部九候何候独异，推十二经脉受病之所也。二十四脉见何脉者，审阴阳、表里无差忒也。依经断为何病者，名正则言顺，事成如律度也。标本先后何在者，识轻重次第也。汗、吐、下、和、寒、温、补、泻何施者，求一定不差之法也。七方——大、小、缓、急、奇、偶、复，乃药之制，不敢滥也；十剂——宣、通、补、泄、轻、重、滑、涩、燥、湿，乃药之宜，不敢泛也。五气中何气、五味中何味者，用药最上之法，寒、热、温、凉、平，合之酸、辛、甘、苦、咸。引汤名为加减者，循古不自用也。刻效于何时者，逐款辨之不差，以病之新久，五行定痊期也。若是则医案之在人者，工拙自定，积之数十年，治千万人而不爽也。

胡卣臣先生曰：此如条理始终，然智圣之事已备。

论金道宾真阳上脱之症

金道宾之诊，左尺脉和平，右尺脉如控弦、如贯索上冲甚锐。予为之骇曰：是病枝叶未有害，本实先拨，必得之醉而使内也。曰：诚有之，但已绝欲二年，服人参斤许，迄今诸无所苦，惟闭目转盼，则身非己有，恍若离魂者然，不识可治与否？予曰：可治。再四令疏方，未知方中之意，归语门人，因请立案。予曰：凡人佳冶当前，贾勇以明得意，又助之以麦蘖，五脏翻覆，宗筋纵弛，百脉动摇，以供一时之乐，不知难为继也。尝有未离女躯，顷刻告殒者矣。是病之有今日者，幸也。绝欲二年，此丈夫之行可收桑榆者，但不知能之不为乎，抑为之不能乎？不为者，一阳时生，斗柄尝运；不能者，相安于无事而已。夫人身之阴阳相抱而不脱，是以百年有常，故阳欲上脱，阴下吸之，不能脱也；阴欲下脱，阳上吸之，不能脱也。即病能非一，阴阳时有亢战，旋必两协其平。惟大醉大劳，乱其常度，二气乘之脱离，所争不必其多，即寸中脱出一分，此一分便孤而无偶，便营魄不能自主。治法要在寻其罅漏而缄固之。断鳌立极，炼石补天，非饰说也。若不识病所，而博搜以冀弋获，虽日服人参，徒竭重货，究鲜实益。盖上脱者，妄见妄闻，有如神灵；下脱者，不见不闻，有如聋瞆。上脱者，身轻快而汗多淋漓；下脱者，身重着而肉多青紫。昔有新贵人，马上扬扬得意，未及回寓，一笑而逝者，此上脱也。又有人寝而遭魇，身如被杖，九窍出血者，此下脱也。其有上下一时俱脱者，此则暴而又暴，不多经见者。其有左右相畸而脱者，左从上，右从下，魂升魄降，同例也。但治分新久，药贵引用。新病者，阴阳相乖，补偏救敝，宜用其偏；久病者，阴阳渐入，扶元养正，宜用其平。若久病误以重药投之，转增其竭绝耳。引用之法：上脱者，用七分阳药，三分阴药而夜服，从阴以引其阳；下脱者，用七分阴药，三分阳药而昼服，从阳以引其阴。引之又引，阴阳忽不觉其相抱，虽登高临深无所恐，发表攻里无所伤矣。《经》云：阴平阳秘，精神乃治，正谓此也。善调者，使坎中之真阳上升，则周身之气如冬至一阳初生，便葭管飞灰，天地翕然从其阳；使离中之真阴下降，则周身之气如夏至一阴初生，便蔈蜩迭应，天地翕然从其阴。是身中原有大药，岂区区草木所能方其万一者耶？

胡卣臣先生曰：言脱微矣，言治脱更微。盖天地其犹橐籥，理固然也。

金道宾后案

金道宾前案次年，始见而问治焉，今再伸治法。夫道宾之病，真阳上脱之病也。真阳者，父母构精时，一点真气结为露水小珠，而成胎之本也。故胎在母腹，先结两岐，即两肾也。肾为水脏，而真阳居于其中，在《易》坎中之阳为真阳，即此义也。真阳既以肾为窟宅，而潜伏水中，凝然不动，嘿与一身相管摄，是以足供百年之用。惟夫纵欲无度，肾水日竭，真阳之面目始露。夫阳者，亲上者也。至于露则魄汗淋漓，目中有光，面如渥丹，其飞扬屑越，孰从把握之哉？所为神魂飘荡，三年未有宁宇也。故每岁至冬而发，至春转剧。盖无以为冬水收藏之本，无以为春木发生之基。以故腰脊牵强，督脉缩而不舒，且眩掉动摇，有风之象，总由自伐其生生之根耳。夫生长化收藏之运，有一不称其职，便为不治之症。今奉藏者少，奉生者更少，为不治无疑矣。而仆断为可治者，以有法治之也。且再经寒暑，阴阳有渐入之机，而验之人事，三年间如处绝域，居围城，莫必旦夕之命，得于惩创者必深，夫是以知

其可治也。初以煎剂治之，剂中兼用三法：一者以涩固脱，一者以重治怯，一者以补理虚。缘真阳散越于外，如求亡子，不得不多方图之，服之果获大效。于是为外迎之法以导之，更进而治其本焉。治本一法，实有鬼神不觑之机，未可以言语形容者，姑以格物之理明之。畜鱼千头者，必置介类于池中，不则其鱼乘雷雨而冉冉腾散。盖鱼虽潜物，而性乐于动，以介类沉重下伏之物，而引鱼之潜伏不动，同气相求，理通玄奥也。故治真阳之飞腾屑越，不以鼋鳖之类引之下伏，不能也。此义直与奠玄圭而告平成，施八索以维地脉，同符合撰。前案中所谓断鳌立极，早已言之矣。然此法不可渎也，渎则鱼乱于下矣。其次用半引半收之法，又其次用大封大固之法。封固之法，世虽无传，先贤多有解其旨者。观其命方之名，有云三才封髓丸者，有云金锁正元丹者，封锁真阳不使外越，意自显然，先得我心之同矣。前江鼎翁公祖案中，盏中加油，则灯愈明；炉中复灰，则火不熄之说，亦早已言之矣。诚使真阳复返其宅，而凝然与真阴相恋，然后清明在躬，百年常保无患。然道宾之病，始于溺情，今虽小愈，倘无以大夺其情，势必为情所坏。惟是积精以自刚，积气以自卫，积神以自王，再加千日之把持，庶乎参天之干，非斧斤所能骤伤者。若以其时之久而难于需耐也，彼立功异域，啮雪虏庭，白首始得生还者，夫独非人也欤哉！前案中以绝欲二年为丈夫行，可收桑榆者，亦早已言之矣。今以药石生之，更不得不以苦言继之。仆不自度量，辄以一苇障狂澜也，其能乎否耶？

胡卣臣先生曰：妙理微机，一经抽发，真有一弹而三日乐，一徽而终日悲者。

辨袁仲卿小男死症
再生奇验并详诲门人

袁仲卿乃郎入水捉彭蜞为戏，偶仆水中，家人救出，少顷大热呻吟。诸小儿医以镇惊清热合成丸、散与服，二日遂至昏迷不醒，胸高三寸，颈软，头往侧倒，气已垂绝，万无生理。再四求余往视。诊其脉，只存蛛丝，过指全无，以汤二茶匙滴入口中，微有吞意。谓之曰：吾从来不惧外症之重，但脉已无根，不可救矣。一赵姓医云：鼻如烟煤，肺气已绝，纵有神丹，不可复活。余曰：此儿受症何至此极，主人及客俱请稍远，待吾一人独坐静筹其故。良久，曰：得之矣！其父且惊且喜，医者愿闻其说：余曰：惊风一症，乃前人凿空妄谈，后之小儿受其害者，不知几千百亿兆，昔与余乡幼科争论，殊无证据，后见方中行先生《伤寒条辨》后附痉书一册，专言其事，始知昔贤先得我心，于道为不孤。如此症因惊而得，其实跌仆水中，感冷湿之气，为外感发热之病，其食物在胃中者，因而不化，当比夹食伤寒例，用五积散治之。医者不明，以金石寒冷药镇坠，外邪深入脏腑，神识因而不清，其食停胃中者，得寒凉而不运，所进之药皆在胃口之上，不能透入，转积转多，以致胸高而突，宜以理中药运转前药。倘得症减脉出，然后从伤寒门用药，尚有生理。医者曰：鼻如烟煤，肺气已绝，而用理中，得毋重其绝乎？余曰：所以独坐沉思者，正为此耳。盖烟煤不过大肠燥结之证，若果肺绝，当汗出大喘，保得身热无汗？又何得胸高而气不逼，且鼻准有微润耶？此余之所以望其有生也。于是煎理中汤一盏与服，灌入喉中，大爆一口，果然从前二日所受之药一齐俱出，胸突顿平，颈亦稍硬，但

脉仍不出，人亦不苏。余曰：其事已验，即是转机，此为食尚未动，关窍堵塞之故。再灌前药些少，热已渐退，症复递减。乃从伤寒下例，以玄明粉一味化水，连灌三次，以开其大肠之燥结。是夜下黑粪甚多，次早忽言一声云：我要酒吃。此后尚不知人事，以生津药频灌，一日而苏。

胡卣臣先生曰：惊风一症，小儿生死大关，孰知其为外感耶？习幼科者能虚心领会此案，便可免乎殃咎，若骇为异说，则造孽无极矣。

附沙宅小儿治验

卫庠沙无翼，门人王生之表兄也。得子甚迟，然纵啖生硬冷物，一夕吐食暴僵，不醒人事。医以惊风药治之，浑身壮热，面若装朱，眼吊唇掀，下利不计其数，满床皆污。至寓长跽请救。诊毕谓曰：此慢脾风候也。脾气素伤，更以金石药重伤，今已将绝，故显若干危症。本有法可救，但须七日方醒，恐信不笃而更医，无识反得诿罪生谤。王生坚请监督其家，且以代劳，且以壮胆。于是用乌蝎四君子汤，每日灌一大剂，每剂用人参一钱。渠家虽暗慌，然见面赤退而色转明润，便泻止而动移轻活，似有欲言不言之意，亦自隐忍。至第六晚，忽觉手足不宁，揭去衣被，喜吞汤水，始极诋人参之害。王先生自张皇，竟不来寓告明，任其转请他医。才用牛黄少许，从前危症复出，面上一团死气，但大便不泻耳。重服理脾药，又五日方苏。

是役也，王生于袁仲卿一案若罔见，而平日提命，凡治阴病，得其转为阳病，则不药自愈；纵不愈，用阴分药一剂，或四物二连汤，或六味地黄汤以济其偏，则无不愈。亦若罔闻，姑为鸣鼓之攻，以明不屑之诲。

门人问曰：惊风一症，虽不见于古典，然相传几千百年，吾师虽辟其谬，顽钝辈尚不能无疑，请明辨之，以开聋瞆。答曰：此问亦不可少，吾为子辈大破其惑，因以破天下后世之惑。盖小儿初生，以及童

幼，肌肉、筋骨、脏腑、血脉，俱未充长，阳则有余，阴则不足，不比七尺之躯，阴阳交盛也。惟阴不足，阳有余，故身内易至于生热，热盛则生痰、生风、生惊，亦所恒有。设当日直以四字立名，曰热痰风惊，则后人不炫。因四字不便立名，乃节去二字，以惊字领头，风字煞尾。后人不解，遂以为奇特之病，且谓此病有八候。以其头摇手劲也，而立抽掣之名；以其卒口噤，脚挛急也，而立目邪心乱搐搦之名；以其脊强背反也，而立角弓反张之名。相传既久，不知其妄造，遇见此等症出，无不以为奇特，而不知小儿之腠理未密，易于感冒风寒。风寒中人，必先中入太阳经。太阳之脉起于目内眦，上额交巅入脑，还出别下项，夹脊抵腰中，是以病则筋脉牵强。因筋脉牵强，生出抽掣搐搦、角弓反张，种种不同名目。而用金石药镇坠，外邪深入脏腑，千中千死，万中万死。间有体坚症轻得愈者，又诧为再造奇功。遂至各守专门，虽日杀数儿，不自知其罪矣！百年之间，千里之远，出一二明哲，终不能一一尽剖疑关。如方书中有云，小儿八岁以前无伤寒。此等胡言，竟出自高明，偏足以惊风之说树帜。曾不思小儿不耐伤寒，初传太阳一经，早已身强多汗，筋脉牵动，人事昏沉，势已极于本经，汤药乱投，死亡接踵，何由见其传经解散耶？此所以误言小儿伤寒也。不知小儿易于外感，易于发热，伤寒为独多，世所妄称为惊风者，即是也。小儿伤寒要在三日内即愈为贵，若待经尽方解，必不能耐矣。又刚痓无汗，柔痓有汗，小儿刚痓少，柔痓多。世医见其汗出不止，神昏不醒，往往以慢惊风症为名，而用参、芪、术、附等药闭其腠理。热邪不得外越，亦为大害，但比金石药为差减耳。所以凡治小儿之热，但当彻其出表，不当固其入里也。仲景原有桂枝法，若舍而不用，从事东垣内伤为治，毫厘千里，最宜详细。又新产妇人，去血过多，阴虚阳盛，其感冒发热，原与小儿无别，医者相传，称为产后惊风，尤堪笑破口颊。要知吾辟惊风之说，非谓无惊病也。小儿气怯神弱，凡遇异形异声，骤然跌仆，皆生惊怖，其候面青粪青，多烦多哭。尝过于分别，不比热邪塞窍，神识昏迷，对面撞钟放铳，全然不闻者。细详勘验，自识惊风凿空之谬。子辈既游吾门，日引光明胜义，洗濯肺肠，忽然灵悟顿开，便与饮上池无二。若但于言下索解，则不能尽传

者多矣。

门人又问曰：伤寒原有一表一里之法，今谓热邪当从表出，不当令其深入，则里药全在所摈矣，岂于古法有未合欤？答曰：此问亦不可少，古法甚明，但后人卤莽不悟耳。盖人身一个壳子包着，脏腑在内，从壳子上论，即骨亦表；而从近壳子处论，即膀胱尾间之间亦出表之路也。在外以皮毛为表之表，在内以大小孔道为里之表，总驱热邪从外出也。惟有五脏之间，精神魂魄意之所居，乃真谓之里，而不可令外邪深入耳。如盗至人家，近大门则驱从大门出，近后门则驱从后门出，正不使其深入而得窥寝室耳。若盗未至后门，必欲驱至，及已至后门，必欲驱从大门出，皆非自完之道也。试观心肺脾肝肾之内，并无血脉、皮毛、肌肉、筋骨也，而所主者，乃在外之血脉、皮毛、肌肉、筋骨，则安得以在外者即名为里耶？所以伤寒之邪入内，有传腑传脏之不同，而传腑复有浅深之不同。胃之腑外主肌肉，而近大门，故可施解肌之法，内通大小肠，而近后门，故间有可下之法；至胆之腑，则深藏肝叶，乃寝室之内，去前后门俱远，故汗、下两有不宜，但从和解而已。若传至三阴，则已舍大门而逼近寝室，设无他症牵制，惟有大开后门，极力攻之，使从大便出耳。今之治伤寒者，误以包脏腑之壳子分表里，故动辄乖错。诚知五脏深藏于壳内，而分主在外之血脉、皮毛、肌肉、筋骨也，胸中了然矣。

门人又问曰：获闻躯壳包乎五脏，奉之为主之诲，心地顿开。但尚有一疑不识：人身之头，奉何脏为主耶，答曰：头为一身之元首，穹然居上，乃主而不奉脏者也。虽目通肝，耳通肾，鼻通肺，口通脾，舌通心，不过借之为户牖，不得而主之也。其主之脏，则以头之外壳包藏脑髓，脑为髓之海，主统一身骨中之精髓，以故老人髓减即头倾视深也。《内经》原有九脏之说，五脏加脑髓、骨、脉、胆、女子胞，神脏五，形脏四，共合为九，岂非脑之自为一脏之主耶？吾谓脑之中虽不藏神，而脑之上为天门，身中万神集会之所，泥丸一宫，所谓上八景也，惟致虚之极者，始能冥漠上通。子辈奈何妄问所主耶？凡伤寒显头疼之症者，用轻清药彻其邪从上出，所谓表也；用摘鼻药摘去脑中黄水，所谓里也。若热已平复，当虑热邪未尽，用下药时，大黄必须酒浸，藉药

力以上达，所谓鸟巢高巅，射而取之之法也。今世治大头瘟一症，皆从身之躯壳分表里，不从头之躯壳分表里，是以死亡莫救。诚知脑之自为一脏，而专力以功之，思过半矣！

辨黄长人伤寒
疑难危症治验并详诲门人

黄长人犯房劳，病伤寒，守不服药之戒，身热已退，十余日外，忽然昏沉，浑身战栗，手足如冰。举家忙乱，亟请余至，一医已合就姜、附之药矣。余适见而骇之，姑俟诊毕，再三辟其差谬。主家自疑阴症，言之不入，又不可以理服，只得与医者约曰：此一病药入口中，出生入死，关系重大，吾与丈各立担承，倘至用药差误，责有所归。医者云：吾治伤寒三十余年，不知甚么担承。余笑曰：有吾明眼在此，不忍见人活活就毙，吾亦不得已也。如不担承，待吾用药。主家方才心安，亟请用药。余以调胃承气汤，约重五钱，煎成热服半盏，少顷又热服半盏。其医见厥渐退，人渐苏，知药不误，辞去。仍与前药，服至剂终，人事大清，忽然浑身壮热，再与大柴胡一剂，热退身安。门人问曰：病者之系阴症见厥，先生确认为阳症，而用下药果应，其理安在？答曰：其理颇微，吾从悟入，可得言也。凡伤寒病初起发热，煎熬津液，鼻干、口渴、便秘，渐至发厥者，不问知其为热也。若阳症忽变阴厥者，万中无一，从古至今无一也。盖阴厥得之阴症，一起便直中阴经，唇青面白，遍体冷汗，便利不渴，身蜷多睡，醒则人事了了，与伤寒传经之热邪，转入转深，人事昏惑者，万万不同。诸书类载阴阳二厥为一门，即明者犹为所混，况昧者乎！如此病，先犯房室，后成伤寒，世医无不为阴症之名所惑，往往投以四逆等

汤，促其暴亡，而透之阴极莫救，致冤鬼夜嚎，尚不知悟，总由传派不清耳。盖犯房劳而病感者，其势不过比常较重，如发热则热之极，恶寒则寒之极，头痛则痛之极。所以然者，以阴虚阳往乘之，非阴盛无阳之比。况病者始能勿药，阴邪必轻，旬日渐发，尤非暴症，安得以阴厥之例为治耶！且仲景明言，始发热六日，厥反九日，后复发热三日，与厥相应，则病旦暮愈；又云厥五日，热亦五日，设六日当复厥，不厥者自愈。明明以热之日数，定厥之瘥期也。又云厥多热少则病进；热多厥少则病退；厥愈而热过久者，必便脓血发痈；厥应下而反汗之，必口伤烂赤；先厥后热，利必自止；见厥复利，利止反汗出咽痛者，其喉为痹；厥而能食，恐为除中；厥止思食，邪退欲愈。凡此之类，无非热深发厥之旨，原未论及于阴厥也。至于阳分之病，而妄汗、妄吐、妄下，以致势极。如汗多亡阳，吐利烦躁，四肢逆冷者，皆因用药差误所致，非以四逆、真武等汤挽之，则阳不能回。亦原不为阴症立方也。盖伤寒才一发热发渴，定然阴分先亏，以其误治，阳分比阴分更亏，不得已从权用辛热，先救其阳，与纯阴无阳、阴盛格阳之症，相去天渊。后人不窥制方之意，见有成法，转相效尤，不知治阴症以救阳为主。治伤寒以救阴为主。伤寒纵有阳虚当治，必看其人血肉充盛，阴分可受阳药者，方可回阳。若面黧舌黑，身如枯柴，一团邪火内燔者，则阴已先尽，何阳可回耶？故见厥除热，存津液元气于什一，已失之晚，况敢助阳劫阴乎！《证治》方云：若证未辨阴阳，且与四顺丸试之。《直指方》云：未辨疑似，且与理中丸试之。亦可见从前未透此关，纵有深心，无可奈何耳。因为子辈详辨，并以告后之业医者。

胡卣臣先生曰：性光自启，应是轩岐堂上再来。

治金鉴伤寒死症奇验

金鉴春月病温，误治二旬，酿成极重死症，壮热不退，谵语无伦，皮肤枯涩，胸膛板结，舌卷唇焦，身踡足冷，二便略通，半渴不渴，面上一团黑滞。从前诸医所用之药，大率不过汗、下、和、温之法，绝无一效，求救于余。余曰：此症与两感伤寒无异，但两感症日传二经，三日传经已尽即死；不死者，又三日再传一周，定死矣。此春温症不传经，故虽邪气留连不退，亦必多延几日，待元气竭绝乃死。观其阴症、阳症，两下混在一区，治阳则碍阴，治阴则碍阳，与两感症之病情符合。仲景原谓死症，不立治法，然曰发表攻里本自不同，又谓活法在人，神而明之，未尝教人执定勿药也。吾有一法，即以仲景表里二方为治，虽未经试验，吾天机勃勃自动，若有生变化行鬼神之意，必可效也。于是以麻黄附子细辛汤，两解其在表阴阳之邪，果然皮间透汗，而热全清。再以附子泻心汤，两解其在里阴阳之邪，果然①胸前柔活，人事明了，诸症俱退，次日即思粥，以后竟不需药，只此二剂，而起一生于九死，快哉！

辨徐国祯伤寒疑难急症治验

徐国祯伤寒六七日，身热目赤，索水到前复置不饮，异常大躁，将门牖洞启，身卧地上，辗转不快，更求入井。一医汹汹，急以承气与服。余诊其脉，洪大无伦，重按无力。谓曰：此用人参、附子、干姜之症，奈何认为下症耶？医曰：身热目赤，有余之邪躁急若此，再以人参、附子、干姜服之，逾垣上屋矣。余曰：阳欲暴脱，外显假热，内

有真寒，以姜、附投之，尚恐不胜回阳之任，况敢以纯阴之药重劫其阳乎？观其得水不欲咽，情已大露，岂水尚不欲咽，而反可咽大黄、芒硝乎？天气燠蒸，必有大雨，此症倾刻一身大汗，不可救矣。且既认大热为阳症，则下之必成结胸，更可虑也。惟用姜、附，所谓补中有发，并可以散邪退热，一举两得，至稳至当之法，何可致疑？吾在此久坐，如有差误，吾任其咎。于是以附子、干姜各五钱，人参三钱，甘草二钱，煎成冷服，服后寒战，戛齿有声。以重绵和头覆之，缩手不肯与诊，阳微之状始著。再与前药一剂，微汗热退而安。

胡卣臣先生曰：雄辨可谓当仁。

治钱仲昭伤寒发癍危症奇验

钱仲昭患时气外感，三五日发热头疼，服表汗药，疼止热不清，口干唇裂，因而下之，遍身红斑，神昏谵语，食饮不入，大便复秘，小便热赤，脉见紧小而急。谓曰：此症全因误治，阳明胃经表里不清，邪热在内，如火燎原，津液尽干，以故神昏谵妄，若斑转紫黑，即刻死矣！目今本是难救，但其面色不枯，声音尚朗，乃平日保养肾水有余。如旱田之侧有下泉未竭，故神虽昏乱，而小水仍通，乃阴气未绝之徵，尚可治之。不用表里，单单只一和法，取七方中小方，而气味甘寒者，用之准如神，白虎汤一方足以疗此。盖中州元气已离，大剂、急剂、复剂俱不敢用，而虚热内炽，必甘寒气味方可和之耳。但方虽宜小，而服药则宜频，如饥人本欲得食，不得不渐渐与之。必一昼夜频进五七剂，为浸灌之法，庶几邪热以渐而解，元

---

① 然：原作"肰"，据光绪本改，下同。

气以渐而生也。若小其剂，复旷其日，纵用药得当，亦无及矣。如法治之，更一昼夜，而病者热退神清，脉和食进，其斑自化。

胡卣臣先生曰：病与药所以然之地，森森警发。

治伤寒坏症两腰偻废奇验

张令施乃弟伤寒坏症，两腰偻废，卧床彻夜痛叫，百治不效，求诊于余。其脉亦平顺无恙，其痛则比前大减。余曰：病非死症，但恐成废人矣。此症之可以转移处，全在痛如刀刺，尚有邪正相争之象；若全然不痛，则邪正混为一家，相安于无事矣。今痛觉大减，实有可虑，宜速治之。病者曰：此身既废，命安从活，不如速死！余蹙额欲为救全，而无治法。谛思良久，谓热邪深入两腰，血脉久闭不能复出，只有攻散一法。而邪入既久，正气全虚，攻之必不应，乃以桃仁承气汤，多加肉桂、附子，二大剂与服，服后即能强起，再仿前意为丸，服至旬余全安。此非昔人之已试，乃一时之权宜也，然有自来矣。仲景于结胸症，有附子泻心汤一法，原是附子与大黄同用，但在上之症气多，故以此法泻心，然则在下之症血多，独不可仿其意，而合桃仁、肉桂以散腰间之血结乎！后江古生乃弟，伤寒两腰偻废痛楚，不劳思索，径用此法，二剂而愈。

胡卣臣先生曰：金针虽度，要解铸古镕今，始能措手。

辨黄起潜黄曙修时气伤寒治各不同

黄曙修与乃翁起潜，春月同时病温，乃翁年老而势轻，曙修年富而势重。势重者以冬不藏精，体虚不任病耳。余见其头重着枕，身重着席，不能转侧，气止一丝，不能言语，

畏闻声响，于表汗药中用人参七分。伊表侄施济卿，恐其家妇女得知，不与进药，暗增①人参入药，服后汗出势减。次日再于和解药中，增人参一钱与服，服后即大便一次。曙修颇觉轻爽，然疑药下之早也，遣人致问。余告以此症表已解矣，里已和矣，今后缓调，即日向安，不必再虑。往诊见老翁病尚未愈，头面甚红，谓曰：望八老翁，下元虚惫，阳浮于上，与在表之邪相合，所谓戴阳之症也。阳已戴于头面，不知者更行表散，则孤阳飞越，而危殆立至矣。此症从古至今，只有陶节庵立法甚妙，以人参、附子等药，收拾阳气归于下元，而加葱白透表，以散外邪，如法用之即愈，万不宜迟。渠家父子俱病，无人敢主，且骇为偏僻之说，旋即更医，投以表药，顷刻阳气升腾，肌肤栗起，又顷刻寒颤咬牙，浑身冻裂而逝。翁虽海滨一氓，留心管晏富国之略，而赍志以没也，良足悼矣！其医于曙修，调理药仍行克伐，致元气日削，谢绝医药，静养六十余日，方起于床。愈后凡遇戚友家，见余用药，率多诋訾，设知当日解表和中，俱用人参，肯舍命从我乎？是其所以得全者，藉于济卿之权巧矣。

附伤风戴阳症

石开晓病伤风咳嗽，未尝发热，自觉急迫欲死，呼吸不能相续，求余诊之。余见其头面赤红，躁扰不歇，脉亦豁大而空。谓曰：此症颇奇，全似伤寒戴阳症，何以伤风小恙亦有之？急宜用人参、附子等药温补下元，收回阳气，不然子丑时一身大汗，脱阳而死矣。渠不以为然，及日落，阳不用事，愈慌乱不能少支，忙服前药，服后稍宁片刻，又为床侧添同寝一人，逼出其汗如雨，再用一剂，汗止身安，咳嗽俱不作。询其所由，云

————————

① 增：原作"赠"，据光绪本改，下同。

连服麻黄药四剂，遂尔躁急欲死。然后知伤风亦有戴阳症，与伤寒无别。总因其人平素下虚，是以真阳易于上越耳。

胡卤臣先生曰：戴阳一症，剖析精详，有功来学。

辨王玉原伤寒后余热并永定善后要法

王玉原昔年感症，治之不善，一身津液尽为邪热所烁，究竟十年，余热未尽去，右耳之窍尝闭，今夏复病感，缠绵五十多日，面足浮肿，卧寐不宁，耳间气往外触。盖新热与旧热相合，狼狈为患，是以难于去体。医者不察其绸缪胶结之情，治之茫不中款，延至秋深，金寒水冷，病方自退。然浅者可退，深者莫由遽退也。面足浮肿者，肺金之气为热所壅，失其清肃下行之权也；卧寐不宁者，胃中之津液干枯，不能内荣其魂魄也；耳间大气撞出者，久闭之窍，气来不觉，今病体虚羸，中无阻隔，气逆上冲，始知之也。外病虽愈，而饮食药饵之内调者，尚居其半，特挈二事大意，为凡病感者，明善后之法焉。盖人当感后，身中之元气已虚，身中之邪热未净，于此而补虚，则热不可除；于此而清热，则虚不能任。即一半补虚，一半清热，终属模糊，不得要领。然舍补虚清热外，更无别法，当细辨之。补虚有二法：一补脾，一补胃。如疟痢后脾气衰弱，饮食不能运化，宜补其脾；如伤寒后胃中津液久耗，新者未生，宜补其胃，二者有霄壤之殊也。清热亦有二法：初病时之热为实热，宜用苦寒药清之；大病后之热为虚热，宜用甘寒药清之，二者亦霄壤之殊也。人身天真之气全在胃口，津液不足即是虚，生津液即是补虚，故以生津之药，合甘寒泻热之药，而治感后之虚热，

如麦门冬、生地黄、牡丹皮、人参、梨汁、竹沥之属，皆为合法。仲景每用天水散以清虚热，正取滑石、甘草一甘一寒之义也。设误投参、芪、苓、术补脾之药为补，宁不并邪热而补之乎？至于饮食之补，但取其气，不取其味，如五谷之气以养之，五菜之气以充之，每食之间便觉津津汗透，将身中蕴蓄之邪热，以渐运出于毛孔，何其快哉！人皆不知此理，急于用肥甘之味以补之，目下虽精采健旺可喜，不思油腻阻滞经络，邪热不能外出，久久充养完固，愈无出期矣。前哲有鉴于此，宁食淡茹蔬，使体暂虚，而邪易出，乃为贵耳！前药中以浮肿属脾，用苓术为治；以不寐责心，用枣仁、茯神为治。总以补虚清热之旨未明，故详及之。

胡卤臣先生曰：伤寒后，饮食药饵二法，足开聋聩。

答门人问蒋中尊受病致死之因

门人问曰：崇明蒋中尊病伤寒，临危求肉汁淘饭半碗，食毕大叫一声而逝，此曷故也？答曰：今人外感病兼内伤者多，且药全要分别：如七分外感，三分内伤，则治外感药中，宜用缓剂、小剂，及姜、枣和中为引，庶无大动正气汗血等累；若七分内伤，三分外感，则用药全以内伤为主，但加入透表药一味而热服，以助药势，则外感自散。盖以内伤之人，才有些微外感，即时发病，不似壮盛之人，必所感深重，其病乃发也。蒋中尊者，向曾见其满面油光，已知其精神外用，非永寿之人也。人惟欿然不足，方有余地，可以应世，可以当病。若夫神采外扬，中之所存，宁复有几耶？近闻其宦情与声色交浓，宵征海面，冒蜃烟蛟雾之气，尚犯比顽之戒，则其病纯是内伤。而外感不过受雾露之气耳。

雾露之邪，其中人也，但入气分清道，原不传经，故非发表攻里所能驱，惟培元气、厚谷气，则邪不驱而自出。设以其头晕发热，认为太阳之症误表其汗，则内伤必转增，而危殆在所必至矣。且内伤之人，一饱一饥，早已生患，又误以为伤寒而绝其食，已虚益虚，致腹中馁惫，求救于食。食人大叫一声者，肠断而死也。此理甚明，如饥民仆地即死。气从中断，不相续也。又如膈病，辗转不能得食，临危每多大叫而逝，以无外感之邪乱其神明，是以炯炯自知其绝也。果有外邪与正交争，其人未死前，先已昏惑不省矣，安得精明若是哉！子于望闻问切之先，早清其鉴可矣。

门人又问曰：每见人之神采外扬者，病发恒多汗而躁急，不识何药可以治之？答曰：上药在以神治神，盖神既外扬，必须内守，方可逆挽。老子所谓知其雄，守其雌；知其白，守其黑，真对症之药也。若夫草木之性，则取其气下达，而味沉厚者，用之恒使勿缺，仿灌园之例，频频预沃之以水，而防其枯竭可也。

门人又问曰：临危索饭之时，尚有药可救否？曰独参汤可以救之。吾尝治一孕妇，伤寒表汗过后，忽唤婢作伸冤之声，知其扰动阳气，急迫无奈，令进参汤，不可捷得，遂以白术三两，熬浓汁一碗与服，即时安妥，况人参之力百倍白术耶！

论内伤转疟宜防虚脱并治验

袁继明素有房劳内伤，偶因小感，自煎姜葱汤表汗，因而发热，三日变成疟疾。余诊其脉豁大空虚，且寒不成寒，热不成热，气急神扬，知为元阳衰脱之候。因谓其父曰：令郎光景，窃虑来日疟至，大汗不止，难于

救药。倘信吾言，今晚急用人参二两，煎浓汤预服防危。渠父不以为意。次日五鼓时，病者精神便觉恍惚，叩门请救，及觅参至，疟已先发矣！余甚彷徨，恐以人参补住疟邪，虽救急无益也。只得姑俟疟势稍退，方与服之，服时已汗出黏濡，顷之果然大汗不止，昏不知人，口流白沫，灌药难入，直至日暮，白沫转从大孔遗出。余喜曰：白沫下行可无恐矣，但内虚肠滑，独参不能胜任。急以附子理中汤，连进四小剂，人事方苏能言，但对面谈事不清。门外有探病客至，渠忽先知，家人惊以为祟。余曰：此正神魂之离舍耳！吾以独参及附子理中驱马之力追之，尚在半返未返之界，以故能知宅外之事。再与前药，二剂而安。

胡卣臣先生曰：病情上看得委息周至，大开生面。

推原陆中尊疟患病机及善后法

陆六息先生体伟神健，气旺血充，从来无病。莅任以后，适值奇荒巨寇，忧劳百倍，因而病疟。食饮减少，肌肉消瘦，形体困倦，口中时时嗳气，其候一日轻、一日重，缠绵三月，大为所苦。察脉辨症，因知先生之疟，乃饥饱劳佚所感，受伤在阳明胃之一经。夫阳经受病，邪气浅而易愈，乃至为所苦者，缘不识病之所在，药与病邪不相值，反伤其正耳。诚知病邪专在胃，则胃为水谷之海，多气多血之区，一调其胃，而疟立止矣。故饮食减而大便转觉艰涩者，胃病而运化之机迟也；肌肉消瘦者，胃主肌肉也；形体困倦者，胃病而约束之机关不利也；口中时时嗳气者，胃中不和而显晦塞之象也。至于一目轻、一日重者，此人所不经见之症，病机之最当发明者，其候亦阳明胃经之候也。《内经·

《阳明脉解篇》有曰，阳明之病恶人与火。闻木声则惕然而惊。及《刺疟篇》又曰，阳明之症，喜见火，喜见日月光。何经文之自为悖谬耶？不知此正更实、更虚之妙义，而与日轻、日重之理相通者也。夫阳明得病之始，则邪气有余，故恶人、恶火、恶木音者，恶其助邪也。及其病久，则邪去而正亦虚，故喜火、喜日月光者，喜其助正也。若是则时日干支之衰旺，其与人身相关之故，可类推矣。盖甲丙戊庚壬者，天时之阳也；乙丁己辛癸者，天时之阴也。疟久食减，胃中之正已虚，而邪去未尽，是以值阳日助正，而邪不能胜则轻；值阴日助邪，而正不能胜则重也。夫人身之病，至于与天时相召，亦云亟矣。使当日稍知分经用药，何至延绵若是哉！迄今吃紧之处，全以培养中气为主。盖人虽一胃，而有三脘之分；上脘象天，清气居多；下脘象地，浊气居多；而其能升清降浊者，全赖中脘为之运用。一如天地定位，不可无人焉参赞之也。先生下脘之浊气，本当下传也，而传入肠中则艰。不当上升也，而升至胸中甚易者，无他，中脘素受饮食之伤，不能阻下脘浊气上干清道耳。试观天地间，有时地气上而为云，必得天气下而为雨，则二气和而晴爽立至。若一味地气上升，天气不降，则太空室塞而成阴曀之象。人之胃中，亦犹是也。清浊偶有相干，顷当自定，设有升无降则逼矣。故中脘之气旺，则水谷之清气上升于肺，而灌输百脉，水谷之浊气下达于大小肠，从便尿而消，胸中何窒塞之有哉？此所以培养中气为亟亟也。中气旺，则浊气不久停于下脘，而脐下丹田之真气，方能上下无碍，可以呼之于根，吸之于蒂，深深其息矣。所用六味地黄丸，凝滞不行之药，大为胃病所不宜，况于浊气上干，反以阴浊之属，扬波助流，尤无所取。今订理中汤一方，

升清降浊为合法耳。

胡卣臣先生曰：说病机处，花雨缤纷，令观者得未曾有。

力争截疟成胀临危救安奇验

刘泰来年三十二岁，面白体丰，夏月惯用冷水灌汗，坐卧巷曲当风。新秋病疟，三五发后，用药截住。遂觉胸腹间胀满日增，不旬日外，腹大胸高，上气喘急，二便全无，食饮不入，能坐不能卧，能俯不能仰，势颇危急。虽延余至家，其专主者在他医也。其医以二便不通，服下药不应，商用大黄二两作一剂。病者曰：不如此不能救急，可速煎之。余骇曰：此名何病，而敢放胆杀人耶？医曰：伤寒肠结，下而不通，惟有大下一法，何谓放胆！余曰：世间有不发热之伤寒乎？伤寒病因发热，故津液枯槁，肠胃干结，而可用下药，以开其结。然有不转矢气者不可攻之戒，正恐误贻太阴经之腹胀也。此病因腹中之气散乱不收，故津水随气横决四溢而作胀，全是太阴脾气不能统摄所致。一散一结，相去天渊，再用大黄猛剂，大散其气，若不胀死，定须腹破。曷不留此一命，必欲杀之为快耶！医唯唯曰：吾见不到，姑已之。出语家人曰：吾去矣，此人书多口溜，不能与争也。病家以余逐其医而含怒，私谓，医虽去，药则存，且服其药，请来未迟。才取药进房，余从后追至，掷之沟中。病者殊错愕，而婉其辞曰：此药果不当服，亦未可知，但再有何法可以救我？其二弟之不平，则征色而且发声矣。余即以一束，面辩数十条，而定理中汤一方于后。病者见之曰：议论反复精透，但参、术助胀，安敢轻用？大黄药已吃过二剂，尚未见行，不若今日且不服药，捱至明日再看光景。亦无可奈何之辞也。余

曰：何待明日？腹中真气渐散，今晚子丑二时，阴阳交剥之界，必大汗晕眩，难为力矣！病者曰：到好一剂，俟半夜果有此症，即刻服下何如？不识此时服药尚可及否？余曰：既畏吾药如虎，煎好备急亦通。余就客寝坐待室中呼召，绝无动静。次早，其子出云：昨晚果然出汗发晕，忙服尊剂，亦不见效，但略睡片时，仍旧作胀。进诊，病者曰：服药后，喜疾势不增，略觉减可，且再服一剂，未必大害。余遂以二剂药料作一剂，加人参至三钱，服过又进一大剂，少加黄连在内。病者扶身出厅云：内胀大减，即不用大黄亦可耐，但连日未得食，必用大黄些些，略通大便，吾即放心进食矣。余曰：如此争辩，还认作伤寒病不肯进食，其食吃饭、吃肉亦无不可。于是以老米煮清汤饮之，不敢吞粒。

余许以次日一剂立通大便，病者始快。其二弟亦快，云：定然必用大黄，但前后不同耳。次日戚友俱至，病者出厅问药。余曰：腹中原是大黄推荡之泄粪，其所以不出者，以膀胱胀大，腹内难容，将大肠撑紧，任凭极力努挣，无隙可出，看吾以药通膀胱之气，不治大便，而大便自至，足为证验。于是以五苓散本方与服，药才入喉，病者即索秽桶，小便先出，大便随之，顷刻泻下半桶。观者动色，竟称华佗再出，然亦非心眼也。一月后小患伤风，取药四剂，与荤酒杂投，及伤风未止，并谓治胀亦属偶然，竟没其功。然余但恨不能分身剖心，指引迷津耳，实无居功之意也。

胡卣臣先生曰：世间不少血性男子，然肝脑无补者多矣！此段转移，全在危疑关头着力，所以为超。

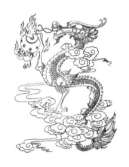

寓意草 卷二

详述陆平叔伤寒危证治验并释门人之疑

陆平叔文学，平素体虚气怯，面色痿黄，药宜温补，不宜寒凉，固其常也。秋月偶患三疟，孟冬复受外寒，虽逗寒热一班，而未至大寒大热。医者以为疟后虚邪，不知其为新受实邪也，投以参术补剂，转致奄奄一息。迁延两旬，间有从外感起见者，用人参白虎汤，略无寸效，昏昏嘿嘿，漫无主持。弥留之顷，昆弟子姓，仓皇治木，召昌诊视，以决行期之早暮，非求治疗也。昌见其脉未大坏，腹未大满，小水尚利，但筋脉牵掣不停，因谓此病九分可治，只恐手足痿废。仲景有云，经脉动惕者，久而成痿。今病已廿三日之久，血枯筋燥，从可识矣。吾今用法，治则兼治，当于仲景之外，另施手眼，以仲景虽有大柴胡汤两解表里之法，而无治痿之法。变用防风通圣散成方减白术，以方中防风、荆芥、薄荷、麻黄、桔梗为表药，大黄、芒硝、黄芩、连翘、栀子、石膏、滑石为里药，原与大柴胡之制相仿，但内有当归、川芎、芍药，正可领诸药深入血分而通经脉；减白术者，以前既用之贻误，不可再误耳。当晚连服二剂，第一剂殊若相安，第二剂大便始

通，少顷睡去，体间津津有汗。次早再诊，筋脉不为牵掣，但阳明胃脉洪大反加，随用大剂白虎汤，石膏、知母每各两许，次加柴胡、花粉、芩、柏、连翘、栀子一派苦寒，连进十余剂，神识始得渐清，粥饮始得渐加，经半月始起坐于床，经一月始散步于地。人见其康复之难，咸忧其虚。抑且略一过唉，即尔腹痛便泄，俨似虚证。昌全不反顾，但于行滞药中加用柴胡、桂枝，升散余邪，不使下溜，而变痢以取毙。然后改用葳蕤、二冬，略和胃气，间用人参不过五分，前后用法，一一不违矩镬，乃克起九死于一生也。门人不解，谓先生治此一病，藉有天幸。《内经》云，盛者责之，虚者责之。先生今但责其邪盛，而不责其体虚，是明与《内经》相背也。余笑曰：吾非骛末忘本，此中奥义，吾不明言，金针不度也。缘平叔所受外邪，不在太阳，而在阳明，故不但不恶寒，且并无传经之壮热，有时略显潮热，又与内伤发热相仿，误用参、术补之，邪无出路，久久遂与元气混合为一。如白银中倾入铅铜，则不成银色。所以神识昏惑，嘿嘿不知有人理耳。又阳明者，十二经脉之长，能束筋骨而利机关。阳明不治，故筋脉失养，而动惕不宁耳。然经虽阳明，而治法迥出思议之表。仲景云：阳明居中土也，万物所归，无所复

传。又云：伤寒欲再作经者，针足阳明，使邪不传则愈。凡此皆指已汗、已下、已传经之邪为言，故中土可以消受。若夫未经汗下，未周六经，方盛之邪，中土果能消之否耶？所以仲景又云：阳明中风，脉浮弦大而短气，腹都满，胁下及心痛，久按之气不通，鼻干，不得汗，嗜卧，一身及面目悉黄，小便难，有潮热，时时哕，耳前后肿。刺之小瘥，外不解。病过十日，脉续浮者，与小柴胡汤；脉但浮，无余证者，与麻黄汤；若不尿，腹满加哕者，不治。平叔之脉弦浮大，而短气，鼻干，不得汗，嗜卧，一身及面目悉黄，过经二十余日不解，悉同此例。第其腹未满，小水尚利，则可治无疑。然治之较此例倍难，以非一表所能办也。今为子辈畅发其义。夫天包地外，地处天中，以生、以长、以收、以藏，玄穹不尸其功，而功归后土。故土膏一动，百昌莫不蕃茂；土气一收，万物莫不归根。仲景之言中土，但言收藏，而生长之义，在学者自会。设偏主收藏，则是地道有秋冬春夏，能化物而不能造物矣。治病之机亦然。平叔之病，举外邪而锢诸中土，则其土为火燔之焦土，而非膏沐之沃土矣。其土为灰砂打和之燥土，而非冲纯之柔土矣。焦土、燥土全无生气，而望其草木生之也，得乎？吾乘一息生机，大用苦寒，引北方之水以润泽其枯槁，连进十余剂，其舌始不向唇外吮咂，所谓水到渠成。乃更甘寒一二剂，此后绝不置力者，知日饮食入胃，散精于脾，如灵雨霡霖，日复一日，优渥沾足，无藉人工灌溉，而中土可复稼穑之恒耳。必识此意，乃知吾前此滥用苦寒，正以培生气也。生气回，而虚者实矣。夫岂不知其素虚，而反浚其生耶。

面议何茂倩令嫒
病单腹胀脾虚将绝之候

从来肿病，遍身头面俱肿，尚易治；若只单单腹肿，则为难治。此其间有所以然之故，不可不辨也。盖传世诸方，皆是悍毒攻劫之法，伤耗元气，亏损脾胃，可一不可再之药，纵取效于一时，倘至复肿，则更无法可疗，此其一也。且遍身俱肿者，五脏六腑各有见症，故泻肝、泻肺、泻膀胱、泻大小肠之药，间有取效之时，而单单腹肿，则中州之地，久窒其四运之轴，而清者不升，浊者不降，互相结聚，牢不可破，实因脾气之衰微所致，而泻脾之药，尚敢漫用乎？此又其一也。且肿病之可泻者，但可施之西北壮盛及田野农夫之流，岂膏粱老少之所能受？设谓肿病为大满大实，必从乎泻，则病后肿与产后肿，将亦泻之耶？此又其一也。且古方原载肿病五不治：唇黑伤肝，缺盆平伤心，脐出伤脾，背平伤肺，足底平满伤肾，此五者不可治矣。是其立方之意，皆非为不可治之症而设，后人不察，概从攻泻者，何耶？惟理脾一法，虽五脏见不治之症，而能治者尚多，此又其一也。张子和以汗、吐、下三法劫除百病，后人有谓子和之书，非子和之笔，乃麻征君文之者，诚为知言。如常仲明云，世人以补剂疗病，宜乎不效者，此则过信刘张之学，而不顾元气之羸劣耳！所以凡用劫夺之药者，其始非不遽消，其后攻之不消矣，其后再攻之如铁石矣。不知者见之，方谓何物邪气若此之盛，自明者观之，不过为猛药所攻，即以此身之元气，转与此身为难首，实有如驱良民为寇之比，所谓赤子盗兵，弄于潢池，岂其然哉！明乎此，则有培养一法，补益元气是也；则有招纳一法，升举阳气是也；则有解散一法，开鬼门洁净府是也。三法俱不言泻，而泻在其中矣，无余蕴矣。

胡卣臣先生曰：胀满必从乎泻，然善言泻者，补之中无非泻也，观者须识此意，始得立言之旨。

辨痢疾种种受症不同随症治验

胡太夫人偶然肚腹不宁，泻下数行，医以痢疾药治之，其利转多，更以通因通用之法，用九蒸大黄丸三钱下之，遂扰动胃气胀痛，全不思食，有似噤口痢状。余诊之，见六脉皆沉而伏，应指模糊。亟曰：此非痢疾之症，乃误治之症也。今但安其胃，不必治痢，而痢自止；不必治胀痛，而胀痛自止。于是以四君子汤为主治，少加姜、蔻暖胃之药，用之二剂，痢果不作。但苦胃中胀痛不安，必欲加入行气之药，以冀胀消痛止，而速得进食。余固争曰：宁可缓于食，不可急于药，盖以前因误药引动胃气作楚，始治乱民，惟有安之之法。若再加行气，则胀痛必无纪极。坚持前说，即用橘皮和中，亦须炒而又炒，绝不惹动其气，凡五日未得大便，亦不惹动其便，听其缓缓痛止胀消，食进便利，共七日全安。浑不见药之功，实为无功之功也。噫！今之随主见而图可喜之功者，即生出事端，亦谓病之所有，非医之所造，谁悬明鉴而令丝毫莫遁耶？此所以成时医之世界也。

张仲仪初得痢疾三五行，即请往诊，行动如常，然得内伤之脉，而夹少阴之邪。余诊毕即议云：此症仍宜一表一里，但表药中多用人参，里药中多用附子，方可无患；若用痢疾门诸药，必危之道也。仲仪以平日深信，径取前药不疑，然疾势尚未著也。及日西，忽发大热，身重如巨石，头在枕上，两人始能扶动，人事沉困，举家惶乱，忙忙服

完表里二剂。次早诊时，即能起身出房，再与参附药二剂全安。若不辨症用药，痢疾门中，几曾有此等治法乎！况于疾未著而早见乎！

周信川年七十三岁，平素体坚，不觉其老，秋月病痢，久而不愈。至冬月成休息痢，一昼夜十余行，面目浮肿，肌肤晦黑，求治于余。余诊其脉沉数有力，谓曰：此阳邪陷入于阴之症也。吾以法治之，尚可痊愈，明日吾自袖药，来面治。于是以人参败毒散本方煎好，用厚被围椅上坐定，置火其下，更以布条卷成鹅蛋状，置椅褥上，殿定肛门，使内气不得下走，然后以前药滚热与服，良久又进前药，遂觉皮间有津津微润，再溉以滚汤，教令努力忍便，不得移身。如此约二时之久，皮间津润总未干，病者心躁畏热，忍不可忍，始令连被卧于床上。是晚止下痢二次，以后改用补中益气汤，一昼夜止下三次，不旬日而全愈。盖内陷之邪，欲提之转从表出，不以急流挽舟之法施之，其趋下之势，何所底哉！闻王星宰世兄患久痢，诸药不效，苏郡老医进以人参败毒散，其势差减，大有生机，但少此一段干旋之法，竟无成功。故凡遇阳邪陷入阴分，如久疟、久痢、久热等症，皆当识此意，使其缓缓久久透出表外，方为合法。若急而速，则恐才出又入，徒伤其正耳。

朱孔阳年二十五岁，形体清瘦，素享安逸，夏月因构讼，奔走日中，暑湿合内郁之火而成痢疾，昼夜一二百次，不能起床，以粗纸铺于褥上，频频易置，但饮水而不进食，其痛甚厉，肛门如火烙，扬手掷足，躁扰无奈。余诊其脉弦紧劲急，不为指挠，谓曰：此症一团毒火蕴结在肠胃之内，其势如焚，救焚须在顷刻，若二三日外，肠胃朽腐矣！于是以大黄四两，黄连、甘草各二两，入大

砂锅内煎，随滚随服，服下人事稍宁片刻，少顷仍前躁扰。一昼夜服至二十余碗，大黄俱已煎化，黄连、甘草俱煎至无汁，次日病者再求前药。余诊毕，见脉势稍柔，知病可愈，但用急法不用急药，遂改用生地黄、麦门冬各四两，另研生汁，而以天花粉、牡丹皮、赤芍药、甘草各一两，煎成和汁，大碗咽之。以其来势暴烈，一身津液从之奔竭，待下利止，然后生津养血，则枯槁一时难回。今脉势既减，则火邪俱退，不治痢而痢自止，岂可泥润滞之药，而不急用乎！服此药，果然下痢尽止，但遗些少气沫耳。第三日思食豆腐浆，第四日略进陈仓米清汁，缓缓调至旬余，方能消谷。亦见胃气之存留一线者，不可少此焦头烂额之客耳。

陈汝明病痢，发热如蒸，昏沉不食，重不可言，至第三日危急将绝，方请余诊。其脉数大空虚，尺脉倍加洪盛。谓曰：此两病而凑于一时之症也。内有湿热，与时令外热相合，欲成痢症，尚不自觉。又犯房劳，而为骤寒所乘，以故发热身重，不食昏沉，皆属少阴肾经外感。少阴受邪，原要下利清白，此因肠中湿热，已蒸成猪肝鱼脑败浊之形，故色虽变而下利则同也。再用痢疾门药一剂，即刻不救矣！遂忙以麻黄附子细辛汤一剂，与之表散外邪，得汗后热即微减；再用附子理中汤，连进二剂，热退身轻能食；改用黄连理中汤丸，服至旬日全安。

叶茂卿幼男病痢，噤口发热十余日，呕哕连声不断。诊其关脉，上涌而无根，再诊其足脉，亦上涌而无根，谓其父曰：此非噤口痢之症，乃胃气将绝之症也。噤口痢者，虚热在胃，壅遏不宣，故觉其饱而不思食，治宜补虚、清热两法。此因苦寒之药所伤，不能容食，治惟有专专温补一法而已。于是以理中汤，连投二剂，不一时痢下十余行，

遍地俱污。茂卿恐药不对症，求更方。余曰：吾意在先救胃气之绝，原不治痢。即治痢，人之大小肠，盘迭腹中甚远，虽神丹不能遽变其粪，今借药力催之速下，正为美事，焉可疑之？遂与前药，连服二日，人事大转，思食不哕，痢势亦减，四日后止便糟粕，以补中益气调理，旬日全安。此可见小儿之痢，纵啖伤胃者多，内有积热者少，尤不宜轻用痢疾门中通套治法也。

浦君艺病痢疾，初起有表邪未散，而误用参、术固表，使邪气深入；又误服黄连凉解，大黄推荡。治经月余，胃气不运，下利一昼夜百余行，一夕呕出从前黄连药汁三五碗，呕至二三次后，胃与肠遂打为一家，内中幽门、阑门洞开无阻，不但粥饮直出，即人参浓膏才吞入喉，已泪泪从肠奔下。危急之中，诸昆玉及内戚俱探余曰：此症可无恐乎？余曰：在此用药便有可持，吾岂不知疾势之危，但无别人可任，姑以静镇之，而殚力以报知己耳！于是以大剂四君子汤，煎调赤石脂、禹余粮二味，连连与服。服后其下痢之势少衰，但腹中痛不可忍。君艺曰：前此下痢虽多，然尚不痛，服此药而痛增，未可再服矣。余曰：此正所谓通则不痛，痛则不通之说也。不痛则危，痛则安，何乐而不痛耶？仍以前药再进。俟势已大减，才用四君子倍茯苓，十余剂全安。

胡卣臣先生曰：闭门造车，出门合辙，使郡邑医学中，仿此议病，先衡量所造高下，然后用之则可矣。

面议少司马李萍槎先生
误治宜用急疗之法

老先生玉体清瘦，淡泊宁静以御神，病邪无从窃入，虽食饮素约，然三日始一更衣，

出孔比入孔尤约，故精神有余，足以虑周当世，而中外倚毗壮猷也。偶因大便后寒热，发作有时，颇似外感。其实内伤，非感也。缘素艰大便，努挣①伤气，故便出则阴乘于阳而寒，顷之稍定，则阳复胜阴而热也。若果外感之寒热，何必大便后始然耶？此时但宜以和平之剂治内伤，辅养元气为上。加入外感药驱导兼行，必致内伤转增。奈何先生方欲治肠中之燥，医家又欲除内蕴之湿，不思肠燥为相安之恒，可以不治。即治之不过润肠生血，亦无不可。若乃见为湿热，而用滑利之药以驱之，则误甚矣！盖瘦人身中以湿为宝，有湿则润，无湿则燥，今指燥为湿，是指火为水也。且膀胱者水道也，大肠者谷道也。以三日一便之肠，误用滑药，转致澼出无度，犹不悔悟，每一大遗，辄矜祛湿之力，世间岂有湿从谷道而出之理哉！不过因主人踅快大肠之润，而谬饰其词耳！讵知沧海不足以实漏卮，而元气日削乎！始之阴阳交胜者，渐至交离，而阴从泻伤，阳从汗伤。两寸脉浮而空，阳气越于上；关尺脉微而细，阴气越于下。不相维附，势趋不返矣！然汗出尚有时，而下利则无时，究竟阴阳之气，两竭于下，便出急如箭，肛门热如烙，此时尚以滑石、木通、猪苓、泽泻等，分利小水以止泄，不知阴虚自致泉竭，小便从何得来？只令数十年大肠之积蓄尽空，仰给于胃脘，食入毋俟停留。已挈柄而挹之下注，久久胃不能给，遂将肠中自有之垢，暗行驱下，其臭甚腥，色白如脓，垢尽而肠气亦不留，只是周身元气至宝，坐耗于空虚之腑，非不服人参大补。然药力入胃则肠空，入肠则胃空，便出则肠胃俱空。由是下空则上壅，胸膈不舒，喉间顽痰窒塞，口燥咽干，彻夜不寐。一切食物，惟味薄质轻者，胃中始爱而受之。此时尚图养血安神，调脾祛痰，旷日缓治，

其不达时宜也甚矣。夫宣房瓠子之决，天子公卿，咸轻掷金马碧鸡奠之，以策群力，而襄底定，请以朝庭破格之法，而通于医药可乎？草野阒识忌讳，或者可与图功耳。

附药议

方用人参、白术、甘草、山茱萸、五味子、宣木瓜、白芍药、升麻、赤石脂、禹余粮。人参、白术、茯苓、甘草为四君子汤，理脾胃之正药也。而不用茯苓者，以其淡渗，恐伤阴也。而用山茱萸以收肝气之散，五味子以收肾气之散，宣木瓜以收胃气之散，白芍药以收脾气及脏气之散。合之参、术之补，甘草之缓，升麻之升，阴阳两和。俾元气上者下，而下者上，团聚于中不散，斯脉不至上盛，腹不至雷鸣，汗不至淋漓，肛不至火热。食饮自加，便泄自止。是收气之散，为吃紧关头，故取四味重复，藉其专力，至于用涩以固脱，药味多般不同，此用余粮、石脂者，取其专固下焦之脱也。况肠胃之空，非二味不填；肠垢已去，非二味不复。其粘着之性，所谓下焦有病人难会，须用余粮、赤石脂者，以是故也。又况误以石之滑者伤之，必以石之涩者救之，尤有同气相求之义耶！所以必用大剂药料，煎浓膏调二末服下，恐药力清薄，不遂其留恋，故以啜羹之法用之，取其久停。又以饮醇之法用之，取其缓入，非谓一饮尽剂，强以所难也。先生弗解其意，见药剂过重，谓为难用。医者见二味涩药，又从旁破为不可用。不知十剂中，涩居其一，如七曜经天，何可少一曜耶？且石脂不过土之赤者也，余粮不过土之外刚内柔者也。中州土病，而引土为治，尚谓不宜，则诸草木之根荄，更无取矣！东海西海，天下后世有明者出焉，理自相同，光自不掩，

---

① 努挣：原作"努睁"，据光绪本改。

必求行其所知，则浅者售，而病乃殆矣，谓之何哉？

先生闻名而请，极其敬重，及见议病议方，反多疑意。不才即于方末慨叹数语，飘然而别。次日先生语戚友云：昨之论辨甚明，但石脂、余粮，生平未曾服过，即娄中医者，亦未曾用过，只得附未达不敢尝之义。华天御孝廉荐治陈彦质之病，比先生更重几倍，用石脂、余粮而收成功，其案俱存，可复阅也。其后往郡迎医，用补剂稍效，然不善于补，转致夜间健食，脾气泄露无余，肛门火烁，阳气下陷，久而不升，遂成臀痈，竟付外科治疗。吁嗟！先生独何不身事视国也哉！

胡卣臣先生曰：萍槎司马敫历中外，清刚晓练，今之显允方叔也。从津门归，朝命再下，倚任方殷，司马淹留抱病，竟至不起。使用嘉言之言，即以疆场死，不犹愈易赘家臣之手耶！

面议陈彦质临危之症有五可治

陈彦质患肠风下血近三十年，体肥身健，零星去血，旋亦生长，不为害也。旧冬忽然下血数斗，盖谋虑忧郁过伤肝脾。肝主血，脾统血，血无主统，故出之暴耳。彼时即宜大补急固，延至春月，则木旺土衰，脾气益加下溜矣。肝木之风与肠风交煽，血尽而下尘水，水尽而去肠垢，垢尽而吸取胃中所纳之食，汩汩下行，总不停留变化，直出如箭，以致肛门脱出三五寸，无气以收。每以热汤浴之，挣[①]叫托人，顷之去后，其肛复脱，一昼夜下利二十余行，苦不行言。面色浮肿，夭然不泽，唇焦口干，鼻孔黑煤，种种不治，所共睹矣！仆诊其脉，察其症，因为借箸筹之，得五可治焉。若果阴血脱尽，当目盲无所视，今双眸尚炯，是所脱者下焦之阴，而上焦之阴犹存也，一也。若果阳气脱尽，当魄汗淋漓，目前无非鬼像，今汗出不过偶有，而见鬼亦只二次，是所脱者脾中之阳，而他

脏之阳犹存也，二也。胃中尚能容谷些少，未显呕吐哕逆之症，则相连脏腑未至交绝，三也。夜间虽艰于睡，然交睫时亦多，更不见有发热之候，四也。脉已虚软无力，而激之间亦鼓指，是禀受原丰，不易摧朽，五也。但脾脏大伤，兼以失治旷日，其气去绝不远耳。《经》云：阳气者，如天之与日，失其所，则折寿而不彰。今阳气陷入阴中，大股热气从肛门泄出，如火之烁，不但失所已也。所以犹存一线生意者，以他脏中未易动摇，如辅车唇齿，相为倚藉，供其绝乏耳。夫他脏何可恃也？生死大关，全于脾中之阳气，复与不复定之。阳气微复，则食饮微化，便泄微止，肛门微收；阳气全复，则食饮全化，便泄全止，肛门全收矣。然阴阳两竭之余，偏驳之药，既不可用，所藉者，必参、术之无陂。复气之中，即寓生血，始克有济。但人参力未易辨，况才入胃中，即从肠出，不得不广服以继之，此则存乎自裁耳。于是以人参汤调赤石脂末，服之稍安，次以人参、白术、赤石脂、禹余粮为丸，服之全愈。其后李萍槎先生之病，视此尚轻数倍，乃见石脂、余粮之药，骇而不用，奈之何哉！

胡卣臣先生曰：似此死里求生，谁不乐从？其他拂情处，不无太直。然明道之与行术，则径庭矣。

论黄湛侯吐血暴症治验

黄湛侯素有失血病，一晨起至书房，陡爆一口，倾血一盆，喉间气涌，神思飘荡，壮热如蒸，颈筋粗劲。诊其脉，尺中甚乱。曰：此昨晚大犯房劳，自不用命也。因出验血，见色如太阳之红。其仆云：此血如宰猪后半之血，其来甚迎。不识痴人有此确喻，

---

① 挣：原本为"睁"，据文义改。

再至寝室，谓曰：少阴之脉萦舌本，少阴者，肾也。今肾中之血汹涌而出，舌本已硬，无法可以救急。因谛思良久，曰：只有一法，不得已用丸药一服，坠安元气，若得气转丹田，尚可缓图。因煎人参浓汤，下黑锡丹三十粒，喉间汩汩有声，渐不入腹，顷之舌柔能言，但声不出。余亟用润下之剂，以继前药。遂与阿胶一味，重两许，溶化，分三次热服，溉以热汤。半日服尽，身热渐退，颈筋渐消。进粥与补肾药，连服五日，声出喉清，人事向安。但每日尚出深红之血盏许，因时令大热，遵《内经》热淫血溢，治以咸寒之旨，于补肾药中多加秋石，服之遂愈。

胡卣臣先生曰：此等治法，全在批郤导窾处用意，未许向痴人说梦。

论闻君求血症兼痰症治法

闻君求有失血疾，时一举发，其出颇多，咳嗽生痰上气，面青少泽，其脉，厥阴肝部独伤，原于忿怒之火无疑，合色脉谛详，总是阴血不足耳。但从前所用之药，本以生血，反滋其痰；本以驱痰，转耗其血。似是而非，谁其辨之？夫脉之充也，色之华也，皆气与血之为也。以脱血故，致令气亦易脱，每每上升胸膈，喘促胀闷，不利于语言行持。虽举发有时，然非细故矣。乃用行气药以取快，何异操刀使割耶？诚欲气不上升，无过于血日滋长，暗将浮游之气，摄入不息之途，乃为良治。然胸膈肺胃间，顽痰胶结，既阻循环，又难培养，似乎痰不亟除，别无生血之法矣。不知此症而欲除痰，痰未必除，气已先尽，不得之数也。从来痰药入腹，其痰不过暂开复闭，劳而无功。吾于此每用乘机利导之法，先以微阳药开其痰，继以纯阴峻投，如决水转石，亟过痰之关隘，迨至痰之开者

复闭；所用生血之药，早已从天而下。日续一日，久久而血生，血生而气返血室，如浪子归家，转能兴家。所藉以驱胶结之痰者，即此气也。此际始加除痰之药，庶几痰去气存，累年之疾，至是始得痊安耳。然饮食最宜致慎，不但肥甘生痰，厚味伤阴已也。人身自平旦至日中，行阳二十五度，饮食易消，故不成痰；自日中至合夜，行阴二十五度，饮食不消，故易成痰。释教以过午戒食，其大药王护身之一则欤？进之调摄，尤为紧关。盖贤人尝以秋冬养阴，秋者于时为收，冬者于时为藏，法天地之收藏，而宁茹毋吐，宁拒毋迎，宁早卧毋早兴。蛰虫尚知闭户，岂君子可无居室之功耶！况乎欲血不再脱，尤贵退藏于密耶！又况乎厥阴肝木受病，其憔悴之色见于三时者，犹可诿之病色，至春月发荣之时，更何诿耶？然春月之荣，不自春月始也，始于秋冬收藏之固。设冬月水脏所储者少，春月木即欲发荣，其如泉竭，不足以溉苞稂何？故失此不治，至春病危始图之，则万无及矣！

胡卣臣先生曰：扪虱而谈，可惊四座。

为顾枚先议失血症治并论病机

顾枚先年二十余岁，身躯肥大，平素嗜酒，迩来鳏居郁郁。壬午孟夏患失血症，每晚去血一二盏，至季夏时，去血无算。面色不见憔悴，肌肉不见消瘦，诊其脉亦不见洪盛，昼夜亦不见寒热。但苦上气喘促，夜多咳嗽，喉间窒塞，胸前紧逼，背后刺胀，腹中闷痛，躁急多怒。医以人参、阿胶治失血成法，用之月余，逾增其势。更医多方，以图用膏子之润上，而气时降也；用牛膝、黄柏之导下，而血时息也。及服酒研三七少许，则血止而咳亦不作。但未久血复至，咳复增，

又以为龙雷之火所致，思用八味丸中之些微桂、附，以引火归元。总由未识病情也，请因是症而益广病机焉！人身血为阴，男子不足于阴，故以血为宝，是以失血之症，阴虚多致发热，面色多致枯黑，肌肉多致消瘦。今病者不然，岂其有余于血哉？以病为饮醇伤胃，胃为水谷之海，多气多血，二十余年水谷充养之精华，以渐内亏而外不觉也。胃之脉从头走足，本下行也。以呕血之故，逆而上行，则呼吸之音必致喘急矣。胃之气传入大小肠、膀胱等处，亦本下行也，以屡呕之，故上逆而不下达，则肠腹之间必致痛闷矣。胃气上奔，呕逆横决，则胸中之气必乱。至于紧逼痛楚，则乱之甚矣。胸中之位舍有限，已乱之气，无处可容，势必攻入于背，以背为胸之腑也。至于肩髃骨空，钻如刀刺，则入之深矣。故一胃耳，分为三脘，上脘气多，下脘血多，中脘气血俱多，今胃中既乱，气血混矣。不但胃也，胃之上为膈，其心烦多怒者，正《内经》所谓血并于膈之上，气并于膈之下致然，气血倒矣。所以《内经》又言：血并于阳，气并于阴，乃为热中。又言：瘅成为消中。瘅即热也，消中者，善食多饥，而肌肉暗减也。病者之嗜饮，为热积胃中，其不病消中，而病呕血者，何耶？《内经》又以胃脉本宜洪盛，反得沉细者，为胃气已逆。若见人迎脉盛，则热聚于胃，而内生痈。今胃脉已见沉细，其不成胃痈，而成呕血者，又何耶？不知病者呕血之源，与此两者同出异名耳！热积于中即为消，血积于中即为痈，而随积随呕，则为此症。揆其致此之由，必以醉饱入房而得之。盖人身气动则血动，而构精时之气，有乾坤鼓铸之象，其血大动。精者血之所化也，灌输原不只胃之一经。独此一经所动之血，为醉饱之余所阻，不能与他经之血绩续于不息之途，是以

开此脱血一窦，今者竟成熟路矣！欲治此病，不如此其分经辨症，何从措手乎？岂惟经也，络亦宜辨。胃之大络贯膈络肺，不辨其络，亦孰知膈间紧进，肺间气胀痰胶，为胃病之所传哉？当此长夏土旺，不惟母病而子失养，抑且母邪尽传于子。至三秋燥金司令，咳嗽喘满之患必增，不急治之，则无及矣！今岁少阴司天，少阴之上，热气主之，运气热也；夏月适当暑热，时令热也，而与胃中积热，合煽其疟，不治其热，血必不止。然不难于血之止也，第患其止而聚也。聚于中为蛊，为痈，犹缓也；聚于上为喘，为厥，则骤也。惟遵《内经》热淫血溢，治以咸寒之旨为主治。咸能走血，寒可胜热，庶于消渴、痈疽两患可无妨碍。然必先除经病，务俾经脉下走，经气下行，后乃可除络中之病，譬沟渠通而行潦始消也，未易言也。

　　病者呕血，经久无法可止，父兄敦请仆往救治，告以必须议病不议药，方能用，予乃定是案。用元明粉化水煮黄柏，秋石化水煮知母，以清解蕴热，而消瘀化疽，加甘草以调其苦，独取咸寒气味，进四剂而血止，可谓神矣！医者果然破药性大寒，渠家果不终其用。延及八月，病者胸胁高肿数围，肺内生痈，寒热大作，喘咳不休，食饮不入，俯几不敢动移，以致臀肉磨穿，危在呼吸。百计强与医治，断不应命，父兄因生仇恨，再求为其所难，以曲尽人情。只得极力治之，变证蠡出，通计免于五死而得五生。病者不戒，兼啖生冷，肺复生痈。一夕呕痰如猪胆状者，百十余枚，一脏两伤，竟至不起。仆焦劳百日，心力俱殚，第无如末流难挽回矣！

　　胡卣臣先生曰：向传顾病治愈，竟称神仙，其后未免以成败论矣。倘用咸寒时，遇有识者赞之，何至渴而穿井，斗而铸兵耶？然此案自堪传也。

面论顾季掖乃室奇症治之奇验

　　顾季掖乃室，仲夏时孕已五月，偶尔下血。医以人参、阿胶勉固其胎。又经一月，

身肿气胀，血逆上奔，结聚于会厌胸膈间，食饮才人，触之痛楚，转下甚艰，稍急即连粒呕出，全如噎症。更医数手，咸以为胎气上逼，脾虚作肿而成膈噎也。用人参之补，五味之收为治。延至白露节，计孕期已八月，而病造极中之极，呼吸将绝，始请余诊，毫不泄露病状。其脉尺部微涩难推，独肺部洪大无伦，其喘声如曳锯，其手臂青紫肿亮，如殴伤色。余骇曰：似此凶症，何不早商？季掖曰：昨闻黄咫旭乃室有孕而膈噎，得遇良治而愈，是以请救。但内子身肿气急，不识亦可疗否？余曰：此症吾视若悬鉴，不必明言，以滋惊恐。姑以善药一二剂投之，通其下闭上壅可也。季掖必求病名。余曰：上壅者，以肺脉之洪大，合于会厌之结塞，知其肺当生痈也；下闭者，以尺脉之微涩，合于肉色之青肿，知其胎已久坏也；善药者，泻白散加芩、桔之苦以开之，不用硝、黄等厉药也。服一大剂，腹即努痛，如欲产状。季掖曰：产乎？余曰：肺气开而下行，数时闭拒，恶秽得出可也，奚产之云！再进一剂，身肿稍退，上气稍平，下白污如脓者数斗，裹朽胎而出。旬余尚去白污，并无点血相间，可知胎朽腹中已近百日，荫胎之血和胎俱化为脓也。病者当时胸膈即开，连连进粥，神思清爽，然朽胎虽去，而秽气充斥周身，为青肿者未去也；胸厌虽宽，而肺气壅遏，为寒热咳嗽者未除也。余认真一以清肺为主，旬余果获全痊。

顾生升恒曰：先生议内子病，余甚骇为不然，及投剂如匙开钥，其言果难。朽物既去，忽大肿、大喘可畏，先生一以清肺药，批郤导窾，病祟旋即解散，不二旬体复康平，抑何神耶！内子全而老母不至尸饔，幼子不至啼饥，此身不致只影，厚德固难为报耳！因思谈医如先生，真为轩歧继后，世俗之知先生者，即谓之谤先生可也。然而百世之下，犹当有闻风兴起者矣！

面论姜宜人奇症
与交肠不同治法迥异

姜宜人得奇症，简《本草经疏》治交肠用五苓散之说，以为神秘。余见之，辨曰：交肠一症，大小二便易位而出，若交易然，古用五苓治之，专为通前阴而设也。若此症，闭在后阴，二便俱从前阴而出，拟之交肠，诚有似是实非者。况交肠乃暴病，骤然而气乱于中。此症乃久病以渐，而血枯于内，有毫厘千里之不同，安得拟之！原失疾之所始，始于忧思，结而伤脾。脾统血者也，脾伤则不能统摄，而错出下行，有若崩漏，实名脱营。脱营病宜大补急固，乃误认为崩漏，以凉血清火为治，则脱出转多。不思天癸已尽，潮汛已绝，万无是病。其年高气弱无血以实漏卮者，毫不念及。于是胞门子户之血，日渐消亡，势不得不借资，不仰给矣！借资于大肠，转将大肠之血，运输而渗入胞囊，久之大肠之血亦尽。而大肠之气附血而行者，孤而无主，为拳为块，奔疼涣散，与林木池鱼之殃祸同矣。又如救荒者，剥邻国为立尽之墟所不顾矣！犹未也，仰给于胃脘，转将胃脘之血，吸引而渗入胞囊。久之胃脘之血亦尽，下脱之血始无源自止。夫胃脘之血，所以荣周身而灌百脉者，今乃暗归乌有，则苞稂失润，而黍离足忧。血尽而止，较之血存而脱，又倍远矣！故血尽然后气乱，气乱然后水谷舍故趋新，舍宽趋隘。江汉两渠，并归一路，身中为之大乱，势必大肠之故道复通，乃可拨乱返治，与五苓一方全无干涉。又况水谷由胃入肠，另有幽门泌别清浊，今以渗血之故，酿为谷道，是幽门辟为坦径矣。尚可用五苓再辟之乎！又况五苓之劫阴，为亡血家所深戒乎！今之见一病，辄有一药横于胸中，与夫执成方奉为灵秘者，大率皆误人者也。若宜人之病，余三指才下，便问曰，病中多哭泣否？婢媪曰，时时泣下，乃知脏躁者多泣，大肠方废而不用也，交肠云乎哉！今大肠之脉，累累而现于指，可虞之时，其来春枣叶生乎？枣叶生而言果验。

胡卣臣先生曰：此等症，他人不能道只字，似此河汉无极，而更精切不可移易，为难能矣！

治陆令仪尊堂肺痈奇验

陆令仪尊堂平日持斋，肠胃素枯，天癸已尽之后，经血犹不止，似有崩漏之意。余鉴姜宜人交肠之流弊，急为治之，久已痊可。值今岁秋月，燥金太过，湿虫不生，无人不病咳嗽，而尊堂血虚津枯之体，受作独猛，胸胁紧胀，上气喘急，卧寐不宁，咳动则大痛，痰中带血而腥，食不易入，声不易出，寒热交作。而申酉二时，燥金用事，诸苦倍增。其脉时大时小，时牢伏时弦紧。服清肺药，如以勺水沃焦，无俾缓急。诸子徬徨无措，知为危候，余亦明告以肺痈将成，高年难任。于是以葶苈大枣泻肺汤，先通其肺气之壅，即觉气稍平，食稍入，痰稍易出，身稍可侧，大有生机。余曰：未也，吾见来势太急，不得已而取快于一时，究竟暂开者易至复闭，迨复闭则前法不可再用矣。迄今乘其暂开，多方以图，必在六十日后，交冬至节方是愈期。盖身中之燥，与时令之燥，胶结不解，必俟燥金退气，而肺金乃得太宁耳。令仪昆季极恳专力治之。此六十日间，屡危屡安，大率皆用活法斡旋。缘肺病不可用补，而脾虚又不能生肺，肺燥喜于用润，而脾滞又艰于运食。今日脾虚之极，食饮不思，则于清肺药中，少加参术以补脾；明日肺燥之极，热盛咳频，则于清肺药中，少加阿胶以

润燥。日续一日，扶至立冬之午刻，病者忽自云，内中光景，大觉清爽，可得生矣，奇哉！天时之燥去，而肺金之燥，遂下传于大肠，五六日不一大便，略一润肠，旋即解散，正以客邪易去耳！至小雪节，康健加餐，倍于曩昔。盖胃中空虚已久，势必加餐，复其水谷容受之常，方为全愈也。令仪昆季咸录微功，而余于此症有遐思焉，语云宁医十男子，莫医一妇人；乃今宁医十妇人，不医一男子矣！

胡卣臣先生曰：还丹不过九转，举世模之不就，陈诠可袭，活法难通也。

议郭台尹将成血蛊之病

郭台尹年来似有劳怯意，胸腹不舒，治之罔效，茫不识病之所存也。闻仆治病，先议后药，姑请诊焉。见其精神言动，俱如平人，但面色痿黄，有蟹爪纹路，而得五虚脉应之。因窃疑而诘之曰：足下多怒乎？善忘乎？口燥乎？便秘乎？胸紧乎？胁胀乎？腹疼乎？渠曰：种种皆然，此何病也？余曰：外症尚未显然，内形已具，将来血蛊之候也。曰：何以知之？曰：合色与脉而知之也。夫血之充周于身也，荣华先见于面，今色黯不华，既无旧恙，又匪新疴，其所以憔悴不荣者何在？且壮盛之年而见脉细损，宜一损皮毛，二损肌肉，三损筋骨，不起于床矣。乃皮毛、肌肉、步履如故，其所以微弱不健者又何居？是敢直断为血蛊。腹虽未大，而腹大之情状已著，如瓜瓠然，其日趋于长也易易耳。明哲可不见机于早耶！曰：血蛊，乃妇人之病，男子亦有之乎？曰：男子病此者甚多，而东方沿海一带，比他处更多。医不识所由来，漫用治气、治水之法尝试，夭枉不可胜计，总缘不究病情耳！所以然者，以

东海擅鱼盐之饶。鱼者，甘美之味，多食使人热中；盐者，咸苦之味，其性偏于走血。血为阴象，初与热合不觉，其病日久月增，中焦冲和之气，亦渐积而化为热矣。气热则结，而血始不流矣。于是气居血中，血裹气外，一似妇女受孕者然，至弥月时，腹如抱瓮矣。但孕系于胞中，如熟果自落；蛊蟠于腹内，如附赘难疗，又不可同语也。究而论之，岂但东方之水土致然！凡五方之因膏粱厚味，椒、姜、桂、糈成热中者，除痈疽、消渴等症不常见外，至胀满一症，人人无不有之。但微则旋胀旋消，甚则胀久不消而成蛊耳。倘能见微知著，宁至相寻于覆辙耶！要知人之有身，执中央以运四旁者也。今中央反竭，四旁以奉其锢，尚有精华发见于色脉间乎？此所以脉细皮寒，少食多汗，尪羸之状不一而足也。余言当不谬，请自揆之。月余病成，竟不能用，半载而逝。

胡卣臣先生曰：议病开此一法门，后有作者，不可及矣。

答门人问州守钱希声先生治法

门人问曰：州尊暴病呕血数升，指尖微冷，喉间窒塞，声不易出，安危之机，关于医药。有用温补人参、阿胶之属者，有用凉血生地、玄参之属者，有用降火黄柏、知母之属者，漫难适从。请吾师确言其理，以开瞽瞆。答曰：古今论失血之症，皆混在痰火一门，是以言之不中肯款，吾试为子详之。夫血病有新久微甚，无不本之于火，然火有阴阳不同，治法因之迥远。州尊虽旧尝失血，不过伤损之类，其原颇轻。今人春以来，忽尔呕血数盂，则出之暴矣。经云暴病非阳，则其为火也，即非阳火甚明。阳火者，五行之火，天地间经常可久之物，何暴之有？设

其暴也，复可以五行之水折之，不能暴矣。惟夫龙雷之火，潜伏阴中，方其未动，不知其为火也。及其一发，暴不可御，以故载阴血而上溢。盖龙雷之性，必阴云四合，然后遂其升腾之势。若天青日朗，则退藏不动矣。故凡用凉血清火之药者，皆以水制火之常法，施之于阴火，未有不转助其虐者也。大法惟宜温补，而温补中之微细曲折，要在讲明之素。《经》曰：少阴之脉萦舌本。谓肾脉萦绕于舌根之间也。又曰：咯血者属肾。明乎阴火发于阴中，其血咯之成块而出，不比咳嗽痨症，痰中带血为阳火也。此义从前未有发明，惟汉代张仲景，为医中之圣，于伤寒症中垂戒一款云：误发少阴，汗动其经血者，下竭上厥，为难治。后人随文读去，至下竭上厥之理，总置不讲。不知下竭者，阴血竭于下也；上厥者，阴气逆于上也。盖气与血两相维附，气不得血，则散而无统；血不得气，则凝而不流。故阴火动，而阴气不得不上奔；阴气上奔，而阴血不得不从之上溢；阴血上溢，则下竭矣。血既上溢，其随血之气，散于胸中，不能复返本位，则上厥矣。阴气上逆，不过至颈而止，不能越高巅清阳之位，是以喉间窒塞，心忡耳鸣，胸膈不安也。然岂但窒塞不舒已哉？阴气久居于上，势必龙雷之火，应之于下。血不尽竭，不止也；气不尽厥，亦不止也。仲景所以断为难治者，其以是乎？但只曰难治，非谓不治也。仲景不立治法者，以另有《卒病论》十六卷，专论暴病，后世散逸无传耳！吾为子大辟其扃，则以健脾中之阳气为第一义。健脾之阳，一举有三善也：一者，脾中之阳气旺，如天青日朗，而龙雷潜伏也；一者，脾中之阳气旺，而胸中窒塞之阴气，如太空不留纤翳也；一者，脾中之阳气旺，而饮食运化精微，复生其下竭之血也。况乎地气必先蒸土为湿，

然后上升为云，若土燥而不湿，地气于中隔绝矣，天气不常清乎！今方书皆治阳火之法，至龙雷之火，徒有其名，而无其治。反妄引久嗽成瘵，痰中带血之阳症，不敢用健脾增咳为例。不思咯血即有咳嗽，不过气逆上厥之咳，气下则不咳矣，况于原无咳嗽者乎！古方治龙雷之火，每用桂、附引火归元之法。然施于暴血之症，可暂不可常。盖已亏之血，恐不能制其悍；而未动之血，恐不可滋之扰耳！究而论之，治龙雷之火，全以收藏为主，以秋冬则龙潜雷伏也。用收藏药不效，略用燥烈为向导，以示同气相求之义则可，既已收藏，宁敢漫用燥烈乎！先生宿有损伤失血之病，值此上下交匮，功令森严，人心欲逞，惴惴其不免，是劳伤又益以忧恐。恐则伤肾，而少阴之血无端溢出，与仲景所谓误发少阴，汗动其血者，初无少异矣。又况肝主谋虑，性喜疏泄，冬间肾气不藏，久已供肝木之挹取，今春令将行，而肝木居青龙之位，震雷之司，乘权用事，是以天时之龙雷未动，身中之龙雷先动，其血已暴涌而出，不识后此春夏十二气，龙雷大发之时，将何血以奉之耶？夫大病须用大药，大药者，天时春夏，而吾心寂然秋冬是也。昔人逃禅二字甚妙，夫禅而名之曰逃，其心境为何如哉？子后遇此病，必以崇土为先，土厚则阴浊不升，而血患自息，万物以土为根，元气以土为宅，不可不亟讲矣！

胡卣臣先生曰：今世失血一症甚夥，前后四案，发明无穷奥义，垂诲恳恳。此篇详论阴火原委，尤补千古阙失。

治李思萱乃室膈气危病
治验<small>附叶氏妇治验</small>

李思萱室人有孕，冬月感寒，至春而发，初不觉也。连食鸡面鸡子，遂成夹食伤寒，一月才愈。又伤食物，吐泻交作，前后七十日，共反五次，遂成膈症，滴饮不入。延诊时，其脉上涌而乱，重按全无，呕哕连绵不绝，声细如虫鸣，久久方大呕一声。余曰：病者胃中全无水谷，已翻空向外，此不可救之症也。思萱必求良治，以免余憾。余筹画良久，因曰：万不得已，必多用人参。但才入胃中，即从肠出，有日费斗金，不勾西风一浪之譬，奈何？渠曰：尽在十两之内，尚可勉备。余曰：足矣！乃煎人参汤，调赤石脂末，以坠安其翻出之胃。病者气若稍回，少顷大便，气即脱去。凡三日服过人参五两，赤石脂末一斤，俱从大肠泻出。得食仍呕，但不呕药耳。因思必以药之渣滓，如栖粥之类与服，方可望其少停胃中，顷之传下，又可望其少停肠中。于是以人参、陈橘皮二味，煎如芥子大，和粟米同煎作粥，与服半盏，不呕，良久又与半盏。如是再三日，始得胃舍稍安。但大肠之空尚未填实，复以赤石脂为丸，每用人参汤吞两许。如是再三日，大便亦稀。此三日参橘粥内，已加入陈仓米，每进一盏，日进十余次，人事遂大安矣。仍用四君子汤、丸调理，通共用人参九两，全愈。然此亦因其胎尚未堕，有一线生气可续，故为此法以续其生耳！不然者，用参虽多，安能回兀气于无何有之乡哉！后生一子，小萱，缘母病百日，失荫之故。

叶氏妇亦伤寒将发，误食鸡面鸡子，大热喘胀。余怜其贫，乘病正传阳明胃经，日间为彼双表去邪，夜间即以酒大黄、元明粉连下三次，大便凡十六行，胎仍不动，次早即轻安。薄粥将养数日，全愈。此盖乘其一日骤病，元气大旺，尽驱宿物，以免缠绵也。设泥有孕，而用四物药和合下之，则滞药反为食积树党矣！

胡卣臣先生曰：前治神矣，后治复不减，盖前治明，后治良也。行所明以持危扶颠，藉有天幸者多矣。此嘉言所以昭述其事，亦曰不得已欤！？

辨黄咫旭乃室
膈气危症用缓治法而愈

咫旭乃室病膈气二十余日，饮粒全不入口。延余诊时，尺脉已绝而不至矣。询其二便，自病起至今，从未一通，只是一味痰沫上涌，奄奄待尽，无法以处。邑庠有施姓者，善决生死，谓其脉已离根，顷刻当坏。余曰：不然，《脉经》明有开活一款云，上部有脉，下部无脉，其人当吐不吐者死。是吐则未必死也，但得天气下降，则地道自通。故此症倍宜治中，以气高不返，中无开阖，因成危候。待吾以法缓缓治之，自然逐日见效，于是始独任以观验否。乃遂变旋覆代赭成法，而用其意，不泥其方。缘女病至尺脉全无，则莫可验其受孕，万一有而不求，以赭石、干姜辈伤之，呼吸立断矣，姑阙疑。以赤石脂易赭石，煨姜易干姜，用六君子汤加旋覆花，煎调服下，呕即稍定。其岳父见用人参，以为劫病而致憾。余曰：无恐也，治此不愈，愿以三十金为罚；如愈，一文不取。乃全神炤应，药必亲调，始与服之。三日后，渐渐不呕；又三日后，粥饮渐加，举家甚快。但病者全不大便，至是已月余矣。一则忧病之未除，再则忧食之不运，刻刻以通利为嘱。余曰：脏气久结，食饮入胃，每日只能透下肠中一二节，食饮积之既久，脏气自然通透，原议缓治，何得急图耶！举家金以余为不情，每进诊脉，辄闻病者鼻息之扬，但未至发声相詈耳。盖余以归、地润肠之药，恐滞膈而作呕，硝、黄通肠之药，恐伤胎而殒命。姑拂其请，坚持三五日，果气下肠通，而病全

瘳矣！病瘳而其家窃议曰：一便且不能通，曷贵于医耶？月余腹中之孕果渐形著。又议曰：一孕且不能知，安所称高耶？吁嗟！余之设诚而行，以全人夫妻子母，而反以得谤也，岂有他哉！惟余得谤，当世之所谓医者，然后乃得名耳！

胡卣臣先生曰：议论入理之深，自然入俗之浅，如中无开阖之语，及脏气逐日渐通之语，岂堪向寻常索解耶！

面议倪庆云危症再生治验

倪庆云病膈气十四日，粒米不入咽，始吐清水，次吐绿水，次吐黑水，次吐臭水，呼吸将绝，医已歇手。余适诊之，许以可救，渠家不信。余曰：尽今一昼夜，先服理中汤六剂，不令其绝，来早转方，一剂全安。渠家曰：病已至此，滴水不能入喉，安能服药六剂乎？余曰：但得此等甘温入口，必喜而再服，不须过虑。渠诸子或痒或弁，亦知理折，金曰：既有妙方，何不即投见效，必先与理中，然后乃用此，何意耶？余曰：《金匮》有云，病人噫气不除者，旋覆代赭石汤主之。吾于此病分别用之者有二道：一者黑水为胃底之水，臭水为肠中之水，此水且出，则胃中之津液久已不存，不敢用半夏以燥其胃也；一者以将绝之气，只存一系，以代赭坠之，恐其立断，必先以理中分理阴阳，俾气易于降下，然后代赭得以建奇奏绩。一时之深心，即同千古之已试，何必更疑？及简仲景方，见方中只用煨姜而不用干姜。又谓干姜比半夏更燥，而不敢用。余曰：尊人所噫者，下焦之气也，所呕者，肠中之水也。阴乘阳位，加以日久不食，诸多蛔虫，必上居膈间，非干姜之辣，则蛔虫不下转，而上气亦必不下转，妙处正在此，君曷可泥哉！

诸子私谓，言有大而非夸者，此公颇似。姑进是药，观其验否。进后果再索药，三剂后病者能言，云内气稍接，但恐太急，俟天明再服，后且转方为妥。至次早，未及服药，复请前医参酌，众医交口极沮，渠家并后三剂不肯服矣。余持前药一盏，勉令服之，曰：吾即于众医前，立地转方，顷刻见效，再有何说！乃用旋覆花一味煎汤，调代赭石末二茶匙与之。才一入口，病者曰：好药，吾气已转入丹田矣！但恐此药难得。余曰：易耳。病者十四日衣不解带，目不交睫，惫甚，因图脱衣安寝。冷气一触复呕，与前药立止，思粥，令食半盏。渠饥甚，竟食二盏，少顷已食六盏。复呕，与前药立止。又因动怒，以物击婢，复呕，与前药立止。以后不复呕。但困倦之极，服补药二十剂，丸药一斤，将息二月，始能远出，方悔从前少服理中二剂耳。

胡卣臣先生曰：旋覆代赭一方，案中屡建奇绩，但医家未肯信用，熟读前后诸案，自了无疑惑矣！

论吴叔宝无病而得死脉

吴叔宝先生，因治长公圣符之暇日，无病索为立案。岂求隔垣早见，而撒土先防乎！仆未悉翁平素之脉，因尝药而吐泻交作，始为诊之，见脉躁而不静，劲而不柔，疑所伤甚大。乃翁漫不介意，无非恃体之坚固耳。及具道平昔，始知禀受元阳甚旺，从前所患，皆为热中之病。盖膏粱厚味之热，阳气载以俱升，势必发为痈疽疔毒，及脓溃斗许，毒尽而阳不乏，夫非得于天者厚耶！然屡费不赀，久从暗耗。况人身候转不常，始传热中，今传寒中矣。热中则一身之痰，俱变为热，痰热则走，故发为疮疡；寒中则一身之痰，俱变为寒，痰寒则凝，故结塞于胸膈，不易

开散。一由阳气高亢，一由阳气卑微耳！今见脉中或三至一转，或五至一转，不与指相值，自为区别，虽名三五不调，其实阳气孤危已甚。翁弗病则已，万一病出，必非纾徐迂缓。试即以冬时为譬，寒威凛冽，阴霾昼见，天日无光，或有之矣，能无虑乎！据所禀之厚，宜百年有常。乃今亦觉早衰，扶身药饵，有断不可缺者。服药而脉返其驯，缉续罔间，尚可臻古稀之列。盖所禀之丰，如有国者，祖功宗德之隆，即当衰季，复有中兴一段光彩耳。

翁见案不怿。至冬月果患胸腹紧痛，胀闷不堪，以滚酒热盐，内浇外熨不止，服附子理中十数剂始安。次年四月，临丧过哀，呕血升余，服润滞药过多，饮食入胃，先痛后呕，大便沾滞而不坚燥，欲成痰膈。在郡更医十余手，杂投罔效。归用土医服观音对坐草，而胃气搜削殆尽。最后饮水恶热，乃胃中久失谷养。津液尽枯，一团真火内炽。凡病此症者，无不皆然。医者不审痰膈与热膈异治，尚以牛黄、狗宝，漫图侥幸。仆以未病先识，不敢染指投剂。亦由时辈娼嫉，欲借翁病为刀俎地，先以去年所用之药为谤端，是以即有旋覆代赭成法可施，承当不下耳，可胜悼哉！

胡卣臣先生曰：舆谤易兴易息，出于公耳，独堪麑麓中之鬼域，造端微而贻祸远，可慨可慨！

附与门人论饮滚酒过多成膈症之故

过饮滚酒，多成膈症，人皆知之，而所以然之理不达也。盖膈有二种：一者上脘之艰于纳，一者下脘之艰于出耳。然人之胃中，全是一团冲和之气，所以上脘清阳居多，不觉其热；下脘浊阴居多，不觉其寒，即时令大热，而胃中之气，不变为热；时令大寒，而胃中之气，不变为寒。气惟冲和，故但能容食，不能化食，必藉脾中之阳气入胃，而运化之机始显，此身中自然之造化也。曲糵之性，极能升腾，日饮沸酒不辍，势必将下脘之气，转升于中上二脘，而幽门之口，闭

而不通者有之。且滚酒从喉而入，日将上脘炮灼，渐有腐熟之象，而生气不存，窄隘有加，只能纳水，不能纳谷者有之。此其所以多成膈症也。若夫热药之性，其伤人也必僭，以火曰炎上也；寒药之性，其伤人也必滥，以水曰润下也。不僭不滥，而独伤中焦冲和之气者，必无之理。设果服附子能成膈患，去年劝勿饮热酒时，何不早言？而治钱州尊失血，大剂倍用，又何自戾耶？赤土不容朱砂，巧于用谮。此方之不我毂者，岂偶哉？

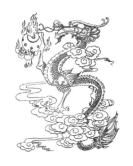

寓意草 卷三

面论大司马王岵翁公祖耳鸣用方大意

人身有九窍。阳窍七，眼耳鼻口是也；阴窍二，前后二阴是也。阳气走上窍，而下入于阴位，则有尿泄腹鸣之候；阴气走下窍，而上入于阳位，则有窒塞耳鸣之候，故人当五十以外，肾气渐衰于下，每每从阳上逆。而肾之窍开于耳，耳之聪司于肾。肾主闭藏，不欲外泄。因肝木为子，疏泄母气而散丁外，是以谋虑郁怒之火一动，阴气从之上逆，耳窍窒塞不清，故能听之用不碍，而听远不无少碍。高年之体，大率类然。较之聋病，一天一渊。聋病者，其窍中另有一膜，遮蔽外气，不得内入，故以开窍为主。而方书所用石菖蒲、麝香等药，及外填内攻等法者，皆为此而设。至于高年，阴气不自收摄，越出上窍之理，从无一人言及，反以治少壮耳聋药，及发表散气药，兼带阴虚为治，是以百无一效。小知阴气至上窍，亦隔一膜，不能越出窍外，只于窍中汩汩有声，如蛙鼓蚊锣，鼓吹不已。以故外入之声，为其内声所混，听之不清。若气稍不逆上，则听稍清；气全不逆上，则听全清矣。不肖悟明此理，凡治高年逆上之气，屡有奇效。方中大意，全以磁石为主，以其重能达下，性主下吸，又能制肝木之上吸故也。而用地黄、龟胶群阴之药辅之，更用五味子、山茱萸之酸以收之，令阴气自旺于本官，不上触于阳窍，由是空旷无碍。耳之于声，似谷之受响，万籁之音，尚可细聆，岂更与人声相拒，艰于远听耶！此实至理所在，但医术浅薄之辈，不能知之。试观人之收视而视愈明，返听而听愈聪者，然后知昌之斯言，非臆说也。谨论。

附答岵翁公祖书

捧读祖台钧谕，耳中根原甚悉。且考究方书，揣察内最，即深于医旨者，不能道只字。不肖昌竦然于会玉之音，从兹倍加深入矣。庆幸庆幸！昨方论中，明知左耳有一膜遮蔽，姑置未论。但论右耳，所以时清时混之故，在于阴气上触耳。盖人两肾之窍，虽开于耳，而肾气上入耳际，亦为隔膜所蔽，小能越于耳外，止于耳根下，少则微鸣，多则大鸣，甚且将紫耳之筋，触之跳动，直似撞穿耳轮之象者，然实必不可出也。设阴气能出耳外，而走阳窍，则阴阳相混，非三才之理矣。故耳之用，妙在虚而能受也。外入之气，随大随小，至耳无碍。惟内触之气，咶咶有声，所以外入之气，仅通其半。若郁怒之火动，内气转增，则外入之气转混，必内气渐走下窍，上窍复其虚而能受之体，然后清清朗朗，声入即通，无壅碍也。方书指为少阳胆、厥阴肝，二经热多所致，是说左耳分部。然少阳之气，能走上窍，其穴皆络于脑巅，无触筋冲耳之理，不当与厥阴混同立说。其通圣散一方，汗下兼用，乃治壮火之法。丹溪所取，亦无确见。惟滚痰丸一方，少壮用之，多有效者，则以黄芩、大黄、沉香之苦，最能下气，而礞石之重坠，大约与磁石之用相仿也。不肖昌所以不用此方者，以其大损脾胃，且耗胸中氤氲之气也。至于肾虚耳鸣，指作膀胱相火上升，则阳火必能透出上窍，不为鸣也！尤见丹溪无据之谈。《易》言水中有火，原说真火，故坎中之一点真阳，即真火也。高年之人，肾水已竭，真火易露，故肾中之气，易出难收。况有厥阴之子，为之挹取乎！然则壮水之主，以制阳光，如盏中加油，而灯焰自小，诚为良治。乃云作肾虚治不效者，知其泛论，世人不为老人立法也。夫收摄肾气，原为老人之先务，岂丹溪明哲而为此等议论乎！不肖昌昨方论中，欲返祖台右耳十余年之聪，以仰答帝鉴，慰藉苍生耳。非为左耳数十年之锢论也。草野不恭，统惟亮宥。谨复。

胡卣臣先生曰：耳鸣之故，从来无人说透，此案方大开法门。

直叙王岵翁公祖病中垂危复安始末

岵翁公祖，自春月论耳鸣后，见昌执理不阿，知为可用。至冬初以脾约便艰，再召诊视。进苁蓉、胡麻、首乌、山药等，四剂即润。盖缘肠中少血多风，与药适宜，故效敏耳。自是益加信悦，时沐枉驾就问，披衷相示。冬尽偶因饱食当风，忽然一吐，倾囊而出，胃气大伤。随召诊问，体中微似发热，左关之脉甚大，自云：始先中脘不舒，今觉气反攻左。始用梨汁不效[①]，今用蔗浆稍定。不知此何症也？昌因断曰：此虚风之候也。以胃中所受之水谷，出尽无留，空虚若谷，而风自内生，兼肠中久蓄之风，乘机上入，是以胃中不安。然风入于胃，必左投肝木而从其类，是以气反攻左，而左脉即为之大且劲。《内经》云：风淫于内，治以甘寒。梨汁蔗浆，俱甘寒对症之物，而一效一不效者，又可知胃中气虚已极，不耐梨性之达下，而喜蔗性之和中也。于是以甘寒一派之药定方，人参、竹沥、麦门冬、生地黄之属，众议除参不用。服后腹中呱呱有声，呕出黄痰少许，胸中遂快。次早大便亦通，症似向安。然有可怪者，本是胃经受病，而胃脉反不见其病，只是上下两旁，心肾肝肺之脉，时时另起一头，不安其常。因为剖心争论，谓此非上下两旁之见病端也。乃中央气弱，不能四迄，如母病而四子失乳，故现饥馁之象耳。观公祖自云：口中之味极淡。又云：水到喉管，即注住不肯下行。明明是胃中之气不转，宿水留住喉间，不能更吞新水耳。宜急用四君子汤以理胃气，则中央之枢轴转，而四畔之机关尽利，喉管之水气不逆，而口中之淡味亦除矣。如不见信，速请明者商之，不便在此羁时误事也。然而言过激烈，反怪为故意惊骇。改召二医，有谓中风者，有谓伤寒者，见各不同。至于人参之不可用，则同声和之。谓症之轻而易疗，则同力担之。微用发表之药，即汗出沾濡，又同口赞。曾不顾已竭之胃气，追之实难，反开关而纵之去，于是气高神荡，呃逆不休矣。再侥幸而投黄连一剂，将绝之系，加极苦以速其绝。二医措手不及，复召昌至，则脉已大乱，如沸如羹，频转频歇，神昏不醒，身强莫移，年寿间一

---

① 效：原作"投"，据下文文义改为"效"。

团黑滞，其气出则顺，而入必哕，通计昼夜一万三千五百息，即得一万三千五百哕矣。二医卸祸，谓昌前所议四君子汤，今始可用。吁嗟！呼吸存亡，尚图雍容樽俎乎？据理答之曰：气已出而不入，再加参、术之腻阻，立断矣！惟有仲景旋覆代赭石一方，可收神功于百一。进一剂而哕势稍减，二剂加代赭石至五钱，哕遂大减。连连进粥，神清色亮，脉复体轻。再用参、苓、麦冬、木瓜、甘草，平调二日，遂康复如初。此盖祖翁少时纯朴不凋，故松柏之姿，老而弥劲，非尽药之功能也。即论药，亦非参之力，乃代赭坠参下行之力也。祖翁病剧，问昌何为不至，及病间，见昌进药，即鼓勇欣尝，抑何见知之深耶！而昌亦得借汤药以行菽水之事，快矣快矣！

胡卣臣先生曰：左氏《春秋》，无与于兵，而名将以为兵法之精。见理不到，则一心之运用不出也。噫！难与俗人言矣。

直推岵翁公祖病后再误贻患

岵翁公祖，深知医理，投剂咸中肯綮，所以长年久世。然苦耳鸣，不乐对客，其左右侍从，谁能究心医药之事！前病获安，竟以为人参之力，而卸祸者反得居功，谓其意中原欲用参，但不敢专主。姑进不肖商榷①，以示详慎耳！于是善后之宜，一以诿之。曾不顾夫一误再误也。吁嗟！善后之图遂，果易谋乎哉！前所论虚风一症，昌才用甘寒药二剂稍效，俄焉更医，误以伤寒为治，而致危殆。昌虽用旋覆代赭二剂回天，然前此虚风本症，尚无暇于驱除，而主家及医，其时方竟夸人参之力，谓调理更宜倍用，无俟参酌。曾不思虚风酝酿日深，他日再求良治，不能及矣！此际欲造庭力争，之谓生端，即

上书陈说，又恐中格，惟有抚膺辗转太息而已。吁嗟！时事之不可为，大都若此矣。然虽不得借箸而筹，未可不列眉而论也。《内经》云：风者善行而数变。言风之为病，无定体也。又曰：病成而变。此则专言胃风所传之病，变症最多也。变症有五：一曰风成为寒热，以风气通肝，则木盛而侮脾胃，故生寒热也。祖翁前病时，左关之脉独大，自云气反攻左，而每多寒热之候，致医辈视为外感者，是其征也。一曰厥成为巅疾。厥者逆也。谓胃气逆而上升，成巅顶之疾，如眩晕之类。祖翁前病时，呃逆不休，时觉昏晕者，是其征也。一曰瘅成为消中。瘅者热也。热积胃中，善食而易饥，火之害也。祖翁胃中，素有积热，而多欲得食者，是其征也。一曰久风为飧泄。言胃中风炽，飧已即泄，不留停也。祖翁平素三四日始一大便，今尝无故泄下数行，是其征也。一曰脉风成为疠。言胃中之风，酝酿既久，则荣气腐而不清，肌肉之间，渐至溃烂，以胃主肌肉也。祖翁四末及脉道之间，惯生疮疡，浸淫为害者，是其征也。此五者，总为胃风之病。祖翁俱已见端，又喜餐羊肉、河豚以召致之，然亦不自由也。盖风煽胃中，如转丸之捷，食入易消，不得不借资于厚味。而不知胃中元气，久从暗耗，设虚风止熄，即清薄之味，尚不易化，况乎肥甘乎！今之医者，全不究病前病后消息，明明语以虚风之症，竟不知虚风为何物，奈何言医耶！奈何言调摄耶！昌于此殆不胜古今家国之感矣！

案虽定，而狂瞽之言，未便呈览。兼值昌有浙游，旋口，祖翁复得重症。召诊时，语昌云：一病几危，今幸稍可，但彻夜撰改本章不辍，神乱奈何？昌对曰：胃风久炽，津液干槁②，真火内燔，宜用知母

---

① 榷：底本原作"确"，据光绪本改。
② 槁：原作"稿"，据文义改。

一两,人参、甘草各一钱,日进二剂自安。众议方中用参太少,且无补药佐之,全无取义,竟置不用。连进参、术大剂,不效。越三日,剂中人参竟加一两,服后顷刻气高不返而仙逝。八旬元老,勋勒鼎彝,子姓森森,绕榻三匝,夫复何憾!独昌亲承椓朴之化,于报称之心,有所未慊也,衰哉!

直叙立刻救苏刘筠枝不终其用之故

筠枝先生,创业维艰,大率得之节啬者多。然七旬御女不辍,此先天元阳固密,非人力之所为也。若能良贾深藏,可以百年用之不竭,奈何以御女之故,而数扰其阳耶!夫阳者亲上而卫外,易出而难收者也。在根基浅露之躯,毫不敢肆情纵欲。幸而根深蒂固,不易动摇,乃以房中之术,自伐其根,而重加栽接,致太命危于顷刻。岂误以节啬之方,而倒施之御女乎!夏月阳气在外,阴气在内,此时调摄之法,全以扶阳抑阴为主。翁偶不快,实饮食起居如常,医者以壮年伤暑之药,香薷、黄柏、石膏、知母、滑石、车前、木通投之,即刻不支,卧于床褥。次早余见时,则身僵颈硬,舌强喉哑,无生理矣。余诊毕云:此证虽危,然因误药所致,甫隔一晚,尚可以药速追。急以大附子、干姜、人参、白术各五钱,甘草三钱,大剂煎服,可解此厄,万不宜迟。渠诸子不能决,余忙取药自煎。众议姑以前方煎四分之一,服之安贴,再煎未迟,只得从之。药成送进,适前医再至,遂入诊良久,阻药不用。余面辱其医,进房亲督灌药。寸香之久,翁大呕一声,醒而能言,但声雌而颤。呼诸子乳名,云适才见州官回。询其所由,开目视之不语。转问医者何人。曰江西喻。遂抬手一拱。又云:门缝有风来塞塞。余甚快,忙出煎所存三分之药以续进。维时姻族杂至,商以肩舆送余归寓。余断欲进药。众劝云:且暂回寓,

或者明日再请,其意中必惧吾之面折医辈耳。及他医进药,哑聩如前,越二日而逝。余为之叹惜不已焉!七旬御女不辍,斧斤于内,而假庸医以权,长子次子继夭;斧斤于外,而开姻族以衅,气机久动,尚自谓百年无患也。于人乎何尤!

胡卣臣先生曰:献玉而遭刖,认为顽石也。投珠而按剑,诧为不祥也。至剖石得玉,转灾为祥,尚然不识,则何见耶!医事固裂,亦所遇适穷耳。

面议徐岳生将成痿痹之症

徐岳生躯盛气充,昔年因食指微伤见血,以冷水濯之,遂至血凝不散,肿溃出脓血数升,小筋脱出三节,指废不伸。迄来两足间才至秋月,便觉畏冷,重绵蔽之,外扪仍热,内揣独觉其寒。近日从踵至膝后,筋痛不便远行。云间老医,令服八味丸,深中其意。及仆诊,自云平素脉难摸索,乃肝肺二部,反见洪大。大为病进,况在冬月木落金寒时,尤为不宜。方来之势,将有不可响迩者。八味丸之桂、附,未可轻服也,何也?筋者肝之合也。附筋之血,既经食指之把取,存留无几,不能荣养筋脉,加以忿怒,数动肝火,传热于筋,足跗之大筋,得热而短,是以牵强不便于行也。然肝之所主者惟肺,木性畏金,禀令拥载,若君主然。故必肺气先清,周身气乃下行。今肺脉大,则肺气又为心主所伤,壅窒不清,是以阳气不能下达而足寒也。然则所患虽微,已犯三逆,平素脉细,而今脉大,一逆也;肝脉大而热下传,二逆也;肺脉大而气上壅,三逆也。设误以桂、附治之,热者愈热,壅者愈壅,即日便成痿痹矣。此际用药,渊乎微乎,有寻常不能测识者!盖筋脉短劲,肝气内锢,须亟讲于金伐木荣之道。以金伐木,而木反荣,筋反舒,

匪深通玄造者，其孰能知之？然非金气自壅，则木且奉令不暇，何敢内拒！惟金失其刚，转而为柔，是以木失其柔，转而为刚。故治此患，先以清金为第一义也。然清金又先以清胃为第一义。不清其胃，则饮酒焉，而热气输于肺矣；厚味焉，而浊气输于肺矣。药力几何，能胜清金之任哉！金不清，如大敌在前，主将懦弱，已不能望其成功，况舍清金，而更加以助火烁金，倒行逆施以为治耶，必不得之数矣！

翁见药石之言，漫无忌讳，反疑为张大其说，而莫之信，竟服八味丸。一月后，痿痹之情悉著，不幸所言累验。乃卧床一载，必不令仆一见。闻最后阳道尽缩，小水全无，乃肺金之气，先绝于上，所以致此。明明言之，而竟蹈之，奈何奈何！

胡卣臣先生曰：此治痿痹证之《妙法莲华经》也，不当作文字亵视。

论江冲寰先生足患治法

庚辰冬，于鼎翁公祖园中，识先生半面。窃见身体重着，行步艰难，面色滞晦，语言迟缓，以为有虚风卒中之候也。因为过虑，辛巳秋召诊问，细察脾脉，缓急不调，肺脉劲大，然肝木尚平，阳气尚旺，是八风之邪，未可易中。而筋脉掣痛，不能安寝者，大率风而加之以湿，交煽其虐所致。以斯知尚可引年而施治也，何也？风者肝之病，天之气也；湿者脾之病，地之气也。天气迅疾，故发之暴。益以地气之迂缓，反有所牵制而不能暴矣！然气别则病殊，而气交则病合，有不可不明辨者。病殊者，在天气则风为百病之长，其来微，则随相克为传次，必遍五脏而始烈；其来甚，则不由传次而直中，唯体虚之人，患始不测焉。在地气则湿为下体之患。其来微，则足跗肿大，然得所胜亦旋消；其来甚，则害及皮肉筋脉以渐而上攻，亦唯

阳虚之人，势始腾越焉！两者一本之天，一本之地。病各悬殊，治亦异法者也。病合者，天之气入于筋脉，地之气亦入于筋脉。时乎天气胜，则筋脉张而劲焉；时乎地气胜，则筋脉弹而缓焉。两者其源虽异，其流则同。交相酝结，蔓而难图者也。先生房中之风，始虽不可知，然而所感则微也。至若湿之一字，既以醇酒厚味而酿之于内，又为炎蒸岚瘴而袭之于外，是以足患日炽，虽周身筋脉舒展，亦不自如。究意不若足间昼夜掣痛，疮疡肿溃，浸淫无已也。夫春时之风也，夏时之湿与热也，秋时之燥也，三时之气，皆为先生一身之患者也。而一身之患，又惟一隅独当之，亦良苦矣！设内之风湿热燥不攘，足患其有宁宇乎？所可嘉者，惟冬月寒水司令，势稍未减，而医者不识此意，每投壮筋骨之药酒，以驱其湿，不知此乃治寒湿之法，惟冬月病增者宜。岂以风湿、热湿，而倒行逆施，宁不重其困也！况乎先生肺脉劲大，三四日始一大便，虽冬月亦喜形寒饮冷，而不常近火，何所见其为寒湿也哉！所以孙真人大小竹沥等方，风、湿、热、燥、寒五治之药具备，笼统庞杂，后人全不知用，若识此义为去取，则神而明之之事矣。然则不辨症而用方者，几何而不误耶！

胡卣臣先生曰：辨证纵横无碍，剑光烨烨逼人。

论钱太封翁足患不宜用热药再误

钱叔翁太老先生，形体清瘦，平素多火少痰。迩年内蕴之热，蒸湿为痰。辛巳夏秋间，湿热交胜时，忽患右足麻木，冷如冰石。盖热极似寒，如暑月反雨冰雹之类。医者以其足跗之冷也，不细察其为热极似寒，误以牛膝、木瓜、防己、加皮、羌、独之属温之。甚且认为下元虚惫，误用桂、附、河车之属

补之，以火济火，以热益热。由是肿溃出脓水，浸淫数月；踝骨以下，足背指肿，废而不用，总为误治而至此极耳。其理甚明，无难于辨。若果寒痰下坠，不过坚凝不散止耳。甚者不过痿痹不仁止耳。何至肿而且溃，黄水淋漓，腐肉穿筋耶！太翁不知为医药所误，乃委咎于方隅神杀所致，岂其然哉！此与伤寒坏症，热邪深入经络而生流注，无少异也。所用参膏，但可专理元气，而无清解湿热之药以佐之，是以未显厥效。以元老之官，不可以理繁剧。设与竹沥同事，人参固其经，竹沥通其络，则甘寒气味，相得益彰矣。徐太扶先生服人参以治虚风，误佐以附子之热，迄今筋脉短缩，不便行持，亦由不识甘寒可通经络也。且太翁用参膏后，脾气亦既大旺，健运有加矣。此时倘能撙节饮食，俾脾中所生之阳气，得专力以驱痰、驱热，则痰热不留行，而足患并可结局。乃日食而外加以夜食，虽脾气之旺，不为食所伤，然以参力所生之脾气，不用之运痰、运热，只用之以运食，诚可惜也！今者食入亦不易运，以助长而反得衰，乃至痰饮胶结于胸中，为饱为闷，为频咳而痰不应。总为脾失其健，不为胃行津液，而饮食反以生痰，渐渍充满肺窍，咳不易出，虽以治痰为急，然治痰之药，大率耗气动虚，恐痰未出，而风先入也。唯是确以甘寒之药，杜风消热，润燥补虚豁痰，乃为合法。至于辛热之药，断断不可再误矣。医者明明见此，辄用桂、附无算，想必因脓水易干，认为辛热之功，而极力以催之结局耳，可胜诛哉！

胡卣臣先生曰：湿热伤足，自上而下也；足寒伤心，自下而上也。自上下者，先清其上；自下上者，先温其下。观此而民病伤国，可知治先在民矣！

论浦君艺喘病症治之法

人身难治之病有百症，喘病其最也。喘病无不本之于肺，然随所伤而互关，渐以造于其极。惟兼三阴之症者为最剧。三阴者，少阴肾、太阴脾、厥阴肝也。而三阴又以少阴肾为最剧。《经》云：肾病者善胀，尻以代踵，脊以代头。此喘病兼肾病之形也。又云：劳风发在肺下。巨阳引精者三日，中年者五日，不精者七日。当咳出青黄浓浊之痰如弹子者大，不出者伤肺，伤肺者死也。此喘病兼肾病之情也。故有此症者，首重在节欲，收摄肾气，不使上攻可也。其次则太阴脾、厥阴肝之兼症亦重，勿以饮食忿怒之故，重伤肝脾可也。若君艺之喘症，得之于髫幼，非有忿欲之伤，只是形寒饮冷，伤其肺耳。然从幼惯生疮疖，疮疖之后，复生牙痛，脾中之湿热素多，胃中之壮火素盛，是肺经所以受伤之原，又不只于形寒饮冷也。脾之湿热，胃之壮火，交煽而互蒸，结为浊痰，溢入上窍，久久不散，透开肺膜，结为窠囊。清气入之，浑然不觉。浊气入之，顷刻与浊痰狼狈相依，合为党援，窒塞关隘，不容呼吸出入，而呼吸正气，转触其痰，齁齁有声，头重耳响，胸背骨间有如刀刺，涎涕交作，鼻颈酸辛，若伤风状。正《内经》所谓心肺有病，而呼吸为之不利也。必俟肺中所受之浊气，解散下行，从前后二阴而去。然后肺中之浓痰，咯之始得易出，而渐可相安。及夫浊气复上，则窠囊之痰复动，窒塞仍前复举，乃至寒之亦发，热之亦发，伤酒、伤食亦发，动怒、动欲亦发。所以然者，总由动其浊气耳。浊气本居下体，不易犯入清道，每随火热而上腾。所谓火动则气升者。浊气升也。肾火动，则寒气升；脾火动，则湿气升；肝火动，则风气升也。故以治火为先也。然浊气既随火而升，亦可随火而降，乃凝神入气以静调之。火降而气不降者何耶？则以浊气虽居于下，而肺中之窠囊，实其新造之区，可以侨寓其中，转使清气逼处不安，亦若为乱者然。如寇贼依山傍险，蟠据一方，此方之民，势必扰乱而从寇也。故虽以治火为先，然治火而不治痰，无益也；治痰而不治窠囊之痰，虽治与不治等也。治痰之法，曰驱，曰导，曰涤，曰化，曰涌，曰理脾，曰降火，曰行气。前人之法，不为不详。至于窠囊之痰，如蜂子之穴于房中，如莲实之嵌于蓬内，生长则易，剥落则难。由其外窄中宽，任行驱导涤涌之药，徒伤他脏，此实闭拒而不纳耳。究而言之，岂但窠囊之中，痰不易除，即肺叶之外，膜原之间，顽痰胶结多年，如树之有萝，如屋之有游，如石之有苔，附托相安，仓卒有难于铲伐者。古今之为医者夥矣，从无有为此渺论者。仆生平治此症最多，皆以活法而奏全绩。盖肺中浊邪为祟，若牛渚怪物，莫逃吾燃犀之炤者。因是而旷观病机，异哉！肺金以脾土为母，而肺中之浊痰，亦以脾中之湿为母。脾性本喜燥恶湿，迨夫湿热久锢，遂至化刚为柔，居间用事。饮食入胃，既以精华输我周身，又以败浊填彼窍隧。始尚交相为养，最后挹此注彼，专为外邪示岂弟，致使凭城凭社辈，得以久遂其奸。如附近流寇之地，益以巨家大族，暗为输导，其滋蔓难图也。有由然矣！治法必静以驭气，使三阴之火不上升，以噤杜外援。又必严以驭脾，使太阴之权有独伸而不假敌饩。我实彼虚，我坚彼瑕，批瑕捣虚，迅不掩耳，不崇朝而扫清秽浊。乃广服大药，以安和五脏，培养肺气。肺金之气一清，则周身之气，翕然从之下降。前此上升浊邪，允绝其源。百年之间，常保清明在躬

矣。此盖行所当然，不得不然之法。夫岂涂饰听闻之赘词耶！君艺敦请专治，果获全瘳。益见仆言之非谬矣！

胡卣臣先生曰：岐黄论道以后，从不见有此精细快彻之谈，应是医门灵宝。

又曰：君艺童年痼疾，非所易瘳，今疾愈而且得子矣。先议后药，功不伟耶！

论吴吉长乃室及王氏妇肺病误药之治验

吉长乃室，新秋病洒淅恶寒，寒已发热，渐生咳嗽，然病未甚也。服表散药不愈，体日尪羸。延至初冬，饮以参、术补剂，转觉厌厌欲绝，食饮不思，有咳无声，泻利不止，危在旦暮。医者议以人参五钱，附子三钱，加入姜、桂、白术之属，作一剂服，以止泻补虚，而收背水之捷。吉长彷徨无措，延仆诊毕，未及交语，前医自外趋至，见仆在坐，即令疏方，仆飘然而出。盖以渠见既讹，难与语至理耳。吉长辞去前医，坚请用药。仆因谓曰：是病总由误药所致。始先皮毛间洒淅恶寒发热，肺金为时令之燥所伤也。用表散已为非法，至用参术补之，则肺气闭锢，而咳嗽之声不扬，胸腹饱胀，不思饮食，肺中之热无处可宣，急奔大肠，食入则不待运化而直出。食不入，则肠中之垢污，亦随气奔而出，是以泻利无休也。今以润肺之药兼润其肠，则源流俱清，寒热、咳嗽、泄泻一齐俱止矣。但取药四剂，服之必安，不足虑也。方用黄芩、地骨皮、甘草、杏仁、阿胶。初进一剂，泻即少止。四剂毕，而寒热俱除。再数剂而咳嗽俱全愈矣。设当日与时辈商之，彼方执参、附为是，能从我乎！又乡中王氏妇，秋月亦病寒热，服参术后，亦厌厌一息，但无咳嗽，十余日不进粒米，亦无大便，时

时晕去，不省人事。其夫来寓中，详述其证，求发补剂归服。余以大黄、芒硝、石膏、甘草四味，为粗末与之。彼不能辨，归而煎服。其妻云：此药甚咸。夫喜曰：咸果补药。遂将二剂连服，顷之腹中弩痛，下结粪数块，绝而复苏。进粥二盏，前病已如失矣。乡人致谢忱始知之。凡此素有定见于中，故不为临歧所炫也。姑存是案，为治病者广其识焉！

胡卣臣先生曰：毫厘有差，千里悬绝，案中治法，似乎与症相反，究竟不爽，大难大难！

论鼎翁公祖颐养天和宜用之药

旧宪治公祖江鼎寰先生，望七之龄，精神健旺，脉气坚实，声音洪亮，晋接不厌其繁，纷丝尚能兼理，不羡洛社耆英，行见熙朝元老矣。偶有胸膈弗爽，肺气不清，鼻多浊涕小恙。召诊日兼患齿痛，谨馈以天冬、熟地、石枣、丹皮、枸杞、五味等，收摄肾气药四剂，入桂些少为引经，服之齿痛顿止，鼻气亦清。第因喉中作干，未肯多服。门下医者素逢主，见治标热，不治本虚，特为辨曰：祖翁所禀先天阳气甚厚，冬月尚仍早兴晚寝，饮蔗啖梨，是以服药多喜清畏补。然补有阴阳之不同，阳气虽旺于上，阴气未必旺于下。髭鬓则黑，步履则迟，其一征也；运臂则轻，举腰则重，其一征也；阳道易兴，精液难固，其一征也；胃能多受，胞弗久留，又一征也。下本不虚，下之精华，暗输于上，是以虚也；上本不实，清阳之分，为阴所凑，似乎实也。故阴凑于上而开窍于目，则为泪；开窍于鼻，则为涕；开窍于口，则为涎为唾。《经》云：五十始衰。谓阴气至是始衰也。阴气衰，故不能自主，而从阳上行，其屑越者，皆身中之至宝，向非收摄归元，将何底极？是以事亲养老诸方，皆以温补下元为务。诚

有见于老少不同，治少年人惟恐有火，高年人惟恐无火。无火则运化艰而易衰，有火则精神健而难老，是火者老人性命之根，未可以水轻折也。昔贤治喉干，谓八味丸为圣药，譬之釜底加薪，则釜中津气上腾，理则然矣。可见下虚者，不但真阴虚，究竟真阳亦虚，何也？阳气以潜藏为贵，潜则弗亢，潜则可久，《易》道也，盏中加油，则灯愈明，炉中复灰，则火不熄，与其孤阳上浮为热，曷若一并收归于下，则鼻中之浊涕不作，口中之清液常生，虽日进桂、附，尚不觉其为热，矧清补润下之济，而反致疑乎，是为辨。

胡卣臣先生曰：吾乡诸老，享有遐龄者最多，鼎寰廉访年来绝欲忘机，怡情悦性，大药不藉草木之偏，上寿更无涯涘可测，此案第借为高年立法，理自不诬。

论张受先先生漏症善后之宜

旧邻治父母张受先先生，久患穿肠痔漏，气血大为所耗。有荐以吾乡黄生善敷割者，先生神其术，一切内治之药，并取决焉。不肖昌雅重先生文章道德之身，居瀛海时，曾令门下往候脉息，私商善后之策，大意谓先生久困漏卮，一旦平成，精气内荣，自可百年无患。然新造之区，尚未坚固，则有浸淫之虞。脏气久虚，肠蓄易澼，则有转注之虞。清气久陷，既服甘温升举矣。然漏下已多，阴血暗耗，恐毗于阳。水谷易混，既用养脏厚肠矣。然润剂过多，脾气易溜，恐毗于阴。且漏孔原通精孔，精稍溢出，势必旁渗，则豢精当如豢虎。厚味最足濡脾，味稍不节，势必走泄，则生阴无取伤阴。盖人身脾气，每喜燥而恶湿。先生漏孔已完，败浊下行者，无路可出，必转渗于脾，湿固倍之，是宜补脾之阳，勿伤脾之阴，以复健运之常，而收

和平之矣云云。及至娄中，应召往诊，指下轻取鼓动有力，重按若觉微细，是阳未见不足，阴则大伤矣。先生每进补阴之药，则夜卧甚宁，肠游亦稀。以故疡医妄引槐角、地榆，治肠风下血之法治之，亦不觉其误，其实漏病乃精窍之病。盖构精时，气留则精止，气动则精泄。大凡强力入房者，气每冲激而出，故精随之横决四射，不尽由孔道而注，多溢于精管之外，久久渐成漏管。今漏管虽去，而肉中之空隙则存，填窍补隧，非此等药力所能胜也。不肖姑不言其非，但于渠方中去槐角、地榆等，而加鹿角霜一味，所谓惟有斑龙顶上珠，能补玉堂关下缺者是也。况群阴之药，最能润下，不有以砥之，则肠中之水，更澼聚可虞耶！然此特微露一斑耳！疡医不解，已沮为不可用。因思吾乡一治漏者，溃管生肌外，更有二神方。先以丸药半斤，服之令人阳道骤痿，俟管中肉满，管外致密。后以丸药半斤，服之，令人阳道复兴。虽宜于少，未必宜于老，然用意亦大奇矣。不肖才欲填补窍隧，而黄生沮之，岂未闻此人此法乎！

胡卣臣先生曰：漏管果通精窍，敷治易而填补难，案中所说，确乎有见。

详胡太封翁疝症治法 并及运会之理剿寇之事

养翀太老先生，精神内守，百凡悉处谦退，年登古稀，面貌若童子。盖得于天全，而不受人损也。从来但苦脾气不旺，食饮厚自撙节。迩年少腹有疝，形如鹊卵，数发以后，其形渐大而长，从少腹坠入睾囊甚易，返位甚难。下体稍受微寒则发，发时必俟块中冷气渐转暖热，始得软溜而缩入，不然则鼓张于隘口不能入也。近来其块益大，发时

如卧酒瓶于胯上，半在少腹，半在睾囊，其势坚紧如石，其气迸入前后腰脐各道筋中，同时俱胀。由是上攻入胃，大呕大吐；由是上攻巅顶，战栗畏寒，安危只关呼吸。去冬偶见暴发光景，知为地气上攻，亟以大剂参、附、姜、桂投之，一剂而愈。以后但遇举发，悉用桂、附速效。今五月末旬，值昌他往，其症连日为累，服十全大补汤二十余剂，其效甚迟。然疑症重，不疑药轻也。值年家俞老先生督饷浙中，遥议此症，亦谓十全大补用到百剂自效，乃决意服。至仲秋，其症复发，发时昌仍用姜、桂、参、附取效。令郎谏议卣翁老先生，两疑而莫所从也。昌请深言其理焉。夫人阳不足则用四君，阴不足则用四物，阴阳两不足，则合四君、四物，而加味为十全大补，此中正和平之道也。若夫浊阴之气，结聚少腹，而成有形，则阴盛极矣，安得以阴虚之法治之，助邪而滋疾乎！何以言之？妇女有娠者之病伤寒，不得已而用麻、桂、硝、黄等伤胎之药，但加入四物，则厉药即不能入胞而伤胎。岂欲除块中之邪，反可用四物护之乎？此一征也。凡生癥瘕痞块者，驯至身羸血枯，百计除之不减，一用四物，则其势立增。夫四物不能生血活血，而徒以增患，此又一征也。人身之血脉，全赖饮食为充长。四物之滞脾，原非男子所贵。既以浊阴极盛，时至横引阴筋，直冲阳络，则地气之上陵者，大有可虑，何得以半阴半阳之药，蔓而图之？四物之不当用，无疑矣。即四君亦元老之官，不可以理繁治剧，必加以姜、桂、附子之猛，始克胜病，何也？阴邪为害，不发则已，其发必暴。试观天气下降则清明，地气上升则晦塞，而人身大略可睹。然人但见地气之静，而未见地气之动也。方书但言阴气之衰，而未言阴邪之盛也。医者每遇直中阴经之病，尚不知所措手，况杂

症乎！请纵谈天地之道以明之。天地之道，《元会运世》一书，论之精矣。至于戌亥所以混茫之理，则置之不讲，以为其时天与地混而为一，无可讲耳。殊不知天不混于地，而地则混于天也。盖地气小动，尚有山崩川沸，陵迁谷变之应。况于地气大动，其雷炮迅击之威，百千万亿，遍震虚空，横冲逆撞，以上加于天，宁不至混天为一耶！必至子而天开，地气稍下，而高复之体始露也。必至丑而地辟，地气始返于地，而太空之体始廓也。其时人物尚不能生者，则以地气自天而下，未至净尽，其青黄红紫赤白碧之九气而外，更有诸多悍疾之气，从空注下者，动辄绵亘千百丈，如木石之直坠，如箭弩之横流，人物非不萌生其中，但为诸多暴气所摧残，而不能长育耳。必至寅而驳劣之气，悉返冲和，然后人物得遂其生，以渐趋于繁衍耳。阴气之惨酷暴烈，一至于此，千古无人论及，何从知之耶！大藏经中，佛说世界成毁至详，而无此等论说者，盖已包括于地水火风之内，不必更言也。夫地水火风，有一而非阴邪也哉！群阴之邪，酿成劫运，昌之所谓地气之混于天者，非臆说矣。堪舆家尚知趋天干之吉，而避地支之凶，奈何医之为道，遇地气上奔之症，曾不思避其凶祸耶！汉代张仲景，特著《卒病论》十六卷，禄山兵火以后，遂湮没不传，后人无由获见。昌因悟明地气混天之理，凡见阴邪上冲，孤阳扰乱之症，陡进纯阳之药，急驱阴气，呱呱有声，从大孔而出，以辟乾坤而揭日月，功效亦既彰彰。如太翁之症，屡用姜、附奏绩者，毋谓一时之权宜，实乃万世经常之法也。但悍烈之性，似非居恒所宜服，即举发时服之，未免有口干舌苦之过，其不敢轻用者，孰不知之？而不知不得不用也。即如兵者毒天下之物，而善用之，则民从，不善用之，则民叛。今讨

寇之师，监而又监，制而又制，强悍之气，化为软戾，不得不与寇为和同。至于所过之地，抢劫一空，荆棘生而凶年兆，尽驱良民而为寇矣。而庙堂之上，罢兵不能，用兵无策，大略类然。昌请与医药之法，互相筹酌。夫坚块远在少腹，漫无平期，而毒药从喉入胃，从胃入肠，始得下究，旧病未除，新病必起矣。于此而用治法，先以姜、桂、附子为小丸，曝令干坚。然后以参、术厚为外廓，俾喉胃间知有参、术，不知有姜、桂、附子，递送达于积块之所，猛烈始露，庶几坚者削，而窠囊可尽空也。今监督之旂，充满行间，壮士金钱，饱他人腹，性命悬他人手，其不能辨寇固也。而其大病，在以兵护监督，不以监督护兵，所以迄无成功耳。诚令我兵四面与寇相当，而令监督于附近贼界，坚壁清野，与土著之民，习且耕且战之法，以厚为我兵之外廓，则不至于縶骐骥而缚孟贲。我兵可以贾勇而前，或击其首尾，或捣其中坚，或昼息夜奋，以乱其乌合，而廓清之功自致矣。况有监督以护之于外，诸凡外入之兵，不敢越伍而哗，庶几民不化为寇，而寇可返为民耶。山泽之癯，何知当世！然聊举医法之一端，若有可通者，因并及之。

卤臣先生问曰：外廓一说，于理甚长，何以古法不见用耶？答曰：古法用此者颇多，如用朱砂为衣者，取义南方赤色，入通于心，可以护送诸药而达于心也。如用青黛为衣者，取义东方青色，入通于肝，可以护送诸药而达于肝也。至攻治恶疮之药，包入葱叶之中，更嚼葱厚叶而吞入，取其不伤喉膈，而直达疮所也。即煎剂亦有此法，如用大剂附、桂药煎好，更投生黄连二三分，一滚即取起，俟冷服之，则熟者内行下行，而生者上行外行，岂非外廓之意耶！仲景治阴证伤寒，用整两附子煎熟，而入生猪胆汁几滴和之，可见圣神用药，悉有法度也。卤臣先生曰：善。

胡卤臣先生曰：家大人德全道备，生平无病，年

六十，以冬月触寒，乃有痃疾，今更十年，每当痃发，呕吐畏寒，发后即康好如旧。今遇嘉言救济，病且渐除，日安一日，家大人乐未央，皆先生赐！

详辩谏议胡老先生痰饮小恙并答明问

尚翁老先生，脉盛体坚，神采百倍，从无病邪敢犯。但每早浴面，必呕痰水几口，胸前惯自摩揉。乳下宗气，其动应衣。若夜睡宁，水道清，则胸中爽然。其候似病非病，遍考方书，广询明医，不得其解。昌谓是痰饮结于胸膈，小有窠囊。缘其气之壮盛，随聚随呕，是以痰饮不致为害。而膻中之气，则因呕而伤矣。夫膻中者，与上焦同位胸膈。《经》云：上焦如雾，言其气之氤氲如雾也。又曰，膻中者臣使之官，言其能分布胸中之气而下传也。今以呕之故，而数动其气，则氤氲变为急迫上奔，然稍定则仍下布，亦不为害也。大率痰为标，气为本，治标易，而治本则难。非治本之难，以往哲从未言其治法。而后人不知所治耳。昌试论之。治气之源有三：一曰肺气，肺气清，则周身之气肃然下行；先生之肺气则素清也。一曰胃气，胃气和，则胸中之气亦易下行；先生之胃气则素和也。一曰膀胱之气，膀胱之气旺，则能吸引胸中之气下行；先生清年善养，膀胱之气则素旺也。其膻中之气，乱而即治，扰而即恬者，赖此三气暗为输运，是以不觉其累，即谓之无病也可。若三气反干胸膈之人，其为紧为胀，可胜道哉！故未形之病，可以不言，而屡动之气，不可不亟反于氤氲。先生但觉为痰饮所苦，昼日常鼓呼吸之气，触出胸膈之痰，而未知痰不可出，徒伤气也。盖夜卧则痰聚于胃，晨起自能呕出。日间胃之津液，四达脏腑，即激之出不出耳。然而

痰消则气自顺，是必以治痰为急。而体盛痰不易除，又必以健脾为先。脾健则新痰不生，其宿痰之在窠囊者，渐渍于胃，而上下分消，于是无痰则不呕，不呕则气不乱，气不乱则日返于氤氲矣。虽然，尚有一吃紧关头，当并讲也。人身胸中，空旷如太虚，地气上则为云，必天气降而为雨，地气始收藏不动。诚会上焦如雾，中焦如沤，下焦如渎之意，则知云行雨施，而后沟渎皆盈，水道通决，乾坤有一番新景象矣。此义首重在膀胱一经。《经》云：膀胱者，州都之官，津液藏焉，气化则能出矣。如人之饮酒无算而不醉者，皆从膀胱之气化而出也。膻中位于膈内，膀胱位于腹内，膀胱之气化，则空洞善容，而膻中之气得以下运。若膀胱不化，则腹已先胀，膻中之气，安能下达耶！然欲膀胱之气化，其权尤在于葆肾，肾以膀胱为腑者也。肾气动，必先注于膀胱，屡动不已，膀胱满胀，势必逆奔于胸膈，其窒塞之状，不可名言。肾气不动，则收藏愈固。膀胱得以清静无为。而膻中之气，注之不盈矣。膻中之气，下走既捷，则不为牵引所乱，而胸中旷若太空。昌更曰：气顺则痰不留，即不治痰，而痰自运矣。谨论。

卣臣先生问曰：痰在膈中，去喉不远，每早必痛呕始出者何耶？曰：道不同也。胸膈之间，重重脂膜遮蔽，浑无空隙，痰从何出？所出者胃中之痰耳！曰：然则膈中之痰不出耶？曰：安得不出，但出之艰耳！盖膻中之气，四布于十二经，布于手足六阳经，则其气从喉吻而上出；布于手足六阴经，则其气从前后二阴而下出。然从下出者无碍，从上出者，亦必先下注阳明，始得上越，是以难也。曰：若是则所论膀胱气化一段，渊乎微矣。但吸引之机权，从不见于经典，岂有所自乎？曰：《内经》有巨阳引精之义，缘

无注解，人不能会。巨阳者，太阳膀胱也。谓膀胱能吸引胸中之气下行，而胸中之胀自消，此足证也。曰：胸中窠囊之说，确然无疑，但不知始于何因，结于何处，消于何时也。曰：人身之气，经盛则注于络，络盛则注于经。窠囊之来，始于痰聚胃口，呕时数动胃气，胃气动则半从上出于喉，半从内入于络。胃之络贯膈者也，其气奔入之急，则冲透膈膜，而痰得以居之。痰入既久，则阻碍气道，而气之奔入者，复结一囊，如蜂子之营穴，日增一日，故治之甚难。必先去胃中之痰，而不呕不触，俾胃经之气，不急奔于络，转虚其胃，以听络中之气，返还于胃，逐渐以药开导其囊，而涤去其痰，则自愈矣。此昌独得之见，屡试之法也。曰：所言身内病情消息，如宝鉴列眉，令人钦服。生平读医书，于五脏位置，不能无疑，请并明之。人身戴九履一，左三右七，五居中宫，则心南肾北肝东肺西，乃定位也。乃肾不居正北，而分隶东北西北者何耶？曰：肾有两，故分隶两傍，而虚其在中之位以为用。所谓两肾中间一点明，正北方水中之真火，而为藏精宅神之本。其体虽分左右，而用实在中，故心肾交媾之所，各该三寸六分，设从两肾歧行而上，其去中黄，不太远乎！凡内观五脏，当观其用也。曰：肺为一身之华盖，如莲花舒叶于心之上，位正乎中，何以定其位于西南耶？诚如两肾之例，则西南可位，岂东南独不可位乎！曰：肺居心上，其募不与左连，但从右达，其用亦在西也。曰：其不与左连者何也？曰：地不满东南，其位常空隙不用。

设肺募得与左连，地无缺陷矣。曰：然则天不满西北，何以右肾居之耶？曰：两肾之用在中，此不过其空位耳。惟右肾为空位，故与三焦之有名无形者相配。而三焦则决渎之官，水道由之而出，正以天不满西北也。曰：然则脾胃居右，其用亦在右耶？曰：胃居中，脾居右，胃中所容之水谷，全赖脾以运行，而注其气以输周身，其用即在中也。其用在中，故西方可容肺脾二脏。若脾之用在右，则置肺之用于何所乎？曰：然则肝之用何在耶？曰：肝木居于正东，东南为地之空位，其气既无主，东北为左肾之本位，其用又不存，故肝之气得以彻上彻下，全运于东方，其为用也大矣。曰：然则心之用何在耶？曰：心之外有包络，包络之外曰膻中。心者君主之官，膻中者臣使之官，是膻中为心之用也。曰：心之神明，其用何在耶？曰：神明之用，无方无体，难言也。《道经》云：太玄无边际，妙哉！《大洞经》曰太玄，曰无边际，曰妙哉，形容殆尽矣。禅机云：赤肉团上，有一无位真人。旨哉斯言！惟无位乃称真人，设有位则仍为赤肉团矣。欲窥其倪，惟在感而遂通之界。先生曰：吾浅言之。人能常存敬畏，便可识神明之所起。曰：此尧兢舜业，而为允执者也。昌多言反晦。先生一言逗出，诚为布鼓过雷门矣，因并记之。

胡卣臣先生曰：每与嘉言接谈，如见刘颖川兄弟，使人神思清发。或体气偶有未佳，则陈琳一檄，枚氏《七发》，少陵五言诗，辋川几重图。无不备矣！观此论至明至正，至精至微，媿无马迁笔，为作仓公传也。

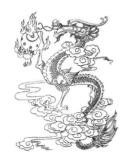

寓意草　卷四

论顾鸣仲痞块痼疾根源及治法

顾鸣仲有腹疾近三十年，朝宽暮急，每一大发，腹胀十余日方减。食湿面及房劳，其应如响，腹左隐隐微高，鼓呼吸触之，汩汩有声。以痞块法治之，内攻外贴，究莫能疗。余为悬内炤之鉴，先与明之，后乃治之。人身五积六聚之症，心肝脾肺肾之邪，结于腹之上下左右，及当脐之中者，皆高如覆盂者也。胆、胃、大小肠、膀胱、命门之邪，各结于其本位，不甚形见者也。此症乃肾脏之阴气，聚于膀胱之阳经，有似于痞块耳。何以知之？肾有两窍，左肾之窍，从前通膀胱，右肾之窍，从后通命门。邪结于腹之左畔，即左肾与膀胱为之主也。六腑惟胆无输泻，其五腑受五脏浊气传入，不能久留，即为输泻者也。今肾邪传于膀胱，膀胱溺其输泻之职，旧邪未行，新邪踵至，势必以渐透入膜原，如革囊裹物者然。《经》曰：膀胱者州都之官，津液藏焉，气化则能出矣。然则肾气久聚不出，岂非膀胱之失其运化乎！夫人一围之腹，大小肠、膀胱俱居其中，而胞又居膀胱之中，惟其不久留输泻，是以宽乎若有余地。今肾之气，不自收摄，悉输膀胱，膀胱之气蓄而不泻，有同胆腑之清净无为，其能理乎！宜其胀也，有与生俱焉者矣！《经》曰：肾病者善胀。尻以代踵，脊以代

头。倘膀胱能司其输泻，何致若此之极耶！又曰：巨阳引精者三日。太阳膀胱经，吸引精气者，其胀止于三日。此之为胀，且数十年之久，其吸引之权安在哉！治法补肾水而致充足，则精气深藏，而膀胱之胀自消。补膀胱而令气旺，则肾邪不蓄，而输化之机自裕。所以然者，以肾不补不能藏，膀胱不补不能泻。然补肾易而补膀胱则难。以本草诸药，多泻少补也。经于膀胱之予不足者，断以死期。后人莫解其故。吾试揣之，岂非以膀胱愈不足则愈胀，胀极势必逆传于肾；肾胀极，势必逆传于小肠；小肠胀极，势必逆传于脾。乃至通身之气，散漫而无统耶？医者于未传之先，早见而预图之，能事殚矣！

胡卣臣先生曰：言腹中事，如张炬而游洞天，愈深愈朗。

袁聚东痞块危症治验

袁聚东年二十岁，生痞块，卧床数月，无医不投。日进化坚削痞之药，渐至毛瘁肉脱，面黧发卷，殆无生理。买舟载往郡中就医，因虑不能生还而止。然尚医巫日费。余至则家计已罄，姑请一诊，以决生死远近耳，无他望也。余诊时，先视其块，自少腹至脐旁，分为三歧，皆坚硬如石，以手附之，痛不可忍。其脉只两尺洪盛，余具微细。谓曰：是病由见块医块，不究其源而误治也。初起

时块必不坚，以峻猛之药攻，至真气内乱，转护邪气为害，如人厮打，扭结一团，旁无解数，故进紧不放，其实全是空气聚成。非如女子冲任血海之地，其月经凝而不行，即成血块之比。观两尺脉洪盛，明明是少阴肾经之气，传于膀胱。膀胱之气，本可传于前后二便而出，误以破血之药，兼破其气，其气遂不能转运，而结为石块。以手摩触则愈痛，情状大露。若是血块得手，则何痛之有？此病本一剂可瘳，但数月误治，从上而下，无病之地，亦先受伤。姑用补中药一剂，以通中下之气，然后用大剂药，内收肾气，外散膀胱之气，以解其相厮相结。约计三剂，可痊愈也。于是先以理中汤，少加附子五分，服一剂，块已减十之三。再用桂、附药一大剂，腹中气响甚喧，顷之三块一时顿没。戚友共骇为神。再服一剂，果然全愈。调摄月余，肌肉复生，面转明润，堆云之发，才剩数茎而已。每遇天气阴寒，必用重裀厚被盖覆，不敢起身。余谓病根尚在，盖以肾气之收藏未固，膀胱之气化未旺，兼之年少新婚，倘犯房室，其块复作，仍为后日之累。更用补肾药，加入桂、附，而多用河车为丸，取其以胞补胞，而助膀胱之化源也。服之竟不畏寒，腰围亦大，而体加充盛。年余又得子。感前恩而思建祠肖象以报，以连值岁凶，姑尸祝于家庭焉，亦厚之道矣！

胡卣臣先生曰：辨症十分明彻，故未用药，先早知其效发效矣！又早善其后，得心应手之妙，一一传之纸上，大有可观。

论杨季蘅风发之症并答门人四问

季蘅翁禀丰躯伟，望七之龄，神采不衰，近得半身不遂之证，已二年矣。病发左半，口往右㖞，昏厥遗尿，初服参、术颇当，为黠医簧以左半属血，不宜补气之说，几致大坏。云间施笠泽以参、附疗之，稍得向安。然概从温补，未尽病情也。诊得脉体，软滑中时带劲疾，盖痰与风杂合之证。痰为主，风为标也。又热与寒杂合之症，热为主，寒为标也。平时手冷如冰，故痰动易至于厥。然厥已复苏，苏已呕去其痰，眠食自若。虽冬月亦能耐寒，无取重裀覆絮，可知寒为外显之假寒，而热为内蕴之真热。既有内蕴之热，自蒸脾湿为痰，久久阻塞窍隧，而卫气不周，外风易入，加以房帏不节，精气内虚，与风相召，是以杂合而成是症耳。及今大理右半脾胃之气，以运出左半之热痰虚风，此其间有微细曲折，非只温补一端所能尽者。何也？治杂合之病，必须用杂合之药，而随时令以尽无穷之变。即如冬月严寒用事，身内之热，为外寒所束，不得从皮肤外泄，势必深入筋骨为害矣。故用姜、附以暂彻外寒，而内热反得宣泄。若时令之热，与内蕴之热相合，复助以姜、附，三热交煽，有灼筋腐肉而已。孰是用药之权衡，可以一端尽耶？或者曰：左半风废，而察脉辨症，指为兼痰兼热似矣。痰者脾湿所生，寄居右畔，是则先宜中右，而何以反中左耶？既已中左，明系左半受病，而何以反治右耶？不知此正病机之最要者。但为丹溪等方书说，病在左血多，病在右气多，教人如此认症，因而起后人之执着，至《内经》则无此说也。《内经》但言左右者，阴阳之道路。夫左右既为阴阳往还之道路，何常可偏执哉！况左半虽血为主，非气以统之则不流；右半虽气为主，非血以丽之则易散。故肝胆居左，其气常行于右，脾胃居右，其气常行于左，往来灌注，是以生生不息也。肝木主风，脾湿为痰。风与痰之中人，原不分于左右。但翁恃其体之健，过损精血，是以八八天癸已尽之后，左半先亏，而右半饮食所生之痰，与皮毛所入之风，以渐积于空虚之腑，而骤发始觉耳。风脉劲疾，痰脉软滑，惟劲疾故病则大筋短缩，即舌筋亦短而謇于言。小筋弛长，故从左而㖞于右。从左㖞右，即可知左畔之小筋，弛而不张也。若左筋之张，则左㖞矣。凡治一偏之病，法宜从阴引阳，从阳引阴，从左引右，从右引左。盍观树木之偏枯者，将溉其枯者乎？抑溉其未枯者使荣茂，而因以条畅其枯者乎？治法以参、术为君臣，以附子、干姜为佐使，寒月可恃无恐；以参、术为君臣，以羚羊角、柴胡、知母、石膏为佐使，而春夏秋三时，可无热病之累。然宜刺手足四末，以泄荣血而通气，恐热痰虚风，久而成疬也。

门人问曰：经文左右者，阴阳之道路，注解以运气之司天在泉，而有左间右间为训，遂令观者茫然。今先生贴以往还二字，与太极动而生阳，静而生阴，天地生成之数，春秋自然之运，适相符契矣。但不知往于何始，还于何终，可得闻乎？答曰：微哉，问也！天地之道，春气始于左，而终于右；秋气始于右，而终于左；夏气始于上，而终于下；冬气始于下，而终于上。人身亦然。《经》云：欲知其始，先建其母。母者五脏相乘之母也。又曰：五脏以生克而互乘，如右之肺金，往左而生肾水，克肝木；左之心火，往右而生脾土，克肺金之类。其往还交织无端。然始于金者，生则终于土，克则终于火；始于火者，生则终于木，克则终于水，此则交织中之次第也。推之十二经，始子时注少阳胆，丑时注厥阴肝之类，亦交织中之次第也。诚建其母推其类，而始终大略晓矣。

又问曰：病机之左右上下，其往还亦有次第乎！答曰：病机往还之次第，不过顺传、逆传两端。顺传者传其所生，乃天地自然之运。如春传夏、夏传长夏，长夏传秋，秋传冬，冬复传春，原不为病，既病亦轻可。逆传者，传其所克，病轻者重，重者死矣！如春传长夏，长夏传冬，冬传夏，夏传秋，秋传春，非天地自然之运，故为病也。曰：经言间传者生，七传者死。则间传为顺传，七传为逆传无疑。曰：非也。注《难经》者，言间传是顺行，隔一位而传，误认病机但从右旋左，不从左旋右，皆由不知左右往还之理，而以讹传讹。试讦以肾水间一位传心火，为逆传之贼邪，则无可置喙矣。故间传七传，俱于逆传中分生死耳。间传者，心病当逆传肺，乃不传肺，而传肺所逆传之肝；肺病当逆传肝，乃不传肝，而传肝所逆传之脾。推之肝病脾病肾病皆然。此则脏腑不受克贼，故可生也。七传者，前六传已逆周五脏，第七传重复逆行，如心脏初受病，二传于肺，则肺脏伤。三传于肝，则肝脏伤。四传脾，五传肾，六传仍归于心，至七传再入于肺，则肺已先伤，重受贼邪，气绝不支矣！所谓一脏不两伤，是以死也。不比伤寒传经之邪，经尽再传，反无害也。《针经》云：善针者以左治右，以右治左。夫人身之穴，左右同也，乃必互换为治，推之上下，莫不皆然，于往还之机，益明矣！

又问曰：半身不遂之病，原有左右之分，岂左右分属之后，病遂一往不返乎？而治之迄无成效者，何也？答曰：风与痰之中人，各随所造，初无定体。病成之后，亦非一往不返也。盖有往有复者，天运人事病机，无不皆然。如风者四时八方之气，从鼻而入，乃天之气也；痰者五谷百物之味，从口而入，脾肾之湿所结，乃地之气也。势本相辽，亦常相兼，全似内伤之与外感，每夹杂而易炫，故风胜者先治其风，痰胜者先治其痰，相等则治风兼治痰。此定法也。《内经》云：风之中人也，先从皮毛而入，次传肌肉，次传筋脉，次传骨髓。故善治者，先治皮毛，其次治肌肉。由此观之，乃从右而渐入于左也。皮毛者，右肺主之；肌肉者，右胃主之；筋脉者，左肝主之；骨髓者，左肾主之。从外入者转入转深，故治皮毛、治肌肉，不使其深入也。又曰：湿之中人也，先从足始，此则自下而之上，无分于左右者也。但内风素胜之人，偏与外风相召；内湿素胜之人，偏与外湿相召。内风之人，大块之噫气未动，而身先惕；内湿之人，室中之础磉未润，而体已先重。是以治病必从其类也。从外入者，以渐而驱之于外，从下上者，以渐而驱之于下。若任其一往不返，安贵其为治乎！

又问曰：从外入者，驱而之外；从下上者，驱而之下，骤闻令人爽然，不识古法亦有合欤？答曰：此正古人已试之法，但未挈出，则不知作者之意耳。如治风用大小续命汤，方中桂、附、苓、术、麻、防等药，表里庞杂，令人见为难用。不知用附、桂者，驱在里之邪也；用苓、术者，驱在中之邪也；而用麻、防等表药独多者，正欲使内邪从外而出也。至于病久体虚，风入已深，又有一气微汗之法，一旬微利之法，平调半月十日，又微微驱散，古人原有规则也。至于治痰之规则，不见于方书。如在上者，用瓜蒂散、栀豉汤等方；在左者，用龙荟丸；在右者，用滚痰丸，以及虚人用竹沥达痰丸。沉寒痼冷用三建汤之类，全无奥义。岂得心应手之妙，未可传之纸上耶！吾今为子辈传之。盖五味入口，而藏于胃。胃为水谷之海，五脏六腑之总司。人之饮食太过，而结为痰涎者，每随脾之健运，而渗灌于经隧，其间往返之机，如海潮然，脾气行则潮去，脾气止则潮回。所以治沉痼之法，但取辛热，微动寒凝，以后止而不用，恐痰得热而妄行，为害不浅也。不但痰得热而妄行，即脾得热而亦过动不息，如潮之有去无回，其痰病之决裂，可胜道哉！从来服峻补之药者，深夜亦欲得食，人皆不知其故，反以能食为庆，曾不思爱惜脾气，令其昼运夜息，乃可有常。况人身之痰，既由胃以流于经隧，则经隧之痰，亦必返之于胃，然后可从口而上越，从肠而下达，此惟脾气静息之时，其痰可返。故凡有痰症者，早食午食而外，但宜休养。脾气不动，使经隧之痰，得以返之于胃，而从胃之气上下，不从脾之气四达，乃为善也。试观人痰病轻者，夜间安卧，次早即能呕出泄出。痰病重者，昏迷复醒，反能呕出泄出者，岂非未曾得食，脾气静息，而予痰以出路耶？世之喜用热药峻攻者，能知此乎？噫！天下之服辛热，而转能夜食者多矣，肯因俚言而三思否？

胡卣臣先生曰：知之深，故言之详。然皆根据《内经》，而非创说。又自有神悟，而非袭说。予向者极叹服王宇泰、缪仲淳，直齐人知管晏耳。

治叶茂卿小男奇症效验并详诲门人

叶茂卿乃郎，出痘未大成浆，其壳甚薄，两月后尚有着肉不脱者。一夕腹痛，大叫而绝。余取梨汁入温汤灌之，少苏。顷腹痛绝，灌之复苏。遂以黄芩二两煎汤，和梨汁与服，痛止。令制膏子药频服，不听。其后忽肚大无伦，一夕痛叫，小肠突出脐外五寸，交纽各二寸半，如竹节壶顶状，茎物绞折长八九寸，明亮如灯笼，外症从来不经闻见，余以知之素审，仍为治之。以黄芩、阿胶二味，日进十余剂，三日后始得小水，五日后水道清利，脐收肿缩而愈。门人骇而问曰：此等治法，顽钝一毫莫解。乞明示用药大意。答曰：夫人一身之气，全关于肺。肺清则气行，肺浊则气壅。肺主皮毛，痘不成浆，肺热而津不行也。壳着于肉，名曰甲错。甲错者多生肺痈。痈者壅也，岂非肺气壅而然与？腹痛叫绝者，壅之甚也。壅甚则并水道亦闭，是以其气横行未之中，而小肠且为突出。至于外肾弛长，尤其剩其矣！吾用黄芩、阿胶清肺之热，润肺之燥，治其源也。气行而壅自通，源清斯流清矣。缘病已极中之极，惟单味多用，可以下行取效，故立方甚平，而奏功甚捷耳。试以格物之学，为子广之。凡禽畜之类，有肺者有尿，无肺者无尿。故水道不利而成肿满，以清肺为急。此义前人阐发不到，后之以五苓、五皮、八正等方治水者，总之未悟此旨。至于车水放塘，种种劫夺膀胱之剂，则杀人之事矣，可不辨之于早欤！

赵我完孝廉次郎，秋月肺气不能下行，两足肿溃，而小水全无，脐中之痛，不可名状，以手揉左，则痛攻于右，揉右则痛攻于左。当脐熨熨，则满脐俱痛，叫喊不绝。利水之药，服数十剂不效。用敷脐法，及单服琥珀末至两许，亦不效。昌见时弥留已极，无可救药矣。伤哉！

胡卣臣先生曰：凡求同理者，必不求同俗。嘉言之韬光剂采，宁甘讪谤，曾不令人窥识者，无意求之而得，闻之而有不心折者耶！

议沈若兹乃郎肠澼危症并治验

沈若兹乃郎，因痘后食物不节，病泻。泻久脾虚，病疟。遂尔腹痛胀大，三年来服消导药无算，腹胀及泻利总不愈。去岁迎医，服参苓白术稍效，医去仍复如故。病本腹胀，更兼肠澼。肠澼者，大肠之气，空洞易走，胃中传下之物，总不停蓄，澼出无度，腥水不臭，十中五死、五生之症也。今则病势转深，又加四逆矣：暮热朝凉，一逆也；大渴引汤救急，二逆也；气喘不能仰睡，三逆也；多汗烦躁不宁，四逆也。无病人腹中之气，运转收摄，是以身体轻快，大便省约。今为久泻，遂至气散不收。腹之胀，肠之鸣，便出之不自知，皆此故也。气既散而不收，又服行气利水之药，不愈增其散乎！无病人身中营卫，两无偏胜，故阳胜则发热，阴胜则恶寒。病疟之时，寒热交作，犹是阴阳互战，迨泻久亡阴，整夜发热，一线之阴，为阳所乘，求其相战，不可得矣！内水亏竭，燎原之火自焚，不得不引外水以济急。然有形之水，不足以制无形之火，徒增胀泻，而重伤其阴气耳！医不清其源，以香燥之药，助火劫阴。加官桂、肉豆蔻等类，用之误矣。夫男子气海在于脐下，乃元气之舍，性命之根也。久泻则真气亦散，势必上干清道，而不下行，鼻中鼾鼾有声，不能仰卧，是其征也。夫此已散之气，必不能复归其处，但冀未散之气，不致尽散则可耳。屡服木香、槟榔、苏子、腹皮、厚朴等降气之药，尤误之误也。至于汗出烦躁，则阴气虚尽，孤阳亦不能久留之兆也。总如岁运，有温热无寒凉，有生长无收藏，人物其免夭札疵疠乎？于此而图旋转之功，亦难之难矣！

若兹见案，转托戚友，强恳用药，因以清燥润肺为主，阿胶、地黄、门冬等类同蜜熬膏三斤，渠男三年为药所苦，得此甘味，称为糖也。日争十余次服之，半月药尽，遂至大效。身凉气平，不渴、不烦、不泻，诸症俱退，另制理脾药末善后，全愈。

胡卣臣先生曰：久泻而用润药，与症相反，而究竟相宜。议病时先辟三种治法之误，已隐隐见大意矣。与吴吉长乃室治验，参看自明。

辨治杨季登二女奇症奇验

杨季登二女，俱及笄将字。长女病经闭年余，发热食少，肌削多汗，而成瘵怯。医见汗多，误为虚也，投以参、术，其血愈痼。余诊时见汗出如蒸笼气水，谓曰此症可疗处，全在有汗。盖经血内闭，只有从皮毛间透出一路，以汗亦血也。设无汗而血不流，则皮毛干枯而死矣。宜用极苦之药，以敛其血入内，而下通于冲脉，则热退经行，而汗自止，非补药所能效也，于是以龙荟丸日进三次。月余忽觉经血略至，汗热稍轻，姑减前丸，只日进一次。又一月，经血大至，淋漓五日，而诸病全瘳矣。第二女亦病多汗，食减肌削。诊时手间筋掣肉颤，身倦气怯。余曰：此大惊大虚之候，宜从温补者也。遂于补剂中多加茯神、枣仁，投十余剂，全不对病。余为徘徊治法，因自忖曰：非外感也，非内伤也，非杂症也，虚汗振掉不宁，能受补药，而病无增减，且闺中处子，素无家难，其神情浑似丧败之余，此曷故耶？忽而悟曰：此必邪祟之病也。何为其父不言，甚有可疑。往诊问其面色，曰：时赤时黄。余曰：此症确有邪祟，附入脏腑；吾有神药可以驱之。季登才曰：此女每晚睡去，口流白沫，战栗而绝，以姜汤灌至良久方苏，挑灯侍寝防之，亦不能止。因见所用安神药甚当，兼恐婿家传闻，故不敢明告也。余曰：何不早言？吾一剂可愈。乃以犀角、羚羊角、龙齿、虎威骨、牡蛎粉、鹿角霜、人参、黄芪等药合末，令以羊肉半斤，煎取浓汁三盏，尽调其末，一次服之。果得安寝，竟不再发。相传以为神异。余盖以祟附于身，与人之神气交持，亦逼处不安，无隙可出，故用诸多灵物之遗形，引以羊肉之膻，俾邪祟转附骨角，移从大便而出，仿上古遗精变气祝由遗事，而充其义耳。吾乡熊仲纾先生幼男去疾，髫龄患一奇症，食饮如常，但脉细神呆，气夺色夭。仲翁曰：此何病也？余曰：病名淹殜，《左传》所谓近女室晦，即是此病。彼因近女，又遭室晦，故不可为。令郎受室晦之邪，而未近女，是可为也。即前方少加牛黄丸，服旬日而安，今壬午去疾，已举孝廉矣。

胡卣臣先生曰：辨证用药，通于神明，究莫测其涯涘。

直叙顾谌明二郎三郎布痘为宵小所误

顾谌明公郎种痘，即请往看。其痘苗淡红磊落，中含水色，明润可爱，且颗粒稀疏，如晨星之丽天。门下医者，先已夸为状元痘。昌未知也。踌躇良久，明告曰：此痘热尚未退，头重颈软，神躁心烦，便泄青白，全是一团时气外感，兼带内虚，若用痘门通套药，必危之道也。谌明毫不动念。适值二尹请同挨户查赈饥民，出街亲董其事。余忙造其契戚家，谓曰：我观堤明公郎在家布痘，而精神全用于赈饥，虽仁人长者之事，然此等处，他人可代，乃自任不辞。明明言之，绝不回顾，此必有医者夸美献谀，而信之笃耳。不然岂有倒行逆施之理哉！此痘必得一二剂药，先退其外感，则痘不治自痊。若迟二三日，

缓无及矣。相烦速往朝阳门内外追寻，直述鄙意。其戚闻言即往。余亦回寓修书投之。其辞激切，不避嫌疑。傍晚一仆人携回书至，掷于几上，忿忿而去。余以为谌明之见责也。拆视则云尊翁大人，必欲得方，始肯服药。余即定一方，并详论方中大意，令僮辈赍送。僮辈窃谓余之不智也。一日三四次奔走大人之门，是自忘其耻辱矣。吁嗟！余岂不自爱，但当群小蒙蔽时，尚得一拨立转，所全颇钜。于是亲送其方至门，则内户已扃，阍人收之，次早送进。余暗地独行，行返六里，以图心安。次日再托其戚，促之进药，则云既是状元痘，何必服药耶！此后即欲一造其庭，未由矣！吁嗟！朝庭之上，任者议者，不妨互用。使余得与其侧，此儿即不服药，亦必无死法。盖感症在身，而以虾鱼鸡笋发痘之物杂投，误上加误，适所以促其亡耳。才至六日而坏，正应感症坏期。若痘出既美，即有意外变症，亦在半月一月矣。越二日，三公郎即发热布痘，仍夹时气外感，仍用前医，仍六日而坏。旬日间两儿为一医所杀。谌明引为己辜，设局施药于城隍庙。余偶见之，蹙然曰：盛德之人，恐惧修省，皇天明神，岂无嘿庇。然赏善自应罚恶，而杀儿之医，宁无速夺其算耶！一夕此医暴亡，余深为悚惕。然尚有未畅者，左右之宵人，未蒙显诛也。

胡卣臣先生曰：谗谄蔽明，邪曲害正，今古一辙，而幽愤所至，真足以动鬼神之吉凶。

论刘筠枝长郎失血之症

筠翁长郎病失血，岁二三发。其后所出渐多，咳嗽发热，食减肌削，屡至小康，不以为意。夏秋间偶发寒热如疟状，每夜达曙，微汗始解。嗣后寒热稍减，病转下利。医谓

其虚也，进以参、术，胸膈迷闷，喉音窒塞，服茯苓、山药，预收红铅末，下黑血块数升，胸喉顿舒，面容亦转。筠翁神之，以为得竹破竹补之法也。加用桂、附二剂，于是下利一昼夜十数行，饮食难入，神识不清，病增沉剧。仆诊其脾脉大而空，肾脉小而乱，肺脉沉而伏。筠翁自谓知医，令仆疏方，并问此为何症？仆曰：此症患在亡阴，况所用峻热之药，如权臣悍帅，不至犯上，无等不已。行期在立冬后三日。以今计之，不过信宿，无以方为也。何以言之？《经》云：暴病非阳，久病非阴，则数年失血，其为阳盛阴虚无疑。况食减而血不生，渐至肌削而血日槁。虚者益虚，盛者益盛，势必阴火大炽，上炎而伤肺金，咳嗽生痰，清肃下行之令尽壅。由是肾水无母气以生，不足以荫养百骸，柴栅瘦损。每申酉时洒淅恶寒，转而热至天明，微汗始退。政如夏日炎蒸，非雨不解。身中之象，明明有春夏无秋冬。用药方法，不亟使金寒水冷，以杀其势，一往不返矣！乃因下利误用参术补剂，不知肺热已极，只有从皮毛透出一路。今补而不宜，势必移于大肠，所谓肺热移于大肠，传为肠澼者是也。至用红铅末下黑血者，盖阳分之血，随清气行者，久已呕出。其阴分之血，随浊气行至胸中，为膜原所蔽，久瘀膈间者，得经水阴分下出之血，引之而走下窍，声应气求之妙也。久积顿宽，面色稍转，言笑稍适者，得其下之之力，非得其补之之力也。乃平日预蓄此药，必为方士所惑。见为真阳大药，遂放胆加用。桂、附燥热，以尽劫其阴，惜此时未得止之。今则两尺脉乱，火燔而泉竭。脾胃脉浮，下多阴亡，阳无所附，肺脉沉伏，金气缩敛不行。神识不清，而魄已先丧矣。昔医云：乱世混浊，有同火化。夫以火济火，董曹乘权用事，汉数焉得不终耶！

胡卣臣先生曰：论症论药，俱从卓识中流出，大有关系之作。

论钱小鲁嗜酒积热之症治法

钱小鲁奕秋之徒也。兼善饮。每奕必饮，饮必醉，岁无虚日。辛巳秋，浩饮晚归，呕吐、寒热兼作，骨节烦疼，医以时行感冒表散药治之，不愈。更医知为酒毒，于寒凉药中用热药为向导，治之亦不愈。卧床二十余日，始请余诊。其脉洪大促急，身软着席不能动展，左腿痛如刀刺，鼻煤，从病起至是，总未大便，此痈疽之候也。归语两门人，王生欣然有得，曰：迄今燥金司令，酒客素伤湿热，至此而发。金盛则木衰，是以筋骨疼痛，而不能起于床。脏燥则腑亦燥，是以津液干枯，而大肠失其润，以清金润燥治之可矣。吴生曰：不然，酒毒大发，肠胃如焚，能俟掘井取水乎？是必以大下为急也。余曰：下法果胜，但酒客胃气，素为多呕所伤，药入胃中，必致上涌，不能下达，即敷脐导肠等法，无所用之。掘井固难，开渠亦不易，奈何奈何？吾为子辈更开一窦。夫酒者清冽之物，不随浊秽不行，惟喜渗入者也。渗入之区，先从胃入胆，胆为清净之腑，同气相求故也。然胆之摄受无几，其次从胃入肠，膀胱渗之，化溺为独多焉。迨至化溺，则所存者酒之余质，其烈性实惟胆独当之。每见善饮者，必浅斟缓酌，以俟腹中之渗，若连飞数觥，有倾囊而出耳。是以酒至半酣，虽懦夫有挥拳骂座之胆；虽窭人有千金一掷之胆；虽狷士有钻穴逾垣之胆；甚至凶徒有抚剑杀人之胆。目及放浪形骸之流，且有一饮数斛，不顾余生之胆。以小鲁之赤贫，而胆不丧落者，夫非借资于酒乎！其受病实有较他人不同者，盖胆之腑，原无输泻。胆之热，他人可移于脑，浊涕从鼻窍源源而出，亦少杀其势。若小鲁则阳分之阳过旺，阳分之阴甚衰，发鬓全无，直似南方不毛之地，热也极矣，肯受胆之移热乎？幸其头间多汗，脑热暗泄，不为大患。乃胆热既无可宣，又继以酒之热，时之燥，热淫内炽。脉见促急，几何不致极惫耶！故胆之热汁满而溢出于外，以渐渗于经络，则身目皆黄，为酒瘅之病，以其渗而出也。可转驱而纳诸膀胱，从尿道而消也。今独攻环跳之穴，则在胆之本属无可驱矣。且其步履素为此穴所苦。受伤已久，气离血散，热邪弥满留连，服药纵多，有拒而不纳耳。何能取效！即欲针之，此久伤之穴，有难于抉泻者。设遇良工如古人辈，将何法以处此乎？吾更有虑焉。有身以后，全赖谷气充养。谷气即元气也。谷入素少之人，又即借酒为元气。今以病而废饮，何所恃为久世之资耶！吾谛思一法，先搐脑中黄水出鼻，次针胆穴之络脑间者数处，务期胆中之热移从脑鼻而出。庶乎环跳穴中，结邪渐运，而肠胃之枯槁渐回，然后以泻胆热之药入酒中，每日仍痛饮一醉，饮法同而酒性异，始得阴行而妙其用。盖以其生平之偏，造为坚垒，必借酒转为向导，乃克有济也。岂清金润燥与下夺之法，能了其局乎！两生踊跃曰：蒙海治法，令人心地开朗，请笔之以志一堂授受之快。录此付渠子，令送商顾幼疏孝廉求救，小鲁竟阻之。或以余言为不然耶。

胡卤臣先生曰：先写全神，后论治法，大是奇观。

面论李继江痰病奇症

李继江三二年来，尝苦咳嗽生痰，胸膈不宽。今夏秋间卧床不起，濒亡者再。其人以白手致素封，因无子自危，将家事分拨

安心服死。忽觉稍安，亦心死则身康之一征也。未几仍与家事，其病复作。然时作时止，疑为不死之病也。闻余善议病，托戚友领之就诊。见其两颐旁，有小小垒块数十高出，即已识其病之所在。因许之曰：尔为何病？曰：咳嗽。曰：嗽中情状，试详述之。曰：内中之事，愚者弗知，是以求明耳！余为哂曰：尔寒暑饥渴，悉不自知耶！观尔脉盛筋强，必多好色，而喜任奔走，本病宜发痈疽，所以得免者，以未享膏粱之奉。且火才一动，便从精孔泄出耳。然虽不病痈，而病之所造，今更深矣。尔胸背肩髃间巉岩如乱石插天，栉比如新笋出土，嵌空如蜂莲之房，芒锐如棘栗之刺，每当火动气升，痰壅紧逼之时，百苦交煎，求生不生，求死不死，比桁杨之罪人十倍过之，尚不自知耶！渠变容顿足而泣曰：果实如此，但吾说不出，亦无人说到耳。昔年背生痈疽，幸未至大害。然自疽愈，咳嗽至今，想因误治所成，亦未可知。余曰：不然。由尔好色作劳，气不归元，腾空而上，入于肝肺散叶空隙之间，膜原之内者，日续一日，久久渐成熟路，只俟肾气一动，千军万马，乘机一时奔辏，有入无出，如潮不返。海潮兼天涌至，倘后潮不熄，则前古今冤于此病者，不知其几。但尔体坚堪耐，是以病至太甚，尚自无患，不然者久已打破昆仑关矣。尔宜归家休心息神，如同死去，俾火不妄动，则痰气不为助虐，而胸背之坚垒，始有隙可入。吾急备药，为尔覆巢捣穴，可得痊也。渠骇然以为遇仙，托主僧请以五金构药，十金为寿而去。次日复思病未即死，且往乡征租，旬日襄事，构药未迟。至则因劳陡发，暴不可言，痰出如泉，声响如锯，面大舌胀，喉哽目突，二日而卒于乡，真所谓打破昆仑关也。其人遇而不遇，亦顾家不顾身之炯戒矣。治法详阴病论。

胡卣臣先生曰：论病从外灼内，因流识源，精凿全非影响。

吴添官乃母厥巅疾及自病真火脱出治验

吴添官生母，时多暴怒，以至经行复止。入秋以来，渐觉气逆上厥，如畏舟船之状，动辄晕去，久久卧于床中，时若天翻地覆，不能强起，百般医治不效。因用人参三五分，略宁片刻。最后服至五钱一剂，日费数金，意图旦夕苟安，以视稚子。究竟家产尽费，病转凶危。大热引饮，脑间有如刀劈，食少泻多，已治木无他望矣。闻余返娄，延诊过，许以可救，因委命以听焉。余以怒甚则血菀于上，而气不返于下者，名曰厥巅疾。厥者逆也，巅者高也。气与血俱逆于高巅，故动辄眩晕也。又以上盛下虚者，过在少阳。少阳者，足少阳胆也。胆之穴皆络于脑，郁怒之火，上攻于脑，得补而炽，其痛如劈，同为厥巅之疾也。风火相煽，故振摇而热蒸。木土相凌，故艰食而多泻也。于是会《内经》铁落镇坠之意，以代赭石、龙胆草、芦荟、黄连之属，降其上逆之气；以蜀漆、丹皮、赤芍之属，行其上菀之血；以牡蛎、龙骨、五味之属，敛其浮游之神。最要在每剂药中，生入猪胆汁二枚。盖以少阳热炽，胆汁必干。亟以同类之物济之，资其持危扶颠之用。病者药一入口，便若神返其舍，忘其苦口，连进十余剂，服猪胆汁二十余枚，热退身凉，饮食有加，便泻自止，始能起床行动散步，然尚觉身轻如叶，不能久支。仆恐药味太苦，不宜多服，减去猪胆及芦龙等药，加入当归一钱，人参三分，姜枣为引，平调数日而全愈。母病愈，而添官即得腹痛之病，彻夜叫喊不绝，小水全无。以茱连汤加元胡索投之

始安。又因伤食复反，病至二十余日，肌肉瘦削，眼胞下陷，才得略再。适遭家难，症变壮热，目红腮肿，全似外感有余之候。余知其为激动真火上焚，令服六味地黄加知柏三十余剂，其火始退。退后全身疮痍黄肿，腹中急欲得食，不能少耐片顷，整日哭烦。余为勉慰其母曰：旬日后腹稍充，气稍固，即不哭烦矣。服二冬膏而全瘳。此母子二人，皆极难辨治之症，竟得相保，不亦快哉！

胡卣臣先生曰：二病最多，此案深足嘉惠来学。

论体盛绝孕治法

一友继室夫人，身体肥盛。经候虽调，从未孕育。令仆定方而施转移化机之药，虽从古医书所未载，然可得言也。盖山之不可葬者五：童、断、过、石、独。纵有明师，无所施其剪裁。以故女子不可孕，如方书所志生禀之殊，非人工所能改移者，可不更论。若夫生禀不殊，但为形躯所累，而嗣孕终不乏者，古今来不知凡几。第夫妇之愚，天然凑合之妙，虽圣神有不能传者，所以方书缺焉未备耳！仆试言之：地之体本重厚，然得天气以苞举之，则生机不息。若重阴沍寒之区，夫日之光不显，则物生实罕。人之体中肌肉丰盛，乃血之荣旺，极为美事。但血旺易至气衰，久而弥觉其偏也。夫气与血，两相维附，何以偏衰偏旺耶？盖气为主，则血流；血为主，则气反不流。非真气之衰也，气不流有似于衰耳。所以一切补气之药，皆不可用；而耗气之药，反有可施。缘气得补则愈锢，不若耗之以助其流动之势，久而久之，血仍归其统摄之中耳！湖阳公主，体肥受孕，然不能产也。进诸御医商之，得明者定一伤胎之方，服数十剂，而临产始得顺利，母子俱无灾害。盖肥满之躯，胎处其中，全

无空隙，以故伤胎之药，止能耗其外之血肉，而不能耗其内之真元也。此用药之妙也。仆仿是意而制方，预为受胎之地，夫岂无术而杜撰乎！然而精诚之感，贯于金石，女之宜男者，先平其心，心和则气和，气和则易于流动充满也。其次在节食，仙腑清肌，恒存辟谷。宫中细腰，得之忍饥。志壹动气，何事不成耶？而且为斋心积德，以神道之教，补药饵之不逮，有不天人协应者乎！仆于合浦求珠，蓝田种玉之举，而乐道之。

胡卣臣先生曰：观此一论，不必问方，而已得其意之所存，破尽寻常窠臼矣。奇创奇创！

华太夫人饵术方论

天御孝廉太夫人，宿有胸膈气胀小恙，近臻勿药矣。孝廉膝下承欢，不以三公易一日者，今而后喜可知也。然以太夫人福体凝重，惟恐日增一日，转为暮年之累。欲仆订方，及早图之。仆不觉悚然而动于衷，曰：孝廉未尝习医，乃思治未病消未萌，何其深于医旨若是，以知子道之贯彻者，无微不入矣！《经》曰：阴精所奉者，其人寿。太夫人阴血有余，即年过百岁，而形不衰，此可不问而知者。然形盛须克之以气，而气者渐衰渐耗之物，必欲两得其平，所借于药力不少耳。况气复有阴阳之别，身半以上阳主之，身半以下阴主之。阴气过盛而乘阳位，则胸膈胀闷不舒，所谓地气上为云者是也。云生而天地之寥阔，顷刻窒塞矣，故阴气不可盛也。阴气盛，势不得不用耗散之药。气日耗，则体日重，又不能兼理之术也。湖阳公主以体盛难产，御医为制枳壳、厚朴等耗气之药，名曰瘦胎散，亦以当其壮年耳。若夫年高气弱之时，而可堪其耗散乎！我仪图之。至人服天气而通神明，只此一语，足为太夫人用

药之准矣。盖天食人以五气者也！地食人以五味者也。以地之味养阴，不若以天之气养阳。药力既久，天气运而不积，挈地气以周旋，所谓载华岳而不重者，大气举之之谓也。方用茅山苍术一味，取其气之雄烈，可驱阴邪而通天气。《本草》列之上品，《仙经》号为山精者，诚重之也。每岁修事五七斤，每早百沸汤吞下三钱，秋月只服二钱，另用天门冬一钱，煎汤吞下。初服一二月，微觉其燥，服至百日后，觉一日不可缺此矣。服之一年，身体轻健。服之三年，步履如飞。黑夜目中有光，可烛幽隐。所谓服天气而通神明者，其不诬如此。食物诸无所忌，但能稍远肥甘。白饭香蔬苦茗，种种清胜尤妙。饵术以后，身健无病，今服三十余斤矣！

胡卣臣先生曰：此成方也，用之通天气以苞举乎地，觉制方之人，未必办此。

陆子坚调摄方论

子坚玉体清和，从来无病。迩因外感之余，益以饥饱内伤，遂至胸膈不快，胃中隐隐作痛，有时得食则已，有时得食反加。大便甚难，小水不畅。右关之脉，乍弦乍迟，不得调适，有似痼疾之象。用药得当，驱之无难。若岁久日增，后来必为大患。大意人身胃中之脉，从头而走于足者也，胃中之气，一从小肠而达于膀胱，一从小肠而达于大肠者也。夫下行之气，浊气也。以失调之故，而令浊气乱于胸中，干其清道，因是窒塞不舒。其始本于病时，胃中津液，为邪火所烁，至令津液未充，火势内蕴，易于上燎，所以得食以压其火则安。然邪火炽，则正气消。苦食饮稍过，则气不能运转其食，而痛亦增，是火不除则气不复，气不复则胃中清浊混乱，不肯下行，而痛终不免也。病属胃之下脘

而所以然之故，全在胃之中脘。盖中者，上下四旁之枢机。中脘之气旺盛有余，必驱下脘之气，入于大小肠，从前后二阴而出，惟其不足，所以反受下脘之浊气而挠指也。夫至人之息以踵呼之于根，吸之于蒂者也。以浊气上干之故，究竟吸入之气，艰于归根。且以痛之故，而令周身之气，凝滞不行，亦非细故也。为订降火生津下气止痛一方，以为常用之药。尚有进者，在先收摄肾气，不使外出，然后浊气之源清，而膀胱得吸引上中二焦之气以下行，想明哲知所务矣！

胡卣臣先生曰：言一病即知其处。既知其处矣，又知其上下正反之因，犹珠玉之光，积而成熘，非有意映重渊连赤极也。

与黄我兼世兄书

尊夫人惊痰堵塞窍隧，肝肺心包络间，无处不有，三部脉虚软无力，邪盛正衰，不易开散。有欲用涌剂稍吐十分之三，诚为快事。弟细筹之，此法殆不可行。盖涌法政如兵家劫营之法，安危反掌，原属险道，况痰迷不过片晌耳！设以涌药投之，痰才一动，人即晕去，探之指不得入，咽之气不能下，药势与病势相扼，转至连日不苏，将若之何？无已。如丹溪所云，惧吐者宜消息下之乎！不知窍隧之痰，即导之下行，万不能导，徒伤脾气，痰愈窒塞，此法亦不可用也。为今之计，确以理脾为先。脾气者，人身健运之阳气，如天之有日也。阴凝四塞者，日失其所；痰迷不省者，脾失其权耳。理脾则如烈日当空，片云纤翳，能掩之乎？其次莫如清肺。肺为将帅之官，气清则严肃下行。气下行，则痰之借为坚城固垒者，方示以瑕，而可用其攻击之力。所谓攻坚则瑕者亦坚，攻瑕则坚者亦瑕是也。今四末肿麻，气壅已甚，尤不可不亟亟矣。其理脾之法，须药饵与饮食相参，白饭、香蔬、苦茗，便为佳珍，不但滑腻当禁，即粥亦不宜食，以粥饮之结为痰饮易易耳！不但杂食当禁，即饭食亦宜少减，以脾气不用以消谷，转用之消痰，较药力万万耳！其辛辣酒脯，及煎焯日爆之物，俱能伤肺，并不宜食。至于用药，弟自有节次矩矱，俟日渐轻安，来春方奏全最也。缘此病人不识治，前贤亦未见高出手眼。弟思之累日，窃以为要领在是。所以必欲持久者，与金城方略同意。且先除协从，后歼巨魁，自势所不易捷得之事，惟台兄裁酌进教，毋谓小恙过矜，迂远不切。幸孔幸孔！

惊痰之来，始于肝胆。冬月木气归根，不敢攻治，故但以理脾药平调。必至春月木旺，才用四君子汤加龙胆草、芦荟、代赭石、黄连、青黛等药为丸，服之，痰迷之症，果获全瘳。此后不发。

胡卣臣先生曰：情形方略，指画无遗，古名将中求其人，不可多得也。

辨黄鸿轩臂生痈疖之证并治验

黄鸿轩手背生痈疖，蔓肿无头，痛极莫耐。外科医者，成谓热毒所致。揆之平素，淡泊明志，宁静居心，绝无生热致毒之因，究莫识其所起也。尊公我兼，谓昌善议病，盍舍樽俎而一代庖人乎！昌曰：吾议此症，请先为致贺，后乃言之。疮疡之起，莫不有因。外因者，天行不正之时毒也，起居传染之秽毒也；内因者，醇酒厚味之热毒也，郁怒横决之火毒也。治火毒与治诸毒，原自天渊。盖火与元气，势不两立，以寒凉折之，则元气转漓矣，鸿轩于四者总无其因，不问知为胎毒之余也。凡人禀受天地之气，有清浊之不同，惟纯粹以精之体，其福泽寿算，俱不可限量。然从父母构精而有身，未免夹杂欲火于形骸，所赖者，惟在痘疮一举，暗将所藏欲火，运出躯外，复其粹精之恒体，如矿金相似，必经红炉锻炼，而渣滓与精莹，始分之为两。吾尝以此法观出痘者之眸子，七八日后，眼开之时，黑白分明者，精金也；赤筋红膜包裹者，混金也。至于瞳仁模糊，神光不现，则全非金矣。鸿轩幼时出痘太多，元气不能充灌，又为杂症所妨，脏腑中之火毒虽尽，而躯壳间之留滞犹存，所以痘痈之发，必于手足之委中、曲池者，则以零星小毒，无处可容，而潜避于呼吸难到之处耳。今之痈疖，正当委中之穴，其为痘毒何疑！毒伏肘腋之下，原无所害，但粹金之体，微有夹杂，是亦宝鉴之纤尘，白璧之微额也。日者太和元气，充满周身，将十五年前之余滓，尽欲化为脓血而出。他人见之为毒，吾早已卜其为兴者机矣。岂有畅于四肢，而不发于事业者哉！治法外用马齿苋熬膏，攻之速破；内用保元汤，托之尽出。仍以痘痈门药为治，即日自当痊愈，必不似疮毒之旷日持久。但不识症，而以治疮毒寒凉泻火诸药投之，适以增楚贻患耳。孰谓外科小恙，可无樽俎折冲之人耶！如法治之，溃出脓水甚多，果不用生肌长肉而自愈。

胡卣臣先生曰：以慧心辨症，竟出恒理，而降衷所以不齐，受衷所以相远之故，尽逞毫端。治火一法。矿金一喻，验目一诀，种种指示，俱足令人心开神爽。

论士大夫喜服种子壮阳热药之误

人生有性分之乐，有势分之乐，有形体健康之乐。性分之乐，四时皆春，万物同体。虽环堵萧然。而乐在也；虽五官弗备，而乐在也；虽夷狄患难，而乐亦在也。谿山风月，有我便是主人；木石禽鱼，相亲悉为好友。何取溺情枕席，肆志淫佚也哉！即造物小儿，无所施其播弄矣。至于势分之乐，与康健难老之乐，惟福厚者，始兼有之。盖得贵之与得寿，其源若有分合两途，少年苴朴不凋，此寿基也，而嫌其精采不露；髫龀机神流动，此贵征也，而嫌其浑敦太凿。此其间半予天，半予人，而后天奉若之功，不知费几许小心，然后可凝休而永命。故在得志以后，既知此身为上天托畀之身，自应葆精啬神，以答天眷。若乃女爱毕席，男欢毕输，竭身中之自有，而借资于药饵，责效于眉睫，至宵小无知之辈，得阴操其祸人之术，以冀捷获，虽前代之覆辙皆然，而今时为益烈矣！盖今者雍熙之象，变为繁促。世运已从火化，复以躁急之药济之，几何不丧亡接踵乎！此道惟岐黄言之甚悉，但仕宦家不肯细心究讨耳。其云：凡阴阳之道，阳密乃固，两者不和，如春无秋，如冬无夏，是故因而同之，是谓圣度。此段经文，被从前注解埋没，不知乃是明言圣人于男女之际，其交会之法度，不过阳气秘密，乃得坚固不泄耳。然而阴阳贵相和，有春无秋，是无阴也；有冬无夏，是无阳也。所以圣人但调其偏，以归和同，允以交会之法度而已。夫圣人太和元气，生机自握。我观夫调琴弄瑟，孝钟伐鼓，虽闺壶之性情克谐，而况于己身之血气；礼陶乐淑，仁渐义摩，虽民物之殷阜坐致，而况于一人之嗣胤。所以凡为广嗣之计者，其用药之准，但取纯王以召和，无取杂霸以兆戾也。而经文又云阴平阳秘四字，尤足互畅其义。盖阴得其平，而无过不及，然后阳得其秘，而不走泄也。此可见阳之秘密，乃圣神交会所首重。然欲阳之秘密，即不得不予其权于阴。正以阳根于阴，培阴所以培阳之基也。今人以峻烈之药，劫尽其阴，以为培阳。益以房帏重耗，渐至髓消肉减，神昏气夺，毛瘁色夭，尚不知为药所误，可胜悼哉！向见一浙医宋姓者，在京师制成大颗弹丸，遍送仕宦，托名脐带、胎发，其实用炼过硫黄在内，服之令人阳道骤坚可喜，未几燥病百出。吾乡诸大老受其祸者，历历可指。近游鹿城，闻张鸿一孝廉，以进红铅伤脑，而日夜精流不止。盖脑为髓海，脑热而通身之髓尽奔。究竟热未除而髓先竭，骨痿艰行矣。至娄过天如先生旧宅，见鼻中浊涕，凡落板壁者，深黄之色，透入木中，铲刷不除。询之，亦由服种子热药所致。后以伤风小恙，竟至不起。噫嘻！脑热已极，蒸涕为黄，出鼻之热，尚能透木，曾不省悟。至热极生风，尚治外而不治内也，复何言哉！吾乡刘石间先生，服热药而病消渴，医者邓橘存，坚令服六味地黄汤千剂，果效，盖得于壮水之主，以制阳光之旨也。高邮袁体仁种子经验方，皆用阴阳两平之药，盖得于阴平阳秘之旨也。此老于医而审于药者，因并表之。又方士取黑铅之水，名为神水金丹以惑人。凡痰火之病，初得其下行之力，亦觉稍爽；而不知铅性至燥，转至劫阴，为害反大。又有用蒸脐之药，名彭祖接命之法者。夫脐为人之命根，以麝香、硫黄、附子等大热散气之药，加艾火而蒸灼，幸而不中真气，尚无大害。若蒸动真气，散越不收，扰乱不宁，有速毙耳。闻娄中老医穆云谷，常诲人曰：蒸脐一法，有损无益，断不可行。旨哉，言矣！亦并表之。

胡卣臣先生曰：艰嗣之故有五：一曰性偏刻，好发人阴私；一曰好洁，遇物多不适意处；一曰悭客，持金钱不使漏一线；一曰喜娈童，非其所用，肝筋急伤；一曰多服热剂，铄真阴而尽之。嘉言此论，曲畅经旨，以辟方士之谬，而破轻信之惑，真救世之药言也！

论治伤寒药中宜用
人参之法以解世俗之惑

伤寒病有宜用人参入药者，其辨不可不

明。盖人受外感之邪，必先发汗以驱之。其发汗时，惟元气大旺者，外邪始乘药势而出。若元气素弱之人，药虽外行，气从中馁，轻者半出不出，留连为困；重者随元气缩入，发热无休，去生远矣！所以虚弱之体，必用人参三五七分，入表药中，少助元气，以为驱邪之主，使邪气得药，一涌而去，全非补养虚弱之意也。即和解药中，有人参之大力者居间，外邪遇正，自不争而退舍。设无大力者当之，而邪气足以胜正气，其猛悍纵恣，安肯听命和解耶！故和解中之用人参，不过借之以得其平，亦非偏补一边之意也。而不知者，方谓伤寒无补法，邪得补弥炽，断不敢用。岂但伤寒一症，即痘疹初发不敢用，疟痢初发不敢用，中风、中痰、中寒、中暑，及痈疽产后，初时概不敢用，而虚人之遇重病，一切可生之机，悉置之不理矣。古今诸方，表汗用五积散、参苏饮、败毒散，和解用小柴胡汤、白虎汤、竹叶石膏汤等方，皆用人参，皆借人参之力，领出在内之邪，不使久留，乃得速愈为快。奈何世俗不察耶！独不见感入体虚之人，大热呻吟，数日间烁尽津液，身如枯柴。初非不汗之，汗之热不退；后非不和之下之，和之下之，热亦不退。医者技穷，委身而去。不思《内经》所言，汗出，不为汗衰者死，三下而不应者死，正谓病人元气已漓，而药不应手耳！夫人得感之初，元气未漓也；惟壮热不退，灼干津液，元气始漓。愚哉愚哉！倘起先药中用人参三五七分，领药深入驱邪，即刻热退神清，何致汗下不应耶！况夫古今时势不同，膏粱藜藿异体。李东垣治内伤兼外感者，用补中益气，加表药一二味，热服而散外邪，有功千古，姑置不论。只论伤寒专科，从仲景以致于今，明贤方书充栋，无不用人参在内。何为今日医家，单单除去人参不用，以阿谀求容，全失一脉相传宗旨。其治体虚病感之人，百无一活。俟阎君对簿日知之，悔无及矣。乃市井不知医者，又交口劝病人不宜服参，日睹男女亲族死亡，曾不悟旁操鄙见害之也。谨剖心沥血相告，且誓之曰：今后有以发表和中药内，不宜用人参之言误人者，死入犁耕地狱。盖不当用参而用之杀人者，皆是与黄芪、白术、当归、干姜、肉桂、大附子等药，同行温补之误所致。不与羌、独、柴、前、芎、桔、芷、芩、姜、半等药，同行汗、和之法所致也。汗、和药中兼用人参，从古至今，不曾伤人性命，安得视为砒鸩刀刃，固执不用耶！最可恨者，十百种药中，独归罪人参君主之药，世道人心，日趋于疾视长上，其酝酿皆始于此。昌安敢与乱同事，而不一呕辨之乎！

附人参败毒散注验：嘉靖己未，五六七月间，江南淮北，在处患时行瘟热病，沿门阖境传染相似。用本方倍人参，去前胡、独活，服者尽效，全无过失。万历戊子、己丑年，时疫盛行，凡服本方发表者，无不全活。又云：饥馑兵荒之余，饮食不节，起居不常，致患时气者，宜同此法。

昌按：彼时用方之意，倍加人参者，以瘟气易染之人，体必素虚也。其用柴胡即不用前胡，用羌活即不用独活者也，以体虚之人，不敢用复药表汗也。饥馑兵荒之余，人已内虚久困，非得人参之力以驱邪，邪必不去，所以服此方者，无不全活。今崇祯辛巳、壬午，时疫盛行，道殣相藉。各处医者，发汗和中药内，惟用人参者，多以活人。更有发斑一症最毒，惟用人参入消斑药内，全活者多，此人人所共见共闻者。而庸愚之执着不破，诚可哀也！又有富贵人，平素全赖参、术补助，及遇感发，尚不知而误用。譬之贼已至家，闭门攻之，反遭凶祸者有之。此则误用人参为温补，不得借之为口实也。

胡卣臣先生曰：将伤寒所用人参之理，反复辨论，即妇人孺子闻之，无不醒然，此立言之善法也。

论吴圣符单腹胀治法

圣符病单腹胀，腹大如箕，紧硬如石，胃中时生酸水，吞吐皆然，经年罔效。盖由医辈用孟浪成法，不察病之所起，与病成而变之理，增其势耳。昨见云间老医煎方，庞杂全无取义，惟肾气丸一方，犹是前人已试之法，但此病用之，譬适燕而南其指也。夫肾气丸为肿胀之圣药者，以能收摄肾气，使水不泛溢耳。今小水一昼夜六七行，沟渠顺导，水无泛滥之虞也。且谓益火之源，以消阴翳耳。今酸味皆从火化，尚可更益其火乎！又有指腹胀为食积，用局方峻攻，尤属可骇，仆不得不疏明其旨。夫圣符之疾，起于脾气不宣，郁而成火，使当时用火郁发之之法，升阳散火，病已豁然解矣！惟其愈郁愈湮，渐至胀满，则身中之气，一如天地不交而成否塞，病成而变矣。症似无火，全以火为之根，不究其根，但治其胀，如槟榔、厚朴、莱菔子之类，皆能耗气助火。于是病转入胃，日渐一日，煎熬津液，变成酸汁，胃口有如醋瓮，胃中之热，有如曲蘖，俟谷饮一入，顷刻酿成酢味矣。有时新谷方咽，旧谷即进出，若互换者，缘新谷芳甘未变，胃爱而受之，其酸腐之余，自不能留也。夫人身天真之气，全在胃口，今暗从火化，津液升腾屑越，已非细故。况土曰稼穑，作甘者也；木曰曲直，作酸者也。甘反作酸，木来侮土，至春月木旺时，必为难治。及今可治，又治其胀，不治其酸，曾不思酸水入腹，胀必愈增，不塞源而遏流，其势有止极耶！试言其概。治火无过虚补、实泻两法，内郁虽宜从补，然甘温除热泻火之法，施于作酸日，其酸转增，用必无功。故驱其酸而返其甘，惟有用刚药一法。刚药者，气味俱雄之药，能变胃而不受胃变者也。参伍以协其平，但可用刚中之柔，不可用柔中之刚，如六味丸加桂、附，柔中之刚也。于六味作酸药中，入二味止酸药，当乎不当乎？刚中之柔，如连理汤丸是也，刚非过刚，更有柔以济其刚，可收去酸之绩矣。酸去而后治胀，破竹之势已成，迎刃可解，锢疾顿蠲。脾君复辟，保合太和，常有天命矣。孰是用药者后先铢两间，可无审乎！

善后多年，闻用黄柏、知母之属，始得全效，更奇之。刚柔诸药，为丸服之，胸中如地天交而成泰，爽不可言，胀瘕遂不劳余力而愈。

论善后之法

门人请曰：吾师治病，每每议先于药，究竟桴鼓相应，纤毫不爽，今果酸止胀消，脐收腹小，奏全绩矣！不识意外尚有何患，恳将①善后之法，究极言之。答曰：悉乎哉，问也！《内经》病机，刘河间阐发颇该，至于微茫要渺，不能言下尽传，吾为子益广其义。夫病有逆传、顺传，种种不同，所谓病成之机则然。至于病去之机，从来无人道及。前论圣符之病，乃自脾入传于胃，今酸去胀消，亦自胃复返于脾。故善后之法，以理脾为急，而胃则次之，其机可得言也。设胃气未和，必不能驱疾，惟胃和方酸碱谷增，渐复平人容蓄之常。然胃喜容蓄，脾未喜健运，倦怠多睡，惟乐按摩者有之；受食一盏，身若加重，受食三盏，身重若加一钧者有之；步履虽如常候，然登高涉险，则觉上重下轻，举足无力者有之；脾阳弗旺，食后善溉沸汤，借资于有形之热者有之；其病之余，夏热为瘅，秋清为疟，燥胜脾约，湿胜脾泄者有之。故理脾则百病不生，不理脾则诸疾续起，久

之仍入于胃也。至若将息失宜，饮食房劳所犯，脾先受之，犹可言也。设忿怒之火一动，则挟木邪直侵胃土，原病陡发，不可言也。语以一朝之忿，亡身及亲为惑，垂戒深矣！又其始焉酸胀，胃中必另刨一膜囊，如赘疣者，乃肝火冲入，透开胃膜，故所聚之水，暗从木化变酸，久久渐满，膜囊垂大，其腹之胀，以此为根。观其新粹入口，酸物迸出，而芳谷不出，及每食饴糖，如汲筒入喉，酸水随即涌出，皆可征电。若非另一窠臼，则其呕时宜新腐俱出，如膈气之类，何得分别甚清耶？昨游玉峰，渠家请授他医调摄之旨，及语以另辟膜囊。其医不觉失笑曰：若是，则先生真见隔垣矣。吁嗟！下上闻道，崆若此乎？订方用六君子汤，煎调赤石脂末。其医不解，岂知吾意中因其膜囊既空，而以是填之，俾不为异日患乎？吾昔治广陵一血蛊，服药百日后，大腹全消，左胁肋始露病根一长条，如小枕状，以法激之，呕出黑污斗许，余从大便泄去，始消。每思蛊胀，不论气血水痰，总必自辟一字，如寇贼蟠据，必依山傍险，方可久聚。《内经》论五脏之积，皆有定所，何独于六腑之聚久为患，如鼓胀等类者，遂谓漫无根柢②区界乎？是亦可补病机之未逮。

附窠囊证据

许叔微《本事方》曰：微患饮澼三十年，始因十年夜坐写文，左向伏几，是以饮食多坠左边，中夜必饮酒数杯，又向左卧。壮时不觉，三五年后，觉酒止从左下有声，胁痛、食减、嘈杂，饮酒半盏即止，十数日必呕酸水数升。暑月止右边有汗，左边绝无。遍访名医及海上方，间或中病，止得月余复作。

---

① 将：原本作“同”，据光绪本改。

② 柢：原本作“坻”，据光绪本改。

其补如天雄、附子、矾石；利如牵牛、甘遂、大戟，备尝之矣。自揣必有辟囊，如水之有窠臼，不盈科不行，但清者可行，而浊者停滞，无路以决之。故积至五七日，必呕而去。脾土恶湿，而水则流湿。莫若燥脾以去湿，崇土以填科臼，乃制苍术丸，服三月而疾除。自此观之，痰饮小患，尚有科臼，岂胀满大病，反无科臼乎？但许公酸水积至数升，必尽呕去，故不下渗于腹，若圣符则积之经年，腹中已容数斗。喉间连各上涌者，不过数口而已。向非吾先治胃中酸水，腹内再可加一年之积乎！然腹中之事，言之反涉干诞，其不以为功也宜矣！昔贤自病三十年始悟，今之医辈，视人犹己者有几？况己病亦不知所由耶！其更数手而不能为善后计者，总之来透此一关耳！

胡卤臣先生曰：认病机处，溯流穷源，若河汉莫可纪极，然实凿凿有据，不涉影响，觉十年读书，三次折肱者，未必具此手眼。

详论赵三公令室伤寒危症始末并传诲门人

赵景翁太史，闻昌来虞谈医，一旦先之以骊马。昌心仪其贤，欲敬事而效药笼之用久矣。孟冬末，三公郎令室患伤寒。医药无功，渐至危笃。先日进白虎汤，其热稍缓。次日又进人参白虎汤，其势转重。惶惶求医，因而召诊。昌闻其咳声窘迫，诊其脉数无力，壮热不退，肌肤枯涩，沉困不食语。景翁先生曰：此病大难为，惟不肖尚可悉心图成，以报知己。疏方用仲景麻黄杏仁甘草石膏汤四味。先生颇疑麻黄僭汗，因问钱宗伯，公郎服西河柳、犀角而疾瘳，今可用乎，昌曰：论太阳阳明两经合病，其证颇似。但彼病秋热，此病冬寒，安得比而同治！况病中委曲多端，河柳、犀角，原非正法，惟仲景麻杏甘石一汤，允为此病天造地设，有一无二之良法。先生韪之。其房中女伴，以不省官话，兼未悉昌之生平，争用本地之经验名家，乃至服河柳而表终不解，服犀角而里终不解，且引热邪直攻心脏，其颠悖无伦，较胃实谵语更增十倍。医者始辞心偏，不可救药。吁嗟！人心位正中央，皇建有极，而何以忽偏耶！伤寒膀胱蓄血，有如狂一证，其最剧者，间一发狂，旋复自定。即心脏最虚，元神飞越者，间有惊狂卧起不安一证，未闻有心偏之说也。而病者何以得此乎？未几阳反独留，形如烟熏，发直头摇，竟成心绝之候。此段疑案，直若千古不决，孰知有麻杏甘石为持危扶颠之大药哉！门人请曰：麻杏甘石汤，不过一发表药耳，何以见其能起危困？万一用之罔效，又何以起后学之信从耶！余曰：此渊源一脉，仲景刱法于前，吾阐扬于后，如锥入木，如范镕金，所以为天造地设，有一无二之法，用则必教，决无疑也。盖伤寒一证，虽云传足不传手，其实足经而兼手经者恒多。医者每遇足经六传之病，尚尔分证模糊，至遇兼手十二经之证，鲜不五色无主矣。足经譬西北也，手经譬东南也。道理之远近不同，势自不能以飞渡。然乘衅召邪，阻险割据，岂曰无之！今病家为足太阳膀胱、足阳明胃，两经合病，既已难任，更加两经之邪，袭入手太阴肺经，所以其重莫支。手太阴肺者，主统一身之气者也。气通则汗出，气闭则汗壅。从前发汗而不得汗，驯至肌肤枯涩，岂非肺土皮毛，肺气壅闭，津液不通，漫无润泽耶！任用柴胡、葛根、河柳辛凉解肌，如以水投石，有拒无纳，职此故耳。病者为昆邑开府王澄川先生之女，孝敬夙成，皎然与女曜争光。澄川先生，常患鼻齇，诸女禀之，咸苦肺气不清，鼻间窒塞，所以邪易凑入。才病外感，便当早为足经传手之虑，通其肺气之壅，俾得汗出邪散，始称哲医。况病为足太阳膀胱、足则明胃，两经合病，则足太阳之邪，由背而贯胸；足阳明之邪，由胸而彻背。肺为华盖，覆于胸背之上，如钱孝廉素无肺患者，病时尚且咳嗽紧逼，岂居尝肺气不清之体，可堪两经之邪交射乎？其用白虎汤，为秋令清肃之药，肺金所喜，故病势稍持。才加人参五分，即转沉重，岂非肺热反伤之左券乎？至于犀角，乃手少阴心经之药，夏月心火亢甚，间有可用，冬月水盛火亏，断非所宜。又况手少阴心经，与手太阴肺经，膜属相联，以手经而传手经，其事最便。所以才一用之，随领注肺之邪，直攻心脏。正如足太阳误用葛根，即领其邪传入阳明之例耳。不然，伤寒之邪，过经不解，蕴崇日久，不过袭入厥阴心胞络已耳，岂有直攻心脏之理哉！吾用麻黄发肺邪，杏仁下肺气，石膏清肺热，甘草缓肺急，盖深识仲景制方之妙，专主足经太阳者，复可通于手经太阴用之，一举而解于足两经之危，游刃空虚，恢恢有余，宁至于复传手，而蹈凶祸乎！乃知肺脏连心，正如三辅接壤王畿，误用犀角，领邪攻心，无异献门迎贼。天之报施圣君贤女，抑何惨耶！余非乏才无具者，而袖手旁观，不禁言之亲切，有如子规之啼血而已矣！

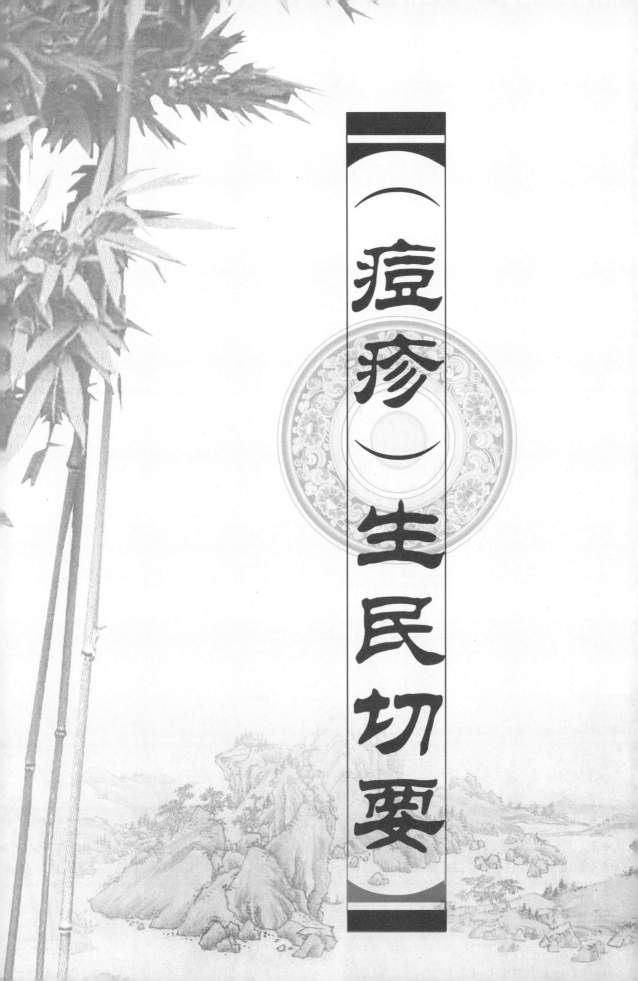

（痘疹）生民切要

陆　序

　　生人之害，痘疹最酷，而又为尽人之所不能免。谚语目痘为关，固非惟暴之云，直欲判人鬼耳。盖不获生，入玉门者多矣。伤哉！江右喻嘉言先生，擅和缓之能，而于痘科，尤加意无已，经其治者，业莫不生，死而肉骨。又著为此书，以昭示来，兹诚保赤之金丹，寿千百世而无穷也。其书流传至吴下，得之者均私为枕中秘匮，不以示人，此大非先生济世之本心矣。今春坊友用重值购得，将付剞劂，丐序于余，余甚善其能成先生之志，并竭驽钝，附入数则而归之。

时乾隆壬辰夏日古瀛陆师鉴圣苍氏题

面部吉凶图

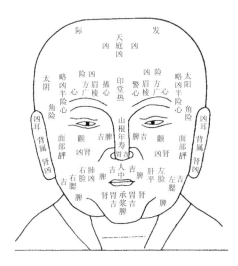

面部吉凶图引

痘疹原于五脏，所属何经，是分症之轻重。故其达乎面部，耳、目、口、鼻、颧、腮各部位，既皆分配交隶乎心、肝、脾、肺、肾，则见点之处，孰吉孰凶，昭然若揭，不有可披图而指数者乎！

脏腑所属图

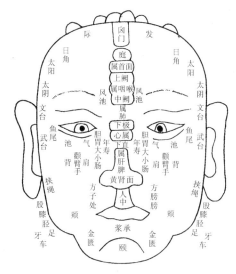

脏腑所属部分

额中为庭，两眉之间曰阙，直鼻而下曰直下，两目之间曰下极，鼻队曰方，鼻柱之端曰面黄。自额而下阙上，属首面咽喉之部分；自阙中循鼻而下鼻端，属肺心肝脾肾之部分；自目眦挟鼻而下承浆，胆胃大小肠膀胱之部分；自颧而下颊，属肩背手臂之部分；牙车斜下颐，属股膝胫足之部分。《经》曰：五脏次于中央，六腑夹其面侧，首面上于阙庭，王宫在于下极，正谓此也。

五脏为人身之主，故位在中央。胆、胃、大小肠、膀胱，为五脏之腑，故夹其两侧。由脏腑以及于四肢，故循至颐及颊，以属肩、背、臂、手、股、膝、胫、足也。上以阅上，下以阅下。上下之分，然亦脏腑之定位故也。

钱氏曰：囟门，属肾。发际，属膀胱。左风池，属肝。右风池，属命门。左太阳，属膀胱。右太阴，属肾。印堂，属心。风池至山根，属肺、心与肝。山根至鼻端，属肝、脾、肾。人中至承浆，属脾。耳前与承浆，属肾。左腮，属肝。右腮，属肺。额上，属心。鼻属脾，颐属肾。

头面形色主病

左腮，青为顺，白为逆。赤主肝经风热，发热拘急；青黑主惊风腹痛；淡赤主潮热痰嗽。右腮，白为顺，赤为逆。赤甚，主喘急、闷乱、饮水、小便赤涩、淋闭。额色，赤为顺，黑为逆。青黑，主惊风、腹痛、瘈疭、啼哭。微黄，主盗汗、毛焦、惊疳、眦热。鼻色，黄为顺，青为逆。青主脾经虚热，饮食少思。深黄主小便秘，鼻燥衄血。颏色，黑为顺，黄为逆。色赤主肾与膀胱有热，小便秘塞。唇四围，白黄色者，脾弱也。青者，肝胜也。青黄不泽，木克土也。青黑相兼，木火风热也。黑者，寒水侮土也。白者，气虚也。

囟门红，主胎中受热受惊，不时惊跳，啾唧夜啼。红而肿起，由风热上冲，主心胸有热痰，主惊。囟陷，主胃气下陷，泄泻，虚弱，久病。囟门红，印堂青，此心之微邪侮水也。囟印皆红，亦然。囟门青，印堂红，此水克火，危。囟印皆青，亦然。额上红脉至眉心，主风热搐搦发热，小便赤色。印堂红，主心经积热；眉心连印堂红，主心肺上焦有热痰，夜啼，呕吐，生惊。阙中青紫，主伤风，咳嗽痰涎。印堂红脉至山根，是心与小肠俱热，主小便赤色，惊悸咬牙。山根下青紫，主饮食伤脾，肚痛。印堂至准头红，主五脏内热。印堂青，主风热，主惊；黑，主腹痛，啼哭。山根至鼻柱红，是心、脾、胃有热，主大、小便赤涩。山根青，主惊。山根紫，伤乳食。山根赤黑，主吐泻。年寿红黑，主痢，痰黄赤，并吐泻。左太阳并日角红，主伤风寒，壮热，烦躁，啼叫。太阳红脉至太阴，主内外有热；连文台，则热极不解；至武台，则渐生变。左太阳青主变蒸。太阴红脉见，主壮热，鼻塞，伤风。左太阴紫，伤寒有感。左太阴红至太阳，因吃母热病乳，主痰。左太阴青，生惊。日角红至眉中，主内热生惊。文台红，伤寒内热头痛。左文台紫，久热不退；青，主热传经不解。左眉头红，主肝热；近眉头左下突起，主伏惊，不时惊跳。两眉头红，主夜啼。风池红，主夜啼，惊悸，不得安卧；黄，主吐逆。眼胞肿，主湿痰咳嗽。黑睛黄，伤寒。白轮黄，伤积；青，肝热；赤，心黑；淡红，心虚。气池红，三焦有热；紫，主夜啼，睡卧不宁；

黑，主中焦有痰。风池、气池俱红，主烦躁、啼叫。武台红，吐泄生惊。年寿至气池青紫，主风热、颠痫。耳后高骨起青筋，主痫瘲。人中黄，伤食吐泻；黑，腹痛，或虫，或痢。承浆黄，吐；青，惊。

《明医杂著》云：小儿之疾，惟肝与脾为病最多，以肝素有余，脾素不足也。诊视之法，唇黄多积，唇白多虚，唇燥多热，唇紫积热。唇四围青，主木克土，惊气入腹。耳轮红紫，主麻痘。毛发干焦，主疳积。睛黄，伤寒。睛青，肝经风热。白睛黄，脾经湿热。睛蓝，胎气不足。淡红色，心经虚热。无睛光者，肾虚。通身皆热，是伤寒。肚热脚冷，是伤食。内热手足心必热，内寒手足心必寒。叫呼冷汗出者，虫所啮也。唇青不欲食者，木克土也。怕明者，心经热甚。昏睡者，食热在脾。停耳者，肾有风毒。噫气者，胃虚积聚。耳出脓水者，心之疳。涎流唇紫者，蛔之积。解颅者，肾气不足。滞颐，脾胃虚寒。心气大惊，则生颠疾。心气虚乏，因少精神。龟背者，风客脊髓。龟胸者，热蓄肺经。鹅口口疮，胃中湿热。重舌木舌，热蕴心脾。脐风撮口，湿热风痰，胎热。黄病由湿热。身热，攒眉，头目必痛。不食，攒眉，下痢腹疼。哭而不啼，必有所痛；啼而不哭，或因于惊。天钓心肺积热，内钓脾胃虚寒。夜啼有寒热之分，惊症有急慢之别。渴则唇红恬舌，热则眼涩朦胧。细心详察，百证自明。凡小儿脐带短者多难养。脐带上多垒块者，多兄弟。无垒块者，无兄弟。

痘疹生民切要图说终

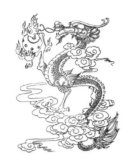

（痘疹）生民切要　上卷

西江喻昌嘉言甫著
古瀛后学陆师鉴圣苍氏增辑

痘疹原委

夫小儿痘疹，乃五脏六腑，胎养秽液之毒，留于命门之内，发于肌肉之间，人生无不种者。痘未出之时，证类伤寒，憎寒壮热，身体疼痛，唇脸俱红，耳尻骨指尖俱冷，或腹痛头疼，眼涩鼻塞，唇焦气促，口生黏痰，大便黄稠，是其证也。但治法与伤寒不同，伤寒由表入里，痘疹从里出表，归重脾肺二经。《内经》曰：脾主肌肉，肺生皮毛。滋养气血，使脾不虚，肺不寒，表里中和，其痘易出，自然靥也。痘证最为酷证，不日之间，生死反掌。逢岁火毒流行，一发则遍身为之斑烂，惟火降水盛而不焦者吉。痘初起腰疼，点见焦黑者死。盖缘毒气留于肾间，热壮水枯而不发越故耳。钱氏虽有百祥丸下之，十无一生。其丸太峻，故不敢用。愚用透肌解毒、化毒解肌等汤代之，全活者甚众。凡痘宜发越，不宜菀滞；宜红活凸绽，不宜紫黑陷伏。治法无多，术在察色观证辨的，表里寒热虚实而已。

凡治痘之法，当于三日已未见红点之时，宜升麻汤、参苏饮之类以和其表，微汗为度；若未汗而表未解，略见红点隐约于肌肉之间，则四物十神汤透肌之剂，便当施治。凡见出迟发慢，根窝欠红活，便当用心调理，切勿袖手待毙。况古人用药，如陈文中之木香异攻散，用丁桂、香附峻热之药，与《内经》病机不合，丹溪曾发挥其误。亦有用当者，屡获奇效。若刘河间、张子和用大黄、芩连寒凉之剂，丹溪曰：酒炒黄连，能解痘毒。依凭用之，而获效者不少。今之依陈氏而治者，多用热药；宗张刘而治者，多用凉剂，是故不偏于热，而偏于寒，此刻舟求剑之道也。按：《内经》曰：寒者温之，热者清之，甚者从之，微者逆之。又曰：逆者正治，从者反治。陈氏用从治之法，权也；刘、张用正治之法，常也。皆不外于参芪归术，补气血等药为主。学者当看时令、寒热、缓急而治，不可执一见也。

凡痘初起之时，有因伤寒而得，有因时气传染而得，有因伤食发热呕吐而得，有因跌仆惊恐畜血而得，是以一人受病，传及其余。或为目窜惊搐，如风之状，或口舌咽喉腹痛，或烦躁狂闷昏睡，或自汗，或下利，或发热，或不发热，证候多端。即以耳居指尖俱冷为验，亦未尽信。苟一二日外，肾之部位俱热，从何稽考？不若验其两目畏灯，唇带黑晕，舌生白苔者为真。

预防调理

痘疹一事，人生未有或免，调理亦宜预防。一遇乡邻有种痘，而值天时不正，即宜避风寒，节饮食，戒嗜欲，倘一失调，为患非小。古人所以调于未种之先，幼幼之心，为至切矣。古方用油饮子、稀痘散、三豆散、不换正气散、辟秽丹及琐琐葡萄，皆能获效，然未尽美。愚立一方，名曰预防汤，获效颇多，录示同志。

油饮子　治痘未种之先。

用麻油一斤，将铁锅熬成膏，瓷罐盛贮。每早用百沸汤一盏，化一匙，温服。

稀痘散　治痘欲出未出之时。

用经霜老丝瓜，近蒂三寸连皮子，烧灰存性，陈蜜为丸，如桐子大，朱砂为衣。蜜汤送下三十丸，多者减少，少者益稀。

三豆散　治同上。

赤豆　黄豆　大黑豆各一升，淘净

用水八升，同甘草三两，煮豆成膏为度。每日任意随时服之，甚妙。

不换正气散　治天时不正。

厚朴　藿香　甘草　半夏　苍术　陈皮　川芎　白芷　防风各等分

姜三片，枣一枚，水煎服。

辟秽丹

苍术　细辛　川芎　甘松　乳香　没药　真降香

共为细末。痘未种之时备之，既种之时焚之。

琐琐葡萄　出安南国，及云南夷方，其色红紫，状如甘枸杞而小，难得真。

预防汤　治痘未出时，痘疫乡里盛行。

宜一日一服，神效。山楂、生地为君，归、通、蒡、苓为佐。

防风　芥穗　连翘　白芷　陈皮　甘草各三分　当归　木通　茯苓各八分　白芍五分　白术　川芎　升麻各三分　山楂　牛蒡各七分　生地一钱　银花五分

加灯心，水煎服。

一凡痘症防火症，初起或半日、一二日内，太阳无汗，热壮点见者，毒气乘热侵于阳位，急宜取汗退火，以清肌肤，庶几减少。缓则血随热旺，红侵清肤内，密如蚕种，为郁苗。若投以保元太和鸡汤、异攻、参、芪、生脉之类，则热益盛，而火愈炽。至五日内，束手待毙，未有能生者。噫！非痘殃人也，医殃人也！特揭篇端以济世云。

诸　儒　论

王氏指迷论云：痘疹乃时气之一端，一人受症，传及其余。又曰：痘疹有热，则易出，一出则遍身为之斑烂。张氏焕曰：痘子气均则出快。盖血随气行，气逆则血滞。

王氏惟一曰：痘者，脾土所生。肝木旺则能胜土，热动心神而生惊。

钱氏闻礼曰：肝风心火，二脏交争，而发搐。又曰：痘未形而先发搐，大忌凉心。盖疮属心，心生血，心凉则血不能行，痘欲出而不能得也。切宜慎之。大抵治惊，当平肝、利小便、均气最妙。

仁斋杨氏曰：大热当利小便，宜五苓散、导赤散；小热宜消毒饮、四圣散之类。

丹溪先生曰：诸痛属热为实，宜酒炒芩、连、荆、防解毒药，加升麻、芷、葛之类；诸痒属寒为虚，宜归、地、芎、芍、参、芪养血气药，加升、葛之类。愚谓便表里虚实，是观症也；凉血解毒，安表和中，是善治也。

舍此，治法虽多，反为逆途。又曰：丹溪为活血调气，安来和中。此为虚实而言，不若凉血解毒、安表和中为当。活血调气，则又先以补助之法，遇虚寒则可，遇热症则危。又曰：善治痘者，辨其寒热，泄其毒自内出，治于已然者也；禁其寒自内出，治于未然者也。治于未然者易为力，治于已然者难为功。夫热盛则毒多，苟不和解以泄其热，则血热妄行，不居原位，是犹溪水横行，泛滥弥漫，宜决壅塞以行疏利之法，毒气有所自出矣。若误而投以热药，与塞水何异？

辨五脏死症

《经》曰：足厥阴肝属木。赖肾水以为生，肾水竭则肝绝。心乃肝之子，舌乃心之苗，外症舌青黑而卷，目无精光，泪出不止而交流，逢庚辛日死。

《经》曰：手少阴心属火。赖肝木以为生，肝木枯则心绝。肝乃心之母，子绝则母孤。外症面黑目直，狂言妄语，心身闷热，心火离散，逢壬癸日死。

《经》曰：足太阴脾属土。赖心火以为生，肾水克心火，火灭则脾绝。肺为脾之子，脾绝则气不行，外症面浮黄，洞泄不自知。脾主肌肉，肺主皮毛。肌肉消瘦，皮毛枯焦，唇反不收，逢甲乙日死。

《经》曰：手太阴肺属金。赖脾土以为生，脾土倒则肺绝。肺主气，行气温于皮毛。鼻乃肺之窍，而气出入焉。外症皮枯毛脱，气粗唇反，金无土养。肝藏魂，肺藏魄，肺孤而魄散，逢丙丁日死。

《经》曰：足少阴肾属水。赖肺金以为生，肺金燥则肾水涸，肾水枯，不生肝木。外症目无光彩，不与心火相济，自汗如水。肾经衰，脾土欲克而不能克，真气自伤，故

面黑内结，齿黑焦枯，逢戊己日死。

治法二十八条

一痘初起，疑似未定。丹溪验耳居、手足指尖俱冷，及耳后红筋赤缕，未可尽信。不若于一二日内，看舌上半白，上下唇起赤黑晕，两目畏灯者为真。

一初起目光唇紫，略带焦枯，舌起白苔，两脸红光者属热，不宜热药，宜四圣散、十神汤，加骨皮，汗透为度。汗后壮热不除，光肿不散，服透肌散一二服，一日夜连服三五六服，面白热退而止。如热不退，人事不明，乱言乱语，用犀角地黄汤；不效，用水调六一散一两，作三次眼；又不效，用解肌化毒汤，一二服，热退水生，乃可治。如至二三日，大热不除，痘已见苗，并热难退，即复投以保元汤、人参、黄芪之剂，未有不溃烂而犹生者。

一初起太阳有汗而热炽，唇不焦，地角肥润，生气光泽，三日点不见，至四日而苗出，渐渐如水灌子，此属凉。痘纵密而无危，宜少服八物汤、十全大补汤，加山楂等药，以保元气。气盛而依期长泛者，不必药。

一痘光泽者不必药，若紫黑小而实，在皮下不出者，急服四物十神汤，取大汗，后用透肌散，身凉为度，延至四五日，大热不退，毒侵皮肤，则为不治矣。

一凡初起面灰色不光泽，壮热唇焦，点色紫黑者，作热看。解衣则生，缓则不治。

一初起疑似未定，症类伤寒，宜服升麻葛根汤。有汗不宜服葛根，用过恐大虚其表，难于灌浆。盖汗即是血，血即是浆。

一初起肝风心火交争而发搐，宜王氏惺惺散；甚至颠狂，宜六一散。

一初起一二日内，太阳无汗，宜四圣散、

十神汤，加丹皮、骨皮，取大汗如洗，则毒散而痘稀。若热不除，用透肌散，身凉热退，多者减少，少者竟无。

一初起一日，或半日内，红点见而少者，急服四物十神汤取汗，务令热退。不然，则干红症，出五六日而死。

一初起一二日内，面红肿而泪不流者，取大汗，身凉后宜服八物汤，加升麻、白芷、麦冬收功。

一初起一二日，点见而复没，乃影痘也。至七八日，热退而出，最防郁苗。

一初起一二日，泄泻臭而不止者，不宜止，秽尽自止，因夹宿食而泻，故无妨。

一初起之时，男犯房劳，十全大补汤、保元汤救之。

一痘当长泛，七八日内泄者，宜四君子汤送下七味豆蔻丸；如不效，用粟壳去膜，陈皮留白为末，砂糖调服。此症有二：初起热未除，至七八日泄者，清气下陷为不治；若身凉色白陷多，作虚寒者，宜依方调治，恐内虚不食而死。

一六七日痘出齐，红紫不光泽，长泛壮热未除，但地角人中有水光者，急服透肌散。除热可治，或乍寒乍热，水生而复枯者不治。

一凡痘出七八日，长泛肥满光泽者，不必药，色红紫属热，宜透肌散，加四物汤清肌，防黑陷。

一凡痘出六七日，长泛法光泽，色白欠肥润，或呕吐泻利者，属寒，宜十全大补汤，加升麻、白芷、麦冬，以防虚痒倒靥。

一凡七八日，黑陷多，内无火疱，不烦渴，两颧光泽者，服解毒汤，以下结粪；次服十宣散收功。

一凡七八日，色转黄，疮顶略皱，表虚而作痒者，宜大补药，将收作痒，宜仔细看守，恐不觉抓破二三十粒者，不一时，百症俱作，干红而死。既收而爬破者，宜二白散酒调服。七日以前爬破者，气血交会，宜败草散敷之，投参芪实表里；八九日，气难血散，爬破者，服二白散而生者幸耳。

二白散

白术土炒　白芍酒炒

等分为末，酒调，时温服之。

一凡八九日将收，色宜竭，若色红，甚焮肿者，此毒气太盛，宜栀子麦冬汤，加甘桔服之。

一凡十二三日，收完结痂，目清靥厚，饮食日进，不必药；若烦渴而泄泻者，四君子汤送下豆蔻丸。

一凡十三四日收完，目起红瘴，用谷精散、四物龙胆汤，时时服之。兔粪煎汤，代茶服，亦效。

一凡十四五日，至十八九日，两足浮虚，面出黄水，宜消毒宣风散，或黄连解毒汤。

一凡孕妇将烧，一二日宜服罩胎散。余症见后。

一凡孕妇不宜服葛升汤、牡丹皮，宜人参紫苏饮，倍用羌活以解表毒。

一凡孕妇初产，必生虚热，痘不出矣，宜十全大补汤、生熟四物汤，时时服。

一凡初起一二日内，身大热，太阳汗出而点未见，至三四日热退，八九日复热，延至半月，或一月者，名曰炼地，宜避风寒，若为风寒所折，必一齐并出，甚者七孔流血而死。慎之！慎之！

一起一二日，遍身红斑在皮下不出，不长泛者，乃伤寒发斑也。丹溪治法三十条，其中十四条，最宜详味，故谨述之。

一痘疹春夏为顺，秋冬为逆。

一痘分人气清浊，上取勇怯。

一烧三日不退，防郁苗，急宜解汗以清其地。汗不可太急，急则拄地。

一烧三日略见红点，如酒刺不长泛者，非是，要查看。

一烧三日出完，六日渐长如粟米光泽者，不必药。在皮下者凶。

一初起自汗不妨，是湿热熏蒸故也。汗多者，用人参、黄芪实表，以防难收。

一初起以恶实子为末，蜜调敷囟门，可免眼患。此法甚妙。

一初起烦躁狂言渴饮，若饮水多者，难治，急宜凉药解燥，如六一散之类。

一凡痘疮坏者，一日内虚泄泻，二日外感风寒，三日变黑归肾。

一凡痘出稠密者，用人参败毒散、犀角地黄汤。稀则毒少，稠则毒多，宜以清凉之剂解之，酒炒芩连，多服亦不妨也。

一凡痘干者宜退火，用清凉之剂，薄荷、荆芥、升麻、干葛之类；湿者，肌表之间有湿气，宜白芍、防风、白芷之类，盖风药亦能胜湿也。

一凡痘痒塌者，于形色脉上分虚实。实则脉有力，气壮；虚则脉无力，气怯；痒则用实表之药；如大便不通，以大黄等寒凉之剂，少少与之，下其结粪；轻则用淡蜜水调滑石末，以鹅翎刷上润之。

一凡痘当分虚实，气虚者，用人参、白术加解毒药；血虚者，用四物汤加酒炒芩连，名解痘毒是也。

一凡痘分气血虚实，大抵于气血药中分轻重为用，以平为期，有犯外邪而实者，加防风表药，治法当活血调气，安表和中，轻清温凉之剂，兼而治之。温以当归、黄芪、白术、木香；凉以前胡、升麻、干葛，佐以川芎、白芷、白芍、枳壳、桔梗、羌活、木通、紫苏、忍冬、甘草之类，可以调适矣。

轻症条例

一凡初起壮热，太阳流汗，不烦渴、泄泻、呕逆，三日点见不密者，佳。

一凡初起热微，呕吐、泄泻、汗出，点见红者，轻。

一凡初起壮热有汗，狂颠，人事不清，三日热自退，四日点见者，轻。

一凡三四日内，面色红润，目清唇红，热不壮，饮食如常，不烦渴者，轻。

一凡一日内壮热吐泻，点见红者，必取大汗，汗透者，轻。

一凡三日热退，点出血疱，大而转小，六七日转淡黄色者，轻。

一凡痘出齐，六七日满面光润者，轻。

一凡孕妇胎落，目清不烦，痘脚稀者，轻。

一凡十一二日如褐色，或花收，或湿收，或干收，面部收完，日开一线，黑白分明者，轻。

重症条例

一面色灰白无汗，痘出点，腹痛唇焦，及内有宿食者，死。

一初起热三日退，出点色白，面色灰白者，乃内攻之症，用重治法。

一初起而红舌者，无汗烦躁，点见小而实者，危。

一初起面白目青，流泪无汗，天庭点见小而实，浮起不汗者，危。

一初起两足痛不能忍，面色皎白，点见小而白，身不烦渴者，危。

一初起壮热无汗，二三日，痘乘热而出，又服保元汤、太和鸡汤，至七八日，谵语皮烂者，危。

一凡初起，女犯房劳者，死。

一孕妇胎落，热盛皮红，烦渴一齐并出，咽喉痛者，死。

一凡未出之先，饮食过多，内有宿食，以致胃烂成斑，黑色者，五日死。

一凡痘出齐，壮热遍身通红，唇齿焦枯，乃血不居位，四日死。

一痘出齐，红紫不光彩，苗焦地枯，泪流烦渴，舌全白干枯者，危。

一痘一齐并出，壮热色白，不渴泄，烦躁不止者，三日危。

一痘一齐并出生水，身无大汗，饮食不减，面生疔毒过关，身不起者，危。

一痘起泛，舌转淡红，略带白色，如烂猪肝者，死。

一痘起泛，身上凉，七八日内泄泻，火烧如燎者，死。

一凡痘齐出，至七日热退，面部胸前皆起，项后不起，焦枯满面而空，起油腻者，危。

一痘七八日长泛，不肥满，烦渴，黑陷，两头发火疱，四肢起，胸背上不起者，危。

一痘八九日收不过关，不结痂者，危。

一痘起十二三日，将收完，口开眼闭，烦渴谵语，色皎白，臭气粗者，危。

一痘起十一二日，将收完，气臭充人脑顶者，危。

一痘将收未收，作痒爬破者，危。

一痘收后，饮食过多，作泄者，危。

一痘收后痈毒溃烂，久不生脓者，危。

一痘收完，下利多食，目睛陷，谷食不化者，危。

一痘后完，痂落无疤迹，遍身色白如鼓皮，不思饮食者，危。

相 格 论

尝观小儿痘疹，虽原胎毒以成，然其发越，实本岁运而至。欲知治法，当辨生死。初起决其生死，须观主痘何如。初发热而痘点先见者，为主痘。主痘见于太阳司空之地，光泽者轻生，紫黑者垂危，欲知治法，必于死中求生。紫黑者，内毒已成，升提以泄其壮热；光泽者，内养完固，善调以保其太和。升提则升麻、葛根为宗，调养则以川芎、当归为要。密如蚕种，须防提起必死；形如鼓皮，最怕流泪定死；点如蚊锥，汗后不起者不治。以上三症，当用四物十神汤取汗，透肌散清地。唇下人中，渐渐生水，若水生复干，大热如前者不治；形似糠粃，太阳汗干者，莫医；浑身壮热，汗枯必然并出，死症无疑；少妇房劳色白，亦能并出，妙手何用？脾虚则泪灌瞳神，谵言多水；肾虚则鬼祟其体，狂言多妖。肾属阴而藏鬼，患者多见鬼，知其肾空虚，非真鬼也。舌不出唇心已丧，耳居反热肾将枯，用栀子麦冬汤滋肾水，加黄柏、知母服之。唇裂齿干莫治，面仰头直休医。舌上疔如枯树，舌下黄如牛奶，柿形，此乃热毒生心经，不必良方。生肘后，男子原于心热，妇人乃是产虚，用玉锁匙点舌，四神汤加栀子、麦冬、连翘、黄芩以治之。若舌上黑瘤，不一时如龙眼大，紫黑血疱塞口，溃烂莫治。天堂先起者否，地角先见者泰。手足未见而头面独起，号曰四体不均，此热蒸于面，手足属肾，肾之所部独冷，面受热蒸而苗已枯，是以肾部未受热蒸而起，水枯火盛，干红之症，能无危乎？腰背密而胸前独无，实为一心之主，胭脂色地，不作脓，水灌于形易长泛。凡观表里之间，必察经纬之内，心经本乎胸前，肺纬原乎背后；

心经实而心窝疏，肺纬虚而背后密。心混心家热，咳嗽肺生痰，咬牙脾土弱，恍惚肾水枯。虚乃脾土发生，无肾水则枯，无肝木不茂，无肺金不生。肾水枯而心火炽，是以肺金受伤。肺金伤，栀子麦冬汤加二陈主之。而痘苗枯，实本脾土热，金不能生水，苗如枯，脾土干燥而热。痘将出而唇上破裂者，脾土大热，干红之症不无，急用解肌化毒汤，连进不效，加软石膏救之。唇白不收者，脾土大寒，泄白之痢必有，十全大补汤。倍人参、黄芪救之，急用参汤，调饭匙胶主之。初起脚疼者血少，腰痛者营虚。胸背乃受虚之地，紧要之关，不宜痘密；手足乃坚硬之所，辅佐之乡，纵密无妨：面不起而天堂有脓，阳气散而死期将至；面已起而颈项无水，关节隔而生意必无：胸前黑陷心家热，下其结粪可医，解毒汤可治，通圣散亦妙。背后焦枯肺作痰，鼻起乌煤不吉，腰缠罗带肾水枯，胁表赤纹脾土无。罗带缠身，应有阴阳之论：带如灰白，定为虚弱之凶。色似灰白，喘咳何安，八珍散去术，而加参芪为当：腹似鼓皮，烦渴不已，解毒汤倍归而投枳壳为宜。欲出不出，烦躁无微汗者，大凶。或烧不烧，疱烂有赤斑者，愈险。三四日内，因有宿食，以致胃烂成斑，治法当用解毒汤加大黄下之。但人惑于汗下说，执不肯下，是以就手待毙。予于此揭示后人，与其袖手待毙，不若幸而成功。吾见世之出斑未齐，下而好者，十有八九。人何宁忍死而不肯下乎？

五体密而胸背疏，纵重何妨？四肢多而头面少，虽险可医。虚处多而实处少，独防虚弱难收；虚处少而实处多，善加调养易好。面肿胀而身不肿者，毒上凝而不散；面起泛而身不起者，症已败而命终。

凡看小儿痘疹，先观五脏何如？舌全白者心丧，齿全黑者肾亡，肝绝则目赤泪流，脾倒则唇焦掀露，肌肉消白者肺绝，痘脚紫黑者血枯。虚处多，毒积于五内；实处少，毒散于四肢。初烧壮热不除，定知郁苗而死。汗透身清热退，苗随汗出必生。先服透肌散，次用解肌化毒汤，急服以救苗也。此乃痘家之秘诀，实为后学之良方。瘙痒盖缘痘嫩，参、芪、桂、术可投；食挫定是痰多，甘桔二陈莫缓；黑陷火炎水竭，解毒汤投之甚宜；咬牙土湿脾寒，异攻散服之允当。烦渴无脓痰气盛，终为阴腑之人；泄泻失被饮食少，难作阳间之客。肥满光泽，脓窠疱者，尤佳；平塌焦枯，脚下黑者，不吉。舌上染霜心内热，十神汤内麦门冬。眼中流泪脾家虚，八物汤间芪术等。睡中惊跳莫疑邪，未出狂言休为重，热吐痰多，毒反攻于内，心先受证，所以生狂，宜解毒汤，加栀子、麦冬、黄芩主之。重变轻而易好，遇乎济世之医。轻变重而难调，遭乎风寒之闭，先用透肌散以实表，次用四物汤与解肌化毒汤以和中，所为安表和中，可以无危。黑斑几点，发在实地也，堪医；紫血数团，发在肾经，难得解；红斑成片，发于腰背达脐者，不可治。肺经不起，任扶上岸也生痰。肺丽于背，自颈后至背不起泛者，必生痰喘，宜补肺散，加四物汤与穿山甲，以升提主之。面生轻薄，得到头来适作怪；肺经不绝，必生痰而作气。面色灰白，定瘙痒而不清，小儿多有水光，因而作痒。妇人岂无嬢体，眼硬流浆，痘灌浆而表虚，宜大补汤、保元汤，倍芪桂以实表。缓则皮破血水流，谓倒靥，用败草散敷之。若少妇肌肉嬢薄，被席坚硬磨破，不可以倒靥看。若加实表之药，反增溃而死。男子老来最怕实光而不灌，后生壮者应嫌房事以伤神。男受症而与女交为阳易，十全大补可生；女受症而与男交为阴易，百无一治，必死。睡则被惊而醒，盖缘心火之未治；食则作呕而还，是因胃气之不足。困足声干，如敝车不吉之形；灌里流浆，乃枯木不凋之象。鼻枯唇裂本凶，气促目翻不吉。眼失瞳神，终归阴腑；眼无光彩，定弃人间。神昏不定被惊，栀子麦冬汤以泻心火；胃气不和致呕，藿香正气饮以调胃寒。云肩垂而生痰气，颈锁重而隔咽喉。云肩者，颈后白陷而焦枯。颈锁者，咽喉垂陷而无空。二者皆火盛而毒上凝，透肌散、四物汤、穿山甲去云肩，牛蒡子、甘桔治颈锁。云头花满身不吉；霞色段遍体何安。紫黑焦枯，应有板牙之论；齿唇掀露，还询往日之因。烦渴不定心受热，瘙痒不已体遭魔。硬舌言语不清，色如烂猪肝者，必死。咽喉吞水不下，痰如死狐臭者，不宜。哕噫者，胃气不和，嚼赤豆立止。疼痛者，脾胃却绝，想人世难留。烧出蛔虫，非积气多者不治。《经》云：蛔虫而胃绝。平日积气生虫，遇胃火盛，虫乘热而上行，虽多无妨。苟非积气，必胃绝也，宜白虎汤治之，泄尽死血。若成块少者莫医，应嫌疮疖不分明，更怕痛疽而泄气。痘将半足，若生肿毒得长生，肿毒已成，烂肉黑沉还不美，痘毒已成，宜发焮肿，则新血盛而败血成脓，此生新去旧之义也，宜八物或托里散。苟非服凉药太过，气血衰弱，肌肉沉黑而死。

　　孕妇防烧极以临盆，产妇怕血气而污体。正治偶遇月经，犹防污秽天花，若非大补良剂，未可全称福果。正当长泛时候，且看脓色何如？清浆则易靥难收，实浆则易收缓愈。足跟知痛，身上浆收，痘已出尽；身热不退亦担忧。痘已长完，窝内无脓还不美。长完浆灌，须察是水是脓；灌足浆收，须见有痂有靥。长泛是水，皮薄者难收；灌满是脓，皮厚者易敛。不结痂，如疔靥贴肉不美，谓之假塌阳收。靥边赤色，如死血染皮甚凶，谓之干红火疱。睛清则脏腑无毒，皮赤则表

里有伤。面部收完，目开一线，黑白分明，则知内毒已尽。白珠红者内热，宜四物龙胆汤主之。皮赤者，毒未尽也，与再三参看，宜解毒汤主之。靥边白色易好，疮边红色再翻。两足浮虚，气未除而有毒，荆防败毒散主之。五心燥热，热未退而要凉。收时气促腹胀，必生结症，此为不治之候，宜苏子降气汤主之。完则口开眼闭，恐丧心家，此亦不治之症，此症有毒。若参阳位，蒙头盖面，身上稀少，则毒气易除。面部凝而不散，是以口开眼闭，或爬破复灌者，宜解毒汤加生地、赤芍、银花、芩、连行下之药急救之。好则依期而愈，未临半月收还；否者过日而延，却过四旬不足美。幼儿气冲皮薄，十日收完，不为太急；老人气衰皮厚，十日而长，岂是迟延。面赤眼红，心经多受热；咳嗽咽痛，肺上定生痰。既收而出黄水，乃是余毒未除；若收而生水疱，亦是热气未散，宜与倒靥条参看。半浆水疱起于胸背，青黑水疱发于四肢，人事清爽，饮食加进者，不必药，此气有余而血不足，宜少与四物汤和之。眼眶露出红筋，必生翳膜，靥迟现出赤色，定有余灾。鱼口蛇腹定知亡，虎斑蛇皮俱不吉，亦有巧中脏拙，绝处逢生。人生分乎贵贱，命难定乎短长。贵人体厚，难禁劳碌之形；童子体嫩，怎受非常之热？贵人八分折十，贱者四分减三。初起不避风寒，必生壮热；不节饮食，必致胃伤；不戒嗜欲，必损元气，唯有内生外死，犹可详观。譬如根好叶枯，终当发达。凡用药俱用炒研，入煎方得出味。

辨痘疹与伤寒相似
治法与伤寒不同者何

　　相似不同者，丹溪之心法也。痘疹无全书，亦天地之一缺也。此二句，参天地之化，

致中和之气，成位育之功，补天地之一缺，发圣贤之未备，包括多少意义。所谓相似者何？初起之时，憎寒壮热，头疼脑痛，身热脊强不眠，舌干口燥，寒热呕而口为之苦，此其所以相似也。何为不同？伤寒从表入里，一二日宜发表而散，三四日宜和解而痊，五六日便实，方可议下，故伤寒先治表而后治里。痘疹从里出表，一二日毒气内壅，宜托里以解表；二三日内有宿食，以致胃烂成斑，宜急下以和中，故痘疹先治里而后治表，此其所以不同也，且症类伤寒者多矣。予见十二三日，饮食多者反死，不进饮食者反生，与除中何异？大热未除，咽喉舌烂，齿牙脱落，与狐惑同条。烦极而渴，热炽成斑，谵语郑声，虚实相等，多眠不眠，转重可知，举此以示后学，所以发丹溪之未发也。且伤寒明表里，毒入于内，以致发狂，方可议下，下之早者结胸，伤寒下之宜迟。痘疹明虚实，毒壅于内而不发越，便宜速下，下之迟者胃烂成斑，是以下之宜早。表里明，则伤寒无不治；虚实辨，则痘疹无不调，治痘疹端在此。古人云：胸中有全马，然后可以画马。予亦曰：心中有全痘，然后可以治痘。

正治从治者何

夫痘疹虽原于胎毒所成，实藉气血以为主。营卫和调，脉络循轨，一有偏胜，其害立见。烧三日身清而出，自然之理。或半日，或一二日，热未除而点见太阳司空之地，色白而空壳者何？夫司空之地，心实主焉，毒不能出而反入，是毒气攻心而臣欺君。心无主宰，火盛克金，而血不华体，名为内攻之症。夫心火不可骤遏，宜行从治之法。盖以寒治热，以热治寒，此正治之常法也。以热治热，名曰从治。内攻之症，非从治行权，则莫治焉。痘见空壳，血不荫根，面白唇黑，脐下紫斑，此内攻之症也，宜四物汤加升提药以从治之，令毒侵皮肤，痘脚红活，徐进以透肌散，正治以解之。从之太过，恐毒盛肌肤，固结而不可解。一从一正，至再至三，候其见点大淡红，地肥苗秀，略见光辉，人事平静，则从治之药斯止，此法甚效。人所不晓必点初见于司空之地，而详审焉。否则五脏溃烂，五六日而危，不可救矣。学者宜尽心焉。

辨今人不用异攻散

陈文中用木香异攻散，乃寒水司天之时，屡获捷效。自宋历元至明，率皆用之。遇岁火毒流行，概投以异攻散，而时药不旋踵而死，畏不敢用。夫山野农人，多受山岚瘴气，毒郁于内，以致陷伏倒靥，寒战咬牙，灰白顶陷，泄泻昏睡，苟不用辛燥之药劫而出之，将何成功？予故挈而辨之，以语后学。

辨今人辄用保元汤

夫痘疹先辨寒热为主，一二日热壮点见，此症属热，用凉血解毒、安表和中、轻清之剂，以身凉而止，此古人正治之法也。至四五日后，血热妄行，毒侵皮肤，投以清凉之剂，尚未可收成功，而况与之保元汤者乎？今医不问身热未除，一二日内，概与之保元汤，不效而以太和鸡汤，至于烦闷又进以独参汤，是以热而助热，血妄行而痘密，火愈盛而水愈枯，陷伏不起，未有不颠狂，焦枯唇齿，舌烂而死。哀哉！夫异攻散，既为陈文中之病，保元汤与异攻散，又何异乎？今医常云：某用保元汤而生，某用保元汤而效。殊不知遇于寒凉，发之当而成功易；遇于火毒，此与异攻之害，可胜言哉！今之时火毒流行，热症十常八九；寒凉亦有一二。热甚点见为热症，急用清凉之剂。三四日热退见者，为寒凉，宜用保元汤。后之医者，当辨寒热，幸无执滞，以失人为身后累，其谨鉴之。

辨汗下二说

按：丹溪云：始终不可妄为汗下。其言妄为者何？盖言未尝不汗下，但不可妄耳，于此不可不辨。昔人借喻云：如庖人笼蒸之法，但欲其松耳，治法宜凉血解毒，安表和中。其或气盛烦躁，热炽盛，眼赤，皮红光肿，此毒侵肤，肌表受症。若不急汗以解表，则热愈盛而毒愈炽，血热妄行，毒侵皮肤一齐并出，则不治矣，宜先服四物十神汤以苏利之，汗透为度。略用升、葛以解表，则毒气有所渗而出。毒从汗散，痘从汗出，自然开脚生水，此所当汗也。苟热不为汗，则壮热不除，大便不通，烦躁胸高，内有宿食，点见紫斑，急用承气汤，或通圣散、白虎汤下之，则内无壅滞，气血顺轨而清凉。苟不急下，则毒蒸脏结，臭烂而死，此始当下也。汗后自利，苗下泄也，此为重症变轻，秽尽而利自止，不必止也，宜以八物汤、保元汤、十全大补汤，徐徐饮之，以助成功。如八九日火炽壮热，水枯黑陷，大便闭结，毒壅于里，而五心烦热，急当下。苟不急下，则毒郁于内，无由发泄，内外固结，火炽水枯，黑陷而死，宜解毒汤，少与芒硝以软坚，当归以润肠，枳壳以导滞，而结自下，则毒气流行，表里俱解，火降水生。此终当下也，学者宜尽心焉，不可惑于时论，袖手待毙也。

四物十神汤　治一二日内点见热壮，无汗或自汗者，并宜服之，取汗透为度。

当归　生地　苏叶各一钱　川芎　白芍　升麻　干葛　白芷各五分　香附　陈皮　甘草各三分

热甚，加赤芍、麻黄；皮红热壮，则加丹皮、骨皮、姜。

石膏汤　治三四日热壮，大便闭，胸高而躁。

生石膏七钱　桔梗二钱　东参一钱
水煎温服。

承气汤　治同上。

枳壳　厚朴各二钱　朴硝　大黄各七钱
姜三片，水煎服。

防风通圣散　治壮热不除，又大便闭塞，胸中烦躁饱满。

防风　白芍　薄荷　当归　川芎　甘草　厚朴　栀子　连翘　黄芩　桔梗　白术　麻黄　荆芥　滑石　石膏　大黄　芒硝

共十八味，姜三片，水煎温服。

解毒汤　治八九日热甚，水枯黑陷者。

陈皮　甘草各三分　白芍　连翘　栀子　黄连各五分　当归炒　生地炒　黄柏炒，各八分　防风　荆芥　枳壳　黄芩　朴硝　牛蒡各一钱

陷多，加大黄二钱，姜三片，水煎服。

辨初起腰疼

凡初起之时，头痛脑疼，及肚腹疼痛者，乃为顺症；甚至腰痛不可忍者，或有脚疼而至于腰者，世人以为毒藏于肾而不能发越，率为难治，而又见可治者多矣。予参考诸书，惟丹溪语及此，是知其腰之痛也。盖由鸠尾骨者，太阳所过于此，荣虚不能导卫，阴血为之停留，新血相触而作疼，是以鸠尾骨痛，而达及于腰。世人误为腰痛，治法活血调气，用四物汤，加酒炒黄柏、酒炒知母，以桂心为引，甚者加乳没；或痰盛而作疼者，用二

陈汤，加炒黄柏、酒炒知母，以广木香为引；阴虚痰盛，合二方而用之。治未出而腰疼脚痛者，则升提发散之药亦可，用四物十神汤。学者所宜尽心焉。

师鉴按：《证治大还》云：鸠尾骨痛，痛甚属痰，二陈加木香、前胡、黄柏、知母；至阴分作痛，属阴虚湿热，六味丸加当归、牛膝、防己、黄柏、知母、肉桂、红花。

加味四物汤 治痘未出而腰痛。

当归 黄柏炒 知母 升麻各一钱 熟地半钱 川芎八分 白芷三分 桂心五分

痛甚，加乳香、没药各五分，水煎服。

加味二陈汤 治痘未出而痰盛腰痛。

黄柏炒 知母 茯苓 升麻各一钱 木香甘草 陈皮 半夏各三分

痛甚加乳没各五分，姜三片，水煎服。

辨 影 痘

凡初起一二日，热未壮而皮略见红点者，有见而复没者，为影痘。不必惊疑，必俟热壮而出。痘出轻松淡红，此毒侵皮肤顺症，不必药；点出而浮小，色白而无血者，属热，毒气留于命门，遇相火合起则发，以通圣散寒凉之剂解之。

防风通圣散 治点出而浮小，色白而无血者。

防风 薄荷 赤芍 归尾 栀子 连翘黄芩 白术 川芎 荆芥穗 甘草 青黛滑石 石膏

共十四味，水煎服。

辨 发 斑

夫斑者，有色点而无头粒者是也。盖缘饮食过多，伤于足太阴之脾土，热积于手太阳之心火，入于手太阴之肺金，故放点而斑生，出于腰肾皮毛之间，从胸背络颈而入腹者死。先贤曰：胃烂成斑。又曰：内伤外斑。一身之火，游行于外，色红而小者，用通圣散以散之，或玄参升麻汤、猪心龙脑膏治之。宿食未消，壮热不除，四顺清凉饮子下之。若斑紫黑，身壮热，斑出自下而上，及脐者不治，至领者死。丹溪曰：斑紫红，十有九死；紫黑者，十五一生。良有以也，予见斑少痘多，开脚生水，身无大汗者，亦当治之，不可执一端也。

通圣散 治痘发斑。

麻黄 大黄五分 朴硝一合
水煎服。

玄参升麻汤 治内伤外斑，一身之火，游行于外，色红而小者。

大青 玄参 升麻 干葛 羌活 独活归尾 黄芩 茵陈 石斛各等分
水煎温服。

猪心龙脑膏 治同上。

梅花冰片一分
宰獖猪心血一个为丸，如桐子大。每服一丸，紫草汤下。

四顺清凉饮子 治宿食未消，壮热不除成斑。

当归 白芍各一钱 甘草五分 生大黄钱半

胸高满，加厚朴一钱，枳壳一钱，姜五片，水煎服。

辨用鸡先后

夫鸡之为言稽也。易称翰音，乃火德之精。其性兴阳，其功同参，性味甘温无毒。多食则火动生风，世俗见痘出者，食鸡而成功。不论先后虚实寒热，但见出迟发慢概与食之。食后咽喉肿痛，壮热皮红，风动生痰，目赤泪流，斑烂而死，予深哀之。夫鸡何害于食，但始发之时，热未除，不分寒热，切不可食。至八九日，转浆而色淡黄，光泽而不肥满，气虚白陷不起，身凉多睡，咽喉爽快，痛少便清，此属虚寒之症，宜与食之。用笋为引，白水熬成膏，如常食之，少加盐而略和其味。藉火气以行血，于是白陷者，红活突绽而起。惟虚寒之症可食，若热未除而多食，未有不败乃事者。

辨误服热药成斑

夫小儿难任非常之热，亦难任非常之寒，宜温和通用。如初起一二日内，壮热未除而误服热药，并冒风暑成斑，宜服阳毒升麻汤；若气血两虚发热，误服凉药，下之太早，以致斑烂，宜庞氏石膏汤；若有宿食成斑，治见前。

阳毒升麻汤　治误服热药成斑。

升麻　人参各一钱　射干　黄芩各二钱　犀角磨三分

水煎食前服。

庞氏石膏汤　治误服凉药成斑，气血两虚而发斑。

朴硝五分　香豉一合　葱白一枝　大青　升麻各一钱　石膏五分　生姜五钱

水煎服。

辨黑白二陷

凡痘初起，烧三日未见红点，热退身凉，至六日出齐，顶尖光泽不必药。至七日顶复平，名曰开脚。八日内四边高起而中陷者，名曰生水，色转淡白，渐渐转黄，至九日成脓。中陷高起者，名曰圆顶。四边色红收近

者，名曰圈脚。至十日褐色，如灰白者正收，不必药。八九日而陷不起者何？夫陷有二种：白者为白陷，黑者为黑陷。诸书所载黑陷而未及白陷，乃先贤之所未备。夫二陷系寒热，后人但知黑陷为实热，能杀人，又谓之返黑归肾，先儒谓十无一生。殊不知白陷为虚寒，亦能杀人。黑陷多用百祥丸，予以为伤其脾土不用，以解毒汤代之，活者甚众。惟白陷者无治法，是为缺典。予知气虚不能导血，过食以伤脾土，或服寒凉太过，耗散精华，故有是症，宜异攻散、补中汤、上奇散，详症施治。

解毒汤　治火盛水枯黑陷。方见后。

补中汤　治气虚白陷。

人参　黄芪各一钱　白术　当归　麦冬　熟地各五分　川芎　升麻　白芷　白芍　甘草各三分　桂心　陈皮各二分

胸前陷，加银花；背上陷，加山甲；面起身不起，加黄芩五分；余热不清，加骨皮三分；泄多，加赤茯三分；有宿食，加山楂肉三分；泄多，再加盐梅一枚，烧，用姜枣引，酒煎热服。

上奇散　治同上。

人参　黄芪　当归各三钱　厚朴　桔梗各五钱　桂心二分　川芎　防风　白芷　甘草

热和升麻为末，酒调服。

辨反黑归肾为黑陷

予观诸书《洪范·五行》：水润下，火炎上。心肾二经所属之地，水火不容并立。水枯则火盛，自然之理也，况无治肾之法，但有解毒散火之理。予知火盛则苗枯，黑陷非归肾也。治法当用黄连以泻肝，木为心之母；麦冬以清心也；升麻升阳气于阴之下，行肺气以平肝，兼能散火；白芷、当归生新血以

助心；生地黄、炒黄柏以补肾；枳壳佐归以宽肠而导滞；朴硝少许以软坚；栀子下屈曲之火；黄芩引血以归位；连翘开郁而降火；白芍均气以补陷；荆芥以退火毒。名曰解毒汤。如此则火降水行，黑陷自然转浆而愈。

辨火论

人具五行，各一其性。心为君火，又有相火，现寄于肝肾之间。相火易起，煎熬真阴，阴虚则病，阴绝则死。夫痘疹一症系于心肝脾肺四脏之火，《内经》所谓五火相煽是也。一发则为之斑烂，世以伤寒一类治之，惟丹溪主寒热表里虚实之论。予知气盛血壮者属火，出而斑烂；气衰血少者为寒，出而稀少，此寒食轻重之分也。夫轻者不药而愈，重者岂可束手待毙？予此辨而极言之。近岁火毒流行，热症十常八九，寒凉间有一二，必当升阳散火以清肌肤，此扶阴抑阳之义。盖火不可豁遏，必轻清和解，是以用四物十神汤取汗，以行疏利之法，则用升麻升阳散火解肌，而毒出首。汗后火不熄，仍前壮热，兼以面色皎白，痘小而空壳，此火郁于内，毒不能出而反入。其为症也，人事不清，口多谵语，而生黏痰，此乃热火成毒攻心，舌必全黑，复用四物十神汤，加丹皮、骨皮升提之，俟其火发而有微汗，遂用透肌散以清之。一昼夜连进二三服。如颠狂不止，盖缘真火之未降也，进以井水一碗，调一元散一两饮之。必口吐痰涎，人事辄省，此真水能降真火也。如不效，用解肌化毒汤，必一二服，热退身凉而止。此无他，火盛则血妄行，毒侵皮肤故耳。若非猛进药饵，则不治也。然凉后火毒者何也？名曰乍凉，非诚凉也。夫泻火者，耗其真阴，阴虚火动，自然之理，先实后虚也，宜以保元汤大补元气，

气盛则火自降。非深知其道者，乌足以语此。

透肌散 治一二日毒气凝结，面红烦闷。

牛蒡子二钱，炒　荆芥穗　木通各一钱
山楂　白芍各八分　陈皮　甘草各三分

灯心一撮，姜三片，水煎服。

解肌化毒汤 治一二日痘见点，颠狂不省人事，面色红肿。

防风　荆芥　栀子　连翘　柴胡　前胡
羌活　独活　升麻　丹皮　干葛　白芷　麦冬　赤芍　黄芩　骨皮

心烦，加犀角、黄连。凉后用八物汤。将前药各等分，灯心为引，水煎不拘时服，身凉而止。

益元散 治同上。二便利者不宜服。

滑石六钱　甘草一钱

共为末，水调服。加朱砂三分，名曰辰砂六一散。

四川文宗高受所媳，乃西田庠生林体干女，年十六种痘，起自初八，至十二不能言语，卧不安席，起卧之时，循序不乱。杨橘泉治之不效，问紫姑仙，质以药方。仙曰：操舟者不知把舵之方，焉能令舟就岸，以卸其货？今喻子在此，何不用之？延予看痘，立方与仙合。知其火盛痰生以迷心，是以不能言；热毒攻心，是以坐卧不安。用解肌化毒汤，倍栀子、芩、连，加牛黄一分，三服后，痰吐盈盆而能言，舌黑如荠，痛饮茶五碗，方睡而愈。姑仙吕纯阳赠诗一首，诗曰：

蓬岛仙人久慕名，
尘凡医类笑无明。
金声一振声难敌，
玉液金调果有灵。
大手挽回春气益，
妙剂推转病元宁。
先生总合神仙意，
莫大阴功海岛平。

辨　表　实

表者，外也。痘疹从内出外，寒在表，热在里。红活凸绽为表实，不必药。初起之时，外感风寒，内受郁热，毒气不能发散，由是凝结于皮肤，无汗而光，睡卧不宁，此表实而热也，宜四物十神汤汗透以肌表，用透肌散以和气。不然黑陷水枯，干红之症，不治矣。

辨　表　虚

夫虚者，气血不足之谓。如不起，面白唇红，舌黑汗透毛端，此气血不足，且看其热微壮何如？微者葱白汤少许，亦能壮气而痘自出。至五六日出不快，六七日开脚生水不作脓，此虚症而寒也，宜人参养荣汤，倍加参、芪以实表，自然靥也。不然，白陷寒战，倒靥泄泻之症出，则不治矣。白陷甚者，宜异攻散。

人参养荣汤　治六七日表虚色白，食少寒战，陷顶泄泻。

人参二钱　黄芪　当归　白芍　白术各一钱　熟地五分　川芎　茯苓各五分　桂心　陈皮　远志　五味九粒　甘草炙，各三分

泄泻，加枯矾三分，加山甲二分；食少，加山楂五分；痰，加川贝母五分。姜、枣为引，水煎服。

辨　里　实

凡出痘，犯壮热烦渴之症多，虚寒之症少。里，内也。痘乃从内出外，能食不泻吐为里实，不必药。初起乳食不节，外感风寒，内受郁热，舌黑唇焦，目翻气促，言语不清，人事不省，壮热烦渴，此里实而热，急宜服四物十神汤，大汗以泄其热；解肌化毒汤以解其毒；水调六一散以通其滞。如有宿食，用石膏汤以下其滞。内毒已解，热退身凉，自然出快。不然内败口臭，眼合气粗，状如风疹，甚如糠粃，不旋踵而死矣。

辨　里　虚

凡痘初起，腹痛，呕逆，泄泻，不食，烦躁不渴，此里虚而寒也，宜藿香正气饮，和中安胃，自然长泛。不然则寒战咬牙，灰白倒靥，为不治。若多宿食吐泻者，未可以内虚看，当以泄泻相参看治之。

藿香正气散　治呕逆不食。

藿香　紫苏　腹皮　陈皮　茯苓　桔梗甘草　厚朴　半夏　白芷

呕甚，加砂仁、人参、干姜各等分，姜、枣为引，水煎服。

辨表里俱实

凡痘初起，能食而不呕泻，微渴而汗，面色红活，此表里俱实，不必药。亦有过于实者，舌黑唇焦，心烦目闭，语乱昏沉，此里实之过也，宜四物十神汤一服，取汗解表；又透肌散连进二三服，以解毒，面白热退，身心清为度。如不效，解肌化毒汤连进三五服，缓则不治。医者所当用心也。

辨表里俱虚

凡痘初起，人事清，不甚热，舌不白，唇不裂，饮食少进，不烦渴，面色白，微利而呕，此表里俱虚也，宜用八物汤，加升麻、干葛、白芷、黄芪、人参以助其里。又有虚

之过者，乳食不进，自利不渴，多睡心清，为里虚之过也。不大热，面皎白，目清不闭，皮不肿而多汗，唇微焦，舌微白，此表虚之过，宜四君子汤、保元汤，多服必全红活突绽而止。

八物汤　治一、二日表里俱虚。

人参　当归　熟地　川芎　茯苓　白术　白芍各□①钱　甘草　升麻　白芷各三分

枣圆为引，水煎服。

保元汤　治表虚之过。

人参一钱　黄芪钱半　陈皮　甘草各五分

圆肉为引，水煎服。

六君子汤　治虚而呕者。

人参　焦术　茯苓各二钱　甘草　陈皮　砂仁各一钱

呕，加姜香②。姜枣为引，水煎服。

辨外症顺逆

初起血疱，次为水疱，又为脓疱，又为褐色，又顶起血荫盘子为顺。

初起密锥，次如胭脂，又色白灰，又如鸠眼，又如茧壳者为逆。

身体温暖，能食，便结为顺。

寒凉太过，不能食，下利为逆。

辨外症轻重

轻者，三次出，其中无大小不一，根窝红活，头面少，光泽肥满。

重者，一齐并出，泄泻、烦渴，密如蚕种，身温腹胀，而色灰白，头温足冷。

辨五脏形色

心属火，时发惊悸，其色赤，发而为血疱，其色赤。

肝属木，呵欠烦闷，其色青，发而为火疱，其形小。

脾属土，能食多睡，其色黄，发而为脓疱，其形大而斑。

肺属金，面白喷嚏，其色白，发而为疹，其形大。

肾属水，居下，独不受秽，故无症，耳居鼻尖俱冷，毒气留于命门。或时气传染，如得传于心、肝、脾、肺四脏，肾无留邪者吉。一、二、三日不能发，而肾之所属俱热，为逆症。

体格余相

色黄有脓好，色白有浆治。色红作脓，急退火则生，缓则不治。色略黑而明亮治，赤斑治，顶白陷有脓浆治。死血不治。状如鸠眼，中黑陷，四边高起不治。赤如小豆，有脓不治。虚白无脓，不治，黑陷多，不治。下结粪，善饮食，不治。软壳吐浆，不治。灰白陷顶，不治。收后多睡。痘小者为珍珠痘。正痘颗粒圆净。

辨　不　治

寒战，咬牙不止；紫黑色，喘渴不宁；灰白色；陷顶腹胀；阴阳交易；头温足冷，闷乱饮水；气促，泄泻，烦渴。

辨不药而愈

痘脚稀少，根窝红活，不泄不渴，饮食

---

① 剂量底本脱。

② 姜香：疑为"姜夏"。

不减，唇舌尖红，身无大热，苗下有泄，地位明白，太阳有汗，四肢温和。以上十条不必药，善加调养。房室温盏，屏诸温气。忌外人，房室、体秽、妇人月水，皆不可近。应烧大黄、苍术、黄芩、红枣以解之，不宜檀、沉、乳、麝，宜用芫荽煎酒，喷其床帐。夫气闻香则顺，闻臭则逆，世俗所谓赝也。若信巫觋召外鬼，反致不祥之祸。

辨 外 因

凡痘初起，欲出而未出，因而发搐者，是外感寒邪，因而发心热也。盖缘心火交争而致之，宜王氏惺惺散，或升麻葛根汤、木香参苏饮之类。

惺惺散　治痘未出，发搐者。是外感寒邪，因而发热。

人参　白术　茯苓　甘草　桔梗　川芎　薄荷　花粉各等分

姜三片，水煎服。

升麻葛根汤　治同上。外感风邪而发心热。

升麻　葛根　白芍　甘草

姜、枣为引，水煎服。

木香参苏饮　治同上。

人参　苏叶　桔梗　干葛　半夏各七分　前胡四分　陈皮　枳壳各三分　云苓八分

姜引，水煎服。

辨 内 因

凡痘欲出而未出，因而吐利者，是中焦停痰，或有宿食也，宜四君子汤，加砂仁、陈皮，或和中散。若有宿食，用紫霜丸。

四君子汤　治痘出而呕利者。加砂仁、陈皮，名曰六君子汤。

甘草　人参　白术　茯苓各钱半

呕，加藿香、干姜、厚朴、半夏各五分。姜三片，水煎服。宜热服。

和中散　治痘欲出而未出，吐者。

藿香　厚朴各二钱　焦术钱半　干姜一钱　甘草五分

姜三片，水煎服。

紫霜丸　治有宿食下利者。

赤石脂　代赭石各一两，醋淬　巴霜　杏仁五分

各为末。汤浸蒸饼为丸，如黍米丸。三岁米汤送下三丸，八岁以上十丸，米饮食前服。

辨春冬寒盛用药准绳

凡痘出不快者，有五症，天时严寒为所折，不能起发，宜发汗温表；寒甚者，红点出见，宜五积散、正气散、调解散治之。

五积散　治痘出不快为寒所折。

白芷　川芎　白芍　甘草　当归　半夏　肉桂　枳壳　陈皮　麻黄　干姜　厚朴

上药将桂、壳研为末，先将诸药水煎令冷，再入二味，用姜三片，再煎一沸热服。当长泛，去枳壳、麻黄、干姜。

正气散　治同上。

陈皮五分　藿香　厚朴　白术各二钱　半夏　甘草各三分

姜引，水煎服。

调解散　治同上。

青皮　陈皮　枳壳　桔梗　人参　半夏　川芎　木通　苏叶　甘草

姜、枣引，水煎服。

辨夏秋热盛用药规矩

夫夏秋热盛，烦渴昏迷，痘出不快，宜

辰砂五苓散，加山栀、麦冬。热甚者，小柴胡汤加生地，或人参白虎汤倍加人参。热者，人参竹叶汤加生地。

辰砂五苓散　治呕逆不清，并阴阳不分，烦渴昏迷，痘出不快者。

辰砂　猪苓　茯苓　泽泻　焦术　肉桂各等分

为末，淡姜汤调下。

小柴胡汤　治六七日当泛不泛，血不居位，身热盛者。

柴胡　人参　半夏　黄芩　甘草　生地

姜、枣引，水煎服。

人参白虎汤　治同上。

石膏　知母　人参

加糯米一撮，水煎服。

人参竹叶汤　热盛用此汤，加生地。

人参一钱　麦冬二钱　半夏　甘草各五分
石膏七分

淡竹叶十片，姜三片，糯米一撮，水煎服。

辨形气病

凡痘已出而声不变者，形病也，不必药。痘未出而声变者，气病也，宜补肺散。痘出无声，身壮热，大便涩，形气俱病也，宜当归丸、解毒防风汤、十奇汤。

补肺散　治痘未出声变者。

阿胶一钱，蛤粉炒　牛蒡子五分　马兜铃五分　杏仁五粒

糯米一撮，水煎服。

当归丸　治痘出无声，身热大便闭。

当归五钱　黄连一钱半　大黄二钱半　甘草五分

先用当归煎成膏，以后三味为末，用膏和成丸，如桐子大。一岁以上，服三十丸，米饮下。

解毒防风汤　治痘出而声不出，形气俱病之症。

防风、荆芥穗、生黄芪、地骨皮、赤芍、牛蒡子各等分，灯心水煎服。

十奇汤　治同上。

当归　人参各二钱　黄芪　桔梗　厚朴各一钱　桂心三分　防风　甘草　白芷　苏叶各等分

热，加升麻。共为末，温酒下。

辨三阴症

夫三阴者，厥阴肝经、心包络也。主面肿黑，舌卷青，泣不止。若不急治，六七日而死，宜十香散、保元汤，加升提药，则升阳散火而脓足。少阴心肾二经，主肉黑，目直视，舌干燥，狂言乱语，身汗闷热，若误为热，则虚烦黑陷而死，宜四物汤以保血，加麦冬以清心，升提药以安表，此所谓安表和中也；太阴脾肺二经，主满面浮肿，洞泄不止，唇反如煤，肌不光泽，四肢厥冷，若不急治，十二三四日而死，宜理中汤治之，使脾不虚，肺不寒。

十香散　治厥阴舌卷囊缩，当长泛养血生脓。热去丁桂。

木香三分　人参一钱　桂心五钱①　青皮　赤苓　前胡　半夏　甘草　诃肉　丁香　陈皮各五分

姜三片，水煎服。

保元汤　方见前。

加味四物汤　治少阴黑陷，口干舌燥。

紫苏　麦冬　红花　升麻　干葛

用莲肉、姜汁引，水煎服。

---

① 底本原脱，据前后文义加。

理中汤　治太阴舌卷，阴缩发厥，二便自利，四肢厥冷。

人参一钱　焦术一钱半　附子　干姜各八分　甘草五分

姜引，水煎服。

辨三阳症

夫三阳者，太阳小肠、膀胱之病，胎毒流于命门，去膀胱为不远，主腰疼、身热；小便出涩，宜防风汤升提之，令肾无留邪者吉；少阳三焦、胆经，主寒热往来，时或惊悸而发搐，宜连翘防风汤；阳明胃与大肠受病，若火太盛，毒气壅结，不能传送而秘结，宜升葛汤散火导滞为主。

防风汤　治太阳病身热，小便涩，出不快，小肠、膀胱之病。

荆芥穗　升麻　干葛　薄荷　大力子　防风各一钱　甘草三分

水煎服。

连翘防风汤　治少阳病，乍寒乍热，出不快，三焦胆经之症。

连翘　防风　瞿麦　荆芥　木通　车前　当归　柴胡　赤芍　黄芩　紫苏　滑石　蝉蜕　甘草各等分

若大小便利，不可服。

葛根汤　治阳明病，身热目赤，大便闭，出不快，胃与大肠之病。

升麻　干葛　白芍　当归　枳壳　紫草　陈皮

水煎服。

辨三阴症治

足胫冷，腹虚胀，尿清色，面皎白，乳食呕，目睛青，脉微沉。

以上七症，不宜服凉药。

异攻散　治痘出四肢厥冷，寒战咬牙，大便自利，虚白陷顶，太阴脾经受病也。

人参　焦术　木香　白芍　桂心　赤苓　前胡　当归　丁香　厚朴　陈皮　半夏　干葛　桔梗　青皮　附子　肉豆蔻各等分

姜引，水煎服。

调中汤

人参　焦术　甘草各五分

为末，蜜丸。每服十丸至二十丸，温汤食前下。

人参白术散　治心不清，腹膨胀，痘不长泛。

人参一钱　焦术一钱半　桔梗八分　甘草五分　木香三分　莲肉十五粒

姜引，水煎服。

辨三阳症治

足胫热，两腮红，大便闭，小便涩，渴不止，气上促，脉洪散。

以上七症，不宜服热药。若如蚕种，如糠粃，地枯赤，火热不退，宜解表取汗。此系三阳受病，方列于后。

连翘升麻饮　即升麻葛根汤加黄连、连翘。

解毒丸　治痘未出而先发搐，狂言乱语，四肢痛，因外感风寒，内发心热。

寒水石　石膏各一两　青黛五钱

共为末，用汤浸，蒸饼为丸，如桐子大。每服一丸，三岁者半丸，看大小加减。食后新汲水化下。

犀角地黄汤　治同上。或七孔流血，衄血不止。

犀角磨，三分　地黄浸取汁　丹皮二钱　赤芍一钱二味水先煎，入前二味。

宣花散 治痘青干黑陷，身不大热，便涩，此热蓄于内，宜大黄汤下。

槟榔三枚 陈皮 甘草各五分 黑丑四钱，炒

共为末，百沸汤调下。若表大热者不宜服，宜解肌化毒汤，黑陷甚者解毒汤。

地黄膏 治痘稠密，喘渴饮食，宜散下之。

生地四两 淡豆豉八两 大黄一钱

麝香为末，以猪膏一斤和匀，露煎五六沸，令三分去一，后入雄、麝二味调匀，缓缓饮之，令毒从皮肤出而愈。

黄柏膏 治同上。

黄柏 绿豆各一两 甘草四两

为末，用生芝麻油调，敷耳前后，至目眶，并厚涂之。一日二次。

猪心龙脑膏 方见前。

玉露散 治夏月火炽，痘大发热，烦躁渴，大便结。非胃热相火盛者，不宜服。

生地 熟地 天冬 麦冬 枳壳 黄芩石斛 甘草 枇杷叶各等分

灯心引，水煎服。

栀子麦冬汤 治八九日唇枯焦心热。

人参 麦冬 干姜 升麻 甘草 栀子

水煎服。

紫草汤 治初起痘出不快，色不活，大便不通。

紫草 木香 焦术 甘草 云苓

糯米一撮，水煎食前服。

清脾散 治三四日痘出，而地不清，毒侵阳位者。

干葛 升麻 黄芩 厚朴 桔梗 半夏苍术 甘草 栀子 陈皮各等分

姜三片，葱一枝。无汗加麻黄，壮热加地骨皮。

犀角汤 治心烦热，衄血不止。

犀角 升麻 生地 栀子 丹皮 赤芍麦冬

灯心为引，水煎温服。

以上俱系火症，属三阳，宜详症施治。若人事不清，呻吟苦楚，睡卧不安，外多黑陷，此其症也。

增述附后

时热四脏形症圣苍氏增述

夫痘之发也，藏于内者，有各脏所属不同；彰于外者，有时热形症之异，何以见之？夫寅卯辰时，潮热，呵欠，烦闷者属肝，肝之液为泪，泪出于水，其疮之色青而小；巳午未时，潮热时作，惊悸者属心，心主血，其疮多斑，色赤而小；申酉戌时，潮热，面赤，咳嗽、喷嚏者属肺，肺之液为涕，涕浊而淡，其疮色微白而大；亥子丑时，潮热，乍凉乍热，手足冷，多睡者属脾，脾统血，所发为疹，其疮色多黄而浅。独肾在腑下，不受秽浊，故无症耳。然骱冷耳冷，肾之平正也，故以上五脏之症，独见多者，即于其脏之毒特甚，治之，医者要识此意。

五脏属阴，然痘疮出五脏，面部先见稀少者为佳；六腑属阳，然麻疹出六腑，头面成粒淡多者为妙。

辨 顺 症

凡痘顺者，始出必自口、鼻、腮、耳、年寿之间，先见几点淡红，润泽如珠，三日内陆续而出，大小不等，头面稀疏，胸背或少或无，四肢温暖，神气清爽，乳食如常，

二便通利，不吐不泻，睡卧安稳，身凉脉静，痘与肉色红白分明，依期长贯，肥满光泽，皮厚坚硬，摸之碍手，根有红晕，杂症俱无，此为气血依附，表里和平之顺症也。不治自愈，但宜适其寒温，节其乳食而已。

逆　症

凡痘逆者，多起于天庭、司空、太阳、印堂、方广之处。齐涌掀发，密如蚕种，中有黑点如针孔，黑紫干枯，色如赭石，形如蚊咬，青点如痣，红斑如锦，面肿唇焦，声音预变，痘与肉色不分，壮热烦躁，喘渴闷乱，乳食不进，上下失血，肚腹胀满，腰腿酸疼，此实热极重之症。细如瘑子，形若水珠，皮肤软薄，灰白陷顶，惨暗不明，平塌不起，色如纸白，吐泻不宁，乳食不下，四肢逆冷，神思昏沉，此为虚寒极重之症。是二症，虽有虚实之殊，而要皆凶逆之候也。

险　症

夫顺症不必治，逆症则难治，其可治者，在介于顺逆之间，而为险症也。发热之时，或鼻塞声重，或身痛头疼，或吐泻作渴，或手足俱冷，或惊悸不宁，或痰涎壅盛，此发热之险也。或热未透而即见苗，或痘出齐而热不退，或出而不快，或快而不红，红而太赤，赤而微紫，此则见苗之险也。或当长不长，或方长忽定，或痘长而肉不肿，或肉肿而痘不长，或虽长而顶不尖，或顶尖而色不顺，此则长发之险也。或当贯而不贯，或贯而不满，或满而浆清，或浆清而皮薄，或将成就而色白，或将成就而色紫，此则贯浆之险也。或当靥不靥，或自头以下先靥，而头面不靥，或自头面先靥，而遍身不靥，或为外剥而脓血不干，或为内攻而脏腑不调，或形如豆壳而脓口为倒靥，或身如火热，而误以为蒸疤，此又收靥之险也。危急存亡之际，顾转移挽回之者，何如耳！

死　症

初出红紫兼发斑，五日死。初出满顶，连肉俱红者，八九日死。斑如锦纹，及头面一片，如胭脂者，六日死。痘初如痱，摸不碍手，如汤泡火烧者，十日后痒塌而死。痘出腰痛不止者，死。烦躁紫黑，口臭者，死。肉面肿而痘不肿者，死。未出而声先哑者，死。声哑气急者，死。舌卷囊缩，目无魂者，死。吐泻不止，蛔虫出者，死。痘出三四日，根窠全不起者，死。痘未见而肌肉中有红肿如瓜者，死。顶陷有眼如针孔，紫黑者，死。陷伏腹胀，神气昏迷者，死。皮薄浆清，八九日抓破者，死。痘与皮肉一般红者，死。腹胀满，肌肉黑者，死。干枯痒塌空疮者，死。泄泻便血，乳食不进，痘烂者，死。二便通，目闭声哑者，死。痘后惊者，死。当靥不靥，痒塌无脓，皮如血壳者，死。寒战咬牙，噤口，手足战掉者，死。手足厥冷，上过肘膝者，死。痘虽起胀，根窠毫无红色者，死。

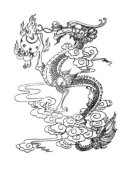

（痘疹）生民切要　下卷

西江喻昌嘉言甫著
古瀛后学陆师鉴圣苍氏增辑

辨血不足而有余

凡痘以气血为主，先血疱而后水疱，水疱而后脓疱，次第而来。血为痘之根本，心主血，清心养血为主。若痘初发，外为风邪所折，遂致热毒内攻，血热妄行，面色光肿，名曰毒侵阳位，臣欺君也。甚则妄行，七孔皆流，鼻衄不止，此谓有余，宜透肌散以清表，解肌化毒汤以清热，则血居原位，而痘自出矣。心烦口燥，宜犀角地黄汤以主之。若面色㿠白，根窝欠红活，光泽瘙痒者，为血不足也，宜芎归汤、生熟四物汤、活血散之类主之。

透肌散

解肌化毒汤

犀角地黄汤

以上三方，并见上卷。

芎归汤　治色灰白，根窝欠红活，为血不足。

川芎　当归各钱半　紫草　白芍　红花各五分

半水半酒煎服。

生熟四物汤　治同上。

当归　地黄　川芎　白芍各二钱五分

半生半熟，用酒拌匀，煎温服。

活血散　治血不足，色白，五六日出不快，不红活。

四物汤加红花、紫草。水煎温服。

又方

白芍不拘多少，炒研细末。每服一钱，温酒送下。出不宜，用防风煎酒送下。

又方

陈皮　甘草　木通　山楂　白芍各等分

水煎服。

辨气不足而有余

凡痘初起泛，赖气以行血，血无气不行，肺主皮毛而气出焉。《内经》所谓调养脾肺，滋生气血，是为权度。若自汗身不起，痘顶陷不红活者，气不足也，宜十奇散、四君子汤主之。若目陷高起而空虚，痘未转浆而先起喘喝，咆哮肿胀，口吐粗沫者，此有余之气也。盖热太盛，毒菀而不发越故耳，宜清地散、苏子降气汤、喝起丹、虾鹅四圣散、理中汤之类主之。缓则烦颠而死。

十奇散

四君子汤

清地散

以上三方见上卷。

喝起丹　治痘七八日不起，而中陷者。

山慈菇　水柘根　芦都梗即山茱萸　百鸟不踏根

水酒各半煎服。

虾鹅四圣散

先将鲜虾一碗煮水二升，去虾以水煮鹅肉，熟去鹅，用汁钟半，下四物汤，煎至八分服。

苏子降气汤　治气喘。

苏子　半夏　甘草　前胡　肉桂　当归　厚朴　陈皮各等分

姜枣引，水煎将苏子入药内服。

辨气血两虚

凡痘六七日，不起泛，不红活，不醒浆，皮薄，甚至心下不清，饮食少思，二便或利，盖肺金寒，脾土湿，宜十全大补汤主之。当长泛不红活，气血两虚，宜导赤散。大热不作脓，或发搐，宜流血饮。虚烦心不清，宜清心莲子饮主之。

十全大补汤　治六七日不长泛，痘发不起，无浆，肺寒脾湿。

秦归　熟地　人参　川芎　黄芪　焦术　茯苓　白芍　甘草　肉桂

水煎服。

导赤散　治当长泛不红活。

人参　木香　甘草　白茯各一钱　焦术八分　藿香五分　干葛五分

加糯米一撮，水煎温服。

流血饮　治无汗大热不作脓，或发搐。

当归　生地　人参　白茯　干姜　桔梗

前胡　青皮　厚朴　黄芩　栀子　半夏　川芎　陈皮　甘草　腹皮

咽痛，加山豆根；泄，加金樱子；水干，加桑白皮。姜引，水煎，温服。

清心莲子饮　治痘不起泛，心不清，下虚上盛。

石莲子　骨皮　麦冬　茯苓　人参　黄芪　黄芩

灯心引，水煎服。

辨误服热药

凡痘起于三阳，或少阳三焦、胆经受病，而寒热往来，宜四物十神汤，加升提药以治之。若医者误为寒症，投以保元汤、木香异攻散、理中、十全之类，加之以风暑成斑者，急服阳毒升麻汤治之。若误服热药过多，则心烦唇裂，不起发，不光泽，急服玄参升麻汤。倘脑后颈背出斑多者不治，此胃烂肺绝而心血死也。此症必于二三日内，急退火则生，至五六日斑成水枯，作泄则死。

阳毒升麻汤　治热症误服热药成斑。

方见前。加防风、白芷。

玄参升麻汤　治温毒发斑。

玄参　升麻　甘草　荆芥　青黛各等分

水煎服。

荆芥败毒散　治同上。

人参　柴胡　甘草　桔梗　川芎　赤苓　枳壳　前胡　薄荷　连翘　羌活　独活　荆芥各等分

水煎温服。

辨误服凉药

凡痘起于三阳，而三阴未尝不受症也。少阴心肾二经受病，肾水枯而心火炽，是以狂言乱语，自汗烦闷而黑陷，以为虚烦，宜八物汤、四物汤，加麦冬、防风升提之药主之，则火熄血行而陷起。倘误投以防风通圣散，及黄连解毒汤、升化毒等汤，寒凉之剂则陷伏倒靥而死，急服十全大补汤，倍加参芪；或理中汤、保元汤、异攻散等药以救之。

八物、四物、理中、保元等汤，异攻散
方见前。

大全大补汤　治误服寒凉过多，倒靥虚陷。

方见前。加升麻、白芷、麦冬，用糯米一撮，姜、枣引，水煎服。

辨热泄

脾胃者，水谷之海，而变化出焉。大便如常者，不必药。或一失调而泄出矣。夫泄有寒热不可不辨，脾为心之子，心火炽，则母病及于子，脾受病则不能制水，大便因之而泄，其色黄黑，其气臭秽，是为热症，宜升阳散火，用四物十神汤、活血散、胃苓汤主之，火退而泄自止。若痘初起而泄，一日或四五次，至八九次，色臭如前，此乃有宿食，不必药止，苗下泄也。若用附子、木香、丁香、肉桂、豆蔻峻燥之药，性急亦能速下。全谷不变，宜温清和解之剂治之为当。夫泄属气虚，有火、有痰、有食积、谷食不化者，气虚也；腹痛肠鸣一阵痛，一阵泄者，火也；或泻或不泻，或多或少者，痰也；腹痛而泄，泄后痛止者，食积也，宜分别焉。

四物十神汤　活血散加炒白芍。治热泄。
胃苓汤　治痘长泛，热泄不止。加柴胡，名柴苓汤。

厚朴　苍术　陈皮　赤苓　猪苓　泽泻
焦术各五分　砂仁　桂心　藿香各三分
身热，加黄芩、柴胡。姜引，水煎服。

若后重，加槟榔。

又方
焦术　黄芩　甘草　乌梅各等分
水煎服。

辨寒泄

夫寒泄者，脾土受症故也。脾为肺之母，土爱暖恶湿。脾土一寒，肺金受病，水泛妄行，寒泄作矣。或为饮食所伤而泄，其色白而青，其气甚而不臭，是为寒泄，宜止泄丸。误服寒凉，损伤脾胃，吐利不止，宜八味豆蔻丸以和中。七八日当起而泄，宜诃子饮。饮食太过，水泄不止，阴阳不分，壮热烦闷，心脾不调，气不升降，宜六和汤主之，益黄散、海上方，并宜服。至十一二日，痘将收而大便通，一日一次宜也。或利不止，痘后无实，宜四君子汤，送下八味豆蔻丸、均气散、香砂平胃散、十全大补汤，多与饭匙膏、茯苓膏，时时服之。洞泄不止，宜鸦片丸。脏出不收，用马齿苋为饼敷之，加升麻、砂仁以升正气。甚者，面目青陷，哭无泪出，身体大热，乳食反多，谷食不变，名曰除中，不治。

止泻丸　治痘当起，寒泄不止。
赤苓一两　枯矾五钱　肉豆蔻　乌梅　盐梅各三枚

各烧存性为末，蒸饼丸，如桐子大。每服三十丸，梅汤送下。或作末，服二钱，亦可。

八味豆蔻丸　治寒泄，谷食不化者。首尾俱可用。

肉豆蔻一各面　木香　砂仁　枯矾　诃子肉　大腹子　白龙骨　赤石脂煅，七次

共为末。醋丸如黍米大。四君子汤送下三十丸。

诃子饮　治七八日当起泛，泄不止。

诃子肉、肉果各等分为末，盐梅汤送下一钱。

六和汤　治同益黄散。

砂仁　杏仁　人参　半夏　甘草　木瓜　白扁豆　赤苓　厚朴　藿香　香茹

龙眼肉五枚，姜三片，水煎服。

益黄散　治七八日饮食过多，或水泄不止，脾土不调，气不升降。

陈皮　诃子肉各钱半　丁香三分　肉果一枚

糯米一撮，姜三片，枣三枚，水煎服。

海上方

盐梅不拘多少，烧灰存性为末。好酒送下三钱。

均气散　治收后泄不止。

焦术、白芍酒炒、陈皮、甘草，等分为末。好酒送下三钱。

香砂平胃散　治收后水谷不分，水泻不止，腹痛肠鸣。

藿香　陈皮各五分　砂仁　苍术　莲肉各二钱　甘草三分

水煎温服。

十全大补汤　治收后清气下陷，水泄不止。

方见前。加砂仁、诃子肉、肉豆蔻、桂心各等分，糯米一撮，水煎服。

饭匙糕　即焦锅巴。炒米末可代。加莲肉末拌匀，甘草、人参煎汤调。时时代饮。或加山药末一两，每服入白糖二匙。以椒末少许，百沸汤调服，大有益。

茯苓糕　治水泄不止，兼治休息痢。

鸦片丸　治痢泄。

鸦片一分　儿茶三厘　芦荟五厘

共为末。将饮丸，朱砂为衣，如桐子大。每服一丸至十丸。红痢黄连汤，白痢姜汤，宿食青黛汤下。

师鉴按：《证治大还》载：王氏胃灵丹，治泄泻自汗，用莲肉一两去心，鸦片二钱。每服五分，白汤下。宋氏加橡斗子、五倍、枯矾、龙骨、诃子肉、豆蔻、茯苓，名驻公车。一方用炒元米、赤石脂、枯矾、龙骨、诃子肉、豆蔻、五倍、干姜、木香、砂仁、粟壳，蜜子炮。

北司马西溪公一孙，年甫四岁，痘出作泄，脏出二寸，命悬一线，诸医莫治。延予视，予问诸医，咸曰痘痢。予对司马公曰：治症不难，辨症为难，公子水泄，非痢也。公曰：何以知之？予曰：泄白者，乳直出，非伤气也。将饭匙糕一合，莲粉二两，加山药五钱，白糖五钱，令乳母嚼而食之。自晨至食，大便已成粪矣。司马公喜甚，询其成功何以如是之速。予曰：脾土恶湿，土宜稼穑而喜甘，饭匙得火气以温脾，是以成功易易耳。

辨呕逆不食

大胃为中州，饮食出纳，而元气具焉。胃气一畅，则无陷伏、倒靥之患。苟不顺规，而呕逆作矣。呕者，寒热虚烦，发热而呕也。呕而无物是胃热，宜小柴胡汤、益元、栀子、麦冬之类；呕而有物，饮水即吐，涎沫不止，头痛身热，膈上有寒痰者，是胃寒，宜正元平胃等汤主之。遽欲呕食，作停上膈，痰气壅盛而呕，先用盐汤以吐之。此所谓上者越之也，后宜平胃散、人参养胃汤。或为水谷所伤，霍乱呕逆，宜藿香正气散、小异攻散主之。或为风寒所折而呕，可用橘皮汤。或停痰呕逆不食，用二陈汤。或呕不止，胃火盛也，益元散、栀子麦冬汤主之。夫呕吐有二，呕而有食，谓吐属寒；呕而无食，为逆属热，所当详辨。

小柴胡汤 治胃热而呕。此方似误，用者审之。

柴胡 藿香 草果 半夏 干姜 木香 赤苓

姜三片，水煎服。

人参养胃汤 治同上。

人参 藿香 草果 半夏 白术 厚朴 苍术 陈皮 甘草各等分

用糯米一撮，姜三片，枣二枚，水煎服。

藿香正气散 治水谷伤胃而呕逆。

藿香 苏叶 白芷 厚朴 半夏 赤苓 桔梗 木香 陈皮 甘草 腹皮

壮热，加人参、砂仁。姜三片，枣二枚，水煎服。

小异攻散 治水谷伤胃而呕逆，导壅滞之逆气。

人参一钱 茯苓 陈皮各八分 木香 甘草各三分

龙眼肉二个，水煎服。

二陈汤 治胃寒停痰而呕。

陈皮 甘草 半夏 茯苓 砂仁

寒甚，加干姜。姜三片，水煎服。

益元散 治胃火盛，干呕无物。

方见前。

辨痰咳喘逆

凡痘疹初起之时，或为风寒所折而生痰咳，心火动肺故也，宜参苏饮轻清和解。或原有积虚损元气，痘发而生痰咳者，宜人参养胃汤。或用药太过，药性不和而咳喘者，宜清心莲子饮。或精元耗散，腰疼气促而喘者，宜三子养亲汤。或肺气不足，痘出而声不出，作痰咳者，宜五味子汤，或葶苈木香汤。或不咳而痰多者，二陈汤加贝母，详症

治之。若寒客于中，气不得伸而喘，则当温之，宜陈皮、干葛、半夏、姜汤主之。热客于中，气不得伸而喘，则当逐热以清之，甘草泻心汤主之。

参苏饮 治痘初出，为风寒所折而痰咳喘逆。

人参 紫苏 广皮 半夏 枳壳 干姜 茯苓 前胡 干葛

咳甚，加连翘、麦冬，用姜引，水煎服。

清心莲子饮 治用药太过，性不平和而作喘痰。

莲心八钱 甘草二钱

灯心为引，水煎熟，食莲心，汤少饮之妙。

三子养亲汤 治精元耗散，腰疼气促而喘咳。

菟丝子一钱，酒炒。九蒸，捣如泥 茯苓 当归 人参各一钱 焦术 黄芪 车前子各五分 甘草三分

猪腰子一副为引，水煎温服。用公猪腰子，火焙干，徐徐食之。此方得之甚难，非惟可以治症，凡下元虚弱痰咳者，加黄芩、麦冬可服。

五味子汤 治肺气不足，痘出而声不出，喘咳者。

人参 五味 麦冬 杏仁 广皮各等分

水煎服。

葶苈木香汤 治心火盛，脾土燥结，二便不利，喘咳呕逆。

木香 焦术 茯苓 葶苈 猪苓 泽泻 桂心 滑石 甘草各等分

灯心引，水煎服。

甘草泻心汤 治热火上行，肺气不伸。

甘草 人参各三分 黄连 半夏各五分 干姜 黄芩各二钱

枣头十枚，水煎服。

白术五味子汤 治同上。

焦术五分 半夏 广皮 甘草各三分 五味子九粒 云苓一钱

姜三片，水煎服。

四逆生姜汤 治寒客于中。

当归一钱 白芍八分 通草五分 桂枝三分 吴萸一分

姜三片，水煎服。

辨 诸 痛

《内经》曰：诸痛疮疡，皆属心火。是以诸痛为实，属热初起之时，腠理不密，必为风寒所折，宜分而治之。凡红点出见，中寒邪而热，头脑遍身作痛，起于涌泉，遂及两膝，宜四物十神汤，解表以驱风则痛止，轻者消毒饮。若腠理不密，腹胀疼痛，气虚不能导血，鸠尾骨痛，而连及于腰，宜加味四物汤，加以升提之药，活血均气等散主之。若痘初泛，而皮肤痛及腹痛者，不必药。若浑身如被杖，不可转侧，此中湿之痛，宜黄芪建中汤主之。

四物十神汤 方见前。

消毒饮 治初起浑身及脑俱痛者。

牛蒡 荆芥各一钱 防风 甘草各五分

水煎服。

加味四物汤

活血饮

方并见前。

黄芪建中汤 治中湿浑身疼痛。

黄芪钱半 白芍二钱 桂枝 甘草各三分

加姜、枣，水煎服。

均气散 治同上。

乌药 人参 甘草 焦术 茯苓 青皮 木香 白芷 陈皮各等分

水煎温服。

辨 诸 痒

诸痒属寒为虚。惟起三四日，遍身痒如虫延，此毒发于肌肉间，症之至顺，不必药。至七八日，灰白色，陷顶而痒者表虚也，宜十全大补汤，百花膏涂其面，喝起丹、虾鹅四圣汤，宜并服。如爬破，用二白散。若将收作痒，肌肉自生，不必药。爬破出水，败草散敷。若面收完，而身不收，因而作痒者，此毒气上凝，而肿不散，是以面收而身不收，面上痒甚不可忍者，宜解肌化毒汤，连进以消其毒。苟误认为虚痒而峻补，则小便出血，呻吟而死。

十全大补汤 治七八日虚寒作痒。

方见前。痒甚，加穿山甲，半酒半水煎服。

三物汤 治同上。

炙甘草一两 蝉蜕姜汁泡，去泥 百花膏石蜜不拘多少

同汤化之，时时抹上。

喝起丹

虾鹅四圣汤

二白散

方并见前。

败草散 治收后出水。

盖墙头多年烂草，去尘土，炒为末敷之。

解肌化毒汤 治面收身不收，痒不可忍者。方见前。

辨痈疽毒痰

凡初起之毒气，太盛而不发越，流于三阳之经，则腮项结块肿痛，宜防风败毒散。流于三阴，肿发四肢，手腕膝肿，宜十六味流气饮。气血两虚，灌浆不起，半收者，必

肿毒掀发，宜八物汤大补气血。收急则生热毒，荆防败毒散，必胜膏涂肿处，或经验秘方。初起咽喉肿甚，名为痘母，宜防风通圣散下之，反得轻者多矣。

荆芥败毒散　治三阳症，毒生腮项，收急生热毒。

荆芥　防风　人参　柴胡　甘草　桔梗　川芎　赤苓　枳壳　前胡　薄荷　连翘　羌活　独活

痛，加灯心、干姜。灯心引，水煎服。

十六味流气饮　治毒入三阴，手足二腕肿毒。

人参　川芎　当归　白芍　防风　木香　桂心　黄芪　白芷　桔梗　槟榔　厚朴　乌药　甘草　枳壳　紫苏各等分

水煎温服。大便自利，加附子三分；大便实，加大黄二钱。

防风通圣散　治痘生于咽喉。方见前。

经验秘方

将黑豆、绿豆，用醋浸水研。初起时时刷抹，随手而退。

痘后肿毒经验余论

子观痘毒，盖缘脓血不足，半浆而收，毒气未尽，生于四肢，初发红肿者为阳，易愈。若光肿白色而头顶不见，骨里疼痛转侧曲直，甚难属阴，难愈，宜人参养荣汤，俟其气血充足，自然全愈。若用寒凉之剂，或用针灸敷贴，则气血易虚，必致肌肉漆黑，不旋踵而死矣。

子于武宁一少女，痘半浆而收，右膝光肿，不能曲直。诸医欲行针灸，予执以为不可。其父疑信相半，女因畏针，勉从吾说。日服养荣汤一帖，渐觉症轻，至十日方出脓少许，二十日外复旧，始知予言不妄，不然

殆矣。

宪副李渊弟洲，四十外生一子，甫十岁，痘出收完，耳后生一毒，见不甚肿，烂肉沉黑，知因服寒凉过多所致。予悯之，谓必得焮肿，方成脓而愈，若延日久，定生痰喘。人将予言对医言之，不信予言，反谓向已肿矣，尚欲其何如肿耶？予闻而叹曰：死期至矣。一日后果喘作，请予，至半途而返。《内经》曰：脾主肌肉，肺主皮毛。服寒凉过多，肺寒脾湿，安得不痰喘而亡哉？

姜学士思艺一孙，种痘方见点，痘母生于咽喉，颈大于面，仓皇无措，延予视。予曰：非下不能散，恐加痰喘不治矣。学士坚执不可。至晚，痰喘作，公子慌甚，谓曰：事当从权，以行下药私与之可乎？予曰：可。果以通圣散，倍硝黄下之。次早，肿毒已消，反为轻症。以告学士，学士叹曰：幸公行权，若执不可下，几误大事。

辨汗后不解

凡痘初起，始于太阳经，头疼脑痛，肢体骨节皆痛者，以发汗为要法。汗之体松地清，痘乘汗出，其痘乃顺。倘汗后不解者，盖缘表邪未尽，或邪势在内，或汗之太过。邪气乘虚而克，所以反恶寒者，虚也，宜芍药附子汤主之。不恶寒而恶热，面赤皮红者，实也，宜透肌散、调胃承气汤主之。汗后饮食不进者，少与水饮之，令胃气和而愈也。

芍药附子汤　治汗后体虚恶寒。

芍药　当归各二钱　熟地一钱　川芎　甘草各五分

虚甚恶寒，加附子五分。水煎服。

调胃承气汤　治汗后，体实恶热。

枳壳　厚朴　甘草　大黄各三钱　芒硝一合

姜五片，水煎服。

辨下后不解

夫痘疹不可妄下。若夹宿食以致胃烂，或水泄不止，此名脏结，予立汗、吐、下三法。病热危恶，于此不可不下，下后邪气乘虚而未散，或壅塞而未尽，则当审其虚实以治之。下后水泄不止，内有结粪壅滞，是以谷不来而水泄者，泄有水而无粪，宜大承气汤再下之。身热不退，心中结痛，栀子豉汤主之。胸满心烦，栀子厚朴汤主之。若汗吐下之，不若识寒热虚实之允当，斯可收万全之功矣。

大承气汤 治脏结。

栀子豆豉汤 治下后心中结痛。

栀子九枚 香豉一合 甘草五分 知母一钱

水煎服。

栀子厚朴汤 治下后心烦胸满。

栀子九枚 厚朴二钱 枳实一钱

水煎温服。

建昌悬桂堂李前峰，年三十六种痘，八日内水泄不止，一日夜三十余次，有水无渣，心中懊恼，痘将黑陷，目赤皮红。延予视，予曰：此谓脏结，毒壅不通，非大承气汤不足以济事。众曰：果有此定力乎？予曰：泄有水而无渣，非结而何？乃以承气汤一服，下结粪如拳，三五块，坚硬如石，下后思食，痘转黄而泄止。

辨乍寒乍热

夫痘以气血相等为正，倘邪气分争，则为寒热往来。邪与阳争，反发寒；邪与阴争，反发热。此表邪未尽，而内毒壅滞。痘脚轻松，调其乳食。倘色淡脓清，而寒热往来，

宜十全大补汤、解肌化毒汤。

辨 痘 汗

夫痘以汗为主，太阳无汗，浑身干燥，此为恶候。倘遍身汗出，谓之发越，热气越于四肢也。毒壅于内，瘀血在里不能发越，遂至火毒内攻。郁于阳经，头乃诸阳之首，是以头汗出而身焦枯，痘乘热出，则蒙头，盖而知其热毒瘀血于内所致也，宜黄连解毒汤，倍芩、连、枳、壳，令热火降下。甚者，栀子麦冬汤主之，庶可保全。

黄连解毒汤 治头汗身干。

黄连一钱 黄柏一钱半 黄芩三钱 枳壳半个

水煎温服。

栀子麦冬汤 治同上。

栀子九枚 连翘 甘草各三分 薄荷 竹叶各五分 黄芩钱半

热加大黄三钱，姜五片，水煎服。

辨 失 血

夫人一身气血为主，气血行一身，犹水行于地中。水循故道，则无崩溃泛滥之患；气血流斯，无壅滞瘀蓄之忧。若为邪热火毒所攻而不行，始为蓄血，终为瘀血，甚则妄行而七孔皆出。痘未出而先吐血者，三物汤主之，或犀角地黄汤救之。俟其血止，恐元气伤而痘不出，以生熟四物汤救之。倘血从下行，大便血出而成黑块者不治。相格论曰：泄尽死血，若成块少者莫医，此之谓也。痘出生水，大便血不止，色红活而无块者，解毒汤倍用芩、连、归尾导之，去其瘀滞，其大便血止，然后徐徐养之为当。

三物汤 治痘未出而先吐血者。

黄连　黄柏　黄芩　栀子各等分

灯心引，水煎温服。

犀角地黄汤　治同上。

犀角磨汁　生地五钱，捣汁　白芍三钱　丹皮二钱　升麻一钱

血甚，加茜根五钱，蒲黄三分。

先用诸药煎汤，次将地黄汁入内，同服。

生熟四物汤

解毒汤

方并见前。

武宁三山王氏一子，痘将齐，七日内大便混血而无粪，一下有半碗许，昼夜十余次。初视予以为不治，及询其苗下泄，医者误以峻补之药补之，以致血下盈盆。予曰：可救矣！此谓邪热内攻，血故妄行，流入大肠，经非通利莫救也。随以黄连解毒汤，加归尾、大黄通导，一服而愈。

辨　发　渴

痘疹从里出表，热毒蒸，未有不发渴者，然渴亦有二焉：一则热甚于内，销铄津液；一则汗泄过多，耗夺精液。治法不过损有余，补不足。火毒发狂，烦躁引饮，壮热喉痛，辰砂五苓散、人参白虎汤主之。渴欲得水者，可少与之，但勿令其过也。收后大渴，引饮便多，随饮随尿，虚火所致，宜大补汤主之。夫渴有真渴假渴。引饮不止者，为真渴，胃火熏炙，宜栀子麦冬汤、五苓散主之；呷一二口，停而复饮者，为假渴，是内无热而虚烦之渴也，宜生脉散主之。于此不可不辨。

辰砂五苓散　治大毒内蒸发渴。

方见前。如渴甚加天花粉。

白虎汤　治同上。

方见前。糯米引，水煎服。

生脉散　治假虚渴。

人参一钱　麦冬二钱　五味子九粒

水煎服。

一少年种痘，收完发渴，将天花粉入大锅，煎数十碗，饮不能止，自投水缸而饮，小便长出，如竹筒建缶之状，上入下出，莫有能治者。予视而叹曰：虚宜实，宜大补主之，以十全大补汤服而愈。

辨　多　眠

语云：病人思睡，如鱼得水，然多眠亦有二焉：痘起泛，毒气发于皮肤间，内脏无病，及将收半，神清气定，多眠不必药；若痘已起泛，醒浆灰白，及将完多睡，此神昏气弱，或精神恍惚，或服寒凉太过，故尔多睡，宜四逆汤、小建中汤、大补汤，并宜主之，治法当以外症为治焉。

四逆汤　治痘起泛，灰白色，多眠并下利。方见前。

小建中汤　治收后多睡，神昏气弱，精神恍惚，服凉药太过。

人参一钱　白芍一钱　大附子　生姜　肉桂各三分　龙眼肉　大枣各五分

水煎服。

辨　不　眠

痘疹宜睡多醒少者为正，而煎熬者亦有之。盖缘汗为心之液，汗多亡阳，心血不足，故不眠，宜四物汤以养之。心血盛而神不清，亦不眠，宜解肌化毒汤以主之。胃中大热，火郁于咽，错言妄语，呻吟不眠，宜黄连解毒汤主之。收后精神虚耗，魂气不定，亦不眠，宜黄芪建中汤主之。收后宜眠不眠者何也？毒气与诸阳相并，阴气未复故也。身有余热，补中益气汤常服之。

四物汤

解肌化毒汤

黄连解毒汤

方并见前。

黄芪建中汤　治收后不眠。

黄芪一钱　人参八分　肉桂　甘草各五分
白芍七分　龙眼肉五枚

水煎服。

辨收不过关

凡痘十日而收，至十二日而已收完，至颈不收者，其故有二焉：一则毒气太盛，上凝不散，遍身浆满，满面收完，作痒不能忍者，宜急服解肌化毒汤，或败毒散连进，遏毒不行，则痒止痘收；一则服寒凉太过，面部浆满，身上浆清者，宜先服十全大补汤，加麦冬、山楂、牛蒡子急救之，否则面收身不收，浑身作痒，必喘渴气粗而死，悔无及矣！

辨收后颠狂不眠

凡痘收完，精神日足，心清气定，常如平日者吉。若颠狂不眠，狂言乱语，如见鬼状，甚则持刀伤人，逾垣上屋，日夜不止者，此火毒留蓄心经，以致痰迷心窍。正气初复，阳气重盛，阴血亏虚，阴阳交剥，故多言不眠，宜阳毒升麻汤主之，倍加滋补以助阴，此扶阴抑阳之意，痘生于五脏属阴而然也。

阳毒升麻汤　治火毒留于心经，以致痰迷心窍，颠狂不眠。

升麻　犀角　人参　射干　黄芩　甘草各等分

灯心引，水煎服。

滋阴降火汤　治收后颠狂不眠。

当归　熟地　麦冬各一钱　人参　焦术
茯苓　白芍各八分　黄芩　牛蒡各五分　川芎
连翘　甘草各三分　牛黄一分

圆肉五枚，糯米一撮，水煎温服。

张方伯二侄种痘，各半月后，一者双目不能开，一者颠狂双目不能闭。予视之曰：开闭之权在我矣。今不能开者，未通大便，名为脏结，是以毒凝不散。以润肠汤一碗许饮之，不半日即大便，熟睡一觉，醒即目开。其不闭者，毒注心经，阴阳交剥，以致颠狂，饮以滋阴降火汤，连进二服，则睡而目闭。方伯笑谓予曰：药用合宜，肉汤亦灵矣。

咽喉肿痛舌疗疳鹅

夫咽喉之症，太阴脾肺之气，邪热乘之以熏膈，故生肿痛。又因热毒蕴蓄于胃中，饮食少进，肠胃空虚，三虫求食，蚀人五脏，名为狐惑。上食其喉为惑，其声哑嗄，传及舌齿为疳鹅；下食其肛为狐，甚者内食其脏而死。治法宜泄其胃火，以黄连犀角汤主之，玉锁匙时时吹入其口内以治标，恐舌烂而死，水火既济丹为甚妙。若痘起泛，八九日内服补热之药太过，遂致牙龈脱落，可不慎与。

黄连犀角汤　治咽喉口舌生疳。

犀角三分　黄连钱半　石膏五分　木香一分
乌梅七分

热甚，加黄芩、栀子炒、芦荟五分。水煎服。

玉锁匙

冰片　硼砂一钱　朱砂　文蛤　雄黄五分
儿茶三分

共为细末，吹入口内，徐徐以煎药汤送下。

水火既济丹　治疳热。

黄连、干姜等分为末，吹入口内，流涎

即愈。

海上方 治同上。

乌梅煅，存性　枯矾　黄连各等分

研为细末，吹入口内。

又方

夏月取粪蛆置水内，蛆自浮于水面，洗净，摊新瓦上，火焙微焦，如芝麻色，研成细末听用。吹入口内，连吹三次，疳自消矣。

孕妇用药次第

夫孕妇赖气血以为主，血热妄行，而胎于是乎动矣。天一生水，地二生火，孕妇身热脉乱，汗出不食，呕逆恶阻，是水火交争也。三月得木气，精血结聚，气和荣子，子气润母。四月得金，五月得土。痘初起值二七月，乃水火交争，胎动必不能安，主舌黑而青。夫心乃舌之主，舌乃心之苗。黑而青者，肾水克心火也，宜先服罩胎散以固孕，令热气不侵损胎元；身热甚者，木香参苏饮；胎将动，恶露未来，宜安胎散；气血两虚，独圣散；胎已下，气血虚甚，保元汤、十全大补汤、十奇散。若阳虚则外热，阴虚则外寒。寒热时作，宜大补气血。若面赤唇口俱青，口吐沫者，子母俱死。夫面赤者，心火胜而血干，主子死。唇口青而吐沫，乃肝木克脾土，胃绝而子母俱死。

罩胎散 治孕妇初起，服此以保胎。忌丹皮、干葛。

当归　生地　白芍各二钱　黄芩　麦冬陈皮　甘草　川芎　白术　前胡　砂仁各五分阿胶二钱

糯米一撮，水煎服。大热加郁金、苏叶、荆芥穗。水钟半，煎一钟服。

又方

干柿蒂七个　野苎根七个　甜瓜蒂一枚

用银器煎，以荷叶盖定，煎八分，去渣，仍用荷叶盖定，空心温服。

木香参苏饮 治孕妇——日身热甚。

人参　苏叶　桔梗　前胡各二钱　广皮茯苓　枳壳　木香各五分

水煎服。

独圣散 治身热胎动。

砂仁　莲壳不拘多少

研为细末，酒调服一钱。复觉腹内热加黄芩、紫苏、大腹皮，煎汤送下三钱。此方多服亦好。

海上方

妇人油发烧灰，温水调服立安。恶露来亦可服。

安胎散又名十圣散　治身热胎动。

人参　腹皮各八分，酒炒　白芍　苏叶黄芩各一钱　焦术　茯苓　川芎　香附　续断当归　陈皮　甘草　砂仁各三分，炒研

灯心姜引，水煎服。

十全大补汤

十奇散

方并见前。二方稳当，兼下保元汤用。

保元汤 治胎已下，气血两虚。

人参　白芍　熟地　归身各一钱　黄芪川芎　厚朴各五分　甘草　广皮各三分

姜引，水煎服。产后虚热，加炮姜，血少，加生地；血来多，加炒黄芩。

凡痘胎下于未痘之先，血干气促，浑身壮热，一齐并出，不治。下于出齐之后，痘脚轻和，稀少明亮，保元汤时常服之。若气急冲心，小便尿血不止，痘出赤黑，壮热不除，呕逆心烦，腰背僵直，唇舌青黑，口吐涎沫，或四肢逆冷，遍身不起，如此数症，恐仙亦无救。予愿同志者，用心详玩焉。

辨收后余毒

痘疹初起，症候多端，收后余毒，亦是不少。或疮痂渐落，延至二十日，或一月，或四五十日而死者，不无予于此详症立方，以便后学。凡十日当渐结痂靥，眼开目清，唇舌转红，痂边白黑，精神日固，饮食日加，二便如常，身无大热者，不必药。若收至咽喉，收不过关，多眠易醒，精神倦怠，饮食不思者死。收后两脚虚浮，而出黄水，乃毒气未除，宜消毒宣风散。大热，日干心烦，宜柴苓汤。收后身热，二便不利，口开眼闭，宜升麻正气散。余毒大作，大热不除，四肢浮肿，宜防风通圣散。余毒不除，烦渴吐泻，宜人参麦冬汤主之。毒流四肢，而生疽毒，宜柴胡门冬汤、荆芥败毒散。大便秘结，腹胀咳逆，宜前胡枳壳汤。毒气不除，咽喉肿痛，宜玄参升麻汤。虚烦盗汗，宜四顺散。大便不利，宜解毒汤。大热心混，颠狂不清，咳嗽吐血，宜益元散。痘将收，毒气不散，宜灭斑汤、四圣散。收后失声，天花散。过用寒凉，脾土倒弱，水泄不上，日面①君子汤送下豆蔻丸。又当于寒泄条参看。收后，若毒上凝，面肿不散，两目不闭，润肠汤。收后颠狂不眠，别有条例。

消毒宣风散　治收后两足虚浮而出黄水。

升麻　干葛　人参　麦冬　甘草　防风　茯苓　石膏　荆芥　白芷　牛膝　防己　汉忍冬藤　大腹皮

咽喉痛加牛蒡子，大便秘加枳壳，咳嗽加款冬花，气喘加乌梅、香附，腹痛加青皮、苏梗。糯米一撮，加灯心水煎服。

柴苓汤　治收后口干，心烦大热。

柴胡　猪苓　人参　焦术　泽泻　茯苓　肉桂　半夏　甘草　黄芩　滑石

姜引，水煎服。若泄，去滑石。

防风通圣散　治收后余毒不除，四肢浮肿。

防风　荆芥　当归　桔梗　栀子　连翘　甘草　赤芍　黄芩　薄荷　牛膝　半夏　人参　集焦术　石膏

咽喉痛加牛蒡子，大便秘加大黄，四肢浮加木瓜。水煎服。

人参麦冬汤　治收后余毒不除，烦渴水泄。

人参、麦冬、甘草、陈皮、焦术、厚杓②、牛蒡各等分，水煎服。

荆芥败毒散　方见前。

前胡枳壳汤　治收后余毒，大便秘，腹胀咳逆。

前胡　枳壳　赤芍　大黄　甘草

姜引，水煎服。

玄参升麻汤　治余毒咽喉痛。

玄参　升麻　黄芩　熟地　甘草

灯心引，水煎服。

益元散　治收后大热吐血，心烦颠狂。

方见前。

灭斑丹　治收时毒气凝结于面，其色黯然。

轻粉　龙粉

为末，新猪油调成膏。搽上愈。

四圣散　治收后火毒痘疔。

珍珠七粒　豌豆五粒，烧存性

油发烧为末，以胭脂水调，用针挑破搽上。

师鉴按：《证治大还》载一方：治痘疔，名三仙散，用地丁、翻白草、归尾三味，水一碗，酒二盏煎服。宋杏庄加天黄八分，紫

① 日面：据前后文当为"宜四"。

② 厚杓：据药名当为"厚朴"。

草茸二钱五分用。

又按：周慎斋治痘毒，用牛黄一钱二分，朱砂八分，珍珠三分，共为末，口嚼胭脂汁调搽。

天花散 治收后失声。

天花粉　桔梗　焦术　诃肉　菖蒲　甘草

共为末，水调一钱服。

豆蔻丸 治收后过寒凉，脾土倒，水谷不化，泄泻不止。

润肠汤 治收后毒上凝，面肿目不开。

辨咽喉肿痛

咽喉痛而肿者，胃火熏蒸故也。面赤唇焦，色青黑舌苦而痛者，不治。舌尖如火，宜牛蒡子汤，轻则甘桔汤。痰盛胸高，咽喉不利，宜芩连枳壳二陈汤，甚则玉锁匙点舌以救之。若毒气流于三阳经，腮项肿痛，宜荆防败毒散。面仰颈直而痛，毒气凝结为害，不治。

荆防败毒散 治毒气流于三阳，咽喉作痛。

方见前。

鼠粘子汤 治咽喉痛甚。

牛蒡子二钱，炒　射干一钱　甘草五分　山豆根三分，磨汁

灯心引，水煎服。

甘桔汤 治同上。

甘草　桔梗　防风　麦冬各等分

水煎服。

芩连枳壳二陈汤 治咽喉下气。

黄芩八分　枳壳一钱　黄连　赤苓　连翘　桔梗各五分　贝母八分　陈皮　甘草各三分

痛甚，加山豆根。水煎服。

玉锁匙 治咽喉水谷不通。方见前。

服药不过关

夫胃为水谷之海，出纳司焉。一为痰气凝结，脾气不能运化，老痰流于胃脘中，饮食为痰所阻，不入胃中，顷刻间即吐，束手无策者多矣。予制一方，品味极少，其效甚速，其功甚大，特录之以示后学者。不惟痘中药不过关可用，凡服药不过关者俱宜用，名曰透关散。

透关散 治服药下咽即吐，并饮食不能入者。

多年锈铁去泥洗净，刮下铁锈，不拘多少，研为细末听用。用时将好醋大半盏调锈五分服，二呷，随将汤药饮之。即纳。

辨两目瘴翳

两目者，一身之精，借日火以为明，如日月之丽于天也。苟失所养，如日月薄蚀，万古皆长夜。丹溪云：痘未出之先，以牛蒡子为末，砂糖调敷囟门，预防眼患，良有以也。夫目有内外，内皆属肾，得黄中之正色；外皆属膀胱，得玄黄之正色。及脾胃之生气，是知无患矣。虽有五轮八廓，惟中外属脏。外则应于五轮，白珠属肺，应气轮；黑珠属肝，应风轮；上下眼皮属脾胃，应肉轮；大小眦属心，应血轮；瞳仁属肾，应水轮。若眼胞陷没，是五脏皆绝。凡痘起泛之时，七八日内，目必肿闭，上皮高起，四围眼皮陷入，无泪者，不必药。若痘已收，眼开黑白分明，泪不流者，亦不必药。若痘起泛，或二日，或一日，泪流眼皮红肿，及掀于外者，热毒侵睛，必随其药内用荆芥、白蒺藜治之，外用洗方洗之。俟痘收后，随症施治。如气血两虚，热毒上攻，宜四物龙胆汤。余毒入

眼，翳膜遮睛，用谷精散。面肿不消，两目光肿不开，宜吹耳法，服荆防败毒散、磨翳膏。若两目肿，宜消毒散。其瘢坚厚为难治。弩肉侵睛，为翳遮睛，亦不治。

洗眼方　治痘当起泛，两目流泪，红肿疼痛。

蛤粉一钱　轻粉三分

为末，百沸汤调，将笔蘸水，周围搽洗。

四物龙胆汤　治气血两虚，热毒上攻，目生翳瘴，红肿泪流。

龙胆草　当归各三钱　生地　白芍　防己　蒺藜各一钱，炒去刺　川芎五分

肿甚，加荆芥、白芷。灯心引，水煎服。

谷精散　治毒八日生瘴。

谷精草、生蛤粉、生黑豆各二两为大，用宰猪肝半斤，竹刀切片相连，将药入片内扎固，入瓷罐内，文武火煮熟。去药水，取肝食之。又用兔丸煎汤，代茶亦可。

吹耳法　治收后面不消肿，两目生膜。

轻粉一钱　黄丹二钱

为细末，患左目吹右耳，患右目吹左耳。

荆防败毒散　治收后面不消肿，两目生膜。

荆芥　防风　连翘　白芷　归尾　蒺藜　川芎　羌活　生地　赤芍　木贼　栀子　枳壳　草决明　青箱子　大力子　龙胆草

甚，加青皮、大黄、谷精草。水煎服。

磨翳膏　治白翳遮睛。

芦甘石用薄荷、甘草煎浓汤。煅石七次，用田螺、硼砂、水蜘蛛丝制。珍珠五钱，用豆腐包饭上蒸　蕤仁　硼砂　麝香各等分　冰片　螵蛸煅　白丁香各三分

热甚，加黄连末六分；痒，加胆矾一分，煅。上药如法制为极细末，切勿造次。

眼药膏一名卷翳膏

芦甘石三钱，制过　硼砂一钱　冰片　朱砂　白丁香各二分

为极细末，入瓷罐内听用。

点翳方　治收后目生热瘴，内有白翳如米粒大者，随手而退。

蜘蛛一个，取腹内丝　象牙末　奶乳　食盐

上方先将大灯心一根，蘸蜘蛛丝于灯心头上，次蘸盐，再蘸乳，又蘸牙末，点眼白膜上。随手放灯心于眼内，令患者眼皮含住灯心，痛止方开，取出灯心，其眼能开。次日如前再点一次，则膜去矣，妙不容言。又名风卷云。

又方　治不拘远年近日，翳膜瘴睛。

制硇砂如法，用活田螺三五个，养去泥沙洗净，俟其吐肉，将硇砂入于螺内。仰安于盆内，即化成水，倾螺水于碗内，将芦甘石升打过者，再烧再淬，以螺水尽为度。如前制过，取大蜘蛛数枚，用腹内丝，同芦甘石五钱，蕤仁五钱，去油，为极细末。点目内，去白膜入卷翳膏内同用。神妙不可言传。

琼玉膏

龙脑五分，为末　蕤仁去油　硇砂为末　熊胆一钱　牛黄一钱　黄连一两　蜂蜜一两

上用熊、牛、蕤、连四味，取长流水二大碗于瓷罐内熬至半碗，将重绵滤去渣，入蜜，再用文武火煎至紫色，点起牵丝为度。切勿太过不及，取出入硇砂、龙脑末和匀，贮瓷罐内，封固听用。不拘远年近日，点疗眼疾如神。

辨火攻法

治痘自古无火攻，惟吾独用之。卧龙先生云：利于水者，必不利火。吾故曰：伤于水者，惟火可以救之。一少年牧鹅于田坂，痘疹及身，初不自觉，值风雨大至，卧田坂

中不能行，雨过负归，口吐白沫，两目直视，四肢僵直。予以纸烛照之，痘已见苗矣。予曰：痘苗尚活，岂可置而不救耶？用药不能入，法已穷矣。予思武侯之言，用火攻之。于是将灯火自涌泉、承山、鸠尾、脊骨，自下而上，逐节烧之。烧至背心，能作声；至肩井，大汗自出，目睛转而出沫止。随进四物十神汤，一服而愈，后得转轻。

辨收后浮肿

夫水土者，人身所赖以为生也。脾土一亏，水无所制，则泛滥妄行，而肿胀之患生矣。凡痘收后，四肢瘦减，二便如常，饮食日加，疮痂渐落，肌肉红活者，无他症。或为饮食所伤，精神倦怠，饮食少思，痂落无红，与肌肉相似，郑声不止，此脾土受病。热蓄于内，积滞不通，遂成土不制水，大便稀而小便短，水泛妄行，四肢浮肿，眼生卧蚕，阴囊光大，故标本论云：少阴为标，相火为本。疮疡痒痛，暴注下迫，水液浑浊之疾生，宜先以胃苓汤，分理以发其源；次以五皮二术散，开导以通其流；又以禹功神授丸，疏利以决其壅；俟其水涸，用木香流气饮以固其本。大痊后，用香砂平胃丸以实其脾，令无溃溢重复之患。此治土不制水之大法也。若卧蚕不见，阴囊不肿，而腹大胸高，面目四肢浮者，此系胃有积滞，脾气不行，营卫不通，是以靥痂落而无红，四肢虚浮，宜四物汤，加麦芽、山楂、枳壳消导之，未可作水湿妄行而治。夫进药之方，自有次第。先一日进胃苓散一服，二日进禹功神授丸，三日进汤药，四日进丸，如是不可造次。一日肿消，只服汤药，丸不可进。若大便泄，腹内疼，二者兼全，不可治矣。若有泄无疼，有疼无泄，皆可治也。

胃苓散 一日先服，分理以发其源。

猪苓 泽泻 肉桂 焦术 厚朴 茯苓 苍术 广皮 甘草

水煎温服。

五皮二术散 二日服，开导以通其流。

赤苓皮 大腹皮 丁皮 五加皮 姜皮 焦术 苍术炒 甘草 猪苓 泽泻 木通 青皮 香附 木香

各等分，灯心引，水煎服。

禹功神授丸 三日服，疏利以决其壅。

广木香 黑丑 大戟用皮 甘遂二钱

半生半熟各等分，各将一半草纸包，火内煨熟晒干。一半生用为细末，饭为丸，如桐子大，灯心汤送下。三岁五分，十岁八分，十五以上二钱，人盛者三钱。一服则中焦消，二服则面消，三服腰脚俱消，连进汤药共七服，遍身俱消，不忌盐，服香砂平胃丸，一年方止，无重患之忧。此方味少而功极大，妙不可言。

木香流气饮 消后服一二剂，以固其本。

木香 厚朴 青皮 甘草 苏梗 香附 广皮 肉桂 槟榔 丁香 蓬术 藿香 木通 草果 木瓜 当归 白芷 麦冬 焦术 人参 赤苓 腹皮

各等分，灯心引，水煎服。

香砂平胃丸 痊后服此，以实其脾，一年方止，每日吞二次。

藿香 砂仁 苍术 厚朴 陈皮 甘草

上药不拘多少，制为细末，醋打糊为丸，如桐子大。每服百丸，日进二次。或沸汤，或酒，或米汤，俱可送下。

痘疹三不治症

一症少妇痘初起一二时，不自觉而与夫交，为阴易，名曰房劳症。色白不起泛，咽喉痰闭，或一齐涌出，无治法。

一症痘初起时，胃火动而欲食，自不觉而多食，不久而食未化，大伤脾胃，胃气不行，以致脾不流血，胃烂成斑。甚者三四日而死。予思食已化者可下，食未化者可吐。惟欲化未化，不吐不下而术穷矣，是以不治。

一症初至六七日，热蒸皮薄，毒注脸面，不能发越，爬破之。在气血交会之时，将败草散敷其破处，用升提补气血之药，助其不足，令痘翻灌，庶或保全。十二三日破者，气离血散，毒尽而痂成，敷之亦可。至于九十日内，将收未收，因而爬破者，泄其真元，痰痒俱作，百症齐生，欲提而无毒能提，欲补而气血不能骤补，只得袖手待毙，亦为不治。

小儿麻疹 俗名痧子

凡小儿麻疹，原于六腑蕴积热毒所成。有甫生半月而种，号曰胎麻。人生无不种者，症与痘症、伤寒相似。或为时气传染，发于皮肤之间。有再种而至三种，与痘症终身一种为少异。一发则遍身为之红活，其色紫赤者吉，紫黑者凶。初起憎寒壮热，吐泻咳嗽交作，不思饮食，面赤眼光，喷嚏痰涎，或五六日而出，或七八日而出，本无定期，治法亦与痘症不同。痘症原于五脏属阴，麻疹原于六腑属阳，阴宜补而阳宜泄，切忌丁香、肉桂、豆蔻、附子辛燥之剂。痘宜汗以行疏利之法，四物十神汤之类；麻宜轻清和解，升麻、干葛、白芷之类，务宜斟酌。初起用升麻葛根汤，麻见亦可用。咳嗽甚者，用参苏饮，或防风通圣散主之，麻略具苗而泄者，五苓散加薄荷叶治之。热甚者，去桂用四苓散，调六一散同服。麻不见出，身热腹膨，用白虎汤加人参最当。烦渴不止，壮热不除，

化斑汤宜速进数服，热退渴止为度。热壮谵语烦躁，宜黄连解毒汤，加大黄、枳壳、甘草、花粉主之。夫麻疹非寒，为热所协，以致谷食不化，宜用消毒汤。热火熏膈，咽喉肿痛，宜甘桔汤加玄参、大力子以治之。或声哑发喘，宜小陷胸汤。若无他症，但余热不除，宜黄连解毒汤，调六一散以调摄之。治麻之要，大率先解表而后清肌，万无一失。其症未愈，不宜补，恐热积于内，以成狐惑。收后虚弱，方滋养气血，温补脾土为当。

一麻症发热之时，憎寒壮热，鼻流清涕，身体疼痛，咳嗽泄泻，疑似未定，服葛根汤，去砂仁、陈皮，取微汗。轻清和解，则皮肤通畅，腠理开豁，而麻易出。不可重汗，恐致亡阳，必以葱白汤时时饮之，而无发搐之患。

一麻发之后，避风寒，忌生冷。苟一犯之，则皮毛闭塞，毒气壅遏，变紫黑而死矣。渴甚欲水，以葱白汤饮之，以疏孔窍。

一麻初出，干燥暗晦，色红紫，乃火盛毒炽，宜六一散解之，或四物汤去地黄，加红花、炒黄芩、黄连治之。

一麻症随出随没，乃为顺症。或出二三日不没者，内有虚热，宜四物汤主之。如失血，用犀角汁解之。

一麻症壮热不除，饮食不进，并属血虚血热，宜四物汤主之。随症加减，渴加麦冬、犀角汁，嗽加瓜蒌仁，痰加贝母、陈皮去白。切忌人参、焦术、半夏，一或误用，为害不小。盖麻疹为阳，血多虚耗，宜滋补阴血，其热自除，所谓扶阴抑阳之义。

一麻收后，牙根腐烂，鼻血横行，并为失血，急用四物汤，加茵陈、木通、生犀角之类，以利小便，使热气有所渗而出。如疳疮色白，为胃烂不可治矣。

一麻症泄泻，当分寒热新久。新泻热泻

者，宜四苓散加木通；寒泄，百中一二，宜理中汤一服而止；久泄用豆蔻丸，或诃子、粟壳灰，酒调服涩之。

一麻收后，不避风寒，终身有咳嗽之患。

一麻疹前后，大忌猪肉、鱼、酒、鸡子。恐惹终身之咳，只用老鸡、精火，肉煮烂而食，以助其滋味可也。

一孕妇种麻，以四物汤服之，倍加白术、条芩、艾叶，安胎清热为主。如胎气上冲，急用苎麻根、艾叶煎汤，磨槟榔服之，宜四物汤大进以救之。

一麻已出，不思饮食者，盖缘内蕴积热，胃气不行，宜四物汤加山楂、神曲、砂仁一二服，则脾动而思食。

一麻疹初起，呕吐者，胃有停痰；下泄者，内无积滞；咳嗽者，毒传于肺，皮毛受症。三者全为顺症。三者缺一，则色紫皮红，目赤泪流，喘急腹胀，为不治，急以凉膈散速进利，庶可保全。

一麻症出见一日，而又没者，是为风寒所冲，麻毒内攻。若不急治，痒烂而死，宜用清毒散一服，热退睡安。如见三日退，后有被风寒之症，消毒饮亦妙。

麻疹死症

诀曰：已没浑身热不退，昏沉恍惚语乖张，饮食不进舌苔白，失智寻衣与摸床，元气精神魂懒散，一魂尚尔去飘扬，逢斯强发求全药，任是神仙莫主张。予治麻症始出，类伤风寒热，头痛咳嗽，热甚目赤颊红，一二日内出者轻。必须解表，忌见风寒、荤腥、厚味、鲜物。或一犯之，恐生痰咳，变成惊搐，不可治矣。初起吐泻，变成者顺，霍乱者逆。欲出不出，危亡立至。

升麻葛根汤 治疹子初起发热。

方见前痘疹。

参苏饮 治疹出而嗽不止。

人参 紫苏 广皮 枳壳 茯苓 前胡 干葛 连翘 麦冬 贝母 黄芩

灯心引，水煎服。

五苓散

四苓散

六一散

方并见痘疹。

防风通圣散 治同上。

方见痘疹。临症加减，灯心引，水煎服。

化斑汤 治大渴不止，干呕。

知母一钱 甘草三分 人参 石膏 淡竹叶各二分

呕甚加竹茹。水煎温服。

黄连解毒汤 治水谷不化，大热泄泻。

黄连 黄柏 黄芩 栀子 枳壳

灯心引，水煎服。

凉膈散 治同上。兼腹胀满，胸高。

黄芩 连翘 栀子 薄荷 大黄 朴硝 淡竹叶 甘草

姜一片，水煎温服。

夫治麻疹与治痘不同，痘症辨寒热，热症固宜清，寒症用补药，不外参、芪、丁、桂峻热之品。麻症多热，专用石膏、升麻、葛根、黄芩、黄连、栀子、桔梗之类，且补药只于四物汤用之耳，桂、术、参、芪，百无一二。咳为本症，咳甚者，参苏饮；不咳者，难治。吐泻兼全，不药而自愈；吐泻甚者，专用五苓解毒汤主之，庶可无危矣。

夫吐咳泻，三者缺一，宜轻清和解。若三者俱无，必目赤皮红，腹胀气促，急宜凉膈散主之，以通利。否则束手待毙而已。治麻者，宜尽心于凉药中求也。

增述附后

痘疹虚症禁用药性

抄《证治大还》

圣苍氏增述

蝉蜕能开通肌窍，恐成表虚，耗泄元气。鼠粘子通肌滑窍，外致表虚，内动中气，恐成泄脱。人牙性烈，发表太过，内动中气，外增溃烂。紫草性寒，误用溏便。白术多用，恐能燥湿，使润下之气不行，则痘难成浆。茯苓、猪苓，燥湿渗泄，能令水气下行，小便。多用只恐津液耗散，外不行浆，内防发渴。诃子、龙骨、枯矾，皆能阻塞肌窍，气虚之症用此，毒愈不能进前，虽能涩泄，甚不可施治，虚症之泄泻，只以补益为善。车前、滑石性猛，利水极速，易伤脾胃，脾土一伤，则中气必败，而塌陷继之，内攻外剥，百变俱生。山栀性寒降火，虚症便赤，必非实热。大黄荡涤污秽，耗削胃气，性寒润下，虽热渴便实，皆不可用。生地性寒凉血，亦能润肠。枳壳下气宽肠，多用则泻。干葛疗表热，性凉，外防表虚，内恐伤胃，况太凉则痘不长。乌梅酸收。砂仁散气。山楂散血解结，多用则内虚。半夏性悍，多用则消渴。麻黄开窍走泄，恐成表虚气脱。

麻疹辨疑赋

见《证治大还·幼幼近编》

麻虽胎毒，多带时行。气候暄热，传染而成。其发也，与痘相类；其变也，比痘匪轻。先起于阳，后归于阴，毒盛于脾，热流于心。脏腑之伤，肺则尤甚。始终之变，肾则无症。初则发热，有类伤寒。眼胞困倦而难起，鼻流清涕而不干。夹鼻脉紫，乌轮火搏，遍身俱热，惟耳独寒。咳嗽少食，烦渴难安，邪目视之，隐隐皮肤之下。以手摸之，磊磊肌肉之间。其形若疥，其色若丹。出见三日，渐没为安。随出随没，喘急须防。根窠若肿兮，疹而兼瘰。皮肤如赤兮，疹尤夹斑。似锦而明兮，不药而愈。如煤而黑兮，百无一痊。麻疹既出，调理甚难。坐卧欲暖，饮食宜淡，咳嗽涎沫，不禁酸咸。忽生喘急，肺受风寒。心脾火灼，口舌生疮。肺胃蕴热，津液常干。有此变症，治法不同。微汗毒解，热势少凶，二便清调，气行无滞。腠理怫郁兮，即当发散。肠胃秘结兮，急与疏通。鼻衄者不必忧治，邪从衄解。自利者不必遽止，毒以利松。麻后多痢兮，热毒移于大肠。咳嗽喉痛兮，痰热滞于心胸。口渴心烦，法在生津养血。饮食减少，治宜调胃和中。余症无常，临期变通。此则麻之大旨，妙在乎神通。

麻疹轻重要诀

或热或退，五六日而后出者，轻；淡红滋润，头面匀净而多者，轻；发透三日而渐没者，轻。头面不出者重；紫红暗燥者重；咽喉肿痛不食者重；冒风没早者重；移热大肠，变痢者重。黑暗干枯，一出即没者，不治；鼻扇口张，目无神者，不治；鼻青粪黑者，不治；气喘心前喘者，不治；麻后牙疳臭烂者，不治。

按：西河口泡汤，砂糖调服，兼可治疹后痢。

麻疹附余

夫麻即疹也。以疹出如麻成朵，痘出如

豆成粒，皆象其形而名之也。麻疹之与痘疮，始似而终殊，形同而症异。痘疮发于五脏，麻疹发于六腑。脏属阴，阴主血，故痘有形而有汁；腑属阳，阳主气，故疹有形而无浆。然阳热太盛，则阴分受其煎熬，故血多虚耗，所以治法先发散行气，而后滋阴补血。凡动气燥悍之药，皆不可下也。

凡看麻疹之法，多于耳后项上腰眼先见。其顶尖而不长，其形小而匀净，其色红亮者，吉。若色紫红，干燥暗晦，乃火盛毒炽，宜六一散解之，后以四物换生地，加柴胡、黄芩、干葛、红花、牛蒡、连翘之类，滋阴凉血，而热自除，所谓养阴退阳之义也。色黑者，热毒尤甚，乃十死一生之症也，用解毒汤合栀子仁汤。

一疹属阳，乃六腑之毒，惟重于脾肺二经，以肺主皮毛，脾主肌肉，故发热时，即见咳嗽声重鼻涕者，肺之毒散也；泄泻者，脾经之毒去也。如无上症者重。

一发热之初，憎寒壮热，鼻流清涕，身体疼痛，呕吐泄泻，咳嗽气急，腮红眼倦，眼胞与面俱肿，其泪汪汪，乌轮红色，夹鼻六腑部分，色见红紫，即是麻候，宜避风寒，用升麻葛根汤，加紫苏表汗之。得汗则皮肤通畅，腠理开豁，而麻疹易出也。于发散药中，加葱白、生姜，使孔窍中微汗润泽，庶免热闭发搐之症。

一疹用药，必先明其岁气。如时令温暖，以辛凉之药发之；暄热，以辛寒之药发之；大寒，以辛热发之；时寒时热，以辛平发之。

一发热咳嗽之时，既明麻疹，有出不快者，用麻黄汤、羌活汤、消毒饮，发散解毒之剂外，芫荽、酒糟蒸热擦之。自头上至足为齐，头面愈多者为佳。若迟延日久不能出，则腹胀气喘，闷乱烦躁而死矣。

一凡麻疹出后，见风没早，未清爽者，宜消毒饮合升麻汤热服。虽不复出，亦寻愈矣。有麻出三日不没者，乃内有实热，宜四物汤，加清利之药，则热自解，而麻自消矣。风寒外凑，疹停肌腠，宜荆芥、葛根、防风、苏叶、牛蒡、连翘、蝉蜕、玄参、全蝎、生姜。

一发热之时，遍身汗出者，此毒从汗解，且玄腑开而疹易出也；有鼻中血出者，此毒从血解，俱不宜遽止。若汗出太多，血出不止，此又火逼太过，致血液妄行也。恐气血顿虚，宜消毒饮加黄芩、连翘、生地、丹皮、玄参、麦冬。血出不止，用当归、生地、茅花、丹皮、黄芩、栀子、犀角。

一发热之时，或吐或泻，此皆火邪内逼，毒气上行则吐，下行则泻也。不可遽止，所谓解从吐解，毒以利松也。吐甚者，二陈汤加石膏、竹茹；泻甚，升麻葛根汤加茯苓、滑石。

一麻疹出时，咽喉肿痛，不能饮食，此毒火拂郁，上熏咽喉也，宜甘桔汤加连翘、牛蒡子、玄参、荆芥。

一疹已出反没，由外感风寒，内伤生冷，抑郁毒气，变为浑身青紫，烦躁闷乱，喘急腹痛，毒成内攻，急用加减麻黄汤，迟则不救。

一麻疹一日三潮，随出随没者，以麻疹属阳，遇三阳则发，遇三阴则隐也。

一疹正出，肚疼泄泻。若气喘腹胀，此毒未尽而传于三阴也，宜升麻葛根汤加荆芥、滑石、木通。或发热时，过饮寒凉，多食冷物而致者，宜平胃散加砂仁、焦术。

一疹初见，欲发不发，隐隐欲伏，热盛烦躁，疹色干红焦紫，此因邪抑，郁毒将内攻也，急用升麻葛根汤加荆芥、蝉蜕、苏叶、防风、粘子、木通。

一疹遍身既出，而犹怫怫烦热，频作呕

吐者，此毒热未尽，留连于肺胃间也，宜消毒饮加连翘、升麻、地骨皮、知母、石膏。大便秘，微加大黄。

一疹已收，反浑身发热，昼夜不止，此毒未尽解，而阴血伤也，消毒饮合四物汤，加玄参、连翘、知母、丹皮、滑石、甘草。

一疹发热咳嗽，三五日不出者，用化毒汤，外以胡荽子炒热，以薄绵包熨之。

一疹热盛谵语，小便赤涩者，导赤散，用生、通、甘等药。烦躁多渴者，犀角化斑汤，用荆、防、甘、玄、桔、翘、石、知等味。

一疹状如蚊虫所咬，色黑者，此毒盛也，宜山栀子汤。

一疹毒气入胃变黑，眼赤喉痛，口舌生疮，泄泻，宜黄连杏汤，用陈、麻、黄、壳、葛等品。

一疹出后，声哑不出，或喘或咳，或身热不退，致日久不愈者，此热毒未尽解，肺金受伤也，宜清金降火，用知母、贝母、天冬、麦冬、骨皮、丹皮、生地、芍药、当归、玄参、连翘、片芩、瓜蒌仁。

一疹收后，余毒未尽，日夜烦躁，狂乱谵妄者，乃余毒蓄心包也，辰砂益元散，灯心黄连汤下。

一麻后泻痢者，乃积热移于大肠，宜益元散加生地、木通、芩、连、白芍，或香连丸之类。

一麻后牙疳红肿者，清胃汤合甘桔汤，加大力、荆芥、玄参。胃烂者，不治之症也。

一麻后痰嗽不止，乃痰热留于心胸，四物合二陈，加瓜蒌、桔梗、五味子。渴加麦冬、枳壳，喘加苏子、桑皮。

一孕妇出麻，以四物汤加白术、条芩、艾叶、砂仁，以安胎清热为主，则胎不动，而麻疹自愈矣。若正出之时，不进饮食者，但得麻色淡红润泽，亦无害也，乃热毒未解，内蕴实热，故不食耳。麻退不食者，用四物汤加神曲、砂仁一二剂，自能食矣。

一凡出麻疹之时，大忌荤腥生冷，宜避风寒水湿。苟有不谨，最为深患，戒之慎之！

辨痘夹丹疹与麻疹不同
抄《证治大还》

夫痘毒、麻毒，各有不同。盖痘毒出于脏，麻出于腑。脏属阴，阴主血，故痘有形而有汁；腑属阳，阳主气，故疹有形而无汁。此皆中于有生之淫火，本非寻常，并发者，惟痘出之时，或风寒闭塞腠理，或热毒壅遏不得发越，热气击动脏腑，故并出耳，此亦不顺之症也。钱氏云：痘只出一般者善。凡痘已见形，其间碎密若疮子者，夹疹也，此由火毒熏灼于中，故使疹夹出于外也。痘当从外解，疹当从内解。如痘内夹出丹疹，不必治之，当以托痘为主，痘出而疹自淡矣。若疹重者，亦急宜解毒，使疹子消散，痘亦早得单成，宜消毒饮加升麻、玄参、酒芩，并粘、荆、甘、防。若疹不退者凶。

周慎斋云：痘夹斑疹，是表实，风热郁于血分，宜苏葛汤，倍前胡、桔梗，加羌活、防风、荆芥、蝉蜕、红花、连翘、牛蒡子，使邪从表散。若过用寒凉，则血凝气滞，阴无阳生而变黑矣。

邵公云：痘夹斑，宜麻黄葛根汤解之，而疹自退。

痘　毒　辨

痘毒者，因痘疮毒盛之时，失于解利，毒气壅遏肌肉，外不得以泄于肌肤，内无由入于脏腑。滞于肌肉，故发痈肿也。贯浆时发者，名痘毒。靥后发者，名余毒。痘自唇四围靥起，循序而下，必无余毒。若间断而靥，或靥时痘根尚有一丝红晕，此毒化浆未尽，必发余毒。毒发则气得以外泄肌表，故得保全。然须分虚实调治，若精神倦息，饮食不贪，宜参、芪、白术、甘草、银花、白芷内托之。若面赤便秘，燥渴壮热惊叫，宜大连翘饮，用归、芍、防、滑、柴、连、通、芩、防、栀、车、蒡、脱、草等品，人参解毒汤解之，用参、防、羌、独、柴、前、荆、银花、芎、茯、壳、桔、草、姜，外用羊脂膏敷之。若毒游走不定，此元气虚竭，不能拘制其毒，急宜内托，亦当留一处出脓，以泄其毒，他处以药敷之。

若发热之时即见毒，此名报毒，切忌敷治，痘胖而毒自消。若误用敷贴之药，毒必复入而痘反重矣。又毒发骨节间，须用移毒神丹，移下一二寸，不在骨节间出脓，即免残疾之患矣。

邵公云：痘后发痈，皆当发不发，不当补过补，致毒壅滞，宜分虚实用药。虚者精神倦息，食少微热，肿处不疼，宜内托散加白芷、银花、木香。脓流清水，溃疡不敛，大补汤加白芷、银花，外敷生肌散。实者壮，便燥，烦渴叫痛，大连翘饮，外敷必胜膏。

余毒不止于痈肿

痘有迟延日久，而起不圆胖，靥既平之际，或发痈肿，人固知为余毒，而用大连翘败毒散归、陈、芷、芍、甲、乳、没、银花、贝、防、角针、天花，人参败毒汤，以解利之矣。不知气高而喘息作声，掀胸抬肚者，余毒之在肺也；痰涎稠黏，咬牙戛齿，泄泻不止，口臭者，余毒之在脾胃也；盗汗热不退，渴者，余毒之在心也；梦中多惊，余毒之在肝

也；耳骩尚热，余毒之在肾也。眼合不开，身肿不消，壮热不清，郁郁不乐，诸经皆有余毒也。岂可独以掀发于外为余毒，而于此反慢，不加省哉！

周慎斋云：痘痈宜补气血。若面上温疤，遍体发毒，宜保元四物加银花、连翘之类。

陈三农云：七日前生毒者，凡疮未痊，或初发疤处，肌肉虚毒，受气血相抟，故从虚处发出也。其毒湿润者，为气血俱盛。枯燥干红，气血俱弱也。

王氏移毒神丹 治痘毒发于节骹，用此截搽半截，毒即移下。

白及一两六钱 红药子一两，如无以紫花地丁代，按《济世全书》云，即红花子也 朱砂 雄黄 轻粉各一钱 乌骨鸡骨煅灰，一钱 大黄 五倍各二钱 牙皂七分

共为末，醋调敷之。

羊脂膏秘传 治痘毒。

陈羊油一钱 巴豆三钱

同熬至豆黑，去豆入香油二三滴，涂肿上。湿烂处用三棱、白果肉捣敷。

又方

葱白捣烂，入蜜和匀，作薄饼，敷肿处，名必胜膏。

糯草灰散 治痘后余毒，神效。

糯草灰不拘多少，将滚汤淋去咸水，以淡灰掩患处。

生肌散 治疮蚀不敛，并痘后脓血杂流，不收等疮。

骨皮 黄连 黄柏 五倍 甘草

共为细末，干掺。一方加大贝二钱，白芷、赤石脂、白及各一钱，龙骨五分，猪骨髓调贴。亦名生肌散。

赵氏生肌散 治痈溃成坑见骨。

赤石脂 伏龙肝 轻粉 杭粉炒 黄柏 血竭各一钱 陀僧二钱 黄丹八分 乳香 没

药各三分　发灰五分　冰片三厘

共为细末，敷掺。

解毒透斑汤保赤　治麻痘初热，如时令不寒不热，以此辛平之药发之。

升麻　葛根　羌活　防风　荆芥　柴胡　前胡　人参　桔梗　连翘　大力　赤芍　甘草　蝉蜕　淡竹叶

时令温暖，加石膏、知母、木通，去羌活、人参。时令暄热，加石膏、知母、玄参、山栀、黄芩，去羌活、升麻、人参。时令大寒，加桂枝、麻黄，去人参、葛根、升麻、前胡、柴胡、连翘。用前药发不出，升麻、麻黄俱用酒洗，加人中黄、牛蒡子、蝉蜕。水煎服。

玄参解毒汤　治麻痘紫赤，干燥暗晦。

玄参　升麻　葛根　焦栀仁　石膏　知母　荆芥　甘草　桔梗　生地　木通

黑暗，加人中黄；便秘，加大黄；腹胀，加滑石。

化毒汤　治疹一齐涌出，色似锦纹。

玄参　知母　石膏　连翘　葶苈子　荆芥　升麻　广皮　甘草　淡竹叶

麻疹不出方

麻黄一两，去节　全蝎二钱　人中黄二两

大人用三钱，小儿钱半，葱头汤送下。

又方　治痧疹没，能令即出。

牛黄　冰片各一分　麝香分半　朱砂　天黄各五分　天竺黄五分　僵蚕　薄荷各三分

薄荷汤下五分。

化斑解毒汤　治痧毒未尽，怫怫烦热，频频呕吐，连绵不收。

玄参　知母　石膏　人中黄　升麻　大青　大力　淡竹叶

煎服。

加减麻黄汤　治感冒风寒，毒返内攻，喘急闷乱，腹痛，浑身青紫。

麻黄　升麻俱酒洗　荆芥　大力　蝉蜕　人中黄

疹发不出效方

樱桃核打碎，煎汤饮之。

升麻解肌汤保赤　治疹欲出不出，壮热烦躁，或干红隐伏不起，或为风寒所袭早没。

升麻　葛根　赤药　苏叶　桔梗　荆芥　蝉蜕　甘草　木通

天气严寒，加麻黄；见风没早，肚腹膨胀，加大力、滑石、犀角。

解毒养荣汤　治疹退大热不止。

当归　白芍　生地　川芎　玄参　荆芥　丹皮　黄芩

芩连解毒汤　治疹后下血。

黄芩　黄连　地榆　犀角　生地　芍药　当归　荆芥　木通

水煎服。

解毒汤　治疹后热毒未尽，留郁于心脾，口疳腐烂。

升麻　芍药　生地　木通　黄芩　连翘　玄参　甘草　桔梗　荆芥　大力　薄荷

消斑饮　治热退疹不退，此内热未平也。

升麻　玄参　荆芥　鼠粘　芍药　甘草

栀子仁汤　治疹状如蚊咬，色黑者，此毒盛也。

栀子　鲜皮　赤芍　升麻　寒水石　甘草　紫草　薄荷

黄连杏仁汤　治疹毒气入胃变黑，眼赤喉痛，口舌生疮，泄泻。

黄连　杏仁　陈皮　麻黄　枳壳　葛根

加减升麻汤　治水痘、赤痘、麻痘疹。

升麻　葛根　芍药　甘草　防风　桔梗　紫苏　苍术　广皮　枳壳　柴胡

姜枣煎服。水痘、赤痘即此一服。本方不用加减。见疹热不退加玄参；呕吐加藿香；泻甚者，去苍术，加诃子、肉果。

又方　治痘后余毒。

人参　茯苓　银花　犀角各三钱　甘草钱半　羚羊角一钱　珍珠八分

共为末，蜜丸。每服一钱，日二服。

又方　出《证治大还》　治痧后下积滞。

川连一两，酒炒　升麻七分　干葛八钱　甘草四钱　黄芩八钱　白芍八钱，酒炒　滑石一两

共为末，山药粉和丸。白汤下三四钱。

又方　治痧后口疮。

天黄　牛粪尖一个，煅　明矾五分　冰片分半　皮硝一钱　硼砂三钱　铜青三分

共研末，以鹅毛管吹患上。

又方　治痧后疟。

鳖甲煅　楂肉各二钱　橘红　川贝各三钱　竹叶十五片　炙甘草一分　麦冬三钱，去心　知母钱二分　茯苓二钱　葛根钱半　柴胡一钱

如不渴，去知母；渴甚，加石膏五钱。

苏葛散　痘疹见点用。

紫苏　葛根　桔梗　前胡各二钱　甘草五分

疏表加荆芥、防风；便秘加枳壳、当归；见标，苏、葛减半；热盛，加连翘；小便不利，加木通；大便不利，加玄明粉，或酒蒸大黄，去一二次不妨。渴加石膏，泻加升麻。吐不用升麻，恐防咽喉痛。吐加广皮，心烦加连翘，喉痛加牛蒡、玄参，血热加红花、当归。微紫便燥，加生地、紫草；身痛加羌活，头痛加川芎，腹痛加山楂、前胡，有起发之功，前不可缺。渴甚加六一散，灯心汤下。

水　痘

《景岳全书·麻疹门》后

凡出水痘先十数点，一日后其顶尖上有水疱，二日三日又出渐多，四日浑身作痒，疮头皆破，微加壮热即收矣。但有此疾，须忌发物，七八日乃痊。

一水痘亦有类伤寒之状，身热二三日而出者。或咳嗽面赤，眼光如水，或喷嚏，或流涕，但与正痘不同，易出亦易靥，治以清热解毒为主。

（痘疹）生民切要下卷终